Glencoe La salud

NOVENA EDICIÓN

Mary H. Bronson, Ph.D.

Don Merki, Ph.D.

Autores colaboradores

Michael J. Cleary, Ed.D.

Kathleen Middleton, M.S.

Dinah Zike, M.Ed.

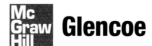
Mc Graw Hill **Glencoe**

New York, New York   Columbus, Ohio   Chicago, Illinois   Peoria, Illinois   Woodland Hills, California

Sobre los autores

Mary H. Bronson, Ph.D., ha impartido clases de salud para alumnos de Kinder al 12º grado, así como clases sobre métodos de la educación para la salud a nivel universitario y de posgrado. En calidad de especialista de la educación para la salud en el Distrito Escolar de Dallas, la Dra. Bronson elaboró e implementó un programa de educación para la salud para todo el distrito, *Skills for Living*, que el organismo de educación estatal utilizó como modelo. La Dra. Bronson ha contribuido al desarrollo de programas locales de educación para la salud en distritos escolares de todo el país. Es además coautora de la serie de libros de texto *Teen Health*, de Glencoe.

Michael J. Cleary, Ed.D., C.H.E.S., es profesor y coordinador de enseñanza escolar para la salud en Slippery Rock University. El Dr. Cleary se desempeñó como maestro en la escuela secundaria Evanston Township High School en Evanston, Illinois, y pasó a ser maestro especialista principal del McMillen Center for Health Education en Fort Wayne, Indiana. El Dr. Cleary ha escrito libros y ha realizado diversas presentaciones sobre la elaboración de planes de estudio y evaluaciones de portafolios de educación para la salud de Kinder hasta 12° grado. El Dr. Cleary es el coautor de *Managing Your Health: Assessment for Action*.

Don Merki, Ph.D., ha impartido clases de salud durante 35 años. Actualmente enseña en la University of New Mexico, ofreciendo clases sobre el abuso de sustancias, la salud mental, la adopción de un estilo de vida saludable, VIH/SIDA y enfermedades de transmisión sexual, como también clases sobre destrezas para controlar el estrés y la vida. Sus estudiantes comprenden una amplia gama cultural y étnica que va desde la escuela primaria hasta la universidad. Recientemente, el Dr. Merki se desempeñó como asesor en el programa de prevención del abuso de alcohol y sustancias de la Escuela de Medicina Familiar de la University of New Mexico, Albuquerque.

Kathleen Middleton, M.S., C.H.E.S., es reconocida a nivel nacional por su experiencia en la educación para la salud y la elaboración de programas educativos y de evaluación. Actualmente, Kathleen se desempeña como asesora para el Proyecto de evaluación de la educación para la salud CCSSO-SCASS. Posee más de 25 años de experiencia en educación para la salud, incluida la enseñanza a nivel de escuela intermedia, secundaria y universitaria. La Srta. Middleton es autora de *Comprehensive School Health Challenge*. Ha sido también administradora de educación física y para la salud en el Departamento de Educación del condado de Monterey.

Dinah Zike, M.Ed., es asesora sobre programas educativos de nivel internacional e inventora. Durante más de treinta años, ella ha diseñado y elaborado productos didácticos e instrumentos gráficos interactivos tridimensionales. En calidad de presidente y fundadora de Dinah-Might Adventures, L.P., Dinah es la autora de más de 100 publicaciones educativas premiadas. Dina ostenta una licenciatura y maestría en la elaboración de programas educativos y enseñanza de Texas A&M University. Los *Foldables* creados por Dinah Zike son un elemento exclusivo de los libros de texto de McGraw-Hill.

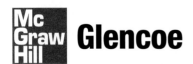

The *McGraw-Hill* Companies

Send all inquiries to:
Glencoe/McGraw-Hill
21600 Oxnard Street, Suite 500
Woodland Hills, California 91367

ISBN 0-07-862021-X (Spanish Student Edition)
ISBN 0-07-861212-8 (Teacher Wraparound Edition)

Printed in the United States of America.

1 2 3 4 5 6 7 8 9   071/043   08 07 06 05 04

Asesores sobre la salud y la educación

Alia Antoon, M.D., F.A.A.P.
Assistant Clinical Professor of Medicine, Harvard
    Medical School
Chief of Pediatrics, Shriners Hospital
Boston, Massachusetts

Christine Anne Pedrick Hayashi, J.D.
Reading Specialist
Sylmar, California

Patricia Sullivan
Inclusion Specialist
Meade Middle School
Fort Meade, Maryland

Unidad 1: Una base saludable

Kristen D. Fink, M.A.
Executive Director, Community of Caring
Arlington, Virginia

Betty M. Hubbard, Ed.D., C.H.E.S.
Professor of Health Education
Department of Health Sciences
University of Central Arkansas
Conway, Arkansas

Unidad 2: La actividad física y la nutrición

Roberta L. Duyff, R.D., C.F.C.S.
Food and Nutrition Education Consultant
St. Louis, Missouri

Tinker D. Murray, Ph.D.
Professor and Coordinator of Exercise and Sports
    Science Program
Southwest Texas State University
San Marcos, Texas

Don Rainey, M.S.
Instructor, Coordinator of Physical Fitness
    and Wellness Program
Southwest Texas State University
San Marcos, Texas

Unidad 3: La salud mental y emocional

Lee C. Ancona, Ph.D.
Health Educator
Lamar High School
Arlington, Texas

Betty M. Hubbard, Ed.D., C.H.E.S.
Professor of Health Education
Department of Health Sciences
University of Central Arkansas
Conway, Arkansas

Peter T. Whelley
Adjunct Faculty
University System of New Hampshire
Moultonsborough, New Hampshire

Gordon D. Wrobel, Ph.D.
Consultant, National Association of School
    Psychologists
Bethesda, Maryland

Unidad 4: Fomentar relaciones seguras y saludables

Cheryl Page, C.H.E.S.
Health Education Specialist
Salem Keizer Public Schools
Salem, Oregon

Jeanne Title
Coordinator, Prevention Education
Napa County Office of Education and Napa Valley
    Unified School District
Napa, California

Unidad 5: El cuidado personal y los aparatos y sistemas del cuerpo

Patrick M. Forese, M.S.
Allied Health Educator
Slippery Rock University
Grove City High School
Grove City, Pennsylvania

Unidad 6: Crecimiento y desarrollo

Stephanie S. Allen, M.S., R.N.
Senior Lecturer, Baylor University
Louise Herrington School of Nursing
Dallas, Texas

Marilyn Hightower, M.S.N.
Lecturer, Baylor University
Louise Herrington School of Nursing
Dallas, Texas

Alice B. Pappas, Ph.D., R.N.
Associate Dean/Associate Professor
Baylor University
Louise Herrington School of Nursing
Dallas, Texas

Asesores sobre la salud y la educación (continuación)

Unidad 7: El tabaco, el alcohol y otras drogas

Nancy S. Maylath, M.P.H., H.S.D.
Director, Student Wellness Office
Purdue University
West Lafayette, Indiana

Jeanne Title
Coordinator, Prevention Education
Napa County Office of Education and Napa Valley
    Unified School District
Napa, California

Unidad 8: Enfermedades y trastornos

Beverly J. Bradley, Ph.D., R.N., C.H.E.S
Assistant Clinical Professor
University of California, San Diego
San Diego, California

Michael T. Brady, M.D.
Professor and Vice-Chair
Department of Pediatrics
Children's Hospital, Columbus
The Ohio State University
Columbus, Ohio

Unidad 9: La prevención de lesiones y la salud ambiental

David A. Sleet, Ph.D.
Associate Director for Science
Division of Unintentional Injury Prevention
Centers for Disease Control and Prevention (CDC)
Atlanta, Georgia

Maestros revisores

Pamela R. Connolly
Curriculum Coordinator for Health and
    Physical Education
Diocese of Pittsburgh
North Catholic High School
Pittsburgh, Pennsylvania

Jill English, Ph.D., C.H.E.S.
Assistant Professor
California State University, Fullerton
Fullerton, California

Debra C. Harris, Ph.D.
Department Chair, Health and Physical Education
West Linn High School
West Linn, Oregon

Pamela Hoalt, Ph.D.
Professor of Health Education
Malone College
Canton, Ohio

Michael Rulon
Health/Physical Education Teacher
Johnson Junior High School
Adjunct Faculty, Laramie County
    Community College
Cheyenne, Wyoming

Linda B. Salzman
Health Education Consultant and Trainer
Wilmington, North Carolina

Joan Stear
Health and Dance Educator
West Clermont Institute of Performing Arts
Glen Este High School
Cincinnati, Ohio

Contenido

 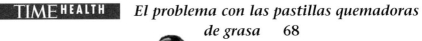
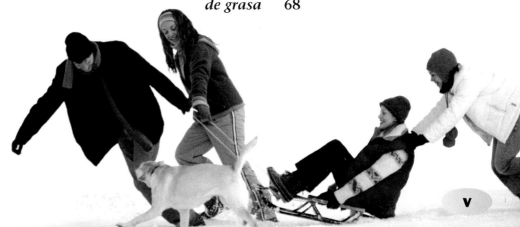

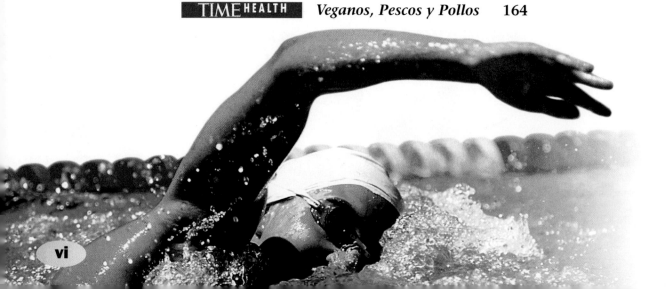

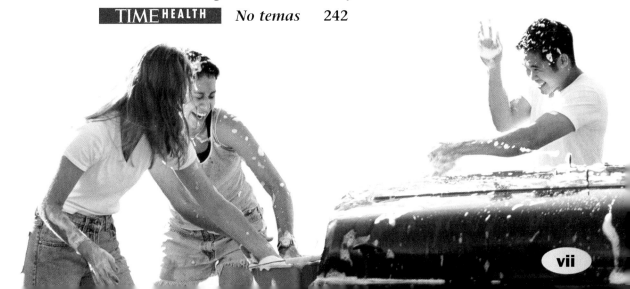

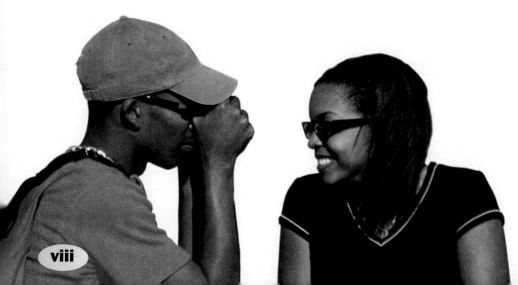

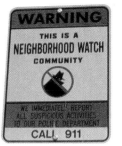

UNIDAD 6 Crecimiento y desarrollo

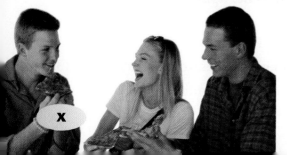

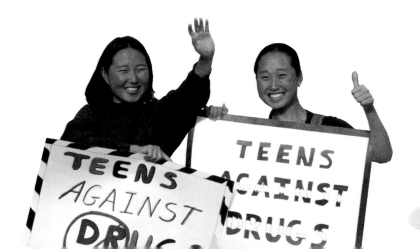

UNIDAD 8 Enfermedades y trastornos

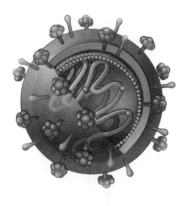

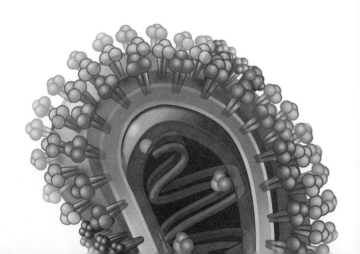

UNIDAD 9 — La prevención de lesiones y la salud ambiental

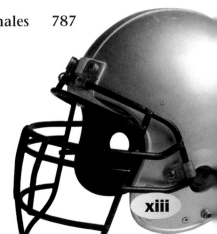

Actividad de Destrezas de la salud

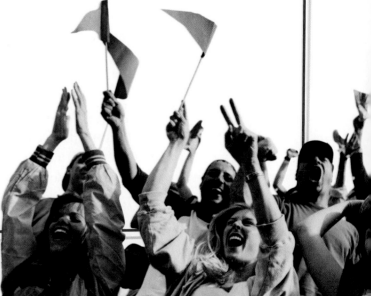

La salud en la práctica ACTIVIDAD

La vida real
APLICACIÓN

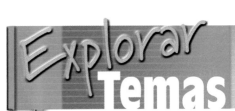

Explorar Temas

Cómo vivir una vida saludable

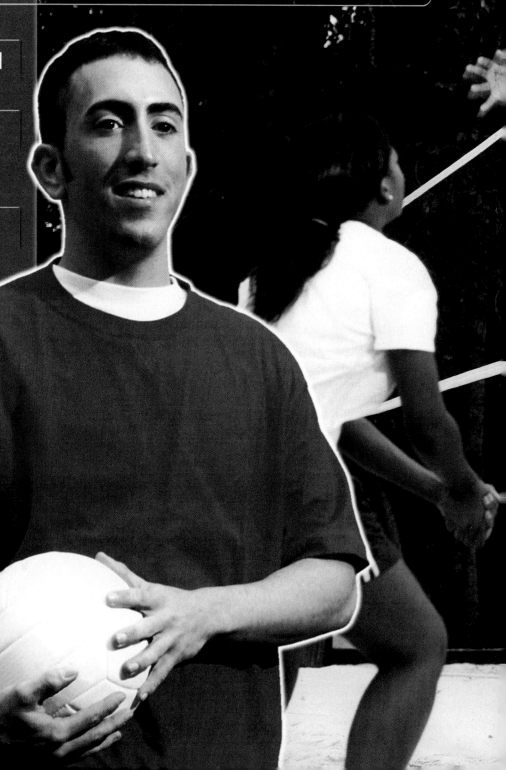

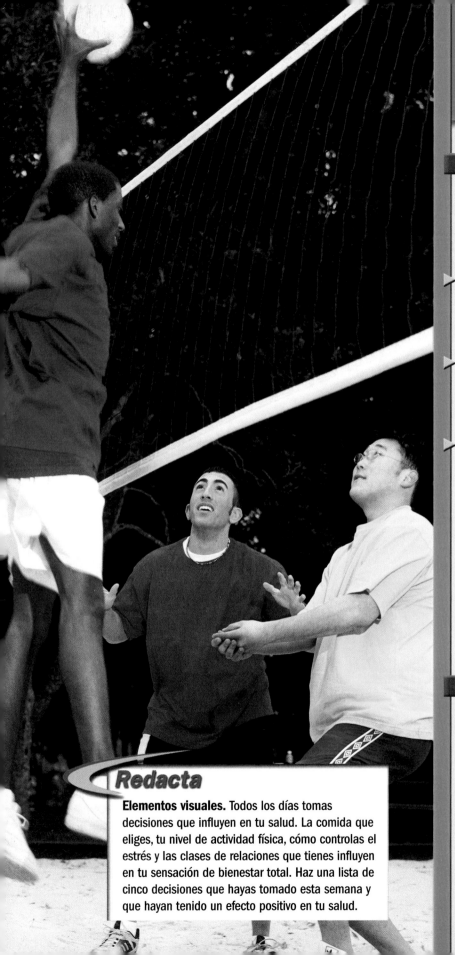

Antes de leer

Haz este *Foldable* para organizar tus notas sobre salud, bienestar general y el continuum de la salud. Comienza con una hoja de papel blanco de 8½″ x 11″ o una hoja de papel de cuaderno.

Paso 1

Dobla una hoja de papel a la mitad a lo largo del eje mayor.

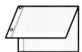

Paso 2

Vuélvela a doblar a la mitad a lo largo del eje menor.

Paso 3

Corta por el doblez interior de la solapa delantera. Rotula las solapas tal como se indica.

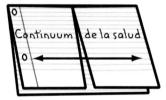

Mientras lees

Analiza y registra tu posición actual en el diagrama de continuum. En cada solapa, registra los hábitos, decisiones y otros factores que influyen en tu salud.

Redacta

Elementos visuales. Todos los días tomas decisiones que influyen en tu salud. La comida que eliges, tu nivel de actividad física, cómo controlas el estrés y las clases de relaciones que tienes influyen en tu sensación de bienestar total. Haz una lista de cinco decisiones que hayas tomado esta semana y que hayan tenido un efecto positivo en tu salud.

Tu salud y bienestar general

VOCABULARIO

salud
bienestar general
prevención
**educación sobre
la salud**
*Gente Saludable
2010*
**conocimiento de
la salud**

APRENDERÁS A

* Relacionar las metas y los objetivos de salud de la nación en
  Gente Saludable 2010 con la salud individual, de la familia y de la
  comunidad.

* Desarrollar criterios para la evaluación de información sobre la salud.

* Hablar acerca de la importancia del conocimiento de la salud para
  lograr y mantener la buena salud.

**➔ COMIENZA
AHORA**   Completa el siguiente enunciado en una hoja de papel:
Cuando tienes buena salud, tú...

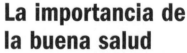

Pasar el rato con amigos
es una parte importante
de la salud. *Da un ejemplo
de cómo las relaciones
pueden tener un impacto
positivo en tu salud.*

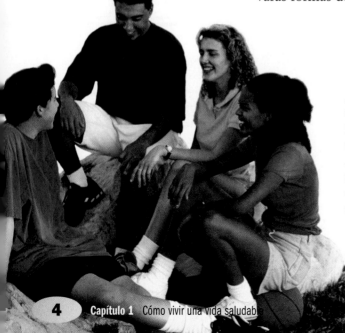

Imagina que alguien te pregunte si eres saludable. ¿Cómo contestarías? ¿Tendrías en cuenta solamente tu salud física? Por ejemplo, ¿pensarías con qué frecuencia te enfermas? Durante este curso verás que la salud es mucho más que la ausencia de enfermedades. Es un estado del bienestar que resulta de un equilibrio entre los aspectos físico, mental/emocional y social de tu vida. En este capítulo observarás formas de lograr y mantener ese equilibrio.

La importancia de la buena salud

¿Cuál es tu respuesta habitual a la pregunta "¿Cómo estás?". Una descripción real de tu salud requeriría mucho más que un simple "bien". La **salud** es *la combinación de bienestar físico, mental/emocional y social*. La salud no es un estado absoluto. Estar saludable no significa que nunca te enfermarás o que tendrás garantizada una posición en el equipo de basquetbol. En realidad, estar saludable significa que te esforzarás por lograr lo mejor de ti en todo momento.

El continuum de la salud

La salud es dinámica, es decir que está sujeta a cambios constantes. Por ejemplo, podrías ser el mejor jugador de tu equipo de basquetbol el martes y estar en cama enfermo de gripe el miércoles. Piensa en tu salud en cualquier momento como un punto a lo largo de un *continuum*. Este continuum abarca el espectro de salud completo, desde una enfermedad crónica y muerte prematura hasta un nivel alto de la salud. A lo largo del continuum hay muchos puntos donde tu salud podría estar ubicada en cualquier momento dado. Este punto cambia día a día y año tras año.

Los cambios en el continuum podrían ocurrir de repente, por ejemplo, cuando te lesionas practicando un deporte. En esta etapa de tu vida, es común que tus emociones cambien repentinamente de un momento a otro. Saber que estos cambios emocionales son normales puede ayudarte a mantener un equilibrio saludable a medida que avanzas por el continuum.

Los cambios también podrían ser tan graduales que ni siquiera te des cuenta de que te estás moviendo desde un lado al otro del continuum. Observa la **Figura 1.1.** ¿En qué parte del continuum de la salud te encuentras en este momento? ¿Dónde te gustaría estar dentro de un mes? ¿En un año?

Se dice que una persona con una vida equilibrada tiene un alto grado de **bienestar general**, *estado completo del bienestar o salud total*. Éste resulta de un estilo de vida diario que incluye tomar decisiones y practicar conductas que estén basadas en conocimientos sólidos de la salud y en actitudes saludables. Lograr el bienestar general requiere establecer un compromiso continuo y duradero con la salud física, mental/emocional y social.

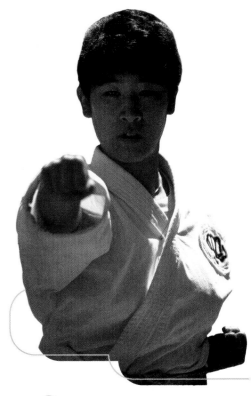

Cuando te sientas mejor que nunca, tu desempeño será óptimo. *¿De qué manera el mantener un nivel alto de bienestar general te ayudaría para lograr tus metas?*

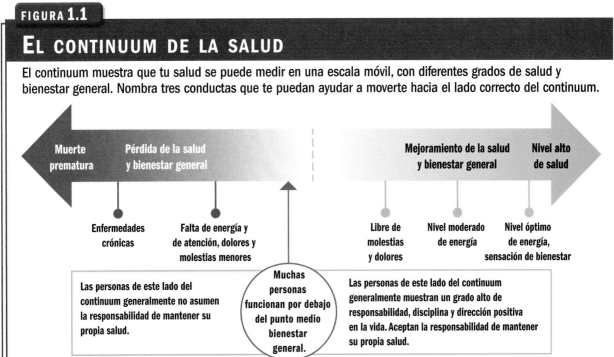

FIGURA **1.1**

EL CONTINUUM DE LA SALUD

El continuum muestra que tu salud se puede medir en una escala móvil, con diferentes grados de salud y bienestar general. Nombra tres conductas que te puedan ayudar a moverte hacia el lado correcto del continuum.

Muerte prematura — Pérdida de la salud y bienestar general

Mejoramiento de la salud y bienestar general — Nivel alto de salud

Enfermedades crónicas

Falta de energía y de atención, dolores y molestias menores

Muchas personas funcionan por debajo del punto medio bienestar general.

Libre de molestias y dolores

Nivel moderado de energía

Nivel óptimo de energía, sensación de bienestar

Las personas de este lado del continuum generalmente no asumen la responsabilidad de mantener su propia salud.

Las personas de este lado del continuum generalmente muestran un grado alto de responsabilidad, disciplina y dirección positiva en la vida. Aceptan la responsabilidad de mantener su propia salud.

Fomentar tu salud

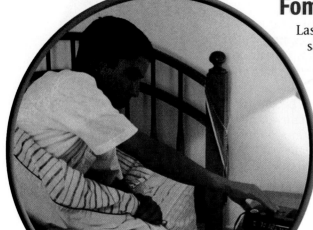

Las decisiones que tomas diariamente influyen en tu salud. Lo que eliges para vestir, comer y hacer puede tener consecuencias en la salud personal que a lo mejor no has considerado. Por ejemplo, no usar los equipos de protección apropiados cuando participas en una actividad física aumenta las probabilidades de lesiones serias en caso de accidente. Comer bocadillos altos en calorías puede resultar en un sobrepeso perjudicial. Tomar decisiones responsables en relación a la salud y desarrollar hábitos a fin de fomentarla es crucial para lograr y mantener el bienestar general y de ese modo prevenir enfermedades.

Factores del estilo de vida

Los expertos han identificado hábitos que influyen en la salud total, la felicidad y la *longevidad* de las personas, es decir, cuánto tiempo viven. Estos hábitos o *factores del estilo de vida* son conductas personales relacionadas con la manera en que vive una persona. Ellos ayudan a determinar su nivel de salud. Ciertos factores del estilo de vida están vinculados a enfermedades específicas, por ejemplo fumar y el cáncer del pulmón. Otros factores del estilo de vida fomentan la buena salud. Estos incluyen:

▶ dormir de 8 a 10 horas todas las noches.

▶ comenzar todos los días con un desayuno saludable.

▶ comer una variedad de alimentos nutritivos todos los días.

▶ estar activo físicamente durante 20 minutos por día como mínimo, tres o más veces por semana.

▶ mantener un peso saludable.

▶ evitar el tabaco, el alcohol y otras drogas.

▶ abstenerse de la actividad sexual antes del matrimonio.

▶ controlar el estrés.

▶ mantener relaciones positivas.

▶ practicar conductas prudentes para prevenir lesiones.

Si adoptas los factores del estilo de vida que fomentan la salud, lograrás un nivel alto del bienestar general.

El bienestar general y la prevención

Una clave para tu bienestar general es la **prevención**, o sea *practicar hábitos de salud y seguridad para mantenerte libre de enfermedades y lesiones*. Usar el cinturón de seguridad, aplicarte bloqueador solar y evadir áreas peligrosas son sólo algunos ejemplos de medidas preventivas. ¿Qué otras acciones podrías tomar para prevenir enfermedades y lesiones?

Las investigaciones indican que los adolescentes necesitan dormir más que los adultos. Establecer un horario para dormir puede ayudarte a descansar el tiempo necesario por la noche. *¿Qué otras dos acciones puedes tomar para asegurar que duermas una cantidad de tiempo adecuada?*

La importancia de la educación sobre la salud

La salud es crítica para la calidad de vida. Aprender a estar y mantenerse saludable debe ser una prioridad fundamental. Es por eso que la **educación sobre la salud** —*el suministro de información precisa sobre la salud para ayudar a las personas a hacer selecciones saludables*— es muy importante. El objetivo de la educación sobre la salud es proveer a las personas las herramientas que necesitan para ayudarlos a vivir una vida larga, enérgica y productiva.

Las metas de salud de la nación

La educación sobre la salud no impacta sólo a estudiantes. **Gente Saludable 2010** *es un programa de promoción de salud y prevención de enfermedades a nivel nacional diseñado como guía para el mejoramiento de la salud de todas las personas de Estados Unidos.* El plan, que se revisa cada 10 años, se propone promover la salud y prevenir enfermedades, discapacidades y muertes tempranas.

METAS DE *GENTE SALUDABLE 2010*

Gente Saludable 2010 ha establecido dos metas principales para el futuro: aumentar la calidad y los años de vida saludable para todos los estadounidenses y eliminar las disparidades en la salud que resultan de factores como el género, la raza, la educación, la discapacidad y el lugar de residencia. Para alcanzar estos objetivos, los individuos, las familias y las comunidades deben trabajar en conjunto.

El alcance de las metas y objetivos para la salud de la nación está relacionado con la salud de los individuos en la nación. Los estudios han demostrado, por ejemplo, que en la medida en que las personas adquieren más educación, la salud general de la población mejora. Por lo tanto, el beneficio de la salud de una comunidad mayor depende de que cada individuo alcance su máximo potencial. Lograr el bienestar general le ofrece a cada individuo la facultad para mejorar la comunidad en que vive. Esto, desde luego, puede extenderse hacia los asuntos globales de la salud. La salud global mejorará mientras más individuos se hagan cargo de su propio bienestar general. Los individuos, las familias y las comunidades tienen una función que desempeñar:

▶ Los **individuos** pueden tener una función activa en su propia salud. Puedes aprender a tomar decisiones informadas, dominar destrezas que te permitan aplicar tus decisiones, acceder a información confiable sobre la atención médica y servicios y a promover la salud de los demás. La información en este libro te ayudará a poner muchas de esas estrategias en acción.

▶ Las **familias** pueden dar forma a las actitudes y las creencias que favorecen la formación de conductas sanas. Los padres y tutores desempeñan una función importante en el cumplimiento de las metas de salud de la nación cuando les enseñan a sus hijos los valores y las destrezas necesarias para mantener la buena salud.

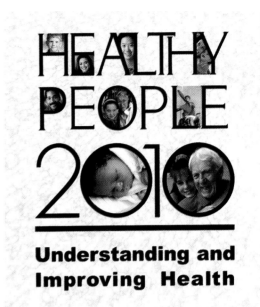

 Gente Saludable 2010 es un plan diseñado para promover la salud de todos los estadounidenses. *¿Cuáles son las metas para la salud de la nación según lo establecido por* Gente Saludable 2010?

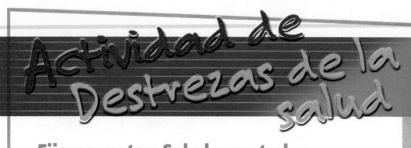

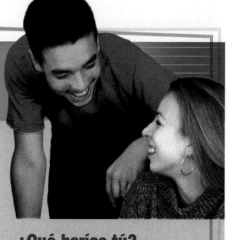

Fijarse metas: Salud para todos

Para la clase, James debe fijarse una meta de salud y explicar cómo alcanzar su meta lo ayudará a él, a su familia y a su comunidad. James le ha pedido a su hermana que lo ayude.

Becky, ¿de qué forma la salud de una persona podría afectar a otra persona?

De varias maneras —dice Becky.

¿Como cuáles?—pregunta James.

El consumo de cigarrillos —responde Becky—. Si alguien en la familia fuma, los demás en la familia están expuestos. También se afecta la comunidad. El consumo del tabaco significa más enfermedades y más necesidades de atención médica.

Sí —consiente James—, y más incendios y basura.

¿Ahora entiendes mejor tu tarea? —pregunta Becky.

James asiente. Se pregunta qué meta fijarse.

¿Qué harías tú?

Ponte en el lugar de James. Selecciona una meta que mejorará tu salud y la salud de los demás. Aplica los pasos para fijarse metas como ayuda para alcanzar tu meta.

1. **Identifica una meta específica y escríbela.**
2. **Haz una lista con los pasos que tomarás para alcanzar tu meta.**
3. **Identifica los problemas potenciales y formas de obtener ayuda y apoyo de los demás.**
4. **Establece puntos de control para verificar tu progreso.**
5. **Recompénsate cuando hayas logrado tu meta.**

▶ Las **comunidades** pueden proveer servicios de salud y ofrecer clases de modificación de conductas como programas para dejar de fumar. También pueden tomar pasos para asegurar un medio ambiente seguro.

Las mejores posibilidades de éxito ocurren cuando los individuos, las familias y las comunidades trabajan juntas. Por ejemplo, un profesional de la salud puede proveer información a sus pacientes y alentarlos a practicar conductas saludables. Por su parte, esos individuos tienen la responsabilidad personal de poner en práctica esa información.

Cómo convertirte en conocedor de la salud

El **conocimiento de la salud** se refiere a *la capacidad de una persona de aprender y comprender información básica sobre la salud y los servicios, y usar esos recursos para fomentar su salud y bienestar general.* Este texto te dará la información y herramientas que necesitas para convertirte en conocedor de la salud.

Un individuo conocedor de la salud necesita ser

▶ **un pensador crítico y una persona capaz de resolver problemas,** o sea una persona que puede desarrollar criterios para la evaluación de información sobre la salud antes de tomar una decisión y que sabe cómo realizar selecciones responsables y saludables.

▶ **un ciudadano responsable y productivo,** alguien que actúa de una manera que promueve la salud de la comunidad, que elige las conductas seguras, sanas y legales que son coherentes con los principios de la familia y que muestra respeto por sí mismo y por los demás.

▶ **un estudiante autodirigido,** una persona que ha desarrollado criterios para la evaluación de información sobre la salud. Estos criterios incluyen que la información sea confiable, precisa y esté actualizada. Dicha información está disponible a través de varios medios, de tecnología como Internet y de profesionales de la salud.

▶ **un comunicador eficaz,** alguien que es capaz de expresar su conocimiento sobre la salud de diversas formas.

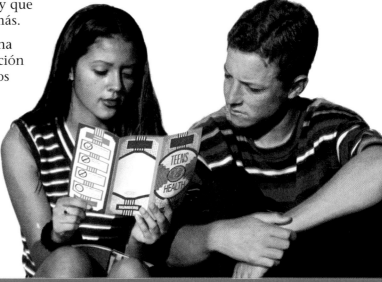

Ayudar a los demás a realizar elecciones saludables es parte de ser un ciudadano responsable y productivo. *Haz una lista con tres maneras de ayudar a los demás a realizar elecciones saludables.*

Lección 1 Repaso

Repaso de información y vocabulario

1. Escribe un párrafo usando los términos *salud, bienestar general y educación sobre la salud.*

2. Relaciona las metas y objetivos de salud de la nación con la salud individual, de la familia y de la comunidad: ¿Qué puede hacer un individuo para emprender las metas y los objetivos de *Gente Saludable 2010*?

3. ¿Cuáles son los tres criterios que te pueden ayudar a evaluar información sobre la salud?

Razonamiento crítico

4. **Analizar.** ¿Cuál es la relación entre promover conductas saludables, como evitar el consumo de tabaco, y prevenir enfermedades?

5. **Evaluar.** Explica cómo ser conocedor de la salud te ayuda a lograr y mantener una buena salud.

Destrezas de salud aplicadas

Practicar conductas saludables. Repasa los factores del estilo de vida que promueven la salud abarcados en esta lección. Durante una semana, observa en cuántos participas. Luego identifica tres conductas saludables de las cuales fuiste parte cada día. También identifica uno o dos factores que podrías mejorar.

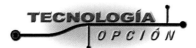

TECNOLOGÍA OPCIÓN

HOJAS DE CÁLCULO Puedes usar un programa de hojas de cálculo a fin de hacer una tabla para seguir tu desempeño de los factores del estilo de vida saludable. Ve a **health.glencoe.com** para acceder a los consejos sobre cómo usar las hojas de cálculo.

Fomentar un estilo de vida saludable

APRENDERÁS A

- Describir la importancia de asumir la responsabilidad de establecer e implementar prácticas para el mantenimiento de la salud para personas de todas las edades.

- Explicar de qué manera las influencias como la herencia, el medio ambiente, la cultura, los medios de difusión y la tecnología han ejercido un impacto en el estado de la salud individual, de las familias, de las comunidades y del mundo.

- Analizar los mensajes de salud transmitidos por los medios de difusión y la tecnología.

→ COMIENZA
AHORA   **Haz una lista de tres de tus actividades o pasatiempos favoritos. Luego describe brevemente el efecto positivo que cada uno tiene en tu salud.**

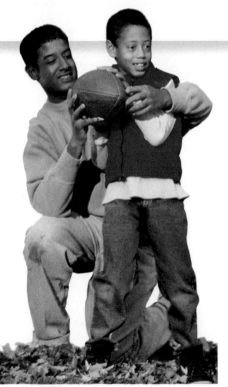

Realizar actividades divertidas en familia realza tu salud.

¿De qué manera quedarte levantado hasta tarde te afecta a la mañana siguiente? ¿Cómo te sientes después de participar en una actividad física? Las acciones que tomas en relación a un aspecto de tu salud también influyen en otros aspectos.

Tu triángulo de la salud

Los tres elementos de la salud, físico, mental/emocional y social, están interconectados como los lados de un triángulo. Cuando un lado del triángulo recibe demasiada o muy poca atención, el triángulo completo puede desproporcionarse o desequilibrarse. Para mantener la salud, tú necesitas asumir la responsabilidad de establecer e implementar prácticas para el mantenimiento de la salud para los tres lados de tu triángulo de la salud.

La salud física

Tu salud física tiene que ver con el modo en que tu cuerpo funciona. Cuando estás en buena salud física, tienes suficiente energía para desarrollar las actividades de la vida diaria, para afrontar los retos y el estrés cotidianos, para resistir enfermedades y para evitar lesiones. Estar saludable físicamente requiere dormir y descansar en forma adecuada, comer alimentos nutritivos, tomar agua suficiente y estar físicamente activo con regularidad. También incluye practicar la buena higiene y hacerte chequeos y tratamientos médicos y dentales cuando los necesites. La buena salud física también implica prestar atención a lo que pones en tu cuerpo. Esto significa evitar sustancias dañinas como el tabaco, el alcohol y otras drogas.

La salud mental/emocional

Tus sentimientos sobre ti mismo, el modo en que conllevas las exigencias de la vida diaria y tu habilidad de procesar información son todas partes importantes de tu salud mental/emocional. Las personas con buena salud mental/emocional disfrutan de los retos, como aprender cosas nuevas, y ven los errores como oportunidades para crecer y cambiar. Ellas también aceptan la responsabilidad por sus acciones y defienden sus creencias y valores.

Las personas con buena salud mental/emocional están en contacto con sus sentimientos y pueden expresarlos de maneras apropiadas. Ellas usualmente manejan las frustraciones de la vida sin sentirse agobiadas y evitan vivir con pensamientos negativos. Por el contrario, consideran su situación y luego usan pensamientos y acciones positivas para seguir adelante.

La salud social

Tu salud social abarca la forma en que te llevas con los demás. Esto incluye tu habilidad de hacer y mantener amigos y trabajar y jugar cooperativamente, buscando y prestando apoyo cuando sea necesario. Implica comunicarse bien y mostrar respeto y preocupación por ti mismo y por los demás.

El triángulo de la salud está compuesto por tres elementos: salud física, mental/emocional y social. *¿Cómo puede algo que afecte tu salud física, como una herida, afectar también los otros dos aspectos de tu salud?*

SOCIAL

FÍSICA

MENTAL/EMOCIONAL

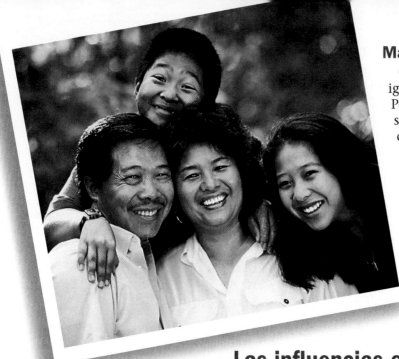

Mantener un equilibrio

Cada lado de tu triángulo de la salud es igualmente importante para tu salud. Podrías pensar en las tres áreas de la salud como las patas de un trípode en el que se monta una cámara. Si una pata es más corta que las otras dos, el trípode se inclinará o se caerá. Con tu salud sucede casi lo mismo. Un triángulo de la salud desequilibrado probablemente te causará problemas en algún momento. Cuando trabajas para mantener tu salud física, mental/emocional y social equilibradas, es mucho más probable que funciones a tu nivel más alto.

Las personas de una misma familia muchas veces tienen las mismas características físicas.
¿Qué similitudes físicas comparten las personas de esta familia? ¿Qué factores de la salud pueden ser hereditarios?

Las influencias en tu salud

Imagínate que se hiciera una película con la historia de tu salud. La película podría mostrar tu salud desde tu nacimiento hasta hoy y también podría enfocarse en las preguntas siguientes:

▶ ¿Qué situaciones y personas influyeron en tu salud en cada etapa de tu vida?

▶ ¿Cómo han cambiado las influencias en tu salud con el correr de los años?

▶ ¿De qué modo las primeras influencias te afectan aún hoy?

Hay varias influencias significativas en tu salud. Éstas son la herencia; el medio ambiente; los medios de difusión y la tecnología; y, por sobre todo, tus valores, actitud y conducta.

La herencia

Tu **herencia** se refiere a *todos los rasgos de tus padres que fueron pasados biológicamente a ti.* Probablemente estés familiarizado con la herencia en términos de tus rasgos físicos como el color de tus ojos, tu cabello y altura. La herencia también influye en tu nivel general de salud. Heredar genes específicos podría ponerte en riesgo de contraer algunas enfermedades como la diabetes y en consecuencia requerir que tomes ciertas medidas para reducir el riesgo o controlar la enfermedad. Otros genes, en cambio, podrían fortalecer tu resistencia a enfermedades. Más allá de tu salud física, la herencia también puede influir en la personalidad y en las habilidades y talentos intelectuales básicos.

herencia Para obtener mayor información sobre la herencia, ver el Capítulo 19, página 498.

El medio ambiente

Tu **medio ambiente** es la *suma de tus entornos*, e incluye a tu familia, tu vecindario, tu escuela, tu trabajo y tus experiencias de la vida. El medio ambiente abarca todos los sitios adonde vas en un día dado y las condiciones físicas en las que vives. También abarca todas las personas en tu vida y en tu cultura.

EL MEDIO AMBIENTE FÍSICO

Tu medio ambiente físico influye en cada aspecto de tu salud. Probablemente, una persona que vive en un medio ambiente seguro disfruta de una buena salud física y mental/emocional. Por el contrario, alguien que vive en un área con alta criminalidad podría sentir estrés o preocupación por su seguridad personal.

Los factores ambientales, como la contaminación del aire, también afectan tu salud. El polen, el polvo y el smog en el aire pueden causar alergias. Vivir con un fumador puede aumentar el riesgo de padecer de problemas respiratorios.

EL MEDIO AMBIENTE SOCIAL

Tu medio ambiente social incluye a tu familia y otras personas con quienes tienes contacto cada día. Un medio ambiente social sustentador formado por tu familia y otros adultos modelos de conducta pueden ayudar a una persona a desarrollar valores positivos, un compromiso a aprender y adquirir confianza en el éxito futuro.

Como joven, una parte importante de tu medio ambiente social son tus pares. Los **pares** son *personas de tu misma edad que comparten intereses similares*. Tu grupo de pares incluye a tus amigos y compañeros de clases. Los amigos leales y sustentadores que se preocupan por su salud pueden tener un efecto positivo en tu propia salud. Los pares que toman parte en conductas peligrosas, malsanas o ilegales como consumir tabaco, alcohol u otras drogas podrían crear presión en ti para que formes "parte del grupo". Enfrentarse a la presión de pares puede suponer un reto. Escoger amigos que se preocupen por su salud y la tuya favorece la creación de un ambiente de pares positivo.

medio ambiente Para obtener mayor información sobre la influencia del medio ambiente en la salud, ver el Capítulo 29, página 764.

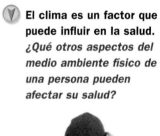

El clima es un factor que puede influir en la salud. *¿Qué otros aspectos del medio ambiente físico de una persona pueden afectar su salud?*

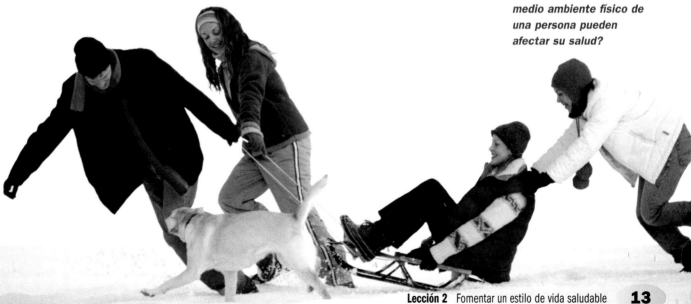

LA CULTURA

La **cultura** se refiere a *las creencias, costumbres y conductas colectivas de un grupo*. Este grupo podría ser un grupo étnico, una comunidad, una nación o una parte específica del mundo. El idioma que habla tu familia, las comidas que disfrutas, tus tradiciones y la religión que practicas son todas partes de tu medio ambiente cultural. Tu cultura te da un sentido de identidad. Comprender la cultura puede ayudarte a conocerte mejor y a ser tolerante con los demás.

La actitud

La manera en que ves las situaciones, tu actitud, afecta considerablemente las opciones que eliges. Por ejemplo, para practicar buenos hábitos de salud debes estar convencido de que si lo haces hay un beneficio para ti, y de que si no desarrollas esos hábitos podrían surgir problemas.

La actitud puede desempeñar un papel importante en la salud y el bienestar general. Existen estudios que han demostrado que las personas que tienden a ver lo positivo de las situaciones son más propensas a tener una mejor salud que las que sólo ven lo negativo. Trata de ver las situaciones desafiantes positivamente y piensa en términos realistas. Hacer esto te ayudará a tomar decisiones sanas, alcanzar tus metas y manejar tu vida exitosamente.

La conducta

Aunque no tienes control sobre tu herencia y sólo ejerces un control limitado sobre tu medio ambiente, eres capaz de controlar tu conducta. Supón que tu familia tiene un historial de enfermedades del corazón. Esto no significa que vas a "seguir sus pasos". Puedes disminuir tu riesgo de desarrollar la enfermedad al practicar hábitos saludables, como reducir el consumo de alimentos altos en grasa y participar regularmente en una actividad física.

▼ **Mantener el sentido del humor puede ayudarte a hacerles frente a las dificultades que ocurren en la vida de manera inevitable.** *¿Cómo puede usarse el sentido del humor para aliviar la tensión en tiempos difíciles?*

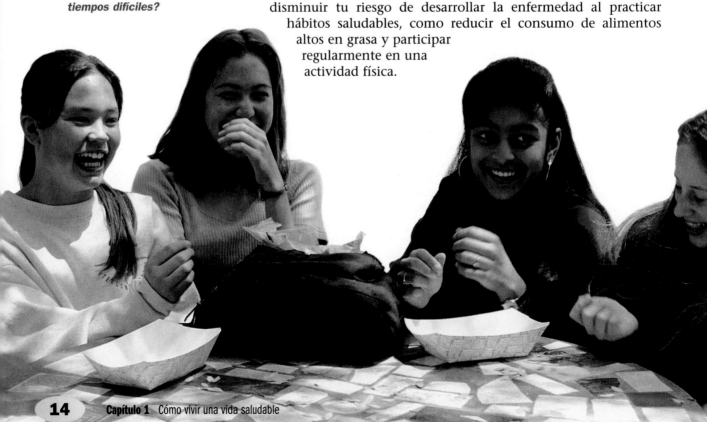

La salud en la práctica

Influencias en la salud

Hay muchas influencias en tu salud cada día. En esta actividad anotarás las influencias que afectan tu salud por un día.

Lo que necesitarás

• lápiz y papel

Lo que harás

1. Divide una hoja de papel en una cuadrícula de 12 hileras y 3 columnas. Rotula las columnas "Actividad", "Elemento de salud" (física, mental/emocional, social) e "Influencia".

2. Durante el día, anota las actividades que influyen en tu salud física, mental/emocional o social. Identifica el elemento de salud que está siendo afectado y si la influencia es positiva o negativa. Por ejemplo, *Actividad:* Trabajé mucho en mi proyecto de ciencias. *Elemento:* Mental. *Influencia:* Positiva porque estoy aprendiendo información nueva y de ese modo desarrollo mis destrezas de razonamiento. *Actividad:* Miré televisión y comí galletas. *Elementos:* Física y mental/emocional. *Influencia:* Negativa porque un anuncio de galletas me dio hambre y debo estar físicamente activo en vez de permanecer sentado en el sofá.

3. Compara tu cuadrícula con la de un compañero de clases. ¿En qué se parecen las influencias y en qué se diferencian? ¿Respondiste a influencias similares de maneras diferentes? Si es así, ¿por qué?

Aplica y concluye

En tu diario privado de salud, escribe un párrafo sobre lo que has aprendido de las influencias de salud. ¿Cuáles son las influencias principales en tu vida?

Tu conducta influye no sólo en tu salud física sino también en tu salud mental/emocional y social. Por ejemplo, dominar una nueva destreza puede hacerte sentir bien por haber logrado algo, y mejorar tu autoestima. Aprender a resolver conflictos pacíficamente puede tener una influencia positiva en tus relaciones con los demás.

Los medios de difusión

Los medios de difusión son una gran influencia en la salud. Los **medios de difusión**, o *los diversos métodos de comunicar información*, incluyen la radio, televisión, películas, periódicos, revistas, libros e Internet. Aunque el propósito principal de los medios de difusión ha sido proveer información y entretenimiento, ellos también desempeñan un papel poderoso en moldear la opinión pública.

Los avances en los sistemas de transferencia de información, como es el caso de Internet, te permiten conectarte con miles de fuentes de información instantáneamente. Desafortunadamente, no todos los mensajes y recursos son confiables. Por ejemplo, algunos anunciantes

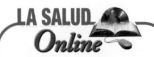

LA SALUD Online

TEMA Aprende a promover la salud

Ve a **health.glencoe.com** donde encontrarás tarjetas electrónicas, juegos de concentración y cuestionarios online.

ACTIVIDAD Repasa las herramientas de estudio que se mencionan para el Capítulo 1. Escribe un enunciado explicando cuál herramienta crees que te ayudará mejor a aprender a promover la salud y por qué.

podrían exagerar a fin de tratar de persuadirte para comprar un producto. Para obtener información confiable, dirígete a publicaciones de organizaciones profesionales de salud, como la Asociación Médica Americana y la Asociación Americana del Corazón. Es importante analizar los mensajes de la salud transmitidos por los medios de difusión y la tecnología. Generalmente, los sitios Web y las publicaciones de universidades acreditadas y agencias del gobierno son también fuentes de información confiables.

La tecnología

Los avances tecnológicos también influyen en la salud. La tecnología ha impactado el estado de la salud de los individuos, las familias, las comunidades y el mundo. Los avances en exámenes médicos y tratamientos para enfermedades como las del corazón, el cáncer y el SIDA han ayudado a un gran número de personas a vivir vidas más largas y saludables. Otros avances tecnológicos contribuyen a mantener el aire, suelo y agua limpios. Sin embargo, ciertos avances tecnológicos pueden tener desventajas. La tecnología ha reemplazado muchas de las actividades físicas que una vez fueron parte de la vida diaria. Las personas manejan o viajan en lugar de caminar. Pueden mirar televisión o trabajar en la computadora en lugar de estar físicamente activas. Reconocer el impacto de estas influencias puede ayudarte a vivir una vida más activa y saludable.

 Lección 2 *Repaso*

Repaso de información y vocabulario

1. Describe la importancia de asumir la responsabilidad de establecer e implementar prácticas para el mantenimiento de la salud para personas de todas las edades al mantener las tres áreas de la salud en equilibrio.

2. Define los términos *cultura* y *medios de difusión* y explica cómo cada uno influye en la salud.

3. Explica cómo la tecnología ha impactado el estado de la salud individual, de las familias, de las comunidades y del mundo.

Razonamiento crítico

4. **Aplicar.** Selecciona el lado de tu triángulo de la salud que piensas que esté más afectado por tu conducta personal. Explica tu elección.

5. **Analizar.** Si estuvieras buscando información sobre el levantamiento de pesas, ¿cómo podrías analizar los mensajes de la salud de un sitio Web para una compañía que vende equipos de pesas contra la información provista por la Academia Americana de Pediatras (AAP)?

Destrezas de salud aplicadas

Analizar influencias. Estados Unidos tiene muchas culturas dentro de su población. Investiga qué culturas están representadas en tu comunidad o cerca de ella. Selecciona una y prepara una presentación sobre las tradiciones y otros factores que podrían influir en la salud de las personas que crecen en esa cultura.

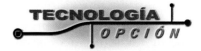

PROGRAMA PARA PRESENTACIONES

Los programas de computadora para crear presentaciones pueden ayudarte a enfatizar los puntos importantes sobre tradiciones y cultura. Ve a **health.glencoe.com** para buscar ayuda sobre cómo usar esos programas.

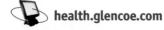 **health.glencoe.com**

Tu conducta y cómo reducir los riesgos a la salud

VOCABULARIO

conductas arriesgadas
riesgos acumulativos
abstinencia

APRENDERÁS A

- Describir formas de promover la salud y reducir los riesgos.
- Asociar los riesgos con las consecuencias.
- Analizar la importancia de la abstinencia de conductas arriesgadas, como la abstinencia de relaciones sexuales, siendo ésta la conducta preferida en relación a toda actividad sexual de personas solteras en edad escolar.
- Comunicar la importancia de practicar la abstinencia.

COMIENZA AHORA Dibuja y rotula un triángulo de la salud en una hoja de papel. Para cada lado del triángulo, identifica dos decisiones que hayas tomado durante los últimos días que podrían afectar tu salud. Coloca el signo " + " para las decisiones que fueron sanas y un signo " − " para las que pudieron haber sido o fueron perjudiciales.

Aprender a tomar decisiones responsables es parte de convertirse en adulto. Quizás ya eres responsable de comprar tu ropa, de preparar tus comidas y de organizar tu horario. A medida que te adentras en la edad adulta, te vuelves cada vez más responsable de las decisiones sobre tu salud. Recuerda que las selecciones que haces durante la adolescencia pueden afectar tu salud para el resto de tu vida.

Comprender los riesgos a la salud

El primer paso para convertirte en responsable de tu salud es aumentar tus conocimientos sobre las conductas arriesgadas en tu vida. Las **conductas arriesgadas** son *acciones que pueden amenazar potencialmente tu salud o la salud de los demás.* El segundo paso es examinar tus conductas actuales y hacer los cambios necesarios.

El uso de equipo protector es una manera de reducir los riesgos para la salud. *¿De qué otras maneras se pueden reducir los riesgos cuando se realizan actividades físicas?*

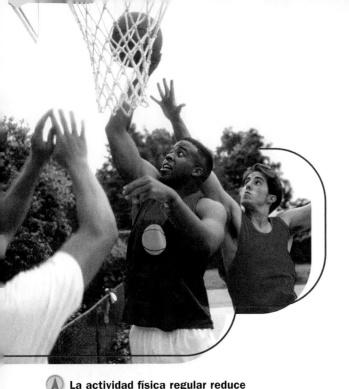

Reconocer las conductas arriesgadas

Los Centros para el Control y la Prevención de Enfermedades (CDC por sus siglas en inglés) y otras agencias de salud pública les hacen encuestas rutinariamente a los jóvenes de toda la nación para observar sus conductas arriesgadas. En la encuesta más reciente sobre conductas arriesgadas de la juventud, los cuestionarios sobre los factores de riesgo personal se recogieron de jóvenes desde 9º grado hasta 12º grado en 33 estados. Las seis categorías de factores de riesgo personal a la salud y algunos de los resultados se muestran en la **Figura 1.2.**

Cuando analices estos datos verás que hay noticias alentadoras. La mayoría de los jóvenes *no* están consumiendo alcohol o tabaco. Más de dos tercios de los jóvenes usan el cinturón de seguridad cuando viajan en automóvil. ¿Y tú, qué estás haciendo? ¿Estás tomando decisiones responsables con tu propia salud y bienestar? Durante este curso, aprenderás estrategias para minimizar muchos tipos de riesgo.

La actividad física regular reduce los riesgos para la salud.

FIGURA 1.2

CONDUCTAS ARRIESGADAS EN LOS ADOLESCENTES

La mayoría de los jóvenes evitan muchas de las conductas arriesgadas o toman medidas preventivas para mejorar su salud.

El Estudio sobre conductas arriesgadas en los jóvenes (YRBS, por sus siglas en inglés) reúne la siguiente información:

- Conductas que contribuyen a lesiones intencionales y no intencionales
- Consumo de tabaco
- Consumo de alcohol y otras drogas
- Conductas sexuales que contribuyen a embarazos inesperados y enfermedades de transmisión sexual (ETS) (incluso el VIH)
- Conductas alimenticias no saludables
- Inactividad física

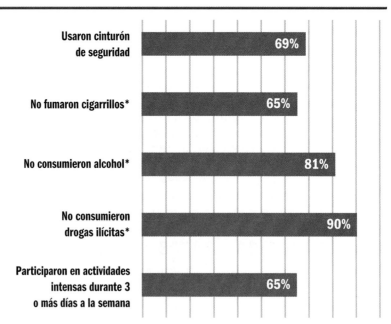

Usaron cinturón de seguridad	69%
No fumaron cigarrillos*	65%
No consumieron alcohol*	81%
No consumieron drogas ilícitas*	90%
Participaron en actividades intensas durante 3 o más días a la semana	65%

*Las estadísticas reflejan conductas seguidas en un lapso de 30 días previos.

Fuente: Basado en la encuesta de los Centros para el Control y la Prevención de Enfermedades (CDC) y la Encuesta Nacional sobre el Abuso de Drogas (NHSDA)

La vida real
APLICACIÓN

Analizar las conductas arriesgadas

Repasa la Figura 1.2 de la página 18. Tu maestro te dará información adicional sobre las conductas arriesgadas de los jóvenes o te instruirá sobre cómo acceder a esa información.

Selecciona una categoría de factores de riesgo a la salud personal:

- Conductas que pueden contribuir a lesiones intencionales y no intencionales

- Consumo de tabaco

- Consumo de alcohol y otras drogas

- Conductas sexuales que contribuyen a un embarazo inesperado, ETS y VIH

- Conductas alimenticias no saludables

- Inactividad física

ACTIVIDAD

Usando las estadísticas de la Figura 1.2 y la información adicional que obtuviste, crea un poema, cartel, la letra de una canción o una caricatura persuasiva promoviendo la disminución de conductas arriesgadas entre tus pares. Comparte tu mensaje de promoción con otros estudiantes de tu clase o escuela.

Los riesgos acumulativos y las consecuencias

Las consecuencias de las conductas arriesgadas se pueden acumular con el tiempo. Estos **riesgos acumulativos** son *riesgos relacionados que aumentan en efecto con cada riesgo que se le adiciona.* Fumar un solo cigarrillo probablemente no ocasione la muerte, ni tampoco lo harán comerse una comida alta en grasa o broncearse al sol una vez. Sin embargo, si estas conductas se repiten, con el tiempo, los efectos negativos se acumulan y resultan en consecuencias graves para la salud.

Los riesgos acumulativos pueden ser el efecto de combinaciones de factores de riesgo. Por ejemplo, conducir más rápido que la velocidad límite es un factor de riesgo que puede tener resultados fatales. Otro es no usar el cinturón de seguridad cuando conduces o viajas en un automóvil. Conducir con mal tiempo es un tercer factor de riesgo. La combinación de estos tres factores aumenta considerablemente el potencial de daño para ti y para los demás. Mientras más participes en conductas arriesgadas más probabilidades tendrás de experimentar consecuencias negativas en cierto momento. En efecto, los riesgos acumulativos ocurren en todas las áreas de la salud y la seguridad.

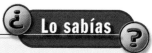

¿Lo sabías?

Los científicos han descubierto que el cerebro experimenta cambios estructurales durante los años de la adolescencia. Algunos de esos cambios pueden significar un deseo natural en los adolescentes de enfrentar nuevos desafíos. Los desafíos *saludables* incluyen postularse para presidente de la clase, dar una prueba de aptitud para participar en una obra de teatro y presentarse a un nuevo estudiante.

Abstenerse de las conductas arriesgadas

La única forma de evitar las consecuencias de algunas de las conductas arriesgadas más graves es practicar la abstinencia. La **abstinencia** es *evitar conductas dañinas* como el consumo de tabaco, alcohol y otras drogas y las relaciones sexuales antes del matrimonio.

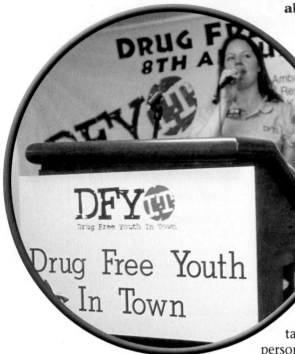

Abstenerse del tabaco, el alcohol y otras drogas

Cuando te abstienes de consumir tabaco, alcohol y otras drogas evitas muchas consecuencias negativas. El uso de estas sustancias daña todos los aspectos de tu salud. Los efectos físicos y psicológicos están bien documentados; estas sustancias pueden causar adicción, dañar seriamente el cuerpo y hasta causar la muerte. El consumo de sustancias a menudo aísla a una persona de su familia y amigos, un efecto negativo en la salud social. También hay consecuencias legales: es ilegal para los menores de 21 años comprar, poseer o consumir alcohol. Las personas menores de 18 años no pueden comprar tabaco y en muchos estados se les prohíbe la compra a personas mayores de 21 años. La compra y consumo de otras drogas es ilegal para todas las personas de cualquier edad.

Tu comportamiento te afecta no sólo a ti sino a los que te rodean. *¿Qué efectos positivos en otras personas podrían resultar de tu participación en una campaña que promueva la abstinencia del uso de sustancias?*

Abstenerse de las relaciones sexuales

La abstinencia de relaciones sexuales es la conducta preferida para las personas solteras en edad de escuela secundaria. ¿Por qué? Porque la abstinencia de relaciones sexuales protege a los jóvenes contra diversas consecuencias negativas. Aun los jóvenes que han tenido relaciones sexuales en el pasado, pueden optar por la abstinencia. Los jóvenes que se abstienen de las relaciones sexuales:

▶ nunca tienen que preocuparse de embarazos inesperados. La abstinencia sexual es el único método 100 por ciento efectivo para prevenir el embarazo.

▶ no tendrán que enfrentarse a decisiones difíciles asociadas con un embarazo inesperado, como ser padres solteros.

▶ no tendrán que encargarse de las diversas responsabilidades que implica cuidar de un niño.

▶ no tienen que preocuparse de las enfermedades de transmisión sexual, como el virus del VIH.

▶ están libres de los problemas emocionales que generalmente acompañan a las relaciones sexuales, como por ejemplo, culpa, arrepentimiento y rechazo.

▶ optan por una elección que siempre es legal.

Una vez eliminada la preocupación de tener una relación sexual, quedas libre para establecer una cercanía no sexual con los miembros del sexo opuesto. Estas relaciones pueden ayudarte a desarrollar genuinos sentimientos de amor, confianza y amistad. Cuando optas por abstenerte de tener relaciones sexuales, te puedes concentrar en las prioridades reales de tu vida: fijarte y lograr tus metas y seguir tus sueños.

Los jóvenes responsables se abstienen de las conductas de alto riesgo. Elegir la abstinencia beneficiará tu salud para toda la vida.

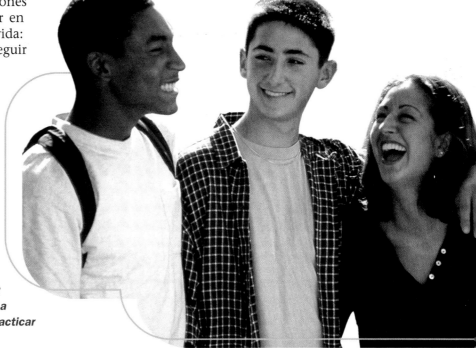

 Evitar las conductas de alto riesgo y elegir amigos que hagan lo mismo es una de las mejores maneras de lograr y mantener el bienestar general. *¿Cómo comunicarías a un amigo la importancia de practicar la abstinencia?*

Lección 3 *Repaso*

Repaso de información y vocabulario

1. ¿Cómo están asociadas las conductas arriesgadas con las consecuencias?

2. ¿Qué son los *riesgos acumulativos*? Usa este término en una oración completa.

3. Analiza la importancia de la abstinencia de tener relaciones sexuales, como conducta preferida en relación a toda actividad sexual de personas solteras en edad escolar.

Razonamiento crítico

4. **Analizar.** ¿Por qué es importante aprender sobre las conductas arriesgadas durante los años de la adolescencia?

5. **Sintetizar.** ¿Cómo puedes comunicarles a otros jóvenes la importancia de practicar la abstinencia?

Destrezas de salud aplicadas

Acceder a la información. Selecciona una de las conductas de riesgo para la salud de la Figura 1.2 que te preocupe en lo personal. Investiga cómo las tendencias de los estudiantes en cuanto a esta conducta han cambiado en los últimos cinco años. Presenta tu información en una gráfica lineal.

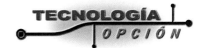

HOJAS DE CÁLCULO Puedes usar un programa de hojas de cálculo para hacer tu gráfica. Haz clic en **health.glencoe.com** para acceder a la información sobre cómo usar una hoja de cálculo para representar la información gráficamente.

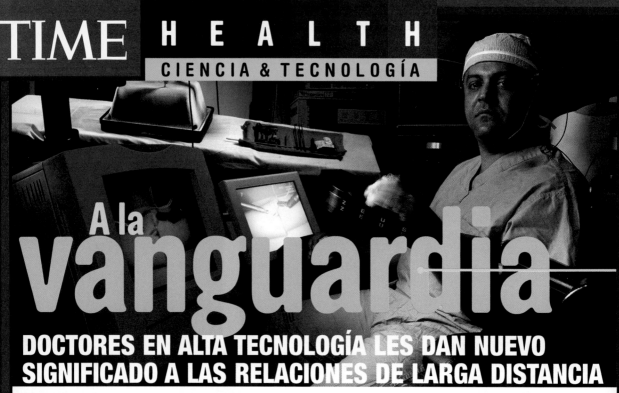

A la vanguardia

DOCTORES EN ALTA TECNOLOGÍA LES DAN NUEVO SIGNIFICADO A LAS RELACIONES DE LARGA DISTANCIA

El doctor Mehran Anvari es un especialista en laparoscopia. En este procedimiento médico un doctor inserta instrumentos con mangos largos y una cámara especial a través de pequeñas incisiones en el cuerpo del paciente. De esta manera, el cirujano puede operar mientras observa el interior del cuerpo en una pantalla de vídeo. La laparoscopia reduce el tiempo de recuperación de diferentes tipos de operaciones. "Por ejemplo, la operación de la vesícula biliar es hoy una operación ambulatoria", dice Anvari". Antes, este procedimiento significaba tres o cuatro días en el hospital".

Cirugía telerrobótica

En años recientes, Anvari también ha sostenido videoconferencias de larga distancia en vivo con cirujanos mientras ellos realizaban operaciones. Con la "teleasistencia" los expertos pueden ver lo que está pasando y aconsejar al cirujano durante el procedimiento. En la actualidad, Anvari trabaja para perfeccionar ese proceso con la implementación de un programa de "telerrobótica", que permite a los expertos que se encuentran a gran distancia asistir en las operaciones usando un robot de tres brazos. "La meta no es reemplazar a los cirujanos locales sino mejorar la atención médica que prestan mediante un aumento al nivel de apoyo que se les brinda", dice Anvari.

La cirugía telerrobótica funciona mediante impulsos electrónicos que transmiten los movimientos de la mano, muñeca y dedos del cirujano a través del espacio. Estos robots de alta tecnología replican los movimientos del cirujano, permitiendo así que el robot en el otro extremo de la sala de operaciones, o mucho más lejos, realice las mismas operaciones.

La cirugía robótica es común en más de cien hospitales en todo el mundo, pero no fue sino hasta hace poco que se produjo la primera operación a larga distancia. Cirujanos en un laboratorio de la ciudad de Nueva York extirparon exitosamente la vesícula biliar de una mujer de 68 años en Estrasburgo, Francia.

El trabajo de Anvari ha despertado el interés de la NASA, donde se están buscando soluciones para poder asistir a los astronautas en caso de una eventual cirugía de emergencia en el espacio. "Mejorar las capacidades médicas a bordo es muy importante cuando se trata de astronautas en misiones cada vez más largas", dice un investigador de la NASA. Quizás ni el mismo cielo sea el límite de Anvari. ◼

TIME PIENSA... Sobre la telerrobótica

Los astronautas son sólo un grupo de personas que podría beneficiarse de la creciente tecnología de la telerrobótica. Piensa en por lo menos otros cinco tipos de trabajadores que también podrían beneficiarse. Haz una lista de una forma específica en que cada trabajador podría encontrarle una utilidad a la telerrobótica en su trabajo.

Destrezas de salud aplicadas

1. Promoción. Escribe una carta para padres de familia informándoles sobre las metas y objetivos de salud de la nación y la función de *Gente Saludable 2010.* Enfatiza los pasos que pueden dar individualmente, en familia y como comunidad que se relacionen con la salud de todas las personas de Estados Unidos. (*LECCIÓN 1*)

2. Analizar influencias. Considera de qué manera cada una de las influencias en la salud afecta tu propio bienestar general. En una hoja de papel, haz dos columnas, una titulada *Positivo* y la otra *Negativo*. Identifica los aspectos positivos y negativos de cada influencia y anótalos en la columna apropiada. (*LECCIÓN 2*)

3. Fijarse metas. ¿Cuáles podrían ser las consecuencias de consumir una droga ilegal? Provee un ejemplo de cómo esas consecuencias podrían afectar negativamente una meta. (*LECCIÓN 3*)

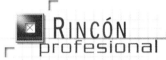
RINCÓN profesional

Educador de salud

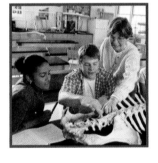

¿Tienes interés en mejorar la salud de las personas jóvenes? ¿Disfrutas de trabajar con individuos y grupos? Si es así, podría valer la pena que consideres la educación de salud como profesión.

Para ser un maestro de salud en escuelas públicas, debes tener credenciales. Esto implica tener una licenciatura y completar un programa aprobado de capacitación para docentes. Para aprender más sobre ésta y otras profesiones en salud, haz clic en el Rincón profesional en **health.glencoe.com.**

Más allá *del* salón de clases

La participación de los padres

Analizar influencias. Con uno de tus padres, analiza la influencia de leyes, políticas y prácticas en asuntos relacionados con la salud que se refiera a la prevención de enfermeda-des. Los temas podrían incluir las regulaciones sobre fumar en edificios públicos, políticas y prácticas referentes a los incendios y la seguridad en tu escuela y las leyes de tránsito. Escribe un informe breve que resuma tus descubrimientos.

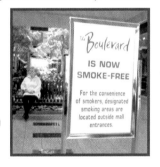

La escuela y la comunidad

Inspección de restaurantes. Habla con un inspector de salud sobre los requisitos para manejar alimentos y otros códigos de salud para los trabajadores de restaurantes. Averigua si es posible que tú u otro grupo pequeño de estudiantes estén presentes en la inspección de un restaurante. Comparte lo que has aprendido con tu clase.

Después de leer

Usa tu *Foldable* terminado como ayuda a fin de formular un plan para aumentar tu nivel de salud y mejorar tu posición en el continuum de la salud.

FOLDABLES™
Esquema de estudio

► TERMINOLOGÍA DE LA SALUD *Contesta las siguientes preguntas en una hoja de papel.*

Lección 1 *Une cada definición con el término correcto.*

salud
Gente Saludable 2010
bienestar general

conocimiento de la salud
educación sobre la salud
prevención

1. La combinación de bienestar físico, mental/emocional y social.

2. Estado general de bienestar o salud total.

3. El suministro de información precisa sobre la salud para ayudar a las personas a hacer selecciones saludables.

4. Programa de promoción de salud y prevención de enfermedades a nivel nacional diseñado como guía para el mejoramiento de la salud de todas las personas de Estados Unidos.

5. La capacidad de una persona de aprender y comprender información básica sobre la salud y los servicios, y usar estos recursos para fomentar su salud y bienestar general.

6. Practicar hábitos de salud y seguridad para mantenerse libre de enfermedades y lesiones.

Lección 2 *Reemplaza las palabras subrayadas con el término correcto.*

herencia
pares
medio ambiente

medios de difusión
cultura

7. Una parte de tu <u>cultura</u> es el lugar donde vives.

8. La radio y la televisión son ejemplos de <u>medio ambiente</u>.

9. Tu <u>herencia</u> influye en aspectos de tu vida como tu idioma y tus comidas.

10. <u>Medios de difusión</u> es la suma de los rasgos de un individuo transmitidos biológicamente por ambos padres.

11. Las personas de la misma edad que comparten intereses similares son tus <u>cultura</u>.

Lección 3 *Identifica si cada enunciado es Cierto o Falso. Si es falso, reemplaza el término subrayado con el término correcto.*

conductas arriesgadas   riesgos acumulativos
abstinencia

12. Evitar conductas perjudiciales, como las relaciones sexuales antes del matrimonio y el consumo de tabaco, alcohol y otras drogas, se conoce como <u>conductas arriesgadas</u>.

13. La <u>abstinencia</u> puede llegar a amenazar tu salud y la salud de los demás.

14. Los <u>riesgos acumulativos</u> están relacionados con los riesgos que aumentan en efecto con cada riesgo que se le adiciona.

► ¿LO RECUERDAS? *Usa oraciones completas para contestar las siguientes preguntas.*

1. ¿Cuál es el propósito de *Gente Saludable 2010*?

2. Haz una lista de cinco factores del estilo de vida que promueven la buena salud. ¿Cómo se relacionan estos factores con la prevención de enfermedades?

3. ¿Qué pueden hacer las comunidades para alcanzar los objetivos de *Gente Saludable 2010*?

4. ¿Qué aspecto de la salud refleja tu capacidad de disfrutar de los retos y de afrontar las frustraciones?

5. Identifica seis categorías de influencias en la salud.

6. ¿Sobre qué influencias en la salud tienes más control?

7. ¿Cuál es el primer paso para convertirte en responsable de tu salud?

8. Describe las dos formas en que ocurren los riesgos acumulativos.

9. Escribe tres razones por las que es importante para las personas solteras en edad escolar abstenerse de las relaciones sexuales.

➤ RAZONAMIENTO CRÍTICO

1. Analizar. Repasa el continuum de la salud que se muestra en la página 5. ¿Qué conductas contribuirían a la pérdida de la salud y del bienestar general? ¿Qué conductas colocarían a una persona en un nivel alto de salud?

2. Sintetizar. John es un buen estudiante, tiene muchos amigos y pasa gran parte de su tiempo libre practicando la guitarra con su banda. Él come muchas hamburguesas de restaurantes de comidas rápidas y tiene 10 libras de sobrepeso. Dibuja su triángulo de la salud.

3. Resumir. Di por qué practicar la abstinencia de conductas arriesgadas es importante para los jóvenes y provee un ejemplo de su aplicación.

Práctica para la prueba estandarizada

 Lee el siguiente pasaje y luego contesta las preguntas.

Correr

(1) Es sábado por la mañana y el parque ya está repleto de corredores. (2) Algunos trotan por el camino que circunda el lago mientras que otros, más enérgicos, corren por la pista, pasando de largo a los caminantes rápidos y a los corredores lentos. (3) Los estadounidenses están haciendo lo que parecen disfrutar mucho: correr.

(4) Millones de personas corren sencillamente porque disfrutan de la actividad; otras corren porque quieren estar en buen estado físico y saludables. (5) Correr es una forma de ejercicio que pueden disfrutar personas de todas las edades. (6) Algunas personas usan los términos *correr* y *jogging* con el mismo significado. (7) No se necesitan destrezas especiales, y el único equipo que los corredores tienen que comprar son zapatos flexibles y ropa cómoda.

(8) Una carrera diaria es una gran forma de mejorar la condición física. (9) Como es un ejercicio aeróbico, correr promueve la circulación de oxígeno por el torrente sanguíneo a los órganos y tejidos. (10) Los corredores desarrollan músculos más fuertes en las piernas y cuerpos más frágiles en sólo unas semanas después de comenzar un plan de correr. (11) Correr puede ayudar a controlar el peso ya que los corredores pueden llegar a quemar más de 100 calorías por milla.

1. ¿Cuál es la forma más efectiva de mejorar la continuidad del segundo párrafo?

Ⓐ Borrar la oración 6.
Ⓑ Borrar la oración 4.
Ⓒ Borrar la oración 5.
Ⓓ No hacer cambios.

2. ¿Qué cambio, si se necesita alguno, se le debería hacer a la oración 10?

Ⓐ Cambiar *frágiles* por **ágiles.**
Ⓑ Poner una coma después de fuertes.
Ⓒ Cambiar *correr* por **corredores.**
Ⓓ No hacer cambios.

3. Escribe un párrafo que explique por qué disfrutas de un deporte o ejercicio específico.

Capítulo 2

El desarrollo de las destrezas de la salud y el carácter

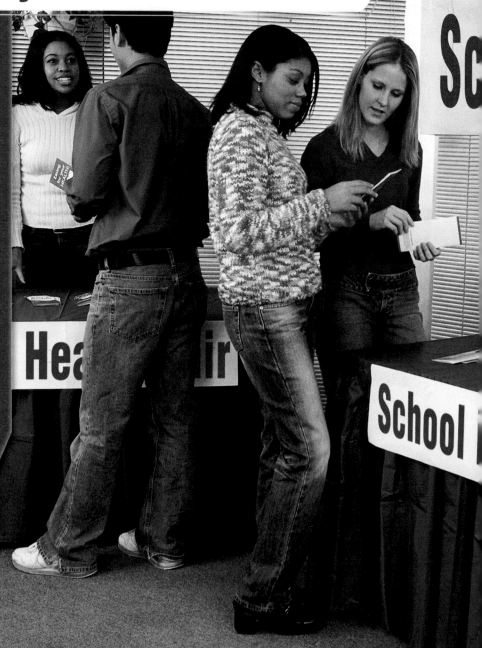

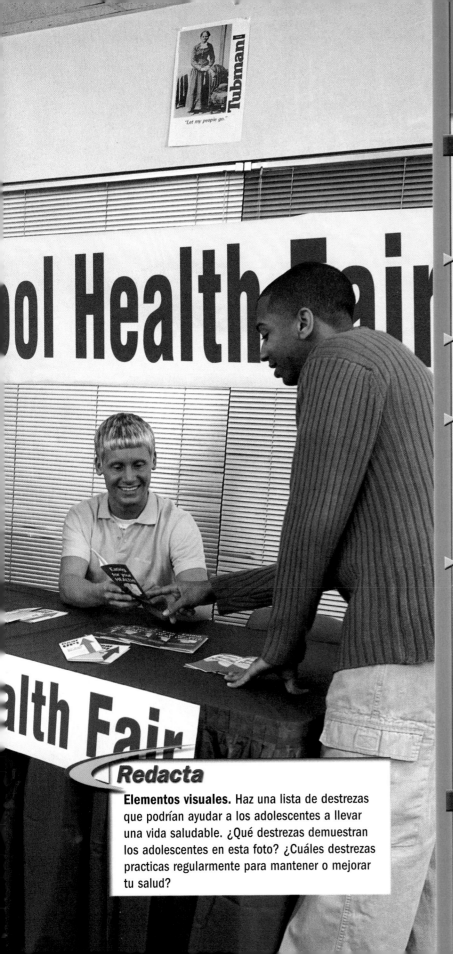

Antes de leer

Haz este *Foldable* para organizar lo que aprendas sobre el desarrollo de las destrezas de la salud. Comienza con una hoja de papel blanco de 8½" x 11", o una hoja de papel de cuaderno.

Paso 1

Dobla una hoja de papel a lo largo del eje mayor dejando una solapa de ½" en un lado.

Paso 2

Da vuelta la hoja y dóblala en tercios.

Paso 3

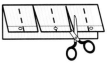

Recorta la parte de arriba a lo largo de ambos dobleces. Luego, corta cada solapa a la mitad para que queden seis solapas.

Paso 4

Cambia el papel a posición vertical y rotula las solapas tal como se indica.

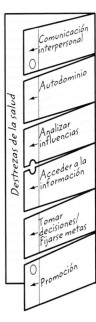

Destrezas de la salud

- Comunicación interpersonal
- Autodominio
- Analizar influencias
- Acceder a la información
- Tomar decisiones/ Fijarse metas
- Promoción

Redacta

Elementos visuales. Haz una lista de destrezas que podrían ayudar a los adolescentes a llevar una vida saludable. ¿Qué destrezas demuestran los adolescentes en esta foto? ¿Cuáles destrezas practicas regularmente para mantener o mejorar tu salud?

Mientras lees

En cada solapa, define los términos vinculados con cada una de las destrezas de la salud. Registra lo que aprendas sobre las destrezas de la salud mientras lees y analizas la Lección 1.

El desarrollo de las destrezas de la salud

VOCABULARIO

destrezas de la salud
comunicación interpersonal
destrezas de negación
resolución de conflictos
manejo del estrés
promoción

APRENDERÁS A

- Demostrar destrezas de comunicación para desarrollar y mantener relaciones saludables.

- Demostrar estrategias de negación y destrezas para resolver conflictos.

- Aplicar estrategias de autodominio.

- Analizar las influencias que actúan sobre la conducta.

- Desarrollar criterios para la evaluación de información de salud.

COMIENZA AHORA **En una hoja de papel, haz una lista de las destrezas y cualidades necesarias para una comunicación eficaz. Luego, explica de qué modo poseer buenas destrezas de comunicación puede impactar a tu salud de manera positiva.**

FIGURA 2.1

LAS DESTREZAS DE LA SALUD

El desarrollo y la práctica de estas destrezas de salud te proveerá de una vida plena de beneficios.

Comunicación interpersonal
- Destrezas de comunicación
- Destrezas de negación
- Resolución de conflictos

Autodominio
- Practicar conductas sanas
- Manejo del estrés

Analizar influencias

Acceder a la información

Tomar decisiones/Fijarse metas

Promoción

Las decisiones que tomas y las acciones que realizas —incluyendo la comida que comes, los amigos que eliges y las actividades en las que participas— pueden afectar tu salud. El asumir la responsabilidad de tu salud, empieza con el compromiso de hacerte cargo de tus acciones y conductas de una manera que reduzca los riesgos y promueva el bienestar general. El primer paso es desarrollar *las destrezas de la salud*. Las **destrezas de la salud**, o destrezas de la vida, son *herramientas específicas y estrategias que te ayudarán a mantener, proteger y mejorar todos los aspectos de tu salud*. La **Figura 2.1** presenta un panorama general de las destrezas de la salud.

Las destrezas interpersonales

Una de las características de un individuo con conocimientos sobre la salud es poseer la destreza de comunicarse eficazmente. La comunicación efectiva no sólo consiste en hacerse escuchar, sino también en ser un buen oyente. La **comunicación interpersonal** es *el intercambio de pensamientos, sentimientos y creencias entre dos o más personas*.

Las destrezas eficaces de **comunicación** para edificar y mantener relaciones saludables incluyen:

▶ **Expresarte con claridad.** Utiliza *mensajes "yo"* para plantear tu posición, por ejemplo, "Yo me siento frustrado cuando nuestros planes cambian". Esto te ayudará a no culpar a otros.

▶ **Prestar atención a *la manera* en que te expresas.** Usa un tono respetuoso. Asegúrate de que tus expresiones faciales y gestos reflejen tu mensaje verbal.

▶ **Ser buen oyente.** Evita interrumpir a la persona que está hablando e indica que escuchas al asentir con la cabeza o hacer preguntas apropiadas.

comunicación Para obtener mayor información sobre las destrezas de comunicación, ver el Capítulo 10, página 254.

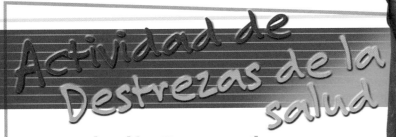

Actividad de Destrezas de la salud

Comunicación: Te toca a ti

Cuando Mark llega tarde a la cancha de basquetbol, su amigo Phillipe tira la pelota hacia él, gritando, ¡Llegas media hora retrasado!

Bueno, perdón, Señor Puntualidad, —contesta Mark riéndose.

Nunca llegas a tiempo, es como si pensaras que no tengo nada mejor que hacer más que esperarte, —dice Phillipe.

Lo siento amigo, pero surgieron algunos imprevistos, —contesta Mark.

¿Ah sí? Bueno, pues me voy de aquí, —dice Phillipe agitando las manos y dándose vuelta para marcharse.

Espera, déjame explicarte, —dice Mark tranquilo.

Phillipe duda, preguntándose cómo responder.

¿Qué harías tú?

¿Cómo podrían Mark y Phillipe usar destrezas de comunicación eficaces para desarrollar y mantener su amistad? Escribe un final para esta escena que incluya las destrezas de comunicación que se mencionan a continuación:

1. Utiliza mensajes tipo "yo".
2. Habla en forma serena y clara, usando un tono respetuoso.
3. Escucha cuidadosamente y haz preguntas apropiadas.
4. Muestra un lenguaje corporal apropiado.

FIGURA 2.2

ESTRATEGIAS DE NEGACIÓN

Algunas veces es necesario que refuerces tu decisión de decir no.

DI NO CON VOZ FIRME.
Hazlo en forma clara y calmada. Utiliza expresiones como "Prefiero no hacerlo".

EXPLICA POR QUÉ.
Expresa tus sentimientos. Dile a la otra persona que la actividad o conducta sugerida va en contra de tus valores o creencias.

SUGIERE ALTERNATIVAS.
Propón una actividad segura y saludable.

UTILIZA UN LENGUAJE CORPORAL APROPIADO.
Deja en claro que no intentas retractarte de tu posición. Mira directamente a los ojos a la otra persona.

VETE SI ES NECESARIO.
Si la otra persona continúa presionándote o no acepta tu "no" como respuesta, simplemente, márchate.

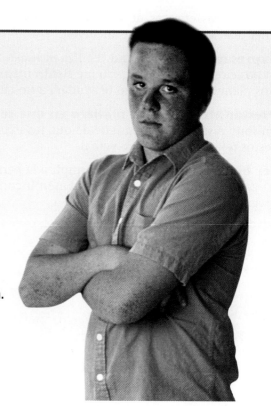

TU CARÁCTER

Respeto. Cuando pones en práctica las destrezas de negación para evitar situaciones arriesgadas, demuestras respeto para ti mismo y tus valores. **¿Cómo pueden las destrezas de negación ayudarte a mantener en alto los valores tuyos y los de tu familia?**

Destrezas de negación

Piensa en la forma en que manejas situaciones en las que te piden que hagas algo que tú sabes que es dañino o equivocado. En tales circunstancias necesitas usar las destrezas de negación. Las **destrezas de negación** son *estrategias de comunicación que te pueden ayudar a decir que no, cuando te ves impulsado a tomar parte en conductas que son inseguras, malsanas o que van en contra de tus valores.* Al demostrar estas estrategias, incluso las que se muestran en la **Figura 2.2,** se te hará más fácil resistir conductas arriesgadas.

Las destrezas para la resolución de conflictos

Además de practicar las destrezas efectivas de negación, es importante desarrollar y aplicar estrategias para manejar conflictos y desacuerdos y evitar la violencia. La **resolución de conflictos** es *el proceso de terminar un conflicto mediante la cooperación y resolución de problemas.* La clave para resolver conflictos es respetar los derechos ajenos y los tuyos. Una buena disposición para resolver el problema también ayudará a lograr una solución que satisfaga a todos. Sigue estos pasos al manejar algún conflicto:

▶ Toma tiempo para calmarte y pensar la situación.

▶ Al discutir sobre el conflicto, habla con serenidad y escucha atentamente, haz preguntas en el momento apropiado.

▶ Usa un tono cortés y busca soluciones en las que nadie pierda el respeto. Esfuérzate para resolver el conflicto de una manera pacífica.

Las destrezas del autodominio

Cuando practicas el autodominio te haces responsable de tu salud y actúas de formas específicas que promueven tu bienestar general. Dos destrezas de control personal —practicar conductas saludables y manejar el estrés— ayudan a formar la base para alcanzar la buena salud.

La práctica de conductas sanas

Las decisiones que tomes hoy afectarán tu salud en el futuro. Las conductas sanas son más que simples acciones que te protegen de enfermedades o lesiones. Estas conductas apoyan cada aspecto de tu salud. Comer alimentos nutritivos y realizarte exámenes médicos y dentales regulares, así como evitar el consumo de tabaco, alcohol y otras drogas, son conductas que te ayudarán a mantener y fortalecer tu salud en general. La práctica de conductas sanas también incluye expresar tus sentimientos de manera sana, desarrollar tu autoestima y mantener relaciones personales saludables.

El manejo del estrés

El estrés, reacción del cuerpo y de la mente a las exigencias cotidianas, es una parte natural de la vida. Llegar tarde a clases, realizar actividades varias y ganar un premio, todos pueden causar el estrés. Aprender el **manejo del estrés**, o *las maneras de tratar o superar los efectos negativos del estrés,* será tanto más importante cuanto aceptes mayor responsabilidad de tu salud y desempeñes funciones adicionales de adulto. Entre las estrategias para manejar el estrés se incluyen la actividad física, la música relajante, la organización efectiva del tiempo, los baños calientes y reír.

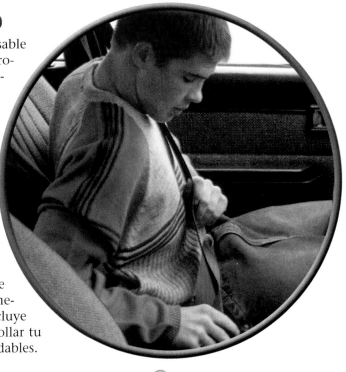

La práctica de conductas sanas incluye hacer que las actividades diarias sean seguras para ti y para los que te rodean. *¿Qué conductas sanas practicas regularmente?*

Analizar influencias

¿Cómo determinas qué elecciones de salud te convienen? Varios factores influyen en tu salud. Las *influencias internas*, entre las que se encuentran tus conocimientos, valores, gustos, disgustos y deseos, están basadas en tus experiencias y tu perspectiva de la vida. Tienes mucho control sobre tus influencias internas. Las *influencias externas*, provienen de fuentes externas como tu familia, amigos y compañeros, medio ambiente, cultura, las leyes y medios de difusión. Mientras más reconozcas estas influencias, mayor será tu capacidad de realizar elecciones más sanas en todos los aspectos, desde tu conducta hasta los productos de salud que compres.

Acceder a la información

Aprender cómo encontrar y reconocer información confiable te servirá para realizar elecciones más sanas. Al crear un criterio para la evaluación de información sobre la salud recuerda comprobar la validez de la fuente. Ten presente que las fuentes confiables de salud incluyen:

▶ padres, tutores y otros adultos de confianza.

▶ fuentes bibliográficas como enciclopedias, libros de ciencias, medicina, nutrición, y el buen estado físico.

▶ sitios de Internet confiables, como los que publican el gobierno y las instituciones educativas.

▶ artículos de revistas y periódicos escritos por profesionales especializados y expertos en la salud.

▶ dependencias y agencias gubernamentales, proveedores de atención médica y organizaciones de salud.

Promoción

La **promoción** es *influir a otras personas de modo que encaren una inquietud relacionada con la salud o apoyen una convicción relacionada con la salud.* Esta destreza te permite influir positivamente en la salud de los que te rodean. En esta función de responsabilidad, puedes ayudar a otros a estar informados y apoyar públicamente las causas de salud que te interesan. Alentar a tus familiares, amigos, pares y miembros de tu comunidad a practicar conductas sanas es una forma de practicar la promoción de la salud.

 Al hablar con un profesional de la salud, puedes obtener información exacta y confiable. *¿En dónde más puedes conseguir información válida sobre la salud?*

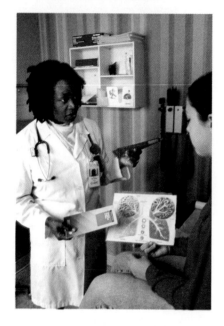

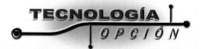 **Lección 1** *Repaso*

Repaso de información y vocabulario

1. Define el término *comunicación interpersonal*, e identifica la función de los mensajes "yo".

2. Enumera cinco estrategias de negación.

3. ¿Qué es el *manejo del estrés*? Identifica tres formas para reducir los efectos del estrés.

Razonamiento crítico

4. **Analizar.** ¿Cuáles son las ventajas de resolver conflictos de manera pacífica?

5. **Aplicar.** ¿Cuáles son dos formas en que puedes apoyar una causa u organización de salud?

Destrezas de salud aplicadas

6. **Manejo del estrés.** Enumera todas las estrategias sanas que utilizaste para aliviar el estrés la semana pasada. ¿Cuáles te resultaron más útiles?

TECNOLOGÍA *OPCIÓN*

HOJAS DE CÁLCULO Puedes mantenerte al día sobre diferentes acontecimientos y organizar tus ideas mediante una hoja de cálculo. Para buscar ayuda sobre cómo utilizar un programa de hojas de cálculo, ve a **health.glencoe.com.**

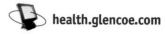

Cómo tomar decisiones responsables y fijar metas

VOCABULARIO

destrezas de tomar decisiones
valores
meta
meta a corto plazo
meta a largo plazo
plan de acción

APRENDERÁS A

• Identificar las destrezas para tomar decisiones que promuevan la salud individual, familiar y de la comunidad con base en conocimientos sobre la salud.

• Hacer un resumen de las ventajas de buscar consejo y opinión sobre tus destrezas para tomar decisiones.

• Identificar los procesos implícitos en la elección y realización de metas.

COMIENZA AHORA **¿Cuáles metas te has propuesto alcanzar este año? ¿Qué medidas tomaste para alcanzar tus metas?**

Cuando tomas decisiones o te fijas metas, estás ejerciendo tu poder de decisión sobre lo saludable, feliz y productivo que puedes ser. Tomar decisiones responsables y fijarse metas significativas, son destrezas importantes que pueden promover la salud individual, familiar y comunitaria.

El proceso de tomar decisiones

Las **destrezas de tomar decisiones** son *pasos que te permiten hacer una decisión sana.* Los pasos están diseñados para ayudarte a tomar decisiones que protejan tus derechos a la vez que respetan los derechos y salud de los demás. Los seis pasos básicos para tomar una decisión se describen en la **Figura 2.3** de la página 34. Con frecuencia te será útil pedir consejo a personas con mayor experiencia, tales como padres y tutores. De esta manera te beneficiarás del valioso aporte de sus puntos de vista y se fortalecerán los lazos y valores familiares.

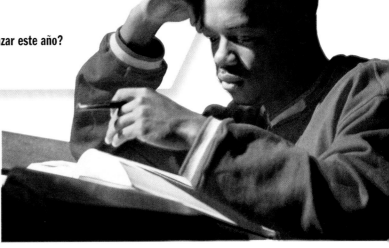

Este joven decidió estudiar para su examen en vez de salir con sus amigos. *¿Qué decisiones responsables tomaste la semana pasada?*

FIGURA 2.3

PASOS DEL PROCESO DE TOMAR DECISIONES

Paso 1: PLANTEA LA SITUACIÓN
Examina la situación y pregúntate: ¿Qué decisiones debo tomar? Considera toda la información sobre la salud y los demás involucrados.

Paso 2: HAZ UNA LISTA DE OPCIONES
¿Cuáles son las posibles elecciones que podrías hacer? Recuerda que en algunas ocasiones es mejor no tomar ninguna acción. Comparte tus opciones con tus padres o tutores, hermanos, maestros o amigos. Pídeles consejo.

Paso 3: MIDE LOS RESULTADOS POSIBLES
Mide las consecuencias de cada opción. Utiliza la palabra *HELP* para guiar tu opción.
- **H** (Healthful/Sana) ¿Qué riesgo para la salud, si existe alguno, presentará esta opción?
- **E** (Ethical/Ética) ¿Refleja esta opción lo que tú y tu familia piensan que es correcto?
- **L** (Legal/Legal) ¿Quebranta esta opción alguna de las leyes locales, estatales o federales?
- **P** (Parent Approval/Aprobación de los padres) ¿Aprobarían tus padres o tutores esta elección?

Paso 4: CONSIDERA LOS VALORES
Los **valores** son *las ideas, creencias y actitudes sobre lo que es importante que ayudarán a guiar tu estilo de vida.* Una decisión responsable reflejará tus valores.

Paso 5: TOMA UNA DECISIÓN Y ACTÚA EN CONSECUENCIA
Utiliza todo lo que conoces hasta este momento para tomar una decisión con responsabilidad. Te sentirás bien al saber que te has preparado y has pensado cuidadosamente sobre la situación y tus opciones.

Paso 6: EVALÚA LA DECISIÓN
Después de haber tomado una decisión y actuado, reflexiona sobre lo sucedido. ¿Cuál fue el resultado?¿De qué modo tu decisión afectó tu salud y la de los que te rodean? ¿Qué aprendiste? ¿Volverías a actuar de la misma manera? Si no es así, ¿cómo cambiarías tu elección?

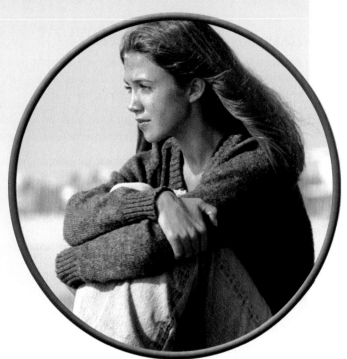

La fijación de metas personales para la salud

Considera tus planes para el futuro. ¿Qué es lo que quieres hacer con tu vida? ¿Tus planes incluyen estudios superiores y formar una familia? ¿Qué clase de carrera te interesa? Fijarte metas servirá para moldear tu vida de manera positiva al concentrar tu energía en conductas que quieras desarrollar o cambiar. Una **meta** *es algo que intentas conseguir y requiere trabajo y planeación.* Mediante la fijación de metas también puedes aumentar tu confianza personal, tu autoestima y mejorar tu salud en general.

Tipos de metas

Cada meta implica planeación. Cuando te fijes una meta y planees estrategias para alcanzarlas, necesitarás considerar cuánto tiempo te tomará lograr tu objetivo. Una **meta a corto plazo**, como terminar un proyecto para el viernes o limpiar tu cuarto antes de la cena, es *una meta que puedes alcanzar dentro de un periodo corto de tiempo*. Una **meta a largo plazo** es *una meta que planeas alcanzar dentro de un periodo largo de tiempo*. Podrías, por ejemplo, mejorar tus calificaciones para el semestre o ser admitido al equipo de carrera a campo traviesa la próxima temporada. Una meta a largo plazo puede tomar meses o incluso años para alcanzarse. Algunas veces, las metas a corto plazo son escalones dentro de un plan para alcanzar una meta a largo plazo. ¿Qué clase de metas a corto plazo podrían ayudar a una persona a convertirse en médico o técnico en computación?

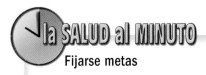

la SALUD al MINUTO

Fijarse metas

Algunas pautas que conviene recordar:

▶ Asegúrate de que tus metas sean tuyas, y no las de otra persona.

▶ Al fijarte una meta, hazlo para que te ayude a crecer, no para superar a otra persona.

▶ Si no logras tu meta, usa lo que has aprendido para fijar una nueva meta.

La salud en la práctica ACTIVIDAD

Fija tu meta personal de salud

En esta actividad, fijarás una meta personal de salud y te esforzarás para alcanzarla.

Lo que necesitarás

- cuaderno
- lápiz

Lo que harás

Durante la semana siguiente, utiliza tu cuaderno como diario de metas de salud personales. Apunta los esfuerzos realizados para alcanzar tu meta. Al final de la semana escribe un resumen reflexivo de lo que aprendiste en el proceso.

1. **Fija una meta.** ¿Quieres llevarte mejor con tu familia? ¿Comer más sanamente? ¿Ser más activo? Fija una meta realista y escríbela. Explica por qué escogiste esa meta y qué cambios esperas lograr.

2. **Enumera los pasos necesarios para alcanzar tu meta.** Examina varias opciones para alcanzar la meta que te has fijado. Haz una lista con los pasos que darás para alcanzar tu meta.

3. **Identifica las fuentes de ayuda.** Haz una lista de los nombres de las personas que pueden ayudarte y apoyarte mientras trabajas para alcanzar tu meta.

4. **Evalúa tu progreso y ajusta tus planes si fuera necesario.** Si encuentras obstáculos, date más tiempo y esfuérzate para superarlos. Si estás adelantado, tal vez quieras fijarte una meta que implique un mayor desafío.

Aplica y concluye

Después de una semana, examina tu progreso. ¿Ha sido efectivo tu plan? ¿Cómo puede fortalecerse? Extiende tu plan de una semana a cuatro. Adopta el hábito de fijar nuevas metas de salud y esforzarte para alcanzarlas.

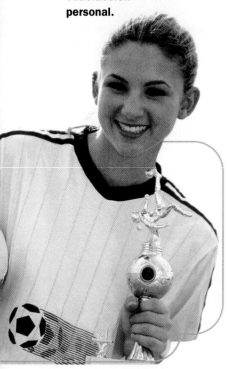

Lograr una meta por medio del esfuerzo trae la satisfacción personal.

Cómo alcanzar tus metas

Para establecer y alcanzar tus metas crea un **plan de acción** o *una estrategia de varios pasos para identificar y alcanzar tus metas*. Sigue los siguientes pasos:

▶ **Fija una meta específica y realista y escríbela.** Plantea tu meta como algo positivo. Esto ayudará a motivarte.

▶ **Enumera los pasos que darás para alcanzar tu meta.** Busca la forma de dividir tu meta mayor en varias metas a corto plazo.

▶ **Identifica las fuentes de ayuda y apoyo.** Estas fuentes pueden incluir amigos, miembros de la familia, pares, maestros o vecinos.

▶ **Establece un plazo de tiempo razonable para alcanzar tu meta.** Después de decidir un tiempo razonable, ponlo por escrito.

▶ **Evalúa tu progreso estableciendo puntos de control.** Periódicamente revisa cómo estás progresando y realiza los ajustes necesarios para ayudarte a alcanzar tu meta.

▶ **Prémiate por alcanzar tu meta.** Disfruta de la satisfacción que da la realización de una meta. Puedes celebrar tu logro con tu familia o amigos.

 Lección 2 *Repaso*

Repaso de información y vocabulario

1. ¿Cuáles son los seis pasos del proceso de tomar decisiones?

2. Haz un resumen de las ventajas de buscar consejo y el aporte de la opinión de otros en relación a tus destrezas para tomar decisiones.

3. Explica la diferencia entre metas a corto y largo plazo, y da un ejemplo de cada una.

Razonamiento crítico

4. **Aplicar.** Identifica una decisión importante relativa a la salud que los jóvenes deben tomar. ¿Cómo pueden los jóvenes acceder a información y usar destrezas para tomar decisiones al elegir de manera informada aquello que promueva la salud individual, familiar y comunitaria?

5. **Resumir.** Explica y defiende este enunciado: *Tomar decisiones y fijarse metas son actos interrelacionados.*

Destrezas de salud aplicadas

6. **Tomar decisiones.** Los amigos de Cari quieren que falte a la escuela para ir con ellos a la playa. Aplica los seis pasos del proceso para tomar decisiones al caso de Cari y ayúdala a tomar una decisión responsable basada en información sobre salud.

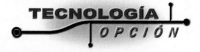

PROCESADOR DE TEXTOS Utiliza un programa procesador de textos para presentar tu aplicación de los pasos de la toma de decisiones. Ve a **health.glencoe.com** para encontrar consejos útiles que te ayuden a operar tu procesador de textos.

 health.glencoe.com

El desarrollo del carácter

VOCABULARIO

carácter
modelo de
conducta

APRENDERÁS A

* Discutir la importancia del buen carácter para uno mismo, otras personas y la comunidad.

* Aplicar las destrezas de la comunicación y practicar conductas que demuestren consideración y respeto para uno mismo, la familia y otras personas.

* Identificar maneras de demostrar el buen carácter.

COMIENZA AHORA En una hoja de papel, completa esta oración: *Tomo responsabilidad de mis actos cuando yo...* Luego, escribe un párrafo explicativo sobre tu declaración.

Como has aprendido, es importante considerar y actuar basándote en tus creencias y valores más importantes al tomar decisiones. Los valores moldean tus prioridades, y te ayudan a distinguir entre lo bueno y lo malo. Los valores que te ayudan a tomar decisiones sanas y basadas en información veraz, también son cualidades del buen carácter. El **carácter** puede ser definido como *las cualidades distintivas que describen cómo piensa, siente y se comporta una persona.*

¿Qué es el buen carácter?

El buen carácter es la expresión externa de los valores internos. Una persona de buen carácter demuestra poseer *valores éticos esenciales*, tales como la responsabilidad, la honradez, la integridad y el respeto. Estos valores son altamente estimados en todas las culturas y a todas las edades. Los valores éticos esenciales son los valores más altos de todos los valores humanos y te encaminan hacia decisiones responsables y saludables. Cuando tu conducta refleja tales normas, puedes tener la seguridad de que estás demostrando los atributos de una persona de buen carácter.

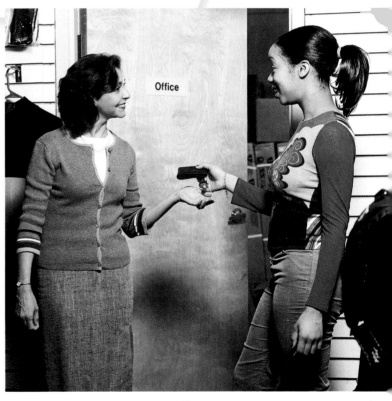

El carácter ayuda a moldear la conducta.
¿Qué valores podrían impulsar a la adolescente en la foto a devolver la billetera que encontró?

FIGURA 2.4

LOS RASGOS DEL BUEN CARÁCTER

Una persona de buen carácter demuestra estas cualidades en sus acciones y conducta.

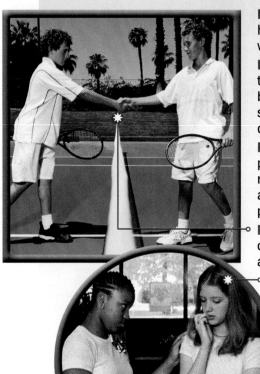

Honestidad: Si eres una persona honesta, eres una persona honrada, leal y confiable que hace lo que dice que hará. Tienes el valor de hacer lo correcto y no engañas, no haces trampa ni robas.

Respeto: Mostrar respeto significa ser considerado con otros y tolerante con respecto a diferencias. También significa utilizar buenos modales. Tomas decisiones que muestran respeto para tu salud y la salud de los demás. Tratas a las personas y la propiedad con cuidado.

Responsabilidad: Ser responsable significa controlarse a sí mismo, piensas antes de actuar y consideras las consecuencias. Eres responsable de tus acciones y decisiones, no culpas a otros por tus acciones. Las personas responsables tratan de dar lo mejor de sí y perseveran aún cuando las cosas no suceden como las planearon.

Rectitud: Si eres recto, sigues las reglas, esperas tu turno y compartes. Eres receptivo y escuchas a los demás. No te aprovechas de los demás ni haces que la culpa recaiga en ellos.

Interés por otros: Una persona interesada en otros es bondadosa y compasiva. Cuando te interesas por los demás, expresas gratitud, sabes perdonar y ayudas a quienes lo necesiten.

Ciudadanía: Si promueves comunidades y escuelas seguras y saludables estás demostrando ser un buen ciudadano. Un buen ciudadano obedece las leyes y reglas y es respetuoso ante la autoridad. Ser un buen vecino y cooperar con otros también son aspectos de la buena ciudadanía.

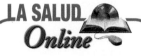

TEMA El buen carácter

Ve a **health.glencoe.com** y haz clic en *Web Links* para obtener más información sobre el buen carácter.

ACTIVIDAD Usa los vínculos para hacer una lista de tres maneras de demostrar el buen carácter en acción.

El carácter y la salud

Debido a que tu carácter desempeña un papel significativo en tus decisiones, acciones y conducta, impacta todos los aspectos de tu salud. El desarrollo del buen carácter realza cada lado de tu triángulo de la salud. Por ejemplo, si te ves con respeto a ti mismo y valoras tu salud física, lo más probable es que cuides de tu cuerpo mediante una alimentación nutritiva y la actividad física. Cuando actúas con responsabilidad y justicia, mejoran tanto tu salud mental/emocional, como tu salud social. Cuando te sientes bien acerca de ti mismo, se fortalece tu relación con otras personas.

Las cualidades del buen carácter

Existen varias cualidades que contribuyen a formar el buen carácter. La **Figura 2.4** identifica seis características básicas del buen carácter. Mediante el desarrollo y fortalecimiento de estas cualidades te irás convirtiendo en la mejor persona que puedes llegar a ser.

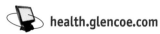

El desarrollo de tu carácter

El carácter y los valores éticos esenciales se aprenden en la juventud y se desarrollan durante toda tu vida. Para asumir un papel más activo en el desarrollo de tu carácter:

▶ Defiende tus creencias.

▶ Aprende de las personas que demuestran poseer las características propias del buen carácter. Pide consejo a miembros de tu familia para fortalecer tus propios valores.

▶ Únete a grupos voluntarios en tu escuela o comunidad. Forja amistades con personas que demuestren poseer valores éticos esenciales.

La vida real
APLICACIÓN

El carácter en acción

Una persona de buen carácter puede inspirar a otros a hacer cambios en el mundo. La adolescente que aparece en este cuadro organizó un programa de correspondencia que enlaza a jóvenes enfermos de gravedad con otros adolescentes del país.

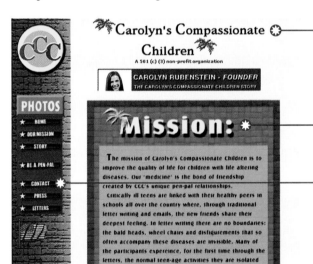

Rasgos del buen carácter: Compasión, interés y valor.

Misión: Crear una red de apoyo entre adolescentes con enfermedades mortales.

Acción: Ponerte en contacto con hospitales y otras organizaciones para establecer una red.

ACTIVIDAD

Escoge una organización con oportunidades para voluntarios. Investiga la misión y programas de la organización. ¿Qué características comunes muestran los miembros de la organización en su carácter? ¿Por qué son necesarias estas características para obtener las metas de la organización? Escribe un párrafo que resuma lo que averiguaste.

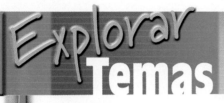

Explorar Temas

¿Se debe exigir a los jóvenes el aprendizaje de servicios?

Ya que ser voluntario es una experiencia de mucho valor, ¿crees que las escuelas deberían requerir que los jóvenes aprendan a prestar servicios?

Punto de vista 1: Chad D., 16 años

Mi experiencia como voluntario en un centro de ancianos, por medio de un programa de servicios escolar, fue muy positiva y me enseñó muchas cosas que no se pueden aprender en un salón de clases. No hubiera sabido que existía esta oportunidad si mi escuela no lo hubiese requerido. Pienso que es una gran idea que las escuelas exijan que se aprenda a prestar servicios; esto les abrirá los ojos a las personas al permitirles ver estas oportunidades de trabajo voluntario y oportunidades profesionales.

Punto de vista 2: Lisa H., 15 años

¿Acaso cuando un individuo es voluntario, no se supone que lo hace por elección propia? Temo que al forzar a los estudiantes a hacerlo se alejen de la idea. Algunos adolescentes ya cuentan con un empleo, obligaciones familiares o compromisos en su comunidad de fe que les permiten demostrar el buen carácter. Aprender a prestar servicios debería ser una *opción* del programa de estudios. De esa manera, los estudiantes pueden decidir cuándo, cómo y dónde quieren retribuir a su comunidad.

ACTIVIDAD **¿Qué opinas? ¿Estás de acuerdo con Chad en que aprender a prestar servicios ofrece beneficios que no se ofrecen en el salón de clases? ¿Qué piensas del argumento de Lisa de que el aprendizaje obligatorio es un contrasentido? Presenta tus puntos de vista en un ensayo de una página.**

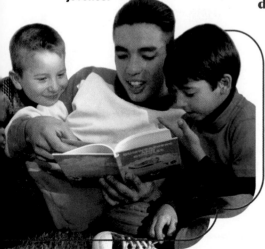

Los adolescentes pueden ser importantes modelos de conducta para los estudiantes más jóvenes.

Modelos de conducta positivos

Tener modelos de conducta positivos es importante en el desarrollo y fortalecimiento de los rasgos del buen carácter. Un **modelo de conducta** es *alguien cuyo éxito o conducta sirve como ejemplo a los demás.* Muchas personas buscan modelos a seguir en sus familias. Los padres, abuelos y otros miembros de la familia a menudo son las personas que apoyan tus metas de la mejor manera y promueven tu salud y la de tu familia. Pueden inspirar y alentar valores básicos tales como trabajar con empeño, concentrarse, planificar para el futuro, ser honrado y practicar conductas seguras y sanas. Otros modelos de conducta son maestros, entrenadores, líderes religiosos y voluntarios.

Piensa en las características del buen carácter que tus modelos de conducta demuestran. ¿Muestras las mismas características en tus acciones diarias? Cuando tu conducta refleja buen carácter, puede inspirar a otros a su vez a que actúen de forma amable y responsable. Tu recompensa será sentimientos de valor propio, de satisfacción y un sentido de propósito.

Cómo demostrar el carácter

Al demostrar el buen carácter practicas conductas que tienen un efecto positivo tanto en ti mismo como en otros, en casa, en la escuela y en tu comunidad.

▶ **Haz una diferencia en tu casa.** Demuestras integridad y confiabilidad en casa cuando llevas a cabo tus responsabilidades. Al mostrar respeto y cuidado en tus acciones diarias, también fortalecerás tus relaciones familiares.

▶ **Haz una diferencia en la escuela.** En esta etapa de tu vida, probablemente empiezas a evaluar las reglas que otros han fijado para ti. Al seguir las reglas en la escuela, muestras respeto hacia los maestros y compañeros de escuela.

▶ **Haz una diferencia en tu comunidad.** La buena ciudadanía significa obedecer las leyes, respetar las necesidades de otros y ser tolerante en cuanto a diferencias. Aprovecha la oportunidad que tienes para modelar tu buen carácter y ser una influencia positiva para los que te rodean.

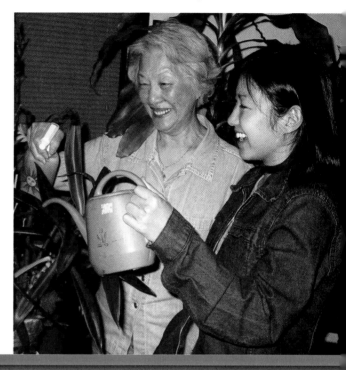

Ayudar con los quehaceres domésticos es un modo de demostrar buen carácter en el hogar. *¿Cómo contribuyes en tu hogar, la escuela y la comunidad?*

▶ Lección 3 *Repaso*

Repaso de información y vocabulario

1. ¿Qué es el *carácter*? ¿De qué modo se relaciona el buen carácter con los valores?

2. Nombra las seis características primordiales del buen carácter.

3. Haz una lista de tres maneras de demostrar el buen carácter en tu casa, escuela y comunidad.

Razonamiento crítico

4. **Resumir.** ¿Por qué piensas que el interés por otros, la responsabilidad y el respeto son valores que existen en todas las culturas?

5. **Aplicar.** ¿De qué forma puedes usar las destrezas de comunicación para demostrar consideración y respeto a ti mismo, tu familia y otros?

Destrezas de salud aplicadas

Promoción. Prepara un mensaje sobre una causa importante u organización de salud. El mensaje debe ser apropiado para un auditorio específico, por ejemplo niños, adolescentes, padres o personas con discapacidades.

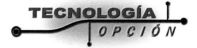

TECNOLOGÍA *OPCIÓN*

PROGRAMA PARA PRESENTACIONES

Puedes utilizar el programa de presentaciones para incluir imágenes en tu mensaje de promoción. Busca ayuda para utilizar el programa en **health.glencoe.com**.

Hacer UNA DIFERENCIA

¿Pueden los adolescentes realmente tener un efecto positivo en el mundo? ¡Seguro que sí! Éste es sólo uno de los ejemplos.

Jennifer Howitt, de 16 años, utiliza una silla de ruedas pero no está sentada al margen de la vida. Paralizada después de romperse la espalda en un accidente durante una excursión a los nueve años, se ha convertido desde entonces en una de las mejores atletas jóvenes con incapacidad en el país. Compitió en el Campeonato mundial de atletismo en campo y pista y fue a los Juegos Paralímpicos de Sydney, como la representante más joven del equipo femenino estadouni-dense de basquetbol en silla de ruedas, compuesto por doce mujeres. "Fue muy inspirador. Si todo el mundo se puede reunir para celebrar a personas que se han sobrepuesto a desafíos y participan en deportes, entonces realmente es posible para nosotros como planeta, solucionar nuestros problemas", dice Jennifer de su experiencia en Sydney.

¿Cómo le ayuda a Jennifer el mantenerse activa? "Jugar al basquetbol me dio mucha confianza", señala Jennifer, quien empezó a jugar a los 11 años cuando su padre la llevó a una sesión de práctica. "No quería ir", recuerda. "En cierta forma yo negaba mi discapacidad, pero una vez que empecé a jugar, quería hacerlo cada vez más".

Ahora Jennifer entrena atletas jóvenes parapléjicos en un programa de recreación y servicios sociales en el área de la Bahía, en Berkeley. Cuando una niña de once años le dijo a Jennifer que era un modelo de conducta, "casi me hace llorar", afirma Jennifer.

Después de la secundaria, Jennifer planea asistir a la Universidad de Georgetown en Washington, D.C. donde estudiará la política internacional. Mientras tanto, establece algunas relaciones internacionales por su cuenta. Recientemente vivió en Costa Rica con una familia por algunos meses y también fue entrenadora en un centro de recreo en Irlanda del Norte.

¿Cómo cambiará Jennifer al mundo? Ella espera "enseñar a las jóvenes incapacitadas que pueden lograr lo que se propongan. Las incapacidades no se interponen en el camino para nada". ■

TIME PIENSA... | Sobre modelos de conducta positivos

Al igual que Jennifer, muchas personas consideradas modelos de conducta positivos se han sobrepuesto a grandes obstáculos en la vida. En clase, piensen en algunos nombres de héroes. Utiliza Internet o el centro de medios de difusión de tu escuela, para investigar la vida de una persona de la lista. ¿Qué problemas o retos tuvo que superar? Informa tus hallazgos a la clase.

Destrezas de salud aplicadas

PROMOCIÓN

1. Destrezas de comunicación. Haz una lista de ejemplos de lenguaje corporal que tú u otros jóvenes usan para comunicarse. Escoge dos ejemplos y explica cómo éstos refuerzan los mensajes verbales. *(LECCIÓN 1)*

ANALIZAR INFLUENCIAS

2. Tomar decisiones. Imagina que estás tratando de mejorar tus calificaciones para entrar al equipo de basquetbol. ¿A cuál actividad asistirías si ocurrieran al mismo tiempo: una práctica extra de basquetbol o una sesión de estudio? Demuestra cómo utilizarías los pasos para tomar decisiones a fin de decidirte por una opción, basándote en información sobre la salud. *(LECCIÓN 2)*

FIJARSE METAS

3. Analizar influencias. ¿Todos los individuos que son famosos por sus logros son modelos de conducta positivos? ¿Por qué sí o por qué no? *(LECCIÓN 3)*

RINCÓN profesional

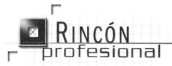

Consejero familiar

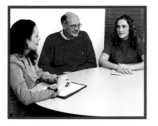

¿Posees un entendimiento agudo de cómo los valores dirigen las conductas dentro de la familia? ¿Eres capaz de tratar con personas de diferentes orígenes? Si es así, una carrera de consejero familiar podría ser para ti. Estos profesionales trabajan con todos los miembros de una familia al mismo tiempo o con individuos por separado, para resolver sus problemas y mejorar sus relaciones.

Para entrar en esta profesión necesitas una licenciatura y una maestría en consejería. Busca más información sobre ésta y otras carreras relacionadas con la salud haciendo clic en el Rincón profesional de **health.glencoe.com.**

Más allá *del* salón de clases

Participación de los padres

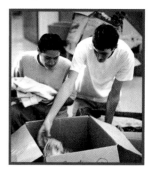

Promoción. Aprende más sobre las organizaciones sin fines de lucro en tu comunidad. Con tus padres, busca el modo de que tu familia participe en una de ellas. Al dedicar parte de tu tiempo al servicio voluntario, puedes ayudar a la organización a lograr su misión, obtener información directa sobre cómo opera, y ayudar a individuos con necesidades especiales en tu comunidad.

Escuela y comunidad

Realiza una entrevista. En ciertas profesiones —leyes y magisterio, por ejemplo—, es muy importante lograr una comunicación efectiva. Entrevista a una persona de alguna de estas profesiones y aprende sobre las pautas que ella usa para lograr la buena comunicación.

Usa tu *Foldable* terminado para repasar las ideas principales y recordar lo que sabes. En el reverso de tu *Foldable* escribe una breve narración acerca de alguna de tus experiencias que involucre alguna de las destrezas de salud.

FOLDABLES
Esquema de estudio

▶ TERMINOLOGÍA DE LA SALUD *Contesta las siguientes preguntas en una hoja de papel.*

Lección 1 *Reemplaza las palabras subrayadas con el término correcto.*

resolución de conflictos	promoción
destrezas de negación	manejo del estrés
comunicación interpersonal	
destrezas de la salud	

1. Los mensajes "yo" son una <u>destreza de negación</u>.

2. La <u>promoción</u> es un proceso que te ayuda a resolver conflictos a través de la cooperación y la resolución de problemas.

3. Las personas emplean la <u>resolución de conflictos</u> para manejar las reacciones del cuerpo a las exigencias cotidianas.

4. El <u>manejo del estrés</u> es una función de responsabilidad mediante la cual tú influyes en las conductas de salud de otras personas.

Lección 2 *Une cada definición con el término correcto.*

plan de acción	meta
destrezas de tomar	valores
decisiones	meta a corto plazo
meta a largo plazo	

5. Algo que quieres lograr y requiere planeación y trabajo.

6. Una meta que planeas alcanzar en un periodo largo de tiempo.

7. Una estrategia que incluye diversos pasos para identificar y alcanzar tus metas.

8. Las ideas, creencias y actitudes sobre lo que es importante y que te ayudan a guiar la forma en que vives.

Lección 3 *Llena los espacios en blanco con el término correcto.*

carácter	modelo de conducta

Una persona con altos estándares usualmente exhibe el buen **(_9_)**. Esa persona frecuentemente es un **(_10_)** positivo.

▶ ¿LO RECUERDAS? *Usa oraciones completas para contestar las siguientes preguntas.*

1. Haz una lista de las estrategias de la comunicación eficaz.

2. ¿Qué son las destrezas de negación?

3. ¿Qué pasos debes seguir para resolver un conflicto?

4. ¿Por qué son importantes las destrezas de autodominio? Da un ejemplo de dos de estas destrezas.

5. ¿Qué son las destrezas de tomar decisiones?

6. Define el término *valor*.

7. Explica cómo la palabra *HELP* puede ayudarte a medir las posibles consecuencias de una decisión y a elegir la opción correcta.

8. ¿Cuáles son los seis pasos de un plan de acción para fijar metas?

9. Describe qué significa demostrar el rasgo personal de la honestidad.

10. ¿Cómo impacta el carácter a tu salud?

11. ¿Cómo puedes asumir un papel activo en el desarrollo de tu carácter?

12. ¿Cuáles son algunos de los beneficios de ser un modelo de conducta positivo?

➤ RAZONAMIENTO CRÍTICO

1. Resumir. Gwen trata de hacer su mejor esfuerzo por formar parte de un grupo que, ella misma reconoce, se arriesga innecesariamente. De cualquier manera, ella sigue la corriente y a menudo se encuentra en situaciones peligrosas. ¿Cuál destreza necesita desarrollar Gwen? Analiza cómo esa destreza puede ayudarla en un futuro a evitar situaciones arriesgadas.

2. Analizar. ¿Por qué es importante reconocer las consecuencias durante el proceso de tomar decisiones? ¿Qué función cumplen los valores en el proceso de tomar decisiones?

3. Evaluar. Identifica un rasgo del buen carácter que posees y haz una lista de formas en las que demuestras ese rasgo.

Práctica para la prueba estandarizada

 Lee el siguiente pasaje y luego contesta las preguntas.

Es posible que hoy tomes varias decisiones. Estas decisiones pueden o no tener un efecto duradero en tu vida. Una decisión que tendrá un efecto duradero es la decisión de no empezar a fumar. Como sabes, fumar es peligroso para tu salud. Los fumadores tienen una mayor posibilidad de morir de enfermedades del corazón o pulmonares que los no fumadores. Fumar cigarrillos también es peligroso para otros, el humo de los fumadores mata o afecta la salud de los no fumadores también, incluso amigos y familiares. ¿Hay un niño pequeño en tu familia? Ese niño podría ser afectado seriamente por el humo.

Sin embargo, el factor más importante en tu decisión, es que el cigarrillo es adictivo. No solamente el tabaco envenena al consumidor, sino que la nicotina que el tabaco contiene hace que el fumador quiera y necesite más veneno. Fumar es un hábito, y no es uno saludable. Muchos fumadores admiten que quisieran dejar de fumar, pero que no pueden. Empezar a fumar es fácil, dejar de hacerlo es difícil. Si empiezas a fumar ahora podrías estar adhiriéndote a un hábito que es peligroso para ti, tus amigos y tu familia.

1. ¿Cuál oración del discurso resume mejor el punto de vista del escritor sobre lo que significa fumar?

A Algunos fumadores admiten que les gustaría dejar de fumar, pero no pueden.
B Fumar es un hábito, y no es uno saludable.
C Empezar a fumar es fácil, dejar de hacerlo es difícil.
D Los fumadores tienen una mayor posibilidad de morir de enfermedades del corazón o pulmonares que los no fumadores.

2. ¿Cómo apoya el escritor la afirmación de que la nicotina es adictiva?

A Explicando que la nicotina hace que el consumidor quiera más.
B Exponiendo lo fácil que es dejar de fumar.
C Diciendo lo fácil que es empezar a fumar.
D Describiendo los peligros para los miembros de la familia.

3. Escribe un discurso sobre las razones por las cuales las personas deben escoger no hacer algo que sea perjudicial para la salud. Da razones para apoyar tu argumento.

Capítulo 3

Ser un consumidor instruido en materia de salud

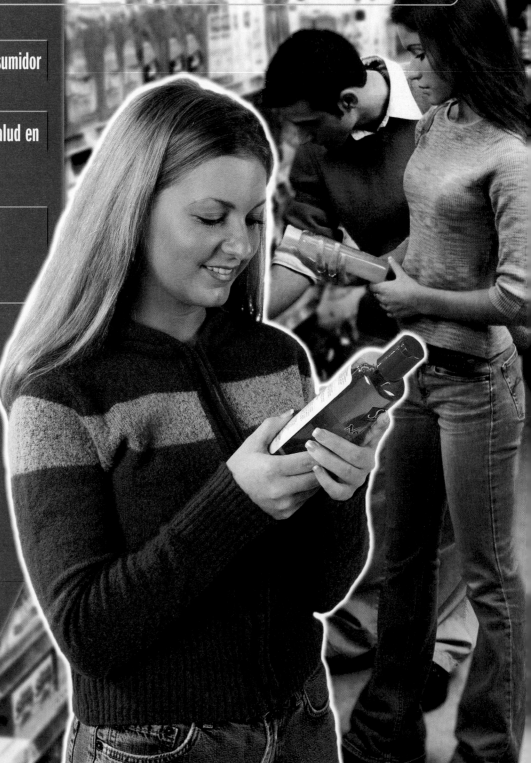

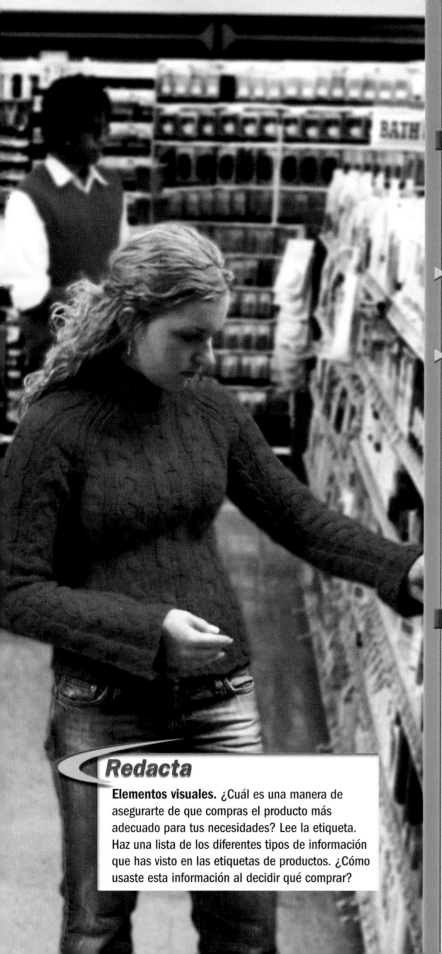

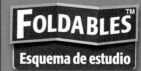

FOLDABLES™
Esquema de estudio

Antes de leer

Haz este *Foldable* para ayudarte a organizar lo que aprendas acerca de tomar decisiones de consumidor. Comienza con una hoja de papel blanco de 8½″ x 11″, o una hoja de papel de cuaderno.

Paso 1

Dobla una hoja de papel en tres partes por el eje más corto.

Paso 2

Desdóblala y rotúlala tal como se indica.

Influencias en las decisiones	Tus derechos de consumidor	Elecciones del consumidor hoy en día

Mientras lees

Bajo cada columna, toma notas sobre lo que vayas aprendiendo acerca de cómo ser un buen consumidor y en cuanto a tomar decisiones como consumidor.

Redacta

Elementos visuales. ¿Cuál es una manera de asegurarte de que compras el producto más adecuado para tus necesidades? Lee la etiqueta. Haz una lista de los diferentes tipos de información que has visto en las etiquetas de productos. ¿Cómo usaste esta información al decidir qué comprar?

Las decisiones del consumidor

VOCABULARIO

consumidor de la salud
medios de difusión
publicidad
**comparación de
  compra**
garantía
compras electrónicas

APRENDERÁS A

- Identificar los factores que influyen en las decisiones del consumidor en lo relacionado con los productos y servicios de la salud.

- Analizar los mensajes sobre la salud que se transmiten mediante la publicidad en los medios de difusión.

- Demostrar maneras de utilizar criterios para evaluar si ciertos productos relacionados con la salud son apropiados.

COMIENZA AHORA Haz una lista con cinco factores que influyen en tu selección de productos o servicios de la salud. Marca con un círculo los dos que afecten más tus decisiones.

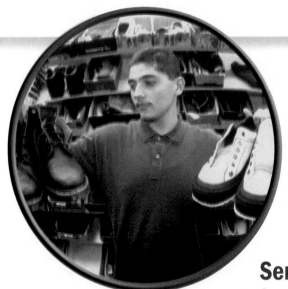

Hay muchos productos y servicios de la salud al alcance del consumidor. Las estanterías de los supermercados y de las farmacias están repletas de docenas de marcas conocidas de productos para el cuidado personal. En el directorio telefónico se encuentran cientos de diferentes clases de profesionales, clínicas y otros servicios de la salud. ¿Qué información necesitas antes de tomar una decisión relacionada con los productos y servicios de la salud?

Ser un consumidor de la salud informado

Parte de ser un consumidor sabio incluye informarse acerca de productos relacionados con la salud y el buen estado físico al hacer decisiones de compra.

En los años venideros, tendrás mayor responsabilidad al tomar decisiones relacionadas con tu salud. Aunque la mayoría de las decisiones relacionadas con los servicios de la salud están todavía en las manos de tus padres o tutores, seguramente estarás ya tomando decisiones sobre productos como el champú, limpiadores de la piel o desodorantes. Aprender sobre los diversos productos y servicios de la salud y comprender cómo juzgar su eficacia y confiabilidad, te ayudará a ser un consumidor de la salud informado. Un **consumidor de la salud** es *toda persona que compra o usa productos o servicios de la salud.*

Influencias sobre tus decisiones

Hay muchos factores que influyen en tus decisiones de comprar servicios y productos específicos. Factores internos, tales como hábitos y gustos personales, pueden desempeñar un papel, así como factores externos tales como las opiniones de los miembros de tu familia y amigos, y el precio. Uno de los factores externos que más influye en las decisiones de compra son los **medios de difusión**, o *los diversos métodos de comunicar información*. La televisión, la radio, los periódicos, las revistas e Internet son todos medios de difusión.

Los medios de difusión y la publicidad

Muchos de los productos y servicios de la salud se promocionan a través de la publicidad. La **publicidad** es *un mensaje hablado o escrito de los medios de difusión, diseñado para interesar a los consumidores en comprar un producto o servicio*. Los anuncios publicitarios proveen información que puede ayudarte a tomar decisiones de compra. Recuerda, sin embargo, que el objetivo principal de la publicidad es hacer que tú desees comprar el producto que se anuncia. La **Figura 3.1** enumera algunas de las técnicas que los anunciantes usan para transmitir un determinado mensaje al consumidor a fin de persuadirle que compre un producto. Al analizar los mensajes escondidos en los anuncios para productos de la salud, podrás tomar decisiones de compra mejor informadas.

FIGURA 3.1

MENSAJES ESCONDIDOS EN LA PUBLICIDAD

Los anunciantes usan varias técnicas para persuadir a los consumidores a fin de que compren su producto.

Técnica	Ejemplo	Mensaje escondido
Bandawagon	Grupo de gente que usa un producto o servicio.	Todo el mundo lo está usando, tú deberías también.
Ricos y famosos	Producto exhibido en una casa lujosa.	Te hará sentir rico y famoso.
Regalos	Cupones canjeables por mercancía.	Es demasiado bueno para dejarlo pasar.
Escenas al aire libre	Escenas de la naturaleza.	Si está asociado con la naturaleza, debe ser saludable.
Diversión	Gente sonriente y feliz.	El producto agregará diversión a tu vida.
Testimonial	Gente para la cual el producto ha funcionado.	Si funcionó para ellos, también servirá para ti.

Comparación de opciones

La publicidad es una fuente de información sobre productos y servicios. Sin embargo, ten en cuenta que esta información puede ser engañosa, ya que los anuncios publicitarios están diseñados para persuadirte a comprar un producto. Como consumidor, ¿cómo puedes tomar buenas decisiones de compra? Una manera de hacerlo es comparando. La **comparación de compra** es *un método para juzgar los beneficios de diferentes productos comparando diversos factores, tales como la calidad, las características y el precio.* Aquí están algunos criterios para considerar en la evaluación de productos y servicios.

▶ **Precio.** Decide una escala de precios para tu compra. Luego, compara precios de una misma marca o de marcas similares en tiendas diferentes.

▶ **Características.** Decide qué características del producto son importantes para ti. Esto te permitirá evitar pagar por características que no necesitas y te ayudará a asegurarte de que los productos que compres tengan las características que consideres especialmente útiles o deseables.

▶ **Calidad.** Los productos que están bien fabricados ofrecen un rendimiento superior. Un producto barato no es una buena compra si se rompe o no funciona.

▶ **Garantía.** Antes de comprar un producto, especialmente si es costoso, pregunta sobre la garantía. Una **garantía** es *un acuerdo escrito de la empresa o de la tienda para la reparación de un producto o para la devolución de tu dinero en el caso de que el producto no funcione debidamente.* Siempre lee la garantía en su totalidad —incluso la letra pequeña— y asegúrate de que comprendes sus términos. Algunas garantías sólo cubren ciertos aspectos de un producto o de su uso.

▶ **Seguridad.** Los aspectos de seguridad deberían ser los más importantes a la hora de elegir productos deportivos, recreativos o para la seguridad del hogar.

• El **Laboratorio de Aseguradores.** (*UL* por sus siglas en inglés) es una organización de certificación y de realización de pruebas para comprobar la seguridad de productos. El logotipo de UL que aparece en aparatos electrodomésticos, extintores de fuego y en otros productos indica que tal producto cumple estrictas normas de seguridad.

• **Snell,** una organización sin fines de lucro y el **Instituto Americano de Estándares Nacionales** (*ANSI* por sus siglas en inglés) verifican las normas de seguridad para cascos y otros equipos de protección. Busca sus logotipos en cualquier equipo que pienses comprar.

▶ **Recomendaciones.** Habla con personas que hayan usado el producto que estés pensando en comprar. Los padres o adultos de confianza son buenas fuentes de información. Las organizaciones independientes que realizan pruebas, tales como el Sindicato de Consumidores, evalúan productos.

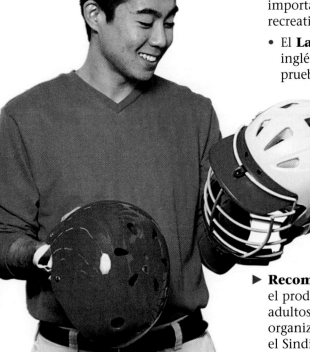

El acceso a la información del producto antes de ir a la tienda hace la comparación de productos más fácil. *¿Dónde puedes encontrar información sobre la seguridad y eficacia de equipos protectores?*

Cómo leer las etiquetas de productos

Tú puedes usar la información en la etiqueta de un producto para tomar una decisión guiada acerca de la compra del producto. Estudia la etiqueta que se muestra a continuación y luego completa la actividad para practicar la evaluación de productos.

SPF 35 BLOQUEADOR SOLAR

INGREDIENTES ACTIVOS: Avobenzona, octocryleno, salicylato de octyl, oxibenzona

FUNCIÓN DEL PRODUCTO: Provee protección contra los rayos UVA y UVB para ayudar a prevenir las quemaduras solares, el envejecimiento prematuro y el cáncer de la piel.

PRECAUCIONES: Descontinúe el uso de este producto si aparecen síntomas de irritación o erupción. Evite el contacto con los ojos.

INSTRUCCIONES PARA SU USO: Aplique abundantemente en todas las áreas expuestas antes de exponerse al sol. Es a prueba de agua hasta 80 minutos de nado. Vuelva a aplicar después de nadar, transpiración excesiva o mucha actividad.

INFORMACIÓN DEL FABRICANTE:
Llame al 800-555-1234 los días laborales de 9 a.m. a 9 p.m. hora del Este.

Si dos marcas diferentes tienen los mismos ingredientes, ¿cuál sería la compra más sensata?

¿Por qué el consumidor debe leer esta sección cuidadosamente?

¿De qué modo ignorar esta sección pone en riesgo nuestra salud?

¿Por qué podría un consumidor necesitar esta información?

ACTIVIDAD

Trae un envase o etiqueta de un producto personal que usas. Dibuja la etiqueta en una hoja grande de papel de manualidades. Usando como guía el ejemplo anterior, dibuja flechas y rotula los diferentes tipos de información. Usa Internet o recursos de la biblioteca para averiguar más sobre el producto. Escribe esta información adicional en el reverso. Háblale a la clase sobre tu producto. Discute si continuarías usando este producto y explica por qué sí o por qué no.

LAS ETIQUETAS EN PRODUCTOS DE CONSUMO

Una forma de comparar dos productos similares es leer sus etiquetas. La información importante en las etiquetas de los productos de consumo incluye el nombre del producto, su función, las instrucciones para su uso, precauciones y advertencias, la información del fabricante y la cantidad que hay en el envase. En la mayoría de las etiquetas encontrarás los ingredientes listados en orden descendiente según la cantidad contenida. La etiqueta también identifica los ingredientes activos, o sea aquéllos que hacen que el producto sea efectivo. Esto quiere decir que cuando estás comparando dos medicinas para el acné, por ejemplo, puedes comparar las etiquetas para determinar cuál contiene más del ingrediente activo.

Tus derechos de consumidor

Como consumidor tienes ciertos derechos antes y después de la compra de un producto o servicio. La **Figura 3.2** resume estos derechos. Generalmente, los derechos del consumidor son reconocidos y respetados. La mayoría de las tiendas y proveedores de servicios se esfuerzan por mantener satisfechos a sus consumidores. Sin embargo, algunas veces los consumidores necesitan ayuda para resolver una queja. Aprenderás más sobre cómo manejar los problemas del consumidor en la Lección 3.

Elecciones del consumidor hoy en día

Hoy en día los consumidores tienen más opciones que nunca en lo que se refiere a selección de productos y formas de comprar. Las **compras electrónicas** *implican el uso de Internet para comprar productos y servicios.* A continuación te mostramos algunos puntos a considerar cuando haces compras electrónicas.

▶ El **precio.** Las fuentes electrónicas algunas veces ofrecen precios bajos. Sin embargo, algunos de estos ahorros se pueden perder en el costo adicional del envío.

▶ La **conveniencia.** Los artículos se envían directamente a tu hogar. Para muchas personas esta conveniencia vale más que el problema potencial de tener que reempacar y enviar los artículos que necesiten ser devueltos.

FIGURA 3.2

TUS DERECHOS DE CONSUMIDOR

- **El derecho a la seguridad.** Tienes el derecho a comprar productos y servicios que no te dañen a ti ni a otros.
- **El derecho de elegir.** Tienes el derecho de seleccionar entre varios productos a precios competitivos.
- **El derecho a estar informado.** Tienes el derecho a acceso a información veraz sobre los productos y servicios.
- **El derecho a ser escuchado.** Tienes el derecho de participar en la elaboración de leyes que gobiernan la compra y venta.
- **El derecho a rectificar los problemas.** Tienes el derecho de buscar compensación cuando has sido tratado injustamente.
- **El derecho a la educación para el consumidor.** Tienes el derecho de aprender las destrezas necesarias para ayudarte a tomar sabias decisiones.

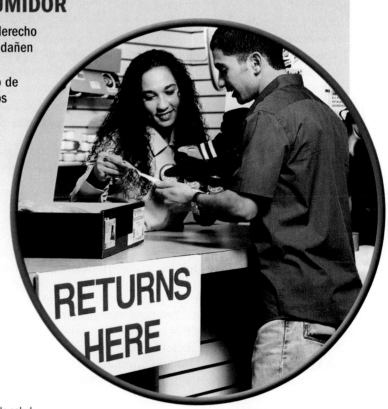

▶ **Información sobre los productos.** Las descripciones que aparecen en Internet sólo dan información limitada sobre un producto y sólo lo puedes ver en una foto; no puedes examinarlo ni probártelo antes de comprarlo.

Si decides comprar productos por Internet, existen algunos factores de seguridad que deberías considerar. Primero, obtén permiso de tus padres o tutores. Luego, asegúrate de que el sitio sea seguro. Esto significa que información, como tu número de tarjeta de crédito, no sea accesible a terceras personas. Verifica las normas de devolución de la organización y asegúrate de que las comprendes completamente. Finalmente, anota cualquier número de confirmación u otros datos relacionados con tu compra. Necesitarás estos números si surge un problema.

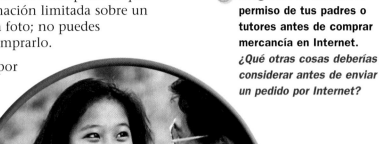

Asegúrate de obtener el permiso de tus padres o tutores antes de comprar mercancía en Internet. *¿Qué otras cosas deberías considerar antes de enviar un pedido por Internet?*

 # Lección 1 *Repaso*

Repaso de información y vocabulario

1. ¿Por qué algunos de los mensajes transmitidos en anuncios publicitarios en los medios de difusión pueden ser engañosos?

2. ¿Qué es una *garantía*? ¿Por qué es importante leer una garantía en su totalidad?

3. Enumera tres medidas de seguridad que deberías considerar cuando compres en Internet.

Razonamiento crítico

4. **Sintetizar.** Demuestra maneras de usar criterios para evaluar la efectividad de productos de la salud: ¿Cuáles factores considerarías al decidir entre dos cascos para andar en bicicleta? Enumera los factores por orden de importancia.

5. **Analizar.** Explica las ventajas y desventajas de pedir información sobre un producto a alguien que usa el producto.

Destrezas de salud aplicadas

6. **Analizar influencias.** Recuerda una compra que hayas hecho recientemente. Enumera todos los factores que influyeron en tu decisión. Incluye cualquier anuncio que hayas visto para el producto, recomendaciones de tu familia y amigos, factores de seguridad (si hay) e incentivos tales como cupones o rebajas. Repasa tu lista, haz un círculo en el factor más influyente y explica por qué ese factor fue el más importante en tu decisión de compra.

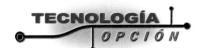

HOJAS DE CÁLCULO Hacer una lista es fácil cuando usas una hoja de cálculo. Ve a **health.glencoe.com** para obtener ayuda al usar programas de hojas de cálculo.

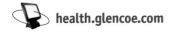 **health.glencoe.com**

Escoger servicios de salud en la comunidad

VOCABULARIO

sistema de atención médica
médico de atención primaria
especialista
atención preventiva
seguro de salud
historial clínico

APRENDERÁS A

- Identificar situaciones que requieren servicios profesionales de salud, tales como la atención primaria y preventiva para personas de todas las edades.

- Identificar, describir y evaluar los servicios de la salud presentes en la comunidad relacionados con la prevención de enfermedades y promoción de la salud.

- Comparar y analizar el precio, disponibilidad y accesibilidad de los servicios de la salud para personas de todas las edades.

COMIENZA AHORA Identifica tres situaciones para las cuales podrías necesitar servicios profesionales de la salud, así como el tipo de profesional que podría darte ese servicio.

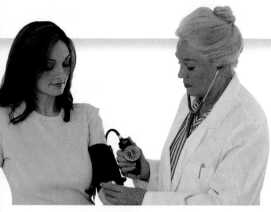

⚠ **La mayoría de las escuelas piden que los estudiantes tengan un examen físico antes de participar en un programa deportivo.**

Ser un consumidor instruido en materia de salud significa más que estar informado sobre los productos. También incluye comprender las opciones de servicios médicos disponibles en tu comunidad.

Tipos de servicios médicos

Probablemente has recibido inmunizaciones y te has hecho exámenes médicos. Los profesionales de la salud que has visitado son parte del **sistema de atención médica**, que comprende *toda la atención médica disponible para las personas de una nación, la manera en que ellos reciben esa atención y el método de pago.* La atención médica puede dividirse en atención primaria y atención especializada. La atención primaria incluye los **médicos de atención primaria** o *doctores que realizan exámenes médicos y proporcionan atención general,* así como también las enfermeras escolares y los dentistas. La atención especializada incluye a los **especialistas** o *doctores capacitados para tratar ciertos tipos de pacientes o afecciones de la salud.* La **Figura 3.3** enumera una variedad de especialistas de los servicios médicos y las situaciones que requieren de sus servicios.

FIGURA 3.3

ALGUNOS ESPECIALISTAS EN LA SALUD

Especialistas	Se especializa en
Alergólogo	alergias
Dermatólogo	enfermedades de la piel
Ginecólogo	cuidado del aparato reproductivo femenino
Neurólogo	problemas del sistema nervioso
Oncólogo	cáncer
Oftalmólogo	cuidado de los ojos
Ortodoncista	ajuste de los dientes para mejorar la mordida y alinear la mandíbula
Ortopedista	deformidades o lesiones del esqueleto
Pediatra	salud de los niños
Siquiatra	salud mental
Urólogo	problemas del sistema urinario

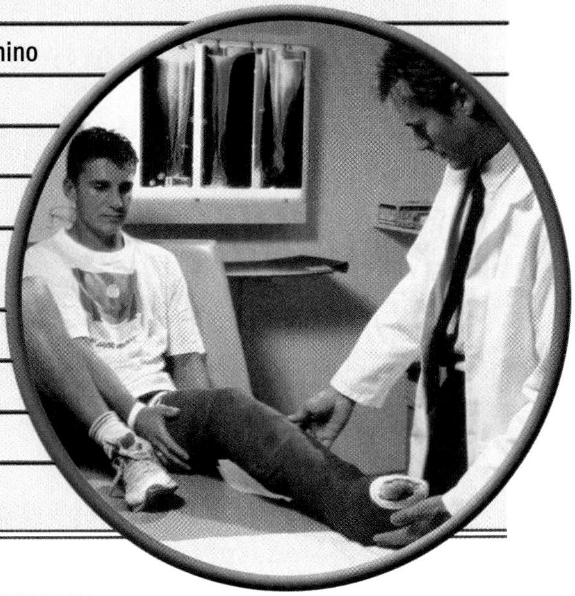

Siempre que has visitado al doctor para hacerte un examen médico o al dentista para un examen bucal, has usado la atención preventiva. La **atención preventiva** involucra *acciones que previenen el surgimiento de enfermedades o lesiones.* Los exámenes de la visión y la audición, los relacionados con deportes y las pruebas de escoliosis (una enfermedad vertebral) están relacionados con la prevención de enfermedades.

Un ortopedista es un especialista que trata las lesiones en el sistema óseo. *Describe la diferencia entre un médico de atención primaria y un especialista.*

Establecimientos de servicios médicos

Las comunidades pueden tener más de un tipo de establecimientos médicos. Estos lugares pueden ofrecer servicios de promoción de la salud, como son los servicios para pacientes hospitalizados o para pacientes externos. La *atención a pacientes hospitalizados* requiere que el paciente se quede en el establecimiento por la noche y se les proporciona a pacientes con enfermedades o heridas graves. La *atención a pacientes externos* permite que el paciente sea tratado y regrese a su hogar el mismo día. Los establecimientos de servicios médicos médicos incluyen:

▶ **Consultorio privado.** Los doctores que tienen un consultorio privado trabajan por su cuenta. La mayoría de sus pacientes son atendidos en su oficina como pacientes externos, aunque generalmente están asociados con un hospital en caso de que el paciente lo necesite.

▶ **Clínicas.** Los médicos pueden atender a los pacientes externos en una clínica de la comunidad en lugar de en una oficina.

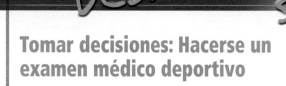

Actividad de Destrezas de la salud

Tomar decisiones: Hacerse un examen médico deportivo

Dan y dos de sus amigos se acaban de inscribir para una carrera de campo traviesa.

Eh, Dan, —dice Brent—. Mike y yo nos vamos a reunir para practicar antes de las pruebas. ¿Quieres venir?

Me gustaría, —responde Dan—, pero todavía no me he hecho mi examen médico para participar en deportes.

No lo necesitas para practicar con Brent y conmigo, —dice Mike.

Estaría más tranquilo si tengo el examen médico antes de correr, —responde Dan.

Mira, Dan, —dice Brent—, sólo nos quedan unos cuantos días antes de las pruebas. Sería mejor que practiques un poco o no podrás estar en el equipo.

Dan se pregunta lo que debe hacer.

¿Qué harías tú?

Pon en práctica estos pasos para ayudar a Dan a tomar una decisión favorable a su salud.

1. Plantea la situación.
2. Haz una lista de las opciones.
3. Mide los resultados posibles.
4. Considera los valores.
5. Toma una decisión y actúa.
6. Evalúa la decisión.

▶ **Consultorios compartidos.** Los doctores que trabajan en grupo comparten una oficina, equipos y el personal asistente. Por lo demás, funcionan igual que aquellos que trabajan en consultorios privados.

▶ **Hospitales.** Generalmente los hospitales ofrecen atención para pacientes externos y hospitalizados. Algunos médicos trabajan en el hospital. Los que trabajan en consultorios privados o compartidos sólo van al hospital cuando los necesitan.

▶ **Salas de emergencia.** Ubicadas dentro de la mayoría de los hospitales, las salas de emergencia proveen atención médica a personas que sufren enfermedades mortales o heridas graves.

▶ **Centros de atención urgente.** Estos centros, donde trabajan los médicos de atención primaria, usualmente tratan emergencias que no son mortales. Los pacientes pueden ir a estos centros si su médico de atención primaria no está disponible o si ellos no tienen uno.

Cómo pagan las personas los servicios médicos

La atención médica puede ser un gran gasto. Muchas familias tienen alguna forma de **seguro de salud**, *un plan en el cual las compañías privadas o los programas gubernamentales pagan parte o todos los gastos médicos de una persona.* Para asociarse a un plan, la persona asegurada paga una *prima* periódica, o cargo, por la cobertura. En los planes de seguros convencionales, la persona asegurada paga las visitas médicas y otras formas de tratamiento de su bolsillo. Un *gasto de bolsillo* es uno que el paciente debe pagar. Luego, el paciente recibe un reembolso de la compañía de seguros por la porción acordada, a menudo el 80 por ciento del costo de la visita médica. La atención en hospitales se cubre de la misma manera. En la mayoría de los planes de seguro, los miembros también pagan un *deducible.* Ésta es la cantidad que el asegurado debe pagar de su bolsillo antes de que el plan comience a reembolsarle por los servicios médicos.

Atención médica regulada

Algunos planes de seguros se llaman *planes de atención médica regulada.* Estos planes enfatizan la atención preventiva y ofrecen servicios médicos a precios reducidos a sus miembros para controlar costos. Hay varios tipos de planes de atención médica regulada:

▶ **Organizaciones de Mantenimiento de la Salud (HMOs).** Los miembros de un HMO pagan una prima mensual, pero reciben la mayoría o todos los servicios médicos con poco o ningún gasto de su bolsillo. Algunos HMO requieren un pequeño pago por visita médica. Usualmente, los miembros de un HMO sólo pueden visitar médicos que han firmado un acuerdo con tal HMO.

▶ **Organizaciones de Suministrador Preferido (PPOs).** Los suministradores médicos que están asociados con los PPO acuerdan cobrarles a los miembros de la organización menos que sus cargos regulares por los servicios que proveen. Los miembros pagan una prima mensual a los suministradores médicos del plan, pero pueden elegir un doctor fuera del plan. Sin embargo, usar un doctor externo resulta en gastos de bolsillo más altos.

▶ **Planes de Punto de Servicio (POS).** Los miembros de este tipo de plan pueden elegir médicos asociados al plan o no. La elección de un doctor fuera del plan a menudo resulta en primas y gastos de bolsillo mayores.

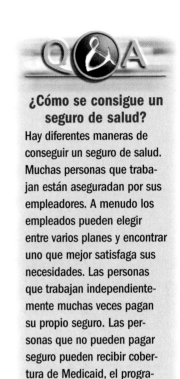

¿Cómo se consigue un seguro de salud?

Hay diferentes maneras de conseguir un seguro de salud. Muchas personas que trabajan están aseguradan por sus empleadores. A menudo los empleados pueden elegir entre varios planes y encontrar uno que mejor satisfaga sus necesidades. Las personas que trabajan independientemente muchas veces pagan su propio seguro. Las personas que no pueden pagar seguro pueden recibir cobertura de Medicaid, el programa de seguro de salud del gobierno federal.

La mayoría de los planes de atención médica regulada ofrecen servicios de salud preventivos para sus miembros. *¿Por qué es importante el cuidado preventivo?*

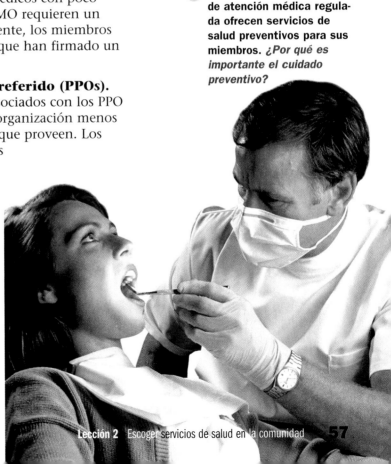

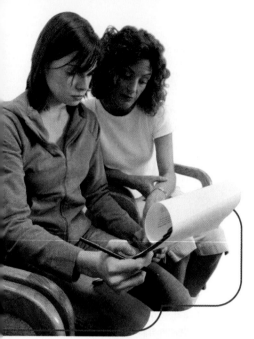

La mayoría de proveedores de servicios de la salud solicitan el historial clínico de sus pacientes en la primera visita.

Las tendencias en la atención médica

Para ayudar a reducir gastos y mejorar la calidad de la atención médica, la comunidad médica actualiza continuamente los tipos de atención médica disponibles y los procedimientos que se usan para implementar atención médica para personas de todas las edades. Algunas tendencias actuales son:

► Los **centros de partos** son lugares parecidos al hogar que permiten la participación a los miembros de una familia en el nacimiento de un bebé. Estos centros son normalmente más baratos que un hospital. Sin embargo, sólo son apropiados para mujeres con embarazos de bajo riesgo.

► Los **centros de tratamiento de drogas** se especializan en tratar a personas con problemas de drogas y alcohol, normalmente fuera del ambiente de un hospital.

► Los **establecimientos de atención continua y de vida asistida** proporcionan atención a corto y largo plazo para personas que necesitan ayuda con actividades diarias, pero que no necesitan atención médica profesional. Muchos ancianos se benefician de este tipo de atención.

► Los **hospicios** proporcionan atención a las personas que tienen enfermedades terminales. Los empleados de un hospicio son expertos en tratar dolores y brindan apoyo emocional para los pacientes y sus familias.

► La **telemedicina** es la práctica de medicina a distancia, mediante el uso de equipos de telecomunicación. Un especialista médico ubicado a cientos de millas puede verse incluido en una sala de examen mediante un sistema interactivo electrónico.

Tú y tu atención médica

Una buena relación entre el paciente y el doctor es vital para una atención médica de buena calidad. Esta relación requiere de una comunicación abierta y confianza. Un profesional de la salud puede tratarte y hacer recomendaciones para tu salud, pero tú necesitas tomar un papel activo en tu atención médica. Tu relación con tu proveedor de servicios médicos es una sociedad: cada uno de ustedes debe aplicar sus destrezas para mantener efectivamente tu salud. Un buen punto de comienzo es conocer tu propio **historial clínico**, *información completa y exhaustiva sobre tus inmunizaciones y cualquier problema de salud que hayas tenido hasta la fecha.* La mayoría de los consultorios médicos, te pedirá que llenes un formulario sobre tu historial clínico durante tu primera visita. Generalmente en este formulario te piden que des información sobre tus hábitos de la salud, así como la salud de los miembros más cercanos de tu familia. Pídeles a tus padres que te ayuden a obtener esta información. La información en tu historial clínico le da una idea a tu proveedor de atención médica de tu nivel general de bienestar físico.

Las habilidades del paciente

Estos consejos pueden ayudarte a aprovechar al máximo tu siguiente visita al médico:

▶ Antes de ir, anota tus razones para visitar al doctor.

▶ Mientras estés en el consultorio, haz preguntas acerca del diagnóstico, medicinas o procedimientos que no comprendas o de los que no estés seguro.

▶ Informa a los empleados del consultorio sobre cualquier alergia que tengas o cualquier medicina que estés tomando. Si necesitas una receta médica, esta información puede ayudar al médico a determinar la medicina apropiada para ti.

EL USO DE LA MEDICINA

Si el doctor te receta una medicina, consulta al farmacéutico sobre cualquier duda que tengas acerca de la medicina. Si el doctor te recomienda una medicina que no requiere receta médica, compara productos leyendo las etiquetas y asegúrate de que entiendes qué síntomas trata cada medicina.

Un farmacéutico es una fuente confiable de información sobre medicinas recetadas y de venta libre. *¿Qué clase de preguntas puedes hacerle a un farmacéutico?*

Lección 2 *Repaso*

Repaso de información y vocabulario

1. Distingue entre *médicos de atención primaria* y *especialistas* médicos.

2. Identifica situaciones que requieran atención primaria y preventiva.

3. Enumera tres acciones que puedan ayudarte a aprovechar al máximo tu siguiente visita médica.

Razonamiento crítico

4. **Analizar.** Compara y analiza el costo, la disponibilidad y la accesibilidad de los servicios de la salud de las personas que no tienen seguro de salud y de aquellos que sí tienen. ¿Cuál sería la diferencia en el costo, la disponibilidad y la accesibilidad para una persona mayor?

5. **Aplicar.** La incidencia de la diabetes tipo 2 está en aumento entre los jóvenes de Estados Unidos. Los factores que llevan a esta enfermedad incluyen el sobrepeso y la inactividad. ¿Cómo puede ayudar a diagnosticar esta enfermedad la información en el historial clínico de un joven?

Destrezas de salud aplicadas

Acceder a la información. Usa tu directorio telefónico local y otras fuentes para identificar servicios de la salud en tu comunidad que estén relacionados con la prevención de enfermedades y la promoción de la salud. Haz una tabla que describa y evalúe cada uno de estos servicios.

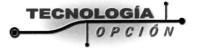

HOJAS DE CÁLCULO Puedes crear una tabla usando un programa de hojas de cálculo. Para obtener ayuda en el uso de una hoja de cálculo ve a **health.glencoe.com.**

Manejar problemas de consumo

VOCABULARIO
fraude
fraude de productos
   de la salud
negligencia
   profesional
defensor del
   consumidor

APRENDERÁS A

• Identificar problemas potenciales con productos y servicios de la salud.

• Comprender cómo resolver problemas relacionados con los productos y servicios de la salud.

• Explorar métodos para resolver asuntos vitales de la salud que resultan del fraude.

COMIENZA AHORA Supón que has comprado un nuevo secador del cabello y se rompió la primera vez que lo usaste. Explica cómo resolverías el problema.

La mayoría de los productos y servicios de la salud que compras funcionan acorde con lo prometido por el fabricante. Sin embargo, algunos productos y servicios pueden ser defectuosos, inútiles o incluso potencialmente dañinos. Por eso es importante aprender cómo encarar estos problemas de la salud tan críticos para el consumidor.

Problemas con productos

A veces los productos son defectuosos. Averigua sobre las normas de devolución de un vendedor antes de comprar un producto. Muchos productos pueden devolverse a la tienda donde se compraron. Otros necesitan ser devueltos al fabricante. La información en la garantía del producto te ayudará a determinar qué medidas tomar. Antes de intentar devolver un producto, lee de nuevo las instrucciones para asegurarte de que lo estás usando correctamente. Si el producto es realmente defectuoso, debes decidir si quieres reemplazarlo o que te devuelvan tu dinero. Escribe una carta con tus razones para devolver el producto y conserva una copia para referencia futura. Devuelve el producto en su paquete original. Si deseas enviarlo por correo, asegúrate de obtener un recibo de envío para probar que lo enviaste.

Siempre guarda tus recibos de compra. Algunas tiendas exigen los recibos como parte de su reglamento de devoluciones y muchos fabricantes requieren los recibos para validar la garantía de un producto.

El fraude de productos de la salud

El **fraude** es *un engaño o decepción intencional*. Algunos individuos o empresas recurren al fraude para vender productos defectuosos o servicios ineficaces. Estas personas normalmente cierran sus negocios tan pronto como las quejas de los consumidores los exponen. El **fraude de productos de la salud**, también conocido como "curanderismo", es *la venta de productos inútiles o servicios que prometen la prevención de enfermedades o la cura de otros problemas de la salud*.

Los productos fraudulentos

Varios tipos de productos son particularmente susceptibles al fraude de productos de la salud:

▶ **Productos para perder peso.** Algunos anuncios para pastillas dietéticas, dietas de última moda y equipos de ejercicios prometen que una persona puede perder peso de un día para otro. Sólo se puede perder peso de manera efectiva adoptando hábitos alimenticios sanos y realizando actividades físicas regularmente.

▶ **Productos de belleza o antienvejecimiento.** Muchos blanqueadores dentales, productos embellecedores del cabello y cremas para las arrugas pueden funcionar temporalmente, pero ninguno ofrece resultados permanentes. Los productos que no están aprobados por el FDA (Administración de Alimentos y Drogas) pueden dañarte.

Tratamientos fraudulentos

Otro tipo de fraude de productos de la salud son las clínicas que se especializan en curas "milagrosas" para problemas médicos tales como la artritis o que se especializan en tratamientos inusuales como el consumo de sustancias extraídas de huesos de melocotón para curar el cáncer. Estos métodos son ineficaces e incluso pueden ser peligrosos. Por supuesto, no todas las clínicas que ofrecen tratamientos especializados son fraudulentas. Consulta con un profesional de la salud antes de buscar tratamientos en ese tipo de clínicas.

OTROS PROBLEMAS CON LOS SERVICIOS DE LA SALUD

Algunas personas tienen problemas con sus proveedores de atención médica habitual. A veces estos problemas se pueden resolver cambiando de profesional de la salud. Otros problemas son más complicados. Los profesionales de la salud pueden a veces ser negligentes o culpables de **negligencia profesional**, es decir, *fallas de un profesional de la salud en el cumplimiento de los estándares aceptados*. Asegúrate de que estás recibiendo el mejor tratamiento médico posible, siempre obtén una segunda opinión de otro profesional de la salud para cualquier problema médico importante, como aquellos que requieran de cirugía u otro tratamiento considerable. Si tienes un problema serio con un profesional de la salud, es posible que puedas obtener ayuda de una organización reguladora, como la Asociación Médica Americana o una junta estatal emisora de licencias.

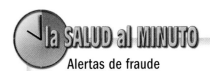

la SALUD al MINUTO

Alertas de fraude

Busca las frases a continuación en anuncios de productos y servicios para el cuidado de la salud.

Señales posibles de fraude para la salud:

▶ "fórmula secreta"

▶ "curación milagrosa"

▶ "resultados de un día para el otro"

▶ "todo natural"

▶ "disponible únicamente por correo"

▶ "apúrese, esta oferta termina pronto"

▶ "oferta única"

Tener una relación abierta y de confianza con tu proveedor de servicios de la salud puede ayudarte a resolver muchas dudas sobre un diagnóstico o tratamiento. *¿Por qué deberías obtener una segunda opinión ante cualquier duda seria de salud?*

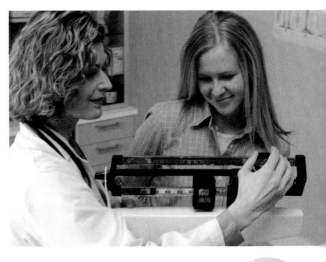

La vida real
APLICACIÓN

Escribir una carta de queja

La redacción cuidadosa de una queja te puede ayudar a obtener un tratamiento justo si un producto o servicio no satisface tus expectativas. Estudia la siguiente carta y contesta las preguntas. Luego redacta tu propia carta de queja.

Nombre de la compañía
Dirección
Ciudad, estado y código postal

Estimado (nombre de la persona a quien va dirigida):

El día (fecha) yo (compré, hice reparar) un/una (nombre del producto) en (lugar). Desafortunadamente su producto no funciona correctamente. (explica el problema.)

Para solucionar el problema, le agradecería que (explica si quieres que te devuelvan el dinero, intercambien el producto, que lo reparen). Adjunto copias (no envíes los originales) de mis registros (incluye recibos y otros documentos).

Espero su respuesta y una solución al problema hasta (establece un límite de tiempo) antes de buscar ayuda en una dependencia de protección del consumidor o en el *Better Business Bureau.* Sírvase comunicarse conmigo dirigiéndose a (teléfono y dirección).

Atentamente,

Tu nombre (firma)

¿Por qué es importante dar esta información al principio de la queja?

¿Por qué es necesario que seas específico aquí? ¿Por qué no debes enviar los documentos originales?

¿Por qué mencionar una dependencia de protección del consumidor o el *Better Business Bureau* hace que sea más probable que la compañía se ocupe de tu queja?

Fuente: Centro Federal de Información al Consumidor, Administración de Servicios Generales de EE.UU.

ACTIVIDAD

Con un compañero, identifica un producto para el cuidado de la salud con el que no estás o no has estado satisfecho. Redacta una carta de queja sobre el producto en tres partes usando como guía el ejemplo anterior. Léele tu carta completa a la clase. Haz que tus compañeros de clase evalúen la carta y ajústala en base a sus observaciones.

Métodos para atender problemas del consumidor

Si tratas de solucionar un problema crítico de salud con un producto y no estás satisfecho con el resultado, acude a uno de estos grupos:

▶ **Organizaciones de empresas** como el *Better Business Bureau* (BBB) tratan las quejas en contra de comerciantes locales. Los servicios centrales de la BBB incluyen la solución de litigios y quejas sobre veracidad en la publicidad.

► Los **defensores del consumidor** son *personas o grupos cuyo único objetivo es encargarse de temas relacionados con el consumidor a nivel regional, nacional e incluso internacional.* Algunos grupos, como el Sindicato de Consumidores, prueban productos, informan al público y desempeñan un papel importante en la protección de consumidores cuando surgen problemas. Otros trabajan para exponer el fraude y educan a los consumidores sobre sus derechos y responsabilidades.

► Las **dependencias gubernamentales locales, estatales y federales** se aseguran de que los derechos de los consumidores estén protegidos. Por ejemplo, el gobierno federal ha establecido una serie de dependencias especializadas que se ocupan de productos y servicios relacionados con la salud. La Comisión Federal del Comercio trabaja para prevenir anuncios publicitarios falsos o engañosos. La Administración de Alimentos y Drogas se asegura de que las medicinas sean seguras, eficaces y estén etiquetadas debidamente. La Comisión para la Seguridad de los Productos para los Consumidores protege a los consumidores de productos dañinos y puede ordenar retirar los que son peligrosos. Los tribunales de asuntos menores son tribunales estatales que resuelven disputas legales que involucran sumas de dinero inferiores a un cierto límite. El consumidor y el comerciante presentan sus casos al juez, quien luego toma una decisión.

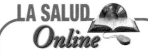

LA SALUD *Online*

TEMA Seguridad para los consumidores

Ve a **health.glencoe.com** para obtener información sobre la Comisión de Seguridad para el Consumidor Estadounidense.

ACTIVIDAD Usando los vínculos, investiga la historia y la misión de la Comisión de Seguridad para el Consumidor Estadounidense. Comparte lo que aprendas con tus compañeros de clase.

Lección 3 *Repaso*

Repaso de información y vocabulario

1. Define el término *fraude*.
2. ¿Bajo qué circunstancias te convendría buscar una segunda opinión médica?
3. ¿Cuándo puede una persona demandar ante un tribunal de asuntos menores?

Razonamiento crítico

4. **Analizar.** ¿Por qué se considera el fraude de productos de la salud como uno de los peores tipos de fraude?
5. **Evaluar.** Enumera varios criterios que deberías utilizar para distinguir entre una queja eficaz contra un producto para el cuidado de la salud que no cumple sus promesas y una queja ineficaz.

Aplicar destrezas de salud

Destrezas de comunicación. Imagina que tu tía ha encargado una crema antiarrugas que está "garantizada para hacerte parecer diez años más joven en sólo tres semanas". Después de usar el producto por un mes, ella ve que no sólo no ha rejuvenecido, sino que su piel está roja e irritada. Escribe un diálogo en el que le explicas a tu tía que seguramente ella es víctima de un fraude de productos de la salud y explora los métodos para resolver este crítico asunto de la salud.

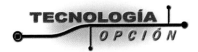

TECNOLOGÍA *OPCIÓN*

PROCESADOR DE TEXTOS Utiliza un programa procesador de textos para escribir y editar tu diálogo. Para obtener ayuda sobre cómo usar el programa procesador de textos, ve a **health.glencoe.com.**

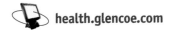

Entender qué son los servicios de salud pública

APRENDERÁS A

- Analizar el impacto que tiene la disponibilidad de servicios de la salud en la comunidad y el mundo.

- Explicar los beneficios de las relaciones positivas entre los profesionales de la salud de una comunidad en promover una comunidad saludable.

- Evaluar el impacto de las condiciones económicas en la salud de la comunidad y el mundo.

COMIENZA AHORA En una hoja de papel, enumera algunas dependencias de salud pública que conozcas. ¿Qué servicios proporciona al público cada una?

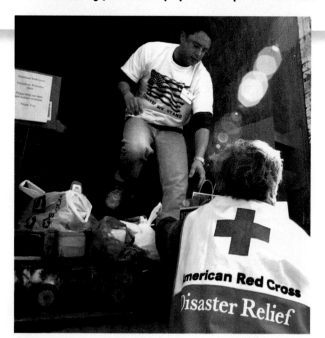

Las organizaciones sin fines de lucro, como la Cruz Roja Americana, promueven la salud de la comunidad de varias maneras.

Gracias a los avances en la **salud pública**, *un esfuerzo de la comunidad para vigilar y promover el bienestar de la población*, los estadounidenses viven vidas más largas y saludables.

Dependencias de salud pública

Los asuntos de salud pública se tratan a nivel local, nacional y mundial.

La salud a nivel local

Los departamentos de salud de una ciudad, condado y estado se enfocan en la prevención de enfermedades. Sus funciones incluyen la supervisión de estándares para los sistemas de agua limpia y de desperdicio, la eliminación de basura y la higiene en los restaurantes. Las organizaciones sin fines de lucro tienen oficinas locales dedicadas a problemas de salud concretos. En algunas comunidades es posible que la economía tenga un impacto negativo sobre la salud de la comunidad. Las organizaciones sin fines de lucro pueden proveer servicios de promoción de salud en estas comunidades.

La salud a nivel nacional

Varias dependencias trabajan a nivel nacional para proteger la salud.

▶ El **Instituto Nacional del Cáncer (NCI)** es la principal dependencia gubernamental federal para investigaciones sobre el **cáncer**.

▶ La **Agencia de Protección Ambiental (EPA)** es responsable de la protección del aire, agua y suelo del país.

▶ La **Administración para la Seguridad y Salud Laborales del Departamento de Trabajo de Estados Unidos (OSHA)** trabaja para prevenir lesiones y para proteger la salud de los trabajadores en todo el país.

▶ El **Departamento de Agricultura de Estados Unidos (USDA)** encabeza la iniciativa federal en contra del hambre con cupones que se canjean por comida y programas de almuerzos y desayunos escolares. Una dependencia perteneciente al USDA, **el Servicio de Inspección y de Seguridad Alimenticia (FSIS)** es responsable de la seguridad de productos de carne vacuna, avícola y huevo.

▶ El **Departamento de Salud y Servicios Humanos (DHHS)** supervisa más de 300 programas relacionados con la salud. Estos programas son administrados por 13 dependencias, las cuales incluyen las siguientes:

• Los **Centros de Servicios de Medicare y Medicaid (CMS)** administran programas de seguros federales que ayudan a brindar atención médica a los estadounidenses con sueldos bajos y a los ancianos.

• La **Administración de Drogas y Alimentos (FDA)** se encarga de la seguridad de la comida, drogas y cosméticos.

• Los **Institutos Nacionales de la Salud (NIH)** conducen estudios médicos y proveen fondos para los estudios médicos que se realizan en otras instituciones.

• La **Administración de Servicios para el Abuso de Sustancias y la Salud Mental (SAMHSA)** proporciona programas que ayudan a quienes consumen drogas y a las personas con problemas mentales/emocionales.

• Los **Centros para el Control y Prevención de Enfermedades (CDC)** conducen estudios y recopilan información para ayudar a controlar la propagación de enfermedades. Parte de la función de los CDC incluye la **epidemiología** o *el estudio científico de los patrones de enfermedades en una población.*

• La **Comisión Comercial Federal (FTC)** se estableció para implementar leyes de protección del consumidor y antimonopolistas. El FTC trabaja para promover la competencia justa en los mercados de la nación y para asegurarse de que los consumidores mantengan su derecho a tomar decisiones bien informadas.

Vínculo

cáncer Para aprender más sobre el cáncer, ver el Capítulo 26, página 681.

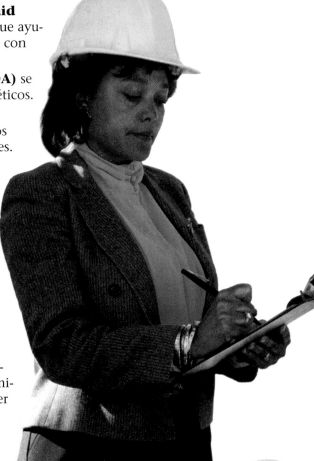

Los inspectores de la OSHA trabajan para prevenir lesiones y proteger la salud de los trabajadores en Estados Unidos. *¿Cómo pueden ayudar las inspecciones periódicas de un lugar de trabajo a proteger la seguridad de los trabajadores?*

Promoción de los programas de salud pública

En esta actividad tu grupo creará un anuncio de servicio público para resaltar la misión de una dependencia o programa de salud pública.

Lo que necesitarás

- papel y bolígrafo
- directorio telefónico (uno por grupo)
- acceso a Internet (opcional)

Lo que harás

1. En tu grupo, examina la lista de dependencias en la sección del listado telefónico titulada "Gobierno". Las dependencias a menudo enumeran las oficinas específicas y de lo que se ocupa cada una, como "Programa de intoxicación por plomo" o "Seguridad alimenticia".

2. Averigua la misión e historia de una dependencia u oficina. ¿De cuáles problemas sanitarios se encarga esta dependencia? ¿Qué servicios proporciona? Si es posible, busca esta información en Internet.

3. Escribe un guión que promueva a la dependencia u oficina. Asegúrate de expresar la manera en que tal dependencia promueve la salud pública. Dirige el mensaje a estudiantes de escuela secundaria.

4. Habla con tu maestro y administradores escolares para presentar tu anuncio a tu escuela.

Aplica y concluye

En clase, hagan juntos una lista de formas de resaltar las contribuciones de las diversas dependencias o programas de salud pública. Luego escriban un párrafo que describa la importancia de informar a las personas sobre estas organizaciones y programas.

La salud pública a escala global

Algunos países no disponen de las tecnologías médicas o de los servicios que están disponibles en Estados Unidos y en otras naciones desarrolladas. La guerra, sequía, inundaciones o crisis económicas pueden impactar en la salud mundial y conducir a la hambruna, condiciones de vida insalubres y enfermedades descontroladas. Varias dependencias gubernamentales y organizaciones privadas en todo el mundo ofrecen ayuda a países en crisis. Una organización clave es la Organización Mundial de la Salud (WHO). Esta agencia de las Naciones Unidas integrada por casi 200 países y territorios, tiene programas para tratar el problema de la contaminación y erradicar enfermedades tales como la polio y el cólera. Otra organización, el Comité Internacional de la Cruz Roja, brinda ayuda de emergencia a las víctimas de conflictos armados, brotes de enfermedades y desastres naturales.

FIGURA 3.4

PROMOCIÓN DE LA SALUD PÚBLICA

Hay varias formas en que los jóvenes pueden promover la salud pública. Aquí hay algunas:

- Seguir todas las leyes y ordenanzas de salud y seguridad; por ejemplo, mantener tus inmunizaciones al día.
- Convertirse en un ejemplo al practicar conductas saludables, como usar siempre un casco al andar en bicicleta o patineta.
- Evitar las acciones que puedan poner en peligro tu salud o la seguridad de otros, como manejar precipitadamente.
- Involucrarte en eventos que promuevan la salud pública. Participar en eventos como caminatas comunitarias o carreras de 10 kilómetros de caridad, que mejoran tu salud y así como la salud de otros.
- Buscar qué grupos comunitarios tratan con temas de salud pública. Identificar sus metas y apoyarlas.
- Avisar a las autoridades competentes sobre actividades o condiciones que afecten la salud pública.

Promoción: Manifestarse en favor de la salud pública

Los individuos pueden desempeñar un papel crítico en la promoción de la salud pública. La **Figura 3.4** enumera algunas de las maneras en que puedes promover la salud pública en tu propia comunidad.

 Lección 4 *Repaso*

Repaso de información y vocabulario

1. Define la expresión *salud pública*.
2. ¿Cuál es el efecto que una mala economía podría tener en una comunidad? ¿Qué efectos podría tener una mala economía en la salud mundial?
3. Lista dos organizaciones que trabajan para mantener la salud mundial.

Razonamiento crítico

4. **Aplicar.** ¿Por qué las dependencias del gobierno deben inspeccionar los restaurantes en lugar de los restaurantes mismos?
5. **Analizar.** Analiza el impacto que tiene la disponibilidad de los servicios de la salud en la comunidad y el mundo.

Destrezas de salud aplicadas

Acceder a la información. Estudia las dependencias de salud pública de tu comunidad. Crea una tabla de cuatro columnas para escribir el nombre de cada dependencia, describir lo que hace cada una, decir si es una dependencia del gobierno o una agencia privada y describe las oportunidades para trabajar como voluntario y abogar por la salud pública. Comparte esta información con tu clase.

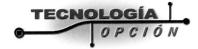

TECNOLOGÍA *OPCIÓN*

HOJAS DE CÁLCULO Hacer una tabla es fácil cuando usas una hoja de cálculo. Encuentra ayuda para usar hojas de cálculo en **health.glencoe.com**.

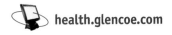

El PROBLEMA
CON LAS PASTILLAS QUEMADORAS DE GRASA

Desconfía de las promesas de estos suplementos, y préstale especial atención a los riesgos.

¿Has visto anuncios de suplementos que prometen que pueden "acelerar tu metabolismo y quemar grasas"?

Hay muchos de estos supuestos suplementos "milagrosos". Algunos se venden en forma líquida y otros en forma de pastillas. Sin importar la forma en que se presenten, generalmente prometen lo mismo: Al acelerar tu metabolismo, pueden reducir la cantidad de grasas, lo cual es una promesa que todavía no se ha verificado o comprobado. Muchos estudios que parecen respaldar las promesas de los fabricantes han sido financiados por estas mismas empresas.

La mercadotecnia genera millones

Aun así, gracias al apogeo de la mercadotecnia, los suplementos se han convertido en una industria multimillonaria. La gente está bombardeada con anuncios televisivos que muestran a personas delgadas quienes, supuestamente, han perdido peso tomando estos suplementos. Los anuncios en la radio con frecuencia contienen testimonio de personas (a veces celebridades locales) que hacen esas mismas promesas.

Cuando los fabricantes de estos suplementos reciben publicidad negativa, a menudo usan los medios de difusión para defenderse. Pueden dar su versión de la historia a organizaciones noticieras rivales o dar entrevistas en sus propias páginas de Internet. Cualquiera que visite esa página de Internet llega a ser un cliente potencial.

Lo preocupante es que, no sólo estos suplementos no funcionan, sino que no están libres de riesgos.

La mayoría de ellos contienen el polémico ingrediente llamado efedrina (unas hierbas chinas que también se denominan efedra o mahuang). La Administración Americana de Drogas y Alimentos ha recibido reportes de 80 muertes y alrededor de 1,400 instancias de efectos adversos que pueden estar asociados con el uso de la hierba. La dependencia ha emitido advertencias sobre el uso de productos que contienen efedrina, citando como efectos secundarios potenciales ataques cardiacos, derrames cerebrales, ataques epilépticos, psicosis y muerte. Los productos incluso son empacados con una larga lista de advertencias.

Si quieres incrementar tu metabolismo, sólo hay una manera segura y fiable de hacerlo. Aumenta tu actividad física; no importa si se trata de caminar deprisa, trotar o practicar algún deporte. No hay pastillas que sirvan de atajo para conseguir un cuerpo más delgado. ◢

TIME PIENSA... Sobre las drogas "milagrosas"

El artículo menciona que muchos estudios que respaldan las promesas que hacen los fabricantes sobre los suplementos para perder peso, están financiados por las mismas compañías. ¿Crees que tales estudios son menos fiables que aquéllos realizados por científicos independientes? ¿Por qué sí o por qué no? Comparte tu opinión con el resto de la clase. Asegúrate de incluir las razones que sostienen tal opinión.

Destrezas de salud aplicadas

1. **Acceder a la información.** Investiga un tipo de producto relacionado con la salud, como un aparato para practicar deportes o una bebida deportiva. Escoge tres productos similares en esa misma categoría y compara el costo, calidad y otros factores apropiados. Después de hacer tu investigación, decide cuál producto comprarías y explica por qué. *(LECCIÓN 1)*

2. **Practicar conductas saludables**. Identifica aquellas medidas que tomas actualmente que podrían considerarse cuidados preventivos. ¿Qué medidas adicionales tomarías para protegerte de enfermedades? *(LECCIÓN 2)*

3. **Promoción.** Crea una campaña informativa para ayudar a educar a los adultos mayores de tu comunidad sobre el problema del fraude de los productos de la salud. Podrías crear un cartel, boletín informativo o vídeo para presentar tu mensaje sobre la salud. *(LECCIÓN 3)*

4. **Acceder a la información.** Entrevista al gerente de un restaurante local. Averigua de qué leyes estatales y locales relacionadas con la salud debe seguir el restaurante. Comparte la información con tu clase. *(LECCIÓN 4)*

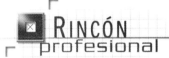

RINCÓN profesional

Especialista de la salud pública

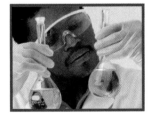

¿Estás interesado en una carrera profesional en el campo del bienestar general y la educación de la salud? ¿Tienes una preocupación real por el bienestar de tu comunidad? Si es así, una carrera como especialista de la salud pública puede ser una elección apropiada para ti.

Para entrar en esta profesión necesitas una licenciatura (B.S.) con especialización en ciencias biológicas, médicas o físicas; ciencias alimenticias o tecnología; química; nutrición; ingeniería; epidemiología u otro campo de estudios científicos relacionado. Para mayor información sobre ésta y otras carreras profesionales, haz clic en "Rincón profesional" en **health.glencoe.com.**

Más allá *del* salón de clases

La participación de los padres

Comunicación interpersonal.
Siéntate con tus padres y discute su selección de planes de seguros de salud. Habla sobre la cobertura del plan, costos de las primas, selección de doctores y todo gasto de bolsillo que deban pagar tus padres. Si tus

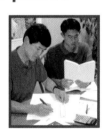

padres no tienen seguro de salud, habla con ellos sobre lo que has aprendido acerca de los planes de seguros de salud en tu clase.

La escuela y la comunidad

Los servicios médicos de la comunidad. Investiga un servicio médico para personas de todas las edades de tu comunidad. Identifica su propósito, financiamiento y programas. Descubre si hay oportunidades para voluntarios en la organización. Resume lo que averigües en un informe de una página para presentar en clase.

Haz otro *Foldable* doblado en tres partes como el que hiciste al principio del capítulo. Diséñalo como si fuera un folleto para informar a los consumidores acerca de la importancia de la comparación de compras.

► TERMINOLOGÍA DE LA SALUD *Contesta las siguientes preguntas en una hoja de papel.*

Lección 1 *Une cada definición con el término correcto.*

publicidad	**medios de difusión**
comparación de compra	**compras electrónicas**
consumidor de la salud	**garantía**

1. Toda persona que compra o que usa productos o servicios de la salud.

2. Los diversos métodos de comunicar información.

3. Un método para juzgar los beneficios de diferentes productos comparando diversos factores similares de cada uno.

4. Usar Internet para comprar productos y servicios.

Lección 2 *Llena los espacios en blanco con el término correcto.*

sistema de atención médica

seguro de salud	**médico de atención**
historial clínico	**primaria**
atención preventiva	**especialista**

5. El _____ incluye toda la atención médica al alcance de las personas de una nación, la manera en que reciben esa atención y el método de pago.

6. Las acciones que previenen el surgimiento de enfermedades o daños se conocen como _____.

7. El _____ es un plan por el cual compañías privadas o programas gubernamentales pagan parte o todos los gastos médicos de una persona.

8. La información completa y exhaustiva sobre tus inmunizaciones y cualquier problema de salud que hayas tenido hasta ahora es tu _____.

Lección 3 *Reemplaza las palabras subrayadas con el término correcto.*

defensor del consumidor	**fraude de productos de la salud**
fraude	**negligencia profesional**

9. El engaño o decepción intencional se llama <u>negligencia profesional</u>.

10. Cuando un profesional de la salud no cumple con los estándares médicos aceptados, esta persona es culpable de <u>defensor del consumidor</u>.

11. Una persona o grupo cuyo único objetivo es encargarse de temas relacionados con el consumidor a nivel regional, nacional e incluso internacional es un <u>fraude de productos de la salud.</u>

Lección 4 *Responde a cada pregunta con el término correcto.*

epidemiología	**salud pública**

12. ¿Qué es el trabajo comunitario que vigila y promueve el bienestar de la población?

13. ¿Qué es el estudio científico de los patrones de enfermedades dentro de una población?

► ¿LO RECUERDAS? *Usa oraciones completas para contestar las siguientes preguntas.*

1. Nombra dos factores internos que pueden influir en tus decisiones de compra.

2. Enumera tres técnicas que usan los anunciantes para persuadir a los consumidores a fin de que compren sus productos.

3. ¿Cómo se listan los ingredientes en la etiqueta de un producto?

4. Describe la atención médica que se proporciona en las salas de emergencia y en los centros de atención urgente.

5. ¿Qué es una suma deducible?

6. ¿Por qué los médicos hacen que los nuevos pacientes completen un historial clínico?

7. Enumera los pasos a seguir antes de intentar devolver un producto.

8. ¿Qué deberías hacer si tienes un problema pendiente con un proveedor de productos de la salud?

9. ¿Qué oficina gubernamental puede retirar del mercado un producto peligroso?

10. ¿En qué se enfocan los departamentos de salud a nivel estatal, de condado y urbano?

11. Identifica la dependencia principal del gobierno federal para estudios del cáncer.

12. Enumera tres maneras en que puedes abogar por la salud pública.

► RAZONAMIENTO CRÍTICO

1. **Sintetizar.** Piensa en un producto o servicio relacionado con la salud que hayas comprado recientemente. ¿Qué factores influyeron en tu decisión de comprar el producto o servicio? Distingue entre los factores externos y los internos.

2. **Evaluar.** ¿Qué ventajas podría ofrecer una consulta compartida en comparación con una consulta privada a un médico que se inicia en su profesión?

3. **Aplicar.** Jerome compró una máquina para hacer ejercicios que prometía producir "un abdomen duro como una piedra" en tan sólo tres semanas. Él usó la máquina de acuerdo a las instrucciones, pero después de un mes no estaba satisfecho con los resultados. ¿Qué conclusión podría él obtener de esta experiencia?

4. **Analizar.** ¿Qué beneficios se obtienen de una relación positiva entre los profesionales de la salud de una comunidad en cuanto a promover una comunidad más saludable? Explica tu respuesta.

Práctica para la prueba estandarizada

 Lee el siguiente pasaje y luego contesta las preguntas.

La familia Hernández y la familia Gómez tienen seguros de salud con diferentes empleadores. Las pólizas difieren bastante entre sí, a pesar de que están con la misma compañía de seguros. La familia Hernández paga $243 mensualmente por una cobertura completa. La compañía de seguro pagará por el 80 por ciento del costo de una estadía en el hospital y el miembro de la familia paga $15 por cada visita al doctor. El plan no ofrece ningún beneficio de oftalmología. El plan de la familia Gómez cuesta $405 al mes. La compañía paga por toda la estadía en un hospital y el miembro de la familia paga $10 por cada visita al doctor. El plan cubrirá el costo completo de un examen oftalmológico y contribuirá $100 para la compra de gafas o lentes de contacto.

1. Gaspar Hernández necesita una extracción de apéndice y la estadía en el hospital cuesta $3500. Antes de la cirugía, visitó al médico cinco veces y cada visita costó $95. La compañía de seguros paga de acuerdo a la póliza. ¿Qué función describe lo que Gaspar debe pagar para que le extirpen el apéndice? (Pista: La variable C es el costo de Gaspar, H es el costo del hospital y D es el costo de cada visita al doctor.)

  (A) $C = H + D$
  (B) $C = H + 5D$
  (C) $C = 0.20H + 5D$
  (D) $C = 0.20H + 5(\$15)$

2. Sylvia Gómez tiene un examen oftalmológico y necesita gafas. Si las gafas cuestan $365 y el examen cuesta $100, ¿cuánto tiene que pagar ella?

  (A) $265
  (B) $365
  (C) $375
  (D) $465

3. Durante un año, cada familia tuvo los siguientes gastos médicos: una estadía en el hospital que costó $10,000, 12 visitas al doctor, cuatro exámenes oftalmológicos a $100 cada uno y dos pares de gafas a $300 cada uno. ¿Cuál póliza de seguro les convendría más bajo estas circunstancias? Justifica tu respuesta.

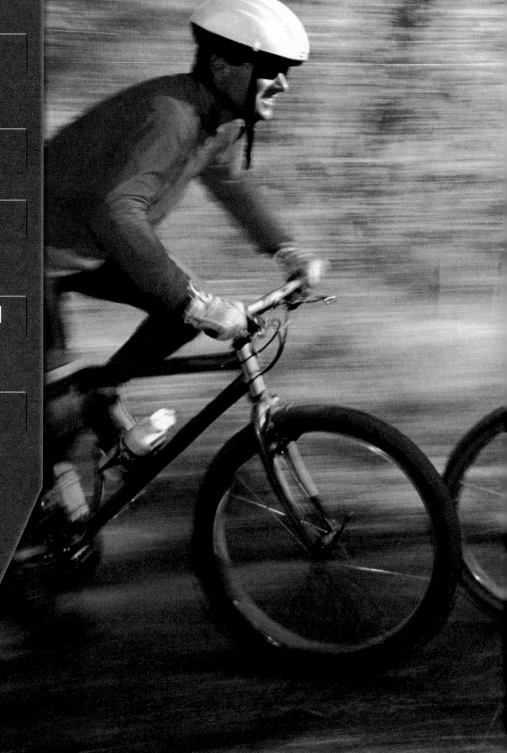

Capítulo 4

Actividad física para toda la vida

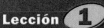

Lección 1

La actividad física y tu salud

Lección 2

El buen estado físico y tú

Lección 3

Planificar un programa de actividad física

Lección 4

Entrenamiento y seguridad en las actividades físicas

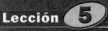

Lección 5

Lesiones causadas por la actividad física

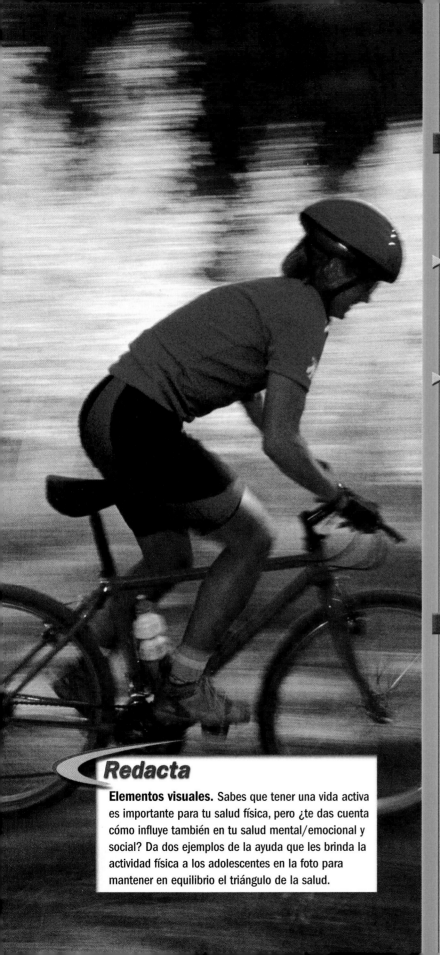

FOLDABLES™
Esquema de estudio

Antes de leer

Haz este Foldable para anotar lo que aprendas acerca de los beneficios de la actividad física y los riesgos de la inactividad física. Comienza con una hoja de papel de 11" x 17".

Paso 1

Dobla los lados cortos del papel hacia el centro de modo que se encuentren en el medio.

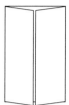

Paso 2

Rotúlalos tal como se muestra.

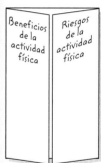

Beneficios de la actividad física

Riesgos de la actividad física

Mientras lees

Bajo cada título, toma notas, define términos, anota ejemplos y dibuja tus propias conclusiones sobre la importancia de la actividad física y los riesgos de la inactividad física.

Redacta

Elementos visuales. Sabes que tener una vida activa es importante para tu salud física, pero ¿te das cuenta cómo influye también en tu salud mental/emocional y social? Da dos ejemplos de la ayuda que les brinda la actividad física a los adolescentes en la foto para mantener en equilibrio el triángulo de la salud.

La actividad física y tu salud

VOCABULARIO

actividad física
**buen estado
físico**
**estilo de vida
sedentario**
osteoporosis
metabolismo

APRENDERÁS A

- Comprender la importancia de una actividad física regular para desarrollar y mantener la salud personal durante toda la vida.

- Examinar los efectos de la actividad física regular sobre los sistemas corporales.

- Analizar la relación entre la actividad física regular y la prevención de enfermedades.

- Descubrir modos de integrar la actividad física en la vida diaria.

COMIENZA AHORA En una hoja de papel, haz una lista de las actividades físicas en las cuales participas regularmente. Luego, añade a tu lista tres más que quisieras hacer. Describe brevemente por qué te gustan estas actividades.

¿Qué tipo de actividades físicas te gustan? ¿Te gusta jugar al basquetbol? Quizás, prefieres esquiar, hacer ciclismo en la montaña o jugar voleibol. Cualquiera que prefieras, la actividad física regular mejora tu salud.

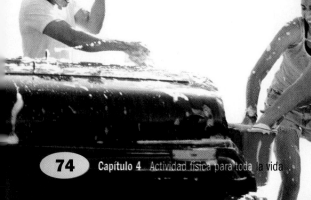

Quehaceres como aspirar, rastrillar hojas o lavar el auto te pueden ayudar a incluir más actividades físicas en tu vida. *¿Qué actividades físicas incluyes en tu rutina diaria?*

¿Qué es la actividad física?

La **actividad física** es *cualquier forma de movimiento que causa que tu cuerpo use energía*. Puede ser intencionada, como cuando haces ejercicio o practicas los deportes. También puede ocurrir como parte de tu rutina diaria, por ejemplo, cuando lavas el auto o sacas a pasear al perro. Muchos tipos de actividad física pueden mejorar tu nivel de **buen estado físico**, *la habilidad de realizar la rutina diaria fácilmente y tener suficiente reservas de energía para responder a situaciones inesperadas.* El mantener un buen nivel de estado físico te brinda una sensación de bienestar completo y es una meta importante para toda la vida.

¿Cuáles son los beneficios de la actividad física?

La actividad física proporciona beneficios para la salud que duran toda una vida. Ayuda a fortalecer no sólo el cuerpo sino también la parte mental/emocional y social de tu triángulo de la salud.

Beneficios de la salud física

La actividad física fortalece el cuerpo, aumenta la energía y mejora tu postura. Puede reducir la fatiga crónica y la rigidez. Refuerza los músculos y huesos y ayuda a reducir los riesgos de muchas enfermedades graves.

La actividad física regular proporciona un estado de salud general que también es una conducta de salud que afecta a varios aparatos y sistemas del cuerpo incluyendo los siguientes:

▶ El **aparato cardiovascular.** La actividad física regular fortalece los músculos del corazón y permite bombear la sangre más eficazmente.

▶ El **aparato respiratorio.** Cuando te dedicas a alguna actividad física habitualmente, tu aparato respiratorio empieza a funcionar más eficientemente, puedes respirar mayor cantidad de aire y los músculos que usas para respirar no se cansan tan rápidamente. Esto te ayuda a realizar actividades como correr mayores distancias sin quedarte sin aliento.

▶ El **sistema nervioso.** Te ayuda a reaccionar más rápido a los estímulos, la actividad física puede mejorar tu tiempo de reacción. Esto es especialmente útil cuando manejas o haces ciclismo.

Beneficios a la salud mental/emocional

Estar físicamente activo tiene muchos efectos positivos para tu salud mental/emocional. Puede reducir el estrés. Hacer unos ejercicios de estiramiento antes de dormir, por ejemplo, te puede ayudar a relajar los músculos tensos y a dormir mejor después de un día difícil en la escuela. La actividad física también te permite manejar el enojo y la frustración de una manera saludable. Al estimular la liberación de ciertas sustancias químicas que afectan el cerebro, la

Vínculo

aparato cardiovascular y **respiratorio** Para aprender más sobre los aparatos cardiovascular y respiratorio, ver el Capítulo 16, página 414. **sistema nervioso** Para mayor información sobre el sistema nervioso, ver el Capítulo 15, página 399.

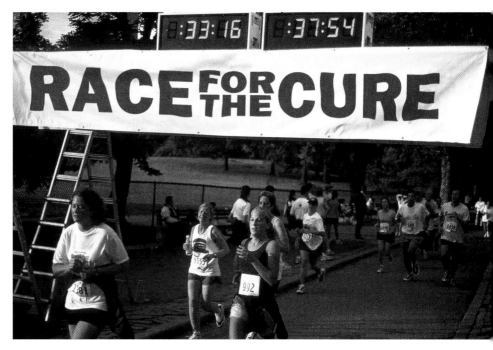

La participación en eventos comunitarios como el que mostramos aquí es una buena manera de estar físicamente activos, ayudar a otros y ocuparse en interacciones sociales positivas.

actividad física puede mejorar tu ánimo y reducir el riesgo de depresión. Otras maneras en que la actividad física beneficia el estado de salud mental/emocional incluyen:

▶ ayudarte a lucir y sentirte mejor, lo cual puede aumentar tu confianza en ti mismo.

▶ contribuir a un autoconcepto positivo, al darte un sentido de orgullo y satisfacción por cuidar de ti mismo.

▶ reducir la fatiga mental al llevar más oxígeno al cerebro. Esto mejora tu concentración, permitiéndote pensar más claramente y trabajar productivamente.

▶ darte la sensación de "puedo hacerlo" cuando te enfrentas con nuevos desafíos.

La salud en la práctica ACTIVIDAD

Promueve los beneficios de la actividad física

En esta actividad pensarás en algunas maneras en que las actividades físicas benefician las tres partes del triángulo de la salud. Luego escogerás una actividad y crearás un plan para probarla.

Lo que necesitarás

- papel y lápiz
- marcadores o lápices de colores

Lo que harás

1. Haz una tabla con cuatro columnas en una hoja de papel. Rotula las columnas: "Actividad", "Física", "Mental/emocional" y "Social".

2. Trabaja en grupos de tres. De a uno, identifiquen y anoten una actividad física que les guste. Luego trabajen juntos para pensar sobre los beneficios de la actividad física, mental/emocional y social. Anótenlos en las columnas correspondientes.

3. Escoge una actividad de tu tabla. Usa marcadores o lápices de colores, para crear un anuncio que destaque los beneficios de la actividad física, mental/emocional y social de esa actividad. Presenta el anuncio terminado a la clase.

Aplica y concluye

Basándote en las presentaciones de la clase, escoge una actividad en la que estés interesado pero que nunca hayas probado. Traza un plan para probar la actividad y ver si te gusta.

Beneficios de la salud social

¿Eres miembro de algún equipo de actividad recreativa o escolar? ¿Nadas en la piscina de la vecindad? ¿Te gusta hacer caminatas de excursionismo o explorar lugares en tu comunidad? Si es así, quizás hayas conocido a otros que comparten tus intereses y posiblemente hayas trabado amistad con ellos. Participar en un régimen deportivo con amigos puede ser divertido y puede motivarte a seguir tu programa de ejercicios; a cambio, tú puedes ayudar a motivar a tus amigos. La actividad física también puede beneficiar la salud social al

▶ fomentar tu confianza en ti mismo, lo cual te ayuda a desenvolverte mejor en situaciones sociales, como cuando conoces gente nueva.

▶ darte la oportunidad de interactuar y cooperar con los demás.

▶ ayudarte a controlar el estrés, lo que puede mejorar tus relaciones con los demás.

Riesgos de la inactividad física

Según los Centros para el Control y Prevención de Enfermedades (CDC por sus siglas en inglés), algunos jóvenes no incluyen la actividad física en su vida. Los resultados del CDC, compilados en su *Libro de datos del CDC del 2000/2001*, incluyen estos datos alarmantes del nivel de actividad física entre los estudiantes de escuela secundaria en Estados Unidos.

▶ Más de uno de cada tres jóvenes (35 por ciento)participa habitualmente en actividades físicas enérgicas (es decir, por lo menos 20 minutos de ejercicio, tres veces a la semana).

▶ La participación habitual en una actividad física enérgica disminuye significativamente durante la adolescencia, de un 73 por ciento entre los estudiantes de noveno grado a un 61 por ciento entre los estudiantes de duodécimo grado.

▶ Sólo un 29 por ciento de jóvenes participa en una clase diaria de educación física, una considerable disminución del 42 por ciento en 1991.

Está claro que muchos jóvenes llevan un **estilo de vida sedentario** o *un modo de vida que incluye poca actividad física.* Tal vez pasan mucho de su tiempo mirando la televisión, jugando videojuegos o trabajando en la computadora en vez de estar activos físicamente. Los efectos negativos de la vida sedentaria pueden incluir

▶ un aumento de peso malsano vinculado a varias afecciones que son potencialmente mortales, incluyendo la enfermedad cardiovascular, la diabetes tipo 2 y el cáncer. Las enfermedades cardiovasculares son la causa principal de muerte entre los estadounidenses. La **diabetes** es un trastorno grave que impide que el cuerpo convierta la comida en energía.

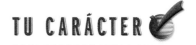

TU CARÁCTER

Responsabilidad. Cuando participas en actividades físicas regulares, te haces responsable de tu salud. Al cuidarte a ti mismo, expresas que vale invertir en ti. Sé positivo con los beneficios que estas actividades te traen y no te olvides de halagarte: "¡Me gusta cómo me siento y me gusta cómo luzco!" **Escribe otras tres afirmaciones positivas que reflejen los beneficios que recibes de la actividad física regular.**

Vínculo

diabetes Para mayor información sobre cómo reducir el riesgo de llegar a tener diabetes, ver el Capítulo 26, página 691.

▶ un alto riesgo de **osteoporosis**, *una afección caracterizada por la disminución en la densidad de los huesos, resultando en huesos porosos y frágiles.* Los huesos porosos y frágiles se fracturan más fácilmente que los huesos saludables.

▶ menor capacidad para controlar el estrés.

▶ menos oportunidades de hacer y fomentar amistades con personas activas que valoran y viven una vida saludable.

Puedes disminuir el riesgo de éstos y muchos otros problemas de salud al incluir más actividad física en tu vida diaria. Por ejemplo, cuando vayas de compras, ve a pie a la tienda o, si hay que manejar, estaciona más lejos de la entrada. La **Figura 4.1** sugiere otras alternativas sanas a las actividades sedentarias.

FIGURA 4.1

ENFOQUE A LAS ACTIVIDADES COTIDIANAS

En lugar de...	Trata de...
• Tomar el elevador o las escaleras mecánicas • Jugar juegos de vídeo o computadora • Ir en automóvil a la casa de tus amigos • Utilizar el carrito del supermercado • Mirar televisión o dormir una siesta • Llevar el automóvil a un lavado automático	• Subir las escaleras • Practicar fútbol, basquetbol o tenis Caminar, patinar o ir en bicicleta. • Cargar los comestibles hasta el automóvil • Cortar el césped o cuidar del jardín • Lavar el automóvil tú mismo

La actividad física y el control de peso

Los CDC informan que más de la mitad de los adultos estadounidenses y un 14 por ciento de jóvenes tienen sobrepeso. Esta situación puede atribuirse a una vida sedentaria y al comer en exceso. Para mantenerte en un rango de peso saludable, es importante desarrollar buenos hábitos alimenticios y estar físicamente activo regularmente.

Entender cómo los alimentos que comes se convierten en energía, puede ayudarte a mantener un peso saludable. El **metabolismo** es *el proceso mediante el cual tu cuerpo obtiene energía de la alimentación.* El valor de la energía de los alimentos se mide en unidades de calor llamadas calorías. Tu cuerpo necesita un número suficiente de calorías diarias para funcionar debidamente. Las calorías adicionales se deben quemar por medio de actividades físicas, o bien se almacenan en el cuerpo como grasa. Cuando eres activo físicamente, tu ritmo metabólico se acelera y tu cuerpo quema más calorías que cuando estás en reposo. La cantidad de calorías que se queman depende en parte de la naturaleza de la actividad. Cuando dejas de ser activo, tu ritmo metabólico regresa lentamente a su ritmo normal. Varias horas después, sin embargo, continúas quemando más calorías que antes de que empezaras la actividad.

Integrar la actividad física en tu vida

Los profesionales de la salud recomiendan que los jóvenes incorporen 60 minutos de actividad física moderada en su vida diaria. Esto puede sonar difícil, pero no tiene que serlo. Cualquier actividad que te haga mover cuenta en el total de actividades diarias. Por ejemplo, ve a pie o en bicicleta a la escuela en vez de ir en autobús o en automóvil. Sugiere a tu familia que vayan de excursión o a nadar durante el fin de semana. Organiza un juego de basquetbol con tus amigos. Asegúrate de incluir actividades en las que puedas participar durante toda tu vida. Las excursiones, la natación, el golf, la bicicleta, el frontón, el tenis y los bolos son algunos ejemplos de actividades que se pueden integrar en tu estilo de vida.

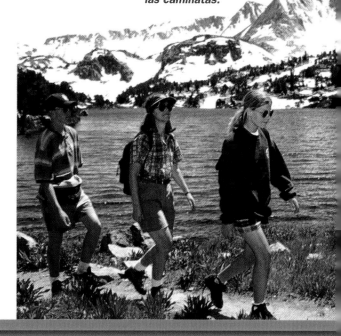
Las caminatas son una actividad física que puedes disfrutar durante toda tu vida. *Nombra dos consideraciones sobre la seguridad a recordar en las caminatas.*

Lección 1 *Repaso*

Repaso de información y vocabulario

1. ¿Cuál es la diferencia entre *actividad física* y *buen estado físico*?

2. Examina y describe brevemente los efectos de la actividad física regular en tres aparatos o sistemas del cuerpo.

3. Analiza la relación entre la actividad física regular, el fomento de la salud y la prevención de enfermedades.

Razonamiento crítico

4. **Analizar.** Explica por qué mirar la televisión y caminar afectan al metabolismo en distinta forma.

5. **Sintetizar.** ¿Por qué tardas más en aprovechar al máximo el beneficio para la salud con una caminata que nadando?

Destrezas de salud aplicadas

Promoción. Diseña un folleto con un titular interesante y con gráficas para educar a los estudiantes jóvenes sobre la importancia de la actividad física. Tu folleto debe motivarlos y guiarlos hacia los tipos de actividades físicas que mejor se adecuen a sus intereses y habilidades.

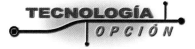

PROCESADOR DE TEXTOS El procesador de textos puede darle a tu folleto un aspecto profesional. Ve a **health.glencoe.com** para encontrar ideas sobre cómo sacarle provecho a tu programa de procesador de textos.

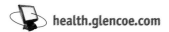

El buen estado físico y tú

APRENDERÁS A

• Identificar y describir las cinco áreas del estado físico relacionadas con la salud.

• Examinar la relación entre la composición corporal, la dieta y el estado físico.

• Comprender cómo mejorar cada una de las cinco áreas de estado físico relacionadas con la salud.

• Examinar los efectos del estado físico sobre los aparatos y sistemas del cuerpo.

COMIENZA AHORA ¿Qué quiere decir tener un buen estado físico? Escribe "Buen estado físico" en la parte de arriba de una hoja de papel. Luego anota todas las maneras que conozcas de describir el estado físico de una persona.

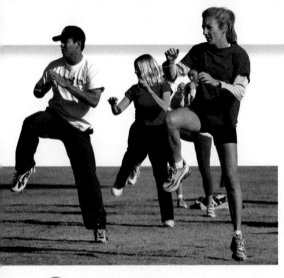

Estos jóvenes están mejorando su nivel de estado físico. *Explica cómo esta actividad mejora la resistencia cardiorrespiratoria.*

¿Tienes problemas al correr una milla a pesar de que haces ejercicio tres veces por semana? ¿Acaso tu mejor amigo corre muy bien y sin embargo le cuesta hacer lagartijas? Como puedes ver por estos ejemplos, cada persona tiene un nivel distinto de estado físico.

Los elementos del buen estado físico

Para conseguir un buen estado físico total, necesitas tener en cuenta las cinco áreas de bienestar físico relacionadas con la salud. Éstas son las áreas que afectan tu salud y bienestar en general.

▶ La **resistencia cardiorrespiratoria** es *la capacidad del corazón, pulmones y vasos sanguíneos para utilizar y enviar energía y oxígeno a los tejidos del cuerpo durante periodos largos de actividad moderada a rigurosa.*

▶ La **fortaleza muscular** es *la cantidad de fuerza que un músculo puede ejercer.*

▶ La **resistencia muscular** es *la capacidad de los músculos para hacer distintas tareas físicas durante un periodo de tiempo sin llegar a fatigarse.*

▶ La **flexibilidad** es *la habilidad de mover una parte del cuerpo a través del arco completo de movimiento.*

▶ La **composición corporal** es *la relación entre la grasa corporal y los tejidos magros del cuerpo incluyendo los músculos, huesos, agua y tejidos conectivos como los ligamentos, cartílagos y tendones.*

Varias actividades y exámenes pueden ayudarte a evaluar cada área de tu estado físico. Cuando conoces tus puntos fuertes y débiles, puedes tomar medidas para mejorar tu condición física por medio del ejercicio. El **ejercicio** es *una actividad física que tiene una meta en concreto y es planificada, estructurada y repetitiva y mejora o mantiene el buen estado físico.*

Medir la resistencia cardiorrespiratoria

La enfermedad cardiovascular es la causa principal de muerte en Estados Unidos. Mantener tu sistema cardiovascular saludable es la forma más efectiva de reducir los riesgos de desarrollar esta enfermedad mortal. La salud cardiovascular depende del mantenimiento de una buena resistencia cardiorrespiratoria. ¿Puedes correr una milla sin parar o caminar casi todo el día entero sin cansarte? Si puedes, tienes una buena resistencia cardiorrespiratoria.

RESISTENCIA CARDIORRESPIRATORIA: PRUEBA DEL ESCALÓN

La prueba del escalón de tres minutos puede usarse para medir tu resistencia cardiorrespiratoria. Esta prueba te permite determinar la frecuencia con que late tu corazón tras un periodo de actividad física.

1. Usa un escalón firme de 12 pulgadas de alto aproximadamente. Extiende completamente cada pierna al pisar. Sube tu pie derecho y luego el izquierdo. Luego baja con tu pie derecho primero.

2. Repite al ritmo de 24 pasos por minuto durante tres minutos.

3. Toma tu pulso. Para hacerlo, busca un punto de pulso en tu muñeca usando los dos primeros dedos de tu otra mano. *No uses el pulgar, porque tiene su pulso propio.* Si tienes problemas para encontrar el pulso en tu muñeca, prueba encontrar el punto de pulso en tu cuello justo debajo de la mandíbula. Cuenta las veces que sientes tu pulso en un minuto.

4. Busca la frecuencia de tu pulso en la tabla para evaluar tu resistencia cardiorrespiratoria.

Medir la fortaleza y resistencia muscular

Necesitas fortaleza muscular para aquellas actividades que requieren cargar, empujar o saltar y resistencia muscular para realizar esas actividades repetidamente. Tener buena fortaleza y resistencia muscular te da fuerza necesaria para hacer tus tareas diarias sin agotarte. Las personas con buena fortaleza y resistencia muscular generalmente tienen mejor postura y menos problemas con la espalda.

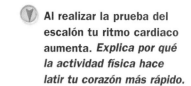
Al realizar la prueba del escalón tu ritmo cardiaco aumenta. *Explica por qué la actividad física hace latir tu corazón más rápido.*

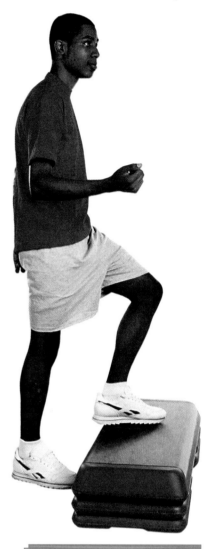

Tabla de Marcas de la Prueba del Escalón	
Latidos por minuto	**Evaluación**
85–95	Excelente
96–105	Bueno
106–125	Regular
126 o más	Necesita mejorar

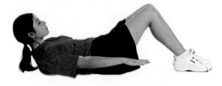

Los ejercicios abdominales miden la fuerza en tu abdomen. *¿Cómo puede la fortaleza abdominal mejorar tu postura?*

RANGO SALUDABLE DE ABDOMINALES

Edad	Hombres	Mujeres
13	21 o más	18 o más
14+	24 o más	18 o más

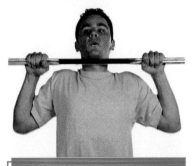

Los ejercicios de barras se usan para medir la forta-leza y resistencia de la parte superior del cuerpo. *¿Cuáles son los beneficios de tener buena fuerza y resistencia en la parte superior del cuerpo?*

RANGO SALUDABLE EN LOS EJERCICIOS DE BARRAS

Edad	Hombres (Tiempo en segundos)	Mujeres (Tiempo en segundos)
12	7–14	7–14
13–15	12–20	7–14

LA FORTALEZA Y RESISTENCIA DE LOS MÚSCULOS ABDOMINALES: EJERCICIOS ABDOMINALES

El cuerpo tiene distintos grupos de músculos, así que hay distintas maneras de medir la fortaleza y la resistencia muscular. Los ejercicios abdominales suelen medir la fortaleza abdominal.

1. Tiéndete de espalda con las rodillas dobladas en un ángulo de 45 grados y separa un poco los pies. Coloca tus brazos a los lados.

2. Con los talones pegados al piso, levanta los hombros del suelo lentamente, moviendo los brazos en dirección a tus pies mientras te vas levantando.

3. Vuelve lentamente a la posición original. Haz un ejercicio abdominal cada tres segundos; continúa hasta que no puedas seguir más el ritmo especificado.

4. Encuentra tu marca en la tabla para medir tu fortaleza abdominal.

LA FORTALEZA Y LA RESISTENCIA DE LA PARTE SUPERIOR DEL CUERPO: EJERCICIOS DE BARRAS

Colgarse de los brazos es una prueba que se usa para medir la fortaleza y la resistencia de la parte superior del cuerpo. Para esta prueba, trabaja con otras dos personas.

1. Agarra una barra horizontal de manera que las palmas de tus manos se mantengan hacia fuera.

2. Eleva tu cuerpo hasta que tu barbilla quede por encima de la barra y tus codos estén doblados para sostener tu pecho cerca de la barra. Una persona debe supervisar para asegurarse de que no te estés balanceando mientras estás colgado de la barra.

3. Mantén la posición descrita en el paso 2 el mayor tiempo posible. La tercera persona tomará el tiempo con un cronómetro y parará el cronómetro si tu barbilla toca la barra, tu cabeza se dobla hacia atrás o si tu barbilla cae por debajo de la barra.

4. Compara tu resultado con las marcas de la tabla para evaluar tu fortaleza y resistencia de tu cuerpo.

Medir la flexibilidad

Cuando estás sentado en el piso con tus piernas estiradas ¿puedes estirarte hacia delante y tocar los dedos de tus pies? Si puedes, entonces tienes buena flexibilidad. Ser flexible puede aumentar tu rendimiento atlético, te ayuda a sentirte más cómodo y reduce el riesgo de dañarte los músculos y de sufrir otras lesiones. También puede ayudar a prevenir problemas en la parte inferior de la espalda. Algunas actividades como el atletismo, la gimnasia, el ballet y otras formas de baile, el patinaje artístico y las artes marciales requieren de mucha flexibilidad.

LA FLEXIBILIDAD DEL CUERPO: SENTARSE Y TOCAR

Puedes usar la prueba de sentarse y tocar para proteger tu espalda. Esta prueba fue desarrollada por el Instituto de Estudios Aeróbicos Cooper en Dallas, Texas, para evaluar la flexibilidad de la parte baja de la espalda y la parte trasera de los muslos. Antes de hacer la prueba, haz algunos ejercicios de estiramiento para calentar los músculos.

1. Pega una regla encima de una caja de 12 pulgadas de alto, de modo que 9 pulgadas de la regla sobresalgan hacia ti. El cero debe estar cerca de ti. Pon la parte trasera de la caja contra la pared.

2. Siéntate en el piso. Quítate los zapatos y extiende completamente una pierna de modo que la planta del pie se apoye en el lado de la caja que está debajo de la regla. Dobla tu otra rodilla de modo que tu pie se apoye en el piso a dos o tres pulgadas del lado de la pierna estirada.

3. Pon la palma de una mano sobre la otra mano. Extiende tus brazos sobre la regla, estirándote hacia delante lo más que puedas.

4. Repite el Paso 3 cuatro veces. En la cuarta vez, mantén la posición por lo menos durante un segundo y fíjate dónde está la punta de tus dedos en la regla. Marca tu resultado redondeando a la pulgada más cercana.

5. Cambia la posición de tus piernas y repite la prueba.

6. Encuentra tus resultados en la tabla para determinar tu flexibilidad.

RANGO SALUDABLE DE SENTARSE Y TOCAR	
Sexo	Número de pulgadas
Masculino	8
Femenino	10 (entre 13 y 14 años) 12 (15 años o más)

Medir la composición corporal

Estar activo físicamente y seguir una dieta balanceada puede mejorar tu apariencia. Estas prácticas sanas pueden ayudarte a evitar los problemas de salud asociados con el sobrepeso. Para lucir y sentirte mejor, es útil tener una idea de tu composición corporal, es decir, cuánto de tu cuerpo está compuesto de grasa y cuánto está compuesto de todo lo demás. En general, los varones con un 25 por ciento o más de grasa en el cuerpo y las mujeres con un 30 por ciento o más de grasa en el cuerpo, están en riesgo de desarrollar problemas cardiovasculares. Tener demasiado peso también sobrecarga al sistema óseo. Para mantener una composición corporal saludable, sigue un plan alimenticio equilibrado y nutritivo y mantén un buen estado físico.

La "prueba del pellizco" es un método común para determinar la composición corporal. Se lleva a cabo con un aparato llamado *calibrador de la piel*, indicador que mide el grosor de la grasa que está debajo de los pliegues de la piel. Este aparato mide los pliegues de la piel de tres a siete partes diferentes del cuerpo, generalmente incluye la parte trasera del hombro, la parte trasera del brazo, el abdomen, la cadera y el muslo. Luego se calcula el promedio de las medidas para estimar el total de la proporción de grasa corporal.

Mejorar tu buen estado físico

Puedes escoger entre muchas actividades y ejercicios físicos para mejorar tu nivel de estado físico, pero la mayoría caen en una de estas dos categorías: ejercicio aeróbico o ejercicio anaeróbico. El **ejercicio aeróbico** es *cualquier actividad que usa los grupos musculares grandes; es de índole rítmica y se puede hacer continuamente por lo menos durante 10 minutos tres veces al día, o de 20 a 30 minutos continuos.* Algunos ejemplos de ejercicios aeróbicos son correr, practicar ciclismo, nadar y bailar.

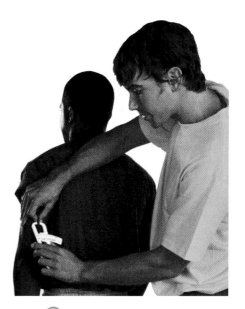

La prueba del pellizco se usa para determinar la proporción de grasa que una persona tiene en el cuerpo.

Enfoque en el buen funcionamiento cardiovascular

Usa estos pasos para encontrar tu escala cardiaca deseada, o sea la escala ideal para tu ritmo cardiaco durante una actividad aeróbica. Luego haz la actividad para ayudarte a aplicar esta información.

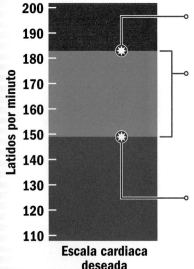

Latidos por minuto

Escala cardiaca deseada

Marca máxima de ritmo cardiaco Ejercitar por encima de este punto puede causar lesiones.

Escala cardiaca deseada Para desarrollar de manera segura una resistencia cardiorrespiratoria, mantén tu ritmo cardiaco dentro de esta escala. Toma tu pulso durante 6 segundos y multiplícalo por 10 para determinar el número de latidos por minuto.

Marca mínima de ritmo cardiaco Ejercitar por debajo de este punto no desarrollará una resistencia cardiorrespiratoria.

Encontrar tu escala cardiaca deseada

1. Siéntate reposadamente por cinco minutos y luego tómate el pulso. Éste es tu ritmo cardiaco en descanso. Supón que late a un ritmo de 66 latidos por minuto.
2. Resta tu edad de 220 para encontrar tu ritmo cardiaco máximo. Por ejemplo, si tienes 16 años, tu ritmo cardiaco máximo será 204.
3. Resta tu ritmo cardiaco en descanso de tu ritmo cardiaco máximo.
   (Por ejemplo: $204 - 66 = 138$).
4. Multiplica el resultado del Paso 3 por 60 por ciento y otra vez por 85 por ciento. Redondea el resultado a la cifra entera más cercana.
   (Por ejemplo: $138 \times 0.60 = 83$; $138 \times 0.85 = 117$)
5. Suma tu ritmo cardiaco en descanso a los resultados del Paso 4.
   (Por ejemplo: $83 + 66 = 149$; $117 + 66 = 183$)
   Estos resultados representan tu escala cardiaca deseada (entre 149 y 183).

ACTIVIDAD

Prepara un plan escrito para describir cómo aplicarás esta información. Incluye tu escala cardiaca deseada (con tus cálculos) para dos actividades aeróbicas, cómo vigilarás tu ritmo cardiaco mientras estás haciendo cada actividad y cómo mantendrás tu ritmo cardiaco dentro de la escala deseada.

El **ejercicio anaeróbico** incluye *cortos periodos de actividad intensa en los cuales los músculos trabajan con tal intensidad que producen energía sin usar oxígeno.* Correr en una competencia de 100 metros y levantar pesas son ejemplos de ejercicios anaeróbicos.

Mejorar la resistencia cardiorrespiratoria

Cuando realizas ejercicios aeróbicos, tu ritmo cardiaco aumenta y tu corazón envía más oxígeno a tus músculos para usarlo como energía. Con el tiempo, esto refuerza el músculo cardiaco, permitiendo que bombee sangre más eficientemente. El ejercicio aeróbico también favorece tu sistema respiratorio incrementando la capacidad de tus pulmones de conservar aire. **Cuidado:** no te obligues a continuar una actividad aeróbica si estás agotado. Antes de empezar un programa de estado físico que incluya actividades aeróbicas, consulta con un profesional de la salud. Esto es de especial importancia si tienes asma o cualquier otro trastorno respiratorio. Esto es también recomendable para las personas con enfermedades cardiacas.

Mejorar la fortaleza y la resistencia muscular

Los ejercicios anaeróbicos mejoran la fortaleza y resistencia muscular. Cuanto más trabajo realizan los músculos, más fuertes se hacen. Correr es un ejemplo de una actividad anaeróbica. El entrenamiento para fomentar la resistencia o la fortaleza que desarrollan los músculos al obligarlos a moverse en oposición a una fuerza, es otra forma de actividad anaeróbica. Las pesas, las máquinas de ejercicios o tu propio peso corporal pueden proporcionarte resistencia. Además de desarrollar y de fortalecer los músculos, los ejercicios de resistencia ayudan a que tu cuerpo conserve niveles normales de azúcar en la sangre y ayuda a mantener saludable el nivel de **colesterol.**

Como se indica en la **Figura 4.2,** hay tres tipos de ejercicios de entrenamiento para la resistencia. Ejercicios como éstos tonifican los músculos, mejoran la fortaleza muscular y aumentan la resistencia muscular.

vínculo

colesterol Ver el Capítulo 5, página 118 para información sobre el colesterol.

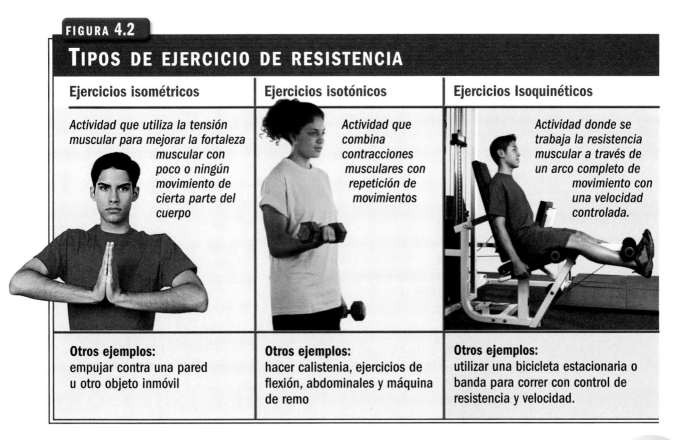

FIGURA 4.2

TIPOS DE EJERCICIO DE RESISTENCIA

Ejercicios isométricos	Ejercicios isotónicos	Ejercicios Isoquinéticos
Actividad que utiliza la tensión muscular para mejorar la fortaleza muscular con poco o ningún movimiento de cierta parte del cuerpo	*Actividad que combina contracciones musculares con repetición de movimientos*	*Actividad donde se trabaja la resistencia muscular a través de un arco completo de movimiento con una velocidad controlada.*
Otros ejemplos: empujar contra una pared u otro objeto inmóvil	**Otros ejemplos:** hacer calistenia, ejercicios de flexión, abdominales y máquina de remo	**Otros ejemplos:** utilizar una bicicleta estacionaria o banda para correr con control de resistencia y velocidad.

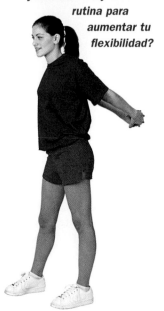

El estiramiento regular y cuidadoso de los músculos y articulaciones aumenta la flexibilidad. *¿Qué ejercicios incluyes en tu rutina para aumentar tu flexibilidad?*

Mejorar la flexibilidad

Cuando eres muy flexible puedes doblarte, voltearte y estirar tu cuerpo con facilidad. Puedes mejorar tu flexibilidad si haces ejercicios de estiramiento con regularidad. No olvides moverte cuidadosa y lentamente. Por ejemplo, para estirar los músculos de la parte superior de tu cuerpo, ponte de pie con tus brazos extendidos detrás de tu espalda y los dedos de las manos entrelazados; eleva tus brazos hasta que sientas tensión en tus hombros y pecho; mantén esta posición por 20 segundos.

Mejorar y mantener la fortaleza de los huesos

Las conductas de salud relacionadas con la actividad física y la nutrición que tú adoptas pueden afectar la salud de tu sistema óseo, ahora y más adelante en tu vida. Seguramente ya sabes que el calcio —que se encuentra en los productos lácteos y en ciertas verduras verdes— es esencial para desarrollar huesos fuertes. El entrenamiento de resistencia y las actividades aeróbicas que incluyen pesas —aquéllas que te obligan a hacer fuerza contra la gravedad como caminar y subir escaleras— también pueden ayudarte a aumentar la masa de tus huesos y por tanto a fortalecer tu sistema óseo.

Es muy importante que desarrolles huesos fuertes cuando eres joven porque este periodo es tu última oportunidad para aumentar significativamente tu masa ósea. Cuando una persona está a finales de sus veinte y principios de sus treinta años, su masa y densidad ósea comienzan a reducirse. Esto puede conducir a la osteoporosis.

 Lección 2 *Repaso*

Repaso de información y vocabulario

1. Identifica y describe las cinco áreas relacionadas con el buen estado físico.

2. Examina y describe brevemente la relación entre la composición corporal, la dieta y el buen estado físico.

3. Examina y describe brevemente los efectos que tiene el entrenamiento de resistencia en los sistemas muscular y óseo.

Razonamiento crítico

4. **Analizar.** Sam ha estado haciendo 50 abdominales cada día. Explica cuáles áreas del buen estado físico relacionadas con la salud se benefician de este ejercicio. ¿Qué otro tipo de actividades físicas o ejercicios debería añadir Sam a su rutina para mejorar su buen estado físico general?

5. **Evaluar.** Keesha, quien tiene asma, desea comenzar un programa de ejercicios. Ella está pensando en inscribirse en una clase de ejercicios aeróbicos de alto impacto. ¿Es ésta una buena estrategia para Keesha? Explica tu respuesta.

Destrezas de salud aplicadas

Practicar conductas sanas. Ayuda a que tus familiares determinen su escala cardiaca deseada. Luego haz una lista de las actividades aeróbicas que podrían realizar juntos. Determina cómo todos ustedes podrían usar esta información para mejorar su resistencia cardiorrespiratoria. Recuerda: hazte un examen médico antes de comenzar un programa de ejercicios.

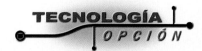

HOJAS DE CÁLCULO Usando un programa de hojas de cálculo, diseña una tabla que liste diversas escalas cardiacas para personas de diversas edades y con diferentes ritmos cardiacos en descanso. Ve a **health.glencoe.com** para obtener más información sobre cómo usar una hoja de cálculo.

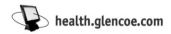 **health.glencoe.com**

Planificar un programa de actividad física

VOCABULARIO

sobrecarga
progresión
especificidad
precalentamiento
ejercicio de entrenamiento
F.I.T.T.
recuperación
ritmo cardiaco en descanso

APRENDERÁS A

- Establecer metas realistas para la actividad física.
- Sintetizar la información y aplicar destrezas de razonamiento crítico, para tomar decisiones y para resolver problemas a fin de desarrollar un programa personal de actividad física que promueva la salud individual.
- Identificar los principios básicos de un programa de actividad física.

COMIENZA AHORA Haz una lista de las actividades físicas en que participaste la semana pasada. Clasifica cada actividad como *aeróbica*, *anaeróbica* u *otra* y explica tu selección.

Conocer los múltiples beneficios para la salud como resultado de la actividad física puede inspirarte a iniciar un programa personal de actividades, pero el tener una razón o meta para mantenerte físicamente activo podría inspirarte aún más. Fijarte metas de actividad física puede ayudarte a empezar al proporcionarte un plan de acción.

Fijarse metas de actividad física

¿Cómo puedes asegurarte de incluir la actividad física en tu rutina diaria? El primer paso es fijarte metas realistas de actividad física. Luego puedes desarrollar un plan que cumpla con tus metas. Para cumplir con las recomendaciones del Departamento de Agricultura de Estados Unidos, los jóvenes deberían realizar 60 minutos de actividad física todos los días. Esto podría incluir todo tipo de actividades, desde participar en las clases de educación física y practicar deportes hasta realizar tareas hogareñas como podar el

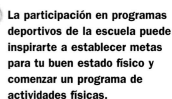

La participación en programas deportivos de la escuela puede inspirarte a establecer metas para tu buen estado físico y comenzar un programa de actividades físicas.

césped y limpiar tu habitación. Tu escuela o comunidad pueden ofrecer programas que proporcionen una variedad de actividades físicas divertidas y sanas.

Para comenzar

La **Figura 4.3** ofrece sugerencias sobre cómo dividir tu tiempo cuando realizas varios tipos de actividad física.

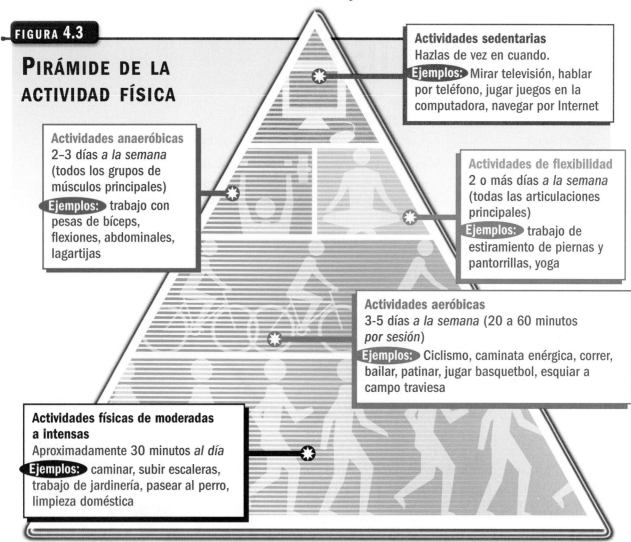

FIGURA 4.3

PIRÁMIDE DE LA ACTIVIDAD FÍSICA

Actividades sedentarias
Hazlas de vez en cuando.
Ejemplos: Mirar televisión, hablar por teléfono, jugar juegos en la computadora, navegar por Internet

Actividades anaeróbicas
2–3 días *a la semana* (todos los grupos de músculos principales)
Ejemplos: trabajo con pesas de bíceps, flexiones, abdominales, lagartijas

Actividades de flexibilidad
2 o más días *a la semana* (todas las articulaciones principales)
Ejemplos: trabajo de estiramiento de piernas y pantorrillas, yoga

Actividades aeróbicas
3-5 días *a la semana* (20 a 60 minutos *por sesión*)
Ejemplos: Ciclismo, caminata enérgica, correr, bailar, patinar, jugar basquetbol, esquiar a campo traviesa

Actividades físicas de moderadas a intensas
Aproximadamente 30 minutos *al día*
Ejemplos: caminar, subir escaleras, trabajo de jardinería, pasear al perro, limpieza doméstica

Selección de actividades

Incluir diferentes tipos de actividades en tu programa de actividad física puede hacerlo más agradable. A medida que el nivel de tu estado físico aumenta, puedes alterar tu programa para promover la salud personal. Otros factores que pueden afectar tu toma de decisiones son:

▶ **El costo.** Algunas actividades requieren equipos especializados que posiblemente sean costosos. Piensa en lo que puedes gastar y ten presente que pasado un tiempo puedes descubrir que esa actividad no te conviene.

- ▶ **El área donde vives.** Para mayor conveniencia querrás escoger actividades que puedas realizar localmente, sin pasar mucho tiempo viajando. Piensa en lo que ofrece tu área local. ¿Es el terreno llano o tiene colinas? ¿En qué tipo de clima vives? ¿Para qué clase de actividades se presta mejor la región?

- ▶ **Tu nivel de salud.** Algunas condiciones de salud tienen riesgos que necesitan ser considerados cuando planificas actividades físicas. Por ejemplo, algunos tipos de actividad física pueden agravar el **asma,** una enfermedad del aparato respiratorio.

- ▶ **La hora y el lugar.** Incluye tu programa dentro de tu rutina diaria. No planifiques correr a las 6:00 A.M. si no eres una persona mañanera. Diseña tu horario de forma tal que te ayude a lograr tus metas.

- ▶ **La seguridad personal.** Piensa sobre tu **seguridad personal** a medida que desarrollas un programa de actividad física. Si planificas correr largas distancias, evita atravesar áreas inseguras o correr después del anochecer.

- ▶ **La planificación completa.** Selecciona actividades que abarquen las cinco áreas del estado físico relacionadas con la salud.

vínculo

asma Para aprender más sobre el asma, ver el Capítulo 26, página 690.

seguridad personal Para mayor información sobre temas relacionados con la seguridad personal, ver el Capítulo 13, página 330.

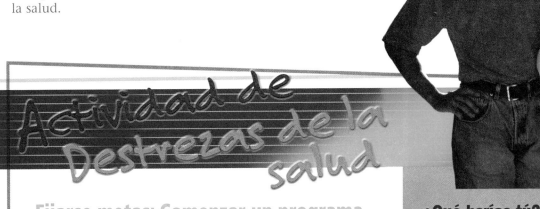

Actividad de Destrezas de la salud

Fijarse metas: Comenzar un programa de actividad física

William quiere iniciar un programa de actividad física, pero no está seguro por dónde comenzar. Él realmente quiere mejorar su resistencia cardiorrespiratoria y muscular, y sabe que también necesita desarrollar su flexibilidad y fortaleza muscular. Asimismo, él está pensando en entrar al equipo de fútbol; las pruebas son en tres meses. ¿Qué puede hacer William para mejorar su nivel de estado físico y lograr entrar al equipo de fútbol?

¿Qué harías tú?

Utiliza los cinco pasos para fijarse metas en la situación de William.

1. Identifica una meta específica y anótala.
2. Enumera los pasos que tomarás para alcanzar tu meta.
3. Identifica los problemas potenciales y las formas de conseguir ayuda y apoyo de otros.
4. Establece puntos de control para evaluar tu progreso.
5. Recompénsate una vez que hayas logrado tu meta.

Entrenamiento diversificado

Realizar una serie de actividades físicas para fortalecer diferentes grupos de músculos se conoce como entrenamiento diversificado. Saltar la cuerda, nadar, correr y andar en bicicleta son buenas actividades de entrenamiento diversificado para atletas.

Aspectos básicos de un programa de actividad física

Por estar enfocado en *tus* metas e intereses tu programa de actividad física es único. Sin embargo, todo programa de actividad física eficaz se basa en estos tres principios:

▶ La **sobrecarga,** *hacer trabajar al cuerpo más de lo acostumbrado,* desarrolla la fortaleza muscular y contribuye al buen estado físico en general. Esto se logra al aumentar las repeticiones o haciendo más series (grupos de 6 a 12 repeticiones) de un ejercicio.

▶ La **progresión** es *el aumento gradual de la sobrecarga necesaria para lograr niveles altos de buen estado físico.* En la medida que una actividad se torna más fácil de realizar, aumenta el número de repeticiones o series o aumenta la cantidad de tiempo que le dedicas a la actividad.

▶ La **especificidad** indica que *ciertos ejercicios y actividades mejoran ciertas áreas relacionadas con el estado físico y la salud.* Por ejemplo, el entrenamiento de resistencia desarrolla la fortaleza y resistencia muscular, mientras que la actividad aeróbica mejora la resistencia cardiorrespiratoria.

Para obtener el mayor beneficio de un programa de ejercicios, querrás incluir tres etapas básicas para cada actividad. Éstas son el pre*calentamiento,* el *ejercicio de entrenamiento,* y la *recuperación.* Incluye cada etapa en cada sesión aunque estés apurado.

El precalentamiento

El **precalentamiento,** *la actividad que prepara los músculos para trabajar,* es la primera etapa de cualquier rutina de actividad física. Comienza el precalentamiento con una caminata enérgica para aumentar tu temperatura corporal. Luego estira los músculos grandes lentamente para aumentar su elasticidad y reducir el riesgo de lesionarte. Después del estiramiento de músculos individuales, realiza la actividad física lentamente por cinco minutos aproximadamente. Por ejemplo, si corres, trota lentamente durante cinco minutos y luego aumenta el paso hasta correr rápidamente. El precalentamiento permite que tu pulso aumente gradualmente. Un aumento repentino del pulso hace que el corazón y los vasos sanguíneos se esfuercen innecesariamente.

El ejercicio de entrenamiento

La parte de un programa de ejercicios donde la actividad se realiza a su máxima potencia se llama el **ejercicio de entrenamiento.** Para que la actividad sea efectiva, debe seguir la fórmula *F.I.T.* —*frecuencia, intensidad, tiempo de duración* y *tipo de actividad*— que se delinea en la **Figura 4.4.**

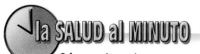

FRECUENCIA

Debes fijar ejercicios de entrenamiento de tres a cuatro veces por semana, con sólo uno o dos días entre sesiones. La frecuencia de tus ejercicios dependerá en parte de tus metas de estado físico y del tipo de actividad que realizas, al igual que de tu horario y posiblemente el clima. Realizar ejercicios más de tres veces por semana durante seis meses te ayudará a *conseguir* un buen estado físico. Para *mantener* tu nivel de estado físico, continúa tu programa por lo menos tres veces a la semana.

INTENSIDAD

Hacer trabajar tus músculos y sistema cardiorrespiratorio a una intensidad que te permita alcanzar la sobrecarga te ayudará a mejorar tu nivel de estado físico. Comienza lentamente para obtener más resistencia. Ejercitar mucho demasiado rápido es dañino y puede ocasionar dolor crónico en los músculos.

Cuando entrenes con pesas, comienza con un peso liviano y luego aumenta a pesos mayores. Para los ejercicios aeróbicos, trabaja para alcanzar tu escala cardiaca deseada. Si no estás en buen estado físico, te puede tomar alrededor de seis meses llegar a ejercitar de 20 a 30 minutos dentro de tu escala cardiaca deseada.

TIEMPO/DURACIÓN

Aumenta lentamente la cantidad de tiempo que le dediques a los ejercicios aeróbicos. La meta en los ejercicios aeróbicos es ejercitarte dentro de tu escala cardiaca deseada de 20 a 30 minutos. Cuando estés entrenando con pesas, realiza los ejercicios lentamente, asegurándote de tomar al menos dos segundos para bajar una pesa. Descansa durante uno o dos minutos entre series de ejercicios. También varía los ejercicios para fortalecer tus músculos dentro del arco completo de movimiento.

TIPO

Para obtener los mayores beneficios de salud de tu rutina de ejercicios, dedícale un 75 a 80 por ciento de tus ejercicios de entrenamiento a la actividad aeróbica y un 20 a 25 por ciento a la actividad anaeróbica. Selecciona actividades que disfrutes o encontrarás dificultades para terminar tus ejercicios.

LA RECUPERACIÓN

El terminar abruptamente una rutina de ejercicios puede ocasionar que los músculos se endurezcan y puede hacerte sentir mareado. Para evitar estos efectos necesitas enfriarte después de los ejercicios de entrenamiento. La **recuperación** es *una actividad que prepara los músculos para volver a su estado de descanso.*

FIGURA 4.4

LA FÓRMULA *F.I.T.T.*

Incluye cada uno de estos elementos en tu sesión de entrenamiento

Frequency/Frecuencia la regularidad con la que realizas la actividad cada semana.

Intensity/Intensidad la intensidad con la que realizas la actividad encada sesión.

Time (duration)/ Tiempo (duración) el tiempo que le dedicas a la sesión.

Type/Tipo las actividades que seleccionas.

El **precalentamiento es una parte importante de toda rutina de actividad física.** *Explica cómo el estiramiento prepara los músculos para el ejercicio y previene las lesiones.*

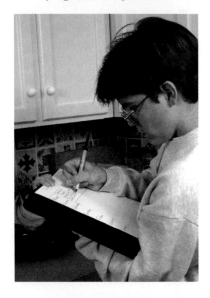

 Usar un calendario o diario puede ayudarte a seguir tu programa de ejercicios.

Comienza la recuperación disminuyendo la actividad. Continúa la actividad a este paso más lento alrededor de cinco minutos, luego haz estiramientos durante cinco minutos.

Vigilar tu progreso

Para vigilar tu progreso lleva un diario de tu estado físico. En tu diario, enumera tus metas y anota la frecuencia, intensidad, duración y tipo de cada actividad en la que participas. Al final de 12 semanas y cada 6 semanas después, compara las cifras para evaluar tu progreso.

Ritmo cardiaco en descanso

Tu **ritmo cardiaco en descanso** es *el número de veces que tu corazón late en un minuto cuando no estás activo*. Tu ritmo cardiaco en descanso también puede usarse para evaluar tu progreso. Una persona con un estado físico promedio tiene un ritmo cardiaco en descanso de 72 a 84 latidos por minuto. Sólo cuatro semanas de un programa de actividad física puede reducir ese ritmo entre 5 a 10 latidos por minuto. Un ritmo cardiaco en descanso por debajo de 72 indica un buen nivel de estado físico.

▶ Lección 3 *Repaso*

Repaso de información y vocabulario

1. ¿Cómo puede ayudarte a lograr tus metas de buen estado físico la utilización de la Pirámide de actividad física?

2. Identifica y define los tres principios en los que se basan todos los programas de actividad física eficaces.

3. ¿Qué significan las siglas de la fórmula *F.I.T.T.*?

Razonamiento crítico

4. **Analizar.** ¿Cómo muestra tu nivel de estado físico el ritmo cardiaco en descanso?

5. **Sintetizar.** María es corredora. Describe cómo ella podría incluir las tres etapas de un programa eficaz de ejercicios en su rutina de actividad física.

Destrezas de salud aplicadas

Fijarse metas. Usa los pasos para fijarse metas para desarrollar un programa de actividad física personal. Sintetiza la información de esta lección y aplica las destrezas de razonamiento crítico y toma de decisiones para determinar cuáles actividades incluir y cómo las incorporarás en un plan formal. Piensa en los obstáculos que podrían impedirte seguir tu plan y aplica las destrezas de resolución de problemas para determinar cómo superar estos obstáculos.

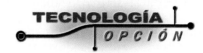

HOJAS DE CÁLCULO Usa un programa de hojas de cálculo para diseñar una tabla que te ayude a organizar tu horario de actividad física y vigilar tu progreso. Ve a **health.glencoe.com** para obtener información sobre cómo usar programas de hojas de cálculo.

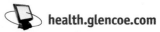

Entrenamiento y seguridad en las actividades físicas

VOCABULARIO

programa de
  entrenamiento
hidratación
esteroides
  anabólicos
examen médico

APRENDERÁS A

- Reconocer las estrategias promotoras de la salud que pueden mejorar un programa de entrenamiento.

- Comprender la importancia de los exámenes médicos preventivos antes de comenzar un programa de actividad física.

- Identificar problemas de seguridad relacionados con diversas actividades físicas.

COMIENZA AHORA Divide una hoja de papel en dos columnas. En la primera columna haz una lista de cinco actividades físicas de las que disfrutas. En la segunda columna haz una lista de cualquier equipo especial que necesites para cada actividad, incluyendo equipos de protección.

Comenzar una actividad física nueva puede ser emocionante. También requiere algo de preparación para asegurarte de que estás protegido y que aprovecharás al máximo la actividad.

El entrenamiento y el desempeño óptimo

El primer paso para estar en forma es cuidar bien de tu cuerpo. Come alimentos nutritivos y bebe muchos líquidos, especialmente agua. Es esencial descansar lo suficiente. Para mantener tu cuerpo en una condición óptima también es importante que evites sustancias perjudiciales como el tabaco, el alcohol y otras drogas.

El siguiente paso para mejorar tu estado físico incluye comenzar un programa de entrenamiento para tu actividad favorita. Un **programa de entrenamiento** es un *programa de preparación física formalizado para la participación en un deporte u otra actividad física*. Consulta con tu maestro de educación física, tu entrenador u otro adulto de confianza para que te ayuden a fijar tus metas de entrenamiento.

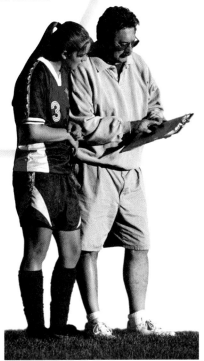

Un maestro de educación física o entrenador puede ayudarte a establecer tus metas para un programa de entrenamiento.

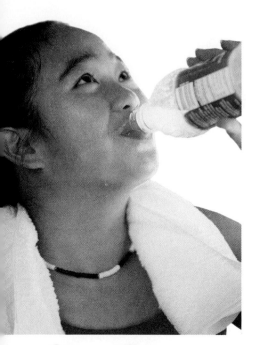

Beber agua es importante antes, durante y después de actividades físicas vigorosas. *Explica por qué la hidratación es tan importante durante cualquier actividad física.*

vínculo

esteroides anabólicos Para mayor información sobre el efecto nocivo de los esteroides anabólicos, ver el Capítulo 23, página 601.

Nutrición e hidratación

Lo que comes y bebes es una parte importante de cualquier programa de entrenamiento. La comida proporciona la energía necesaria para conseguir un desempeño óptimo. Aprenderás más sobre la nutrición y las selecciones de alimentos saludables en el Capítulo 5. De igual importancia es la hidratación, especialmente cuando estás realizando actividades físicas vigorosas. La **hidratación** es *beber líquidos para que el cuerpo funcione debidamente.* Cuando estás hidratado adecuadamente, estás más alerta y concentrado, y tu tiempo de reacción es más rápido porque tus músculos responden más rápidamente, tienen menos calambres y tu resistencia aumenta. Para mantenerte hidratado, bebe mucha agua antes, durante y después de realizar actividades físicas vigorosas.

Suficiente descanso

El sueño, que ayuda a que tu cuerpo descanse y se recargue de energía, también es esencial para cualquier programa de entrenamiento. Dormir muy poco puede perturbar al sistema nervioso causando un tiempo de reacción más lento, una falta de concentración (aumentando las posibilidades de errores y accidentes), falta de memoria, irritabilidad e incluso depresión. Como promedio, los jóvenes necesitan de 8 a 10 horas de sueño cada noche para funcionar óptimamente.

Evitar las sustancias dañinas

El evitar las sustancias dañinas como el tabaco, el alcohol, los esteroides anabólicos y otras drogas es otra manera de mantener un programa de entrenamiento atlético.

LOS ESTEROIDES ANABÓLICOS

Los **esteroides anabólicos** son *sustancias sintéticas similares a la hormona masculina testosterona.* Dado que estas sustancias causan que el cuerpo produzca tejido muscular, algunos atletas las toman para aumentar su masa muscular y mejorar su rendimiento. Sin embargo, los esteroides anabólicos tienen efectos muy dañinos, incluyendo un riesgo elevado del cáncer y de enfermedades cardiacas, esterilidad, o inhabilidad de tener hijos, problemas de la piel como el acné y la pérdida del cabello, la pérdida o aumento de peso inusual, insuficiente desarrollo y disfunción sexual y tendencias violentas, suicidas o depresivas.

Es ilegal el uso de esteroides anabólicos sin receta médica y aquellos cuya prueba de esteroides indica la presencia de éstos, usualmente son descalificados de las competencias. Por lo tanto, abstenerse es la mejor opción cuando se trata del uso de esteroides.

LOS SUPLEMENTOS NUTRICIONALES

Los suplementos nutricionales son sustancias diferentes de los alimentos que contienen uno o más nutrientes que el cuerpo necesita, como son las vitaminas o minerales. La mejor forma de obtener nutrientes es de la comida, pero a veces los multivitamínicos y suplementos minerales pueden ser apropiados. Un proveedor de

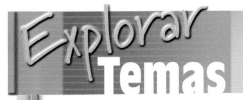

¿Se debe someter a los atletas a análisis de drogas al azar?

Una serie de escuelas secundarias en Estados Unidos han adoptado una política de análisis de drogas al azar de atletas estudiantiles, aun cuando no exista indicación alguna de que están usando drogas. ¿Cuál es tu posición relativa al tema de los análisis de drogas al azar para atletas estudiantiles? He aquí dos puntos de vista.

Punto de vista 1: Maya D., 17 años

Los análisis de drogas al azar para atletas estudiantiles no son justos y son una invasión de la privacidad, en especial si no hay prueba de que la persona ha estado usando drogas. Los estudiantes que quieran participar en deportes escolares no tendrían que renunciar a su privacidad sólo para formar parte de un equipo deportivo. Aparte, ¿por qué fijarse sólo en los atletas? ¿No es eso discriminación?

Punto de vista 2: Graham H., 16 años

Entiendo la opinión de Maya, pero creo que las escuelas tienen derecho de saber si los estudiantes usan drogas. No lo hacen para sorprendernos haciendo algo malo. Están preocupados por nuestra salud y por el ambiente en donde vivimos y aprendemos. Puede que a las personas no les gusten las reglas, pero las escuelas deben seguir normas. No queremos que nuestra escuela esté representada por atletas que usan drogas y no sufren las consecuencias. Eso es peligroso y vergonzoso.

(ACTIVIDAD)

1. **Adopta una posición a favor o en contra y explícala. Usa recursos electrónicos o impresos para respaldar tus opiniones. Asegúrate de investigar cada punto de apoyo que surja en un argumento.**

2. **Algunos distritos escolares promueven los análisis de drogas en todos los estudiantes que deseen participar en cualquier actividad extracurricular. ¿Cuáles pueden ser los puntos en contra y a favor de tal posición?**

servicios de la salud puede decirte si necesitas este tipo de suplemento. Es importante tomar la dosis recomendada de cualquier suplemento. Una sobre dosis o *megadosis* de un suplemento nutricional puede ser dañina.

¡Lo primero es la seguridad!

La seguridad debería ser tu mayor preocupación cuando participes en cualquier actividad física o deportiva. Puedes reducir el riesgo de lesionarte si:

▶ visitas un centro de atención médica para hacerte un examen médico antes de comenzar una actividad nueva. Un **examen médico** es *un estudio o verificación de enfermedades o trastornos*

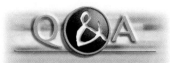

¿Qué son los suplementos de hierbas?

Los suplementos de hierbas son sustancias químicas derivadas de plantas que se venden como suplementos dietéticos. Se ha investigado poco sobre sus efectos o seguridad y no se sabe bien cómo funcionan. Los nutricionistas recomiendan comer una variedad de frutas, vegetales y granos enteros para obtener las sustancias químicas vegetales que el cuerpo necesita.

de los que una persona no estaría enterada o no habría buscado ayuda médica para resolverlos si no se hubiera hecho el examen. Esta clase de atención médica preventiva ayuda a asegurarte de que no padeces de una afección de la salud que podría hacer que tal actividad fuera peligrosa para ti y que puedes comenzar la actividad que has elegido.

▶ usando el equipo de protección apropiado para tu actividad seleccionada.

▶ estando alerta a lo que ocurre a tu alrededor, incluyendo los otros jugadores y los espectadores.

▶ jugando en tu nivel de capacidad y conociendo tus límites físicos.

▶ haciendo precalentamiento antes y recuperación después de cada actividad.

▶ permaneciendo en áreas que hayan sido designadas para actividades físicas, tales como los parques para montar monopatín y sendas para bicicletas.

▶ obedeciendo todas las reglas y restricciones, por ejemplo, aquéllas que limitan la natación a ciertas áreas o las que prohíben patinar en las aceras.

▶ manteniendo un espíritu deportivo óptimo.

Si llegas a lesionarte o enfermarte durante una actividad física, informa de inmediato a un maestro de educación física, entrenador u otro adulto.

Seguridad personal

Puedes reducir los riesgos de tu seguridad personal seleccionando el tiempo y el lugar correctos para tu actividad. Esto es especialmente cierto si ejercitas solo. Si corres o caminas, elige un área transitada durante el día, cuando hay otras personas allí. Si no puedes evitar practicar deportes por la noche, ponte ropa reflectora para que otros puedan verte. Llevar un silbato que puedas sonar si necesitas atraer atención en caso de peligro es también una buena idea. Además, ten cuidado de los efectos del tiempo: andar en bicicleta o correr —incluso caminar— puede ser arriesgado cuando el suelo está mojado y resbaladizo.

Usar el equipo apropiado

Antes de comenzar cualquier actividad física nueva, aprende a usar el equipo necesario. Mira el equipo para asegurarte de que te quede bien y que se encuentra en buenas condiciones. Siempre lleva el equipo de protección recomendado para esa actividad en concreto. Muchos deportes tienen requisitos muy estrictos relacionados con el equipo de protección que hay que usar. Estos consejos también podrán ayudarte.

▶ Usa un casco cuando andes en bicicleta, monopatín o patines. También usa guantes y protectores de rodillas, codos y muñecas al usar monopatín o patines.

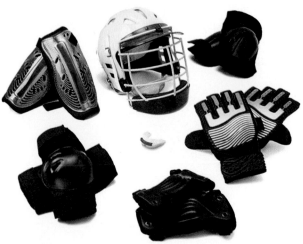

Para evitar lesiones al practicar deportes, elige el equipo atlético apropiado. *Identifica cada artículo de equipo protector con un deporte o actividad física.*

▶ Evita andar bicicleta por la noche, si es posible. Si debes hacerlo, asegúrate de que tu bicicleta tenga una cinta adhesiva reflectora, un reflector trasero y un faro. Los monopatines y los patines deben también llevar cinta adhesiva reflectora. Al participar en cualquier actividad al aire libre durante la noche, viste ropa de colores claros con parches brillantes en la parte delantera y trasera para que los conductores y los peatones puedan verte fácilmente.

▶ Los jóvenes que participan en deportes de contacto —como el fútbol americano y el hockey— deberán llevar un soporte para proteger el área de la ingle. Las jovencitas deberán llevar sostenes deportivos para prevenir el estiramiento de los ligamentos que sostienen los senos.

El calzado y ropa apropiados también son importantes. Los zapatos deportivos deben ser cómodos y deben tener un talón almohadillado, buen soporte del arco del pie y bastante espacio para los dedos de los pies. Los zapatos con cordones son los mejores para mantener un control apropiado de tu pie dentro del zapato. Usa calcetines para almohadillar tus pies y para conservarlos secos. En general, elige ropa cómoda y suelta. Cuando haga calor, ponte ropa ligera. Cuando haga frío, lleva varias capas de ropa que puedas quitarte fácilmente a medida que tu cuerpo se caliente.

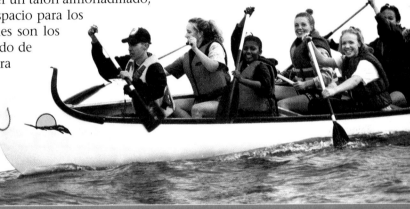

Para cualquier actividad que elijas, es esencial usar el equipo protector apropiado. *¿Qué equipo protector usan los jóvenes en esta foto?*

Lección 4 Repaso

Repaso de información y vocabulario

1. Define el término *hidratación*.

2. ¿Qué son los *esteroides anabólicos*? Nombra tres maneras en que pueden dañar la salud.

3. ¿Por qué el comienzo de un programa de actividad física es una situación que requiere de atención médica preventiva?

Razonamiento crítico

4. **Evaluar.** ¿De qué modo mantener un espíritu deportivo óptimo te ayuda a estar seguro cuando estás participando en un deporte?

5. **Analizar.** Enrique quiere jugar en el equipo de fútbol escolar este otoño. Para prepararse, tiene pensado participar en un programa de entrenamiento en la primavera y el verano. Enumera cinco cosas que Enrique debe hacer antes y durante su programa de entrenamiento.

Destrezas de salud aplicadas

Acceder a la información. Trabaja con un compañero de clases y busquen en Internet tres escuelas que hayan adoptado la norma del análisis de drogas al azar para atletas escolares. Comparen las normas de tu escuela con las de ellos anotando las semejanzas y diferencias.

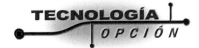

SITIOS WEB Usa la información que encuentres para crear una página Web que explique la posición de tu escuela en relación con los análisis de drogas al azar para atletas escolares. Ve a **health.glencoe.com** para obtener ayuda al planificar y crear un sitio Web.

 health.glencoe.com

Lesiones causadas por la actividad física

VOCABULARIO

esfuerzo excesivo
espasmos inducidos por el calor
insolación
congelación
hipotermia
espasmos musculares
distensión
esguince muscular

APRENDERÁS A

- Identificar los riesgos relacionados con el clima y asociados con diversas actividades físicas.
- Analizar las estrategias para prevenir y reaccionar ante lesiones causadas por accidentes relacionados con la actividad física.
- Identificar lesiones producto de la actividad física que requieren de atención médica profesional para las personas de todas las edades.

⟶ **COMIENZA AHORA** Enumera actividades que practicas durante temporadas específicas del año. Al lado de cada actividad, describe cómo te preparas para las condiciones climatológicas de esa temporada.

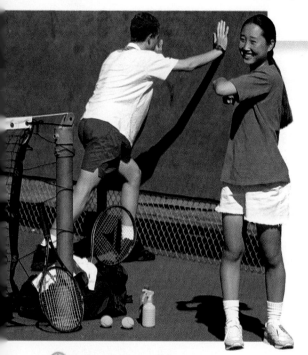

Estos jóvenes están tomando precauciones específicas para prevenir lesiones en el deporte. *¿Qué medidas de seguridad tomaste en tu actividad al aire libre más reciente?*

Con cualquier actividad que requiere movimiento siempre existe un riesgo de accidente o lesión. El riesgo de lesionarse durante una actividad física aumenta si la persona no está en buena forma física o si no se ha precalentado o hecho recuperación lo suficiente. El intentar realizar actividades físicas que superan tu nivel de capacidad también aumenta el riesgo de lesión.

Riesgos relacionados con el clima

Practicar una actividad física rutinaria al aire libre, puede ser una gran oportunidad de esparcimiento, pero se necesita tener en consideración algunos problemas de salud relacionados con el clima. Estos problemas pueden evitarse no participando en actividades físicas al aire libre cuando las temperaturas estén extremadamente bajas o altas. Los factores como el viento, la humedad y la contaminación del aire pueden aumentar tu riesgo de lesión o enfermedad. Presta atención a factores como vientos helados, los índices de rayos ultravioleta (UV) y los avisos sobre contaminación del aire. También debes prestar atención a las alertas del tiempo. Quédate en casa si existen amenazas de tornados, tormentas, inundaciones o ventiscas.

Riesgos de la salud relacionados con el clima caluroso

Las dos preocupaciones cuando hace calor son la deshidratación, o pérdida excesiva de agua del cuerpo, y la mala calidad del aire. La contaminación puede dañar los pulmones, por lo tanto, evita realizar actividades físicas al aire libre cuando haya aviso de contaminación. Para evitar la deshidratación, bebe mucha agua antes, durante y después de una actividad física. Muchos de los problemas de la salud como consecuencia del clima caluroso están relacionados con el **esfuerzo excesivo**, o *el trabajo excesivo del cuerpo*. Por ejemplo, el agotamiento causado por el calor —sobrecalentamiento del cuerpo que resulta en piel fría y sudorosa y síntomas de conmoción— es causado por esfuerzo excesivo en una atmósfera húmeda y caliente. Otros síntomas incluyen mareos, dolores de cabeza, falta de aliento y náuseas. El agotamiento causado por el calor puede estar precedido o acompañado de **espasmos inducidos por el calor**, *espasmos musculares causados por la pérdida de grandes cantidades de sal y agua a través del sudor*. Si notas cualquiera de estos síntomas, trasládate a un lugar más fresco, acuéstate y eleva los pies. Bebe pequeños sorbos de agua a medida que empiezas a recuperarte. Si los síntomas son graves o si comienzas a vomitar, busca atención médica de inmediato.

Ejercitar con síntomas de agotamiento causado por el calor y de deshidratación, puede llevarte a una **insolación**, *una condición en la cual el cuerpo pierde la capacidad de eliminar el calor excesivo a través del sudor*. Esto causa hipertermia o aumento súbito de la temperatura corporal, lo cual puede ser mortal. Una persona con insolación tendrá dificultad para respirar y puede desmayarse súbitamente. Si alguien tuviera insolación, busca atención médica de inmediato. Luego, mueve a la persona a un lugar más fresco y moja su piel con una esponja empapada en agua fría hasta que llegue la ayuda.

Los riesgos de la salud relacionados con el clima frío

Cuando participes en actividades en clima frío, ponte tres capas de ropa para mantenerte caliente. La primera capa debe retirar la humedad y el sudor de tu cuerpo. Muchas telas sintéticas se han elaborado específicamente para ayudar a mantener la piel seca. La capa del medio deberá proporcionar aislamiento. Las telas de lana o fibra sintética pueden ayudar a mantenerte caliente incluso cuando se mojan. Una chaqueta o abrigo de nylon como capa de arriba te ayudará a conservar el calor corporal y a la vez no permite el paso del viento ni del agua. También es necesario llevar un gorro ya que 70 por ciento del calor corporal se pierde por la cabeza. A medida que tu cuerpo se calienta, puedes quitarte capas de ropa o puedes añadirlas si baja la temperatura. Esto puede ayudarte a adaptarte a los cambios del clima.

Cuando comienzas cualquier actividad en un clima frío, empieza lentamente y asegúrate de hacer un precalentamiento de tus

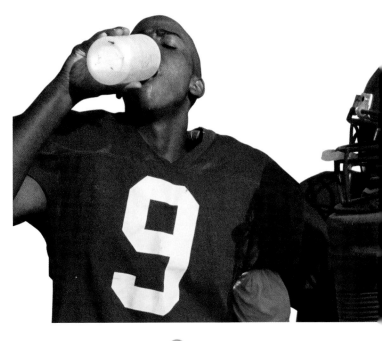

Mantenerse hidratado es esencial cuando se hace ejercicio en clima cálido o frío. *¿Qué otras medidas puede tomar este jugador para protegerse de problemas asociados con el ejercicio en un clima cálido?*

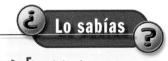

¿Lo sabías?

El mal de altura es un riesgo en algunos deportes en las montañas. Generalmente ocurre en altitudes de 7.000 pies o mayores, donde hay bajos niveles de oxígeno. Los síntomas incluyen fuertes dolores de cabeza, náuseas y debilidad. La mejor manera de prevenir el mal de altura es darte tiempo para adaptarte a la actividad en grandes alturas, beber bastante agua y evitar el alcohol y la cafeína.

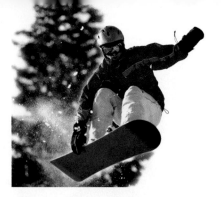

músculos. Mantenerse hidratado es tan importante en los climas fríos como en los climas calientes. Existen dos riesgos específicos para la salud asociados con el clima frío que son de especial importancia y que hay que considerar: la congelación y la hipotermia.

▶ La **congelación** es *una condición que ocurre cuando los tejidos corporales se congelan* y requiere de tratamiento médico profesional. Puedes evitar la congelación vistiendo ropa abrigada y cubriendo toda la piel expuesta al frío, en especial las orejas, la cara, los pies y los dedos, donde la congelación ocurre con más frecuencia. Un síntoma inicial de congelación es el emblanquecimiento de la piel de los dedos de los pies, de las manos, nariz u orejas. Si esto ocurre o si notas que no sientes un área de tu cuerpo expuesta al frío, trasládate hacia el interior de algún lugar inmediatamente y calienta el área con agua caliente.

Los cascos, las gafas protectoras y los guantes son equipos apropiados cuando practicas snowboarding.

La vida real
APLICACIÓN

La seguridad durante la actividad física

Los deportes y las actividades recreativas son la segunda causa más frecuente de lesiones en los jóvenes. Muchas de estas lesiones pueden prevenirse teniendo cuidado y usando el equipo apropiado. Examina la gráfica y elige un deporte o actividad recreativa en la que tú o tus amigos participen. Con ayuda de recursos electrónicos o impresos fiables, investiga ese deporte para encontrar estadísticas de lesiones. Por ejemplo, ¿qué lesiones son más comunes en este deporte? ¿Cuántos jóvenes se lesionan cada año en este deporte? ¿Cuántas de esas lesiones se tratan en salas de emergencias? ¿Qué equipo protector y qué precauciones pueden reducir las lesiones en este deporte?

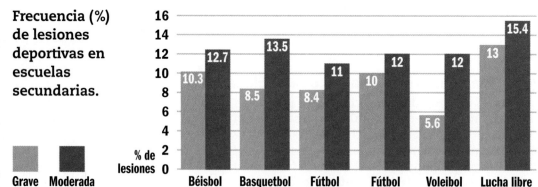

Frecuencia (%) de lesiones deportivas en escuelas secundarias.

Grave   Moderada

% de lesiones

	Grave	Moderada
Béisbol	10.3	12.7
Basquetbol	8.5	13.5
Fútbol americano	8.4	11
Fútbol	10	12
Voleibol	5.6	12
Lucha libre	13	15.4

Fuente: Basado en datos provenientes de la Asociación Nacional de Entrenadores Atléticos.

ACTIVIDAD Usando la actividad deportiva que has investigado, crea un cartel que explique cómo los jóvenes pueden lesionarse participando en esta actividad y presenta formas de mantenerse seguros. Diseña tu cartel con colores y dibujos atractivos para captar la atención de un público joven. Asegúrate de darle un nombre llamativo.

▶ La **hipotermia** es *una afección en la cual la temperatura corporal llega a ser peligrosamente baja.* Normalmente se asocia con el clima frío, pero puede resultar también de un largo periodo de exposición al viento, la lluvia o el sumergimiento en agua fría. Cuando ocurre la hipotermia, el cuerpo pierde la capacidad de calentarse. A medida que baja la temperatura del cuerpo, el cerebro no puede funcionar y los sistemas del cuerpo empiezan a detenerse. Una persona con esta afección puede desorientarse y perder el control motor. Dado que la hipotermia puede conducir a la muerte, requiere atención médica inmediata.

Cuando participes en actividades en clima frío, pon atención a tu cuerpo. El temblor es una señal de que tu cuerpo está perdiendo calor. Si comienzas a sentir frío o a temblar, dirígete a un lugar caliente y seco, envuélvete en una manta y bebe líquidos calientes para aumentar la temperatura de tu cuerpo paulatinamente.

Protegerse del sol y del viento

La exposición prolongada al sol y al viento es otro riesgo relacionado con el clima asociado con actividades físicas al aire libre. La quemadura del viento ocurre cuando la piel está expuesta al aire extremadamente frío, causándole enrojecimiento, tirantez y dolor al tacto. Reduce el riesgo de quemadura del viento usando ropa protectora y bálsamo labial. Los rayos UV del sol causan *quemaduras de sol,* quemadura de las capas superficiales de la piel. Las quemaduras de sol leves enrojecen tu piel y causa un poco de dolor. Las quemaduras de sol graves causan ampollas en la piel, hinchazón y dolor. Las exposiciones prolongadas o repetidas al sol, además de aumentar el riesgo de quemaduras de sol, también aceleran el proceso de envejecimiento de la piel y aumentan tu riesgo de desarrollar **cáncer de la piel.** Las horas más peligrosas de exposición a los rayos UV son entre las 10:00 A.M. y las 4:00 P.M. Para protegerte de las quemaduras de sol:

▶ Cubre con ropa la mayor parte posible del cuerpo cuando estés al aire libre y lleva sombrero de ala ancha cuando haga sol.

▶ Usa protector solar y labial con un filtro de protección solar (SPF) de *por lo menos* 15. El número de SPF indica la capacidad de una pantalla solar para filtrar los dañinos rayos UV del sol. Dado que los rayos UV penetran las nubes, también necesitas usar pantalla solar durante los días nublados.

▶ Aplica la pantalla solar en tu piel 30 minutos antes de salir de forma abundante y uniforme sobre todas las áreas de tu piel que vayan a exponerse al sol. Aplica la crema de nuevo al menos cada dos horas.

Los rayos UV también pueden dañar tus ojos. Una *catarata,* nubosidad que cubre el cristalino del ojo, es causada en parte por la exposición al sol. Usa una visera o sombrero de ala ancha y gafas de sol incluso durante los meses de invierno. Debido a que la luz del sol se refleja en la nieve, aquellos que participen en deportes invernales necesitan usar gafas protectoras para proteger sus ojos de la exposición a los rayos UV y del fulgor.

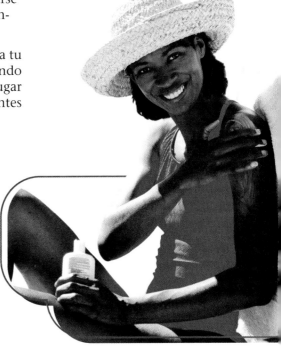

Aplica protector solar frecuentemente cuando participes en actividades al aire libre. *¿Por qué es importante usar protector solar tanto en clima cálido como frío?*

Vínculo

cáncer de la piel Para mayor información sobre el cáncer de la piel, ver el Capítulo 26, página 683.

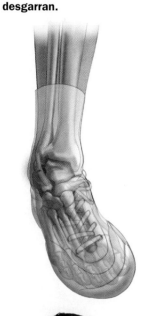

Los ligamentos son fuertes bandas de tejido que conectan los huesos unos con otros en articulaciones móviles. Si hay un esguince muscular, estas bandas se estiran o desgarran.

Lesiones leves

¿Alguna vez has tenido músculos adoloridos tras realizar una actividad física o has sentido el dolor de un tobillo torcido? Los músculos a menudo se sienten adoloridos de 24 a 48 horas después de un ejercicio fuerte. El precalentamiento, la recuperación y estiramiento pueden prevenir o reducir ese dolor muscular. Otras lesiones leves que afectan los sistemas muscular y óseo son los espasmos musculares, la distensión y los esguinces musculares. Un **espasmo muscular** es *una contracción o una tensión súbita de un músculo*. Ocurre cuando un músculo está fatigado, sobre trabajado o deshidratado. Beber agua fresca puede aliviar los espasmos musculares. Una **distensión** es *una afección que resulta del daño de un músculo o tendón*. Un **esguince muscular** es *una lesión al ligamento que rodea una articulación*. Los síntomas de un esguince incluyen dolor, hinchazón y dificultad de movimiento. Los esguinces graves requieren de tratamiento médico. El precalentamiento es una estrategia eficaz para prevenir estas lesiones accidentales.

Tratamiento para lesiones leves

Las lesiones leves como los espasmos musculares, las distensiones y algunos esguinces pueden tratarse con facilidad. Los espasmos musculares pueden aliviarse con un masaje ligero. Una estrategia de reacción efectiva para estas lesiones accidentales leves es el procedimiento *R.I.C.E.* que se describe en la **Figura 4.5.**

Lesiones graves

El dolor —en especial el dolor extremo— puede ser una señal de que tienes una lesión grave. Si sientes un dolor agudo, entumecimiento o desorientación, o escuchas un sonido como un "crujido" durante una caída, busca tratamiento médico de inmediato.

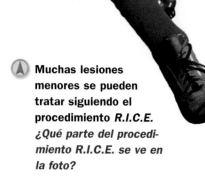

Muchas lesiones menores se pueden tratar siguiendo el procedimiento *R.I.C.E.*
¿Qué parte del procedimiento R.I.C.E. se ve en la foto?

FIGURA 4.5

EL PROCEDIMIENTO *R.I.C.E.*

R est/Reposo Evita utilizar el músculo o articulación lesionado. Esto significa no utilizar el área afectada por varios días.

I ce/Hielo El hielo ayuda a reducir el dolor y la hinchazón. Pon cubos de hielo en una bolsa de plástico, y envuelve la bolsa en una toalla. Sostén la toalla con la bolsa de hielo en el área afectada por 20 minutos. Quita la bolsa unos 20 minutos y vuélvela a colocar otros 20 minutos. Repite este proceso cada 3 horas mientras estás despierto, en un lapso de 72 horas.

C ompression/Compresión La presión ligera por el uso de una venda elástica puede ayudar a reducir la hinchazón. El vendaje no debe estar tan apretado que corte la circulación de la sangre en el área y tiene que aflojarse por la noche.

E levation/Elevación Levantar el miembro afectado por arriba del nivel del corazón ayuda a disminuir el dolor y la hinchazón, especialmente por la noche.

Las lesiones graves pueden ser:

▶ **Fracturas y dislocaciones.** Las fracturas son las roturas de un hueso. Una fractura causa hinchazón y casi siempre un dolor muy agudo, y normalmente requiere de inmovilización para sanarse debidamente. Las dislocaciones ocurren cuando un hueso cambia de posición en una articulación. Una dislocación a veces causa un ruido seco cuando ocurre. Un doctor debe colocar el hueso en su posición original e inmovilizar la articulación para que el tejido pueda sanarse.

▶ **Tendonitis.** Afección en la que los tendones, bandas fibrosas que conectan los músculos con los huesos, se estiran o se desgarran por abuso. El tratamiento incluye reposo, medicinas y fisioterapia.

▶ **Conmociones cerebrales.** Las conmociones cerebrales resultan de golpes en la cabeza y pueden causar la hinchazón del cerebro ocasionando la inconsciencia y hasta la muerte. Las conmociones cerebrales también pueden causar problemas neurológicos serios. Si recibes un golpe en la cabeza y sufres de dolores de cabeza, mareos, pérdida de la memoria o del conocimiento, acude a un profesional médico inmediatamente.

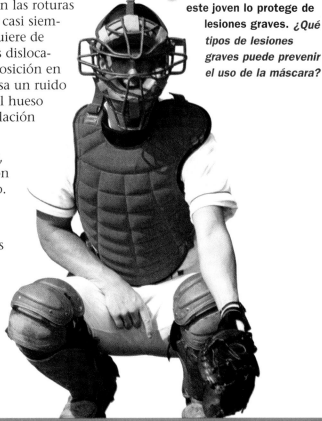

El equipo protector de este joven lo protege de lesiones graves. *¿Qué tipos de lesiones graves puede prevenir el uso de la máscara?*

Lección 5 *Repaso*

Repaso de información y vocabulario

1. ¿Qué es la *hipotermia*? ¿Con qué tipos de clima se asocia a menudo esta afección?

2. Analiza y describe las estrategias para prevenir y reaccionar a las lesiones accidentales que se describen en esta lección.

3. Identifica qué lesiones en esta lección requieren de la atención de los servicios profesionales de la salud.

Razonamiento crítico

4. **Evaluar.** Explica por qué los espasmos musculares pueden ser más peligrosos para un nadador que para un corredor.

5. **Analizar.** En un día caluroso, un corredor empieza a respirar con mucha dificultad y también se pone pálido, se marea y siente náuseas. ¿Qué afección probablemente padece este corredor? Analiza y describe las estrategias para reaccionar a esa afección.

Destrezas de salud aplicadas

Destrezas de comunicación. Imagina que tu amiga ha sufrido un esguince leve en su tobillo mientras patinaba. Analiza y describe cómo podría ella usar el procedimiento *R.I.C.E.* en respuesta a esa lesión accidental.

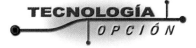

TECNOLOGÍA *OPCIÓN*

PROCESADOR DE TEXTOS Usa un programa procesador de textos para crear tu propia gráfica que resuma el procedimiento *R.I.C.E.* Ve a **health.glencoe.com** para obtener consejos sobre cómo aprovechar al máximo tu programa procesador de textos.

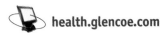

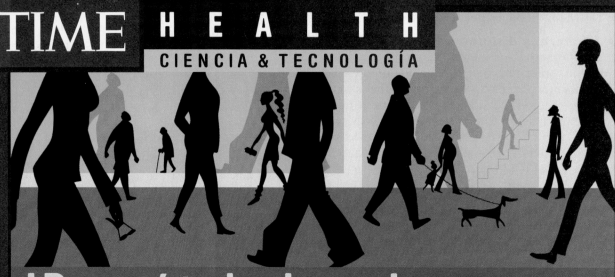

¿Por qué todo el mundo está Caminando?

Es simple, es barato y los estudios muestran que caminar puede ser uno de los mejores tipos de ejercicio.

Caminar puede ser el ejercicio perfecto. Para empezar, es uno de los ejercicios más seguros que tu cuerpo puede realizar. Es mucho mejor para las rodillas que correr y, aparte de una punzada ocasional en el costado, no causa efectos secundarios negativos. Los científicos creen que si todos los habitantes de Estados Unidos caminaran enérgicamente durante 30 minutos diarios, podríamos disminuir la incidencia de muchas enfermedades entre un 30 y un 40 por ciento.

El caminar enérgicamente brinda muchos de los mismos beneficios de las actividades más intensas, como correr o hacer ejercicios aeróbicos. Sólo camina a una velocidad enérgica y razonable (de 3 a 4 millas por hora) alrededor de media hora, de cinco a seis veces por semana. Puede que no sientas los beneficios súbitamente. Sin embargo, se ha demostrado que, a largo plazo, una caminata regular puede hacerte un bien inmenso, desde reducir el riesgo de derrames cerebrales y diabetes hasta ayudar a combatir la artritis y la alta presión sanguínea.

Antes de comenzar, te brindamos unos cuantos consejos para ayudarte a aprovechar tu rutina de caminar. Primero, pon atención a tus zapatos. Los caminantes pasan más tiempo con el pie sobre el suelo que los corredores, por lo que los zapatos para caminar necesitan más espacio en la parte frontal para que los pies puedan extenderse.

Segundo, mantén un registro de tus esfuerzos, como la distancia que cubriste y en cuánto tiempo. No hay nada como llevar un registro de tus logros para mantenerte motivado.

Tercero, prepárate debidamente. La mejor manera de evitar dolores musculares es comenzando lentamente e incorporando poco a poco ejercicios de estiramiento durante el precalentamiento antes de ejercitar y la recuperación después del ejercicio.

Finalmente, fíjate metas realistas. Recuerda: no necesitas ganar ninguna carrera para conseguir un buen estado físico. El secreto del éxito consiste en mantener una rutina continua. ◼

TIME PIENSA... Sobre caminar

Crea un horario de un día escolar típico. Encuentra al menos tres maneras en que puedes aumentar la distancia que caminas, por ejemplo, usando las escaleras en lugar del ascensor. Comparte tus ideas con la clase.

Destrezas de salud aplicadas

1. **Practicar conductas saludables.** Identifica tres actividades sedentarias de tu vida diaria y sugiere tres actividades físicas que podrías hacer en su lugar. *(LECCIÓN 1)*

2. **Fijarse metas.** Identifica dos áreas de tu estado de salud físico que necesites mejorar. Usa los pasos para fijarse metas, a fin de elaborar un plan para mejorar dichas áreas. *(LECCIÓN 2)*

3. **Promoción.** Prepara una presentación breve en la cual animes a los jóvenes a elaborar sus propios programas de buen estado físico basados en los principios de sobrecarga, progresión y especificidad. *(LECCIÓN 3)*

4. **Destrezas de negación.** Con un compañero de clase, escenifica una situación en la cual te niegues a tomar un suplemento de hierbas que te ofrece un amigo y que promete aumentar el rendimiento atlético. *(LECCIÓN 4)*

5. **Acceder a la información.** Encuentra tres fuentes en tu comunidad de las que puedas solicitar información sobre las lesiones deportivas. Resume la información que recibas de cada fuente y comparte tu reporte con la clase. *(LECCIÓN 5)*

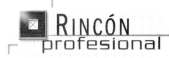

RINCÓN profesional

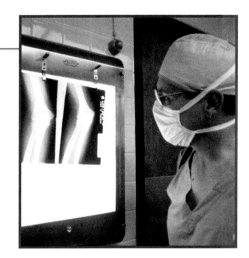

La medicina deportiva

¿Te gustaría trabajar con atletas y otras personas que lleven vidas físicamente activas? Si es así, podrías disfrutar de una carrera en la medicina deportiva. Los doctores que se especializan en medicina deportiva tratan lesiones relacionadas con los deportes y con otras actividades físicas.

Para ingresar en esta profesión, necesitarás completar una licenciatura cuatro años de facultad de medicina y entre uno a siete años de capacitación residencial. Aprende más acerca de ésta y otras carreras profesionales de la salud visitando el Rincón Profesional en **health.glencoe.com**.

Después de leer

En el reverso de tu *Foldable* terminado, usa la información que has aprendido en este capítulo para crear un plan personal para aumentar tu nivel de actividad física semanal.

FOLDABLES Esquema de estudio

▶ TERMINOLOGÍA DE LA SALUD *Contesta las siguientes preguntas en una hoja de papel.*

Lección 1 *Reemplaza las palabras subrayadas con el término correcto.*

actividad física   **osteoporosis**
buen estado físico   **estilo de vida sedentario**
metabolismo

1. Mirar televisión y dormir siestas son características de una <u>actividad física</u>.
2. El <u>buen estado físico</u> es una afección caracterizada por una disminución en la densidad de los huesos.
3. La <u>osteoporosis</u> se refiere al proceso por el cual tu cuerpo obtiene energía de la alimentación.

Lección 2 *Llena los espacios en blanco con el término correcto.*

composición corporal   **resistencia muscular**
ejercicio   **fortaleza muscular**
flexibilidad   **ejercicio aeróbico**
resistencia cardiorrespiratoria   **ejercicio anaeróbico**

La actividad física que tiene una meta en concreto, que es planificada, estructurada, repetitiva y mejora o mantiene el buen estado físico se llama el (_4_). El (_5_) es cualquier actividad rítmica que usa los grupos musculares grandes y que se puede realizar de manera continua durante 20 a 30 minutos seguidos. El (_6_) involucra actividades en las que los músculos producen energía sin usar oxígeno.

Lección 3 *Reemplaza las palabras subrayadas con el término correcto.*

sobrecarga   **ejercicio de entrenamiento**
progresión   **recuperación**
especificidad   **F.I.T.T.**
precalentamiento **ritmo cardiaco en descanso**

7. La parte de un programa de ejercicios donde la actividad se realiza a su máxima potencia se llama <u>sobrecarga</u>.
8. Un <u>ejercicio de entrenamiento</u> prepara los músculos para trabajar.

9. Una actividad que prepara los músculos para volver a su estado de descanso se llama <u>progresión</u>.

Lección 4 *Une cada definición con el término correcto.*

examen médico   **hidratación**
programa de entrenamiento **esteroides anabólicos**

10. Programa de preparación física formalizado para la participación en un deporte u otra actividad física.
11. Beber líquidos para que el cuerpo funcione debidamente.
12. Búsqueda o verificación de enfermedades o trastornos de las que una persona no estaría enterada o no habría buscado ayuda médica para resolverlos.

Lección 5 *Identifica si cada enunciado es Cierto o Falso. Si es falso, reemplaza el término subrayado con el término correcto.*

esfuerzo excesivo   **hipotermia**
insolación   **espasmos musculares**
espasmos inducidos por   distensión
el calor
congelación   **esguince muscular**

13. Muchos de los problemas de la salud como consecuencia del clima caluroso, como el agotamiento causado por el calor, están relacionados con la <u>hipotermia</u>.
14. La <u>congelación</u> es una afección que ocurre cuando los tejidos corporales se congelan.
15. Un <u>espasmo muscular</u> es una lesión al ligamento que rodea una articulación.

▶ ¿LO RECUERDAS? *Usa oraciones completas para contestar las siguientes preguntas.*

1. Examina y describe brevemente los efectos de la actividad física regular en el sistema nervioso.
2. Analiza la relación entre la actividad física regular, la promoción de la salud y la prevención de enfermedades: ¿Cómo puede la participación en una actividad física regular reducir tus riesgos de enfermedad cardiovascular?

3. ¿Qué es la fortaleza muscular y cómo se mide?

4. Examina y describe brevemente cómo los ejercicios aeróbicos afectan al sistema cardiovascular y al aparato respiratorio.

5. En el contexto de la actividad física, ¿qué quiere decir el término *progresión*?

6. ¿Cuáles son los tres elementos que deberían formar parte de toda sesión de actividad física?

7. ¿Por qué una nutrición adecuada y descanso apropiado son factores importantes en un programa de entrenamiento físico?

8. ¿Por qué comenzar un programa deportivo es una situación que requiere atención médica preventiva?

9. Describe y analiza una estrategia para responder a distensiones y esguinces musculares leves.

10. ¿Qué síntomas señalan que una lesión grave requiere tratamiento de los servicios profesionales de la salud?

➤ RAZONAMIENTO CRÍTICO

1. **Analizar.** ¿Por qué piensas que muchos jóvenes llevan estilos de vida sedentarios?

2. **Evaluar.** ¿En qué actividades físicas podría participar una persona a quien no le gusta el ejercicio en grupo para obtener beneficios tanto de ejercicios aeróbicos como anaeróbicos?

3. **Sintetizar.** Elabora un programa de actividad física que incluya todas las áreas indicadas en la Pirámide de actividad física en la Figura 4.3 de la página 88.

4. **Explicar.** ¿Por qué es importante estar alerta al medio ambiente que te rodea cuando practicas un deporte?

5. **Aplicar.** ¿Qué estrategias usaría un esquiador experto para prevenir una enfermedad y una lesión accidental mientras esquía?

Práctica para la prueba estandarizada

 Lee el siguiente pasaje y luego contesta las preguntas.

(1) Rashab bajó la cabeza y pedaleó aún más fuerte. (2) Hasta el momento la carrera había sido difícil, pero él luchó contra todo síntoma de agotamiento. (3) Los tres ciclistas en primera posición no estaban tan lejos de él como hacía un rato. (4) Con suerte, ellos serían los que estarían cansados, no él. (5) Todos ellos se acercaban a las dos últimas millas de la carrera; una inclinación leve seguida de una curva y luego derecho hasta la meta. (6) Bajó una velocidad, pedaleó más fuerte y decidió no perder más tiempo vigilando las posiciones. (7) Pasa a un competidor sin siquiera mirarle, concentrándose en mantener un ritmo constante. (8) Pensó en cómo se sentiría si perdiera. (9) Faltaba media milla y todavía había dos ciclistas adelante. (10) "Puedo ir más deprisa", pensó. (11) Apretó los dientes, buscó fuerzas desde lo más profundo y se obligó a aumentar la velocidad. (12) Pasó a un ciclista. (13) Concentrándose, y convencido de la victoria, pasó al tercer y último competidor y cruzó la línea de meta. (14) Un ganador.

1. ¿Cuál es la manera más efectiva de mejorar la concordancia del pasaje?

   A Borrar la oración 10.
   B Borrar la oración 8.
   C Borrar la oración 14.
   D No hacer ningún cambio.

2. ¿Qué cambio se le debe hacer a la oración 7?

   A Cambiar *pasa* a **pasó.**
   B Quitar la coma después de mirarle.
   C Cambiar *concentrándose* a **concentración.**
   D No hacer ningún cambio.

3. Escribe un párrafo que describa los sentimientos y acciones de Rashab ahora que terminó la carrera.

Capítulo 5

La nutrición y tu salud

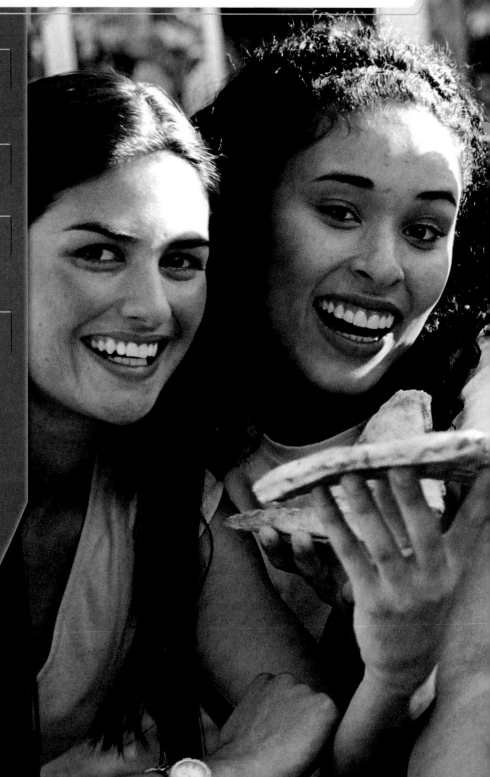

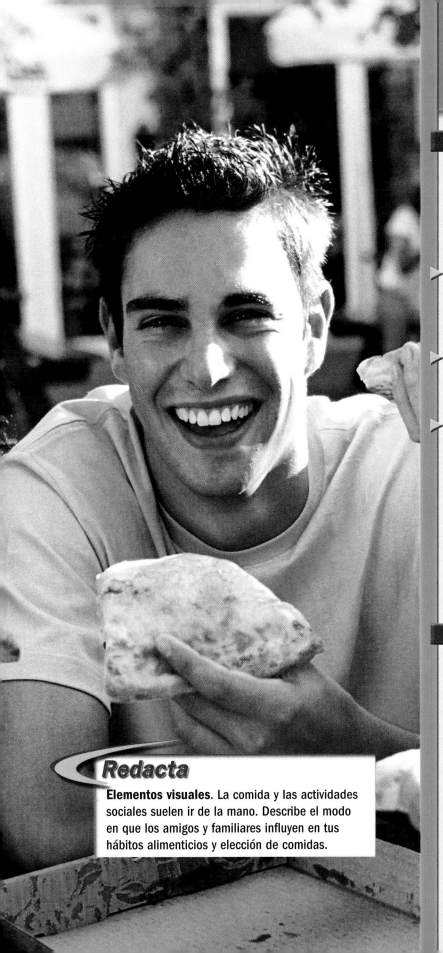

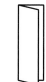

Redacta

Elementos visuales. La comida y las actividades sociales suelen ir de la mano. Describe el modo en que los amigos y familiares influyen en tus hábitos alimenticios y elección de comidas.

FOLDABLES™
Esquema de estudio

Antes de leer

Haz este *Foldable* para registrar lo que aprendas sobre los beneficios de la actividad física y los riesgos de la inactividad física. Comienza con una hoja de papel de 8½″ x 11″ o una hoja de papel de cuaderno.

▶ **Paso 1**

Dobla una hoja de papel por la mitad a lo largo del eje mayor.

▶ **Paso 2**

Gira el papel y dóblalo en tres.

▶ **Paso 3**

Corta la parte superior por ambos dobleces. Rotula las solapas tal como se muestra.

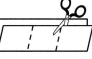

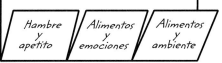

| Hambre y apetito | Alimentos y emociones | Alimentos y ambiente |

Mientras lees

Escribe las preguntas que tengas sobre cómo cada uno de estos tres factores influye en tus hábitos alimenticios. Mientras lees el capítulo, escribe las respuestas a tus preguntas debajo de las solapas.

La nutrición durante la adolescencia

VOCABULARIO
nutrición
calorías
nutrientes
hambre
apetito

APRENDERÁS A

- Explicar la relación entre nutrición, calidad de vida y enfermedad.

- Evaluar varias influencias en tus selecciones de alimentos.

- Explicar los beneficios inmediatos y a largo plazo de la nutrición en los aparatos y sistemas corporales.

COMIENZA AHORA En una hoja de papel, haz una lista de seis alimentos que comes con más frecuencia en tus comidas o bocadillos. Luego describe por qué comes cada uno de estos alimentos. ¿Basas tus selecciones en sus beneficios para la salud? ¿En su sabor o apariencia? ¿En su conveniencia?

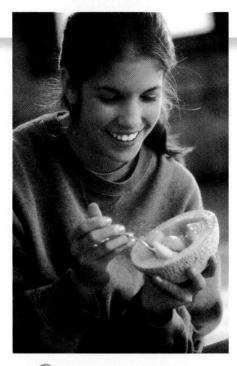

Elegir fruta fresca como bocadillo es una buena manera de darle a tu cuerpo los nutrientes que necesita. ¿Cuál es el bocadillo sano que tú prefieres?

Imagínate mordiendo una manzana fresca y jugosa o una porción de pizza con sabrosa salsa de tomate. ¿Te apetecen estos alimentos? ¿Qué otros alimentos te gustan? Disfrutar de una amplia variedad de alimentos sanos es una parte importante de una buena **nutrición**, esto es *el proceso mediante el cual el cuerpo ingiere y usa los alimentos.* Como no todos los alimentos ofrecen los mismos beneficios, es importante para tu nivel general de salud hacer selecciones de alimentos sanas.

La importancia de una buena nutrición

Una buena nutrición aumenta tu calidad de vida y ayuda a prevenir enfermedades. Te provee las calorías y los nutrientes que tu cuerpo necesita para una máxima energía y bienestar general. Las **calorías**, o más correcto, las kilocalorías, son *las unidades calóricas que miden la energía usada por el cuerpo y la energía que los alimentos le suministran al cuerpo.* Esta energía abastece todo lo que haces, desde hacer ejercicios y practicar deportes hasta hacer tu tarea y conversar con amigos. Los **nutrientes** son las *sustancias en los alimentos que tu cuerpo necesita para crecer, para restablecerse y para proporcionarte energía.* Hacer selecciones de alimentos saludables le proveerá a tu cuerpo los nutrientes que necesita para ayudarte a lucir bien y a desempeñarte al máximo.

¿Qué influye en tus selecciones de alimentos?

¿Te has preguntado alguna vez por qué eliges ciertos alimentos? El sabor, claro está, desempeña una parte importante en tu selección de alimentos. Probablemente no comerás un alimento —aun cuando sepas que es sano— si no te gusta su sabor. Para comprender mejor tus hábitos alimenticios, es importante que entiendas la diferencia entre tu *necesidad* física de alimentos y tu *deseo* psicológico de alimentos, esto es, entre hambre y apetito. Saber distinguir entre los dos te puede ayudar a hacer selecciones de alimentos más sanas.

Hambre y apetito

El **hambre**, una respuesta innata e involuntaria, es *un instinto físico natural que te protege de la inanición.* Cuando tu estómago está vacío, sus paredes se contraen estimulando las terminaciones nerviosas. Los nervios le señalan a tu cerebro que tu cuerpo necesita alimento. Cuando comes, las paredes del estómago se expanden y las terminaciones nerviosas dejan de estar estimuladas. Has satisfecho tu necesidad física de alimento.

La necesidad física de alimento no es la única razón por la que las personas comen. ¿Alguna vez has comido algo "sólo por ser sociable" o como respuesta a una sensación familiar; por ejemplo, al olor del pan recién horneado? En tales casos estás comiendo como respuesta al apetito más que al hambre. El **apetito** es *más un deseo que una necesidad de comer.* Ya sea que estés respondiendo al hambre o al apetito cuando comes, muchos factores influyen en tus selecciones de alimentos y en tus hábitos alimenticios, incluyendo tus emociones y un número de factores en tu medio ambiente.

Los alimentos y las emociones

En ocasiones los alimentos se usan para satisfacer necesidades emocionales. Por ejemplo, ¿tiendes a comer más —o menos— cuando te sientes estresado, frustrado o deprimido? ¿Algunas veces comes bocadillos sólo porque estás aburrido? ¿Te premias con alimentos cuando has logrado una meta? Usar alimentos para aliviar la tensión o el aburrimiento o para premiarte puede resultar en una sobrealimentación y aumento de peso perjudicial. Por otro lado, si cuando estás preocupado pierdes el interés en comer, podrías no estar consumiendo cantidades suficientes de los nutrientes que tu cuerpo necesita. Reconocer cuándo las emociones guían tus selecciones de alimentos te puede ayudar a romper esos patrones y a mejorar tus hábitos alimenticios.

Los alimentos y tu medio ambiente

Un número de factores medioambientales influyen en tus selecciones de alimentos:

► **La familia, los amigos y los pares.** Muchos de tus hábitos alimenticios se formaron mientras crecías, cuando los adultos planeaban tus comidas. Ahora es posible que prefieras ciertos alimentos porque has crecido comiéndolos. Los amigos y los pares pueden influenciarte para que pruebes nuevos alimentos.

la SALUD al MINUTO

El control de tus hábitos alimenticios

Para controlar tus hábitos:

► **Trata de no dejarte influenciar demasiado por los demás en lo que eliges para comer.** Elige alimentos teniendo en cuenta tu salud, no solamente tu apetito.

► **Presta atención a la cantidad.** Comienza con porciones razonables y si es posible, usa un plato pequeño. Escucha el "reloj del hambre" de tu cuerpo en vez de tu apetito. Cuando te sientas lleno, deja de comer. Tu estómago necesita 20 minutos para enviar la señal al cerebro de que está satisfecho.

► **Trata de que las reuniones sociales no estén centradas en la comida.** Si te reúnes con amigos considera, por ejemplo, un lugar como un parque o centro de recreación en vez de un restaurante.

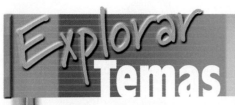
Explorar Temas

¿Debería aplicarse impuestos a gaseosas y bocadillos para patrocinar programas de educación de la salud?

Algunos defensores de la salud han recomendado que se apliquen impuestos a gaseosas y bocadillos altos en calorías. Ellos creen que estos alimentos son, en parte, culpables de la reciente elevación de las tasas de obesidad. A cada artículo se le impondría un impuesto de uno a dos centavos y el dinero patrocinaría programas que promuevan la alimentación sana y la actividad física. Lee lo que dos jóvenes piensan al respecto:

Punto de vista 1: Zack H., 16 años

Yo pagaría uno o dos centavos extra por bocadillo si el dinero se fuera a usar para una buena causa. Los cigarros y el alcohol tienen impuestos, entonces ¿por qué no los refrescos y bocadillos altos en calorías? Cada año la obesidad causa casi tantas muertes como el tabaco. Los defensores de la salud han mostrado que los mensajes antitabaco pueden cambiar la conducta. Pienso que las campañas de nutrición pueden hacer lo mismo.

Punto de vista 2: Songhee L., 16 años

No se pueden comparar las gaseosas y bocadillos con el tabaco y el alcohol. La gente tiene que comer. No hay comidas buenas ni malas, sólo patrones alimenticios no sanos. La respuesta a la obesidad es hacer las selecciones correctas de alimentos. Un estilo de vida sedentario también contribuye al sobrepeso y a la obesidad. ¿Por qué no se le aplican impuestos a los videojuegos y a los programas de computadora? Además, ¿por qué parar en las gaseosas y bocadillos? ¿Por qué no se le aplican impuestos al queso, a la mantequilla y a los aderezos de ensalada?

ACTIVIDAD

1. ¿Piensas que las campañas o los programas formales de nutrición influirían en las personas a la hora de hacer selecciones alimenticias sanas? ¿Por qué sí o por qué no?

2. ¿Debe el gobierno ser responsable de las selecciones alimenticias de cada individuo? Explica.

► **Medio cultural y étnico.** Tus selecciones de alimentos pueden reflejar tu herencia cultural o medio étnico. Por ejemplo, el maíz, los frijoles y las tortillas pueden ser alimentos comunes en muchos hogares mexicoamericanos.

► **Conveniencia y costo.** La conveniencia y el costo de los alimentos pueden ser las principales prioridades para algunas personas. Por ejemplo, familias atareadas pueden depender de alimentos que se preparan con rapidez, como las comidas que se cocinan en el horno de microondas.

▶ **Publicidad**. Los anunciadores gastan millones de dólares todos los años para influir en tus decisiones de alimentos. Una parte de hacer selecciones de alimentos informadas incluye el analizar cuidadosamente los mensajes de salud transmitidos en los anuncios de alimentos en los medios publicitarios. Entonces tú, en vez de los anunciadores, controlarás tus selecciones de alimentos.

La nutrición durante el transcurso de la vida

La buena nutrición es esencial para la salud durante toda la vida, pero particularmente durante la adolescencia, ya que es uno de los periodos de crecimiento más rápido que puedas experimentar. La alimentación sana te provee los nutrientes que necesitas para el crecimiento y desarrollo, te da energía para los deportes y otras actividades, te permite mantenerte mentalmente alerta y te ayuda a sentirte bien y a lograr tu mejor apariencia física. Un plan de alimentación sano y balanceado también ayuda a prevenir el aumento de peso perjudicial, la obesidad y la diabetes de tipo 2, afecciones que se han vuelto más comunes entre los niños y jóvenes en los últimos años. Hacer selecciones de alimentos sanos ahora también disminuye tu riesgo de desarrollar muchas afecciones amenazadoras para la vida cuando seas mayor. Entre éstas están las enfermedades del corazón, apoplejía, ciertos tipos de cáncer y la osteoporosis.

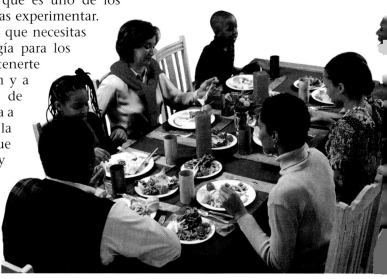

Ⓨ Hacer comidas nutritivas en familia puede contribuir a la salud de todos los miembros de la familia.

▶ Lección 1 *Repaso*

Repaso de información y vocabulario

1. Explica brevemente la relación entre nutrición, calidad de vida y enfermedad.

2. Define el término *apetito*.

3. Nombra tres influencias —aparte de la familia— en las selecciones de alimentos de las personas.

Razonamiento crítico

4. **Evaluar.** Da ejemplos de cómo tu familia ha influido en tus selecciones de alimentos.

5. **Aplicar.** ¿Cómo es que lo que comes hoy afecta tu salud tanto ahora como cuando seas mayor?

Destrezas de salud aplicadas

Analizar influencias. Busca en revistas y otros medios impresos cinco anuncios de alimentos que contengan afirmaciones de salud específicas. Analiza el mensaje de salud que cada anuncio comunica sobre su producto. ¿Cómo podría influir en tu selección de alimentos? Presenta lo que averigües en la forma de una tabla.

TECNOLOGÍA ↕ *OPCIÓN*

HOJAS DE CÁLCULO Puedes usar un programa de hojas de cálculo para crear tu tabla. Busca ayuda para usar el programa de hojas de cálculo en **health.glencoe.com**.

Los nutrientes

VOCABULARIO

hidratos de carbono
fibra
proteínas
lípido
vitaminas
minerales

APRENDERÁS A

• Describir las funciones de los seis nutrientes básicos para mantener la salud.

• Demostrar el conocimiento de los nutrientes en una variedad de alimentos.

• Analizar la relación entre la buena nutrición, la promoción de la salud y la prevención de enfermedades.

COMIENZA AHORA ¿Cuál es tu idea sobre una comida sana? En una hoja de papel , describe una comida nutritiva que tú disfrutarías. Luego haz una lista de los beneficios para la salud que crees que obtendrías de esa comida.

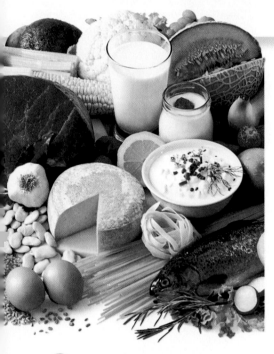

Cada uno de estos alimentos es rico en uno o más nutrientes. *¿Cuáles de estos alimentos comes regularmente?*

Para sobrevivir, el cuerpo humano necesita de los nutrientes que se encuentran en los alimentos. Estos nutrientes están clasificados en seis grupos: hidratos de carbono, proteínas, grasas, vitaminas, minerales y agua. Cada uno cumple una función única para mantener un crecimiento normal y para el funcionamiento de tu cuerpo. Juntos, ellos son esenciales para tu salud completa y bienestar general.

Los hidratos de carbono

¿Te gustan las papas, las pastas y el pan? Estos alimentos son ricos en hidratos de carbono. Los **hidratos de carbono** son *los almidones y azúcares presentes en los alimentos*. Están compuestos de carbón, oxígeno e hidrógeno. Los hidratos de carbono son la fuente de energía preferida del cuerpo, y proveen cuatro calorías por gramo. Tu cuerpo usa energía de los hidratos de carbono para realizar todas las tareas, entre ellas, sentarse y leer las palabras de esta página. Dependiendo de su composición química, los hidratos de carbono se clasifican en simples o complejos. La mayoría de los nutricionistas recomiendan que de un 55 a un 60 por ciento de tus calorías diarias provengan de los hidratos de carbono, principalmente de los hidratos de carbono complejos.

Los hidratos de carbono simples y complejos

Los hidratos de carbono simples son los *azúcares* como la fructosa y la lactosa (presentes en la fruta y en la leche respectivamente). Probablemente estás más familiarizado con el hidrato de carbono simple llamado sacarosa. Ella se encuentra de manera natural en muchas plantas como la caña de azúcar y la remolacha azucarera, y se refina para convertirse en azúcar de mesa. A muchos productos alimenticios elaborados se les añade azúcar.

Los hidratos de carbono complejos, *o almidones,* se encuentran en granos integrales, semillas, nueces, legumbres (guisantes secos y frijoles) y en tubérculos (vegetales subterráneos como las papas). El cuerpo debe descomponer los hidratos de carbono complejos en hidratos de carbono simples antes de poderlos usar como energía.

La función de los hidratos de carbono

Tu cuerpo convierte todos los hidratos de carbono en glucosa, un azúcar simple que constituye la principal fuente de energía del cuerpo. La glucosa que tu organismo no utiliza de inmediato es almacenada en el hígado y en los músculos en forma de una sustancia parecida al almidón llamada glucógeno. Cuando se necesita más energía, tu cuerpo convierte el glucógeno nuevamente en glucosa. Sin embargo, es posible consumir más hidratos de carbono que los que tu cuerpo necesita en el momento o puede almacenar como glucógeno. Cuando esto ocurre, tu cuerpo convierte y almacena el exceso de hidratos de carbono en forma de grasa corporal. Tú puedes evitar el consumo excesivo de hidratos de carbono al aprender a hacer selecciones informadas sobre los alimentos y al mantener hábitos alimenticios sanos.

La fibra

La **fibra** es *un hidrato de carbono complejo indigestible* que se encuentra en las partes duras y filamentosas de los vegetales, frutas y granos integrales. Aunque la fibra no se puede digerir y usar como energía, ayuda a mover los desechos por el aparato digestivo y, por lo tanto, ayuda a prevenir problemas intestinales como el estreñimiento. Comer suficiente fibra durante toda tu vida puede promover la salud reduciendo los riesgos de enfermedades del corazón. También se ha demostrado que algunos tipos de fibra ayudan a controlar la diabetes al reducir los niveles de glucosa en la sangre.

Para mantenerte saludable, come de 20 a 35 gramos de fibra diariamente. Las frutas y los vegetales cuyas cáscaras son comestibles y los productos de granos integrales como el salvado, la avena y el arroz integral son excelentes fuentes de fibra.

la SALUD al MINUTO

Cómo incorporar más fibra en tu dieta

Para consumir 20-35 gramos de fibra a diario:

▶ Comienza el día con un desayuno rico en granos integrales, como la avena.

▶ Elige fruta entera en vez de jugo.

▶ Asegúrate de consumir por lo menos cinco porciones de fruta y vegetales todos los días.

▶ Elige bocadillos con alto contenido de fibra (palomitas de maíz, vegetales crudos, nueces y fruta con cáscara comestible).

▶ Come legumbres por lo menos dos o tres veces a la semana.

▶ En las recetas, utiliza ingredientes de granos integrales (harina integral, salvado) en vez de ingredientes con poca fibra (harina blanca) cuando sea posible.

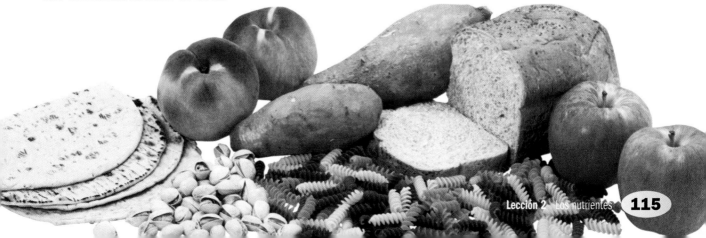

Cada uno de estos alimentos es una rica fuente de hidratos de carbono.

Las proteínas

Parte vital de cada célula de tu cuerpo, son las **proteínas**, *los nutrientes que ayudan a desarrollar y mantener las células y los tejidos del cuerpo*. Las proteínas están compuestas por largas cadenas de sustancias llamadas aminoácidos. Tu cuerpo puede producir 9 de los 20 diferentes aminoácidos que constituyen las proteínas. Los 9 que tu cuerpo no puede producir se llaman *aminoácidos esenciale*s los cuales debes obtener de los alimentos que comes.

Las proteínas completas e incompletas

Las proteínas de los alimentos están clasificadas en dos grupos, *proteínas completas* y *proteínas incompletas*.

▶ Las **proteínas completas** contienen cantidades adecuadas de los nueve aminoácidos esenciales. Los productos de origen animal —como pescado, carne, ave, huevo, leche, queso y yogur— y muchos productos de soja son buenas fuentes de proteínas completas.

▶ Las **proteínas incompletas** carecen de uno o más de los aminoácidos esenciales. Entre ellas están los frijoles, los guisantes, las nueces y los granos integrales. Consumir una combinación de proteínas incompletas, como por ejemplo arroz y frijoles o pan con mantequilla de cacahuate, es equivalente a consumir una proteína completa. Tú no tienes que combinar las proteínas incompletas en una sola comida para obtener estos beneficios, sólo necesitas comer ambas en el transcurso del día.

La función de las proteínas

Las proteínas tienen muchas funciones. Durante los principales periodos de crecimiento, como la infancia, la niñez, la adolescencia y el embarazo, el cuerpo desarrolla nuevas células y tejidos de los aminoácidos en las proteínas. Durante toda tu vida tu cuerpo reemplaza las células dañadas o gastadas por nuevas que son producidas por las proteínas. El cuerpo también utiliza las proteínas para producir enzimas, hormonas y anticuerpos. Las enzimas son sustancias que controlan el ritmo de las reacciones químicas en tus células. Las hormonas regulan las actividades de las diferentes células y los anticuerpos ayudan a identificar y destruir los organismos causantes de enfermedades. Las proteínas también proveen de energía al cuerpo, aunque no son la principal fuente de energía corporal. Al igual que los hidratos de carbono, las proteínas proveen cuatro calorías por gramo y el exceso de proteínas se convierte en grasa corporal.

Cada uno de estos alimentos es una buena fuente de proteínas. ¿Cuáles de estos alimentos contienen proteínas completas? ¿Cuáles contienen proteínas incompletas?

Las grasas

Se necesita una cantidad moderada de grasa en la dieta para la buena salud. Las grasas son un tipo de **lípido**, *una sustancia grasosa insoluble en el agua*. Las grasas proveen más del doble de la energía que los hidratos de carbono o las proteínas, esto es 9 calorías por gramo.

Los componentes básicos de las grasas se llaman ácidos grasos, moléculas compuestas mayormente por largas cadenas de átomos de carbono que llevan pares de átomos de hidrógeno unidos a un átomo de oxígeno. Los ácidos grasos que el cuerpo necesita, pero que no puede producir, se llaman *ácidos grasos esenciales*. Dependiendo de su composición química, los ácidos grasos se clasifican en saturados y no saturados. La mayoría de las grasas son una mezcla de estos dos tipos.

Los ácidos grasos saturados y no saturados

Un *ácido graso saturado* contiene todos los átomos de hidrógeno posibles. Las grasa altas en ácidos grasos saturados generalmente son sólidas a temperatura ambiente. La grasa animal y los aceites tropicales —como el aceite de palma, aceite de grano de palma y aceite de coco— tienen una alta proporción de ácidos grasos saturados. Las grasas en la carne de res, de cerdo, en la yema de huevo y en los productos lácteos son más altas en ácidos grasos saturados que las grasas en el pollo y el pescado. El alto consumo de grasas saturadas está asociado con un aumento del riesgo de enfermedades del corazón.

La mayoría de las grasas vegetales —como los aceites de oliva, canola, soja, maíz y de semillas de algodón— contiene una alta proporción de ácidos grasos no saturados. Un *ácido graso no saturado* tiene por lo menos un enlace no saturado, es decir, el lugar donde el hidrógeno puede añadirse a la molécula. Las grasas no saturadas, por lo general, son líquidas (aceites) a temperatura ambiente. A diferencia de las grasas saturadas, las grasas no saturadas han estado asociadas con una disminución del riesgo de enfermedades del corazón.

La función de las grasas

Además de proveer una forma concentrada de energía, las grasas son esenciales para otras funciones importantes de la salud. Ellas transportan las vitaminas A, D, E y K en tu sangre y sirven de fuentes de ácido *linoleico*, un ácido graso esencial que se necesita para el crecimiento y para una piel saludable. Las grasas también le añaden sabor y textura a los alimentos, y como toma más tiempo digerirlas que los hidratos de carbono o las proteínas, ellas ayudan a satisfacer el hambre durante más tiempo que otros nutrientes. Los alimentos que son altos en grasas también tienden a ser altos en calorías y consumir cantidades excesivas de grasa aumenta tu riesgo de aumentar en un sobrepeso perjudicial y obesidad. La mayoría de los nutricionistas recomiendan comer solamente cantidades moderadas de grasa, es decir, no más del 20 al 30 por ciento de tu consumo total de calorías por día.

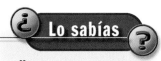
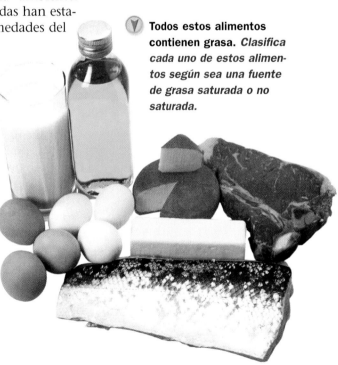

Todos estos alimentos contienen grasa. *Clasifica cada uno de estos alimentos según sea una fuente de grasa saturada o no saturada.*

Reduce el consumo de grasas

Consumir demasiada grasa puede aumentar el riesgo de enfermedades del corazón y de sobrepeso perjudicial. La mayoría de los adolescentes varones necesita no más de 84 gramos de grasa al día. La mayoría de las mujeres adolescentes necesita no más de 66 gramos de grasa al día. Analizar las cantidades de grasa en las comidas rápidas y en los bocadillos puede ayudarte a ver cómo reducir tu consumo de grasas.

Lo que necesitarás

- papel y lápiz

Lo que harás

1. Haz una lista de todas las comidas rápidas y bocadillos que comes y el tamaño de cada porción en los próximos tres días. Al lado de cada comida, registra cuántos gramos de grasa había en cada porción. Puedes encontrar los gramos de grasa de los bocadillos leyendo la etiqueta en los productos alimenticios empacados o usando un programa computarizado de análisis dietético. Los restaurantes de comida rápida pueden proveerte una lista de la información nutricional de sus productos.

2. Determina el número total de gramos de grasa que consumiste durante el periodo de los tres días. Luego divídelo por tres para saber tu promedio diario. ¿Qué descubriste? ¿Hubo alguna sorpresa?

3. Usando tu análisis dietético como guía, fija una meta para consumir una cantidad saludable de grasa durante los próximos tres días. Escribe un plan detallado describiendo los pasos que tomarás para alcanzar tu meta.

Aplica y concluye

Sigue tu plan durante tres días. Con la clase, comparte los alimentos bajos en grasa que probaste y te gustaron.

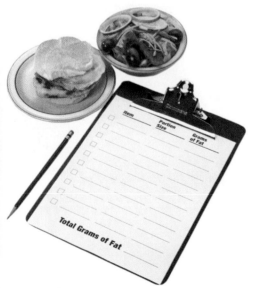

La función del colesterol

El colesterol es una sustancia cerosa parecida a los lípidos que circula en la sangre. Tu cuerpo usa la pequeña porción que elabora para hacer las membranas de las células y el tejido nervioso y para producir varias hormonas, vitamina D y bilis, la cual ayuda a digerir las grasas. El exceso de colesterol en la sangre se deposita en las arterias, incluso en las arterias del corazón. Esto aumenta el riesgo de enfermedades del corazón.

El colesterol alto puede ser hereditario y los niveles de colesterol tienden a aumentar en la medida que las personas envejecen. Aunque no puedes controlar la herencia y la edad, tú puedes reducir de modo significativo el riesgo de enfermedades del corazón siguiendo una dieta baja en grasas saturadas y en colesterol. El alto consumo de grasas saturadas está vinculado al aumento de producción del colesterol. El colesterol dietético sólo se encuentra en productos animales como las yemas de huevo, carnes (en especial en la carne de los órganos) y en productos lácteos con un alto contenido de grasa. Perder el exceso de peso también puede bajar los niveles de colesterol.

Vitaminas

Las **vitaminas** son *compuestos que ayudan a regular muchos procesos vitales del cuerpo, entre ellos la digestión, la absorción y el metabolismo de otros nutrientes.* Las vitaminas se clasifican como solubles en agua o solubles en grasa.

Las vitaminas solubles en agua, listadas en la **Figura 5.1,** se disuelven en agua y pasan a la sangre durante la digestión. El cuerpo no almacena estas vitaminas, por lo que necesitas reponerlas con regularidad a través de los alimentos que ingieres. Las vitaminas solubles en grasa son absorbidas, almacenadas y transportadas en la grasa. Tu cuerpo almacena estas vitaminas en tu tejido graso, en el hígado y en los riñones. La acumulación excesiva de estas vitaminas en tu cuerpo puede ser tóxica. La **Figura 5.2** en la página 120 provee más información sobre las vitaminas solubles en grasa.

FIGURA 5.1

VITAMINAS SOLUBLES EN AGUA

Vitamina/cantidad necesaria por día	Función en el cuerpo	Fuente alimenticia
C (Ácido ascórbico) Mujer adolescente: 60 mg Hombre adolescente: 60 mg	protege contra las infecciones, ayuda a la creación de tejido conjuntivo, ayuda a sanar heridas, mantiene la elasticidad y fortaleza de los vasos sanguíneos, mantiene dientes y encías saludables	frutas cítricas, melón, tomates, col o repollo, brócoli, papas, pimienta
B$_1$ (Tiamina) Mujer adolescente: 1.1 mg Hombre adolescente: 1.5 mg	convierte la glucosa en energía o grasa, contribuye al buen apetito	granos integrales o cereales enriquecidos, hígado, levadura, nueces, legumbres, germen de trigo
B$_2$ (Riboflavina) Mujer adolescente: 1.3 mg Hombre adolescente: 1.8 mg	esencial para producir energía de los hidratos de carbono, grasas y proteínas; ayuda a mantener la salud de la piel	leche, queso, espinaca, huevos, hígado de res
Niacina Mujer adolescente: 15 mg Hombre adolescente: 20 mg	importante para el mantenimiento de todos los tejidos del cuerpo; ayuda a convertir los alimentos en energía; necesaria para que el cuerpo pueda utilizar los hidratos de carbono, para sintetizar la grasa del cuerpo y para la respiración celular	leche, huevos, aves, carne, legumbres, mantequilla de cacahuate, granos integrales, productos de granos fortificados y enriquecidos
B$_6$ Mujer adolescente: 1.5 mg Hombre adolescente: 2.0 mg	esencial para el metabolismo de aminoácidos e hidratos de carbono, ayuda a convertir el aminoácido *triptófano* en serotonina (un conductor para el cerebro) y en niacina	salvado y germen de trigo, hígado, carne, granos integrales, pescado y vegetales
Ácido fólico Mujer adolescente: 180 mcg Hombre adolescente: 200 mcg	necesario para la producción de material genético y glóbulos rojos, reduce el riesgo de defectos de nacimiento	nueces y otras legumbres, jugo de naranja, vegetales verdes, panes y bollos enriquecidos con ácido fólico, hígado
B$_{12}$ Mujer adolescente: 2.0 mcg Hombre adolescente: 2.0 mcg	necesaria para la producción de glóbulos rojos en la sangre y para el crecimiento normal	productos animales como carne, pescado, aves, huevos, leche, y otros productos lácteos; algunos alimentos fortificados

FIGURA 5.2

VITAMINAS SOLUBLES EN GRASA

Vitamina/cantidad necesaria por día	Función en el cuerpo	Fuente alimenticia
A Mujer adolescente: 800 mcg Hombre adolescente: 1,000 mcg	ayuda a mantener los tejidos de la piel, fortalece el esmalte dental, estimula el uso de calcio y fósforo en la formación de los huesos, estimula el crecimiento de las células, mantiene la humedad de los ojos, ayuda a que la vista se adapte a la oscuridad, puede ayudar en la prevención del cáncer	leche y otros productos lácteos, vegetales verdes, zanahorias, frutas de color naranja oscuro, hígado
D Mujer adolescente: 5 mcg Hombre adolescente: 5 mcg	promueve la absorción y uso de calcio y fósforo, esencial para el desarrollo normal de huesos y dientes	leche fortificada, huevos, cereales de desayuno fortificados, sardinas, salmón, carne de res, margarina; se produce cuando la piel está expuesta a los rayos ultravioletas del sol
E Mujer adolescente: 8 mg Hombre adolescente: 10 mg	ayuda al transporte del oxígeno, puede retardar los efectos del envejecimiento, puede proteger al cuerpo de la destrucción de los glóbulos rojos de la sangre	aceites vegetales, manzanas, duraznos, nectarinas, legumbres, nueces, semillas, germen de trigo
K Mujer adolescente: 55 mcg Hombre adolescente: 65 mcg	esencial para la coagulación de la sangre, ayuda a la regulación del calcio en la sangre	espinaca, brócoli, huevos, hígado, repollo, tomates

Ⓨ **Muchos de los minerales que tu cuerpo necesita se encuentran en estos tipos de alimentos.**

Los minerales

Los **minerales** son *sustancias que el cuerpo no puede elaborar, pero que se necesitan para formar huesos y dientes saludables y para regular muchos procesos vitales del cuerpo.* En la **Figura 5.3** se describen varios minerales fundamentales.

El agua

El agua es vital para cada función del cuerpo. El agua transporta otros nutrientes a tus células y se lleva los desechos de éstas. El agua también lubrica tus articulaciones y membranas mucosas. Te permite tragar y digerir los alimentos, absorber otros nutrientes y eliminar los desechos. A través de la transpiración, el agua ayuda a mantener la temperatura normal del cuerpo. Es importante beber al menos 8 vasos de agua al día para conservar la salud. El agua pura, la leche y el jugo son las mejores fuentes de este nutriente. Las bebidas que contienen cafeína, como por ejemplo, el té, el café y algunas gaseosas, no son buenas selecciones; te causan pérdida de agua por un aumento del proceso urinario. Ciertos alimentos como las frutas y los vegetales también contienen agua.

FIGURA 5.3

ALGUNOS MINERALES IMPORTANTES

Mineral/cantidad necesaria por día	Función en el cuerpo	Fuente alimenticia
Calcio Mujer adolescente: 1,300 mg Hombre adolescente: 1,300 mg	material constructor de huesos y dientes (el esqueleto contiene aproximadamente un 99 por ciento del calcio del cuerpo), regula el funcionamiento del cuerpo (contracción muscular del corazón, coagulación de la sangre)	productos lácteos; vegetales con hojas; pescado enlatado con huesos comestibles; tofu procesado con sulfato de calcio
Fósforo Mujer adolescente: 1,250 mg Hombre adolescente: 1,250 mg	se combina con el calcio para dar rigidez a los huesos y dientes, esencial en el metabolismo celular, ayuda a mantener el equilibrio de ácidos de la sangre	leche y la mayoría de los productos lácteos, guisantes, frijoles, hígado, carne de res, pescado, aves, huevos, brócoli, granos integrales
Magnesio Mujer adolescente: 360 mg Hombre adolescente: 410 mg	activador de las enzimas relacionado al metabolismo de los hidratos de carbono, ayuda en el crecimiento de los huesos y la contracción muscular	granos integrales, leche, vegetales de hojas verde oscuro, legumbres, nueces
Hierro Mujer adolescente: 15 mg Hombre adolescente: 12 mg	parte del sistema de transporte del oxígeno de los glóbulos rojos y del dióxido de carbono, importante para el uso de energía de las células y para la resistencia a infecciones	carne de res, mariscos, aves, legumbres, cacahuates, frutas secas, yemas de huevo, hígado, cereal de desayuno fortificado, arroz enriquecido

Lección 2 Repaso

Repaso de información y vocabulario

1. Compara la energía que los hidratos de carbono, las proteínas y las grasas proveen al cuerpo.

2. Analiza la relación entre la buena nutrición, la promoción de la salud y la prevención de enfermedades: ¿De qué modo la reducción de tu consumo de grasas saturadas puede ayudarte a disminuir tu riesgo de enfermedades del corazón?

3. ¿Qué son las *vitaminas*?

Razonamiento crítico

4. **Analizar.** Tu amigo Steve quiere reducir su consumo de grasas saturadas y colesterol. ¿Qué consejo le darías?

5. **Sintetizar.** ¿Cuáles son los beneficios de comer una variedad de frutas y vegetales?

Destrezas de salud aplicadas

Fijarse metas. Copia los menús de almuerzo semanal de tu escuela y examina las opciones diarias. Usando lo que has aprendido en esta lección sobre los nutrientes, haz una lista de las selecciones de alimentos más sanos que están disponibles cada día. Luego fíjate una meta para comer los almuerzos sanos de la escuela durante la próxima semana. Usa los pasos para fijarte metas con el fin de ayudarte a crear un plan.

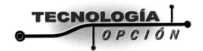

HOJAS DE CÁLCULO Usa un programa de hojas de cálculo para llevar un registro de las comidas que crees del menú diario de la escuela. Busca ayuda para usar el programa de hojas de cálculo en **health.glencoe.com**.

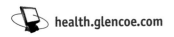

Guías para una alimentación sana

APRENDERÁS A

• Evaluar los conceptos de equilibrio, variedad y moderación usando la Pirámide Nutricional y las guías alimenticias nacionales.

• Examinar los efectos de las conductas alimenticias sanas en los sistemas corporales.

• Elegir comidas y bocadillos sanos como parte de una dieta equilibrada

COMIENZA AHORA   Haz una red de palabras relacionadas con hábitos alimenticios sanos. Escribe "Alimentación sana" en el medio de una hoja de papel. Luego, en los bordes del papel añade frases como "Come cinco frutas y vegetales al día", o sea una frase por cada grupo alimenticio principal. Con líneas, conecta estas frases con la frase del centro.

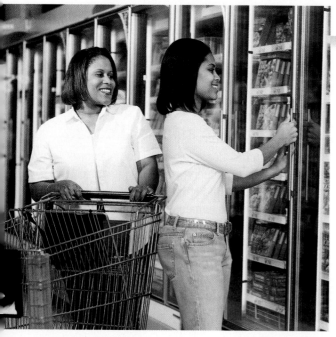

Elegir alimentos nutritivos entre los miles de productos disponibles puede ser un desafío. ¿Cuáles son algunos factores para considerar al comprar comida?

Ningún alimento por sí solo provee todos los nutrientes que tu cuerpo necesita. Por eso es importante comer una variedad equilibrada de alimentos ricos en nutrientes todos los días. Existen herramientas para ayudarte a elegir los alimentos más nutritivos en las cantidades apropiadas.

Guías alimenticias para los estadounidenses

El Departamento de Agricultura de Estados Unidos (*USDA* por sus siglas en inglés) y el Departamento de Salud y Servicios Humanos (*DHHS* por sus siglas en inglés) han publicado un folleto titulado *La nutrición y tu salud: Guías alimenticias para los estadounidenses.* Las **Guías alimenticias para los estadounidenses** son *un conjunto de recomendaciones para una alimentación sana y una vida activa.*

Las recomendaciones en las Guías alimenticias están agrupadas en tres áreas extensas que se conocen como el ABC de la buena salud. Seguir el ABC te ayudará a mantenerte en forma y te asegurará variedad, equilibrio y moderación en tus selecciones de alimentos. También te puede ayudar a disminuir tu riesgo de desarrollar enfermedades crónicas como las del sistema cardiovascular.

A: Apunta al buen estado físico

La A en el ABC de la buena salud está relacionada con las metas para la buena salud física. Además de una alimentación sana, la actividad física con regularidad es importante para la promoción de la salud y la prevención de enfermedades. Sigue estas guías para mejorar o mantener el buen estado físico.

▶ **Apunta a un peso saludable.** Mantener un peso saludable te ayuda a lucir y sentirte bien. Un profesional de la salud te puede ayudar a determinar el peso saludable para tu estatura y edad y la mejor manera de alcanzar o mantener ese peso.

▶ **Mantente físicamente activo a diario.** La actividad física diaria beneficia tu salud total y puede mejorar el buen estado físico. Para mantener el buen estado físico, trata de incluir por lo menos 60 minutos de actividad física moderada en tu rutina diaria.

B: Busca desarrollar una base saludable

La B en el ABC se relaciona con buscar un plan alimenticio sano. La "base" de este plan alimenticio es la **Pirámide Nutricional**, *una guía para la selección diaria de alimentos sanos*. Las siguientes guías pueden ayudarte a desarrollar una base saludable.

▶ **Elige cuidadosamente tus alimentos.** Consume la cantidad de porciones diarias de los cinco grupos alimenticios principales sugerida en la Pirámide Nutricional.

▶ **Elige una variedad de productos de granos, en especial de granos integrales.** La mayoría de tus selecciones diarias de alimentos debe ser de productos de granos. Los productos de granos integrales son ricos en hidratos de carbono complejos y en fibra, como también en algunas vitaminas y minerales. Ejemplos de productos de granos integrales son el pan integral, la avena y el arroz integral.

▶ **Elige una variedad de frutas y vegetales a diario**. Las frutas y los vegetales son ricos en vitaminas y minerales; algunos tienen un alto contenido de fibra. Comer una variedad de estos alimentos te mantendrá saludable y podría ayudar a protegerte de muchas enfermedades crónicas.

▶ **Mantén los alimentos en buenas condiciones.** Tú puedes reducir tu riesgo de enfermedades cocinando los alimentos completamente, manipulándolos con utensilios limpios, refrigerando los alimentos perecederos y lavando tus manos antes y después de tocar los alimentos. Estos pasos hacen que haya menos probabilidades de que los alimentos te causen una enfermedad producto de microbios y otros contaminantes.

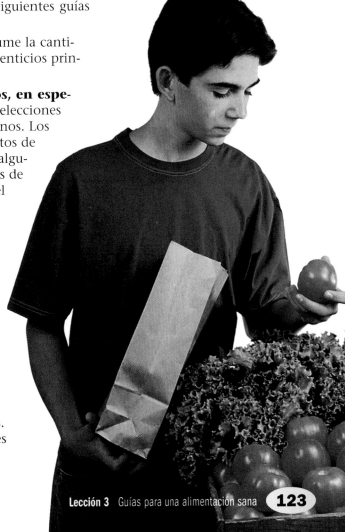

▼ Elegir una variedad de frutas y vegetales todos los días es una parte importante de desarrollar una base saludable. *¿Qué frutas y vegetales elegirías para comer por la tarde?*

La Pirámide Nutricional

La Pirámide Nutricional, presentada en la **Figura 5.4,** es una herramienta útil para hacer selecciones de alimentos sanas cada día. Fíjate que los productos de granos están en la base de la pirámide, esto significa que la mayoría de tus raciones diarias deben provenir del grupo de los granos. Comiendo la cantidad sugerida de porciones diarias de cada grupo alimenticio, lograrás un plan alimenticio equilibrado. La punta de la pirámide (grasas, aceites y azúcares) no es un grupo alimenticio; estos productos se deben consumir con moderación.

Recuerda que las comidas a menudo incluyen alimentos de más de un grupo. ¿Qué grupos están representados en una comida de espagueti con salsa de carne?

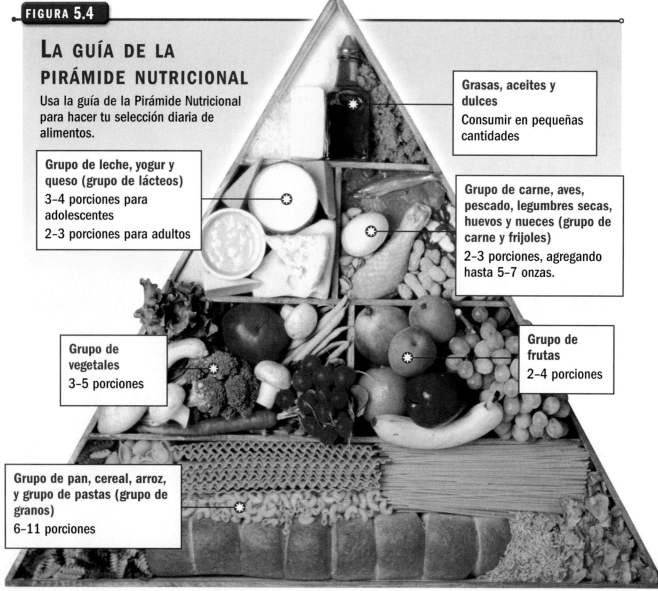

FIGURA 5.4

LA GUÍA DE LA PIRÁMIDE NUTRICIONAL

Usa la guía de la Pirámide Nutricional para hacer tu selección diaria de alimentos.

Grupo de leche, yogur y queso (grupo de lácteos)
3-4 porciones para adolescentes
2-3 porciones para adultos

Grasas, aceites y dulces
Consumir en pequeñas cantidades

Grupo de carne, aves, pescado, legumbres secas, huevos y nueces (grupo de carne y frijoles)
2-3 porciones, agregando hasta 5-7 onzas.

Grupo de vegetales
3-5 porciones

Grupo de frutas
2-4 porciones

Grupo de pan, cereal, arroz, y grupo de pastas (grupo de granos)
6-11 porciones

FIGURA 5.5

PORCIONES

Grupo de granos	Grupo de vegetales	Grupo de frutas	Grupo de lácteos	Grupo de carnes y frijoles
• 1 rebanada de pan • 1 tortilla • ½ bagel pequeña • 1 taza de cereal seco • ½ taza de cereal cocido, arroz o pasta	• 1 taza de vegetales de hojas crudos • ½ taza de vegetales cocidos o crudos • ¾ de taza de jugo de vegetales	• 1 manzana, naranja, pera o plátano medianos • ½ taza de fruta trozada, cocida o enlatada • ¾ de vaso de jugo de frutas	• 1 taza de leche o yogurt • 1.5 oz. de queso natural, como el queso suizo • 2 oz. de queso procesado	• 2–3 oz. de carne de res magra, pescado o pollo cocidos **Equivalentes de 1 oz. de carne:** • ½ taza de frijoles secos cocidos/ tofu • 1 huevo • 2 cucharadas de mantequilla de cacahuate • ⅓ taza de nueces

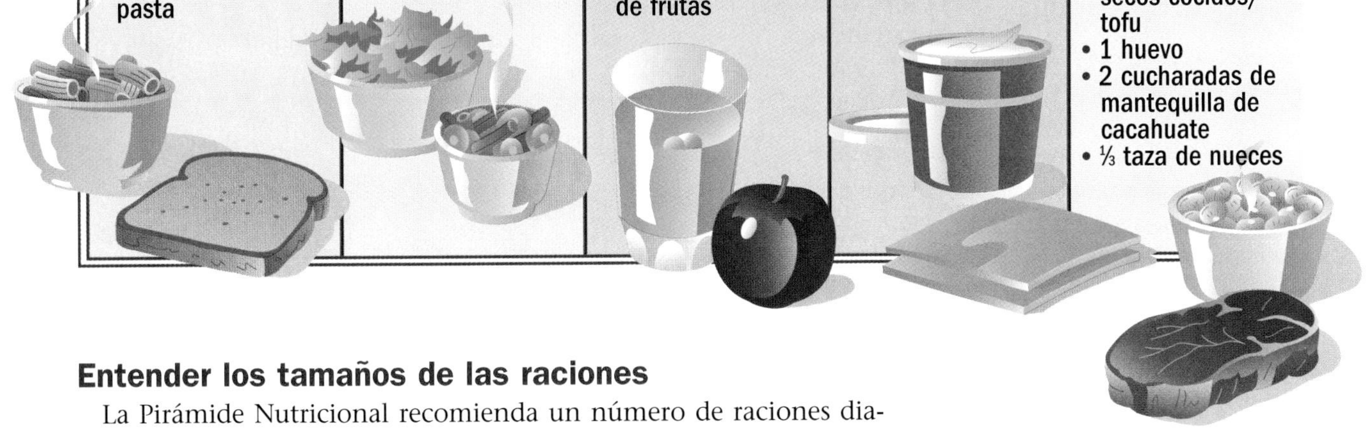

Entender los tamaños de las raciones

La Pirámide Nutricional recomienda un número de raciones diarias que puede parecer una gran cantidad de comida para ingerir en un día. Sin embargo, entender lo que constituye una porción te ayudará a ver la cantidad de alimentos que en realidad se recomienda. La **Figura 5.5** lista ejemplos de tamaños de porciones para cada grupo. Entender los tamaños de las raciones te ayudará a practicar el control de la porción. Una porción es la cantidad de un alimento que ingieres en una comida. Visualizar algunos objetos comunes puede ayudarte a estimar los tamaños de las porciones y a controlar las porciones. Por ejemplo, una manzana mediana es aproximadamente del tamaño de una pelota de tenis. Una porción de carne es aproximadamente del tamaño de un mouse de computadora regular. Un pedazo de carne dos veces ese tamaño equivale a dos porciones. Para equilibrar tus selecciones diarias de alimentos, trata de comer suficientes raciones de los cincos grupos principales de alimentos.

C: Comprueba que la elección sea sensata

La C en el ABC de la buena salud se relaciona con la selección de alimentos de manera razonable como:

▶ elegir una alimentación baja en grasas saturadas y colesterol y moderada en el total de grasa.

▶ elegir bebidas y alimentos que moderen tu consumo de azúcares.

▶ elegir y preparar alimentos con menos sal.

TU CARÁCTER

Ciudadanía. Ciudadanía significa hacer lo que puedas para mejorar tu comunidad. Por ejemplo, tal vez haya gente en tu comunidad que padece de hambre. **Averigua cómo organizar una colecta de alimentos no perecederos para un banco de alimentos local o un refugio para personas desamparadas. ¿Cómo podría este esfuerzo beneficiar a toda la comunidad?**

Para limitar la grasa y el colesterol:

▶ Apunta a obtener la mayoría de las calorías de granos integrales, vegetales y frutas.

▶ Lee las etiquetas de las comidas preparadas para determinar la cantidad total de grasas, grasas saturadas y colesterol contenida en una porción de comida.

▶ Calcula el porcentaje de grasas en una porción: Divide las calorías de grasa por el total de calorías.

▶ Trata de elegir alimentos que contengan 3 gramos o menos de grasa por porción. Estos alimentos se consideran de bajo contenido graso.

La moderación de las grasas

Aunque algunas grasas dietéticas son necesarias para la buena salud, la mayoría de los estadounidenses ingieren demasiadas grasas. Las Guías alimenticias recomiendan que no más del 30 por ciento de las calorías diarias provengan de las grasas, aun así, la mayoría de los estadounidenses consume una dieta que promedia un porcentaje significativamente más alto. Comer menos grasa, especialmente grasa saturada, disminuye tu riesgo de una enfermedad cardiovascular. No tienes que eliminar completamente tus comidas favoritas altas en grasa para limitar tu consumo a no más del 30 por ciento de calorías de grasas. Si comes alimentos altos en grasa en una comida, come alimentos que sean bajos en grasa en el resto de las comidas del día.

La moderación del azúcar

Podrías pensar que no comes mucho azúcar añadido, pero los azúcares están escondidos por todas partes, incluso en las comidas preparadas. Tú puedes moderar tu consumo de azúcar

▶ aprendiendo a identificar los azúcares añadidos por su nombre en el envase de los alimentos. El jarabe de maíz, la miel y la melaza son tipos de azúcares, como también lo son los ingredientes terminados en -osa, por ejemplo, la sacarosa y la maltosa.

▶ equilibrando los alimentos que contienen muchos azúcares añadidos con alimentos que tienen menos.

▶ limitando tu consumo de alimentos que contienen azúcares añadidos, pero muy poco de otros nutrientes. Por ejemplo, elige jugos que sean 100 por ciento de fruta y agua en vez de gaseosas.

▶ eligiendo frutas frescas o frutas enlatadas en agua o en jugo.

La moderación de la sal

El sodio es un mineral esencial. Ayuda a transportar los nutrientes hacia las células y a remover los desechos. También ayuda a mantener una presión arterial normal y la función nerviosa. Sin embargo, la mayoría de los estadounidenses consume demasiada sal, mayormente en los alimentos procesados. Consumir menos sal es una conducta alimenticia sana que puede reducir tus posibilidades de desarrollar hipertensión arterial y también puede beneficiar tu sistema óseo al disminuir la pérdida de calcio de los huesos. Trata estos consejos para moderar tu consumo de sal.

▶ Lee el panel de información nutricional en las etiquetas de los alimentos para saber la cantidad de sodio que contiene una porción.

▶ Sazona los alimentos con hierbas aromáticas y especias en vez de sal.

▶ Cuando comas en un restaurante, pide alimentos que estén preparados sin sal o sin condimentos salados, o con cantidades reducidas de éstos.

▶ Prueba los alimentos antes de ponerles más sal y luego no le pongas mucha sal.

▶ Elige frutas y vegetales con frecuencia. Éstos contienen muy poca sal a no ser que le sea añadida cuando son procesados.

Merendar con inteligencia

Comer varios bocadillos pequeños a diario puede ayudar a los jóvenes en la etapa del crecimiento a obtener los nutrientes que necesitan. Tú puedes elegir bocadillos que promuevan una buena salud sin añadir mucha grasa o muchas calorías.

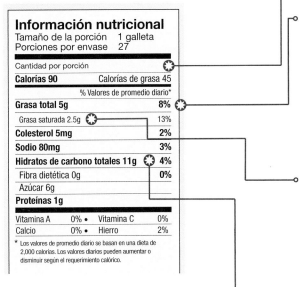

Información nutricional
Tamaño de la porción   1 galleta
Porciones por envase   27

Cantidad por porción	
Calorías 90	Calorías de grasa 45
% Valores de promedio diario*	
Grasa total 5g	**8%**
Grasa saturada 2.5g	13%
Colesterol 5mg	**2%**
Sodio 80mg	**3%**
Hidratos de carbono totales 11g	**4%**
Fibra dietética 0g	**0%**
Azúcar 6g	
Proteínas 1g	

Vitamina A	0%	•	Vitamina C	0%
Calcio	0%	•	Hierro	2%

* Los valores de promedio diario se basan en una dieta de 2,000 calorías. Los valores diarios pueden aumentar o disminuir según el requerimiento calórico.

Calorías de grasa
Observa esta sección del panel de información nutricional para averiguar la cantidad de grasa que hay en el bocadillo que elegiste.

Total de grasa
Esto te da una información general de la grasa contenida en el bocadillo. La cantidad de grasa se da en gramos. Recuerda que las grasas proveen 9 calorías por gramos, por lo que incluso pequeñas cantidades de grasas pueden añadir muchas calorías.

Grasa saturada
Esto te dice qué cantidad de la grasa en el bocadillo es saturada. Recuerda, limitar las grasas saturadas puede ayudar a reducir el riesgo de enfermedades del corazón.

Total de hidratos de carbono
Bajo este título encontrarás información sobre los azúcares. La cantidad de éstos también se da en gramos. Los hidratos de carbono proveen 4 calorías por gramo.

> ### ACTIVIDAD
> **En grupos pequeños, examina las etiquetas de los bocadillos que tu grupo o maestro haya traído a la clase. Lee las etiquetas para identificar los bocadillos que son bajos en grasa y en azúcar. En un párrafo, explica otras formas en que la información de las etiquetas puede ayudarte a elegir bocadillos nutritivos.**

Patrones de alimentación sanos

Ya sea que consumas tres comidas al día o incluso más "mini comidas", *la variedad, la moderación y el equilibrio* son la base de un plan alimenticio sano. Muchas personas, entre ellas los jóvenes, encuentran que es difícil hacer selecciones de alimentos sanas en particular para el desayuno, la merienda y cuando comen fuera. Recuerda que las guías de nutrición se aplican a todas tus selecciones diarias de alimentos y no sólo a una comida o alimento en particular. Cualquier alimento que suple de calorías y nutrientes puede ser parte de un plan alimenticio sano. Tú no tienes que privarte de tus comidas favoritas. Con un poco de planificación, las puedes incorporar en tu dieta.

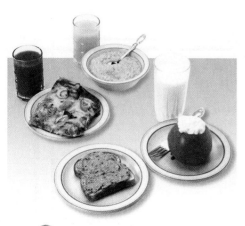

Muchos tipos de alimentos pueden ser parte de un desayuno saludable.

Nombra tres alimentos no tradicionales para el desayuno que te gustaría probar.

La importancia del desayuno

Probablemente has oído el dicho: "El desayuno es la comida más importante del día". Mientras duermes, tu cuerpo usa la energía para funciones como la respiración y para mantener tu corazón latiendo. Cuando te despiertas, tu cuerpo necesita un suplemento fresco de energía. Los estudios muestran que comer un desayuno nutritivo aumenta el rendimiento físico y mental y reduce la fatiga al final del día. Si desayunas, tiendes a rendir mejor en las clases, a obtener mejores calificaciones y a ausentarte menos días de la escuela. Desayunar también te podría ayudar a mantener un peso saludable. El omitir esta comida te podría causar una sobrealimentación más tarde en el día.

Los alimentos para el desayuno no tienen que ser "tradicionales" como cereales y huevos. Prueba desayunar pizza, pan tostado con mantequilla de cacahuate o un tomate relleno. Para obtener suficiente vitamina C, añade a tu comida jugo de cítricos, frutas o jugo de tomate. El desayuno también es un buen momento para comer un cereal alto en fibra y para obtener una porción rica en calcio de la leche, queso o yogurt.

Bocadillos nutritivos

Un plan alimenticio sano puede incluir bocadillos razonables. Cuando piensas en los bocadillos, es posible que pienses en las hojuelas de papas fritas, gaseosas y barras de chocolate. Estos alimentos contienen muchas calorías pero muy pocos nutrientes. También podrían ser altos en grasas, azúcares añadidos o sal. Algunos bocadillos más sanos son los productos del cereal integral, las frutas y los vegetales. Las compañías de alimentos también han comenzado a ofrecer selecciones de bocadillos más saludables como las hojuelas de papas fritas horneadas en vez de fritas. La **Figura 5.6** lista algunos bocadillos sanos.

FIGURA 5.6

BOCADILLOS SANOS

Alimento	Grupo Alimenticio	Total de calorías por porción	Calorías de grasas
Palomitas de maíz, 3 tazas (naturales)	Granos	23	0
Manzana, 1 mediana	Frutas	80	0
Bagel, ½ (pequeña, 2 oz.)	Granos	83	10
Palillo de pan, 1	Granos	42	6
Barra de jugo congelado, 4 oz.	Frutas	75	0
Leche descremada, 1 taza	Lácteos	90	0
Gelatina sin azúcar (½ taza) con ½ taza de plátano rebanado	Frutas	76	0
Galletas Graham, 3	Granos	80	15
Palitos de pretzels, 50 pequeños	Granos	60	9
Yogur sin azúcar y sin grasas, 6 oz.	Lácteos	86	0

Comer fuera, comer bien

Parte de la alimentación sana es hacer selecciones sensatas de alimentos cuando comes fuera. Usar la Pirámide Nutricional podría ayudar a la hora de pedir comida en un restaurante. Asimismo ten presente que muchos platos del menú podrían estar fritos o cubiertos de una capa de mayonesa, mantequilla o salsas altas en grasa. Para comer menos grasa, pide alimentos que estén cocinados a la parrilla, horneados o asados y pide que no te pongan salsas altas en grasa o que te las sirvan a un lado. Muchos restaurantes de comida rápida listan las cantidades de calorías y otra información nutricional de los alimentos que sirven. Tú puedes pedir ver la lista antes de encargar tu comida.

Cuando comas fuera, no te olvides de pensar en el control de la porción. Los tamaños de las porciones de la mayoría de las comidas de los restaurantes son mucho más grandes que los tamaños de las raciones en la Pirámide Nutricional. Es posible que quieras comer solamente una parte de la porción y llevarte el resto a casa para disfrutarlo más tarde. Como una alternativa, compensa la porción grande de comida con una porción más pequeña luego.

 Cuando salgas a comer, no dudes en preguntar cómo cocinan un plato en particular o qué ingredientes contiene. *Menciona otras dos maneras de hacer elecciones saludables cuando comes afuera.*

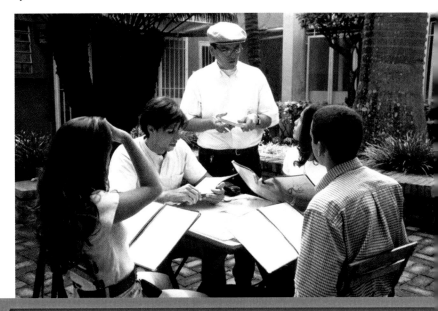

 ## Lección 3 *Repaso*

Repaso de información y vocabulario

1. Define qué son las *Guías alimenticias para los estadounidenses.*
2. ¿Cuál es el propósito de la Pirámide Nutricional?
3. Examina los efectos de las conductas alimenticias sanas en los sistemas corporales: ¿Cómo puede la disminución del consumo de sal beneficiar los sistemas cardiovascular y óseo?

Razonamiento crítico

4. **Analizar.** ¿Por qué una persona podría comer menos porciones que las sugeridas por la Pirámide Nutricional y aún tener un aumento de peso perjudicial?
5. **Evaluar.** En el almuerzo, Josh comió una hamburguesa con queso, papas fritas y una gaseosa regular. ¿Qué podría seleccionar Josh para la merienda de la tarde y la cena con el fin de equilibrar su almuerzo alto en grasa, azúcar y sal?

Destrezas de salud aplicadas

Promoción. Trabaja con un compañero para crear un cartel que anime a los jóvenes a adoptar hábitos alimenticios sanos. Corta fotografías de revistas, usa gráficas de computadora o tus propios dibujos para ilustrar el cartel.

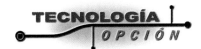

SITIOS WEB Usa la información y los dibujos de tu cartel para crear una página Web que anime a los jóvenes a desarrollar hábitos alimenticios sanos. Ve a **health.glencoe.com** para buscar ayuda con el planeamiento y creación de tu sitio Web.

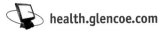

Los alimentos y una vida saludable

VOCABULARIO

aditivos en los alimentos

alergia a los alimentos

intolerancia a los alimentos

enfermedades producidas por los alimentos

pasteurización

contaminación cruzada

APRENDERÁS A

- Utilizar la información en las etiquetas de los alimentos.

- Desarrollar planes alimenticios específicos para responder a los cambios en los requerimientos nutricionales tales como las necesidades alimenticias especiales y las alergias a los alimentos.

- Analizar la influencia de normas y prácticas en la prevención de enfermedades producidas por los alimentos.

- Desarrollar y analizar las estrategias relacionadas con la prevención de enfermedades producidas por los alimentos.

COMIENZA AHORA Las etiquetas de nutrición en los productos alimenticios contienen información que puede ayudarte a elegir alimentos saludables. Haz una lista de los tipos de información que pueden darte para elegir alimentos saludables.

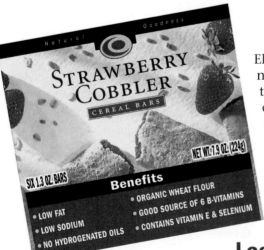

Las etiquetas en los envases de alimentos contienen información valiosa para el consumidor.

El usar la Pirámide Nutricional es un buen modo para determinar la contribución nutricional de un alimento en particular en tu patrón alimenticio general. De igual manera, la información en los alimentos preparados y envasados puede ayudarte a determinar si un producto en particular responde a tus necesidades nutricionales. Cuando sepas exactamente lo que estás comprando, serás capaz de tomar decisiones correctas sobre lo que comes. Una parte del conocimiento de la salud incluye comprender y evaluar los anuncios de los productos alimenticios.

Las etiquetas de nutrición

Examina cualquier envase de alimento y encontrarás un panel de información nutricional. La ley requiere que los envases de los alimentos para la venta lleven estos paneles de información. La información provista en un panel de información nutricional se indica en la **Figura 5.7.**

FIGURA 5.7

Datos nutricionales

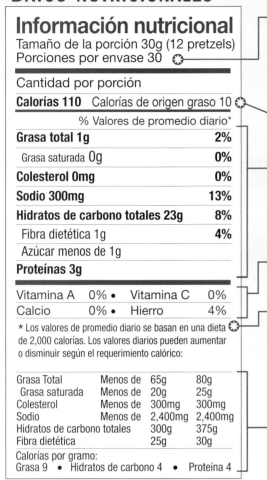

Información nutricional

Tamaño de la porción 30g (12 pretzels)
Porciones por envase 30 ✪

Cantidad por porción	
Calorías 110 Calorías de origen graso 10 ✪	
% Valores de promedio diario*	
Grasa total 1g	**2%**
Grasa saturada 0g	**0%**
Colesterol 0mg	**0%**
Sodio 300mg	**13%**
Hidratos de carbono totales 23g	**8%**
Fibra dietética 1g	**4%**
Azúcar menos de 1g	
Proteínas 3g	

Vitamina A	0% •	Vitamina C	0%
Calcio	0% •	Hierro	4%

* Los valores de promedio diario se basan en una dieta ✪ de 2,000 calorías. Los valores diarios pueden aumentar o disminuir según el requerimiento calórico:

Grasa Total	Menos de	65g	80g
Grasa saturada	Menos de	20g	25g
Colesterol	Menos de	300mg	300mg
Sodio	Menos de	2,400mg	2,400mg
Hidratos de carbono totales		300g	375g
Fibra dietética		25g	30g

Calorías por gramo:
Grasa 9 • Hidratos de carbono 4 • Proteína 4

Tamaño de la porción y porciones por envase
- Los nutrientes y las calorías se calculan de acuerdo al tamaño de la porción. El tamaño de las porciones en la etiqueta puede diferir de las porciones que se encuentran en la Pirámide Nutricional. También se lista el número de porciones contenidas en el envase.

Calorías y calorías provenientes de la grasa
- Aquí se muestra la cantidad de calorías en una sola porción y qué cantidad de estas calorías provienen de las grasas.

Nutrientes (sección superior)
- La cantidad total de grasas, grasas saturadas, colesterol y sodio por porción se encuentran enumerados, tanto en gramos (g) como en miligramos (mg).
- Los hidratos de carbono, fibra dietética, azúcares y proteínas por porción también se muestran.

Nutrientes (sección de abajo)
- La mayoría de las vitaminas y minerales se encuentran listadas con sus valores diarios.

Valor diario porcentual
- Esta sección te muestra cuánto aportan los nutrientes en cada porción a tu plan alimenticio diario. La guía general nutricional dice que el 20% o más de un nutriente es mucho, y que el 5% o menos, no es mucho. Escoge alimentos que sean altos en fibras, vitaminas y minerales; y bajos en grasas, colesterol y sodio.

Nota al pie de página (parte inferior de la lista del panel de datos nutricionales)
- Esta información es la misma en cualquier producto. Contiene las porciones diarias sugeridas de determinados nutrientes para su consumo diario.

El listado de los ingredientes

La mayoría de las etiquetas de los alimentos también lista los ingredientes de los alimentos por su peso en orden descendente, comenzando con el ingrediente en mayor cantidad. Sin embargo, las etiquetas de los alimentos que listan varios ingredientes similares pueden ser confusas. Por ejemplo, cuando tres edulcorantes —azúcar, miel y jarabe de maíz— se usan en el mismo producto, cada uno aparece listado por separado; por consiguiente, aparecen en la lista en cantidades más pequeñas que si se hubieran contado como un solo ingrediente, "azúcares". Esto puede dar la impresión de que el producto contiene menos azúcar del que realmente tiene.

ADITIVOS EN LOS ALIMENTOS

Algunos ingredientes son los **aditivos en los alimentos**, *sustancias agregadas intencionalmente a los alimentos con el fin de producir un efecto deseado.* Los aditivos se pueden usar para mejorar el color o sabor de un alimento o para prolongar su tiempo de almacenamiento.

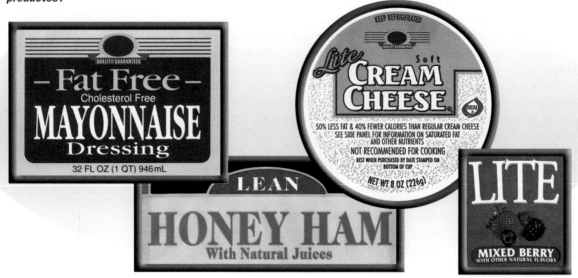

¿Lo sabías?

→ Los alimentos orgánicos certificados deben cumplir con estrictos estándares nacionales. Deben ser producidos y procesados sin pesticidas convencionales ni fertilizantes, bioingeniería, radiación, hormonas o antibióticos. Si un producto está etiquetado "USDA orgánico", debe ser por lo menos un 95 por ciento orgánico.

SUSTITUTOS DEL AZÚCAR Y LA GRASA

En respuesta a las inquietudes del público sobre el exceso de calorías en los alimentos, la industria alimentaria ha desarrollado un número de sustitutos para el azúcar y la grasa. Por ejemplo, muchas bebidas dietéticas se endulzan con *aspartame*, sustancia que esencialmente no contiene calorías. La fructosa, el azúcar natural en la fruta, algunas veces se usa como edulcorante. Como la fructosa es más dulce que el azúcar de mesa, se necesitan menos edulcorantes y se agregan menos calorías a los alimentos. Algunas hojuelas de papas fritas se hacen con sustitutos de grasa para que así suministren menos calorías provenientes de la grasa. Un ejemplo de suplente de la grasa es la *olestra*, la cual pasa por el cuerpo sin ser digerida. Como la olestra no se absorbe, algunas personas encuentran que su consumo puede producir problemas gastrointestinales como la diarrea.

Las etiquetas de los productos

Junto con la información nutricional, las etiquetas de los alimentos pueden indicar los beneficios potenciales de un alimento para la salud. En algunos casos la etiqueta también puede detallar las condiciones bajo las cuales el alimento se elaboró o se cultivó; por ejemplo, si un alimento es orgánico o no, o si contiene ingredientes orgánicos.

Contenido nutritivo indicado

Es posible que las etiquetas de los productos anuncien el valor nutritivo de un alimento. Anuncios como "0% de grasa" o "Bajo en sodio" describen el contenido nutritivo de un alimento. Entre algunos de los términos específicos se encuentran:

▶ **Bajo.** Las calorías han sido reducidas por lo menos en un tercio, o la grasa o el sodio han sido reducidos por lo menos en un 50 por ciento.

▶ **Menos.** El alimento contiene un 25 por ciento menos de un nutriente o de calorías comparado con otro alimento similar.

Ⓨ Los anuncios en los productos alimenticios deben cumplir estrictas pautas. Lee el panel nutricional para hallar información más específica. *¿Qué te dicen las etiquetas sobre cada uno de estos productos?*

- **0% contenido**. El alimento no contiene, o contiene una cantidad insignificante de grasa total, grasa saturada, colesterol, sodio, azúcares o calorías.
- **Más**. El alimento contiene un 10 por ciento más del valor diario de una vitamina, un mineral, proteína o fibra.
- **Alto, Rico en, o Excelente fuente de.** El alimento contiene un 20 por ciento o más del valor diario de una vitamina, un mineral, proteína o fibra.
- **Magra.** El alimento es una carne de res, ave o marisco que contiene menos de 10 gramos de grasa total, menos de 4 gramos de grasa saturada y menos de 95 miligramos de colesterol por cada porción de 3 onzas.

Las fechas de apertura

Muchos productos alimenticios tienen las *fechas de apertura* en sus etiquetas. Las fechas para abrir en productos como la leche o en productos enlatados reflejan su frescura. Los productos enlatados que se consumen después de estas fechas están en buenas condiciones, pero es posible que no sepan tan frescos. Las fechas de apertura en alimentos como la carne pueden ayudarte a tomar decisiones sobre la salubridad del alimento. A continuación te presentamos algunos tipos comunes de fechas de apertura que puedes ver en las etiquetas de los productos.

- **Fecha de vencimiento**. El último día que debes usar el producto.
- **Fecha de frescura**. El último día en que el alimento se considera fresco.
- **Fecha de empaque.** La fecha en que se envasó el alimento.
- **Fecha de venta (o fecha de retirada).** El último día en que se debe vender el producto. Tú puedes almacenar y usar un producto después de su fecha de venta.

Sensibilidades hacia los alimentos

¿Conoces a alguien que se sienta enfermo después de comer ciertos alimentos? Es posible que esta persona tenga una sensibilidad especial al alimento o a un aditivo en el alimento.

Las alergias a los alimentos

La **alergia a los alimentos** es *una afección en la cual el sistema inmunológico del cuerpo reacciona ante las sustancias en algunos alimentos.* Estas sustancias, llamadas **alergenos,** son las proteínas a las que el cuerpo responde como si fueran patógenos o invasores extraños. Las alergias a los cacahuates, nueces, huevos, trigo, soja, pescados y mariscos son las más comunes. Las pruebas de alergia, en las cuales minúsculas cantidades de alérgenos susceptibles son inyectadas debajo de la piel, son un examen común para las alergias. Un simple análisis de sangre también puede indicar si una persona es alérgica a un alimento específico.

Las personas con alergias tienen diferentes tipos de reacciones alérgicas. Estas reacciones pueden incluir erupciones, salpullido o

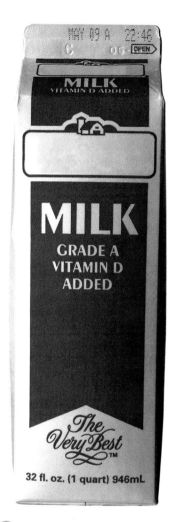

 Los envases de leche están rotulados con una fecha de venta. *¿Qué indica esta fecha?*

 vínculo

alergenos Para aprender más sobre los alergenos y las alergias, ver el capítulo 26, página 688.

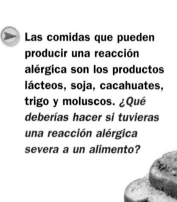

picor en la piel; vómito, diarrea o dolor abdominal; o picor en los ojos y estornudos. Si comes algo y padeces de algunos de estos síntomas, consulta con un profesional de la salud. Las reacciones alérgicas graves, como la dificultad para respirar, pueden ser mortales. Si tú o alguien siente una reacción alérgica grave, pide ayuda médica de inmediato.

Las intolerancias a los alimentos

Las intolerancias a los alimentos son más comunes que las alergias a los alimentos. La **intolerancia a un alimento** es *una reacción negativa a un alimento o parte del alimento causada por un problema metabólico como la incapacidad de digerir partes de ciertos alimentos o componentes de un alimento*. La intolerancia a un alimento puede estar asociada con ciertos alimentos, como la leche o el trigo, o con algunos aditivos alimenticios. Algunos tipos de intolerancia a los alimentos pueden ser hereditarios, como por ejemplo, la capacidad reducida para digerir la lactosa (azúcar de la leche) o gluten, proteína que se encuentra en algunos cereales.

Enfermedades producidas por los alimentos

Has visto los letreros en los baños de los restaurantes que dicen: "Los empleados deben lavarse las manos antes de regresar a sus labores". Los restaurantes tienen esta norma porque el lavado de las manos después de usar el baño es una estrategia para prevenir las **enfermedades producidas por los alimentos** o *intoxicación*. Estas enfermedades pueden ser el resultado de la ingestión de alimentos contaminados con patógenos (organismos causantes de enfermedades), de los tóxicos que éstos producen o de químicos tóxicos. Muchas veces el contaminante no se puede ver, oler o saborear. El mejor modo de protegerte es informándote sobre las causas de tales enfermedades y sobre maneras de conservar los alimentos en buen estado.

Reacción alérgica ○

Las comidas que pueden producir una reacción alérgica son los productos lácteos, soja, cacahuates, trigo y moluscos. ¿Qué deberías hacer si tuvieras una reacción alérgica severa a un alimento?

Causas y síntomas de las enfermedades producidas por los alimentos

Según los Centros para la Prevención y Control de Enfermedades (CDC por sus siglas en inglés), las bacterias y los virus causan las enfermedades más comunes producidas por los alimentos. Entre las bacterias que contaminan los alimentos están la *Campylobacteria, la Salmonella* y la *E. coli* O157:H7. Los virus incluyen el virus de Norwalk y otros virus parecidos a éste. Los alimentos se contaminan con estos organismos patógenos de dos formas principales:

▶ Los alimentos pueden estar contaminados con patógenos transmitidos por una persona infectada. Esto significa que las enfermedades producidas por los alimentos son un tipo de **enfermedad contagiosa.**

▶ Los animales criados o capturados para alimentos pueden contener organismos causantes de enfermedades en sus tejidos. Si la carne o leche de uno de estos animales es consumida sin ser cocida completamente o pasteurizada, el organismo puede causar una enfermedad. Estos organismos también pueden contaminar otros alimentos. La **pasteurización** es *el proceso en el cual se trata una sustancia con calor para destruir o disminuir el crecimiento de elementos patógenos.*

Ejemplos de síntomas comunes de las enfermedades producidas por los alimentos son náusea, vómito, diarrea y fiebre. La mayoría de las personas se recupera de estos síntomas en unos días. Sin embargo, las enfermedades producidas por los alimentos pueden ser muy graves para los adultos mayores, niños muy pequeños, personas desnutridas o aquéllas con sistemas inmunológicos debilitados. Las personas con fiebre de más de 101.5° F, que padecen de vómitos o diarreas prolongadas o que muestran señales de deshidratación —una disminución de la orina, boca y garganta resecas o mareos al ponerse de pie— deben consultar a un doctor.

Minimizar los riesgos de enfermedades producidas por los alimentos

La mayoría de los casos de enfermedades producidas por los alimentos ocurren en el hogar, donde los patógenos pueden contaminar los productos alimenticios, las superficies de la cocina, los recipientes para cocinar y servir la comida y los utensilios para comer. Para ayudar a conservar los alimentos en buen estado para su consumo, sigue el procedimiento recomendado por la Asociación para la Educación sobre la Salubridad de los Alimentos: limpia, separa, cocina y enfría.

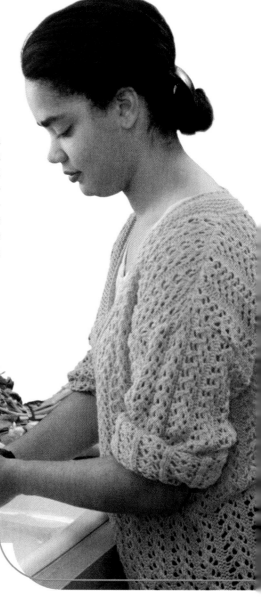

Lavarse las manos después de usar el baño y antes de tocar o comer alimentos reduce considerablemente el riesgo de contraer enfermedades y de transmitir agentes patógenos a otros. *¿Cuáles son algunos de los síntomas de una enfermedad producida por los alimentos?*

► **Limpia.** Lávate bien las manos en agua caliente y con jabón antes de preparar los alimentos y después de usar el baño, tocar animales, cambiar pañales o tocar cualquier otra fuente obvia de organismos patógenos. Para prevenir la **contaminación cruzada**, *la transmisión de bacterias u otros organismos patógenos de un alimento a otro,* lava tus manos, tablas para cortar, utensilios, platos y superficies con agua caliente y jabón después de preparar cada alimento. También se recomienda que uses tablas para cortar hechas de materiales no porosos como el plástico o el cristal para preparar los alimentos. Si es posible, usa toallas de papel desechables en vez de paños para limpiar las superficies de la cocina. También recuerda lavar las frutas y los vegetales antes de comerlos.

► **Separa.** Para evitar la contaminación cruzada, separa la carne cruda, los mariscos y las aves de otros artículos en tu carrito de compras. En casa, guarda estos alimentos separados de los otros. El estante de abajo del refrigerador es un buen lugar para guardar estos alimentos porque así sus jugos no caerán sobre otros alimentos. Usa tablas separadas para cortar las carnes crudas, los vegetales crudos o los alimentos que ya estén listos para comer. Nunca pongas alimentos cocidos en un plato que anteriormente contenía carnes, mariscos o aves crudas. Después de tocar las carnes crudas, lava las tablas para cortar y otros utensilios (así como tus manos) en agua caliente y con jabón.

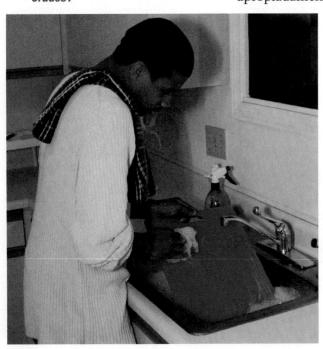

Lava las tablas para cortar alimentos con agua jabonosa y caliente. *¿Cómo puede protegerte de enfermedades transmitidas por la comida el usar diferentes tablas para cortar carne y vegetales crudos?*

► **Cocina.** Cocina los alimentos a una temperatura indicada: 160° F para la carne molida, 170° F para los asados y las aves y 145° F para el pescado. Usa un termómetro para carnes para asegurarte de que la carne y el pescado estén completamente cocidos. Cuando las carnes y las aves están completamente cocidas, los jugos de éstas deberán ser claros. El pescado cocido apropiadamente debe ser opaco y se desmorona fácilmente con el tenedor. No comas carne molida cruda o carne molida que esté rosada después de cocida. Evita los platos que contienen huevos crudos o parcialmente cocidos. Las salsas y sopas se deben hervir antes de servirlas.

► **Enfría.** Las temperaturas frías disminuyen la multiplicación de bacterias. Refrigera o congela los alimentos perecederos tan pronto como llegues a casa. Los alimentos que necesitan conservarse fríos deben ser refrigerados rápidamente a temperatura de 40° F o menos. Los alimentos congelados se deben guardar a 0° F. Refrigera o congela los alimentos preparados y los sobrantes en un periodo de dos horas después de una comida, o incluso antes si el día es caluroso. Divide los sobrantes en recipientes pequeños y poco profundos para que se enfríen más rápido. Quita cualquier tipo de relleno de las carnes o aves antes de congelarlas. No recargues el refrigerador; el aire necesita circular alrededor de los alimentos para mantenerlos fríos. No descongeles alimentos dejándolos sobre una superficie de la cocina. Descongélalos en el refrigerador, debajo de agua corriente fría o en el horno de microondas usando la función de descongelación. Si estás en un picnic, mantén calientes los alimentos que necesiten calor y fríos los que necesiten frío. Asa bien las carnes en las parrillas del lugar del picnic. Desecha los alimentos que hayan estado a la intemperie durante dos horas, o una hora si la temperatura está sobre los 85° F.

Una adecuada preparación de comidas para picnic asegurará que las comidas permanezcan en buen estado para consumir. *¿Por qué deberías descartar toda comida que haya estado afuera por dos horas?*

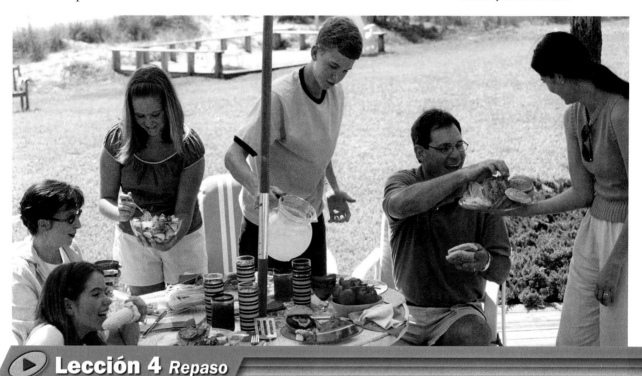

▶ Lección 4 Repaso

Repaso de información y vocabulario

1. ¿Qué te dicen los ingredientes listados en un producto alimenticio?
2. ¿En qué se diferencia la *alergia a los alimentos* de la *intolerancia a los alimentos?*
3. ¿Qué es la *pasteurización?*

Razonamiento crítico

4. **Analizar.** ¿Cómo ayuda la norma que requiere que los empleados de los servicios alimentarios se laven las manos a prevenir enfermedades contagiosas?
5. **Aplicar.** Desarrolla una estrategia para guardar los alimentos sobrantes de la cena.

Destrezas de salud aplicadas

Acceder a la información. Busca de tres a cinco fuentes de información electrónicas fiables sobre las prácticas relacionadas con la prevención de enfermedades producidas por los alimentos. Usa estos recursos para crear un folleto titulado "Prevenir enfermedades producidas por los alimentos".

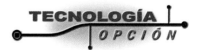

PROCESADOR DE TEXTOS Un procesador de textos le puede dar a tu folleto un acabado profesional. Ve a **health.glencoe.com** para buscar consejos sobre cómo sacarle mayor provecho a tu programa procesador de textos.

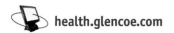

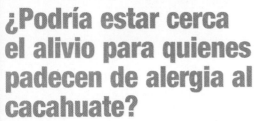

Buscándole una
Solución al
PROBLEMA

¿Podría estar cerca el alivio para quienes padecen de alergia al cacahuate?

La alergia al cacahuate puede ser muy peligrosa. A diferencia de la fiebre del heno, una alergia incluso más común, una reacción alérgica al cacahuate puede matar rápidamente a una persona. De los cerca de 1.5 millones de estadounidenses que padecen de alergia al cacahuate, más de 150 de ellos mueren cada año por contacto con el cacahuate o productos del cacahuate. Los problemas ocurren cuando el cuerpo reacciona de modo excesivo ante la presencia de los cacahuates; esto es un proceso llamado anafilaxis. Las vías respiratorias del cuerpo se estrechan, lo que puede llevar a la asfixia en algunos casos. Afortunadamente, la anafilaxis es reversible, si se reconoce a tiempo. La alergia al cacahuate es engañosa: no hay modo de predecir quién es propenso a la anafilaxis y quién no. Muchas personas que desarrollan la anafilaxis podrían haber tenido no más que una reacción leve a la ingestión de cacahuates en el pasado. Además, es difícil evitar los cacahuates, ya que se pueden encontrar en los caramelos de chocolate, semillas de girasol y en otros alimentos.

El origen de la alergia

¿Por qué ciertas personas tienen alergia al cacahuate? Los investigadores señalan a una molécula llamada IgE. La IgE, uno de los muchos compuestos que produce el sistema inmunológico del cuerpo, podría haber evolucionado para ayudar a nuestros ancestros a combatir las lombrices parasitarias. Hoy en día, las lombrices parasitarias no son tan comunes y la molécula IgE se ha convertido en un estorbo. Mientras más alto el nivel de IgE en tu cuerpo, más probabilidades tendrás de desarrollar reacciones alérgicas a productos que serían inofensivos de otro modo, como el cacahuate. Las alergias relacionadas con la IgE también podrían tener una función en algunos casos de asma.

Durante la última década, los investigadores han desarrollado compuestos para bloquear la acción de la IgE y disminuir las reacciones alérgicas del cuerpo. ¿Qué significa esto? Algún día podría haber un tratamiento —y hasta una cura— para la alergia al cacahuate.

Así que al menos por ahora, la gente con alergia al cacahuate tiene que hacer lo que siempre ha hecho: Evitar los cacahuates de cualquier forma y tratar de seguir una vida tan normal como les sea posible. ∎

TIME PIENSA... Sobre la alergia al cacahuate

Haz una encuesta a tus compañeros de clase para averiguar cuántos estudiantes tienen alergias y a qué son alérgicos. Luego, clasifica las respuestas en varias categorías y responde a estas preguntas:
1. ¿Qué porcentaje de la clase tiene alergias?
2. ¿Cuál es la alergia más común en la clase?
3. ¿Qué porcentaje de estudiantes tiene esa alergia?

Destrezas de salud aplicadas

1. **Promoción.** Mira la televisión por 30 minutos y lleva un registro de los comerciales que aparecen de alimentos. Analiza los mensajes para la salud que te llegan a través de este medio de difusión. Luego escribe un guión para un anuncio publicitario que anime a los espectadores a probar un alimento sano en particular. *(LECCIÓN 1)*

2. **Fijarse metas.** Elabora una tabla que resuma lo que has aprendido sobre los nutrientes que tu cuerpo necesita. Incluye en tu tabla el nombre de cada tipo de nutriente, por qué tu cuerpo lo necesita y qué alimentos puedes comer para incluir la cantidad suficiente de ese nutriente en tu plan alimenticio. Luego fíjate una meta para mejorar tu consumo de uno o más de esos nutrientes. Usa los pasos de esta estrategia con el fin de alcanzar tu meta. *(LECCIÓN 2)*

3. **Acceder a la información.** Usa recursos electrónicos fiables para investigar de modo más profundo la relación entre la nutrición y la enfermedad del corazón. ¿Cómo puede una buena nutrición prevenir esta enfermedad y mejorar la calidad de la vida? Resume tus descubrimientos en un informe de una página. *(LECCIÓN 3)*

4. **Practicar conductas saludables.** Analiza cómo las prácticas sanas podrían reducir el riesgo de enfermedades producidas por los alimentos, una enfermedad contagiosa. Luego elabora un plan que muestre estrategias saludables para cocinar con el fin de reducir la transmisión de organismos patógenos producidos por los alimentos. *(LECCIÓN 4)*

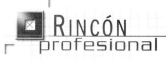

RINCÓN profesional

Técnico en dietética

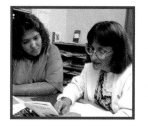

¿Te gusta planificar las comidas y cocinar? ¿Te gusta interactuar con los demás? Si es así, podrías disfrutar de una carrera como técnico en dietética. Esta carrera te permite ayudar a los dietistas en la planificación de comidas sanas.

Para ingresar en este campo, primero debes completar un programa de dos años para obtener un grado asociado. También necesitarás completar un programa de técnico en dietética acreditado y aprobar un examen nacional. Para mantener tu certificación, necesitarás estar al día en el campo de la nutrición. Aprende más acerca de ésta y otras carreras profesionales de la salud visitando el Rincón Profesional en **health.glencoe.com**.

Más allá *del* salón de clases

Participación de los padres

Acceder a la información. En familia, hagan una lista de los alimentos que más les gustan comer. Luego, busca en libros de cocina recetas para alimentos similares que contengan menos grasa, azúcar y sal. Haz un folletín de recetas de estas sanas alternativas y fíjate una meta para probar una receta nueva cada semana.

La escuela y la comunidad

Meals on Wheels. Muchas comunidades tienen organizaciones como las *Meals on Wheels* (Comidas sobre ruedas), que proveen alimentos nutritivos a adultos mayores o a individuos con discapacidades que no pueden prepararse sus comidas. Averigua si en tu comunidad existe una organización como ésa y cómo tú y tus compañeros de clase pueden participar en ella.

Después de leer

Usa tu *Foldable* terminado para repasar lo que has aprendido sobre las formas en que el apetito, las emociones y el medio ambiente influyen en tus hábitos alimenticios.

FOLDABLES™
Esquema de estudio

► TERMINOLOGÍA DE LA SALUD *Contesta las siguientes preguntas en una hoja de papel.*

Lección 1 *Llena los espacios en blanco con el término correcto.*

hambre   nutrición   calorías
nutrientes   apetito

El proceso mediante el cual el cuerpo toma y usa los alimentos se llama (_1_). Las/Los(_2_) son las unidades calóricas que miden la energía usada por el cuerpo y la energía que los alimentos le suministran al cuerpo. Las sustancias en los alimentos que tu cuerpo necesita para funcionar correctamente son (_3_).

Lección 2 *Une cada definición con el término correcto.*

vitaminas   lípido   hidratos de carbono
proteínas   fibra   minerales

4. Los almidones y azúcares presentes en los alimentos.

5. Un hidrato de carbono complejo indigestible.

6. Los nutrientes que ayudan a desarrollar y mantener las células y los tejidos del cuerpo.

7. Una sustancia grasosa insoluble en el agua.

Lección 3 *Llena los espacios en blanco con el término correcto.*

Pirámide Nutricional   Guías alimenticias para los estadounidenses

8. La/Las _____ es un conjunto de recomendaciones para la alimentación sana y la vida activa preparadas por el USDA y el DHHS.

9. La/Las _____ es una guía para la selección diaria de alimentos sanos.

Lección 4 *Une cada definición con el término correcto.*

alergia a los alimentos   pasteurización
aditivos en los alimentos   contaminación cruzada
enfermedades producidas   intolerancia a los
  por los alimentos   alimentos

10. Sustancias agregadas intencionalmente a los alimentos para producir un efecto deseado.

11. Otro nombre para intoxicación.

12. La transmisión de bacterias u otros agentes patógenos de un alimento a otro.

► ¿LO RECUERDAS? *Usa oraciones completas para contestar las siguientes preguntas.*

1. ¿En qué se diferencia el hambre del apetito?

2. Da un ejemplo de cómo los amigos y pares pueden ejercer influencia en las selecciones de alimentos.

3. ¿Por qué la buena nutrición es especialmente importante durante la adolescencia?

4. ¿Qué relación existe entre la glucosa y el glucógeno?

5. ¿Cómo beneficia el agua al cuerpo?

6. Lista tres minerales importantes para la salud.

7. ¿Qué es el ABC de la buena salud?

8. ¿De qué tres partes de la Pirámide Nutricional debe provenir la mayoría de los alimentos que consumes a diario?

9. ¿Cuántas porciones debes comer a diario del grupo de los lácteos? ¿Del grupo de carnes y frijoles?

10. ¿Qué información te da la columna del porcentaje del valor diario de la etiqueta de un alimento?

11. ¿Cuáles son algunos síntomas de una alergia a los alimentos?

12. ¿Cómo puedes conservar la comida de picnic en buen estado para su consumo?

➤ RAZONAMIENTO CRÍTICO

1. **Sintetizar.** Usa ejemplos específicos para explicar de qué modo las emociones fuertes, como la ira y el miedo, podrían afectar tus hábitos alimenticios.

2. **Evaluar.** Explica por qué es importante saber si una grasa es saturada o no saturada.

3. **Aplicar.** ¿Qué le dirías a una persona que nunca desayuna porque no tiene hambre en la mañana?

4. **Analizar.** Unas horas después de la cena comienzas a sentir náuseas, algo de fiebre y dolores abdominales. ¿Qué tipo de problema podrían sugerir estos síntomas?

Práctica para la prueba estandarizada

Lee el siguiente pasaje y luego contesta las preguntas.

Merendar con inteligencia

(1) Son las cuatro en punto de la tarde y tener antojo de un bocadillo, por lo que abres el refrigerador y buscas esperanzado. (2) No hay nada para comer excepto por unas viejas ramas de apio y un tomate. (3) Hay una bolsa de hojuelas de papas fritas sobre el mueble junto al refrigerador y te las comes.

(4) Todos tenemos antojos entre las comidas, en particular los niños y adolescentes en etapa de crecimiento. (5) A media mañana, durante el intervalo de la tarde entre el almuerzo y la cena, y tarde por la noche no son el mejor momento para ingerir una comida completa, pero éstas sí son buenas oportunidades para incorporar algunos nutrientes y un golpe de energías. (6) El problema con los bocadillos no es *cuándo* comes ni por qué los *deseas* en primer lugar, sino *qué* eliges comer.

(7) Ten preparada otra cosa que no sea una bolsa de hojuelas de papas fritas para cuando te ataque un antojo. (8) ¿Tienes antojo de una galletita? (9) Trata de sustituirla por un pretzel, un palillo de pan, palomitas de maíz o hasta una zanahoria. (10) Su textura crujiente podría satisfacer tu antojo. (11) Asegúrate de que cuando abras la puerta del refrigerador encuentres frutas, vegetales y yogur. (12) Llena el refrigerador con bocadillos saludables y no con los alimentos altos en grasa, sal o calorías que ves en los anuncios publicitarios. (13) ¡Hasta la mitad de una papa asada es mejor que una bolsa de hojuelas de papas fritas!

1. ¿Qué cambio, si se necesita alguno, se le debería hacer a la oración 1?

- Ⓐ Cambiar *esperanzado* a **desesperanzado.**
- Ⓑ Cambiar *tener* a **tienes.**
- Ⓒ Cambiar *Son* a **Es.**
- Ⓓ No hacer ningún cambio.

2. ¿Cuál es el modo más efectivo de mejorar la organización de las oraciones 11–13?

- Ⓐ Mover la oración 11 para el final del párrafo.
- Ⓑ Borrar la oración 11.
- Ⓒ Mover la oración 11 detrás de la oración 12.
- Ⓓ Borrar la oración 12.

3. Escribe una columna de recomendaciones para un periódico o revista de salud resumiendo tus propios pasos para la alimentación saludable.

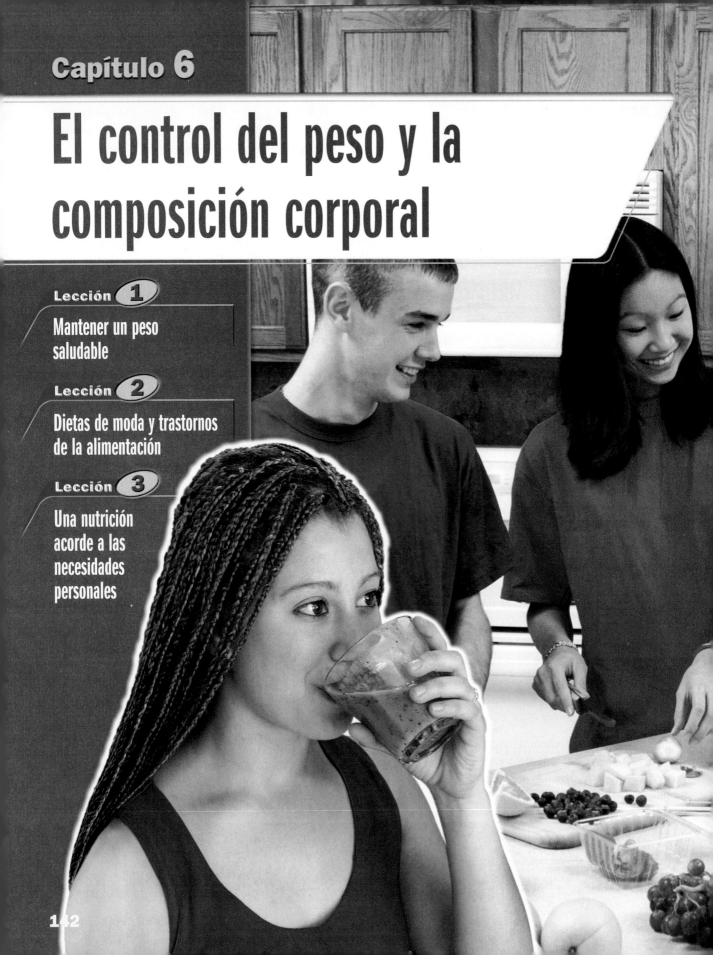

Capítulo **6**

El control del peso y la composición corporal

Lección (1)

Mantener un peso
saludable

Lección (2)

Dietas de moda y trastornos
de la alimentación

Lección (3)

Una nutrición
acorde a las
necesidades
personales

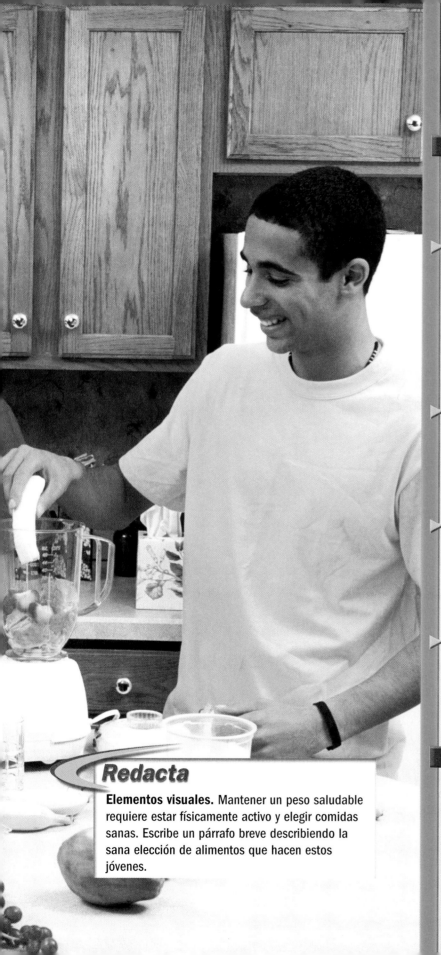

Antes de leer

Haz este diario *Foldable* para registrar lo que aprendas sobre los hábitos de un consumidor de la salud. Comienza con dos hojas de papel de cuaderno.

Paso 1

Dobla una hoja de papel de cuaderno por la mitad desde arriba hacia abajo. Corta más o menos 1″ a lo largo del doblez en ambas esquinas y detente en las líneas del margen.

Paso 2

Dobla la segunda hoja por la mitad desde arriba hacia abajo. Corta el doblez entre las líneas del margen.

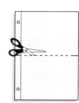

Paso 3

Enrolla la primera hoja, pásala hasta la mitad por el corte en la segunda hoja y ábrela.

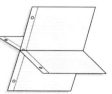

Paso 4

Dobla las páginas por la mitad para hacer un diario. Rotula tal como se indica.

Diario personal de la salud

Mientras lees

Rotula las páginas de tu diario con los siguientes títulos: Imagen corporal, La conexión peso-caloría, Determinar tu nivel de peso apropiado, Composición corporal, Riesgos a la salud relacionados con el peso y Maneras sanas de controlar el peso. Usa tu diario para tomar notas mientras lees el capítulo.

Redacta

Elementos visuales. Mantener un peso saludable requiere estar físicamente activo y elegir comidas sanas. Escribe un párrafo breve describiendo la sana elección de alimentos que hacen estos jóvenes.

Mantener un peso saludable

VOCABULARIO

imagen corporal
índice de masa corporal (IMC)
sobrepeso
obesidad
bajo peso
alimentos densos en nutrientes

APRENDERÁS A

- Examinar la relación entre la composición corporal, la dieta y el buen estado físico.

- Analizar la relación entre mantener un peso saludable, la promoción de la salud y la prevención de enfermedades.

- Describir maneras sanas para controlar el peso.

COMIENZA AHORA En una hoja de papel, haz una lista de tres sentimientos que una persona pueda tener sobre su apariencia personal. Luego escribe tres factores que puedan influir en estos sentimientos.

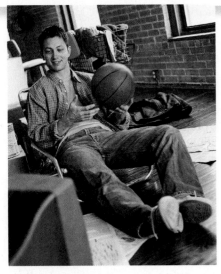

Las imágenes que muestran los medios de difusión pueden afectar la imagen corporal de una persona. *¿Cómo pueden los mensajes de los medios afectar la imagen corporal de modo negativo?*

Cuando te miras en el espejo, ¿cómo te sientes con lo que ves? ¿Eres feliz como luces o deseas que algunas cosas sean diferentes? *El modo en que ves tu cuerpo se* llama **imagen corporal**. La imagen corporal es afectada por varios factores, como las imágenes de los medios de difusión y las actitudes de la familia y amigos.

Para muchas personas la imagen corporal está ligada a la percepción del peso. Probablemente tu propio peso saludable no sea el mismo que el de una modelo de pasarela, un levantador de pesas o tu mejor amigo. Sin embargo, puedes usar algunas guías para determinar tu peso y mantenerlo en un nivel saludable.

La conexión peso-caloría

Para comprender cómo controlar tu peso eficazmente es importante que entiendas las calorías. Como has aprendido, las calorías son unidades usadas para medir la energía; tanto la energía en alimentos como la energía que tu cuerpo usa para procesos vitales y actividades físicas. Mantener un peso saludable, aun cuando estás creciendo, es una cuestión de equilibrar la energía: las calorías que consumes deben equivaler a las calorías que tu cuerpo quema.

Las calorías: su origen

Algunos alimentos tienen más calorías que otros. El número específico de calorías depende del tamaño de la porción como también de la cantidad de hidratos de carbono, proteínas y grasas en el alimento. Tanto los hidratos de carbono como las proteínas, suplen 4 calorías por gramo. Las grasas proveen más del doble que ese número, esto es 9 calorías por gramo. Por esta razón, hasta pequeñas cantidades de grasa en un alimento aumentan el contenido de calorías. La forma en que se prepara o cocina un alimento también afecta el número de calorías.

La ecuación de energía

Alterar el equilibrio de la ecuación de energía resultará en perder o ganar peso. Si consumes menos calorías que las que quemas, perderás peso. Si consumes más calorías de las que quemas, ganarás peso.

Una libra de grasa corporal equivale a unas 3,500 calorías. Comer diariamente 500 calorías menos de lo que tu cuerpo necesita para mantener tu peso resultará en la pérdida de una libra de grasa corporal después de una semana (500 calorías diarias × 7 días = 3,500 calorías). Quemar diariamente 500 calorías más por medio de la actividad física resultaría en una pérdida de peso similar.

Determinar tu nivel de peso apropiado

Tu peso apropiado se ve influído por varios factores como el género, edad, estatura, estructura corporal, ritmo de crecimiento, ritmo metabólico y nivel de actividad. Como eres joven estás creciendo todavía, así que necesitas más calorías que un adulto. Las personas altas y con una estructura corporal grande necesitan más calorías que las personas de baja estatura y estructura pequeña. Ya que una persona activa quema más calorías que una persona sedentaria, puede consumir más calorías sin aumentar el peso como podría hacerlo una persona sedentaria.

Índice de masa corporal

Una forma de evaluar si tu peso está dentro de un nivel saludable es determinar tu índice de masa corporal. El **índice de masa corporal (IMC)** es *la proporción que te permite evaluar el tamaño de tu cuerpo en relación con tu estatura y peso.* Ya que el IMC para niños y jóvenes toma en consideración la edad y el género, se usan tablas diferentes para hombres y mujeres. La **Figura 6.1** en la página 146 explica cómo determinar tu IMC. Se usa una tabla diferente para adultos.

Mientras calculas tu IMC, recuerda que varias proporciones diferentes de estatura con relación a un peso pueden ser saludables. Los jóvenes crecen a ritmos diferentes y de diferentes modos. No hay tamaño, forma o patrón de crecimiento único que sea normal para todos.

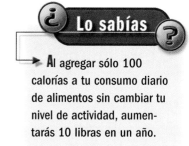

Lo sabías

➤ Al agregar sólo 100 calorías a tu consumo diario de alimentos sin cambiar tu nivel de actividad, aumentarás 10 libras en un año.

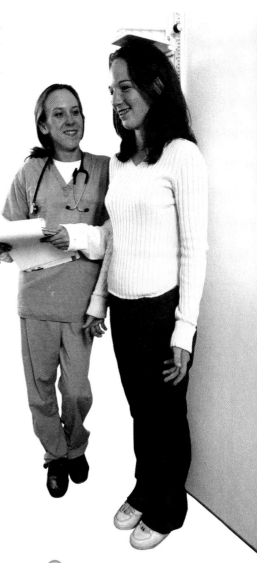

La altura y el género son dos factores que se deben considerar al evaluar el peso de una persona.

FIGURA 6.1

DETERMINA TU IMC (ÍNDICE DE MASA CORPORAL)

Utiliza esta fórmula para encontrar tu IMC:

IMC = peso (en libras) $\times$ 703/[altura (en pugadas)]^2

Aquí te damos un ejemplo de cómo encontrar el IMC para un varón adolescente de 16 años que pesa 145 libras y mide 65 pulgadas de altura:

IMC = 145 $\times$ 703/65^2 entre
IMC = 101,935/4.225
IMC = 24.12 ó 24

Busca este resultado en la tabla. El IMC del adolescente indica que se encuentra en un nivel apropiado de peso.

Tabla de IMC para varones

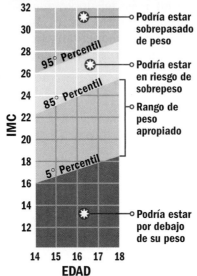

Tabla de IMC para niñas

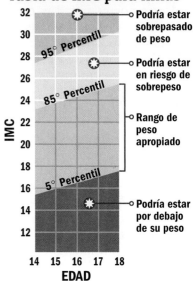

Fuente: información adaptada de los CDC

Si tu IMC está por arriba del percentil 85 o debajo del percentil 5, consulta a un profesional de la salud para una evaluación más detallada. Sin embargo, esto no significa necesariamente que tengas sobrepeso ni que tu peso sea demasiado bajo.

La composición corporal

La composición corporal, o la relación entre la grasa corporal y el tejido magro del cuerpo, se debe tener en cuenta cuando se evalúa el peso. La dieta y la condición física afectan a la composición corporal de una persona. Por ejemplo, un programa de levantamiento de pesas aumentará la masa muscular. Una dieta alta en calorías puede aumentar la cantidad de grasa corporal almacenada.

El peso corporal versus la grasa corporal

Los términos *sobrepeso* y *obesidad* se usan a menudo recíprocamente, pero no son lo mismo. El **sobrepeso** es un *estado en el que una persona pesa más que el nivel de peso estándar para su estatura*. La **obesidad** se refiere específicamente a *tener una cantidad excesiva de grasa corporal*. Ambos pueden amenazar la salud, pero en algunos casos tener sobrepeso no implica riesgos a la salud. Los atletas como los levantadores de pesas o futbolistas podrían tener sobrepeso por exceso de tejido muscular en vez de exceso de grasa corporal.

Riesgos a la salud relacionados con el peso

El IMC les sirve a los adultos de guía general para evaluar algunos riesgos a la salud. Los adultos con un IMC alto están en un elevado riesgo de enfermedades cardiovasculares; diabetes de tipo 2; cáncer; presión arterial alta y osteoartritis, una enfermedad de las articulaciones. Mantener un peso saludable puede ayudar a fomentar la salud y a prevenir el desarrollo de estas enfermedades.

El sobrepeso: un riesgo a la salud

Tener sobrepeso es un problema serio en Estados Unidos. Recientes descubrimientos de los CDC indican que el 14 por ciento de los jóvenes tienen sobrepeso. El exceso de grasa corporal fatiga los músculos y el sistema esquelético. Esto hace trabajar más al corazón y los pulmones y aumenta el riesgo de presión arterial y colesterol altos. Tener sobrepeso o estar obeso también aumenta el riesgo de diabetes tipo 2, asma y algunos tipos de cáncer.

¿Por qué algunas personas tienen sobrepeso? La genética podría influir, pero tener sobrepeso o estar obeso usualmente resultan por consumir un exceso de calorías y por falta de actividad física. Para mantener un peso saludable y evitar los riesgos a la salud asociados con el sobrepeso y la obesidad, sigue el ABC de la buena salud descrito en las **Guías alimenticias para los estadounidenses:**

▶ **Apunta a una condición física.** Haz 60 minutos de actividad física diariamente.

▶ **Busca una base saludable.** Come el número recomendado de raciones diarias de cada uno de los cinco grupos principales de la **Pirámide Nutricional.**

▶ **Comprueba que tu selección sea sensata.** Haz un equilibrio entre las selecciones altas en grasa con los alimentos bajos en grasa y modera tu consumo de azúcar.

El bajo peso: un riesgo a la salud

Algunos jóvenes son muy delgados mientras están creciendo. Estar delgado también podría ser normal debido a la genética o por un metabolismo acelerado. Otras personas, sin embargo, hacen dietas o ejercicios excesivamente para mantenerse delgadas. Una persona que es demasiado delgada tiene poca grasa almacenada para proveerle al cuerpo de una reserva de energía y podría no estar consumiendo suficientes calorías y nutrientes para la salud y el crecimiento. Esto podría llevar a la fatiga y a un descenso en la habilidad para combatir enfermedades.

¿Cómo sabes si estás bajo de peso? El **bajo peso** se refiere a *un estado en el cual una persona está bajo el nivel estándar para su estatura.* Un profesional de la salud puede ayudarte a determinar si estás bajo de peso.

vínculo

Guías alimenticias para los estadounidenses Para obtener mayor información sobre las pautas sobre *Guías alimenticias* ve el Capítulo 5, página 122. **Pirámide Nutricional** Ve el Capítulo 5, página 124, para aprender más sobre cómo usar la *Pirámide Nutricional* para hacer elecciones de alimentos saludables.

Ⓥ **Las actividades físicas como la natación queman calorías y te ayudan a controlar tu peso.** *¿Qué otras actividades físicas pueden ayudarte a controlar tu peso?*

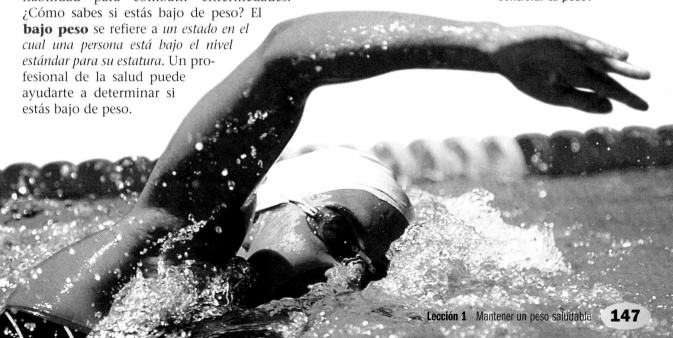

FIGURA 6.2

LA MEJOR ESTRATEGIA PARA PERDER PESO

Come menos calorías
Come más alimentos altos en nutrientes y bajos en calorías.

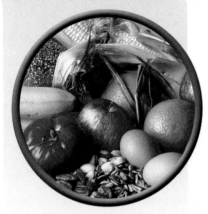

Quema más calorías
Quema más calorías a través de la actividad física.

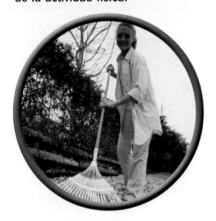

Maneras sanas de controlar el peso

La adolescencia es un periodo de rápido crecimiento y cambio, por eso algunas fluctuaciones en tu peso son normales durante este tiempo. Seguir el ABC de la buena salud le ayudará a la mayoría de los jóvenes a mantener un peso saludable. Sin embargo, si quieres comenzar un plan de control de peso, las siguientes estrategias pueden ayudar:

▶ **Fija tu peso apropiado.** Habla con un profesional de la salud para determinar un nivel de peso que sea saludable para ti.

▶ **Fija metas realistas.** Bajar o aumentar de media a una libra semanal es una meta segura y realista.

▶ **Personaliza tu plan.** Piensa en tus preferencias de alimentos y estilo de vida cuando diseñes tu programa de control de peso.

▶ **Escribe tu meta y tu plan.** Tal vez encuentres útil llevar un diario de lo que comes y cuándo lo haces para tener una mejor noción de tus hábitos alimenticios.

▶ **Evalúa tu progreso.** Sigue tu progreso pesándote semanalmente a la misma hora del día. Recuerda que los periodos de tiempo en los que tu peso no cambia son normales.

Estrategias saludables para perder peso

Un proveedor de la salud es tu mejor fuente de información sobre tu peso apropiado. Si él o ella recomienda que pierdas peso, usa la mejor estrategia para perder peso, ilustrada en la **Figura 6.2.** A continuación se muestran otras sugerencias para perder peso.

▶ **Come de 1,700 a 1,800 calorías diariamente para satisfacer las necesidades de energía de tu cuerpo.** Para alcanzar esta meta, come al menos el número mínimo de porciones de cada uno de los cinco grupos de la Pirámide Nutricional. Comer menos de 1,400 calorías al día podría hacerte perder nutrientes esenciales.

▶ **Incluye tus alimentos favoritos con moderación.** Come porciones más pequeñas de tus alimentos favoritos altos en calorías y cómelos con menos frecuencia. En vez de dejar de comer helado totalmente, por ejemplo, toma un poquito una vez por semana.

▶ **Come una variedad de alimentos bajos en calorías y densos en nutrientes.** Los **alimentos densos en nutrientes** son *alimentos altos en nutrientes en comparación con su contenido de calorías.* Los productos de granos integrales, vegetales y frutas son ejemplos de alimentos de bajas calorías y densos en nutrientes.

▶ **Toma bastante agua.** Ocho vasos de agua al día ayudarán a mantener el funcionamiento de tu cuerpo al máximo.

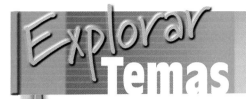

¿Deben las escuelas limitar el uso de máquinas expendedoras?

En las escuelas de todo el país, las máquinas expendedoras ofrecen refrescos, dulces y otros bocadillos. Algunas escuelas limitan el tipo de alimentos ofrecidos en máquinas expendedoras o restringen el acceso de los estudiantes a las máquinas. ¿Deben las escuelas fijar reglas para las máquinas expendedoras? He aquí dos puntos de vista.

Punto de vista 1: Philip S., 16 años

La mayoría de los alimentos en las máquinas expendedoras son altos en azúcar, grasa o sal; no son parte de un plan de comidas sano. He visto a jóvenes comer sólo alimentos de las máquinas expendedoras en el almuerzo. Si el acceso a estas máquinas fuera limitado, los estudiantes tendrían que comer comidas más sanas. Pienso que las escuelas tienen el derecho de limitar el acceso o cambiar los alimentos ofrecidos.

Punto de vista 2: Katie T., 15 años

Yo no pienso que las escuelas necesiten limitar los tipos de refrigerios en las máquinas expendedoras o restringir el acceso a los estudiantes. Cada uno debe tomar decisiones responsables sobre sus selecciones de alimentos. De todas maneras, comer bocadillos altos en azúcar, grasa o sal está bien de vez en cuando.

ACTIVIDAD

1. **¿Interfieren las máquinas expendedoras con los esfuerzos de los estudiantes para comer sanamente? ¿Por qué?**

2. **¿Deben las escuelas controlar el contenido de estas máquinas o restringir su uso? Explica.**

Estrategias saludables para ganar peso

Sigue estas sugerencias para aumentar de peso saludablemente:

▶ **Aumenta tu consumo de calorías.** Elige alimentos altos en hidratos de carbono complejos como panes, pasta y papas. Limita los alimentos altos en grasa y azúcar.

▶ **Come frecuentemente y repite las porciones.** Elige más del número mínimo de porciones de cada grupo de la Pirámide Nutricional.

▶ **Come bocadillos nutritivos.** No comas bocadillos dos o tres horas antes de las comidas para evitar perder el apetito.

▶ **Desarrolla los músculos.** Un programa supervisado de entrenamiento de resistencia te ayudará a ganar peso aumentando la masa muscular.

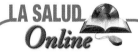

LA SALUD Online

TEMA Control de peso saludable

Ve a **health.glencoe.com** para aprender más sobre los fundamentos del control de peso saludable.

ACTIVIDAD Haz una lista con diez datos que sepas o que hayas oído para mantener un peso saludable. Usa la información que encuentres para determinar cuáles son mitos y cuáles son datos veraces.

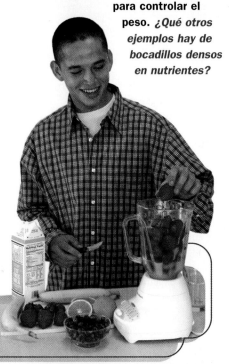

 Los jugos de frutas y vegetales son refrigerios densos en nutrientes que pueden ser parte de un plan para controlar el peso. ¿Qué otros ejemplos hay de bocadillos densos en nutrientes?

Actividad física y control de peso

Ya sea que quieras perder, ganar o mantener el peso, la actividad física regular debe ser parte de tu plan. El ejercicio aeróbico quema calorías y te ayuda a perder grasa. Levantar pesas o un entrenamiento de resistencia aumentará la masa muscular y producirá un cuerpo con forma firme y delgada. Asimismo, ya que el tejido muscular es más eficiente que la grasa al quemar calorías, tener más tejido muscular magro aumenta el número de calorías que tu cuerpo quema, incluso cuando descansa. Los siguientes son beneficios adicionales de la actividad física regular:

▶ Ayuda a aliviar el estrés que a menudo lleva a comer de más de o menos.

▶ Promueve un apetito normal que te ayuda a ganar, perder o mantener el peso.

▶ Aumenta la autoestima, lo que ayuda a mantener la continuidad de tu plan.

Las investigaciones muestran sistemáticamente que la actividad física regular, combinada con hábitos de comer saludables, es el modo más eficiente y sano para controlar tu peso y vivir una vida saludable. Elige actividades que disfrutes y que conecten con tu personalidad. Pronto descubrirás las habilidades de tu cuerpo y comenzarás a verte y sentirte al máximo.

▶ Lección 1 Repaso

Repaso de información y vocabulario

1. Haz una lista de tres factores que influyen en lo que debería ser el peso apropiado de una persona.

2. Explica la diferencia entre los términos *sobrepeso* y *obesidad*.

3. Examina y describe brevemente la relación entre composición corporal, dieta y buen estado físico.

Razonamiento crítico

4. **Analizar.** ¿De qué modo llevar un diario alimenticio ayuda a una persona a controlar su peso?

5. **Formular una hipótesis.** ¿Por qué es importante comer una variedad de alimentos bajos en calorías y densos en nutrientes si estás tratando de perder peso?

Destrezas de salud aplicadas

Practicar conductas saludables. Vicki quiere asegurarse de mantener un nivel de peso saludable mientras atraviesa su adolescencia. ¿Qué conductas puede practicar Vicki para ayudarse a lograr esa meta? Escribe un cuento que muestre cómo Vicki practica esas conductas.

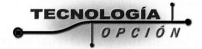

PROCESADOR DE TEXTOS Un procesador de textos le puede dar a tu cuento un toque profesional. Ve a **health.glencoe.com** para sugerencias sobre cómo sacarle provecho a tu programa procesador de textos.

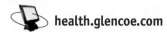

Dietas de moda y trastornos de la alimentación

VOCABULARIO

dietas de moda
ciclo del peso
trastorno de la alimentación
anorexia nerviosa
bulimia nerviosa
trastorno de la alimentación compulsiva

APRENDERÁS A

- Describir los riesgos de las dietas de moda y otras estrategias peligrosas para perder peso.

- Describir las causas, síntomas y tratamiento de los trastornos de la alimentación.

- Proveer ayuda a alguien con un trastorno de la alimentación.

- Identificar la presencia de un trastorno de la alimentación como una situación que requiera la asistencia de un profesional de la salud.

> **COMIENZA AHORA** Escribe el término *dieta* en el centro de una hoja de papel. Alrededor de ese término escribe de cinco a diez palabras o frases que te vengan a la mente cuando escuchas la palabra *dieta*.

"¡El parche milagroso te permite perder peso sin hacer dieta!" "¡Una píldora te ayuda a quemar grasa y a perder libras!" ¿Estás familiarizado con promesas como éstas? Usualmente aparecen en anuncios impresos y comerciales de TV. Quizás los oigas en la radio. Esos anuncios prometen perder peso rápido y fácilmente. ¿Qué logran realmente?

Estrategias para perder peso arriesgadas

Numerosas estrategias para perder peso no sólo fallan en los resultados a largo plazo sino que pueden causar serios problemas de salud. Parte de ser un consumidor instruido es reconocer el potencial de riesgos asociados con algunos planes y productos para perder peso.

Las dietas de moda

Si ves un anuncio como el que se muestra aquí, ten cuidado. Esos anuncios son por lo general de **dietas de moda**, *programas para perder peso que son populares sólo por poco tiempo*. Estas dietas son difíciles de seguir porque limitan la variedad de alimentos. La "dieta de la toronja" es un ejemplo de una dieta que limita los alimentos. Algunas dietas de moda son costosas porque requieren la compra de ciertos productos. Las dietas de moda que restringen severamente los alimentos fallan en proveerle al cuerpo los nutrientes que necesita para la salud y el crecimiento. Cualquier pérdida de peso en una dieta de moda, usualmente se recupera.

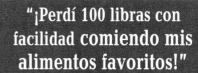

"¡Perdí 100 libras con facilidad comiendo mis alimentos favoritos!"
"¡Ésta es la mejor dieta que hay!"

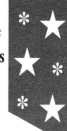

¡Más de 2 millones de libras perdidas entre todos los que la siguieron!

PRUÉBALA YA

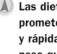 Las dietas de moda pueden prometer perder peso fácil y rápidamente, pero el peso que se pierde con estas dietas generalmente se vuelve a recuperar. *¿Qué características tiene un plan sano para bajar de peso?*

Algunos productos para bajar de peso contienen una sustancia llamada *efedra*. Los fabricantes aseguran que la efedra suprime el apetito, promueve la pérdida de peso y aumenta la energía y resistencia física. Sin embargo, la efedra puede causar ataques al corazón, apoplejías o hasta la muerte.

Siempre lee las etiquetas de los productos antes de comprar o usarlos y nunca tomes un producto que contenga efedra.

Un control de peso eficaz requiere elegir un estilo de vida saludable. ¿Qué pasos puede tomar una persona para controlar su peso con éxito?

Las dietas líquidas

Una persona en una dieta líquida reemplaza todo su consumo de alimento con una fórmula líquida especial. Estas dietas muy bajas en calorías generalmente no cumplen con las necesidades energéticas del cuerpo. Como resultado, dejan al que hace la dieta sintiéndose fatigado. Muchas dietas líquidas no le proveen al cuerpo la fibra y los nutrientes que necesita. Depender de líquidos altos en proteínas y bajos en hidratos de carbono como la única fuente de nutrientes puede causar serios problemas a la salud y hasta la muerte. Debido al potencial de peligros asociados con estas dietas líquidas, la Administración de alimentos y drogas de EE.UU. (FDA) requiere que estos productos tengan etiquetas de advertencia y recomienda que sean usados sólo bajo supervisión médica.

Ayunar

Ayunar es la abstinencia de comer. Aunque esto parece una forma segura de perder peso, ayunar por más de un periodo corto priva a tu cuerpo de los nutrientes y la energía que necesita. Sin un suministro fresco de nutrientes cada día, tu cuerpo comienza a descomponer las proteínas almacenadas en el tejido muscular para energía. Si la persona que está ayunando también evita los líquidos, podría deshidratarse.

Algunos ritos religiosos y culturales incluyen periodos breves de ayuno. Este tipo de ayuno no es peligroso para la persona promedio porque se ayuna por un tiempo limitado. Sin embargo, ayunar no se le recomienda a aquéllos con diabetes u otra afección de la salud. Si no estás seguro de cómo el ayuno religioso o cultural podría afectar a una afección médica, consulta con un profesional de la salud.

Las píldoras dietéticas

Muchas píldoras dietéticas trabajan suprimiendo el apetito. Éstas podrían causar sueño, ansiedad, latidos rápidos del corazón u otro serio efecto colateral. Las píldoras dietéticas también pueden ser adictivas. Algunas hacen que el cuerpo pierda más agua de lo normal, lo que puede llevar a una deshidratación. Aunque se afirme que las píldoras dietéticas "queman", "bloquean" o "eliminan" la grasa del cuerpo, una píldora de bajo riesgo que cumpla con eso no ha sido fabricada todavía.

El ciclo del peso

Pareciera que algunos programas o productos de dieta ayudan a las personas a perder peso rápidamente, pero por lo general el peso perdido es de agua y no de grasa corporal. La pérdida de agua se recupera con rapidez. *El patrón repetitivo de perder y ganar peso del cuerpo* se llama **ciclo del peso**. El ciclo del peso es común en las personas que siguen las dietas de moda. Algunos informes sugieren que el ciclo del peso es peligroso, aunque otros estudios no apoyan esa conclusión. En general, la pérdida de peso lenta y constante es la mejor forma de resultados duraderos.

Las dietas de moda dañan la salud

En una sociedad obsesionada con el peso y la apariencia, la promesa de bajar de peso rápidamente es difícil de resistir. Sin embargo, las dietas de moda no son sólo ineficaces en producir una pérdida de peso duradera sino que también son potencialmente peligrosas. En esta actividad crearás un cartel abogando en contra de las dietas de moda.

Lo que necesitarás

- cartulina
- marcadores

Lo que harás

1. En clase, piensen entre todos en efectos potencialmente peligrosos de las dietas de moda.

2. En grupos de dos o tres, inventen un concepto simple que comunique que las dietas de moda pueden dañar la salud. Tu concepto debería ser relevante para estudiantes de secundaria.

3. Haz un cartel que ilustre tu mensaje. Incluye información que apoye las estrategias para perder peso sanamente.

4. Pidan permiso para mostrar sus carteles en la escuela.

Aplica y concluye

¿Es tu cartel persuasivo? ¿Qué técnicas de promoción usaste para persuadir a los demás? ¿Tendrá tu cartel un efecto positivo en la salud de tu audiencia? ¿Por qué es un problema importante de la salud para los jóvenes?

Los riesgos de los trastornos de la alimentación

Algunas veces las preocupaciones de una persona sobre su peso y los esfuerzos de perder peso pueden salirse de control. Volverse obsesionado con la delgadez podría llevar a un trastorno de la alimentación. Un **trastorno de la alimentación** es una *conducta extrema y perjudicial de alimentación que puede causar enfermedades serias o hasta la muerte.* La causa exacta de estos trastornos es desconocida. Podrían ser producidos por factores mentales o emocionales como una imagen corporal pobre, presiones familiares y sociales y el perfeccionismo. Algunos científicos sostienen que la causa podría ser en parte genética. Los jóvenes con un historial familiar de problemas de peso, depresión o consumo de sustancias ilegales podrían tener un mayor riesgo de desarrollar un trastorno de la alimentación.

Aproximadamente el 90 por ciento de aquellos con trastornos de la alimentación son mujeres. Se estima que más o menos un uno por ciento de las mujeres entre los 16 y 18 años tienen esta enfermedad. Los trastornos de la alimentación son un serio problema de la salud y las personas que los padecen necesitan ayuda profesional.

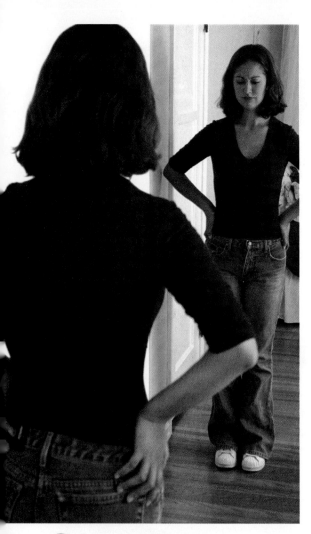

Las personas con anorexia se ven a sí mismas con sobrepeso aunque sean muy delgadas. *¿Qué tipo de ayuda necesita un individuo con trastornos de la alimentación?*

La anorexia nerviosa

La **anorexia nerviosa** es *un trastorno en el cual el miedo irracional de estar obeso resulta en una pérdida severa de peso debido al hambre que la persona se obliga a pasar.* La anorexia nerviosa es un trastorno psicológico con consecuencias emocionales y físicas. Este trastorno se relaciona al autoconcepto y a la habilidad para enfrentar problemas. Además de presiones, las altas expectativas, la necesidad de ser aceptado y la necesidad de lograr objetivos son características asociadas con el desarrollo de la anorexia. Los especialistas médicos también han encontrado que la genética y otros factores biológicos podrían jugar un papel igualmente poderoso en el desarrollo de este trastorno. Se ha demostrado que las hormonas y ciertos químicos del cerebro provocan la enfermedad en algunas personas.

La anorexia se desarrolla con más frecuencia en jovencitas y en mujeres jóvenes. Los síntomas incluyen un consumo calórico extremadamente bajo, una obsesión con los ejercicios, problemas emocionales, un interés anormal por la comida, una imagen corporal distorsionada y la negación de un problema de alimentación.

CONSECUENCIAS DE LA ANOREXIA NERVIOSA EN LA SALUD

Las consecuencias físicas de la anorexia están relacionadas con la desnutrición y la inanición. Una reducción drástica de grasa corporal podría hacer que las mujeres con anorexia dejaran de menstruar. Otras consecuencias incluyen una pérdida de densidad ósea, baja temperatura corporal, presión arterial baja, metabolismo más lento y reducción en el tamaño de órganos. La gente con anorexia podría desarrollar serios problemas del corazón, como un latido irregular que cause un paro cardíaco o la muerte repentina.

El tratamiento para la anorexia nerviosa podría incluir internarse en una clínica u hospital donde la persona pueda recibir nutrientes para recuperar peso y fortaleza. La anorexia nerviosa también requiere de un tratamiento psicológico dirigido a los problemas que llevaron a ese trastorno.

La bulimia nerviosa

La **bulimia nerviosa** es *un trastorno en el cual alguna forma para purgar o vaciar el aparato digestivo es seguida por ciclos de comer en exceso.* Una persona con bulimia a menudo ayuna o sigue una dieta estricta y después come *compulsivamente* o consume grandes cantidades de comida rápidamente. Después de comer, la persona podría vomitar o tomar laxantes para purgar la comida del cuerpo. Después de un atracón, la persona podría tratar de hacer dieta nuevamente. Otros síntomas pueden incluir una imagen corporal distorsionada y un interés anormal por la comida. La causa exacta de la bulimia es desconocida, pero las presiones sociales, los problemas de autoestima y los problemas familiares podrían ser factores.

CONSECUENCIAS DE LA BULIMIA NERVIOSA EN LA SALUD

La repetición de comer en exceso, purgar y ayunar puede causar serios problemas a la salud e incluso la muerte. Vomitar frecuentemente y la diarrea pueden llevar a la deshidratación, daños al riñón y ritmo irregular del corazón. Vomitar también destruye el esmalte de los dientes, causa caries y daña los tejidos del estómago, esófago y la boca. El uso frecuente de laxantes interrumpe la digestión y la absorción y podría causar deficiencia de nutrientes. El abuso de laxantes también puede cambiar la composición de la sangre. El tratamiento de bulimia nerviosa usualmente incluye tanto medicinas como consejería psicológica.

El trastorno de la alimentación compulsiva

Las personas con el **trastorno de la alimentación compulsiva**, *un trastorno que se caracteriza por comer demasiado compulsivamente,* consumen cantidades gigantescas de alimento a la misma vez, pero no tratan de purgarlo. Este trastorno puede señalar el uso de alimentos como un mecanismo para controlar las emociones fuertes o la depresión. El tratamiento incluye consejería profesional psicológica y algunas veces medicinas.

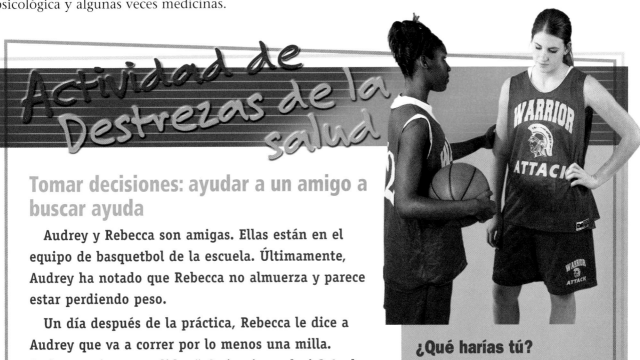

Actividad de Destrezas de la salud

Tomar decisiones: ayudar a un amigo a buscar ayuda

Audrey y Rebecca son amigas. Ellas están en el equipo de basquetbol de la escuela. Últimamente, Audrey ha notado que Rebecca no almuerza y parece estar perdiendo peso.

Un día después de la práctica, Rebecca le dice a Audrey que va a correr por lo menos una milla. Audrey está sorprendida. "¿Qué quieres decir? Acabas de correr de arriba a abajo por la cancha durante dos horas enteras".

Rebecca dice: "Me comí una ensalada en el almuerzo. Me estoy poniendo gorda". Audrey sospecha que Rebecca tiene un trastorno de la alimentación y se pregunta cómo ayudarla".

¿Qué harías tú?

Aplica los pasos para tomar decisiones al problema de Audrey.

1. Plantea la situación.
2. Haz una lista de las opciones.
3. Mide los resultados posibles.
4. Considera los valores.
5. Toma una decisión y actúa.
6. Evalúa la decisión.

Los psicólogos y las clínicas que se especializan en el tratamiento de trastornos de la alimentación ofrecen grupos de apoyo para personas con estos trastornos. *¿Por qué pueden estos grupos de apoyo ayudar a las personas con trastornos de la alimentación?*

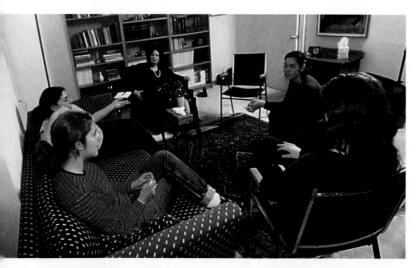

CONSECUENCIAS DEL TRASTORNO DE LA ALIMENTACIÓN COMPULSIVA EN LA SALUD

El trastorno de la alimentación compulsiva a menudo resulta en ganar peso perjudicialmente, lo que contribuye a problemas de la salud como la diabetes de tipo 2, enfermedades del corazón y apoplejía. Los problemas de la vesícula biliar, la presión arterial alta, el colesterol alto y el aumento del riesgo de ciertos tipos de cáncer también han sido asociados con el trastorno.

Ayuda para abordar los trastornos de la alimentación

Las personas con trastornos de la alimentación necesitan ayuda profesional médica y psicológica. También pueden beneficiarse de los grupos y clínicas de apoyo. Todos los trastornos de la alimentación son serios. Si crees que un amigo podría estar desarrollando un trastorno de la alimentación, quizás quieras discutir el problema con un adulto de confianza tal como uno de tus padres, un consejero o una enfermera de la escuela. También puedes ayudar animando a tu amigo a que busque ayuda profesional y apoyándolo.

Lección 2 Repaso

Repaso de información y vocabulario

1. Define el término *dietas de moda*.
2. Describe las causas, síntomas y el tratamiento del trastorno de la alimentación de la anorexia nerviosa.
3. ¿Qué es la *bulimia nerviosa*?

Razonamiento crítico

4. **Evaluar.** Describe las similitudes y diferencias entre la bulimia nerviosa y el trastorno de la alimentación compulsiva.
5. **Analizar.** ¿Por qué las personas con trastornos de la alimentación requieren asistencia de servicios profesionales de la salud?

Destrezas de salud aplicadas

Promoción. Piensa en maneras de informar a jóvenes sobre los peligros de las dietas de moda y otras estrategias arriesgadas para perder peso. Con un grupo de compañeros, planea y crea un vídeo o un anuncio de servicio público (ASP) que alerte a los jóvenes sobre estos peligros y dé sugerencias para perder peso saludablemente.

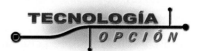
TECNOLOGÍA OPCIÓN

SITIOS WEB   Usa tu vídeo o ASP como parte de un sitio Web que desarrolles sobre el control de peso saludable. Ve a **health.glencoe.com** para obtener ayuda sobre cómo planear y construir tu propio sitio Web.

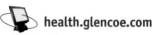 **health.glencoe.com**

Una nutrición acorde a las necesidades personales

VOCABULARIO

electrolitos
rehidratación
vegetariano
vegano
suplemento dietético
megadosis
suplemento herbáceo

APRENDERÁS A

- Entender las necesidades nutricionales específicas de diferentes grupos.
- Explicar la importancia de una nutrición adecuada para promover una salud óptima para mujeres embarazadas, madres, bebés y niños pequeños.
- Identificar una buena nutrición como una conducta saludable que mejorará y mantendrá la salud personal durante toda la vida.

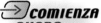

COMIENZA AHORA Las necesidades nutricionales personales cambian durante la vida. Piensa en las ocasiones de la vida de una persona en que las necesidades nutricionales pueden cambiar. Explica brevemente cada una de tus opciones.

¿Te parece que todo el mundo tiene una idea diferente sobre la nutrición adecuada? Algunos amigos podrían decirte que comer carne no es saludable y otros podrían insistir en que comer muchos hidratos de carbono es malo para ti. ¿Qué puedes creer? En verdad, una nutrición adecuada puede depender del individuo. Una mujer embarazada, por ejemplo, tiene necesidades nutricionales diferentes de las de un adulto mayor.

La nutrición de los deportistas

¿Juegas en algún equipo de deportes o tomas clases de aeróbicos? La buena nutrición puede ayudarte a realizar al máximo cualquier actividad física.

La dieta de entrenamiento

Ningún alimento por sí solo te ayudará a desarrollar los músculos o a aumentar tu velocidad. El mejor plan alimenticio para los atletas es uno que sea equilibrado, moderado y variado. La necesidad de tu cuerpo de proteínas, vitaminas y minerales no cambia considerablemente cuando entrenas para deportes o competencias. Sin embargo, ya que la actividad física quema calorías, los atletas y otras personas activas necesitan comer más calorías de alimentos densos en nutrientes para mantener su peso y sus niveles de energía mientras entrenan.

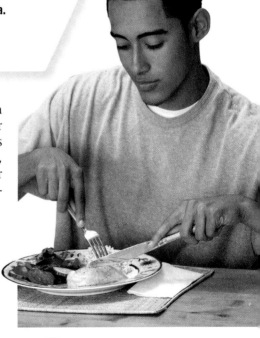

Comer comidas y bocadillos equilibrados cada día es una parte importante de cualquier programa de entrenamiento. *¿Por qué es importante para las personas físicamente activas tener un plan de comidas equilibrado?*

vínculo

insolación Para mayor información sobre los efectos físicos de una insolación, ve el Capítulo 4, página 99.

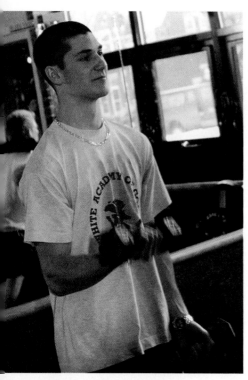

Un entrenamiento de resistencia ayuda a aumentar la masa muscular.

vínculo

esteroides anabólicos Para mayor información sobre los peligros de los esteroides anabólicos, ve al Capítulo 23, página 601.

HIDRATACIÓN

Tu cuerpo pierde líquidos naturalmente mediante la transpiración, la respiración y la eliminación de desperdicios. La cantidad de líquidos perdida aumenta durante la actividad física, especialmente en un clima caluroso. Estos líquidos deben ser reemplazados para evitar la deshidratación e **insolación.** Deshidratarse puede llevar a un desequilibrio de **electrolitos**, *minerales que ayudan a mantener el equilibrio de líquido del cuerpo.* Los minerales como el sodio, cloruro y potasio son electrolitos.

Para mantener el equilibrio de electrolitos de tu cuerpo, debes consumir tanta agua y electrolitos como los que pierdas a través de la transpiración y desperdicios del cuerpo. Bebe de 16 a 24 onzas de líquidos dos o tres horas antes de un ejercicio riguroso y entre 6 y 12 onzas de líquidos cada 15 a 20 minutos durante sesiones de ejercicios rigurosas. La **rehidratación**, o *la recuperación de líquidos perdidos*, es importante después de una actividad y competencia física. Toma 16 onzas de líquido por cada libra de peso corporal perdido mediante el sudor. Es mejor beber agua pura para reemplazar los líquidos perdidos durante el ejercicio.

"Mantener el peso"

En deportes como la lucha libre y el boxeo, los participantes compiten en clases de peso específicas, así que mantener cierto peso es importante. Siempre compite en un peso que sea el correcto para ti.

PERDER PESO

Competir en una clase de peso que esté por debajo de tu peso saludable puede ser peligroso. Ayunar, las dietas repentinas o tratar de sudar el peso extra antes de pesarte pueden causar deshidratación y dañar tu funcionamiento y tu salud. Con el tiempo, tales prácticas también podrían llevar a una pérdida de masa muscular. Los atletas que necesitan perder peso deben seguir un plan razonable y tratar de perder sólo de media a una libra por semana.

AUMENTAR DE PESO

Un programa que combine una nutrición equilibrada y ejercicio es la manera más sana para aumentar de peso. Un entrenamiento de resistencia o de levantamiento de pesas supervisado pueden ayudar a desarrollar la masa muscular. Las calorías extra que necesitas para aumentar de peso deben provenir de alimentos densos en nutrientes y no de suplementos de proteínas. Para un mejor resultado, se recomienda aumentar no más de una o dos libras semanales en forma lenta y constante. No es saludable usar **esteroides anabólicos** u otra droga para desarrollar la masa muscular. Muchos de estos tipos de drogas tienen peligrosos efectos colaterales, desde acné y el desarrollo de senos en los hombres, hasta ataques del corazón y cáncer al hígado. El uso de estas sustancias es ilegal; los atletas cuyos análisis indican la presencia de esteroides y drogas similares son a menudo descalificados de sus deportes.

Comer antes de una competencia

Comer tres o cuatro horas antes de una competencia le permite al estómago vaciarse a la vez que le brinda al atleta la energía necesaria para prevenir dolores abdominales mientras compite.

Antes de competir, elige una comida que tenga un nivel alto de hidratos de carbono y bajo en grasas y proteínas, las cuales permanecen en el sistema digestivo por un mayor tiempo. La pasta, arroz, vegetales, panes y frutas son buenas fuentes de hidratos de carbono. Asimismo, recuerda beber mucha agua antes, durante y después de competir.

Vegetarianismo

Un **vegetariano** es *una persona que come la mayoría o sólo alimentos de origen vegetal.* Algunas personas son vegetarianas por motivos culturales y religiosos. Otras adoptan esta elección por su preocupación por el medio ambiente o por cómo los animales son criados o faenados. Muchas personas se vuelven vegetarianas por razones de salud. Suprimiendo las grasas saturadas y el colesterol que se encuentra en muchos o en todos los productos animales, los vegetarianos podrían reducir su riesgo de enfermedades cardiovasculares y algunos cánceres. Además, los vegetarianos consumen más frutas, vegetales y granos integrales, alimentos que están vinculados con un riesgo reducido de muchos problemas de la salud. La **Figura 6.3** describe cuatro estilos de comidas vegetarianas.

FIGURA 6.3

PLANES ALIMENTICIOS VEGETARIANOS

No importa qué plan siga una persona, la alimentación vegetariana también requiere la selección de comidas nutritivas.

Nombre del plan	Alimentos incluidos
Lacto-ovo vegetariano	• Productos lácteos (lacto) y huevos (ovo), además de alimentos provenientes de plantas.
Lacto vegetariano	• Productos lácteos, además de alimentos provenientes de plantas.
Ovo vegetariano	• Huevos y alimentos provenientes de plantas. La leche de soja fortificada y el queso de soja, a menudo son sustitutos de los productos lácteos.
Vegano	• Alimentos provenientes sólo de plantas. La leche de soja fortificada y el queso de soja, a menudo son sustitutos de los productos lácteos.

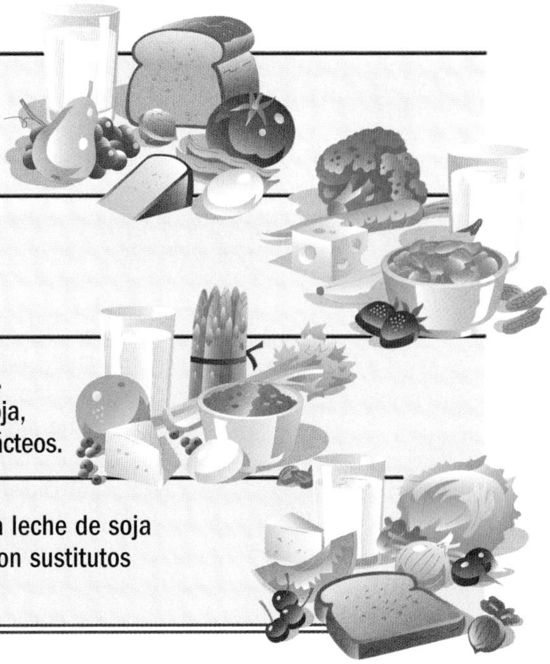

La vida real
APLICACIÓN

Comidas sin carne

Algunas personas eligen volverse vegetarianas. Un poco de planificación puede asegurar que las comidas vegetarianas contengan suficientes cantidades de nutrientes.

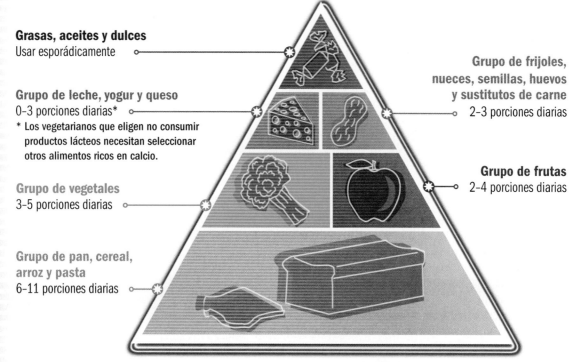

Grasas, aceites y dulces
Usar esporádicamente

Grupo de leche, yogur y queso
0–3 porciones diarias*
* Los vegetarianos que eligen no consumir productos lácteos necesitan seleccionar otros alimentos ricos en calcio.

Grupo de vegetales
3–5 porciones diarias

Grupo de pan, cereal, arroz y pasta
6–11 porciones diarias

Grupo de frijoles, nueces, semillas, huevos y sustitutos de carne
2–3 porciones diarias

Grupo de frutas
2–4 porciones diarias

Fuente: Asociación Dietética Americana

ACTIVIDAD

Usa esta Pirámide Nutricional Vegetariana para planificar un menú de un día entero para un vegetariano. Planifica un desayuno, un bocadillo a media mañana, un almuerzo, un bocadillo a media tarde y una cena.

SATISFACER LAS NECESIDADES DE NUTRIENTES

Los vegetarianos necesitan comer una variedad de proteínas incompletas de modo que lleguen a rendir proteínas completas durante el curso del día. También tienen que asegurarse de obtener suficiente hierro, zinc y vitaminas B, nutrientes que se encuentran en productos animales. Para los vegetarianos la clave para obtener proteínas completas y suficientes vitaminas está en comer cantidades adecuadas de varios alimentos densos en nutrientes, como frutas, vegetales, hojas verdes, granos integrales, nueces, semillas y legumbres, así como también productos lácteos o huevos. Un **vegano** es un *vegetariano que sólo come alimentos de plantas.*

Ya que los veganos no consumen carne o productos lácteos, deben obtener de otras fuentes la vitamina D, vitamina B_{12} y el calcio.

Suplementos dietéticos

¿Tomas un suplemento multivitamínico y mineral con regularidad? Estas tabletas son un tipo de **suplemento dietético**, *una forma, no de alimento, de uno o más nutrientes.* Los suplementos dietéticos podrían contener vitaminas, minerales, fibra, proteína o hierbas. Los suplementos pueden estar en píldoras, cápsulas, polvo o forma líquida.

Comer bocadillos y comidas sanas que estén basados en la Pirámide Nutricional puede proveerte de todos los nutrientes que tu cuerpo necesita. Sin embargo, tomar un suplemento multivitamínico y mineral podría ser apropiado algunas veces. Un proveedor de atención médica podría recomendarle estos suplementos a personas con ciertos estilos de vida o afecciones. Por ejemplo, un suplemento de calcio se le podría recomendar a vegetarianos estrictos o a personas que no toleran la lactosa. Las tabletas de hierro podrían recomendársele a alguien con anemia por deficiencia de hierro.

Los suplementos de vitaminas y minerales podrían recomendársele también a adultos mayores, mujeres embarazadas o en lactancia, a personas que reciben ciertos tratamientos médicos y aquellas recuperándose de enfermedades. Si tienes dudas sobre tus propios requisitos, pregúntale a un proveedor de atención médica.

Los riesgos de los suplementos dietéticos

Los suplementos dietéticos deben ser usados cuidadosamente. Tomar una **megadosis**, o *una cantidad muy grande de un suplemento dietético*, puede ser peligroso. Las vitaminas A, D, E y K, por ejemplo, son almacenadas en la grasa corporal y pueden causar toxicidad si se toman en grandes cantidades.

Un **suplemento herbáceo** es una *sustancia química de las plantas que podría venderse como un suplemento dietético.* Estas sustancias se venden frecuentemente como ayudas "naturales" a la nutrición. Sin embargo, la seguridad y los anuncios nutricionales de muchos de estos productos no se basan en pruebas científicas. Actualmente, los fabricantes de productos herbáceos son responsables de la seguridad del producto y de los anuncios de las etiquetas a menos que se sepa que el producto es peligroso. El Centro de Seguridad de Alimentos y Nutrición Aplicada (*CFSAN* por sus siglas en inglés) del FDA de EE.UU. alerta a los consumidores sobre peligros potenciales de los suplementos dietéticos. Algunos suplementos herbáceos conocidos por tener efectos secundarios peligrosos comprenden la efedra, la lobelia, el yohimbé y el chaparral.

Sólo porque algo es natural no quiere decir que no sea dañino. Ciertas hierbas son venenosas. Otras pueden ser inofensivas en sí, pero pueden ser peligrosas si se toman con medicinas recetadas o sin receta. Consulta a un profesional de la salud antes de tomar cualquier suplemento de hierbas.

Las leyes sobre etiquetas obligan a los fabricantes a incluir información sobre los ingredientes de un suplemento. *¿Dónde puedes conseguir información confiable sobre los suplementos?*

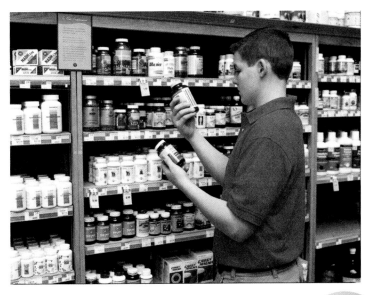

La nutrición durante la vida

Las personas tienen diferentes necesidades nutricionales en diferentes etapas de la vida. Muchos niños y la mayoría de los jóvenes, por ejemplo, necesitan más calorías diarias que los adultos menos activos. Mientras que las necesidades nutricionales de estos grupos varían un poco, la mayoría de las personas pueden recibir todas las calorías y nutrientes que necesitan cada día al seguir las recomendaciones de las *Guías alimenticias* y de la Pirámide Nutricional.

La nutrición durante el embarazo

Un feto en desarrollo depende de su madre para todas sus necesidades, por eso es importante que las mujeres embarazas coman saludablemente y eviten sustancias dañinas como el tabaco, el alcohol y otras drogas. Además de comer adecuadamente, a las mujeres embarazadas se les aconseja aumentar su consumo de alimentos ricos en los nutrientes que se listan más abajo. Un proveedor de atención médica podría recomendar también que una mujer embarazada tome un suplemento multivitamínico y mineral para ayudar a satisfacer estas necesidades de nutrientes.

▶ **Folato.** Consumir suficiente folato, o ácido fólico, temprano en el embarazo puede prevenir los defectos espinales en el feto en desarrollo. Las fuentes de esta vitamina B comprenden las frutas, vegetales de hojas verde oscuro y productos de granos fortificados.

▶ **Hierro.** El aumento del volumen de sangre durante el embarazo produce una demanda de este mineral. El hierro, que se encuentra en la carne, aves, pescado, vegetales de hojas verde oscuro y productos de granos fortificados, ayuda a desarrollar y renovar la hemoglobina, un compuesto que transporta oxígeno en los glóbulos rojos.

▶ **Calcio.** El calcio ayuda a fortalecer los huesos y dientes del feto en desarrollo y reemplaza el calcio perdido de los huesos de la madre. El calcio se encuentra en la mayoría de los productos lácteos, en los vegetales de hojas verde oscuro, en el pescado enlatado con espinas comestibles y en cereales y jugos fortificados con calcio.

La nutrición para los bebés y niños pequeños

Amamantar es la mejor manera de alimentar a los bebés. Si la lactancia no es posible, las fórmulas fortificadas proveen los nutrientes que los bebés necesitan. A medida que un bebé crece durante su primer año, la leche materna o la fórmula es suplida con una variedad de alimentos sólidos, comenzando usualmente con cereales de granos, luego vegetales y frutas y luego carnes y aves.

Una nutrición apropiada es importante para promover la salud óptima de la madre y del bebé. *Explica por qué es importante una nutrición apropiada para las madres durante la lactancia.*

Después del primer año del niño, muchos padres sustituyen la leche materna o la fórmula por leche entera. Las grasas de la leche entera proveen los nutrientes esenciales para el desarrollo del sistema nervioso del niño. Para esta etapa la mayoría de los niños están comiendo una variedad de alimentos. Esta variedad provee la energía y los nutrientes necesarios para el crecimiento y anima al niño a disfrutar de diferentes alimentos.

Entre el segundo y el quinto año, los padres deberían gradualmente reemplazar la leche entera con leche baja en grasa o descremada para satisfacer las necesidades de calcio y vitamina D mientras se reduce el consumo de grasa.

La nutrición y los adultos mayores

La mayoría de los adultos mayores pueden recibir todas las calorías y nutrientes que necesitan cada día al seguir las recomendaciones en las *Guía alimenticias* y la Pirámide Nutricional. A los adultos mayores podría aconsejárseles en seguir una dieta especial si tienen un problema de salud específico.

En ciertos casos, los proveedores de atención médica podrían recomendar que los adultos mayores tomen un suplemento dietético para ayudar a satisfacer sus necesidades de nutrientes. Por ejemplo, algunos adultos mayores podrían tomar medicinas que interfieran con la absorción de nutrientes.

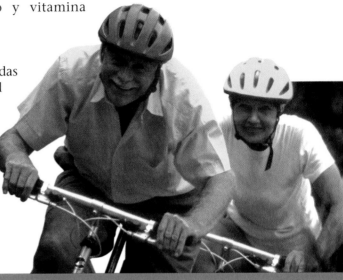
Una nutrición apropiada y un estilo de vida activo pueden ayudar a muchos de los adultos mayores a mantenerse en buena salud.

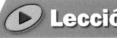 **Lección 3** *Repaso*

Repaso de información y vocabulario

1. ¿Qué tipo de comida debería comer un atleta antes de competir?

2. Define el término *vegetariano*.

3. Explica qué es una *megadosis* y por qué podría ser peligrosa.

Razonamiento crítico

4. **Sintetizar.** Explica por qué una nutrición adecuada es importante especialmente en promover una salud óptima en las mujeres embarazadas, madres, bebés y niños pequeños.

5. **Analizar.** ¿De qué modo una buena nutrición mejora y mantiene la salud personal durante la vida?

Destrezas de salud aplicadas

Promoción. Muchas personas piensan que tomar suplementos vitamínicos, minerales y herbáceos mejorará su salud. Desarrolla un folleto para educar a los demás sobre las mejores maneras de recibir los nutrientes que se necesitan para la buena salud. Incluye información sobre el uso seguro de suplementos.

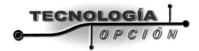

PROGRAMA PARA PRESENTACIONES

Al usar estos programas para presentaciones, puedes incluir arte y gráficas en una exposición con diapositivas sobre la importancia de la buena nutrición. Busca ayuda para usar estos programas en **health.glencoe.com**.

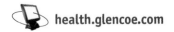

Veganos, Pescos y Pollos

Los vegetarianos vienen en distintas presentaciones, desde los estrictos hasta los más moderados. Aquí hay una guía de la variedad de sabores.

Ovo-vegetarianismo Este grupo come vegetales más huevos no fertilizados, bajo la teoría de que la gallina los pondría aunque no los comiéramos.

Lacto-vegetarianismo Comen vegetales y productos lácteos, pero no huevos. Puedes comer, por ejemplo, mantequilla, queso, crema batida, batidos y helado.

Ovo-lacto vegetarianismo El régimen vegetariano que se practica más comúnmente e incluye vegetales, huevos y productos lácteos. La dieta es atrayente porque es muy variada pero no incluye carne animal.

Pesco-, pollo- y semi-vegetarianismo Los pesco-vegetarianos comen pescado (porque, dicen, los peces no tienen un sistema nervioso avanzado). Los pollo-vegetarianos comen pollo. Lo nuevo a la lista, el semi-vegetarianismo, es para personas que frecuentemente, pero no totalmente, evitan la carne y productos lácteos. Estos tres tipos podrían representar una dieta saludable, pero no son, por definición, vegetarianos.

Veganismo Este grupo evita todas las carnes, productos lácteos, huevos y otros productos animales, hasta la miel.

Estas dietas vegetarianas pueden tener muchos beneficios saludables. Indudablemente, ésa es la conclusión de estudios presentados en el Congreso Internacional de Nutrición Vegetariana. Los informes dicen que los vegetarianos tienen un consumo total de grasa y colesterol más saludable. También indican que los vegetarianos mayores de edad usan menos medicinas que los comedores de carne de su misma edad.

Con conocimientos sobre la nutrición, puedes comer del mundo vegetal como un rey. Sin embargo, la gente común no es profesional en nutrición. Las personas en dietas vegetarianas necesitan ser comedores inteligentes para consumir todos sus nutrientes, mientras evitan una dieta alta en grasa y calorías de los almidones y quesos. Una dieta sin carne (o casi sin carne) puede ser sana, pero los investigadores sugieren que los vegetarianos deben tener siempre precaución con el menú. ■

TIME PIENSA... Sobre el vegetarianismo

En una encuesta reciente de 10,000 estadounidenses, el 4 por ciento reportó considerarse vegetariano. De ese 4 por ciento, esta gráfica muestra cómo se describen a sí mismos:

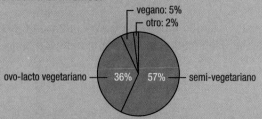

vegano: 5%
otro: 2%
ovo-lacto vegetariano — 36% 57% — semi-vegetariano

Haz una encuesta en tu clase. ¿Cómo se comparan tus resultados con nuestra encuesta?

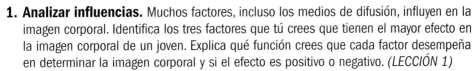

Destrezas de salud aplicadas

1. Analizar influencias. Muchos factores, incluso los medios de difusión, influyen en la imagen corporal. Identifica los tres factores que tú crees que tienen el mayor efecto en la imagen corporal de un joven. Explica qué función crees que cada factor desempeña en determinar la imagen corporal y si el efecto es positivo o negativo. *(LECCIÓN 1)*

2. Comunicar. Tu amiga Amy confía en que mantiene su peso al alternar periodos de ayuno con comer grandes cantidades de alimento. Después de comer, ella vomita para sacar de su cuerpo toda la comida. Amy dice que esto no es perjudicial y que le ayuda a controlar su peso. Escribe un libreto que describa lo que podrías decirle a Amy. Con un compañero, dramaticen su guión para la clase. *(LECCIÓN 2)*

3. Acceder a la información. Usa recursos confiables en Internet e impresos para encontrar información sobre por lo menos tres suplementos dietéticos que se conozcan por sus efectos secundarios dañinos. Haz una tabla de dos columnas que liste en la primera columna los anuncios de salud que los fabricantes de suplementos usan para promover sus productos y en la segunda columna, los efectos secundarios potenciales de usar o abusar del producto. Pide permiso para mostrar tus descubrimientos en el salón de entrenamiento de pesas en tu escuela. *(LECCIÓN 3)*

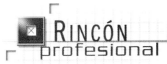

Dietista certificado

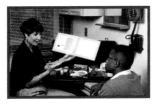

¿Tienes interés en las necesidades nutricionales de atletas, adultos mayores o mujeres embarazadas? ¿Te gustaría ayudar a los demás a tomar decisiones alimenticias sanas? Quizás disfrutes de una profesión como dietista certificado.

Los dietistas certificados usan una variedad de destrezas en sus trabajos. Deben pensar críticamente para analizar hábitos alimenticios. Deben basar sus consejos nutricionales en una ciencia válida y se necesitan buenas destrezas de comunicación. Los dietistas certificados deben mostrar sensibilidad a las necesidades, culturas y estilos de vida de las personas. Averigua más sobre cómo ser dietista registrado o trabajar en un campo relacionado en el Rincón profesional de **health.glencoe.com.**

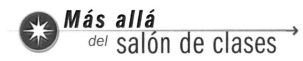

Más allá *del* salón de clases

Participación de los padres

Fijarse metas. Algunas veces es más fácil fijar y realizar metas si trabajas con los demás. Con miembros de la familia, haz un plan para lograr una meta específica de salud nutricional. Por ejemplo, tu meta puede ser perder peso o comer más frutas y vegetales. Usa los pasos para fijarse metas a fin de ayudarte a alcanzarla.

La escuela y la comunidad

Comedores compulsivos anónimos. Los comedores compulsivos anónimos (*OA* por sus siglas en inglés) ofrecen apoyo a aquéllos que están tratando de resolver problemas de comer compulsivamente. Contacta a una sede de esta organización en tu comunidad. Averigua qué servicios provee la *OA* y cómo los "patrocinadores" pueden ayudar a las personas en la recuperación. Comparte tus descubrimientos en un informe breve.

Después de leer

Usa tu *Foldable* terminado para repasar lo que has aprendido sobre el control del peso y mantener una composición corporal saludable. Haz una lista de lo que usarías en tu vida diaria de lo que has aprendido.

FOLDABLES™
Esquema de estudio

► TERMINOLOGÍA DE LA SALUD *Contesta las siguientes preguntas en una hoja de papel.*

Lección 1 *Reemplaza las palabras subrayadas con el término correcto.*

Índice de masa corporal (IMC)	bajo peso
sobrepeso	obesidad
alimentos densos en nutrientes	imagen corporal

1. La manera en que ves a tu cuerpo es tu <u>IMC</u>.
2. La proporción de peso a estatura usada para evaluar el tamaño de tu cuerpo es la <u>imagen corporal</u>.
3. Las frutas y vegetales son alimentos <u>pobres en nutrientes</u>.
4. <u>Obesidad</u> se refiere a pesar menos del nivel estándar de peso para una cierta estatura.

Lección 2 *Identifica cada enunciado como Cierto o Falso. Si es falso, reemplaza el término subrayado con el término correcto.*

bulimia nerviosa	anorexia nerviosa
dietas de moda	trastorno de la
ciclo del peso	alimentación compulsiva
trastorno de la	
alimentación	

5. El patrón repetitivo de perder y ganar peso corporal es la <u>bulimia nerviosa</u>.
6. Una conducta extrema y perjudicial de alimentación que puede causar enfermedades serias o hasta la muerte es un <u>trastorno de la alimentación</u>.
7. La <u>anorexia nerviosa</u> es una condición en la que el miedo irracional a estar obeso resulta en una pérdida severa de peso debido al hambre que la persona se obliga a pasar.
8. Comer demasiado compulsivamente se llama <u>ciclo del peso</u>.

Lección 3 *Une cada definición con el término correcto.*

suplemento dietético	rehidratación
electrolitos	vegano
suplemento herbáceo	vegetariano
megadosis	

9. Reemplazar los líquidos perdidos.
10. Una persona que sólo come alimentos de plantas.
11. Una forma, no de alimento, de uno o más nutrientes.
12. Una sustancia química de las plantas que podría venderse como un suplemento dietético.

► ¿LO RECUERDAS? *Usa oraciones completas para contestar las siguientes preguntas.*

1. Explica la relación entre el equilibrio de energía y un peso saludable.
2. Analiza la relación entre mantener un peso saludable y la prevención de enfermedades. Nombra tres enfermedades que puedan ser prevenidas al mantener un peso saludable.
3. Haz una lista de tres estrategias para controlar el peso.
4. ¿De qué modo la actividad física regular ayuda a promover un peso saludable?
5. ¿Cuáles son algunos de los riesgos de ayunar por un periodo largo?
6. Nombra tres riesgos asociados con las píldoras de dieta.
7. Describe las causas, síntomas y tratamiento del trastorno de la alimentación llamado bulimia nerviosa.
8. Describe las causas, síntomas y tratamiento del trastorno de la alimentación compulsiva.
9. Explica cómo se relacionan la deshidratación y el desequilibrio de electrolitos.
10. ¿Cómo puede una dieta vegetariana beneficiar a la salud?

11. ¿Por qué podría ser arriesgado tomar un suplemento herbáceo?

12. ¿Por qué una nutrición adecuada es importante para madres y bebés?

►RAZONAMIENTO CRÍTICO

1. Sintetizar. ¿Por qué una persona que esté en un plan para perder peso podría desnutrirse? ¿Cómo se puede evitar esta afección?

2. Analizar. Busca dos dietas presentadas en revistas. Usa lo que sabes acerca de la buena nutrición y la Pirámide Nutricional para identificar las fortalezas y debilidades de cada plan.

3. Aplicar. Aplica lo que has aprendido sobre la nutrición y el vegetarianismo usando la Pirámide Nutricional para planificar un menú vegetariano estricto de un día.

Práctica para la prueba estandarizada

 Lee el siguiente pasaje y contesta las preguntas.

Una elección

Después del ensayo de anoche, salí con algunos amigos del club de drama. Yo escuchaba mientras la camarera tomaba los pedidos de todos. Cuando me tocó a mí, le pregunté si podía traerme una ensalada sin carne. Entonces comenzaron las preguntas de mis amigos: "Te pones zapatos de cuero, ¿verdad?" "¿Entonces, crees que eres mejor que nosotros?" "¿Estás segura de ser tan saludable?" "¿Y qué de los pobres vegetales que estás matando?"

Yo he sido vegetariana desde el sexto grado, así que estoy acostumbrada a las preguntas, bromas y sarcasmos. Nunca he pensado que ser vegetariana me haría "mejor" que nadie. No sé si soy más saludable que otras personas. Tomé la decisión para mí misma y no trato de forzarla en los demás. Pero sí pienso que es hora de que los demás entiendan por qué algunas personas son vegetarianas.

Yo soy vegetariana porque me preocupa el modo en que crían a los animales. Muchos de mis amigos vegetarianos escogen el vegetarianismo por otras razones. Algunos creen que al eliminar la carne de sus dietas están evitando químicos malsanos. Algunos eligen el vegetarianismo para combatir su colesterol alto. Otros lo eligen por razones religiosas o culturales. Los vegetarianos se han educado y han tomado una decisión. Los que no son vegetarianos deben respetar esta decisión.

1. Los amigos de la autora hubieran reaccionado de otra forma hacia el vegetarianismo si entendieran

Ⓐ las razones de su decisión.

Ⓑ el costo de criar a los animales para alimento.

Ⓒ su amor por los animales.

Ⓓ la historia del vegetarianismo.

2. ¿Cuál frase en el segundo párrafo representa la idea principal?

Ⓐ No sé si soy más saludable.

Ⓑ Tomé la decisión para mí misma.

Ⓒ He sido vegetariana desde el sexto grado.

Ⓓ No trato de forzarla en los demás.

3. Escribe un párrafo sobre algo por lo que sientas una fuerte convicción. Proporciona detalles para explicar tus sentimientos.

Cómo lograr la buena salud mental

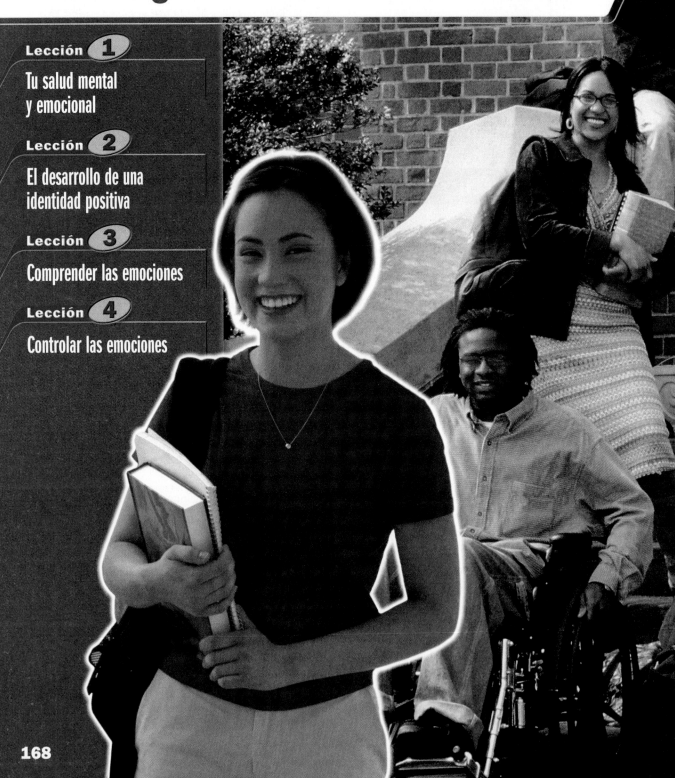

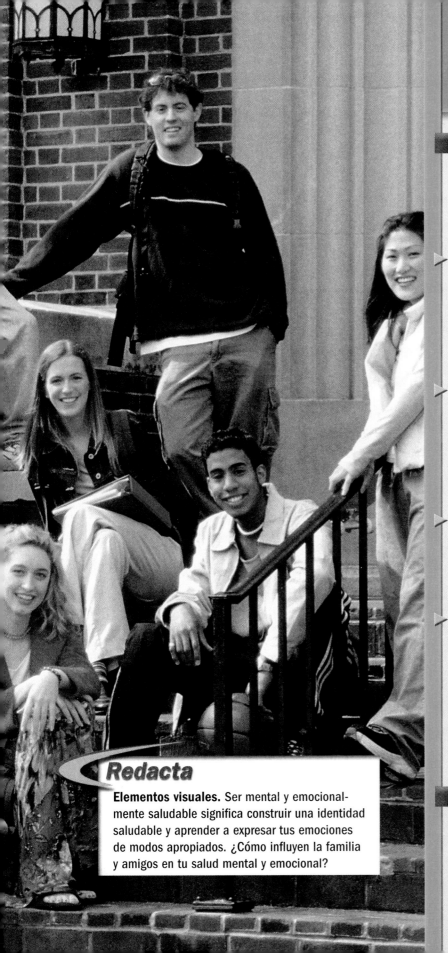

Redacta

Elementos visuales. Ser mental y emocional-mente saludable significa construir una identidad saludable y aprender a expresar tus emociones de modos apropiados. ¿Cómo influyen la familia y amigos en tu salud mental y emocional?

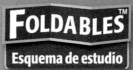
Antes de leer

Usa este *Foldable* para ayudarte a organizar lo que aprendas sobre lograr la buena salud mental/emocional. Comienza con tres hojas de papel de 8½" x 11".

Paso 1

Coloca tres hojas de papel una encima de otra, con los bordes de arriba separados a ¾". Mantén los bordes de los lados rectos.

Paso 2

Dobla la mitad de abajo de la pila de papeles a ¾" de la mitad de arriba. Todas las solapas deben ser del mismo tamaño.

Paso 3

Presiona el doblez de la pila de papeles para asegurar las solapas. Grápalas por el pliegue.

Paso 4

Corta los lados de los papeles para formar un triángulo. Rotula las solapas tal como se indica.

Tu salud mental/emocional
Nivel 5
Nivel 4
Nivel 3
Nivel 2
Nivel 1

Mientras lees

Mientras lees y conversas sobre el material del capítulo, usa tu *Foldable* para anotar la información de apoyo en las solapas apropiadas.

Tu salud mental y emocional

VOCABULARIO

salud mental/emocional
jerarquía de necesidades
autosuperación
personalidad
modelar

APRENDERÁS A

- Identificar las características de la buena salud mental y emocional.
- Explicar la importancia de satisfacer las necesidades de modos saludables.
- Analizar la importancia y beneficios de la abstinencia en lo que respecta a la salud emocional.
- Analizar la relación entre la promoción de la salud mental y la prevención de enfermedades.

COMIENZA AHORA Dobla una hoja de papel a la mitad. En una mitad, escribe las características en que puedas pensar que describan a una persona con una buena salud mental. Haz un círculo alrededor de aquellas características que se pueden aplicar a ti. Luego elige una característica que te gustaría desarrollar. En la otra mitad de tu papel, escribe sobre lo que puedes hacer para fortalecer esa característica.

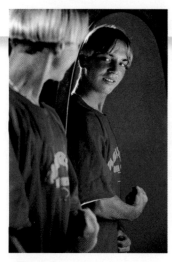

A Una persona con buena salud mental/emocional tiene una autoestima positiva. *¿Cuáles son algunos de los sentimientos positivos que tienes hacia ti mismo?*

¿Cómo te ves a ti mismo? ¿Te describirías como serio, amigable, seguro o tímido? ¿Piensas que tienes una perspectiva positiva? ¿Eres, por lo general, una persona feliz? ¿Esperas con entusiasmo enfrentar los retos de la vida? Tus respuestas a estas preguntas reflejan aspectos de tu salud mental/emocional.

Las características de la salud mental/emocional

La **salud mental/emocional** es la *habilidad de aceptarte a ti mismo y a los demás, de adaptar y controlar las emociones y afrontar las exigencias y retos que encuentres en la vida.* Alguien que es saludable mental y emocionalmente puede, por lo regular, manejar una gran variedad de sentimientos y situaciones. Puede realizar elecciones prudentes que demuestren valores sólidos y una conducta responsable.

Las personas con buena salud mental/emocional demuestran las siguientes características:

▶ **Autoestima positiva.** Tus sentimientos de confianza y autoestima están relacionados directamente con tu nivel de bienestar general. Una persona con una autoestima positiva es capaz de aceptar mucho mejor los retos y tomar el fracaso con calma.

▶ **Sentido de pertenencia.** Tener vínculos emocionales con los miembros de tu familia, amigos, maestros y otras personas a tu alrededor te provee bienestar y seguridad. Promueve la estabilidad y te hace sentir parte de tu comunidad.

▶ **Sentido de propósito.** Reconocer tu propio valor e importancia te permite fijar y lograr metas e involucrarte en actividades que sean provechosas personalmente, tales como trabajar mucho en la escuela, participar en deportes o brindar servicios a la comunidad.

▶ **Perspectiva positiva.** Ver el lado bueno y tener esperanza en la vida reduce el estrés y aumenta tu nivel de energía. También aumenta la posibilidad de éxito.

▶ **Autonomía.** Tener confianza para tomar decisiones responsables y seguras promueve la confianza en sí mismo y el sentido de independencia.

¿Cómo podrías determinar tu propia salud mental/emocional? ¿Cuántos de los atributos de la buena salud mental/emocional, mostrados en la **Figura 7.1,** te aplican?

FIGURA 7.1

SIGNOS DE LA BUENA SALUD MENTAL/EMOCIONAL

En general, los adolescentes con buena salud mental/emocional

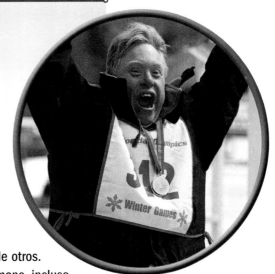

- son realistas sobre sus fortalezas y debilidades.
- son responsables de su conducta personal.
- evitan conductas de alto riesgo, como consumir tabaco, alcohol u otras drogas.
- son receptivos, flexibles y capaces de ver varios lados de un asunto.
- les gusta la diversión y son capaces de hallar esparcimiento solos o con otros.
- respetan tanto sus propias necesidades como las de otros.
- respetan los valores de cada persona como ser humano, incluso los suyos propios.
- invierten tiempo y energía en el desarrollo de relaciones que les hacen crecer.
- expresan sus emociones de manera que no se lastiman a sí mismos ni a otros.
- dan un buen uso a sus talentos y habilidades.
- ven el cambio como un reto y una oportunidad.

Una pirámide de necesidades

Se han formulado muchas teorías para explicar el desarrollo y la salud mental del ser humano mediante estudios de la conducta. Una importante teoría fue creada por Abraham Maslow, un pionero en la psicología. Maslow organizó las necesidades humanas en forma de una pirámide, como se muestra en la **Figura 7.2.** Esta **jerarquía de necesidades** es *una lista clasificada de las necesidades esenciales para el crecimiento y desarrollo humano; se presentan en un orden ascendente, comenzando con las necesidades básicas y subiendo hacia la necesidad para alcanzar tu máximo potencial.*

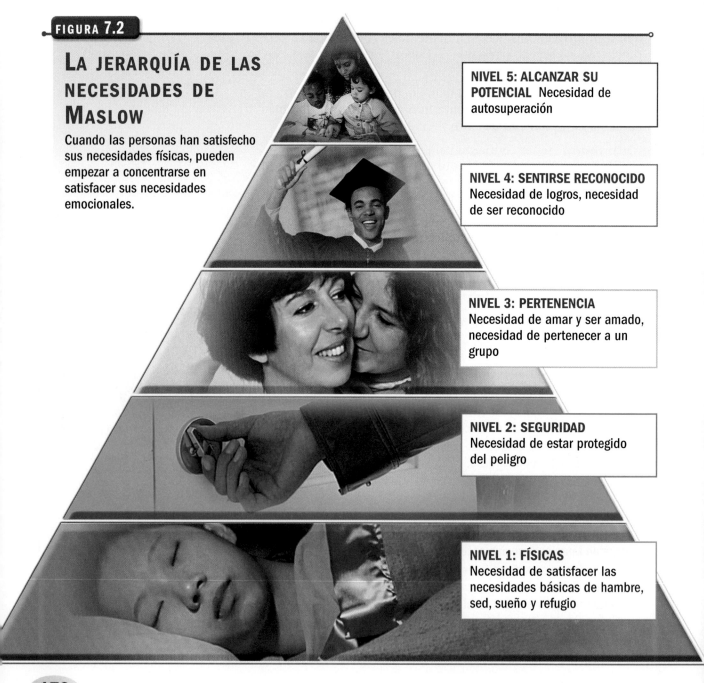

FIGURA 7.2

LA JERARQUÍA DE LAS NECESIDADES DE MASLOW

Cuando las personas han satisfecho sus necesidades físicas, pueden empezar a concentrarse en satisfacer sus necesidades emocionales.

NIVEL 5: ALCANZAR SU POTENCIAL Necesidad de autosuperación

NIVEL 4: SENTIRSE RECONOCIDO Necesidad de logros, necesidad de ser reconocido

NIVEL 3: PERTENENCIA Necesidad de amar y ser amado, necesidad de pertenecer a un grupo

NIVEL 2: SEGURIDAD Necesidad de estar protegido del peligro

NIVEL 1: FÍSICAS Necesidad de satisfacer las necesidades básicas de hambre, sed, sueño y refugio

Las necesidades físicas

Las necesidades de supervivencia como el alimento, el agua, el sueño y refugio de la intemperie están entre las necesidades al pie de la pirámide. Las personas a las que se les niegan estas necesidades básicas, se debilitan físicamente y pueden desarrollar enfermedades. Muchas personas en nuestra sociedad dan por hecho que las necesidades básicas se satisfacen fácilmente. Sin embargo, hay personas para quienes el alimento, agua limpia y refugio no son fáciles de obtener. Por ejemplo, los problemas sociales, como no tener casa, pueden relacionarse a necesidades de la salud y físicas.

La necesidad de seguridad

Satisfacer la necesidad de seguridad incluye más que cuidarte contra el daño físico. De hecho, las necesidades de seguridad que son esenciales a tu personalidad pueden ser también de naturaleza psicológica. Tú necesitas la seguridad de lugares familiares y personas que te ayuden a sentirte seguro, como un hogar, tu familia y amigos de confianza.

La necesidad de ser amado y de pertenecer

Todos necesitamos dar amor y saber que somos amados. Podría impedirse el desarrollo mental de los bebés a quienes se les niega una atención emocional. Podrían fracasar en prosperar y quizás hasta desarrollen problemas de conducta más adelante.

Los humanos somos seres sociables. Necesitamos interactuar con otras personas y saber que somos valiosos miembros de un grupo que mejora nuestra salud física, mental y social. La mayoría de las personas, en general, quieren pertenecer a una comunidad, como a una familia, un círculo de amigos o un grupo social como un club escolar o un equipo de deportes. Tener un sentido de pertenencia puede aumentar tu confianza y fortalecer tu salud mental/emocional.

La necesidad de ser valorado y reconocido

La mayoría de nosotros siente la necesidad de ser apreciado, de ser valorado en lo personal por la familia, amigos y pares. Una manera en que puedes satisfacer esta necesidad es participando en actividades productivas como estudiar mucho para los exámenes, tocar un instrumento, practicar un deporte, ser voluntario en un hospital o escribir cuentos cortos. Al ser capaz de hacer algo bien, ganas respeto y te sientes valioso.

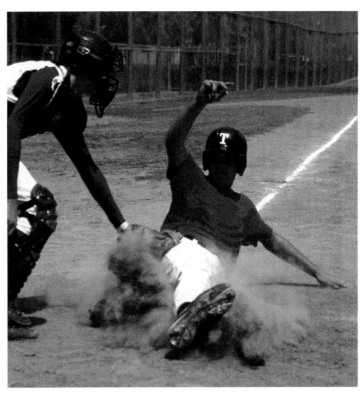

La participación en equipos deportivos puede dar a los adolescentes un sentido de pertenencia. *¿Qué otras acciones positivas pueden realizar los adolescentes para satisfacer esta necesidad?*

La necesidad de alcanzar tu potencial

En la punta de la pirámide está la necesidad de alcanzar tu máximo potencial personal. Esta búsqueda de la **autosuperación**, o *tu esfuerzo por lograr lo mejor de ti*, incluye tener metas que te motiven e inspiren. La autosuperación significa tener el valor de hacer cambios en tu vida para alcanzar tus metas y crecer como persona. Durante tu adolescencia, comienzas a reconocer tu potencial y te fijas metas para tu futuro. Ves con más claridad tus talentos, cuáles son tus sueños y quién quieres llegar a ser. La autosuperación es un proceso de toda la vida. Parte de este proceso es aprender la autodisciplina que necesitas para alcanzar tus metas.

Satisfacer tus necesidades

Los modos que eliges para satisfacer tus necesidades influyen en tu salud mental/emocional. Por ejemplo, satisfacer la necesidad de afecto, al construir y mantener relaciones respetuosas y amorosas con las personas que quieres, fortalecerá tu salud mental/emocional. Sin embargo, a veces las personas eligen modos arriesgados para satisfacer sus necesidades. Algunos jóvenes podrían decidir ser miembros de una pandilla para lograr una sensación de pertenencia o tener relaciones sexuales en un esfuerzo por sentirse amados. Estas decisiones pueden traer serias consecuencias. Ser miembro de una pandilla puede llevar a un daño físico y problemas con la ley. La actividad sexual puede resultar en un embarazo inesperado, enfermedades de transmisión sexual y la pérdida del autorrespeto y el respeto a los demás. Practicar la **abstinencia** y encontrar modos saludables de satisfacer las necesidades emocionales son estrategias para evitar estas conductas arriesgadas.

vínculo

abstinencia Para mayor información sobre los beneficios de la abstinencia, ver el Capítulo 12, página 318.

La práctica de la abstinencia y la satisfacción saludable de tus necesidades fortalecerán tu salud mental/emocional. *¿Qué otras decisiones puedes tomar para promover tu salud?*

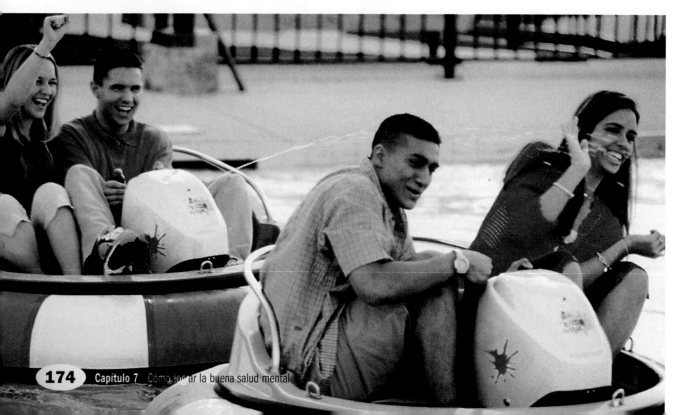

Comprender tu personalidad

Tu **personalidad** es *un conjunto complejo de características que te hacen único*. Es lo que te hace diferente de todos los demás y determina cómo reaccionarás en ciertas situaciones. La personalidad es un factor importante en cómo eliges satisfacer tus necesidades. Por lo tanto, desempeña un rol importante en tu salud mental general.

Las influencias en tu personalidad

La personalidad incluye la constitución emocional del individuo, sus actitudes, pensamientos y conductas. Se compone de las tendencias con las que naciste y características que has desarrollado en respuesta a situaciones y experiencias de la vida. Las dos influencias más importantes en tu personalidad son la herencia y el medio ambiente.

LA PERSONALIDAD Y LA HERENCIA

Al igual que heredas rasgos físicos como el color del cabello y de los ojos, tú heredas algunos rasgos de la personalidad de tus padres y antepasados biológicos. La herencia desempeña un rol en determinar las habilidades intelectuales básicas de una persona y el temperamento, o las tendencias emocionales. También hay evidencia de que la herencia podría influir en conductas como la de tomar riesgos y en los talentos como las habilidades atléticas o artísticas. Esto no significa que no tienes control sobre cuán exitoso llegues a ser o de lo que hagas. Tu química cerebral heredada es sólo uno de los muchos factores que contribuyen a tu personalidad y conducta.

LA PERSONALIDAD Y EL MEDIO AMBIENTE

Tu medio ambiente incluye todo lo que te rodea en tu vida diaria. Esto significa tu familia, amigos, pares, hogar, vecindario, escuela y todas las demás personas, lugares, objetos, sucesos o actividad en tu vida. Todas estas influencias pueden tener un impacto en el desarrollo de tu personalidad.

Entre las personas de tu medio ambiente hay algunas que sirven como modelos de conducta. Para la mayoría de las personas es natural **modelar,** u *observar y aprender de las conductas de quienes te rodean*, a veces hasta sin pensarlo. Si el comportamiento de tu modelo de conducta es sano, el efecto en el desarrollo de tu personalidad también será sano. Los valores que aprendes de tus modelos de conducta ayudan a moldear la persona en que te conviertes y el modo en que vives tu vida.

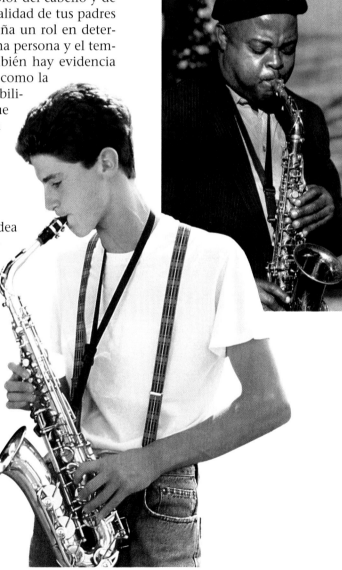

Muchas influencias pueden ayudar a formar los rasgos de tu personalidad, como la autodisciplina y el deseo de superarse. *¿Quiénes son los modelos en tu vida que te han ayudado a formar tu personalidad?*

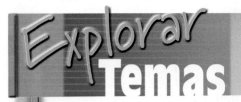

¿Se debe tener en cuenta en el salón de clases las diferentes modalidades de aprendizaje?

El rendimiento académico influye en la opinión que muchos jóvenes tienen sobre sí mismos. Ser un buen estudiante es un modo en que los jóvenes pueden satisfacer las necesidades de ser valioso y reconocido. Ya que los estudiantes aprenden y demuestran sus conocimientos de diversas formas, algunos maestros usan diferentes métodos para evaluar. Por ejemplo, los maestros pueden examinar a los estudiantes de acuerdo al modo en que cada uno aprende mejor, es decir, mediante la vista, el oído o haciendo algo. ¿Crees tú que los maestros deben usar métodos múltiples para satisfacer las diferentes modalidades del aprendizaje? He aquí dos puntos de vista.

Punto de vista 1: Melissa J., 15 años

Estoy orgullosa de mis calificaciones. Estudio todas las noches y siempre trabajo mucho antes de los exámenes. No es justo aplicar diferentes estándares sólo porque algunos estudiantes no pueden con un examen escrito. ¿Por qué tengo yo que escribir un ensayo mientras otro en la clase se divierte dibujando o construyendo un diorama? ¿Cómo puede la maestra corregir con justicia estos dos proyectos? Es como comparar manzanas con naranjas. Los estudiantes deben tomar exámenes reales y no lo que los haga sentirse bien. Ésa no es la forma en que el mundo real funciona después de la secundaria. Esos estudiantes sencillamente necesitan esforzarse más.

Punto de vista 2: Gary D., 16 años

Yo estudio mucho para los exámenes, pero aunque sepa el contenido, no salgo bien en los exámenes de opciones múltiples. Si ésa es la única manera en que puedo demostrar mi conocimiento, parezco tonto. Los estudiantes tienen diferentes fortalezas y debilidades, y también las personas en el mundo real. Observa a los atletas y bailarines. Ellos demuestran sus conocimientos y talentos cuando actúan y no cuando toman un examen escrito. No estoy diciendo que se deben eliminar todos los exámenes de lápiz y papel u olvidarnos de los trabajos escritos. Sólo pienso que los maestros deben ofrecer a los estudiantes una variedad de enfoques para satisfacer las diferentes modalidades de aprendizaje. Es lo único justo.

ACTIVIDAD

1. **Investiga una de las diferentes modalidades de aprendizaje mencionadas arriba, incluyendo la visual (vista), auditiva (oído) y táctil/cinestética (tocar/hacer). Describe la modalidad y de qué manera los estudiantes de esta categoría aprenden mejor.**

2. **Escribe un párrafo que explique cuál punto de vista favoreces y por qué. Asegúrate de enlazar tu discusión al problema del rendimiento escolar y la autoestima.**

La personalidad y la conducta

El aspecto de tu personalidad sobre el que tienes mayor control es tu conducta. El modo en que tomas decisiones, qué decisiones tomas, el hecho de que puedas reconocer las consecuencias de esas decisiones y qué acciones tomas pueden hacer una gran diferencia en la calidad de tu vida y en tus niveles de salud física y mental/emocional.

Promover la salud mental/emocional

Conocer los factores que influyen en tu salud mental/emocional te ayudará a elegir conductas que mejoren tu salud. Estar saludable mental y emocionalmente puede promover tu salud física y ayudar a prevenir algunas enfermedades. Por ejemplo, satisfacer las necesidades de modos sanos al abstenerse de conductas arriesgadas, como involucrarse en pandillas y mantener relaciones sexuales, te protegerá de daño físico. Las personas que sean capaces de sobrellevar sus emociones y afrontar el estrés en su vida son también menos susceptibles de enfermedades como los resfríos y otras infecciones respiratorias. Dedicarse a conductas que promuevan la salud mental/emocional podría prevenir enfermedades y fortalecerá los tres lados de tu triángulo de la salud.

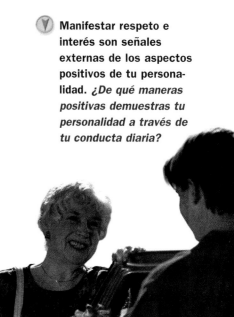

Manifestar respeto e interés son señales externas de los aspectos positivos de tu personalidad. *¿De qué maneras positivas demuestras tu personalidad a través de tu conducta diaria?*

▶ Lección 1 *Repaso*

Repaso de información y vocabulario

1. Define el término *salud mental/emocional*. Identifica tres características de una persona saludable mental y emocionalmente.

2. Haz una lista de la jerarquía de necesidades de Maslow.

3. ¿De qué modo la herencia influye en la personalidad?

Razonamiento crítico

4. **Evaluar.** Analiza la importancia y beneficios de la abstinencia en relación con la salud emocional.

5. **Analizar.** Explica cómo la falta de hogar es un tema social relacionado con la salud.

Destrezas de salud aplicadas

Practicar conductas saludables. La necesidad de pertenecer y ser amado es una necesidad humana básica. ¿Cuáles son algunas opciones saludables que proveen modos positivos para satisfacer esta necesidad? ¿Cuáles son las consecuencias de satisfacer esta necesidad de forma negativa? Haz una tabla de dos columnas para organizar tus pensamientos.

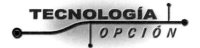

PROCESADOR DE TEXTOS Algunas veces es más fácil organizar y demostrar tus pensamientos si usas un programa procesador de textos. Ve a **health.glencoe.com** para buscar sugerencias sobre cómo usar un procesador de textos para crear una tabla.

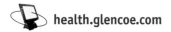

El desarrollo de una identidad positiva

APRENDERÁS A

• Reconocer las ventajas para el desarrollo.

• Explorar las estrategias para desarrollar una identidad saludable.

• Relacionar cómo la autoestima y una perspectiva positiva benefician tu salud mental/emocional.

COMIENZA AHORA En una hoja de papel, haz una lista de tus talentos y habilidades. ¿Cuáles son tus cualidades especiales? ¿Qué otros rasgos te hacen la persona que eres?

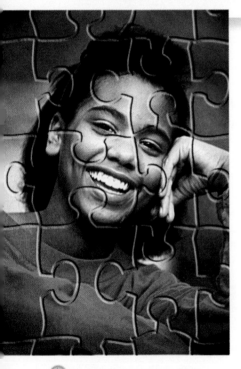

Tu identidad personal está compuesta por muchas piezas diferentes. *¿Qué aspectos de tu identidad te hacen una persona única?*

Si tuvieras que escribir un ensayo para describir quién eres, podrías comenzar con tu nombre y edad. Luego podrías identificar tus variadas funciones, como la de hijo o hija, hermano o hermana, miembro de un club o atleta. También podrías describir tus talentos, intereses, pasatiempos y logros. Todos estos elementos ayudan a definir la persona que eres. Ellos contribuyen a tu **identidad personal**, o *sentir que eres un individuo único*.

Tu identidad personal

Durante tu adolescencia, empiezas a desarrollar un fuerte sentido de quién eres. Aprendes sobre ti mismo mediante tus interacciones y relaciones con otras personas. El conocimiento que ganas de tus experiencias te ayudará a verte con más claridad. El desarrollo de tu identidad personal es como armar un rompecabezas. Las piezas de este rompecabezas incluyen

▶ tus intereses.

▶ lo que te gusta y lo que no.

▶ tus talentos y habilidades.

▶ tus valores y creencias.

▶ tus metas.

Tus ventajas para el desarrollo

A medida que maduras, es importante reconocer las ventajas para el desarrollo que te ayudarán a construir una identidad saludable y positiva. Las **ventajas para el desarrollo** son los *elementos básicos del desarrollo que ayudan a los jóvenes a crecer como individuos saludables, bondadosos y responsables.* Las ventajas, listadas en la **Figura 7.3**, pueden ayudarte a lograr el bienestar general a medida que maduras como adulto responsable y concienzudo. Recuerda que las ventajas para el desarrollo se pueden encontrar en muchos aspectos de tu vida y siempre puedes esforzarte para fortalecerlas.

FIGURA 7.3

VENTAJAS PARA EL DESARROLLO

El Instituto de Investigación, una organización sin fines de lucro, compiló una lista de 40 ventajas que pueden ayudar a los jóvenes a tomar decisiones sanas en el camino hacia la adultez.

Apoyo. Apoyo familiar, comunicación familiar positiva, relaciones con otros adultos, una comunidad y ambiente escolar solícitos, participación de los padres en la escuela

Habilitación. Ser apreciado por adultos de la comunidad; servir a un propósito desempeñando un rol en la comunidad, sentirse seguro en casa, escuela y vecindario

Límites y expectativas. Limites familiares (reglas claras y sus consecuencias) límites escolares, límites en el vecindario, modelos de conducta adultos, influencias positivas de los pares, altas expectativas

Uso constructivo del tiempo. Actividades creativas, programas juveniles, tiempo en casa, deportes

Compromiso para aprender. Estar motivado para lograr objetivos, participar en la escuela, hacer la tarea, leer por placer

Valores positivos. Compasión, equidad y justicia social, integridad, honestidad, responsabilidad, autocontrol

Capacidades sociales. Planeación y toma de decisiones, comunicación interpersonal, tener el conocimiento y tolerancia sobre culturas diferentes, destrezas de resistencia, destrezas para solucionar conflictos de manera pacífica

Identidad positiva. Poder personal, autoestima, sentido de propósito, punto de vista positivo del futuro personal

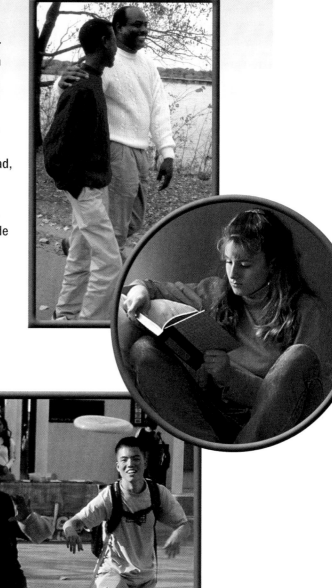

Identifica y fortalece tus ventajas para el desarrollo

Las ventajas para el desarrollo aumentan la probabilidad de que una persona se comporte de modo que realce su salud. Usa la tabla y las preguntas para ayudarte a analizar las influencias en tu vida y fortalecer tus ventajas para el desarrollo.

Ventajas externas

- **apoyo**
- **habilitación**
- **límites y expectativas**
- **uso constructivo del tiempo**

Las ventajas para el desarrollo externas son las experiencias positivas que te apoyan y te habilitan durante tu crecimiento. Éstas incluyen los estándares establecidos por los padres o tutores, las expectativas y el aliento de los maestros, y las leyes y reglas establecidas por la comunidad.

Ventajas internas

- **compromiso de aprender**
- **valores positivos**
- **capacidades sociales**
- **identidad positiva**

Las ventajas para el desarrollo internas son las fortalezas personales, compromisos y valores que usas para guiar las decisiones que tomas. Por ejemplo, si te respetas, no perjudicarás tu salud consumiendo tabaco, alcohol u otras drogas.

ACTIVIDAD

1. Identifica las ventajas para el desarrollo externas en cada una de las siguientes áreas y describe al menos una forma en la que cada una provee una influencia positiva en tu vida: relaciones familiares, relaciones con pares, el medio ambiente de la escuela, el medio ambiente de la comunidad.

2. Identifica tus ventajas para el desarrollo internas y explica por qué éstas son fortalezas personales. Considera lo siguiente: logros, fortalezas y valores.

3. Escribe un resumen sobre las ventajas en tu vida. Reflexiona sobre las influencias positivas que estas ventajas tienen en las decisiones que tomas. Usa las siguientes frases para comenzar tu resumen:

   Aprendí que... Estoy orgulloso de... Me sorprendió que... Me gustaría mejorar...

Trabajar hacia una identidad saludable

Una vez que reconozcas tus ventajas para el desarrollo como influencias importantes en tu identidad personal, puedes tomar pasos activos para fortalecer esas ventajas y construir una identidad saludable. Este proceso requiere del aceptarse a sí mismo y esforzarse para mejorar.

Reconoce tus fortalezas y debilidades

Un paso esencial para desarrollar una identidad saludable es ver tus fortalezas y debilidades de manera honesta y realista. Acepta y enorgullécete de tus fortalezas y logros. Ya sea que pertenezcas a una familia bondadosa, que seas un amigo confiable, un estudiante de honor, un buen jugador de basquetbol o un cantante con talento, debes sentirte orgulloso de los aspectos positivos de tu identidad.

Al mismo tiempo, determina tus debilidades sin ser demasiado autocrítico y fija metas para mejorar. Por ejemplo, si tiendes a dejar las cosas a un lado o a retrasarte, trata de desarrollar nuevos hábitos que reduzcan la presión de tener que hacer todo al último minuto. Quizás puedas usar una de tus fortalezas para ayudarte a abordar tu debilidad. Por ejemplo, tu fortaleza podría ser que aprendes rápido y que aprendes nuevos hábitos de trabajo con rapidez. Usar tus fortalezas y abordar tus debilidades te ayuda a desarrollar la capacidad y la eficacia.

Demuestra valores positivos

Tus valores o tus creencias e ideas sobre lo que es importante en tu vida, guían tus acciones e influyen en las decisiones que tomas. Puedes demostrar tus valores de muchas maneras. Por ejemplo, demuestras honestidad e integridad cuando no copias en los exámenes. Cuando consuelas a un amigo triste, demuestras bondad y compasión. Asegurarte de que tu conducta refleje tus valores personales y estándares reforzará tu identidad positiva.

Desarrolla un propósito en tu vida

Piensa que tener un sentido de propósito es un marco para tu salud mental mientras creces hacia la adultez y trabajas para construir una identidad saludable. Tener un sentido de propósito significa establecer metas y esforzarte para alcanzarlas. Algunas de las metas que establezcas serán a corto plazo, como estudiar y aprobar un examen. Otras serán a largo plazo, como planear una educación superior y adquirir destrezas de trabajo.

Forma relaciones significativas

Las relaciones proveen un medio de desarrollar un sentido de propósito en tu vida. La familia y los amigos te permiten expresarte y compartir tus experiencias, creencias y sentimientos. Las relaciones positivas con tu familia, amigos, maestros y entrenadores también pueden darte un sistema de apoyo que te ayudará a desarrollar la confianza y un sentido de seguridad y de pertenencia.

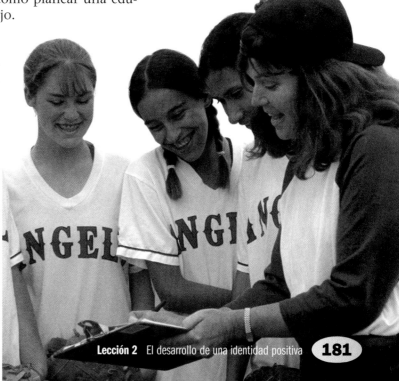

La relación entre esta entrenadora y su equipo es parte del clima solícito de la escuela. *Explica cómo esto puede ayudar a los adolescentes a construir una identidad saludable.*

Las personas con autoestima alta:

- se responsabilizan por su conducta.
- generalmente tienen una perspectiva positiva de la vida.
- están contentos consigo mismos en general y se aceptan como son.
- tratan de aprender de sus éxitos como de sus errores.
- desarrollan y mantienen relaciones saludables.

Para mejorar la autoestima:

- piensa en maneras apropiadas de compartir tus atributos positivos.
- ocúpate en conductas que promuevan tu salud.

Contribuye a la comunidad

Tu comunidad es un sistema de apoyo extenso para ti y tu familia, provee servicios y recursos para satisfacer muchas de tus necesidades. Retribuir a tu comunidad es parte de ser un buen ciudadano y te ayuda a tener una sensación de realización. Por ejemplo, podrías ayudar a un vecino o participar en una campaña de limpieza comunitaria. Aplica tus fortalezas a mejorar la calidad de vida de los demás y fortalecer tu sentido de pertenencia durante el proceso.

Evita las conductas de riesgo y malsanas

Tomar riesgos es una parte normal del crecimiento que ayuda a definir y a desarrollar la identidad. Tomar riesgos sanamente tiene un efecto positivo en el desarrollo. Participar en deportes, actividades artísticas o creativas, dar charlas en público, viajar y hacer amistades involucran un riesgo. Estos riesgos te retan a desarrollar destrezas y a madurar en otros aspectos.

Correr riesgos dañinos, tales como consumir tabaco, alcohol u otras drogas; manejar de manera imprudente y afiliarse a pandillas, puede ser peligroso. Rehúsate a participar en tales conductas. Ten en mente los aspectos de tu identidad que tratas de mantener, como tus valores.

La autoestima y la perspectiva positiva

Cuando tengas una identidad saludable, experimentarás un aumento de tu autoestima y tendrás un nivel más alto de salud mental/emocional. La autoestima resulta del entendimiento de que eres un ser humano único y valioso. El modo en que te sientes mental y físicamente y cómo te cuidas están influidos por lo que piensas de ti mismo. Los jóvenes con una buena autoestima se encuentran en una posición muy favorable para satisfacer los retos de la vida adulta.

Junto con la autoestima, el tener una perspectiva positiva está directamente relacionado con tu nivel de bienestar general. Hay estudios que indican que las personas con una perspectiva positiva viven más y son más saludables, tanto mental como físicamente. Recuérdate que no importa lo que pase, siempre hay esperanza. Entonces, cuando algo ande mal, haz un plan para encarar el problema. Trata de ver los retos como oportunidades para crecer y aprender.

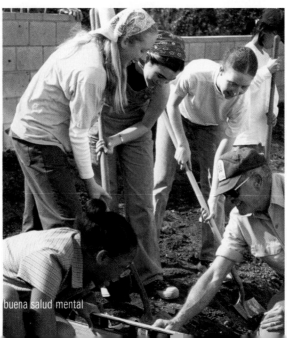

Los adolescentes encuentran diversos modos para contribuir en su comunidad, incluyendo la construcción de casas para desamparados. *¿De qué modo ayudar a los demás contribuye a tener una identidad positiva?*

Patrones realistas de razonamiento

Para aumentar tu autoestima y desarrollar una perspectiva positiva en la vida, es esencial observar los sucesos de modo realista. Algunas personas caen en un patrón de ver los sucesos peor de lo que son en realidad. Por ejemplo, un joven que acaba de reprobar un examen podría sentirse tonto y pensar que siempre fracasará. Al mirar la situación de un modo realista, el joven se dará cuenta que simplemente no estaba preparado para el trabajo de ese día y lo resolverá estudiando más la próxima vez.

A veces, para ayudarte a ver los sucesos de un modo más realista, debes buscar una **crítica constructiva**, o *comentarios no hostiles que señalen los problemas y te motiven al mejoramiento*. La crítica constructiva puede ayudarte a ver la situación de manera más objetiva, sin influencias emocionales que puedan alterar tu percepción y razonamiento.

ANALIZAR EL MODO EN QUE TE HABLAS

Escucha el modo en que te hablas. Reemplaza los mensajes negativos con una crítica constructiva. Si cometes un error, háblate y di que todas las personas cometen errores; aprende de los tuyos y sigue adelante. Tampoco temas decirte "¡Buen trabajo!" cuando hagas algo que lo merezca. Esta conversación positiva contigo mismo beneficiará tu autoestima, tu perspectiva general de la vida y tu salud mental/emocional.

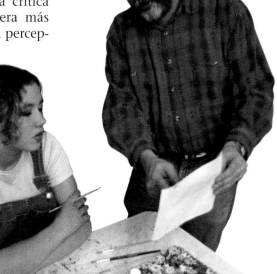

Esta adolescente usa la crítica constructiva del maestro para mejorar sus destrezas y así elevar su autoestima. *¿Por qué es importante la autoestima para la salud mental y emocional?*

Lección 2 Repaso

Repaso de información y vocabulario

1. Define *identidad personal*. Haz una lista de cinco elementos que contribuyen a la identidad personal de alguien.

2. Nombra tres de los valores positivos listados como ventajas para el desarrollo.

3. Haz una lista de tres estrategias para construir una identidad positiva.

Razonamiento crítico

4. **Sintetizar.** ¿Por qué crees que las ventajas para el desarrollo aumentan la probabilidad de que una persona no se comprometa en conductas de riesgo?

5. **Analizar.** Describe cómo la identidad positiva y una autoestima alta pueden ayudarte a fijar metas, desarrollar amistades y contribuir a tu comunidad.

Destrezas de salud aplicadas

Fijarse metas. Evalúa los aspectos de tu identidad. ¿Hay un área que te gustaría mejorar? Fija una meta específica para fortalecer un aspecto de tu identidad. Usando los pasos para fijarse metas, escribe planes y estrategias para ayudarte a lograr tu meta.

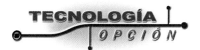

TECNOLOGÍA | OPCIÓN

HOJAS DE CÁLCULO   Usar una hoja de cálculo puede ayudarte a organizar una lista. Para aprender más sobre cómo usar una hoja de cálculo, ve a **health.glencoe.com**.

Comprender las emociones

VOCABULARIO

emociones
hormona
empatía
hostilidad

APRENDERÁS A

• Analizar cómo influyen las emociones en tu salud general.

• Valorar la importancia de los cambios que ocurren en la adolescencia.

• Explorar modos para demostrar empatía hacia los demás.

• Demostrar las destrezas de comunicación para construir y mantener relaciones saludables.

→ COMIENZA AHORA En un minuto, haz una lista de tantas emociones como puedas. Luego compara tu lista con las de tus compañeros de clase. ¿Cuáles emociones son más comunes? ¿Por qué algunas emociones, como la empatía, podrían estar en menos listas?

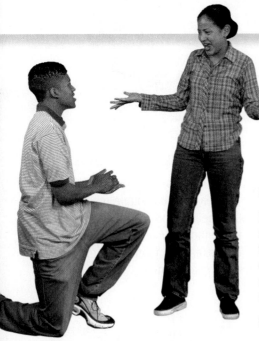

Los actores representan emociones fuertes usando lenguaje corporal y cambiando el tono de sus voces. ¿Qué emociones tratan de expresar estos actores?

El arte imita la vida. Esta frase familiar es particularmente cierta cuando se trata del teatro. Actuar requiere que el actor exprese las emociones de un personaje verbal y físicamente. ¿De qué modo podría un actor expresar alegría o pena como parte de una obra?

Comprender tus emociones

Las **emociones** son *señales que le dicen a tu mente y cuerpo de qué modo reaccionar.* A veces, llamadas sentimientos, las emociones son tus respuestas a ciertos pensamientos y sucesos. Comunicar las emociones de manera efectiva es la clave para construir y mantener relaciones saludables. Las emociones afectan todos los lados de tu triángulo de la salud.

▶ La alegría puede causar la liberación de sustancias químicas cerebrales que te hacen sentir calidez y una sensación de bienestar. Sentirte de este modo promueve la salud mental/emocional e influye positivamente en tus relaciones y por lo tanto en tu salud social.

▶ El miedo impulsa cambios físicos que incluyen un aumento de transpiración, aceleración del ritmo del corazón y tensión en los músculos. Esta respuesta de tipo "lucha o huida" te permite defenderte o huir de un lugar.

▶ Las emociones fuertes como el enojo pueden causar respuestas físicas y mentales, tales como un aumento en el ritmo del corazón y sentimientos de angustia. Respuestas inapropiadas, como increpar a alguien, pueden ser perjudiciales para ti o para quienes te rodean.

Identificar tus emociones

Algunas veces sabes exactamente lo que sientes y por qué. Otras, podrías experimentar emociones que no parecen tener una causa aparente. Es más, los cambios ocasionados por las hormonas durante la pubertad pueden afectar tus emociones. Una **hormona** es *una sustancia química segregada por las glándulas que regulan las diferentes actividades de las células del cuerpo*. Las hormonas pueden causarte cambios rápidos entre emociones extremas como la exaltación y la depresión. Las emociones mezcladas, como cuando te sientes celoso y feliz por un amigo, también pueden ser desafiantes. Identificar bien lo que sientes es un primer paso importante para aprender cómo reaccionar de un modo saludable.

La tristeza puede producir sentimientos de dolor, aislamiento o impotencia. *¿Cómo puedes consolar a un amigo que se siente deprimido?*

La felicidad

Piensa en otras palabras que podrían describir cómo te sientes cuando estás feliz. Podrías decir que estás contento o que te sientes bien y sin preocupaciones. La felicidad se puede describir como estar satisfecho o sentirte positivo. Cuando estás feliz, por lo general te sientes enérgico, creativo y sociable.

La tristeza

La tristeza es una reacción normal y saludable ante los sucesos difíciles. Las causas de la tristeza pueden variar desde estar decepcionado o ser rechazado hasta experimentar la pérdida de un ser querido. Los sentimientos de tristeza podrían ser leves y pasajeros o podrían ser profundos y duraderos. Cuando estás triste, podrías sentirte fácilmente desanimado y tener menos energía.

El amor

El amor implica un fuerte cariño, una preocupación profunda y respeto. Incluye apoyar el crecimiento y las necesidades individuales de otra persona y respetar sus límites y valores personales. El amor puede expresarse a través de palabras o acciones, como las buenas obras. Se presenta en muchas formas, tales como el preocuparse por la familia y amigos, la lealtad hacia los hermanos y un sentido profundo de estar conectado a tu comunidad y país.

La empatía

La **empatía** es *la habilidad de imaginar y comprender cómo se siente otra persona*. Cuando sientes empatía, te sientes conectado a las emociones de otra persona. Una persona que siente empatía escucha atentamente y le comunica comprensión a los demás. Demostrar empatía puede ayudar a construir y mantener tus relaciones.

El miedo

Cuando alguien o algo te asusta, probablemente sientas algún grado de miedo. Los sentimientos de miedo pueden aumentar tu vigilancia y ayudarte a escapar de situaciones potencialmente perjudiciales. Sin embargo, el miedo que resulta de una amenaza imaginaria puede impedir a las personas llevar una vida normal. Por ejemplo, un miedo exagerado de estar en una multitud puede resultar en una vida solitaria. Este tipo de miedo es llamado **fobia** y requiere ayuda profesional.

vínculo

fobia Para mayor información sobre las fobias, ver el Capítulo 9, página 225.

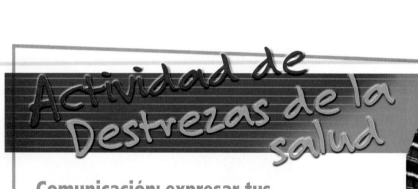

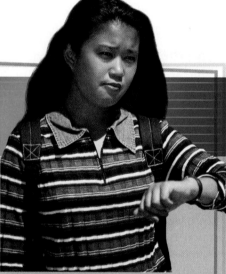

Actividad de Destrezas de la salud

Comunicación: expresar tus sentimientos

Tara siente un nudo en el estómago cuando ve a su amiga Suzanne. La última vez que quedó en ir a un concierto con Tara, Suzanne no se presentó. Tara se sintió herida al ver que Suzanne no se preocupaba de su amistad como para presentarse.

Suzanne dice agitadamente: "Tara, ¿viste quién toca este fin de semana? Lleguemos temprano, ¿está bien?"

Tara se siente dividida entre dos opciones. Ella podría ignorar sus sentimientos y guardarlos en su interior. Su otra opción sería comunicar su dolor y decepción, pero de hacerlo, podría herir los sentimientos de Suzanne.

¿Qué harías tú?
Usa las siguientes destrezas de comunicación para escribir un diálogo en el que Tara exprese su dolor y decepción de manera que pueda construir y mantener su relación con Suzanne.

1. Usa mensajes tipo "yo".
2. Mantén un tono respetuoso.
3. Provee un mensaje claro y organizado que establezca el problema.
4. Escucha el lado de la otra persona sin interrumpir.

La culpa

A menudo, la culpa resulta por actuar en contra de los valores personales o por no actuar cuando hacerlo hubiera traído un mejor resultado. Aunque la culpa pueda comerte por dentro, también puede actuar como tu conciencia y motivarte a hacer algunos cambios positivos en tu conducta. Algunas veces, las personas pueden sentirse culpables por cosas sobre las que no tienen control. Por ejemplo, algunos jóvenes se sienten culpables cuando los padres se divorcian aunque ellos no sean la causa de la separación. Poder reconocer cuándo no eres responsable de un resultado negativo te evitará una culpabilidad innecesaria.

El enojo

El enojo es una reacción común a ser herido emocional o físicamente. Cuando el enojo no se controla de maneras constructivas, puede terminar en violencia, provocando daño físico y emocional a ti y a los demás. La **hostilidad**, *el uso intencional de una conducta no amigable u ofensiva*, puede ser particularmente dañina, no sólo para los demás, sino también para la persona hostil. Las personas que muestran una conducta hostil crónica tienen de cuatro a siete veces más posibilidades de morir de una enfermedad del corazón que aquéllas que no son propensas a la hostilidad. Saber qué te causa el enojo y cómo puedes responder a él de manera saludable te puede ayudar a ganar control.

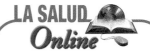

LA SALUD Online

TEMA Emociones

Ve a **health.glencoe.com** para explorar más sobre las emociones y el rol que desempeñan en nuestra vida.

ACTIVIDAD Usa la información que encuentres para escribir un poema sobre una emoción específica. Asegúrate de que el tono de tu poema exprese la emoción sobre la que estás escribiendo.

 Lección 3 *Repaso*

Repaso de información y vocabulario

1. ¿De qué modo las emociones influyen a tu salud en general?

2. Define *empatía*. ¿De qué modo una persona puede demostrar empatía hacia los demás?

3. ¿De qué modo podrían los sentimientos de culpabilidad llevar a resultados positivos?

Razonamiento crítico

4. **Evaluar.** Valora la importancia de los cambios que ocurren durante la adolescencia: ¿Qué efectos tienen los cambios de los niveles hormonales en las emociones?

5. **Sintetizar.** Haz una lista de tres situaciones que podrían causarle enojo a un adolescente. Luego, explica cómo se pueden controlar estas situaciones de manera sana.

Destrezas de salud aplicadas

Resolución de conflictos. Escribe un guión en el que emociones que no son placenteras causen conflictos entre dos amigos. Tu guión debe mostrar destrezas de comunicación positivas que ayuden a los jóvenes a manejar sus emociones fuertes y resolver sus diferencias.

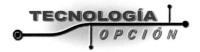

TECNOLOGÍA OPCIÓN

PROCESADOR DE TEXTOS Un programa procesador de textos puede ayudarte a escribir y revisar tu guión. Para obtener más información sobre programas procesadores de textos, ve a **health.glencoe.com**.

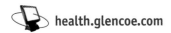

Controlar las emociones

VOCABULARIO

mecanismos de defensa
supresión

APRENDERÁS A

• Evaluar los efectos positivos y negativos de pares, familia y amigos en la salud emocional.

• Demostrar las estrategias para comunicar emociones y necesidades de un modo sano.

➜ COMIENZA AHORA Hay muchas maneras de comunicar las emociones a los demás. Haz una lista de tres emociones y describe de qué modo, por lo general, las comunicas.

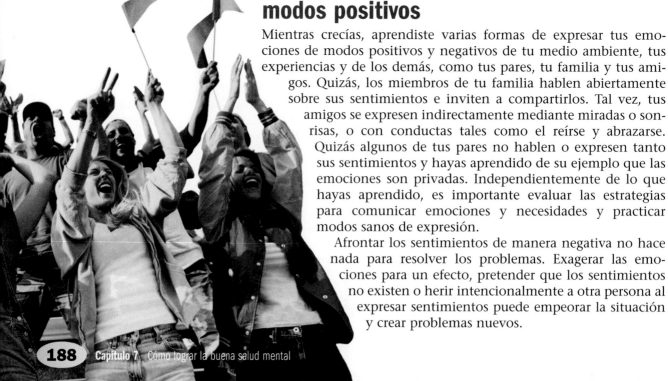

La expresión sana de los sentimientos aumenta tu capacidad para disfrutar de la vida. *¿Cuáles son algunas maneras positivas de expresar emociones?*

Las emociones no son buenas ni malas. Sin embargo, el modo en que controlas tus emociones puede influir mucho en tu nivel de salud general. Aprender a reconocer las emociones y controlarlas de manera sana es sumamente importante para la buena salud mental.

Cómo enfrentar las emociones de modos positivos

Mientras crecías, aprendiste varias formas de expresar tus emociones de modos positivos y negativos de tu medio ambiente, tus experiencias y de los demás, como tus pares, tu familia y tus amigos. Quizás, los miembros de tu familia hablen abiertamente sobre sus sentimientos e inviten a compartirlos. Tal vez, tus amigos se expresen indirectamente mediante miradas o sonrisas, o con conductas tales como el reírse y abrazarse. Quizás algunos de tus pares no hablen o expresen tanto sus sentimientos y hayas aprendido de su ejemplo que las emociones son privadas. Independientemente de lo que hayas aprendido, es importante evaluar las estrategias para comunicar emociones y necesidades y practicar modos sanos de expresión.

Afrontar los sentimientos de manera negativa no hace nada para resolver los problemas. Exagerar las emociones para un efecto, pretender que los sentimientos no existen o herir intencionalmente a otra persona al expresar sentimientos puede empeorar la situación y crear problemas nuevos.

Responder a tus emociones

Puedes usar algunas de las siguientes estrategias para interpretar y responder a la mayoría de las emociones.

► Mira debajo de la superficie de tu emoción. Pregúntate: ¿A qué estoy reaccionando realmente? ¿Es la intensidad de mi emoción igual a la situación?

► Considera si acaso la situación a la que estás reaccionando importará mañana, la semana próxima o el año próximo.

► No actúes bajo una emoción fuerte hasta que hayas considerado las posibles consecuencias de tu acción.

► Usa sentimientos positivos para inspirarte. Alivia los sentimientos negativos o molestos participando en actividades físicas o conversando con un miembro de la familia o amigo de confianza.

► Si un sentimiento negativo no se va, busca la ayuda de un padre, otro adulto de confianza o de un profesional de la salud.

Controlar las emociones difíciles

Probablemente te has sentido agobiado por emociones fuertes en momentos dados. Las emociones intensas pueden afectar tu actitud y conducta en modos que sean ofensivos. Sin embargo, puedes aprender a controlar las emociones fuertes. Cuando sientas que tus emociones se acumulan, reconoce el sentimiento y contrólalo respirando lenta y profundamente y relajándote. También podrías apartarte de la situación para tranquilizarte. Algunas veces puedes controlar tus sentimientos analizando las situaciones que los causan. Escribir un diario íntimo, tocar música o hablar con alguien sobre tus sentimientos con un padre o amigo de confianza puede ayudarte a reflexionar sobre tus emociones y la situación que te llevó a ellas.

Mecanismos de defensa

Debido a la forma en que las emociones te afectan, podrías tratar de evitar las que te causen incomodidad usando los **mecanismos de defensa**. Éstos son *procesos mentales que protegen a los individuos de las emociones y situaciones difíciles o que causan estrés*. La **Figura 7.4** en la página 190 lista algunos de los mecanismos de defensa más comunes. A veces, estas respuestas ocurren inconscientemente y quizás ayuden a protegerte de sentir mucho dolor emocional. Por ejemplo, el uso de la **supresión**, *retenerse o contenerse*, puede proveer un escape temporal a una situación desagradable. Sin embargo, a la larga, los mecanismos de defensa podrían impedirte enfrentar lo que en verdad te está molestando. Por eso es importante desarrollar estrategias para afrontar las emociones difíciles de manera sana.

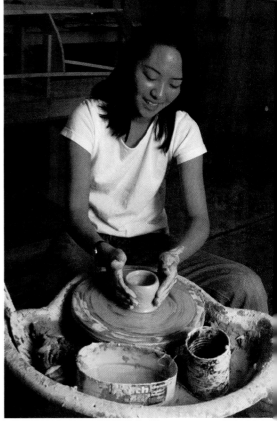

Crear arte es una manera saludable de manejar las emociones. *La próxima vez que sientas una emoción fuerte, trata de hacer algo creativo.*

FIGURA 7.4

MECANISMOS DE DEFENSA COMUNES

- **Represión.** Eliminar involuntariamente los sentimientos desagradables del pensamiento consciente.
- **Supresión.** Eliminar de forma intencional y consciente de la mente aquello desagradable.
- **Racionalización.** Crear excusas para explicar una situación o conducta en lugar de asumir responsabilidad por ella directamente.
- **Regresión.** Regresar a conductas características de un estado de desarrollo anterior, en lugar de enfrentar el conflicto de una manera madura.
- **Negación.** Falta inconsciente de conocimiento de algo que para los demás es obvio.
- **Compensación.** Resarcirse por debilidades y errores a través de regalos, trabajo arduo o esfuerzos extremos.
- **Proyección.** Atribuir faltas o sentimientos propios a otras personas o al grupo.
- **Idealización.** Ver a alguien como perfecto, ideal o más valioso que todos.

Manejar el temor

El temor es una emoción que muchas personas se esfuerzan en superar. Superar el temor requiere de una estrategia. El primer paso es identificar tu temor. Analizar la situación que causa el temor a menudo ayuda. Hablar sobre tu temor con alguien de confianza también podría darte una nueva perspectiva. Esa persona podría recordarte otros temores que hayas afrontado exitosamente o sepa de recursos que puedan ayudarte. Algo de temor es saludable y natural; sólo deberías considerarlo un problema cuando el temor es irracional o incontrolable.

Afrontar la culpa

La culpa podría ser una emoción muy destructiva. Cuando te sientes culpable por algo, trata de llegar a la causa fundamental y abordar ese problema. Si has herido a alguien, por ejemplo, admite tu error y repáralo. Aprende de la experiencia y resuelve ser más cuidadoso y responsable en el futuro. Discutir la situación con la familia o amigos también puede ayudarte a sentirte mejor. Recuerda que hay situaciones que podrían estar fuera de tu control. Percibir estas circunstancias de forma realista y honesta te ayudará a ver que no eres responsable y no deberías sentirte culpable por ellas.

Controlar el enojo

El enojo puede ser una de las emociones más difíciles de manejar. El primer paso para afrontarlo constructivamente es similar al modo de afrontar la culpa, es decir que debes tratar de llegar a su causa fundamental y abordarlo. Aunque no haya nada que puedas hacer con la fuente de tu enojo, podrías encontrar modos de salir adelante con tus sentimientos. Consulta la actividad de La salud en la práctica donde se presentan algunas técnicas generales para controlar el enojo.

Controlar el enojo

En esta actividad identificarás y desarrollarás estrategias saludables para manejar el enojo.

Lo que necesitarás

• lápiz y papel

Lo que harás

1. Escribe los siguientes títulos en tu papel.
- Haz algo para relajarte.
- Reorienta tu energía.
- Habla con alguien de confianza.
- Haz actividad física.

2. Debajo de cada título, haz una lista de al menos dos actividades *específicas* que puedas intentar.

3. Compara tu lista con la de un compañero. ¿En qué se parecen o se diferencian las técnicas? ¿Qué te dice esto de cómo los individuos manejan el enojo?

Aplica y concluye

Trabaja con tu compañero y crea una tira cómica que ilustre al menos una destreza efectiva para controlar el enojo.

▶ Lección 4 Repaso

Repaso de información y vocabulario

1. Haz una lista de tres estrategias para interpretar una emoción o necesidad, responder a ella, y comunicarla de modos saludables.

2. ¿Cuáles son cinco mecanismos de defensa comunes?

3. Da cuatro ejemplos de técnicas para controlar el enojo.

Razonamiento crítico

4. Analizar. Evalúa los efectos positivos y negativos de varias relaciones en la salud emocional: ¿Cómo los pares, familia y amigos influyen en el modo en que te expresas y controlas las emociones?

5. Explicar. Describe los resultados que pueden ocurrir cuando tomas tiempo para reflexionar antes de responder a una emoción fuerte.

Destrezas de salud aplicadas

Destrezas de comunicación. Escribe una obra de un acto. Concéntrate en alguien que use las estrategias listadas al principio de esta lección para decidir cómo reaccionar a un sentimiento específico y expresarlo.

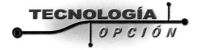

TECNOLOGÍA OPCIÓN

PROCESADOR DE TEXTOS Puedes usar un programa procesador de textos para ayudarte a bosquejar, revisar y editar tu obra. Ve a **health.glencoe.com** para buscar sugerencias sobre cómo usar un programa procesador de textos.

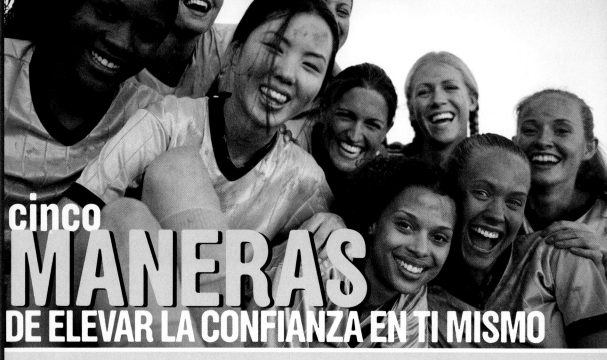

cinco MANERAS
DE ELEVAR LA CONFIANZA EN TI MISMO

1. Acentúa lo positivo

Recuérdate uno de tus buenos rasgos, ya sea un talento para dibujar o una característica de tu personalidad como el ser sociable. Éste es un buen modo de defenderte de esa voz negativa en tu cabeza, dice Michael Riera, Dr. en Filosofía, un psicólogo en Berkeley, California. Haz una lista de tus fortalezas y léela en voz alta cada día hasta que de verdad lo creas.

2. Busca ayuda

Cuando te sientas abatido por la escuela, familia o presiones sociales, no camines a solas: Llama a un amigo para calmarte. No cometas el error de pensar que pedir apoyo es una señal de debilidad. Acudir a alguien que se interese por ti te hará sentir menos solo y más capaz de entender lo que te está haciendo sentir mal contigo mismo.

3. Date un impulso

Retarte a derrotar situaciones incómodas puede levantar tu autoestima, no importa cuál sea el resultado. Si quieres hablar con tu maestro sobre la extensión a una tarea, no pienses en las 12,000 formas en que podría ir mal. Por el contrario, dice Riera, "Imagínate que te va ir bien. Luego, aunque el maestro diga que no, ten en cuenta que tuviste éxito sólo por el hecho de intentarlo".

4. Ten un equipo de animación

Encuentra una "red de apoyo que crea en ti", aconseja Riera, ya sea que incluya amigos, familia o un consejero de la escuela y apóyate en ellos cuando te sientas inseguro. Ellos podrán verte a ti, y a tus problemas, de modo más claro que lo que puedas verte tú.

5. Intenta una y otra vez

Quizás no alcances todas tus metas la primera vez que lo intentes, pero siendo realista sobre tus ambiciones, puedes medirte y luego estar orgulloso de tus mejoras a lo largo del camino. ■

TIME PIENSA... Sobre la autoestima

Crea un folleto personal de "para hacer". En cada página, escribe una de las sugerencias dadas aquí. Escribe dos modos en que puedas usar cada sugerencia en tu vida diaria. Dibuja una caja vacía junto a cada ejemplo y pon una marca de cotejo a medida que las vayas logrando.

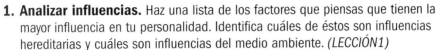
Destrezas de salud aplicadas

1. **Analizar influencias.** Haz una lista de los factores que piensas que tienen la mayor influencia en tu personalidad. Identifica cuáles de éstos son influencias hereditarias y cuáles son influencias del medio ambiente. *(LECCIÓN1)*

2. **Destrezas de comunicación.** Piensa en una persona en tu vida que te haya dado críticas constructivas o aportado una opinión positiva. Escribe una nota de agradecimiento a esa persona. Indica cómo este aporte ha influido en tus sentimientos de autoestima. *(LECCIÓN 2)*

3. **Promoción.** Crea un pequeño folleto que promueva la salud emocional explicando a los jóvenes maneras positivas para afrontar las emociones o cambios de humor más difíciles. *(LECCIÓN 3)*

4. **Practicar conductas saludables.** Durante una semana, mantén un "registro de enojo". Después de cada instancia de enojo, califica la experiencia de 1 (un poco irritado) hasta 10 (hostil). Incluye el impulso a tu enojo, lo que querías hacer en el momento y cómo en realidad manejaste la emoción. Si es necesario, determina maneras para mejorar tus destrezas para controlar el enojo. *(LECCIÓN 4)*

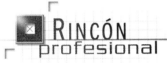
RINCÓN profesional

Consejero escolar

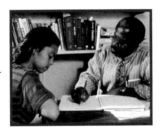

¿Tienes empatía o te gusta ayudar a los demás? ¿Estás interesado en enseñar y trabajar con estudiantes y sus familias? Si es así, una profesión como psicólogo escolar o consejero podría ser para ti. Estos profesionales asisten a los estudiantes con problemas personales, familiares, educacionales y de salud mental.

Para entrar en esta profesión, necesitarás una licenciatura y al menos dos años de estudios graduados. Encuentra más información sobre ésta y otras profesiones de salud en el Rincón profesional de **health.glencoe.com**.

Más allá *del* salón de clases

Participación de los padres

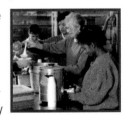

Promoción. Aprende más sobre las instituciones de beneficencia locales y refugios en tu comunidad. Con tus padres o tutores, averigua qué artículos y experiencia se necesita y qué puestos hay vacantes para voluntarios. Usa esta información para hacer anuncios o carteles que le informen a los demás sobre las maneras en que pueden ayudar a otros a satisfacer sus necesidades.

La escuela y la comunidad

Aprendizaje de servicios. Averigua si tu escuela tiene un programa de aprendizaje de servicios. Si lo tiene, determina qué oportunidades existen como voluntario de tu comunidad. Si no tiene uno, busca en Internet la Corporación para el Servicio Nacional y Comunitario. Usa su página Web para localizar las oportunidades específicas en tu comunidad.

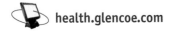

Después de leer

Usa las notas que has hecho en tu *Foldable* para repasar lo que has aprendido sobre la salud mental/emocional. En la parte de atrás del *Foldable*, establece si sientes que estás logrando una buena salud mental/emocional y describe por qué.

FOLDABLES™
Esquema de estudio

► TERMINOLOGÍA DE LA SALUD *Contesta las siguientes preguntas en una hoja de papel.*

Lección 1 *Une cada definición con el término correcto.*

jerarquía de necesidades   **autosuperación**
salud mental/emocional   **modelar**
personalidad

1. Un grupo complejo de características que te hacen único.
2. Una lista clasificada de las necesidades esenciales para el crecimiento y desarrollo humano.
3. Tu esfuerzo por lograr lo mejor de ti.
4. Observar y aprender de las conductas de quienes te rodean.

Lección 2 *Reemplaza las palabras subrayadas con el término correcto.*

crítica constructiva   **identidad personal**
ventajas para el desarrollo

5. Una <u>crítica constructiva</u> consta de elementos como intereses, habilidades, valores y metas.
6. La <u>identidad personal</u> son los elementos básicos para el desarrollo que te ayudan a crecer como individuo saludable, bondadoso y responsable.
7. Dar una recomendación sobre cómo un amigo puede mejorar una destreza es un ejemplo de <u>ventajas para el desarrollo.</u>

Lección 3 *Llena los espacios en blanco con el término correcto.*

emoción   **hormona**
empatía   **hostilidad**

Una (_8_) le dice a tu mente y cuerpo de qué modo reaccionar. Un cambio en el nivel de una (_9_) puede afectar cómo reaccionas a situaciones y por lo tanto puede afectar tus emociones. A veces el enojo resulta en (_10_), lo cual puede dañar una relación.

Lección 4 *Identifica si cada enunciado es Cierto o Falso. Si es falso, reemplaza el término subrayado con el término correcto.*

supresión   **mecanismos de defensa**

11. A veces las personas usan los <u>mecanismos de defensa</u> para evitar afrontar una emoción incómoda.
12. La <u>proyección</u> es retenerse o contenerse.

► ¿LO RECUERDAS? *Usa oraciones completas para contestar las siguientes preguntas.*

1. En general, ¿qué características demuestran los jóvenes con una buena salud mental/emocional?
2. ¿Por qué es importante satisfacer las necesidades de modos positivos?
3. Haz una lista de cuatro influencias del medio ambiente que puedan influir en el desarrollo de la personalidad de alguien.
4. Identifica las ocho categorías de las ventajas para el desarrollo.
5. ¿Qué significa desarrollar un sentido de propósito?
6. ¿Cómo puede tener efectos positivos el tomar riesgos sanos?
7. ¿De qué modo la autoestima y la perspectiva positiva influyen en la salud de una persona?
8. Haz una lista de siete emociones básicas.
9. Identifica dos causas de la culpa.
10. ¿Por qué es perjudicial sentirse hostil con frecuencia?
11. ¿Cuáles son algunas maneras de controlar las emociones fuertes?
12. Identifica dos estrategias para afrontar la culpa.

➤ RAZONAMIENTO CRÍTICO

1. **Evaluar.** Identifica un modelo de conducta positivo en tu vida. Explica las cualidades y características que hacen a esa persona un modelo de conducta positivo.

2. **Sintetizar.** Identifica tres de tus fortalezas y tres de tus debilidades. Describe en líneas generales las maneras en que puedes usar tus fortalezas para abordar tus debilidades.

3. **Analizar.** ¿Por qué la empatía es una característica importante? Explica las acciones que tomas para demostrar empatía a los demás.

4. **Evaluar.** Haz una lista de tres respuestas poco sanas hacia una emoción difícil como la culpa o el enojo. Explica por qué estas respuestas son poco sanas y luego provee alternativas más saludables para afrontar la emoción.

Práctica para la prueba estandarizada

Escribe un párrafo que describa un suceso o encuentro que podría ayudar a una persona a desarrollar su autoestima. Luego, escribe un segundo párrafo que describa un suceso que podría debilitar la autoestima de una persona.

La información en la caja te ayudará a recordar qué pensar mientras escribes tu composición.

Recuerda:
- Escribir sobre el tema asignado.
- Hacer tu escritura pensativa e interesante.
- Asegurarte de que cada oración contribuya a tu composición total.
- Asegurarte de que tus ideas sean claras y fáciles de seguir para tu lector.
- Incluir detalles y ejemplos que apoyen tus ideas; de esta manera el lector podrá desarrollar un buen entendimiento de lo que estás diciendo.
- Verificar tu escritura para corregir los errores de ortografía, mayúsculas, puntuación, gramática y estructura en las oraciones.

El control del estrés y la ansiedad

 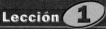
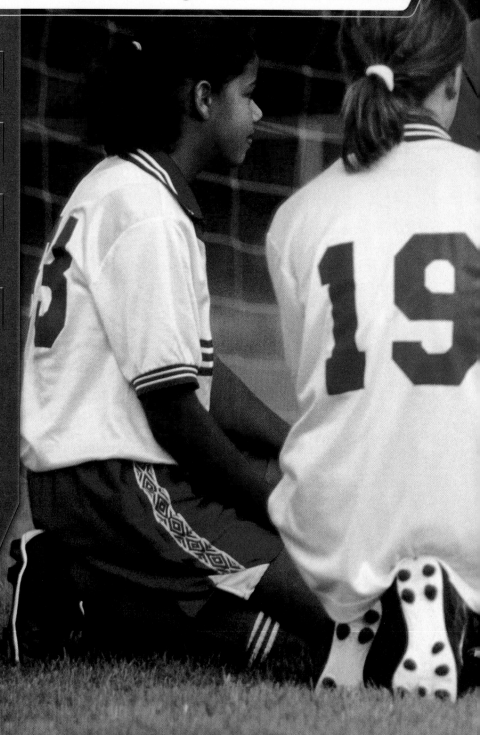

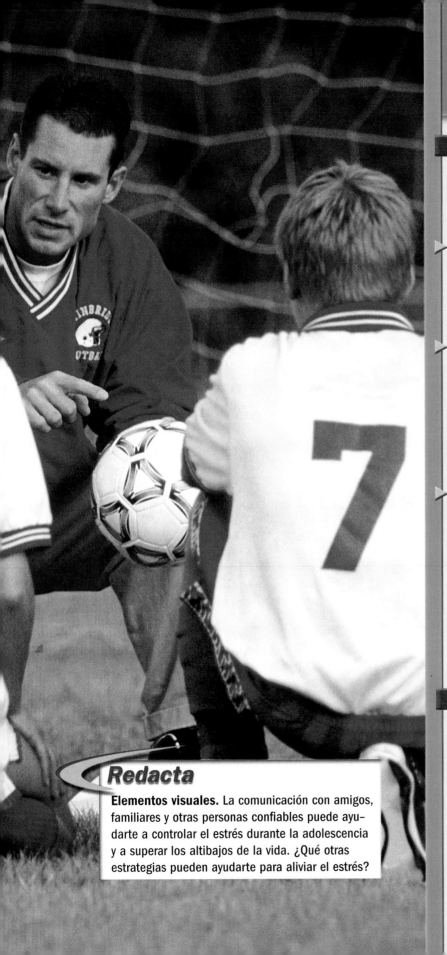

Redacta

Elementos visuales. La comunicación con amigos, familiares y otras personas confiables puede ayudarte a controlar el estrés durante la adolescencia y a superar los altibajos de la vida. ¿Qué otras estrategias pueden ayudarte para aliviar el estrés?

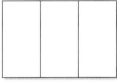

FOLDABLES™
Esquema de estudio

Antes de leer

Usa este *Foldable* para ayudarte a organizar lo que aprendas sobre las causas y efectos del estrés. Comienza con una hoja de papel 8½″ x 11″.

Paso 1

Dobla la hoja de papel en tercios a lo largo del eje corto.

Paso 2

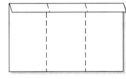

Desdóblala. Dobla una parte larga de la hoja hacia abajo para así formar una solapa de 1″.

Paso 3

Desdóblala y rotúlala tal como se indica.

Estrés	Causa	Efecto

Mientras lees

Mientras lees y conversas sobre el material del capítulo, usa tu *Foldable* para registrar los ejemplos de estrés que experimentes, para analizar la causa del estrés y para anotar los efectos del estrés en tu vida.

Los efectos del estrés

VOCABULARIO

estrés
percepción
factor
  estresante
respuesta
  psicosomática
estrés crónico

APRENDERÁS A

• Examinar las causas y efectos del estrés.

• Analizar cómo el estrés puede afectar la salud física, mental/emocional y social.

• Discutir cómo el abuso de sustancias perjudica la salud mental/emocional.

COMIENZA AHORA   Haz una lista de cinco situaciones que tú crees que pueden causar estrés a los adolescentes. Al lado de cada una, escribe por qué piensas que esa situación en particular es una fuente de estrés para los adolescentes.

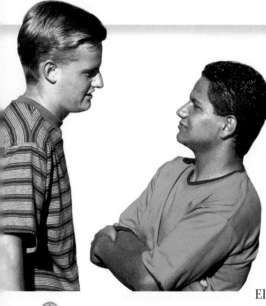

Los desacuerdos con amigos pueden ser una causa de estrés que afecta todos los aspectos del triángulo de la salud. *¿Cómo cambia tu percepción el modo en que un suceso te afecta?*

Todos experimentan estrés ya que es una parte natural de la vida. El **estrés** es *la reacción del cuerpo y la mente hacia los retos y exigencias de todos los días*. Podrías experimentar estrés durante tu rutina diaria, como cuando estás atrasado o cuando no puedes encontrar las llaves. Tomar un examen importante, jugar en el campeonato estatal de basquebol, perder el autobús o discutir con un amigo, pueden ser fuentes de estrés. Sea cual sea la fuente, el estrés puede afectar tu salud física, mental/emocional y social. Aprender cómo controlar el estrés es una parte importante de mantenerse saludable.

El estrés en tu vida

El estrés que sientes depende en parte de tu percepción de los sucesos que causan estrés. La **percepción** es el *acto de estar consciente mediante los sentidos*. Un modo de controlar el estrés es cambiar cómo percibes y reaccionas a los sucesos que lo causan. Imagínate, por ejemplo, que tú y tu mejor amigo acaban de tener un altercado. Tú crees que el desacuerdo ha destruido tu amistad. Tu amigo, por otro lado, ve el altercado como un simple desacuerdo que a la larga se arreglará. Debido a tu percepción del suceso, es más probable que tú experimentes un nivel más alto de estrés que tu amigo.

Reaccionar al estrés

El estrés no es necesariamente ni bueno ni malo, pero puede tener efectos positivos o negativos. Puede motivarte a dar lo mejor de ti y darte la energía extra que necesitas para alcanzar tus metas. Por ejemplo, algunas personas funcionan mejor bajo el estrés de competencia. Sin embargo, los efectos del estrés pueden ser a veces enfermizos. Perder el sueño después de discutir con un amigo o estar tan preocupado por el examen que no lo haces bien, son ejemplos de los efectos negativos del estrés.

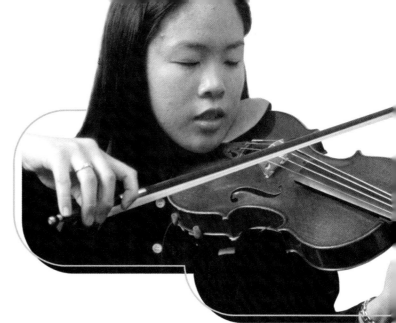

¿Qué causa el estrés?

Para aprender cómo controlar el estrés, necesitas saber qué lo causa. Un **factor estresante** es *algo que causa estrés*. Las personas, objetos, lugares, sucesos y situaciones son todos factores estresantes potenciales. Algunos factores estresantes afectan a casi todos de un modo semejante. El sonido de una sirena, por ejemplo, aumenta la atención en la mayoría de las personas. Otros factores estresantes afectan a personas diferentes de diferentes modos. Por ejemplo, asistir a una escuela nueva puede causar ilusiones en algunas personas, pero ansiedad en otras. Los psicólogos han identificado cinco categorías generales de factores estresantes:

▶ **Factores estresantes biológicos,** como enfermedades, impedimentos o lesiones

▶ **Factores estresantes ambientales,** como la pobreza, la contaminación, las multitudes, el ruido o los desastres naturales.

▶ **Factores estresantes cognitivos,** como el modo en que percibes una situación o cómo ésta afecta al mundo a tu alrededor y a ti.

▶ **Factores estresantes de la conducta personal,** como las reacciones negativas en el cuerpo y la mente causadas por el tabaco, alcohol u otras drogas o por la falta de actividad física.

▶ **Factores estresantes en situaciones de la vida,** como la muerte de una mascota, la separación o el divorcio de los padres o tener problemas en las relaciones con pares.

Parte del modo en que percibes estos factores estresantes tiene que ver con tus experiencias pasadas. Si tuviste una experiencia positiva la primera vez que participaste en una obra de la escuela, probablemente quieras participar de nuevo. Por otra parte, si te asustaste en el escenario, podrías sentirte ansioso si participaras en otro evento similar. Tus actitudes, valores y creencias también cumplen una función.

El estrés competitivo motiva a esta adolescente a practicar todos los días. *¿De qué otras maneras puede el estrés tener un efecto positivo en los adolescentes?*

La respuesta del cuerpo al estrés

Cuando percibes que una situación o suceso es una amenaza, tu cuerpo comienza a responder con estrés. Por ejemplo, si la alarma de un automóvil se activa mientras caminas, podrías brincar o sentir que tu corazón late rápidamente. Ese sonido alto y repentino es un factor estresante que te afecta instantáneamente sin ni siquiera poder pensarlo.

Dos sistemas principales del cuerpo, el **sistema nervioso** y el **sistema endocrino** están activos durante la respuesta del cuerpo al estrés. Esta respuesta es mayormente involuntaria, o automática. Ocurre en tres etapas y puede presentarse sin considerar el tipo de factor estresante.

Alarma

La *alarma* es la primera etapa en la respuesta al estrés. Esto es cuando el cuerpo y la mente se ponen en alerta extrema. A esta reacción, ilustrada y explicada en la **Figura 8.1,** se le llama a veces la "respuesta de lucha o huida" porque prepara al cuerpo para defenderse o huir de una amenaza.

Vínculo

sistema nervioso Para obtener mayor información sobre el sistema nervioso, ver el Capítulo 15, página 399.

sistema endocrino Para aprender más sobre el sistema endocrino, ver el Capítulo 18, página 464.

FIGURA 8.1

REACCIÓN DE ALARMA

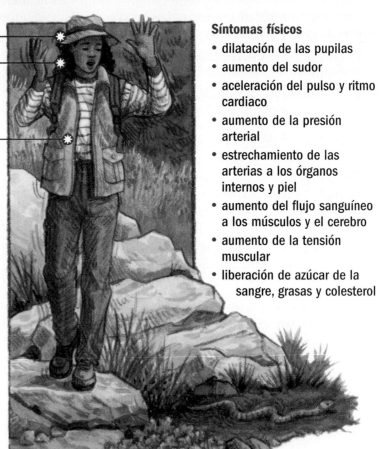

1. La alarma comienza cuando el hipotálamo, una pequeña área en la base del cerebro, recibe señales de alarma de otras partes del cerebro. El hipotálamo libera una hormona que actúa en la glándula suprarrenal.

2. La glándula pituitaria segrega una hormona que estimula la glándula suprarrenal.

3. La glándula suprarrenal. segrega adrenalina. La adrenalina es una "hormona de emergencia" que prepara al cuerpo para responder a un factor estresante.

Síntomas físicos
- dilatación de las pupilas
- aumento del sudor
- aceleración del pulso y ritmo cardiaco
- aumento de la presión arterial
- estrechamiento de las arterias a los órganos internos y piel
- aumento del flujo sanguíneo a los músculos y el cerebro
- aumento de la tensión muscular
- liberación de azúcar de la sangre, grasas y colesterol

Resistencia

Si continúas expuesto a un factor estresante, la próxima etapa de la respuesta al estrés es la *resistencia*. Durante esta etapa, tu cuerpo se adapta a la acometida creada por la alarma y reacciona al factor estresante. Ésta es la etapa en la que tú "luchas" o "huyes". Tu cuerpo es capaz de funcionar brevemente a un nivel más alto de resistencia. En caso de "lucha", se puede realzar tu capacidad para resistir un reto físico o ataque. En caso de "huida", podrías ser capaz de correr más rápido y más lejos de lo normal para poder escapar del peligro. La etapa de la resistencia es la razón por la cual personas en situaciones de alto estrés han podido realizar hazañas increíbles, como alzar un automóvil para salvar a un niño atrapado.

Fatiga

Cuando la exposición al estrés es prolongada, el cuerpo se afecta y pierde la capacidad de adaptarse a la situación y podría presentarse la fatiga. Durante la *fatiga*, la tercera etapa de la respuesta al estrés, un sentimiento de cansancio se apodera de ti y baja tu nivel de actividad. En esta etapa, tu capacidad para controlar efectivamente otros factores estresantes es muy baja. Tanto la mente como el cuerpo están agotados. La fatiga puede afectar al cuerpo de varias maneras.

▶ La **fatiga física** resulta cuando los músculos trabajan vigorosamente por largos periodos y a menudo conducen a la sensibilidad y al dolor. El tiempo de reacción se deteriora y los músculos se cansan muy rápidamente.

▶ La **fatiga psicológica** puede resultar por una preocupación constante, trabajo en exceso, depresión, aburrimiento, aislamiento o una sensación abrumadora por demasiadas responsabilidades.

▶ La **fatiga patológica** es el cansancio debido al trabajo en exceso de las defensas del cuerpo para combatir una enfermedad. La anemia, la gripe, tener sobrepeso y la nutrición inadecuada pueden llevar a la fatiga patológica. El consumo de drogas como el alcohol puede intensificar la sensación de fatiga.

El estrés prolongado o repetido puede conducir a enfermedades causadas por los cambios que ocurren en tu cuerpo durante estas tres etapas. Aunque las enfermedades relacionadas con el estrés pueden ser leves, como la falta de sueño o el dolor de estómago, también pueden amenazar tu vida, como la presión arterial alta, las enfermedades del corazón o una apoplejía. Hasta los efectos de los factores estresantes que se ignoran a menudo, como los ajetreos molestos de la rutina diaria, pueden acumularse con el tiempo y causar problemas.

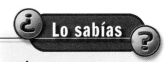

Lo sabías

Los efectos del estrés pueden manifestarse en una variedad de síntomas.

- **Señales físicas:** dolor de cabeza, molestia en el estómago, dolor y tensión muscular, tintineo en los oídos
- **Señales emocionales:** nerviosismo, frustración, llanto
- **Señales mentales:** problemas para leer o pensar con claridad, falta de creatividad, pérdida del sentido del humor y perspectiva
- **Señales en la conducta:** no comer, comer demasiado, hablar compulsivamente, golpetear con los pies o con los dedos y cambios en los patrones del sueño

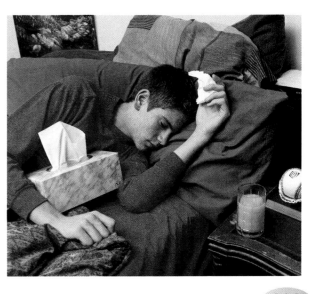

Una enfermedad prolongada puede agotar el sistema inmunológico y causar fatiga patológica. *¿Qué puedes hacer para reducir el estrés y acelerar la recuperación durante una enfermedad?*

El estrés y tu salud

El estrés es una parte inevitable de la vida. A veces, el estrés puede hacer que la vida sea divertida, animada, agradable y desafiante. Sin embargo, el estrés excesivo o prolongado puede tener efectos negativos en todos los aspectos de tu salud.

Los efectos físicos

Algunas veces, el estrés puede conducir a una **respuesta psicosomática**. Ésta es *una reacción física que resulta del estrés en lugar de una lesión o enfermedad.* *Psico* significa "de la mente" y *somática* significa "del cuerpo". Las respuestas psicosomáticas pueden incluir trastornos del sueño, enfermedades de la piel y problemas del estómago y digestivos. Entre otros problemas que pueden relacionarse con el estrés tenemos:

▶ **Dolor de cabeza.** El dolor de cabeza causado por el estrés es el tipo de dolor de cabeza más común. Se estima que, en cualquier año dado, aproximadamente el 70 por ciento de la población mundial tendrá al menos un dolor de cabeza causado por el estrés. Muchos dolores de cabeza están relacionados con la tensión. Cuando están estresados, los músculos de la cabeza y el cuello se contraen. La migraña, la cual afecta aproximadamente a una en diez personas, también puede ser ocasionada por el estrés. Durante un ataque de migraña, los vasos sanguíneos y los nervios inflamados alrededor del cerebro causan intensas pulsaciones, las cuales están acompañadas frecuentemente por náusea y vómitos.

▶ **Asma.** En algunas personas, el estrés puede ocasionar un ataque de **asma.** Durante un ataque de asma, la respiración se hace difícil mientras los bronquiolos, o conductos que transportan aire a los pulmones, se encogen. Es posible que la persona tosa, jadee o se esfuerce por tomar aire. De no tratarse, algunos casos de asma pueden poner la vida en peligro. Si sufres de asma, es importante averiguar qué es lo que provoca tus ataques y cómo evitar o controlar estos mecanismos provocadores.

▶ **Presión arterial alta.** El estrés prolongado en la persona puede causar un aumento en el nivel de colesterol, la sustancia grasosa que puede obstruir las arterias. Los niveles de colesterol alto pueden resultar en presión arterial alta, una afección que contribuye a las enfermedades del corazón y apoplejía.

▶ **Sistema inmunológico debilitado.** Una exposición prolongada al estrés puede reducir la capacidad del cuerpo para combatir enfermedades al debilitar el sistema inmunológico. Cuando tu sistema inmunológico se debilita, puedes estar más propenso a catarros, gripe o infecciones más graves.

vínculo

asma Para obtener mayor información sobre el asma y otras enfermedades no contagiosas, ver el Capítulo 26, página 690.

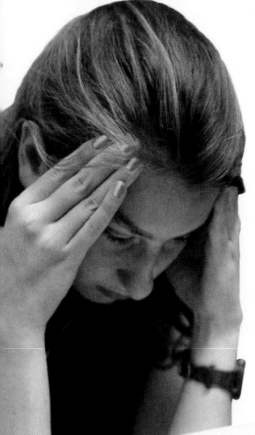

Ⓥ **Algunos dolores de cabeza son la respuesta psicosomática al estrés. *¿Qué conductas sanas pueden protegerte de los efectos negativos del estrés?***

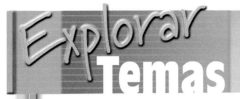

Explorar Temas

El cambio: ¿Positivo o negativo?

El cambio puede ser una fuente de estrés para muchos jóvenes. Mientras algunas personas no se alteran por los cambios, otras tienen dificultad con las interrupciones de sus rutinas. He aquí dos puntos de vista sobre el cambio.

Punto de vista 1: Tyrone B., 16 años

No me gusta cuando las cosas cambian. Parece que cada vez que estoy perfectamente feliz con mi vida, algo ocurre y la arruina. Vivo con mi mamá desde su divorcio. Ahora mis padres quieren que viva con mi papá durante el verano. Yo quiero a mi papá, pero él vive a una hora de distancia. No voy a poder pasar el rato con mis amigos en todo el verano o jugar en la liga de fútbol.

Punto de vista 2: Marshall M., 16 años

La vida es una aventura, ¿no? Me aburriría si las cosas fueran siempre lo mismo. El cambio trae nuevas oportunidades. Por ejemplo, no pude tomar la clase de música que quería el semestre pasado, así que tomé una clase de arte que nunca había considerado. Fue divertido aprender cosas nuevas y conocer a gente nueva.

ACTIVIDAD

¿Eres más como Tyrone o Marshall? Por lo general, ¿cómo tomas los cambios en tu vida?

¿Puedes aplicar los mismos grupos de destrezas a cada situación en la cual ocurren cambios?

Los efectos mentales/emocionales y sociales

El estrés también puede afectar la salud mental/emocional y social. Puede interferir con las actividades diarias y las relaciones.

▶ **Dificultad en concentrarse.** Puede ser difícil concentrarse durante situaciones de estrés. Esto puede causar que te hables a ti mismo de forma negativa y que tengas la creencia distorsionada de que el fracaso es inevitable.

▶ **Cambios de humor.** Sentirse feliz un momento y triste al siguiente es una reacción común al estrés. Los jóvenes pueden experimentar cambios de humor como resultado de cambios hormonales de la adolescencia como también por las presiones sociales y académicas. Estos cambios emocionales estresan las relaciones con tu familia y amigos.

▶ **Riesgos del abuso de sustancias.** El estrés puede aumentar la vulnerabilidad de una persona hacia el **consumo de drogas.** Muchas personas usan el estrés como la razón por la que empezaron a beber y a fumar. Sin embargo, el consumo de estas sustancias en verdad aumenta el estrés y conduce a problemas mayores.

vínculo

consumo de drogas Para obtener mayor información sobre las consecuencias dañinas del consumo de drogas, ver el Capítulo 23, página 592.

Controlar el estrés crónico

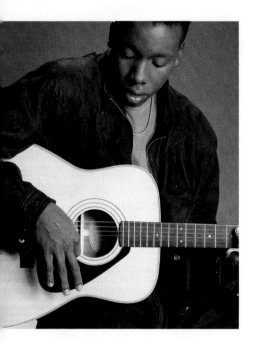

Un tipo de estrés prolongado es el **estrés crónico**, o *estrés asociado con problemas de largo plazo que están más allá del control de una persona.* La reacción del cuerpo hacia el estrés crónico es menos intensa que la respuesta de lucha o huida, pero dura más, a veces meses. Los síntomas incluyen dolor de estómago, dolor de cabeza, insomnio, cambios en el apetito y ansiedad.

Afortunadamente, aunque no puedas eliminar la causa del estrés, tú *puedes* hacer algo para reducir sus efectos. Cuidarte y mantener en equilibrio los tres lados de tu triángulo de la salud es un buen comienzo. A continuación, se dan algunas estrategias para controlar los efectos del estrés:

▶ **Participa en actividades físicas.** Las actividades físicas, como el tenis y la natación, mejoran la salud del cuerpo y también afectan la química de tu cerebro ayudando a calmarte.

▶ **Busca apoyo entre tus amigos y familiares.** Lo más probable es que ellos sepan exactamente cómo te sientes. Ve al cine o salgan a comer juntos. Habla sobre lo que te molesta.

▶ **Encuentra un pasatiempo o actividad que te relaje.** Quizás aprendas algo nuevo y hagas nuevas amistades.

▶ **Evita el consumo de tabaco, alcohol y otras drogas.** Estas sustancias pueden conducir a la adicción y causar otros problemas.

 Los pasatiempos son una buena manera de relajarse y reducir el nivel del estrés. *¿Qué haces para relajarte?*

▶ Lección 1 *Repaso*

Repaso de información y vocabulario

1. Haz una lista de las cinco categorías generales de factores estresantes.

2. Describe las tres etapas de la respuesta del cuerpo hacia el estrés.

3. Define *respuesta psicosomática.* Examina este efecto del estrés.

Razonamiento crítico

4. **Analizar.** ¿Cuáles alternativas sanas puedes recomendar a un joven que esté pensando en usar drogas para manejar el estrés? Explica la importancia de las alternativas al abuso de sustancias.

5. **Aplicar.** ¿Por qué es importante practicar conductas sanas y protegerte del estrés prolongado y excesivo?

Destrezas de salud aplicadas

Tomar decisiones. Describe un escenario en el que un joven se sienta agobiado por un factor estresante. Luego, usa los seis pasos para tomar decisiones para demostrar cómo el joven puede manejar la situación de estrés de un modo efectivo.

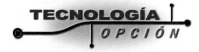

TECNOLOGÍA | OPCIÓN

PROCESADOR DE TEXTOS Usa un programa procesador de textos a fin de presentar tus pasos para tomar decisiones. Para más información sobre los procesadores de textos, ve a **health.glencoe.com**.

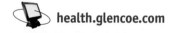

Controlar el estrés

VOCABULARIO

**destrezas para
controlar el estrés
respuesta de
relajación**

APRENDERÁS A

- Identificar las causas personales de estrés.
- Demostrar las estrategias de negación para evitar algunas situaciones estresantes.
- Desarrollar estrategias para controlar el estrés.
- Examinar cómo las conductas sanas ayudan a reducir el estrés.

COMIENZA AHORA Haz una gráfica en forma de T. En la columna de la izquierda, haz una lista de tres fuentes de estrés en tu vida. Clasifica estos factores estresantes como sucesos de la vida, factores estresantes físicos o jaleos diarios. En la columna de la derecha, describe brevemente qué puedes hacer para afrontar cada factor estresante.

Identificar los factores estresantes y controlar el estrés puede ayudar a mantenerte saludable y prevenir enfermedades. Aunque es imposible vivir completamente libre de estrés, *sí* es posible aprender los modos para controlarlo.

Identificar las causas personales de estrés

El primer paso para controlar el estrés es identificar las causas del estrés. Como ayuda para identificar tus factores estresantes personales, mira lo que ocurre a tu alrededor ahora mismo. ¿Te causa estrés algunos de los siguientes?

▶ **Sucesos de la vida.** Éstos pueden incluir obtener la licencia de conducir, graduación, mudarse o reubicarse, crecimiento de la familia debido al matrimonio, nacimiento o adopción, una enfermedad grave y el divorcio o separación de los padres.

▶ **Factores estresantes físicos.** Éstos pueden incluir la contaminación, el ruido excesivo, una lesión física, falta de descanso, consumo de drogas y dieta o ejercicio excesivos.

▶ **Ajetreos diarios.** Éstos podrían incluir las presiones de tiempo, demasiadas responsabilidades, fin de plazos y conflictos con otros estudiantes.

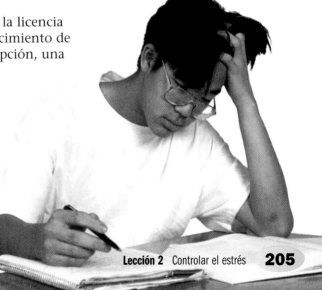

Si puedes identificar los factores estresantes, tienes mejores posibilidades de controlarlos. *¿Qué conductas positivas te ayudarían a controlar el estrés durante una semana particularmente ocupada?*

Evitar el estrés con destrezas de negación

Demostrar destrezas de negación podría ayudarte a evitar totalmente ciertas situaciones de estrés. A veces, sólo alejarte de una situación tensa te calmará. Di que no en momentos apropiados cuando veas la posibilidad de estrés, conflicto o amenaza. Por ejemplo, puedes evitar la estresante situación de estar en una fiesta sin la supervisión de un adulto con sólo negarte a ir.

Modos de controlar el estrés

Algunas veces, puedes controlar el estrés cambiando la forma en que percibes o reaccionas al factor estresante. Es posible que tengas una nueva perspectiva en una situación estresante si piensas en ella como una oportunidad de aprender en vez de una amenaza. Otros modos de controlar el estrés incluyen planear con anticipación, dormir lo suficiente, hacer actividad física regularmente, comer alimentos nutritivos y evitar el tabaco, el alcohol y otras drogas.

Planificar con anticipación

Cuando planificas con tiempo, decides por adelantado qué quieres realizar y cuáles son los pasos que tomarás. Razonar sobre una situación por adelantado también te ayudará a reconocer dónde pueden ocurrir variaciones a tu plan. Esto te prepara mejor para los cambios inesperados. Un plan bien pensado no es una serie de pasos rígidos a seguir sino un mapa flexible con muchas formas para alcanzar tu meta. La **Figura 8.2** indica modos para reducir el estrés mientras te preparas y tomas tu próximo examen.

LA SALUD Online

TEMA La organización del tiempo

Ve a **health.glencoe.com** y haz clic en *Tech Projects* para aprender más sobre formas de organizar el tiempo usando gráficas.

ACTIVIDAD Después de completar el proyecto escribe una oración o dos que indiquen si tú crees que la organización del tiempo es un modo eficaz de manejar y reducir el estrés. Explica tu posición.

FIGURA 8.2

CÓMO SUPERAR LA ANSIEDAD EN LOS EXÁMENES

- Planea tus exámenes con anticipación estudiando un poco cada noche.
- Aprende a resumir tus notas, señalando y numerando los puntos importantes de manera que puedas localizarlos rápidamente.
- Durante el examen realiza respiraciones profundas. Siéntate cómodamente en tu silla. Di un rápido mensaje positivo como: "¡Me va a ir bien!"
- Contesta todas las preguntas de las que estás seguro que sabes la respuesta, después regresa a las respuestas que son más difíciles de responder.
- Después de recibir tu examen corregido, examina tus errores y trata de entender por qué los hiciste. Si no los entiendes, pregunta.

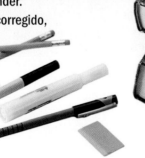
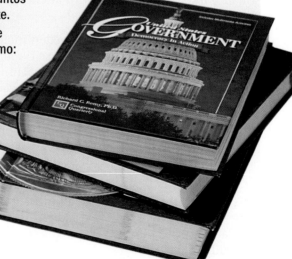

Organizar tu tiempo

Cuando organizas bien tu tiempo, reduces tu estrés. En esta actividad, desarrollarás un plan para organizar el tiempo para la semana próxima.

Lo que necesitarás

- lápiz
- hoja de papel grande

Lo que harás

1. Divide tu papel en siete columnas, una para cada día de la semana. Haz y rotula 24 filas, una para cada hora del día.

2. Escribe las actividades de la semana incluidas la escuela, el trabajo, el ejercicio, el sueño, la familia y los amigos. Incluye las metas específicas o fines de plazo tales como "fecha de entrega del ensayo de historia". Incluye el tiempo de preparación, así como "ir a la biblioteca a buscar información para el ensayo de historia".

3. Analiza tu horario. ¿Te sorprende cuánto tiempo pasas en algunas actividades? ¿Dónde ves conflictos? ¿Hay cosas que quieres hacer pero que no estás haciendo? ¿Tienes el tiempo adecuado para relajarte? ¿O para comer alimentos sanos y hacer bastante actividad física?

4. Dales prioridad a tus tareas. Escribe una "A" al lado de las tareas que tienes que hacer, "B" a las que te gustaría terminar y "C" a las que pueden esperar.

5. Vuelve a tu horario. Sé flexible y recuerda que quizás no puedas hacerlo todo. Trata de consolidar tareas y borra las actividades no prioritarias.

Aplica y concluye

Mantén a la mano tu horario para organizar tu tiempo mientras pasa la semana. Al final de la semana, evalúa tu horario y cámbialo como sea necesario.

Duerme lo suficiente

No dormir lo suficiente puede afectar tu capacidad de concentración. Esto se puede convertir en una fuente de estrés porque puede interferir con el trabajo escolar, el atletismo y hasta las relaciones con los demás. Para evitar el estrés causado por la falta de sueño adecuado, administra tu tiempo sabiamente para que puedas descansar cada noche. Dormir de ocho a nueve horas te ayudará a enfrentar los retos y exigencias de tu día. Estarás de mejor humor, pensarás más claramente, te verás y sentirás mejor y mejorarás tus oportunidades de éxito.

vínculo

actividades físicas Para obtener mayor información sobre la actividad física, ver el Capítulo 4, página 72.

nutrición Para obtener mayor información sobre la nutrición, ver el Capítulo 5, página 108.

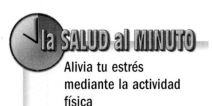

la SALUD al MINUTO

Alivia tu estrés mediante la actividad física

Cuando te sientas estresado:

► Ve a correr, andar en bicicleta o patinar.

► Juega al fútbol, voleibol o basquetbol.

► Participa en danza aeróbica o artes marciales.

La actividad física logrará:

► calmarte.

► mejorar tu estado de ánimo.

► mejorar tu apariencia.

► aumentar tu capacidad para controlar el estrés físico y emocional.

► ayudarte en la digestión y a dormir mejor.

► ayudarte a mantener un peso saludable.

► mejorar el funcionamiento de tu sistema inmunológico.

► recordarte que tú controlas tus respuestas a la vida.

Haz actividad física con regularidad

Participar en **actividades físicas** con regularidad es otra técnica útil para controlar el estrés. Cuando estás bajo estrés, tu cuerpo tiene un exceso de energía nerviosa. Hacer actividad física, como trotar, caminar o hasta limpiar tu habitación puede liberar esa energía acumulada. Como resultado, te sentirás más relajado.

Come alimentos nutritivos

Una **nutrición** equilibrada es importante para tu salud general, pero también es importante para manejar el estrés. Los hábitos deficientes de alimentación pueden ser una fuente de estrés que cause fatiga, debilidad y menos capacidad para concentrarte. Una dieta inapropiada y comer mucho o poco también pone al cuerpo bajo un estrés adicional. Demasiado estrés puede causar una absorción insuficiente de vitaminas y minerales, lo que puede conducir a deficiencias.

Comer saludablemente puede ayudar a prevenir los problemas de salud asociados con el estrés. Para ayudar a reducir el estrés y sentirte más enérgico, come una variedad de alimentos diferentes, bebe bastante agua y come alimentos frescos siempre que sea posible. A continuación se presentan unas sugerencias de nutrición que te ayudarán a manejar el estrés.

► **Come comidas regulares.** Las reacciones comunes al estrés pueden ser comer bocadillos todo el día o no comer nada.

► **Limita los alimentos "apetitosos".** Aunque los alimentos como brownies y galletitas podrían hacerte sentir bien o hasta traerte recuerdos felices, ellos están llenos de grasa y azúcar.

► **Limita la cafeína.** El efecto estimulante de la cafeína causa una elevación en la presión arterial. Por lo tanto, la cafeína aumentará los efectos físicos de estrés en el cuerpo.

Evita el tabaco, el alcohol y otras drogas

Algunas personas cometen el error de recurrir al tabaco, el alcohol y otras drogas para aliviar el estrés. Sin embargo, consumir estas sustancias no alivia el estrés; pero sí aumenta los problemas personales y perjudica la salud. El consumo de sustancias hace al cuerpo más propenso a enfermedades y tiene efectos peligrosos a largo plazo.

Técnicas para controlar el estrés

Por lo general, cuando los factores estresantes se pueden evitar o minimizar, sus efectos pueden ser controlados. Desarrollar y practicar las **destrezas para controlar el estrés**, o *destrezas que ayudan a un individuo a manejar el estrés de un modo sano y efectivo,* es uno de los pasos hacia la buena salud mental.

Las técnicas exitosas para controlar el estrés incluyen lo siguiente:

▶ **Reorienta tu energía.** Puedes trabajar en un proyecto creativo o ir a trotar. Sea lo que sea que elijas hacer, la actividad liberará tu energía nerviosa.

▶ **Relájate y ríete.** La **respuesta de relajación** es un *estado de calma que se puede alcanzar si se practican una o más técnicas de relajación con regularidad.* Algunas técnicas de relajación incluyen respirar profundamente, los pensamientos placenteros y el estiramiento. La risa también puede ayudar. La risa baja la presión arterial y te hace sentir relajado.

▶ **Mantén una perspectiva positiva.** Una perspectiva positiva puede ayudarte a aliviar el estrés porque a menudo el modo en que piensas determina cómo te sientes.

▶ **Busca apoyo.** Confía en alguien de confianza, así como un padre, tutor, hermano, maestro o amigo. Sólo hablar con alguien sobre tu problema podría ayudarte a sentirte mejor.

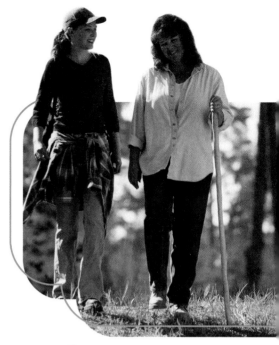

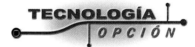 **Pasar un buen rato con tus padres u otro miembro de tu familia puede ayudarte a aliviar el estrés.** *¿De qué modos te pueden ayudar los familiares durante épocas de mucho estrés?*

▶ Lección 2 *Repaso*

Repaso de información y vocabulario

1. Haz una lista de tres causas personales de estrés.
2. Nombra tres modos de protegerte del estrés.
3. Define el término *respuesta de relajación* e identifica tres técnicas de relajación.

Razonamiento crítico

4. **Aplicar.** Para ayudar a reducir los efectos del estrés, Cathy toma leche, jugo de frutas o agua en lugar de gaseosas. ¿Por qué es ésta una técnica eficaz para controlar el estrés?
5. **Sintetizar.** Jarod tiene un examen de biología importante el viernes. Mientras se dirige a su cuarto a estudiar, su amigo Ben llama y lo invita a ir a jugar boliche. Usa las técnicas analizadas en la lección para ayudar a Jarod a equilibrar sus actividades y controlar su estrés.

Destrezas de salud aplicadas

Controlar el estrés. Haz un volante titulado "Cómo sobrevivir" que les indique a los jóvenes modos para controlar el estrés de uno de los siguientes eventos: cambiarse a una escuela nueva, no lograr ser incluido en un equipo deportivo, recibir una mala calificación, ganar un gran premio, recibir una beca estudiantil.

TECNOLOGÍA OPCIÓN

PROCESADOR DE TEXTOS Puedes usar un programa procesador de textos para darle a tu volante una apariencia más profesional. Ve a **health.glencoe.com** para buscar sugerencias sobre cómo usar un programa procesador de textos.

La ansiedad y la depresión en los adolescentes

VOCABULARIO
ansiedad
depresión

APRENDERÁS A

• Identificar los síntomas de la ansiedad y la depresión.

• Desarrollar estrategias para manejar la ansiedad y la depresión.

• Identificar señales de aviso de depresión grave que deben impulsar a las personas a procurar ayuda profesional.

COMIENZA AHORA **Haz una lista de los factores estresantes más comunes que pueden causar que los adolescentes se sientan ansiosos. Escoge uno y escribe un párrafo describiendo las formas de controlar este factor estresante.**

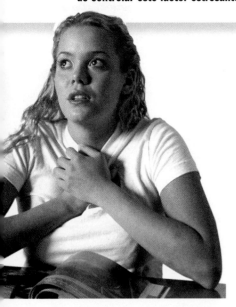

La ansiedad puede provenir de varias fuentes. ¿Cuáles son algunas fuentes de ansiedad comunes para los adolescentes?

Los años de la adolescencia traen consigo presiones, retos y responsabilidades nuevas que algunas veces pueden parecer agobiantes. La escuela, los deportes, los amigos y otros factores pueden hacer que tu vida parezca agitada y complicada. Ésta es también una época en la que estás tomando decisiones importantes que afectan tu futuro. No es un misterio que estos factores estresantes puedan causar sentimientos de ansiedad, alteración del sueño o hasta una leve depresión.

¿Qué es la ansiedad?

Todos nos sentimos ansiosos de vez en cuando. Los sentimientos breves de preocupación, inseguridad, miedo, autoconciencia o hasta el pánico son respuestas comunes al estrés. La ansiedad ocasional en la vida es natural. La **ansiedad** es *la afección que genera inquietud o preocupación sobre lo que podría suceder.* Algunas veces, los sentimientos de ansiedad pueden tener resultados positivos, como motivarte a trabajar arduamente en una presentación de la escuela o mantenerte alerta ante situaciones de riesgo. En otras ocasiones, la ansiedad se puede interponer en el desempeño de una persona. Por ejemplo, una persona que está dando un discurso puede sentirse tan nerviosa que se confunde en algunas líneas. Algunos síntomas de la ansiedad son

▶ sentimientos de miedo o temor.

▶ sudor, temblor, inquietud o tensión muscular.

▶ ritmo cardiaco acelerado, mareos o falta de aire.

Algunos jóvenes sienten otra forma de ansiedad cuando se esfuerzan por la perfección. Pueden pensar que deberían obtener calificaciones perfectas o ser el mejor del equipo. La ansiedad del perfeccionista ocurre por creer que nada de lo que hace es suficientemente bueno. Someterse a esta presión puede llevar a la frustración e infelicidad. Tener expectativas realistas y una opinión positiva de tus logros puede ayudarte a evitar la ansiedad causada por el perfeccionismo.

Estrategias para manejar la ansiedad

Las técnicas para controlar el estrés, como reorientar tu energía y hacer ejercicios de relajación, pueden usarse para reducir las ansiedades diarias de la vida. Algunas personas tratan de escapar de su ansiedad recurriendo al alcohol y a otras drogas. No se dan cuenta de que tales drogas producen solamente un sentido de relajación falso y temporal. Estas sustancias causan problemas que dificultarán aún más la capacidad de funcionar de las personas. Existen estrategias más saludables y eficaces para manejar la ansiedad, entre ellas, participar en actividades físicas y recibir el apoyo de la familia y los amigos.

¿Qué es la depresión?

Casi todos sentimos cierta tristeza ocasional que dura unos días. Estos son sentimientos naturales que, por lo general, se pueden controlar siguiendo estas sugerencias:

▶ Escribe tus sentimientos en un diario íntimo.

▶ Dibuja, baila o participa en alguna otra actividad creativa.

▶ Conversa sobre tus sentimientos con tu familia y tus amigos.

▶ Haz algo grato para otra persona. Esto desviará la atención de ti y de tus sentimientos.

Sin embargo, algunas veces estos sentimientos indican una afección más seria conocida como depresión. La **depresión**, *sentimiento prolongado de desamparo, desesperanza y tristeza*, es más fuerte que la tristeza ocasional y no es fácil de controlar.

Existen dos tipos de depresión según la causa del sentimiento y de su duración.

▶ **La depresión reactiva** es una respuesta a un suceso estresante como la muerte de un amigo. Aunque esta depresión puede durar más tiempo que un caso de tristeza ocasional, la mayoría de las veces se pasa cuando la persona encuentra un modo de controlar su respuesta al suceso.

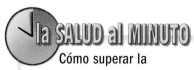

la SALUD al MINUTO

Cómo superar la ansiedad social

La ansiedad social es la afección que causa sentimientos de incomodidad o timidez extrema en ciertas circunstancias sociales.

Una persona con ansiedad social:

▶ evita a otras personas.

▶ es menos probable que participe en actividades extracurriculares.

▶ es menos probable que hable en voz alta en clase.

▶ es más probable que le cueste entablar una conversación casual.

Para vencer la ansiedad social:

▶ practica reemplazar pensamientos de autocrítica por ideas de apoyo.

▶ comienza de a poco, tratando de sonreír, asentir con la cabeza y saludar a las personas.

▶ habla en voz más alta y usa contacto visual con mayor frecuencia.

▶ como oyente, haz preguntas abiertas durante las conversaciones.

▶ infórmate sobre temas de actualidad u otra área de interés para tener temas que te ayuden a comenzar conversaciones.

▶ practica las destrezas de conversación y pensamiento positivo con frecuencia.

▶ **La depresión grave** es una afección de la salud médica que requiere tratamiento médico. Es más severa y dura mucho más tiempo que la depresión reactiva. La depresión grave se puede desarrollar de la depresión reactiva o puede ser el resultado de un desequilibrio químico en el cerebro o de una tendencia genética. La depresión grave se abordará con más detalles en el próximo capítulo.

Síntomas de depresión en los adolescentes

Aunque la depresión es un problema emocional común entre los adolescentes, en algunas ocasiones sus síntomas pueden pasar desapercibidos. Muchos jóvenes que padecen de depresión no se conducen como si estuvieran tristes y sus familiares y amigos no los notan diferentes. Los síntomas de la depresión pueden incluir irritabilidad e inquietud, separación de amigos y actividades que solían ser importantes y gratas, un cambio en el apetito o en el peso, sentimientos de culpa o inutilidad y sensación de desesperanza.

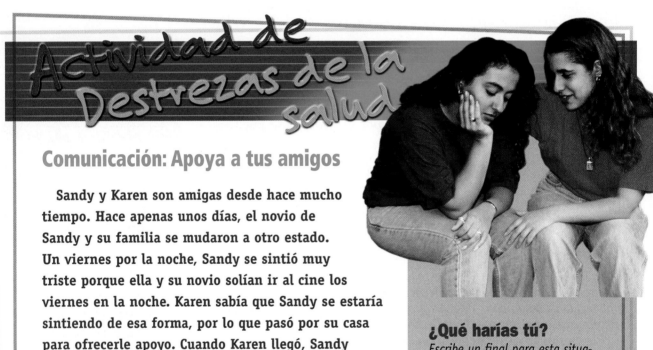

Actividad de Destrezas de la salud

Comunicación: Apoya a tus amigos

Sandy y Karen son amigas desde hace mucho tiempo. Hace apenas unos días, el novio de Sandy y su familia se mudaron a otro estado. Un viernes por la noche, Sandy se sintió muy triste porque ella y su novio solían ir al cine los viernes en la noche. Karen sabía que Sandy se estaría sintiendo de esa forma, por lo que pasó por su casa para ofrecerle apoyo. Cuando Karen llegó, Sandy lloraba en su cuarto.

Karen puso su brazo alrededor de su amiga. —Yo sé que es difícil. Estoy aquí por si quieres conversar.

—No hace ni siquiera una semana que se ha ido y me siento tan perdida. Solíamos salir los viernes denoche. No sé como voy a soportar esto —dijo Sandy llorando.

¿Qué harías tú?

Escribe un final para esta situación en el cual Karen consuele a Sandy y le muestre su apoyo a través de las destrezas de comunicación.

1. Usa mensajes tipo "yo".
2. Habla de modo calmado y claro.
3. Escucha atentamente.
4. Demuestra respeto y empatía.

Muchas personas sienten algunos de estos síntomas de vez en cuando. Esto es normal. *No* es normal sentir varios de ellos a la misma vez durante dos o más semanas. Además, si como consecuencia de la depresión, una persona comienza a consumir drogas o a pensar en el suicidio se requiere ayuda profesional.

Obtener ayuda para la ansiedad y la depresión

Las estrategias para manejar formas leves de ansiedad y sentimientos depresivos incluyen conversar con personas que te den apoyo, realizar más actividad física o hacer trabajo voluntario. Sin embargo, si persiste la ansiedad o la depresión, una persona puede comenzar a perder el interés en actividades que solían ser de su agrado. Esto puede provocar cambios en el ánimo, en los patrones del sueño o en los niveles de energía causando falta de concentración en la escuela o incapacidad para realizar las actividades diarias. Cuando la ansiedad o la depresión comienzan a interferir en la vida de tal manera, es hora de buscar ayuda.

Tanto la ansiedad como la depresión son tratables. Conversa con uno de tus padres u otro adulto de confianza y busca ayuda de un consejero, psicólogo de la escuela u otro profesional de la salud.

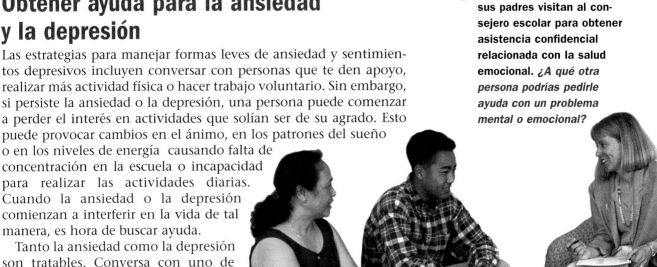

Algunos adolescentes y sus padres visitan al consejero escolar para obtener asistencia confidencial relacionada con la salud emocional. *¿A qué otra persona podrías pedirle ayuda con un problema mental o emocional?*

Lección 3 *Repaso*

Repaso de información y vocabulario

1. Define el término *ansiedad*. ¿Cuál podría ser un resultado positivo de la ansiedad? ¿Cuál podría ser un resultado negativo?

2. Escribe dos estrategias para controlar las ansiedades diarias.

3. ¿Qué es la *depresión*? ¿Bajo qué circunstancias podría un joven deprimido buscar ayuda profesional?

Razonamiento crítico

4. **Evaluar.** ¿Por qué participar en actividades como voluntario podría ayudar a aliviar la depresión leve?

5. **Analizar.** ¿Por qué un joven que siente ansiedad podría recurrir al alcohol u otras drogas? ¿Por qué es esto peligroso?

Destrezas de salud aplicadas

Analizar influencias. Divide una hoja de papel en tres columnas. Titula una columna *Familia*, la otra *Amigos* y la última *Escuela*. En cada columna escribe cómo la ansiedad podría afectar tus relaciones y responsabilidades.

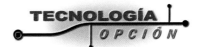

HOJAS DE CÁLCULO Usar un programa de hojas de cálculo te ayudará a organizar tu tabla. Ve a **health.glencoe.com** para buscar información sobre cómo usar una hoja de cálculo.

Ser un adolescente capaz de recuperarse

VOCABULARIO

capacidad de recuperación
factores protectores

APRENDERÁS A

- Explicar lo que significa ser capaz de recuperarse.
- Desarrollar estrategias para promover la recuperación durante el transcurso de la vida.
- Explorar métodos para desarrollar factores protectores.
- Evaluar cómo el poseer factores protectores ayuda a las personas a evitar conductas arriesgadas.

COMIENZA AHORA **Escribe cinco sucesos difíciles por los que puede pasar un joven. Luego, aporta ideas sobre factores que podrían ayudar al joven a recuperarse rápida y completamente de dichos sucesos. Explica en unas oraciones cómo estos factores ayudarían a alguien a atravesar por estos tiempos difíciles.**

Cuando ocurren sucesos difíciles, una manera de salir adelante es buscar y dar apoyo. *¿Qué más puede ayudar a una persona a recuperarse de una desilusión o crisis?*

Todos atravesamos épocas de estrés, decepciones y dificultades. Algunas veces, las personas no tienen control de sucesos que pueden cambiar su vida. Puede ocurrir un desastre natural o puede morir una persona querida. Cuando suceden penas y tragedias, a las personas les puede resultar difícil manejar la situación y sus sentimientos.

¿Qué es la capacidad de recuperación?

Para algunas personas resulta más fácil que para otras recuperarse de sucesos que los han lastimado de alguna manera. El suceso podría ser una decepción personal, como salir mal en un examen o terminar con su pareja. En algunos casos, un gran número de personas pueden verse involucradas o afectadas por un suceso como un terremoto de gran intensidad o una guerra. Ser capaz de superar las decepciones y de sobrevivir sucesos traumáticos es una señal de recuperación. La **capacidad de recuperación** es *la capacidad de adaptarse eficazmente y de recuperarse de una decepción, dificultad o crisis*. Las personas que son capaces de recuperarse, pueden hacerle frente a la adversidad de forma sana y logran el éxito a largo plazo a pesar de las circunstancias negativas.

Factores que afectan la recuperación

Muchos factores pueden influir en el nivel de recuperación de una persona. Poseer algunas de las **ventajas para el desarrollo** presentadas en el Capítulo 7 probablemente fortalecerá la capacidad de recuperación de una persona. Por ejemplo, tener una familia que te apoya y un gran sentido de la autovalía puede ayudar a una persona a recuperarse de reveses u otras dificultades. Los factores que afectan la capacidad de recuperación de una persona se pueden dividir en dos categorías: externos e internos.

Factores externos

Estos factores incluyen tu familia, tu escuela o comunidad y tus pares. También pueden incluir elementos que son menos concretos como por ejemplo, oportunidades de participar en proyectos escolares o actividades comunitarias. Aunque es posible que tengas poco control sobre estos factores, puedes esmerarte para fortalecer algunos de ellos. Por ejemplo, podrías afiliarte a un programa para la juventud de la comunidad con el fin de tener acceso a más oportunidades y de formar relaciones saludables con tus pares.

Factores internos

Los factores internos son aquellos sobre los que tú tienes control. Hacer un esfuerzo consciente para fortalecer estos factores aumentará tu capacidad de recuperación y mejorará tu salud mental/emocional. Tus actitudes, percepciones y conductas componen tus factores internos, los cuales también incluyen:

▶ **El compromiso de aprender.**
Estar comprometido activamente con tu educación aumenta tu autoestima y te da un sentido de pertenencia a la comunidad escolar.

▶ **Los valores positivos.**
Demuestras valores positivos a través de tus palabras y acciones. Por ejemplo, muestras que te preocupas por los demás cuando ayudas a un hermano menor a estudiar para una prueba. Cuando evitas conductas arriesgadas, estás demostrando que eres responsable de tu salud. Cuando tus conductas reflejan valores positivos, te sientes bien contigo mismo y con las decisiones que tomas.

vínculo

ventajas para el desarrollo
Para obtener una lista de ventajas para el desarrollo, ver el Capítulo 7, página 179.

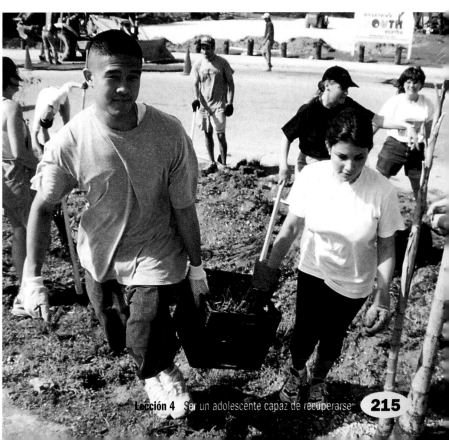

Al contribuir a la comunidad, estos adolescentes desarrollan también sus factores de protección. *¿De qué modo ayudar a otros puede fortalecer la capacidad de recuperación de un adolescente?*

Responsabilidad. Aunque no puedas controlar los sucesos externos, puedes controlar tu respuesta hacia ellos. Por ejemplo, puedes elegir adaptarte y aprender de cada situación y desafío. **Piensa en una desilusión o dificultad reciente. ¿Cómo te recuperaste de esa situación? ¿Cómo puedes aplicar lo que aprendiste sobre ti mismo a sucesos similares en el futuro?**

▶ **Las aptitudes sociales.** Tener aptitudes sociales significa que tienes destrezas de empatía y amistad. También significa que puedes resistir a la presión negativa de pares y resolver los conflictos pacíficamente.

▶ **La identidad positiva.** Tener una identidad positiva te da un sentido de control sobre lo que te sucede. A la vez, indica una autoestima positiva y un sentido de determinación. También tienes posibilidades de tener una perspectiva positiva de tu futuro, una ventaja que permite recuperarte con mayor facilidad de tus reveses.

La capacidad de recuperación y tus factores protectores

Además de fortalecer tu capacidad de recuperación, tus ventajas para el desarrollo te protegen de las conductas arriesgadas como el consumo de drogas, las relaciones sexuales y la participación en pandillas. Es por esta razón que las ventajas para el desarrollo con frecuencia se consideran **factores protectores**, *condiciones que protegen a los individuos de las consecuencias negativas producto de la exposición al riesgo.* Estos factores pueden reducir los efectos perjudiciales de un suceso difícil o de una situación arriesgada. También pueden influir en la persona de manera que responda saludablemente ante una situación.

Desarrollar la capacidad de recuperación a través del fortalecimiento de tus factores protectores

Los jóvenes que no cuentan con todos los factores externos protectores, pueden fortalecer los que sí tienen. Por ejemplo, desarrollar una mejor relación con los miembros adultos de tu familia puede mejorar la comunicación familiar de forma positiva. Los jóvenes también pueden encontrar apoyo en sus maestros, entrenadores, funcionarios eclesiásticos o en otros adultos interesados. Los factores protectores internos también se pueden mejorar. Entre las acciones que puedes tomar están:

▶ Participar en las actividades extracurriculares de la escuela.

▶ Comprometerte a aprender leyendo por placer al menos tres horas a la semana.

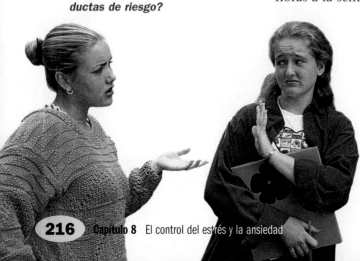

Los adolescentes que se respetan a sí mismos y piensan en su futuro tienen mayor capacidad para resistir la presión a participar en conductas de alto riesgo. *¿Qué otros factores de protección podrían ayudar a un adolescente a decir no a las conductas de riesgo?*

▶ Defender tus creencias y negarte a actuar en contra de tus valores.

▶ Ser honesto contigo y con los demás.

▶ Resistir la presión de pares negativa y evitar situaciones peligrosas.

▶ Aprender sobre las personas de otras culturas y orígenes étnicos.

▶ Desarrollar un sentido de determinación.

▶ Desarrollar una perspectiva positiva para tu futuro.

La vida real
APLICACIÓN

El poder de las ventajas

Las ventajas para el desarrollo fortalecen tu capacidad de recuperación y pueden protegerte de participar en conductas arriesgadas. Mientras más ventajas tengas, más equipado estarás para evitar conductas peligrosas. Esta gráfica ilustra cómo los jóvenes con más de 30 ventajas evitan actividades que podrían perjudicar su salud.

 ACTIVIDAD

Haz una tabla de dos columnas. Después, revisa la lista de ventajas para el desarrollo en el Capítulo 7 y elige cinco ventajas. Escríbelas en la columna de la izquierda de tu tabla. En la columna de la derecha explica cómo piensas que cada ventaja en particular puede protegerte de las conductas arriesgadas que muestra la gráfica de esta actividad.

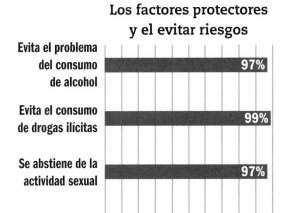

Los factores protectores y el evitar riesgos

Evita el problema del consumo de alcohol — 97%
Evita el consumo de drogas ilícitas — 99%
Se abstiene de la actividad sexual — 97%
Evita la violencia — 94%

Fuente: Estadísticas del Instituto de Investigaciones

Lección 4 Repaso

Repaso de información y vocabulario

1. Define *capacidad de recuperación*. ¿Por qué es importante?
2. Escribe tres factores externos y tres internos que pueden afectar la recuperación de una persona.
3. ¿Cómo ayudan los factores protectores a una persona a evitar conductas arriesgadas?

Razonamiento crítico

4. **Analizar.** Haz una lista de, por lo menos, cinco de tus factores estresantes personales. ¿Qué factores protectores tienes o puedes desarrollar que te ayuden a manejar cada uno de tus factores estresantes?
5. **Sintetizar.** ¿Cómo fortalece el desarrollo de una perspectiva positiva tu recuperación?

Destrezas de salud aplicadas

Fijarse metas. Repasa tus factores protectores. ¿Te gustaría fortalecer algún área? Usa los pasos para fijarse metas con el objetivo de hacer un plan para desarrollar un factor protector específico. Luego pon tu plan en acción.

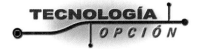

TECNOLOGÍA OPCIÓN

PROGRAMA PARA PRESENTACIONES

Usa un programa para presentaciones para desarrollar tu plan. Ve a **health.glencoe.com** para buscar más información sobre los programas para presentaciones.

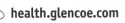

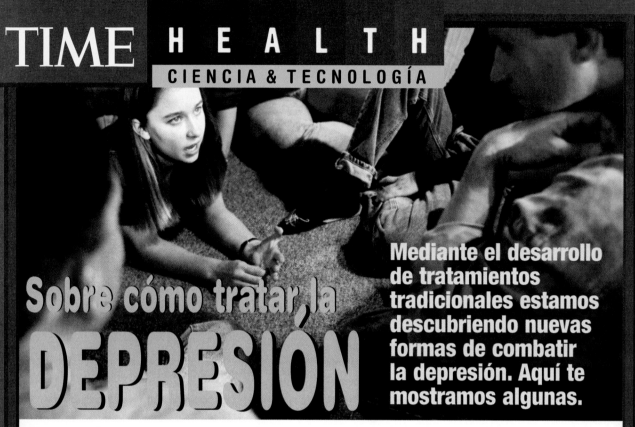

Sobre cómo tratar la
DEPRESIÓN

Mediante el desarrollo de tratamientos tradicionales estamos descubriendo nuevas formas de combatir la depresión. Aquí te mostramos algunas.

Tratamientos que hablan

Tratamientos actuales Los terapeutas estimulan a los pacientes con depresión por medio de la conversación para que traten de encontrar las raíces inconscientes de sus problemas. Una vez que exponen sus sentimientos, estos problemas pueden ser fáciles de controlar. Nuevas terapias como la terapia cognoscitiva, enseñan a los pacientes a reconocer los patrones destructivos en su vida y a desarrollar pasos para cambiar los malos hábitos mentales.

En perspectiva Por mucho tiempo se ha usado la meditación para aliviar el estrés. Ahora muchos creen que disminuyendo los niveles de cortisol, hormona secretada como consecuencia del estrés, se puede ayudar a las personas deprimidas.

Medicinas

Tratamientos actuales La mayoría de los antidepresivos funcionan regulando los niveles de varios neurotransmisores, las sustancias químicas que llevan las señales al cerebro. Desafortunadamente, muchas de estas medicinas producen efectos secundarios indeseados.

En perspectiva Los investigadores exploran ciertas moléculas responsables del 90 por ciento de las señales químicas en el cerebro. Debido a que ellas controlan gran parte de la actividad cerebral, sus niveles se deben regular cuidadosamente de forma que alivie la depresión sin afectar otras funciones del cerebro.

Terapias alternativas

Tratamientos actuales Muchos pacientes se automedican usando medicinas sin receta como el mosto de St. John. En su lado negativo, estas medicinas pueden tener efectos secundarios. Los investigadores continúan estudiando su eficacia.

En perspectiva Los ácidos grasos Omega 3 (que se encuentran en forma natural en los aceites de pescado) pueden fomentar la salud de las membranas de células ner-viosas. Los científicos esperan descubrir cómo estos ácidos grasos pueden ayudar a quienes padecen de depresión. ∎

TIME PIENSA...
Sobre cómo tratar la depresión

En el artículo anterior, se menciona la hormona cortisol. Usa Internet o el centro de recursos informativos de tu escuela para investigar esta sustancia. ¿Qué parte del cuerpo la produce y por qué? ¿Cómo puede tener un efecto negativo en la salud? Informa tus descubrimientos a la clase.

Destrezas de salud aplicadas

1. Acceder a la información. Usa los recursos de la biblioteca o Internet para investigar la relación entre estrés y enfermedad. Escribe un párrafo explicando lo que aprendiste. Identifica tus fuentes y explica por qué crees que son confiables. *(LECCIÓN 1)*

2. Destrezas de negación. Describe una situación donde demostrar las destrezas de negación pueda ayudarte a evitar una situación potencialmente estresante. Luego, escribe tres enunciados de negación efectivos que podrías usar para evitar la situación. *(LECCIÓN 2)*

3. Destrezas de comunicación. Imagínate que tienes un amigo con síntomas de depresión y se ha retirado de las actividades que solían hacer y disfrutar juntos. ¿Cómo hablarías con tu amigo? ¿Cómo podrías identificar si necesita atención médica profesional en esta situación? *(LECCIÓN 3)*

4. Analizar influencias. Piensa en los factores protectores de tu vida. ¿Cuáles tienen la mayor influencia en tus conductas de salud? ¿Por qué piensas eso? *(LECCIÓN 4)*

RINCÓN profesional
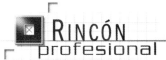

Asesor para la organización del tiempo

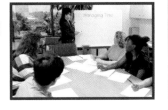

¿Eres un buen organizador? ¿Eres capaz de realizar diferentes tareas de un modo eficaz? Si es así, la organización del tiempo podría ser la carrera para ti. Muchos asesores de este tipo tienen títulos en comercio con especialización en administración de proyectos. En su trabajo, ellos aplican sus destrezas de organización del tiempo con el fin de realizar más cosas en menos tiempo.

Estos asesores trabajan en casi todas las industrias. Para ser asesor para la organización del tiempo, necesitarás un título de técnico en comercio. Puedes averiguar más acerca de ésta y otras carreras en el Rincón profesional en **health.glencoe.com.**

Más allá *del* salón de clases

Participación de los padres

Acceder a la información. Investiga con uno de tus padres los recursos de tu comunidad para controlar el estrés. Haz una lista de las agencias y sus servicios. Hablen acerca del recurso que los miembros de tu familia probablemente usarían si el estrés diario se convirtiera en un problema para la salud. ¿Qué recurso sería de más ayuda para manejar un acontecimiento altamente estresante?

La escuela y la comunidad

Clases para controlar el estrés. Contacta un centro para el bienestar general en un hospital de tu área. Pregunta si ofrecen seminarios para controlar el estrés o clases que tú pudieras observar. Asiste a una sesión e informa a tu clase lo que has aprendido.

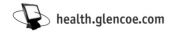

Después de leer

Repasa la información que has anotado en tu *Foldable* sobre las causas y los efectos del estrés. Escribe un párrafo corto donde expliques por qué es importante aprender cómo controlar el estrés y la ansiedad.

FOLDABLES™
Esquema de estudio

▶ TERMINOLOGÍA DE LA SALUD *Contesta las siguientes preguntas en una hoja de papel.*

Lección 1 *Une cada definición con el término correcto.*

estrés **percepción**
factor estresante **respuesta psicosomática**
estrés crónico

1. El acto de estar consciente mediante los sentidos.
2. Un suceso o situación que causa estrés.
3. Reacción física que resulta del estrés y no de una lesión o enfermedad.

Lección 2 *Llena los espacios en blanco con el término correcto.*

respuesta de relajación
destrezas para controlar el estrés

Reorientar tu energía, mantener una perspectiva positiva y buscar apoyo son ejemplos de (_4_). Usar técnicas como la risa y la respiración profunda pueden causar la/las (_5_).

Lección 3 *Identifica si cada enunciado es Cierto o Falso. Si es falso, reemplaza el término subrayado con el término correcto.*

ansiedad **depresión**

6. La depresión es un sentimiento prolongado de desamparo.
7. Algunos síntomas de la depresión son un ritmo cardiaco acelerado y falta de aire.

Lección 4 *Llena los espacios en blanco con el término correcto.*

capacidad de recuperación
factor protector

Un estado que protege a una persona de las consecuencias negativas de la exposición al riesgo es un (_8_). Si puedes recobrarte de las dificultades, decepciones y crisis se dice que tienes (_9_).

▶ ¿LO RECUERDAS? *Usa oraciones completas para contestar las siguientes preguntas.*

1. ¿Qué ocurre en tu cuerpo durante la etapa de alarma de la respuesta al estrés?
2. ¿Qué tipo de fatiga es el efecto del estrés por enfermedad?
3. ¿Cuál es el efecto del estrés prolongado en el sistema inmunológico?
4. ¿Cómo te ayuda la planificación a controlar el estrés?
5. ¿Cómo ayuda la actividad física a reducir los efectos del estrés?
6. ¿Cómo está relacionada la nutrición con el estrés?
7. ¿Cómo podría el perfeccionismo llevar a la ansiedad?
8. ¿Cuáles son tres estrategias para controlar la depresión leve?
9. ¿Cuáles son tres síntomas de la depresión?
10. ¿Sobre qué categoría de los factores que afectan la capacidad de recuperación tiene una persona el mayor control?
11. ¿Qué significa "compromiso de aprender"?
12. Escribe tres cosas que puedes hacer para desarrollar tus factores protectores y fortalecer tu capacidad de recuperación.

➤ RAZONAMIENTO CRÍTICO

1. **Resumir.** Examina las causas y los efectos del estrés. Escribe un párrafo que describa los factores estresantes comunes y los efectos del estrés.

2. **Sintetizar.** Describe una situación potencialmente estresante donde la planificación podría reducir tu estrés. Haz un resumen de un plan para esa situación.

3. **Analizar.** Compara los síntomas físicos de la ansiedad con los de la depresión. ¿Qué tienen en común la ansiedad y la depresión?

4. **Evaluar.** ¿Cómo podría fortalecer tu capacidad de recuperación el aprender sobre las personas de otras culturas u orígenes étnicos?

Práctica para la prueba estandarizada

 Lee el siguiente pasaje y luego contesta las preguntas.

Querida Moniqua,

Las cosas andan bastante mal por aquí desde que ustedes se mudaron. Dicen que más de 2000 personas están desempleadas ahora que la fábrica cerró, por lo que más gente probablemente se irá como lo hicieron tú y tu familia. Dean y su familia también se fueron así que mis dos mejores amigos se han ido.

Mis padres no me dicen lo que está pasando, pero yo puedo darme cuenta de que las cosas no andan bien. Por casualidad los oigo hablar a veces, pero se callan la boca cuando pregunto algo o me dicen que no me preocupe. Por lo menos, papi está trabajando, aunque no gana tanto como ganaba en la fábrica.

Por favor, escríbeme y cuéntame cómo son las cosas por el Este. ¿Tienen trabajo tus papás? ¿Te has hecho de un montón de amigos?

Cariños,

Jasmine

1. La mejor manera de describir el tono de la carta es
   - (A) molesto y amargado.
   - (B) confundido y molesto.
   - (C) ansioso y solitario.
   - (D) triste y resentido.

2. La carta trata principalmente de
   - (A) cómo es la vida para la escritora desde que se fue su amiga.
   - (B) qué ha pasado en el pueblo desde que cerró la fábrica.
   - (C) cómo se siente la escritora por el cierre de la fábrica.
   - (D) cómo el cierre de la fábrica significó pérdidas de empleos y salarios.

3. Escribe la respuesta de Moniqua a la carta de Jasmine. Explica cómo es la vida ahora para Moniqua.

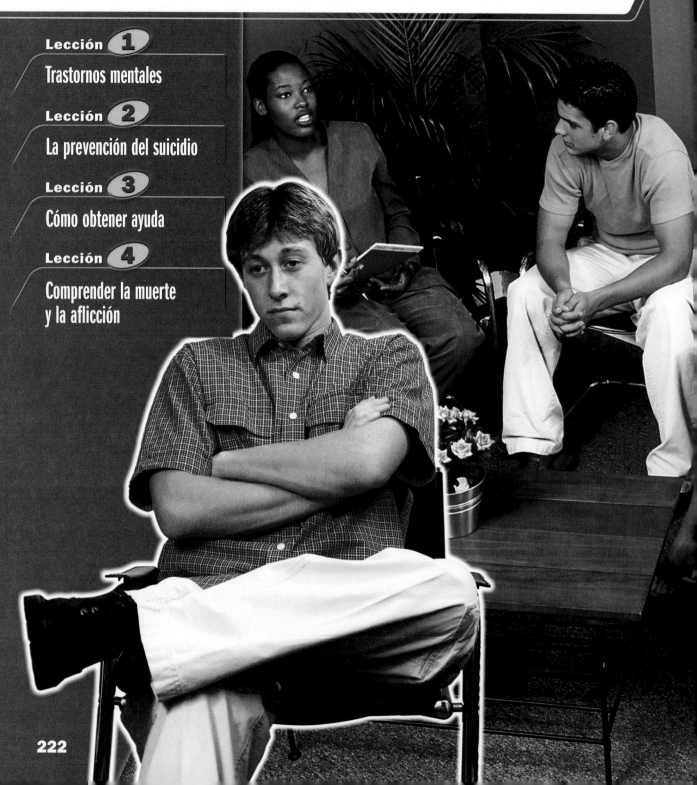

Los problemas mentales y emocionales

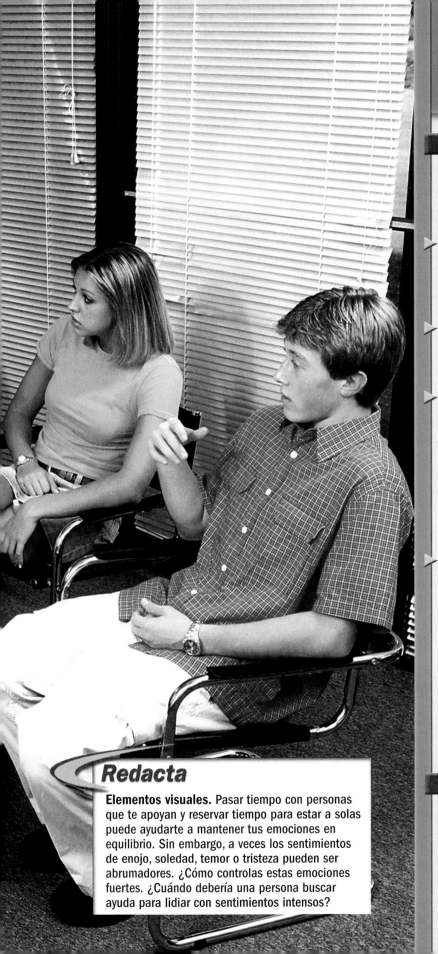

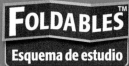
Antes de leer

Haz esta guía de estudio *Foldable* para ayudarte a aprender acerca de seis tipos de trastornos mentales. Comienza con una hoja de papel de 8½″ x 11″.

▶ Paso 1

Dobla una hoja de papel por la mitad a lo largo del eje mayor.

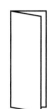

▶ Paso 2

Da vuelta el papel y dóblalo en tres partes.

▶ Paso 3

Desdobla y corta la parte que sobresale arriba a lo largo de ambos dobleces. Luego corta cada solapa a la mitad para formar seis solapas.

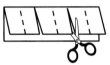

▶ Paso 4

Rotula las solapas tal como se indica.

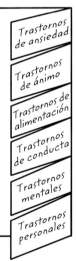

Trastornos de ansiedad

Trastornos de ánimo

Trastornos de alimentación

Trastornos de conducta

Trastornos mentales

Trastornos personales

Redacta

Elementos visuales. Pasar tiempo con personas que te apoyan y reservar tiempo para estar a solas puede ayudarte a mantener tus emociones en equilibrio. Sin embargo, a veces los sentimientos de enojo, soledad, temor o tristeza pueden ser abrumadores. ¿Cómo controlas estas emociones fuertes. ¿Cuándo debería una persona buscar ayuda para lidiar con sentimientos intensos?

Mientras lees

Mientras lees y conversas sobre el material de este capítulo, usa tu *Foldable* para tomar notas, definir términos y escribir comentarios personales acerca de lo que aprendas.

Trastornos mentales

VOCABULARIO

trastorno mental
trastorno de ansiedad
trastorno de estrés postraumático
trastorno del estado de ánimo
trastorno de conducta

APRENDERAS A

• Distinguir los diferentes tipos de trastornos mentales.

• Identificar situaciones que requieran de los servicios de profesionales de la salud mental.

• Identificar y describir los diferentes tipos de trastornos mentales que afectan a nuestra sociedad.

COMIENZA AHORA En una hoja de papel, escribe tantas palabras como puedas asociar con la expresión *trastorno mental*. Clasifica por categorías las palabras como positivas y negativas. ¿Qué podría indicar esto acerca de las actitudes respecto a los trastornos mentales?

En la mayoría de las clínicas de salud hay información sobre trastornos mentales. *¿En qué otros lugares podrías encontrar información confiable sobre un trastorno mental?*

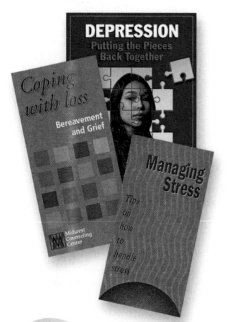

Casi todas las personas experimentan periodos de tristeza, ansiedad y enojo. Para la mayoría, estos sentimientos son pasajeros. Sin embargo, para millones de personas, esos sentimientos persisten durante semanas, meses y aún años. Si estas situaciones afectan el comportamiento o las actividades diarias de una persona, entonces, puede estar sufriendo de un trastorno mental que requiera del servicio de profesionales de la salud mental.

¿Qué son los trastornos mentales?

Un **trastorno mental** es *una enfermedad de la mente que afecta los sentimientos y el comportamiento de una persona, impidiéndole que viva una vida feliz, saludable y productiva.* Las personas que sufren de algún trastorno mental son identificadas con frecuencia por su incapacidad para enfrentar de una manera saludable los cambios, exigencias, problemas o traumas de la vida. Cada año, alrededor del 20 por ciento de la población de Estados Unidos —54 millones de personas— son afectadas por alguna forma de trastorno mental. Y aunque se necesita recibir ayuda profesional, menos de ocho millones de personas con trastornos mentales realmente buscan un tratamiento. Del veinte por ciento de los niños y adolescentes, que padecen problemas de la salud mental, sólo un tercio recibe la ayuda que necesita.

Algunas personas son renuentes a buscar ayuda para resolver sus problemas mentales/emocionales porque están apenadas o sienten vergüenza. Otra razón es el estigma asociado con los trastornos mentales. El *estigma* es una marca negativa o un sello de vergüenza. Los malentendidos y los estereotipos pueden impedir que algunas personas vean los trastornos mentales como una afección médica. Sin embargo, los trastornos mentales requieren atención médica, tanto como una enfermedad física. De hecho, muchos de los trastornos mentales y emocionales implican un desequilibrio químico en el cerebro. Mientras más rápido una persona busque tratamiento, más rápido estará en camino hacia su recuperación.

Tipos de trastornos mentales

Los trastornos mentales están clasificados como funcionales y orgánicos. Un *trastorno orgánico* es causado por una enfermedad física o una lesión que afecta el cerebro. Los tumores cerebrales, las infecciones, los desequilibrios químicos, la exposición a drogas y toxinas o las lesiones que resultan en daño al cerebro pueden conducir a trastornos mentales orgánicos.

Un *trastorno funcional* tiene una causa psicológica y no implica daño cerebral. Estos trastornos pueden ser hereditarios o pueden ser resultado del estrés, de un conflicto emocional, miedo, destrezas ineficientes para solucionar los problemas u otras condiciones. A menudo, los trastornos funcionales están ligados a eventos perturbadores en la niñez como abuso, enfermedades graves o la muerte traumática de un familiar cercano. Estos trastornos también pueden asociarse a sucesos recientes como un divorcio, dificultades económicas o desastres naturales.

Trastornos de ansiedad

Alrededor de 4 millones de personas en Estados Unidos sufren de **trastornos de ansiedad**, *una afección en la cual el miedo ya sea imaginario o real es difícil de controlar.* El trastorno de la ansiedad se caracteriza por miedo crónico. Las personas con trastornos de ansiedad a menudo, manejan su vida de cierta forma para evitar situaciones que las hagan sentir ansiosas o temerosas. Los trastornos de ansiedad pueden ser clasificados en cuatro tipos principales: fobia, trastorno obsesivo-compulsivo, trastorno de pánico y trastorno de estrés postraumático.

FOBIA

La fobia es un miedo intenso e irracional a algo específico, como la altura o los perros. Las personas con fobias hacen todo lo posible por evitar el objeto que ocasiona su miedo. Como resultado, una persona con fobia podría ser incapaz de vivir una vida normal. Por ejemplo, las personas que sufren agorafobia, sienten temor a los lugares abiertos o públicos. Su fobia las puede hacer prisioneras en su propia casa. Algunos profesionales de la salud mental creen que ciertas fobias son causadas por experiencias durante la niñez. El miedo que resulta de esas experiencias sobrepasa la actual amenaza.

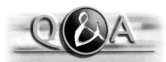

¿Por qué son los trastornos mentales un tema crítico de salud?

En Estados Unidos la mitad de las personas que sufren de trastornos mentales no reciben tratamiento; el 40 por ciento de las personas desamparadas tiene algún tipo de trastorno mental/emocional, y aproximadamente el 20 por ciento de las personas en la cárcel tiene trastornos mentales. Obtener ayuda profesional para los que la necesitan constituye una prioridad a nivel nacional.

Fuente: Alianza Nacional para los Enfermos Mentales.

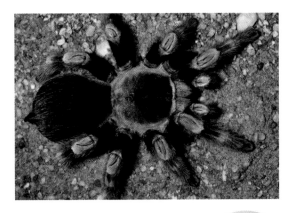

La aracnofobia, el miedo a las arañas, es una fobia común. Las personas que tienen fobias pueden obtener ayuda de clases, grupos de apoyo y profesionales de la salud mental.

TRASTORNO OBSESIVO-COMPULSIVO

Una persona con trastorno obsesivo-compulsivo está atrapada en un patrón de conductas y pensamientos repetitivos. El término *obsesivo* se refiere a pensamientos persistentes, recurrentes e indeseados que impiden que las personas realicen las actividades normales de su vida. *Compulsivo* se refiere a conductas irresistibles y repetidas. Una persona con trastorno obsesivo-compulsivo puede, por ejemplo, sentir el impulso de lavarse las manos constantemente durante el día.

TRASTORNO DE PÁNICO

Una persona con trastorno de pánico tiene sentimientos de terror repentinos e inexplicables. Estos "ataques de pánico" son acompañados por síntomas como temblor en el cuerpo, aceleración del ritmo cardiaco, dificultad para respirar o mareos. El trastorno de pánico es una afección en la cual el miedo y la ansiedad se interponen en la habilidad de la persona para funcionar y disfrutar de la vida. Los ataques de pánico pueden ocurrir en cualquier lugar y a cualquier hora, pero la mayoría de las veces son provocados por un objeto, una circunstancia o una situación en particular.

TRASTORNO DE ESTRÉS POSTRAUMÁTICO

El **trastorno de estrés postraumático** es *una afección que puede desarrollarse después de exponerse a un suceso aterrador que puso en peligro la vida o causó daño físico*. Este trastorno es común después de un asalto a la persona como es el caso de una violación; después de desastres naturales o causados por el hombre, como terremotos o un bombardeo; accidentes, como una tragedia aérea o un combate militar. Los síntomas pueden incluir escenas retrospectivas (recuerdos repentinos del aterrador suceso), pesadillas, aturdimiento emocional, falta de sueño, sentimientos de culpa y problemas de concentración. El trastorno puede presentarse semanas o meses después del suceso que lo causó.

TRASTORNO DEL ESTADO DE ÁNIMO

Un **trastorno del estado de ánimo** es *una enfermedad, a menudo con una causa orgánica, que implica extremos en el humor que interfieren con la vida diaria*. Estos extremos no son los altibajos que todos experimentamos, o los cambios de estado de ánimo que se experimentan algunas veces durante la adolescencia. Los cambios emocionales del trastorno del estado de ánimo son extremos tanto en duración como en intensidad.

DEPRESIÓN CLÍNICA

La mayoría de las personas que dicen estar deprimidas sufren de un caso temporal de tristeza. Sin embargo, para algunas personas, la depresión no se va. Los sentimientos de tristeza, desesperanza o desesperación permanecen más allá de algunas semanas e interfieren con los intereses diarios y las actividades. Este tipo de depresión, conocido como depresión clínica, puede afectar la habilidad de una persona para concentrarse, dormir, desempeñarse correctamente en la escuela o trabajo o manejar los retos y la toma de decisiones diarias. La depresión clínica es el resultado de un desequilibrio químico, que una persona por sí sola no puede superar sin ayuda profesional.

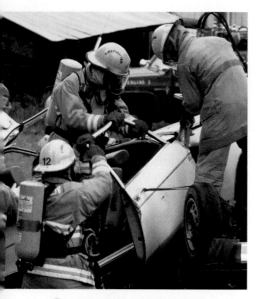

El trastorno de estrés postraumático puede ocurrir como consecuencia de una crisis. *¿Qué pueden hacer los miembros de una comunidad para ayudarse mutuamente durante una crisis?*

TU CARÁCTER

Interés. Las personas que sufren de un trastorno mental a veces parecen diferentes. Aunque ciertas personas crean que es divertido burlarse de alguien que es "diferente", tales bromas son crueles y hirientes. Cuando demuestras tu desacuerdo con tal conducta, demuestras consideración e interés hacia la persona que es objeto de bromas. **¿De qué otras maneras puedes demostrar respeto e interés hacia alguien que parece "diferente"?**

Aproximadamente 19 millones de estadounidenses son afectados cada año por depresiones clínicas. A menudo, la depresión se transmite en las familias y puede tener una base biológica, pero también puede ser causada por sucesos de la vida. Algunas veces, la depresión puede ser un síntoma de abuso de sustancias o adicciones, porque el alcohol y otras drogas pueden afectar la química cerebral.

TRASTORNO BIPOLAR

Este trastorno, también conocido como trastorno maníaco-depresivo, está marcado por cambios extremos de humor, niveles de energía y conducta. Las características de los "altos" del maníaco y los "bajos" del depresivo de este trastorno están descritas en la **Figura 9.1.** Y aunque los adultos con trastorno bipolar posiblemente tengan un comportamiento normal entre periodos de emociones extremas, los adolescentes con esos trastornos tienden a alternar rápidamente entre los dos extremos, con muy pocos periodos de bienestar general entre episodios.

Trastornos de la alimentación

Presiones psicológicas, posibles factores genéticos y una obsesión con la imagen del cuerpo y la esbeltez pueden conducir a un **trastorno de la alimentación.** Las personas con trastornos de alimentación como la anorexia y la bulimia sufren de trastornos en su alimentación los cuales ponen en riesgo su vida. Los trastornos de alimentación no son motivados por falta de voluntad o fallas en el comportamiento; son enfermedades reales y tratables. Una persona que padece un trastorno de alimentación puede experimentar una amplia gama de complicaciones en su salud física, incluyendo serias afecciones en el corazón e insuficiencia renal, las cuales pueden llevarla a la muerte. Por lo tanto, es de vital importancia que una persona con un trastorno de alimentación reciba ayuda inmediatamente.

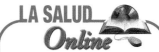

LA SALUD Online

TEMA Depresión

Ve a **health.glencoe.com** haz clic en *Health Updates* para aprender más.

ACTIVIDAD Con la información que hallaste en el sitio, escribe un párrafo corto sobre las más recientes investigaciones sobre la depresión en los adolescentes.

vínculo

trastorno de la alimentación. Para más información sobre los trastornos de la alimentación ve el Capítulo 6, página 153.

FIGURA 9.1

MANÍA Y DEPRESIÓN, DOS LADOS DEL TRASTORNO DE ESTADO DE ÁNIMO EN LOS ADOLESCENTES

Síntomas maníacos	Síntomas depresivos
• **Cambios extremos en el estado de ánimo:** puede ser excesivamente feliz y bromista, o muy irritable, enojado, agitado o agresivo.	• **Irritabilidad,** tristeza persistente, llanto frecuente
• **Grandiosidad:** tiene alta autoestima muy poco realista, o se siente todopoderoso.	• **Preocupación por la muerte** o suicidio
• **Nivel de energía muy elevado:** incluye la habilidad de no dormir o dormir poco durante días sin sentirse cansado.	• **Pérdida de placer** en las actividades favoritas
• **Presiona al hablar:** habla mucho, muy rápido, cambia de tema muy rápido y no permite interrupciones.	• **Quejas frecuentes de malestares físicos** como dolores de cabeza o estómago
• **Distracción:** su atención se mueve constantemente de una cosa a otra.	• **Bajo nivel de energía,** fatiga, poca concentración, aburrimiento
• **Conducta repetida de alto riesgo:** consumo de alcohol o drogas, manejo de vehículos de forma imprudente, actividad sexual.	• **Cambios radicales en los patrones de alimentación o sueño,** como comer o dormir demasiado

Fuente: Academia Americana de Psiquiatría Infantil y Juvenil

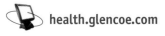

Trastornos de conducta

Los niños y adolescentes que actúan impulsivamente en contra de otros de manera destructiva pueden tener un **trastorno de conducta**, *un patrón de comportamientos en el cual los derechos de otros o las reglas básicas sociales son quebrantadas.* Los ejemplos de este trastorno incluyen mentiras, robo, agresión, violencia, ausencias injustificadas a la escuela, incendios premeditados o vandalismo. La afección es más común en hombres que en mujeres. Aunque proyectan una imagen de fortaleza, las personas con este trastorno usualmente tienen baja la autoestima. También pueden tener síntomas de otros trastornos mentales como ansiedad, depresión y abuso de sustancias. Sin tratamiento, muchos adolescentes con este trastorno no podrán adaptarse a las exigencias de la edad adulta y continuarán experimentando problemas en relación a otros, en mantener un empleo y comportarse de manera apropiada.

Esquizofrenia

La esquizofrenia es un trastorno mental severo en el cual la persona pierde contacto con la realidad. Los síntomas de la esquizofrenia incluyen delirios, alucinaciones y fuertes trastornos del pensamiento. Las causas de esta afección pueden ser una combinación de factores genéticos y cambios químicos y estructurales en el cerebro. La enfermedad afecta a alrededor del 1 por ciento de la población. La esquizofrenia afecta a hombres y mujeres, y usualmente aparece entre los 15 y 35 años.

Las personas que sufren de esquizofrenia tienen dificultad para comprender la diferencia entre los acontecimientos reales y los imaginarios. Esta inhabilidad lleva a conductas impredecibles, dificultad de funcionamiento y falta de hábitos de buena salud.

Un concepto erróneo común sobre las personas que sufren este trastorno es que todos son violentos, tienen personalidades múltiples o doble personalidad. En realidad, las personas con esquizofrenia usualmente no son un peligro para otras. Para tratar con éxito la esquizofrenia son necesarias la ayuda profesional y las medicinas.

Trastornos de personalidad

El término *personalidad* se refiere a características únicas y patrones de conducta de un individuo. Las personas con una personalidad saludable pueden salir adelante con los retos diarios de la vida. Sin embargo, las personas afligidas con trastornos de personalidad piensan y actúan de maneras que hacen muy difícil su relación con otros. A lo largo del curso de su vida, usualmente a partir de la adolescencia, están en constantes conflictos con otros, ya sean familiares, amigos, maestros, compañeros de trabajo o supervisores. Alrededor del 10 por ciento de la población tiene uno de los diferentes tipos de trastornos de la personalidad. En esos casos, la terapia y algunas veces las medicinas se recomiendan como tratamientos.

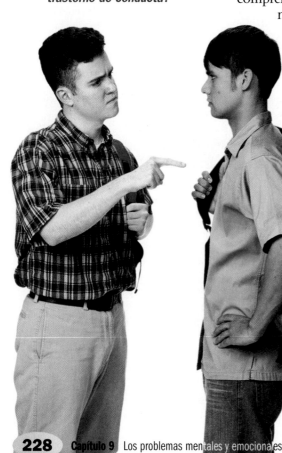

Los adolescentes con trastornos de conducta pueden actuar agresivamente, pero muchas veces tienen una autoestima baja. *¿Cómo podría afectar el futuro de un adolescente la falta de tratamiento de un trastorno de conducta?*

- ► **Trastorno de personalidad antisocial.** Las personas con este trastorno tienden a ser irritables, agresivas, impulsivas y violentas. En muchos casos, son incapaces de mostrar remordimiento por su comportamiento.

- ► **Trastorno de personalidad fronteriza.** Las personas con este trastorno experimentan frecuentemente una serie de relaciones problemáticas. Tienden a realizar actividades de alto riesgo y muchas tienen la autoestima baja. Aunque temen el abandono, con frecuencia tratan violentamente a las personas que más necesitan.

- ► **Trastorno de personalidad pasivo-agresiva.** Las personas con este trastorno normalmente no cooperan. Se resienten cuando se les dice qué hacer, aunque dependen de la dirección de otros. Molestas sobre asuntos de control, muestran su enojo, pero sólo indirectamente. Por ejemplo, a una persona pasivo-agresiva, que no quiera participar en una actividad, posiblemente se le olvide presentarse o llegue tarde y se vaya temprano.

Como en todos los problemas emocionales y mentales, es importante reconocer los signos de trastornos de personalidad y buscar ayuda profesional.

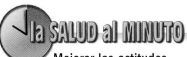

Mejorar las actitudes hacia los trastornos mentales

Para derrotar el estigma social de los trastornos mentales:

- ► Usa un lenguaje respetuoso al referirte a una persona con un trastorno mental.
- ► Enfatiza las habilidades en vez de las limitaciones.
- ► Expresa tu desacuerdo si alguien muestra falta de respeto o falta de consideración hacia personas con trastornos mentales.
- ► Alienta a las personas que tengan problemas emocionales a que busquen ayuda.

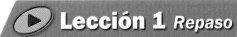

Lección 1 Repaso

Repaso de información y vocabulario

1. Define la expresión *trastorno mental* y explica cómo difieren los trastornos orgánicos de los funcionales.

2. ¿Qué tienen en común la depresión clínica y el trastorno bipolar?

3. Compara y contrasta las características de la esquizofrenia y el trastorno de personalidad antisocial.

Razonamiento crítico

4. **Sintetizar.** Aunque la evidencia científica demuestra que los trastornos mentales son afecciones médicas, el estigma ligado a estas enfermedades persiste. ¿Por qué piensas que esto ocurre?

5. **Analizar.** Describe cómo las causas, síntomas y tratamiento de los trastornos de alimentación difieren de otros tipos de trastornos mentales.

Destrezas de salud aplicadas

Promoción. Los adolescentes que sufren de trastornos mentales muy a menudo se sienten confundidos, aislados, atemorizados o avergonzados. Crea una Carta de Derechos para personas con trastornos mentales; tu lista debe promocionar con empatía esos derechos. Formula la Carta de manera específica para que los estudiantes apoyen, sean pacientes y comprensivos.

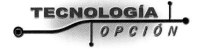

PROGRAMA PARA PRESENTACIONES

Utilizando un programa para presentaciones, puedes resaltar ciertos puntos que quieras recalcar. Encuentra ayuda para utilizar el programa para presentaciones en **health.glencoe.com**.

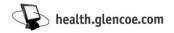

health.glencoe.com

La prevención del suicidio

VOCABULARIO

enajenación mental

suicidio

suicidios en masa

APRENDERÁS A

- Identificar las señales de alarma del suicidio.

- Analizar estrategias para prevenir suicidios.

- Desarrollar estrategias para hacer frente a la depresión.

- Desarrollar estrategias para enfrentar los sentimientos que resultan de una tragedia.

COMIENZA AHORA Escribe tres señales peligrosas que podrías detectar en alguien que esté pensando en cometer suicidio. Explica por qué piensas que estas señales son una alarma de suicidio. ¿Qué crees que podrían hacer los miembros de la familia y los amigos para ayudar a un ser querido que presenta estas señales?

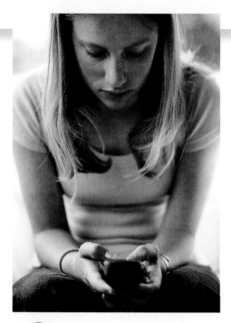

Reconocer las señales de la depresión y buscar ayuda es fundamental en la prevención de suicidios.

A veces, la vida puede ser difícil para todos. Los desafíos, responsabilidades y presión pueden acumularse y parecer abrumadores. Estos sentimientos se pueden complicar más por sucesos problemáticos en la vida como el divorcio de los padres, la muerte de un amigo o un miembro de la familia. Para algunas personas, esta sobrecarga emocional puede llevar a la depresión o **enajenación mental**, *el sentirse aislado y separado de todos los demás.* Cuando esos sentimientos dolorosos se vuelven insoportables, algunas personas pueden intentar medidas de autodestrucción drásticas para escapar de su dolor. El **suicidio**, la medida más drástica de todas, *es el acto de quitarse la vida intencionalmente.* El suicidio es un problema serio, pero se puede prevenir.

Factores de riesgo del suicidio

La mayoría de los pensamientos, comportamientos y acciones suicidas son expresiones de aflicciones extremas y no llamados de atención. Más del 90 por ciento de las personas que se quitan la vida sufren de depresión o algún otro trastorno mental, o abusan del alcohol o las drogas. Otros factores de riesgo suicida incluyen un historial de abuso sexual o físico, un historial de intentos previos de suicidio o una historia familiar de trastornos emocionales o suicidios.

FIGURA 9.2

SUICIDIO EN ADOLESCENTES: RECONOCER LAS SEÑALES DE ADVERTENCIA

Las señales de advertencia de suicidio deben tomarse con seriedad. Cuantas más señales muestre la persona, mayor es la posibilidad de que esté pensando en el suicidio.

Señales verbales	Señales no verbales o de conducta
• Declaraciones directas como éstas: "Me quiero morir". "Ya no quiero vivir". "Deseo estar muerto". • Declaraciones indirectas como éstas: "No voy a tener que soportar esto por mucho tiempo". "Sólo deseo ir a dormir y nunca despertarme". "Lo lamentarán cuando yo ya no esté". "Pronto terminará esta pena". "Ya no lo soporto". "Nada importa". "Yo no seré un problema para ti por mucho tiempo". "¿Qué más da?" • Escribir poemas, canciones o diarios con temas que traten sobre la muerte. • Amenazas de suicidio o insinuaciones directas o indirectas.	• Una obsesión inusual por la muerte • Alejamiento de los amigos • Cambios significativos de personalidad, higiene o apariencia • Conducta impulsiva, irracional o extraña • Sentido de culpabilidad, pena o rechazo abrumadores; autoevaluación negativa • Empeoramiento significativo en los trabajos escolares o en las actividades recreativas • Preocupación por deshacerse de sus pertenencias • Abuso de sustancias • Quejas frecuentes sobre síntomas físicos como dolores de estómago o cabeza, fatiga • Aburrimiento e indiferencia persistentes • Acciones violentas, rebeldía o irse de casa • Intolerancia a los elogios o premios

Fuente: Asociación Nacional de Salud Mental, Academia Americana de Psiquiatría Infantil y Juvenil

Estrategias para prevenir el suicidio

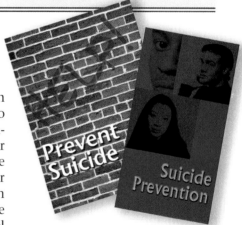

Aunque la mayoría de los pensamientos sobre cometer suicidio son impulsivos y temporales, la consecuencia infortunada —muerte o herida debilitante— es permanente. Las señales de alarma del suicidio se han descrito en la **Figura 9.2.** Tu habilidad para reconocer estas señales en ti mismo u otros puede significar la diferencia entre la vida y la muerte. Cuando un adolescente habla sobre cometer suicidio, ya sea que lo dice en una forma seria, casual, o incluso en broma, *debe tomársele son seriedad.* Nunca negocies con alguien que piensa suicidarse. Cualquier discusión o sugerencia acerca del suicidio requiere intervención inmediata. Busca la asistencia de un adulto sin demora.

A pesar de que la depresión es muy tratable, la depresión queno se trata es la causa principal del suicidio. Las personas que aparentan tener problemas de salud mental necesitan ser animadas repetidamente a buscar ayuda, en especial si parecen suicidas. Con la ayuda y apoyo adecuado, las personas que padecen de depresión, estrés extremo, u otros problemas mentales y emocionales pueden encontrar muy a menudo nuevos propósitos en la vida y la felicidad.

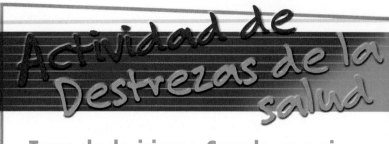

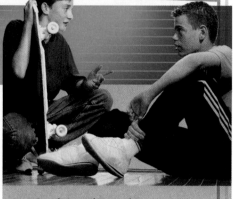

Toma de decisiones. Cuando un amigo parece tener problemas.

Cuando Ian empezó a mostrar señales de depresión, su amigo Jordan intentó persuadirlo para que obtuviera ayuda. Ian admitió que era infeliz, sin embargo le dijo a Jordan, "aprecio que trates de ayudarme, pero está bien; estoy manejando mis problemas yo solo".

Jordan sabe que Ian es una persona solitaria, pero Jordan nunca ha visto a su amigo tan desanimado. Jordan quiere contarle a alguien su preocupación, pero teme traicionar la confianza de su amigo.

¿Qué harías tú?

Aplica los seis pasos del modelo de toma de decisiones para la preocupación de Jordan.

1. Analiza la situación.
2. Enumera las opciones.
3. Mide los resultados posibles.
4. Considera los valores.
5. Toma una decisión y actúa.
6. Evalúa la decisión.

¿Lo sabías?

Puedes usar las siguientes sugerencias para comunicarte con eficacia con un amigo que sufra emocionalmente.

Conéctate (Haz un contacto.)

Escucha (Dedica tiempo y presta atención.)

Comprende (Demuestra tu empatía con los sentimientos de la otra persona.)

Expresa tu inquietud (Di que te importa y quédate con la persona.)

Busca ayuda (Alienta a la persona para que hable con un adulto y tú mismo cuéntale a un adulto.)

Fuente: Servicio de Extensión de la Universidad de Minnesota

Ayuda a otros

Las personas suicidas creen muy a menudo que su muerte no le importará a nadie. Por esta razón, es fundamental mostrar preocupación y empatía a las personas que están hablando de suicidio. Toda conversación sobre este tema debe tomarse seriamente. Recuerda, la persona suicida necesita ayuda profesional inmediatamente. Cuando estás con alguien que aparenta ser suicida muestra que te importa siguiendo estos pasos.

▶ **Inicia una conversación significativa.** El mostrar interés y compasión por una persona es un primer paso importante. Escucha cuidadosamente lo que la persona dice: sé paciente y comprensivo.

▶ **Muestra apoyo y haz preguntas.** Recuérdale a la persona que la mayoría de los problemas tienen solución. Deja en claro que tú entiendes que la persona quiere finalizar su dolor, pero enfatiza que el suicidio *no* es la respuesta. Comparte el hecho de que la mayoría de los sobrevivientes de suicidios expresan después su gratitud por no haber muerto.

▶ **Intenta persuadir a la persona para que busque ayuda.** Anima a la persona a hablar con uno de sus padres, un consejero, un terapeuta o algún otro adulto confiable. Ofrece ir con la persona a obtener ayuda.

Suicidios múltiples

Algunas veces dentro de la población de adolescentes, ocurren **suicidios en masa**. Éstos son *una serie de suicidios que ocurren dentro de periodos cortos de tiempo e involucran a varias personas en la misma escuela o comunidad.* Los estudios han demostrado que los suicidios en masa en Estados Unidos ocurren en su mayoría entre jóvenes y adultos jóvenes y pueden llegar a contabilizar hasta el 5 por ciento de todos los suicidios en un año dado. Algunos suicidios en masa son el resultado de pactos o arreglos entre dos o más personas para tomar parte en el suicidio. Otros resultan cuando individuos cometen suicidio en respuesta al suicidio de un amigo o a un suicidio que ha sido sensacionalizado en los medios de difusión.

Los Centros para el Control y la Prevención de Enfermedades (CDC) han desarrollado guías para prevenir suicidios en masa. Entre sus recomendaciones se encuentra la de evaluación y consejería de amigos cercanos y familiares de víctimas de suicidio, porque estas personas pueden encontrarse en alto riesgo de suicidio. Los CDC también recomiendan a los medios de difusión reportar el suicidio de una forma tal que no se glorifique a la víctima ni se minimice demasiado su motivación, o se presente el suicidio como una respuesta comprensible a la presión y el dolor emocional.

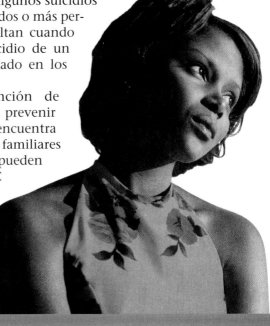

El suicidio puede afectar a otras personas además de la familia inmediata y los amigos de la víctima. *¿Por qué podría un adolescente verse afectado por el suicidio de un extraño?*

▶ Lección 2 *Repaso*

Repaso de información y vocabulario

1. Nombra cinco señales de alerta del suicidio.
2. Enumera tres factores de riesgo del suicidio.
3. Escribe algunas estrategias para la prevención del suicidio.

Razonamiento crítico

4. **Analizar.** ¿Cómo podría ayudar a un individuo, a salir adelante con el estrés, depresión o ansiedad, recibir el apoyo de la familia, amigos y profesionales de la salud mental? ¿Qué estrategias podrían ofrecer estos grupos para ayudar a prevenir suicidios?
5. **Sintetizar.** ¿Por qué es importante la empatía cuando se habla con una persona suicida?

Destrezas de salud aplicadas

Acceder a la información. Recopila una lista de recursos locales para la prevención del suicidio. Esta lista debe incluir a profesionales de la salud mental, consejeros escolares, salas de emergencia de hospitales, línea telefónica para la prevención de suicidios y autoridades locales (incluyendo representantes del departamento de policía y bomberos).

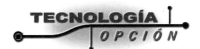

TECNOLOGÍA *OPCIÓN*

SITIOS WEB   Buscar sitios Web válidos puede proveer información adicional sobre los recursos para la intervención de suicidios. Ve a **health.glencoe.com** para más información acerca de cómo usar los sitios Web.

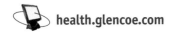

Cómo obtener ayuda

VOCABULARIO

psicoterapia
terapia de
conducta
terapia cognitiva
terapia de grupo
terapia
biomédica

APRENDERÁS A

- Relacionar la importancia de la detección temprana y señales de alarma que movilizan a los individuos de todas las edades a buscar cuidados de salud mental.

- Explorar métodos para abordar asuntos críticos de la salud mental.

- Identificar y describir servicios de salud mental disponibles en la comunidad.

COMIENZA AHORA En una hoja de papel explica por qué algunas personas encuentran muy difícil buscar ayuda para problemas mentales y emocionales.

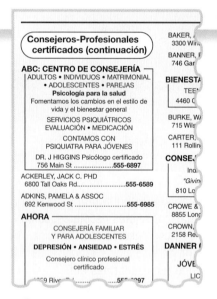

Consejeros-Profesionales certificados (continuación)

ABC: CENTRO DE CONSEJERÍA
ADULTOS • INDIVIDUOS • MATRIMONIAL
• ADOLESCENTES • PAREJAS
Psicología para la salud
Fomentamos los cambios en el estilo de vida y el bienestar general
SERVICIOS PSIQUIÁTRICOS
EVALUACIÓN • MEDICACIÓN
CONTAMOS CON
PSIQUIATRA PARA JÓVENES
DR. J HIGGINS Psicólogo certificado
756 Main St 555-6897
ACKERLEY, JACK C. PHD
6800 Tall Oaks Rd.........................555-6589
ADKINS, PAMELA & ASSOC
692 Kenwood St 555-6985

AHORA
CONSEJERÍA FAMILIAR
Y PARA ADOLESCENTES
DEPRESIÓN • ANSIEDAD • ESTRÉS
Consejero clínico profesional
certificado
....555-....

BAKER, A
3300 Win
BANNER, F
746 Gar
BIENESTA
TEE'
4460 C
BURKE, W/
715 Wils
CARTER,
111 Rollin
CONSE.
Ina.
"Givin
810 Lc
CROWE &
8855 Lonç
CROWN,
2158 Re
DANNER (
JÓVE
LIC

Hay muchos recursos de ayuda a disposición de las personas que sienten inquietud en la salud mental. *¿Cómo identificarías recursos disponibles de ayuda y evaluarías si son apropiados?*

La detección temprana de problemas mentales y emocionales es sumamente importante para obtener ayuda. El conocimiento de algunas señales de alerta específicas de trastornos mentales puede ayudar a una persona de cualquier edad a determinar si debería buscar ayuda.

Saber cuándo obtener ayuda

Puede ser muy difícil buscar ayuda para hacerle frente a los problemas mentales y emocionales. Nuestros pensamientos son privados y tendemos a ocultar aquellos que nos causan vergüenza o los que no podemos controlar. Sin embargo, usualmente cuando más necesitamos ayuda es cuando menos queremos buscarla. Busca ayuda si cualquiera de los sentimientos o comportamientos que se mencionan abajo persisten por un periodo de días o semanas y empiezan a interferir con otros aspectos de la vida diaria.

▶ Te sientes atrapado sin salida o te preocupas todo el tiempo.

▶ Tus sentimientos afectan el sueño, hábitos alimenticios, trabajo en la escuela, rendimiento laboral o relaciones.

▶ Tu familia o amigos expresan preocupación acerca de tu comportamiento.

▶ Te empiezas a involucrar con el alcohol u otras drogas.

▶ Te vuelves más agresivo, violento o imprudente.

Señales de que se necesita ayuda profesional

Algunos síntomas que son lo suficientemente severos para requerir servicios profesionales de salud mental incluyen: tristeza prolongada sin razón específica, frecuentes explosiones de enojo; miedo abrumador, ansiedad o enojo en contra del mundo; cambios inexplicables en los hábitos alimenticios o de sueño y retiro social. Por supuesto, si tienes alguna duda acerca de tu salud mental siempre debes obtener asistencia. Como la mayoría de las enfermedades, los trastornos mentales pueden empeorar si no son tratados.

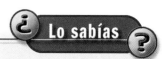

¿Lo sabías?

El primer recurso de ayuda para los adolescentes con problemas de salud mental son los padres o tutores. Después de hablar sobre el tema, los padres y sus hijos adolescentes pueden evaluar la opciones disponibles y buscar ayuda juntos.

La vida real
APLICACIÓN

Evaluar recursos de autoayuda

Miles de materiales de autoayuda están al alcance en forma impresa, en casetes, discos compactos y en Internet. Muchas personas se han beneficiado de los recursos de autoayuda, pero muchas otras han perdido el tiempo y su dinero, y algunas veces han puesto en riesgo su salud. Utiliza estas preguntas para evaluar los materiales de autoayuda.

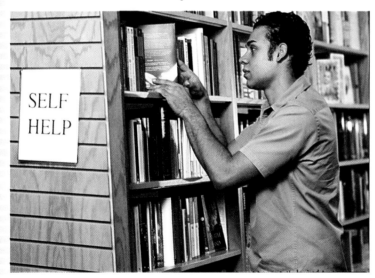

ACTIVIDAD

Escoge un libro de autoayuda, un artículo de revista, disco compacto o sitio Web y evalúa la información utilizando los criterios listados aquí. Comparte lo que hallaste con la clase y recomienda cualquier recurso apropiado y útil al bibliotecario de la escuela.

¿Te están recomendando medicina o algún otro remedio?
Verifica primero con un profesional de la salud. Ciertas hierbas, por ejemplo, pueden ser dañinas y hasta poner en riesgo tu vida.

¿Cuáles son las credenciales de los autores?
¿Tienen capacitación universitaria en la salud mental? ¿Han difundido su trabajo en publicaciones especializadas? En los libros, verifica la sección de referencias para ver si se citan publicaciones especializadas.

¿Está el material respaldado por alguna organización de la salud mental respetada y conocida a nivel nacional?
Busca recomendaciones de organizaciones como la Asociación Americana de Psicología o el Instituto Nacional de Salud Mental.

¿Hay un costo incluido?
Si te piden en línea un número de tarjeta de crédito o información personal sé cuidadoso y verifica con tus padres o tutores.

FIGURA 9.3

PROFESIONALES DE LA SALUD MENTAL

- El **psiquiatra** es un médico que se especializa en el diagnóstico y tratamiento de trastornos mentales y que puede recetar medicinas.
- El **neurólogo** es un médico que se especializa en trastornos orgánicos del cerebro y el sistema nervioso.
- El **psicólogo clínico** es un profesional que diagnostica y trata trastornos emocionales y de conducta por medio de consejería pero que no puede recetar medicinas.
- El **consejero** es un profesional que trabaja para ayudar a las personas en asuntos personales y de educación.
- El **trabajador social psiquiátrico es** un profesional que provee orientación y tratamiento a clientes con problemas emocionales, generalmente en un hospital psiquiátrico, una clínica de salud mental o una agencia de servicios familiares.
- El **psicólogo escolar** es un profesional que se especializa en la evaluación de problemas del aprendizaje, de conducta y emocionales de los niños en edad escolar.

Métodos para buscar ayuda

La mayoría de las personas tiende a esperar demasiado tiempo para hablar sobre sus asuntos críticos de salud mental, aunque existen muchas personas en su vida que están dispuestas y deseosas de ayudar. Además de los padres y tutores, los cuales usualmente son los más accesibles, están los maestros, psicólogos de la escuela, consejeros, entrenadores, miembros del clero, y líneas de ayuda para crisis. De acuerdo a la Dirección General de Salud Pública, la escuela es el lugar donde los niños y jóvenes tienden a recibir tratamiento.

La **Figura 9.3** provee una lista de profesionales de la salud mental a los cuales una persona puede acudir para recibir ayuda.

OBSTÁCULOS EN LA BÚSQUEDA DE AYUDA

Algunas personas temen buscar ayuda para resolver problemas mentales y emocionales, pues ven esos problemas como una señal de debilidad, no como una enfermedad legítima. Si tú o alguien que conoces es renuente a buscar ayuda, recuerda estos hechos.

▶ Buscar ayuda de un profesional de la salud mental no significa que la persona sea débil. Al contrario, buscar la ayuda necesaria es una señal de fortaleza. Muestra responsabilidad por el bienestar general propio.

▶ Las personas que tienen trastornos mentales a menudo no pueden mejorar por sí mismas. Los trastornos serios, como compulsiones y adicciones son complejas y requieren de intervención profesional.

▶ Compartir tus pensamientos más profundos con "un extraño" no es avergonzante ni doloroso. Es más, la mayoría de la gente se sorprende y está feliz de saber que la descarga de problemas es un gran alivio.

Métodos de terapia

Un profesional de la salud mental puede recurir a cualquiera de diversos métodos de tratamiento de acuerdo a su área de especialidad y la necesidad del paciente. Los siguientes son algunos de los métodos más usados en una terapia.

▶ La **psicoterapia** es *un diálogo continuo entre un paciente y un profesional de la salud mental.* El diálogo es diseñado para encontrar la raíz de la causa de un problema y hallar una solución.

▶ La **terapia de conducta** es *un proceso de tratamiento que se concentra en modificar conductas indeseadas, por medio de premios y refuerzos de actitudes.*

▶ La **terapia cognitiva** es *un método de tratamiento designado para identificar y corregir patrones de pensamiento distorsionado que pueden llevar a sentimientos y conductas problemáticas, derrotistas o autodestructivas.*

▶ La **terapia de grupo** *consiste en tratamientos a grupos de personas que tienen problemas similares y que se reúnen regularmente con un consejero capacitado.*

▶ La **terapia biomédica** es *el uso de ciertas medicinas para tratar o reducir los síntomas de un trastorno mental.* Algunas veces, se utiliza sola, pero muy a menudo se combina con otros métodos de tratamiento como los que se mencionaron antes.

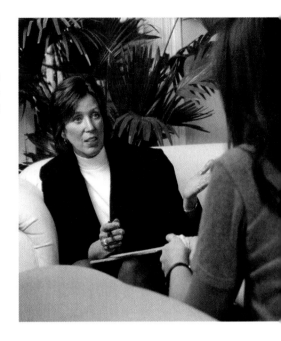

 La mayoría de las terapias incluyen consejería.
¿Cuáles son los beneficios a corto y a largo plazo de recibir ayuda para un problema de salud mental?

Lección 3 Repaso

Repaso de información y vocabulario

1. Identifica tres señales de advertencia que pueden ayudar a una persona a detectar a tiempo un problema mental o emocional.

2. ¿Por qué algunas personas retrasan la búsqueda de ayuda para problemas mentales o emocionales?

3. Define *terapia de grupo* y utiliza la expresión en una oración.

Razonamiento crítico

4. **Sintetizar.** Identifica por lo menos tres cualidades personales que se necesitaría poseer para tener un puesto en una clínica de salud mental.

5. **Demostrar.** ¿Qué criterio podrías utilizar para evaluar si la información sobre un problema de salud mental fue apropiada?

Destrezas de salud aplicadas

Tomar decisiones. Imagina que tienes a un amigo que siempre está haciendo comentarios negativos y parece alejarse de sus actividades normales. Utiliza los seis pasos de toma de decisiones para determinar qué tipo de acción seguir.

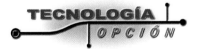

PROCESADOR DE TEXTOS Utilizar un programa procesador de textos puede ayudarte a organizar mejor tus pensamientos. Ve a **health.glencoe.com** para obtener información sobre la utilización de programas procesadores de textos.

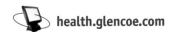

Comprender la muerte y la aflicción

VOCABULARIO
sobrellevar
respuesta a la aflicción
luto

APRENDERÁS A

• Describir los diferentes tipos de pérdidas emocionales.

• Identificar los pasos del proceso del duelo.

• Discutir las maneras en las cuales la gente puede sobrellevar las pérdidas emocionales.

• Examinar los puntos relacionados con la muerte y la aflicción.

• Analizar la importancia de utilizar los servicios de salud mental de la comunidad como ayuda para sobrellevar la aflicción.

COMIENZA AHORA ¿Qué palabras vienen a tu mente cuando imaginas tener que pasar por la pérdida de alguien o algo de gran valor para ti? Escribe la palabra aflicción en el centro de una hoja de papel. Escribe palabras que asocies con la aflicción en tu papel y haz una red de palabras dibujando líneas desde esas palabras hasta la palabra aflicción.

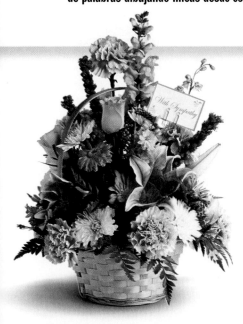

La pérdida es parte de la vida. A pesar de que siempre es difícil y doloroso perder a alguien que tú quieres o alguien que te importa, aprender a sobrellevar la aflicción es una parte importante del desarrollo humano. Los fuertes lazos que formamos con otros pueden ayudarnos a lidiar con la pérdida de forma adecuada y a aceptarla como una parte de la experiencia total de la vida.

Diferentes clases de pérdidas

Probablemente has experimentado pérdidas que te han producido angustia emocional. Quizás perdiste la oportunidad de participar en el partido del campeonato a causa de una lesión o fallaste cuando necesitabas una buena calificación en un examen importante. Posiblemente hayas experimentado rechazo; la ruptura de una relación; o la muerte de una mascota, un amigo o un miembro de la familia. Tal vez hayas tenido que mudarte o cambiar de escuela y has sentido la pérdida de lo que sea —o quien sea— que has dejado atrás. Un fuerte apego emocional puede hacer de una pérdida un dolor muy profundo.

▲ Las flores y las tarjetas son expresiones apropiadas de condolencias hacia alguien que ha sufrido una pérdida.
¿De qué otras maneras puedes demostrar tu apoyo?

Expresiones de aflicción

Sobrellevar es *lidiar de manera exitosa con los cambios difíciles en tu vida.* Cuando ocurre una pérdida, es común y natural experimentar una **respuesta a la aflicción**, *la respuesta total de un individuo a una pérdida mayor.* La forma en que una persona responde a una pérdida es única para esa situación y el individuo. Si una muerte es repentina o traumática, por ejemplo, es muy probable que la respuesta sea diferente de la respuesta que se produzca por la muerte de alguien con una larga enfermedad. La perspectiva de una persona sobre la pérdida de una relación y su habilidad para permanecer receptiva a la interacción en nuevas relaciones podría también afectar la respuesta a una pérdida.

El proceso del duelo

Los profesionales de la salud mental han reconocido un fenómeno común, llamado el *proceso del duelo*, que ocurre como respuesta a la aflicción. El propósito de este proceso es alcanzar una finalización o aceptación de una pérdida. No hay una forma correcta para experimentar una pérdida, sino que las etapas de la aflicción reflejan una variedad de reacciones que pueden ocurrir a medida que la gente atraviesa el proceso. Las reacciones, que fueron identificadas en parte por la notable doctora suizo-americana Elizabeth Kübler-Ross son las siguientes:

▶ **Negación o aturdimiento.** En esta etapa, la persona no puede creer que la pérdida ha ocurrido. Esta parte del proceso protege a la persona para que sus emociones no sean abrumadoras.

▶ **Poner en libertad las emociones.** Estas reacciones vienen con el reconocimiento de la pérdida y muy a menudo incluyen periodos de llanto, los cuales son importantes para el proceso de curación.

▶ **Ira.** Al sentirse impotente y despojada injustamente, es probable que la persona arremeta contra lo que piensa que es responsable de la pérdida. Algunas veces aparece un resentimiento hacia la vida.

▶ **Regateo.** Al hacerse más clara la realidad de la pérdida, es probable que la persona prometa cambiar si tan sólo le es devuelto lo perdido, aunque más no sea por un corto periodo de tiempo.

▶ **Depresión.** Más allá de los sentimientos naturales de tristeza, a medida que la persona reconoce la magnitud real de la pérdida, aparecen sentimientos de aislamiento, alienación y desesperanza.

▶ **Remordimiento.** Es probable que la persona manifieste pensamientos de preocupación sobre lo que pudo haber hecho para evitar la pérdida o para remediar la situación.

▶ **Aceptación.** Esta etapa puede incluir un sentido de poder, permitiendo a la persona enfrentar la realidad de una manera constructiva y de ese modo adoptar posturas importantes y significativas en torno a la idea de la pérdida.

▶ **Esperanza.** Eventualmente, la persona llega al punto en el que recordar es menos doloroso y empieza a mirar hacia el futuro.

la SALUD al MINUTO

La ruptura

La ruptura de una relación puede hacer que una persona experimente varias etapas de aflicción. Estos sentimientos son una parte natural del proceso de recuperación.

Sobreponerse a una ruptura:

▶ Permítete sentir el dolor asociado con la ruptura. La negación de tus sentimientos prolonga el proceso de la aflicción.

▶ Reconoce que echarte la culpa a ti mismo es un mecanismo de defensa para no sentirte fuera de control. Recuerda que no puedes controlar las decisiones y conductas de otras personas.

▶ Sé agradecido por los buenos momentos que han compartido y el aporte que esa relación ha hecho en tu vida.

▶ Toma tu tiempo para sanar. Ten nuevas experiencias y haz nuevos amigos, pero evita comparar la nueva relación con la que ha terminado.

Una palabra de aliento

Gran parte del consuelo que reciben día a día las personas con enfermedades terminales proviene de los dedicados voluntarios. A menudo, estos voluntarios experimentan un profundo sentido de pérdida cuando un paciente muere. Una palabra de aliento en forma de tarjeta animará a estos voluntarios a continuar con su importante trabajo.

Lo que necesitarás

- papel para tarjetas
- marcadores de diferentes colores
- una computadora con un programa de *clip art* (opcional)

Lo que harás

1. En una hoja de papel de cuaderno de 8½″ x 11″ escribe varias versiones de un mensaje. Muchos voluntarios señalan que el recibir mensajes inspirativos es de gran ayuda.

2. Esboza la ilustración que incluirás en tu tarjeta. La ilustración debe enfatizar serenidad, paz o esperanza. Podrías examinar diferentes opciones de *clip art* en un programa de arte de computadora para tener más ideas.

3. Decide qué "regalito", como una flor o un dulce, incluirás con la tarjeta.

4. Crea tu tarjeta, utilizando el papel para tarjetas y los marcadores o el programa de *clip art* de la computadora.

Aplica y concluye

Envía tu tarjeta a un hospital, hospicio u otro lugar donde los voluntarios proveen cuidado a personas con enfermedades terminales. Después escribe un ensayo de reflexión que describa lo que has aprendido acerca de tratar con la pérdida y la aflicción, enfatizando la empatía con aquellos que trabajan con pacientes con enfermedades terminales.

¿Lo sabías?

La aflicción no resuelta tiende a afectar el proceso del duelo en la siguiente ocasión de una pérdida, haciendo que la persona exprese emociones y respuestas que habían sido guardadas. Cuando las reacciones de aflicción no resueltas salen a la superficie pueden retardar y complicar el proceso de recuperación.

Sobrellevar una muerte

Para poder sobrellevar una muerte, tómate tiempo para reflexionar acerca de quién eras antes de la pérdida y quién serás después de la aflicción. Concéntrate en lo que fuiste capaz de hacer en la relación, no en lo que podrías o deberías haber hecho. Recuerda las cosas maravillosas acerca de la persona y los buenos momentos que compartieron. Otra manera de llegar a alcanzar la resignación es buscar el apoyo de los demás o escribir una carta de despedida.

Ayudar a otros durante el proceso del duelo

El apoyo de la familia y los amigos es importante durante el **luto**, o *el acto de mostrar pena o aflicción*. Mientras que depende del individuo hasta qué punto llevar el proceso del duelo, él no tiene que hacerlo solo. Puedes ayudarlo mostrando empatía o solamente estar ahí para escucharlo. Comparte sus recuerdos y apreciación acerca de la persona que se ha ido. Conversar acerca de las experiencias y recuerdos puede ayudar a los sobrevivientes a atravesar la transición.

Consejería del duelo

Acudir a un asesor o terapeuta que se especialice en aflicciones puede ayudar a las personas durante el proceso del duelo. A menudo, se puede encontrar a estos especialistas mediante los servicios de salud mental de la comunidad, como los hospicios.

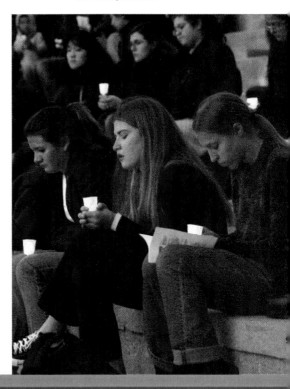

Los servicios conmemorativos son momentos para recordar y mostrar respeto. *¿De qué otras maneras se puede recordar a un ser querido?*

Cómo sobrellevar desastres y crisis

Sucesos repentinos o traumáticos, como desastres naturales, pueden sumir a las personas en una variedad de emociones, desde aturdimiento e impotencia, hasta quedar horrorizados y temerosos. Utilizar mecanismos efectivos para sobrellevar la crisis puede hacer más fácil el proceso de recuperación.

▶ Pasa algún tiempo con otras personas y discute tus sentimientos.

▶ Regresa a la rutina diaria tan pronto como te sea posible.

▶ Come alimentos nutritivos, ejercítate, descansa lo suficiente y duerme bien.

▶ Haz algo positivo para ayudar a tu comunidad en esos momentos, como asistir con la limpieza o reunir dinero para ayuda.

▶ Lección 4 *Repaso*

Repaso de información y vocabulario

1. Nombra las etapas que pueden estar incluidas en el proceso del duelo.
2. Define la expresión *respuesta a la aflicción*.
3. Enumera tres estrategias para sobrellevar desastres y crisis.

Razonamiento crítico

4. **Analizar.** ¿En qué se diferencia sobrellevar una muerte que resultó de una enfermedad prolongada, de sobrellevar una muerte repentina causada por un accidente?
5. **Aplicar.** Recuerda una historia de una pérdida personal, como una muerte sobre la que leíste en un libro. Escribe un párrafo que describa el proceso del duelo que el protagonista experimentó. Asegúrate de examinar los puntos de la muerte y la aflicción que el libro señala.

Destrezas de salud aplicadas

Destrezas de la comunicación. ¿Cómo podrías expresar apoyo a un amigo que está sufriendo por una pérdida? Haz una lista de expresiones que podrías decir para reconfortar a alguien en esa situación. Tus declaraciones deberían demostrar consideración, respeto y empatía por otros.

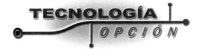

HOJAS DE CÁLCULO Las hojas de cálculo ofrecen una forma rápida y fácil de organizar y editar una lista. Ve a **health.glencoe.com** para obtener información de cómo utilizar una hoja de cálculo.

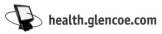

La ciencia empieza a entender cómo se forman las fobias y cómo tratarlas.

No temas

Para Martin, estudiante de escuela secundaria de Minneapolis, Minnesota, su miedo por las serpientes es tan abrumador que engrapó páginas de un libro de texto para no ver la foto de una serpiente. A menudo se despierta con pesadillas en las que ve una serpiente que se desliza hacia él. "Es extraño", señala, "porque no me encuentro en alguna situación en la que podría ver una serpiente".

Su cerebro, sin embargo —o por lo menos las partes del cerebro que operan debajo de su nivel de conciencia— pueden ser los causantes de esto. Un recurso que ayudó a sobrevivir a los humanos en sus primeros tiempos fue el impulso instintivo a abandonar situaciones potencialmente peligrosas. Para los humanos de hoy en día, esas tempranas lecciones son difíciles de olvidar.

Las cuatro grandes fobias

Los investigadores creen que las fobias específicas usualmente caen dentro de cuatro subcategorías, todas ellas habrían tenido un significado para nuestros ancestros: miedo a los animales, como arañas y serpientes; miedo al medio ambiente como las alturas y la oscuridad; miedo a la sangre o las heridas; y miedo a las situaciones peligrosas, como estar atrapado en un espacio reducido. Michelle Craske, psicóloga en el Programa de ansiedad y trastornos de conducta de la UCLA, dice, "Nosotros tendemos a temer a cualquier cosa que amenace nuestra supervivencia como especie".

Las fobias pueden haberse originado con nuestros ancestros lejanos, pero nosotros los humanos modernos derivamos nuestras fobias de nuestros ancestros inmediatos, nuestros padres. El 40 por ciento de la gente que sufre de una fobia específica, tiene por lo menos un padre fóbico. Esto sugiere que las fobias pueden ser influidas por la genética. Sin embargo, si existe la ocasión de aprendizaje, no es necesaria la intervención genética. Un acontecimiento perturbador en la niñez —el incendio de una casa, por ejemplo, o la mordida de un perro— puede ser más que suficiente para captar la atención del cerebro y servir como foco para miedos incontrolables.

Afortunadamente, los doctores están tratando exitosamente a pacientes con fobias. Lo hacen exponiendo gradualmente a los pacientes al factor que causa su temor. El psicólogo Stheven Phillipson, director clínico del Centro para la Psicoterapia Cognitiva de Comportamiento en la ciudad de Nueva York, dice al respecto. "Así como las personas se acostumbran al sonido de fondo de las conversaciones ajenas, del mismo modo los fóbicos pueden dejar de responder a lo que alguna vez tuvieron miedo". ■

TIME PIENSA...   Sobre de las fobias

En clase, intercambien ideas sobre los diferentes tipos de fobias (tal vez necesites consultar el centro de medios de tu escuela o Internet). Determina a cuál subcategoría —miedo a animales, miedo al medio ambiente, miedo a las heridas o miedo a situaciones peligrosas— pertenece cada fobia. Prepárate para analizar tu elección.

1. Analizar influencias. Describe brevemente algunas películas o programas televisivos que hayan presentado personajes con trastornos mentales. ¿Piensas que estas representaciones fueron realistas, precisas y sensibles? ¿Cómo crees que las representaciones de los medios de difusión afectan el modo en que el público percibe los problemas mentales? *(LECCIÓN 1)*

2. Promoción. Escribe una carta al periódico escolar a fin de crear conciencia de que los suicidios de los adolescentes son un problema muy serio. Incluye información de lo que todos pueden hacen para prevenir el suicidio de los adolescentes *(LECCIÓN 2)*

3. Acceder a la información. Evalúa la disponibilidad de los profesionales de salud mental en tu comunidad. *(LECCIÓN 3)*

4. Practicar conductas sanas. Desarrolla una estrategia para sobrellevar una pérdida. Piensa acerca de qué es lo que te haría sentir mejor si estuvieras de duelo por una pérdida. Haz una lista de las acciones que podrías tomar para sobrellevar la situación y tus sentimientos. *(LECCIÓN 4)*

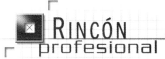
RINCÓN profesional

Psicología

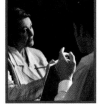

¿Tienes interés en las conductas humanas y en los procesos mentales relacionados con el comportamiento? ¿Disfrutas de hablar con las personas y ayudalas a resolver sus problemas? Una carrera de psicólogo podría ser para ti. Los psicólogos asesoran a individuos para ayudarles a resolver problemas mentales y emocionales.

Si quieres interceder por los niños, considera la especialización en psicología educativa. Un psicólogo escolar se especializa en evaluaciones educativas, desarrollo infantil, manejo de la conducta, consejería individual y grupal y consultas.

Para ser psicólogo necesitarás por lo menos una maestría. Para ser consejero clínico se requiere un doctorado. Busca más información sobre ésta y otras carreras de salud en el Rincón profesional en **health.glencoe.com.**

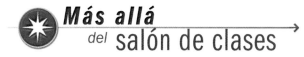
Más allá *del* salón de clases

Participación de los padres

Acceder a la información.
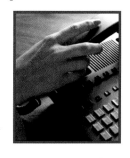
Aprende más de los centros familiares de consejería que están disponibles en tu comunidad. Con tus padres, crea un folleto que resalte los servicios ofrecidos en los centros, los costos de los servicios y dónde se puede encontrar asistencia financiera para consejería. Comparte el folleto con el consejero de tu escuela.

La escuela y la comunidad

Centros de crisis. Identifica los centros de crisis locales que ayudan a los jóvenes a tratar los problemas de salud mental. Comunícate con los centros para determinar cómo una persona se puede convertir en un voluntario, ya sea en los centros o en sus líneas de ayuda asociadas.

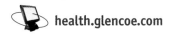

Usa tu *Foldable* para revisar lo que has aprendido acerca de los seis tipos de trastornos mentales. Detrás de tu *Foldable* explica cómo se clasifica cada tipo de trastorno.

FOLDABLES
Esquema de estudio

▶ TERMINOLOGÍA DE LA SALUD *Contesta las siguientes preguntas en una hoja de papel*

Lección 1 *Une cada definición con el término correcto.*

trastorno de ansiedad   trastorno de conducta
trastorno de   trastorno mental
  alimentación   trastorno del estado
trastorno de estrés   de ánimo
  postraumático

1. Una enfermedad de la mente que puede afectar los pensamientos, sentimientos y comportamientos de una persona, impidiéndole realizar una vida saludable, productiva y feliz.

2. Una enfermedad, a menudo con una causa orgánica, que se relaciona con las emociones y que puede incluir estados de ánimo extremos que interfieren con la vida cotidiana.

3. Un patrón de conducta en el cual los derechos de otros o las reglas básicas de la sociedad son quebrantadas.

Lección 2 *Llena los espacios en blanco con el término correcto.*

suicidio   suicidios en masa
enajenación mental

En una comunidad pueden ocurrir (_4_) cuando un/una (_5_) local es sensacionalizado por los medios de difusión. Estas conductas a menudo son el resultado de sentimientos de depresión y (_6_).

Lección 3 *Reemplaza la palabra que está subrayada con el término correcto.*

terapia de conducta   terapia biomédica
terapia cognitiva   terapia de grupo
psicoterapia

7. La psicoterapia usualmente incluye a varias personas.

8. Un psiquiatra puede usar terapia de conducta si se necesita medicina en el tratamiento.

9. Un patrón de pensamiento distorsionado requiere terapia de grupo.

10. La terapia que utiliza premios y refuerzos se llama terapia cognitiva.

11. La terapia biomédica incluye un diálogo constante entre el paciente y un profesional de la salud mental.

Lección 4 *Une cada definición con el término correcto.*

luto   respuesta a la aflicción
sobrellevar

12. Lidiar exitosamente con cambios difíciles en tu vida.

13. La respuesta total del individuo a una pérdida mayor.

14. El acto de mostrar pena o aflicción.

▶ ¿LO RECUERDAS? *Usa oraciones completas para contestar las siguientes preguntas.*

1. ¿Qué tipo de eventos están asociados con el trastorno de estrés postraumático?

2. Nombra dos trastornos de alimentación.

3. Describe el trastorno de la personalidad antisocial.

4. ¿Qué deberías hacer si reconocieras las señales de advertencia del suicidio en ti mismo o en otros?

5. Lista tres acciones que puede efectuar una persona si está con alguien que aparenta ser suicida.

6. ¿Cuáles son las guías de los CDC para prevenir los suicidios en masa?

7. ¿Dónde es más común que niños y jóvenes reciban tratamiento para problemas de salud mental?

8. Nombra seis tipos de profesionales de la salud mental.

9. Lista tres métodos de terapia para tratar los trastornos mentales.

10. Lista tres ejemplos de pérdidas.

11. ¿De qué manera es posible obtener resignación después de la muerte de un ser querido?

12. ¿Cómo puedes ayudar a alguien que guarda luto?

▶ RAZONAMIENTO CRÍTICO

1. Resumir. Si un adolescente con un trastorno de conducta no obtiene tratamiento es posible que tenga problemas para adaptarse a la edad adulta. Explica esta afirmación utilizando ejemplos del texto o tus propias observaciones.

2. Sintetizar. ¿Cómo podrías responder a alguien que expresa el deseo de quitarse la vida y te pide que le prometas que no le dirás nada a los demás?

3. Aplicar. Una amiga te dice que no se siente cómoda al buscar ayuda de un profesional de la salud mental para un trastorno mental. ¿Qué le podrías decir?

4. Sintetizar. ¿Cuales son algunas destrezas que debe exhibir un consejero del duelo? ¿Dónde podrías encontrar la ayuda de tal consejero?

Práctica para la prueba estandarizada

MATH **Lee el siguiente párrafo y luego contesta las preguntas.**

Se estima que en algún momento de su vida, el 16 por ciento de la población sufrirá de depresiones mayores. Estudios recientes indican que una mayor cantidad de personas que sufren de depresión buscan ayuda, comparadas con el número reportado hace 20 años. Se condujo un estudio en más de 9 mil personas de 18 años o mayores. De las personas que tenían depresiones mayores en el grupo, el 57 por ciento buscó ayuda. Esta tasa es casi el 40 por ciento más alta de lo que se reportó en los primeros años de la década de 1980. Los investigadores no están seguros si el incremento es el resultado de una mayor cantidad de personas que sufren de depresión o si se debe a que son capaces de reconocer mejor los síntomas. Las evaluaciones conducidas durante los meses de febrero de 2001 a diciembre de 2002 muestran que, aunque el número de pacientes tratados aumenta, se estima que sólo el 21 por ciento recibe el tratamiento adecuado.

1. Qué función se puede utilizar para conocer el número de personas que buscan ayuda para la depresión si conoces el tamaño de la población con depresión? (Pista: La variable N es el número de personas que busca ayuda y P es el tamaño de la población).

- **A** $N = P$
- **B** $N = 0.57P$
- **C** $N = 57P$
- **D** $P = 0.57N$

2. Si el tamaño de la población general es de 187.5 millones de personas, ¿cuántas personas sufren de una depresión mayor en determinado momento de su vida?

- **A** 30 millones
- **B** 40 millones
- **C** 75 millones
- **D** 107 millones

3. Examina los porcentajes que reflejan cuántas personas sufren de una depresión mayor, cuántas de estas personas han buscado ayuda y cuántas personas de las que buscan ayuda, reciben la ayuda adecuada. De 10,000 personas, cuántas personas crees que recibirirán tratamiento adecuado para una depresión mayor. Justifica tu respuesta.

Destrezas para relaciones saludables

 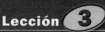
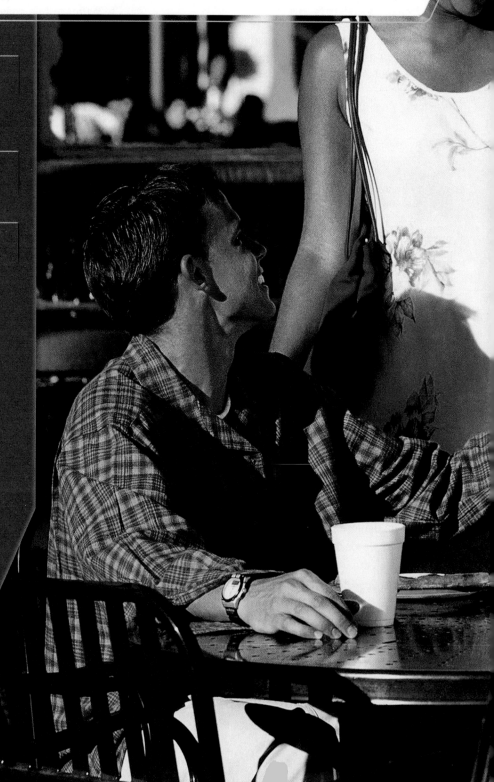

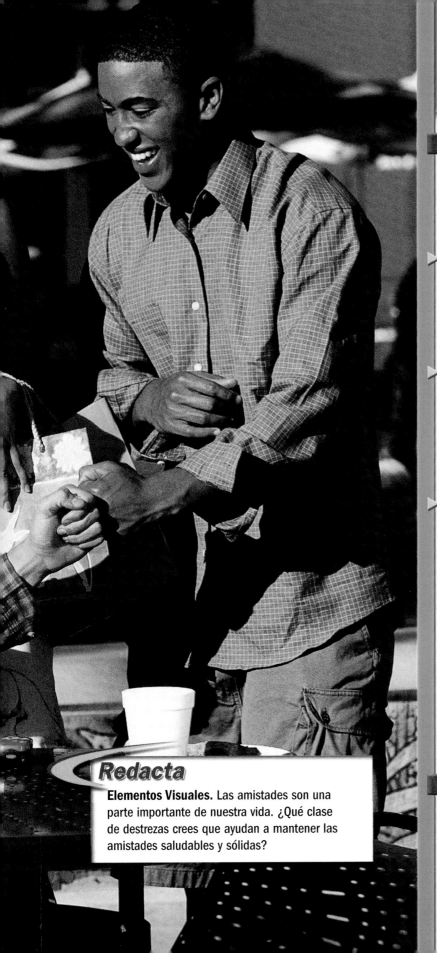

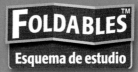
Antes de leer

Haz este *Foldable* para organizar lo que aprendas sobre el desarrollo y mantenimiento de las relaciones saludables. Comienza con dos hojas de papel blanco de 8½″ x 11″.

Paso 1

Pon una hoja de papel encima de la otra, con las orillas de arriba con 1″ de separación. Mantén los bordes derechos.

Paso 2

Dobla la mitad de abajo de las hojas de papel a 1″ de distancia de la mitad de la parte de arriba. Todas las solapas deben estar del mismo tamaño.

Paso 3

Presiona el doblez del montón de papel para que las solapas queden en el lugar indicado. Engrápalas a lo largo del doblez y rotúlalas tal como se indica.

Bases de una relación saludable
Familia, amigos y comunidad
Edificar relaciones saludables
El carácter y las relaciones saludables

Mientras lees

Mientras lees y conversas sobre el material en este capítulo, usa tu *Foldable* para anotar datos de apoyo bajo las solapas adecuadas.

Redacta

Elementos Visuales. Las amistades son una parte importante de nuestra vida. ¿Qué clase de destrezas crees que ayudan a mantener las amistades saludables y sólidas?

Las bases de las relaciones saludables

VOCABULARIO

relación
amistad
ciudadanía
rol
comunicación
cooperación
acuerdo

APRENDERÁS A

• Evaluar los efectos positivos y negativos de las relaciones con pares, familiares y amigos en la salud física, mental/emocional y social.

• Demostrar estrategias para comunicar necesidades, deseos y emociones de una forma saludable.

• Identificar las cualidades y rasgos del carácter que promueven las relaciones saludables con pares, familiares y amigos.

COMIENZA AHORA Enumera cinco características que pienses que son necesarias para tener relaciones saludables. Jerarquiza las características en orden de importancia y explica por qué las ordenaste de esa manera.

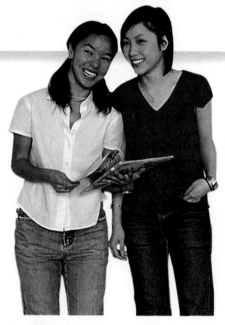

Los valores compartidos y el respeto mutuo son esenciales para tener relaciones saludables.

Como aprendiste en el Capítulo 7, los seres humanos son criaturas sociales que tienen la necesidad de pertenecer y ser amados. También necesitamos sentirnos seguros, valiosos y reconocidos. Estas necesidades se satisfacen cuando formamos relaciones saludables con otros. Una **relación** es *un vínculo o conexión que tienes con otras personas.*

Relaciones saludables

Todas tus relaciones pueden tener efectos positivos y negativos en tu salud física, mental/emocional y social. Las relaciones saludables están basadas en valores e intereses compartidos y respeto mutuo. Por naturaleza, te atraen aquellas personas que estimulan y fomentan tus mejores cualidades. Una relación saludable es aquella en la cual ambas personas se benefician y se sienten cómodas.

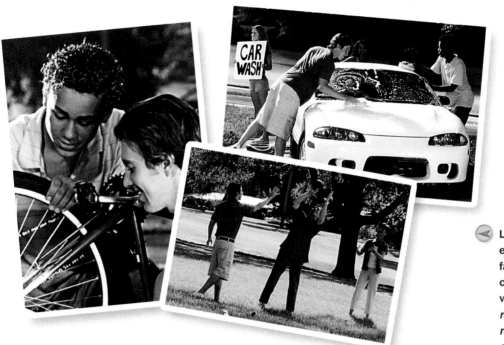

Relaciones familiares

Las **relaciones familiares**, que incluyen a la familia, inmediata (padres o tutores y hermanos) y a la extensa (abuelos, tíos, tías y primos) duran toda tu vida. Las relaciones familiares saludables realzan todos los lados de tu triángulo de la salud. Por ejemplo, tus padres o tutores te proveen lo necesario, para mantenerte saludable físicamente: comida, ropa y techo. Desarrollan tu salud social al enseñarte los valores que te guiarán toda tu vida. El amor, el cuidado y los estímulos que recibes de los miembros de tu familia también contribuyen a tu salud mental/emocional.

Amistades

Una **amistad** es *una relación significativa que existe entre dos personas y que se basa en el cuidado, la confianza y la consideración.* Tus amigos pueden ser de cualquier edad y los puedes escoger por diferentes razones. Por ejemplo, un amigo puede ser alguien con quien compartas confidencias, intereses, pasatiempos u otros amigos. Los buenos amigos comparten valores similares, pueden influir positivamente en el concepto que tienes de ti mismo, tu comportamiento y pueden ayudarte a resistir influencias negativas. Algunas veces, mantener una buena amistad puede ser difícil, pero vale la pena el esfuerzo.

Relaciones en tu comunidad

La **ciudadanía** es *la forma en que te comportas como miembro de la comunidad.* Los miembros de una comunidad trabajan juntos para promover el bienestar y la seguridad de la comunidad entera. Los ciudadanos pueden hacerse voluntarios en hospitales o trabajar para proveer comida, ropa o un techo a los desamparados. Puedes demostrar ser un buen ciudadano al obedecer las reglas y las leyes, al ser un buen vecino y contribuir a los esfuerzos para mejorar tu escuela y tu comunidad.

Los roles que desempeñas en las relaciones con tu familia y amigos y en la comunidad son parte de tu vida diaria. *Nombra varias relaciones diferentes y roles que desempeñas cada día.*

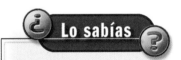

relaciones familiares Para obtener mayor información sobre las relaciones familiares, ver el Capítulo 11, página 272.

¿ Lo sabías ?

Tus amigos pueden tener una gran influencia en tu autoconcepto. Cuando elijas un amigo, pregúntate lo siguiente:

- ¿Tiene esta persona las cualidades que más admiro?
- ¿Es esta persona alguien en quien puedo confiar mis pensamientos y confidencias?
- ¿Cómo influye en esta persona mi triángulo de la salud?
- ¿Qué intereses y valores tenemos en común?
- ¿Qué puedo ofrecer en esta amistad? ¿Qué puede ofrecer la otra persona?

Roles con los compañeros, la familia y los amigos

¿Qué roles desempeñas cuando interactúas con otros? Un **rol** es *la parte que desempeñas en una relación.* Puedes ser una hija o un hijo; una hermana o un hermano; una nieta o un nieto; un miembro de la banda de la escuela o un jugador del equipo de voleibol; un voluntario en un refugio para desamparados; un empleado; un miembro de la iglesia, sinagoga o mezquita; un mejor amigo; una novia, o un novio. Probablemente desempeñes muchos de estos roles, ¡todos al mismo tiempo!

El rol que desempeñas en una relación posiblemente sea obvio. Por ejemplo, sabes que cuando cuidas al niño de un vecino eres un empleado. Algunas veces tus roles no son tan definidos y pueden cambiar en forma gradual y hasta repentina. Por ejemplo, tu relación con alguien que canta en el coro contigo podría cambiar si comenzaran a salir juntos. Esos cambios de roles pueden ser confusos y hacer difícil el saber cómo reaccionar.

El desarrollo de relaciones saludables

Para que una relación prospere, las personas involucradas necesitan ciertas destrezas. Tres de esas destrezas son la comunicación, la cooperación y el acuerdo.

Comunicación

La **comunicación** se refiere a *las formas en las que envías y recibes los mensajes.* Estos mensajes pueden ser intercambiados en palabras o por medio de gestos, expresiones faciales y conductas. Te comunicas para que otros conozcan tus sentimientos, ideas y expectativas. La comunicación también te permite descubrir los sentimientos, necesidades, deseos y conocimientos de otras personas. Aprenderás más acerca de destrezas para una comunicación eficaz en la siguiente lección.

Cooperación

¿Alguna vez has ayudado a alguien a mover un objeto pesado, como un mueble grande? Esas actividades son casi imposibles de concretar sin la **cooperación**, que consiste en *trabajar juntos para el bien de todos.* Trabajar juntos por medio de la cooperación ayuda a desarrollar relaciones sólidas. Por ejemplo, Susana ayuda a preparar la cena cada tarde porque sus padres no llegan a casa hasta las 6 p.m. La familia de Susana puede cenar reunida y disfrutar de la compañía de cada uno gracias a su ayuda. Su contribución beneficia a toda la familia.

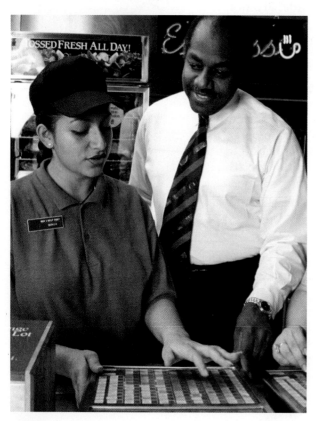

Esta adolescente tiene una relación laboral con su empleador. *¿Qué otras relaciones podrían ser parte de la vida de esta adolescente?*

Acuerdo

Tres amigos no logran ponerse de acuerdo sobre cómo pasar juntos la tarde: Thomas y Elise quieren andar en bicicleta, pero Serena quiere jugar golf en miniatura. ¿Alguna vez has estado en una situación similar? Si así fue, posiblemente recurriste al acuerdo para resolver el problema. El **acuerdo** es *un método para resolver problemas que implica que cada participante ceda algo de su posición a fin de alcanzar una solución que satisfaga a todos.* Puede servir para crear una situación en la que todos salgan ganando.

El "dar y tomar" de un acuerdo eficaz fortalece las relaciones. Por tu buena voluntad de ceder algo para llegar a una solución, muestras a la otra persona que valoras la relación. Recuerda que, sin embargo, el acuerdo incluye buscar una solución que sea aceptable para *todas* las partes involucradas. Por lo tanto, no debe llevar a una decisión que vaya en contra de tus valores o creencias. En esas situaciones, es importante que utilices las destrezas de negación para resistir con éxito. Aprender cuándo, y cuándo *no*, ceder en un acuerdo es una destreza vital en una relación.

Características de las relaciones saludables

Cuando practicas esas tres destrezas, haces contribuciones positivas para relaciones saludables. Además, todas las buenas relaciones —ya sea con miembros de la familia, amigos u otros miembros de tu comunidad— tienen ciertas características reconocibles. Algunas de estas características se describen a continuación.

▶ **Respeto mutuo y consideración.** En las relaciones saludables, las personas muestran respeto mutuo aún cuando no estén de acuerdo. Esto incluye la aceptación de las opiniones y preferencias del otro, además de tolerancia a los diferentes puntos de vista. Más aún, cada persona muestra consideración al estar atento a los derechos y sentimientos de los demás.

▶ **Honestidad.** A causa del respeto mutuo y la consideración, los participantes en una relación saludable tienen la confianza de ser abiertos y honestos acerca de sus acciones, pensamientos y sentimientos. Ser deshonesto puede debilitar seriamente o hasta destruir una relación.

▶ **Seguridad.** Los participantes en una relación saludable son seguros. Son ciertos y confiables. Cada uno apoya a los otros cuando es necesario.

▶ **Compromiso.** Las relaciones saludables requieren de un compromiso. Los participantes están dispuestos a trabajar juntos y hacer sacrificios que beneficien a todos los involucrados. Son leales entre sí y se han comprometido a fortalecer la relación.

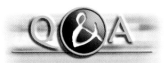

¿Acaso no es el objetivo de un acuerdo que una persona se rinda o ceda algo?

Si dos personas no pueden llegar a un acuerdo entre dos opciones, deberían considerar una tercera opción con la que ambas puedan estar conformes. Si hay sólo dos opciones, el acuerdo sería que una persona "gane" esta vez con el entendimiento de que la próxima vez será el turno de la otra persona para "ganar". Si una persona siempre tiene que ceder algo, no hay acuerdo.

carácter Para obtener mayor información sobre el carácter, ver el Capítulo 2, página 37.

Tu carácter y las relaciones saludables

Tu **carácter** —la forma en que piensas, sientes y actúas— tiene una fuerte influencia en las relaciones que tienes con otros. Piensa en las personas con las que disfrutas relacionarte y pasar el tiempo. Ellas probablemente tienen valores similares a los tuyos. Tus valores son las creencias e ideales que guían la forma en que vives.

Puedes construir una base para las relaciones saludables al demostrar los seis rasgos principales del buen carácter. Estos rasgos se describen en la **Figura 10.1.** Piensa en las diferentes formas en las que puedes demostrar cada rasgo del carácter.

FIGURA 10.1

MANIFESTACIÓN DEL CARÁCTER EN LAS RELACIONES

Honestidad	Rectitud
Muestras tu honestidad cuando eres honrado, confiable y leal. Las personas honestas no hacen trampa, no roban ni engañan; ellas tienen el valor de hacer lo correcto. • *Ejemplo:* Héctor encontró una billetera que contenía $300. Utilizó el nombre que venía en la licencia de conducir y el directorio telefónico para llamar al dueño y así devolver la billetera.	Muestras rectitud cuando sigues las reglas, tomas turnos y compartes. También cuando no culpas o tomas ventaja de los demás. Una persona recta escucha a los otros y es abierto. • *Ejemplo:* María muestra rectitud cuando en el juego de voleibol le dice al árbitro que el rebote fue en la línea y que el punto lo ganó el equipo contrario.
Respeto	**Interés por otros**
Se demuestra respeto haciendo uso de buenos modales, siendo considerado con otros y tolerante con las diferencias. También eres respetuoso cuando tratas de una manera pacífica los enojos y desacuerdos, y tratas a otras personas y sus pertenencias con la atención adecuada. • *Ejemplo:* Sid sabe que su papá trajo a casa mucho trabajo de la oficina. Sid baja el volumen de la música para no molestar a su padre.	Muestras que te interesas por otros cuando eres amable y compasivo. También significa dar de tu tiempo y energía para ayudar a los demás. • *Ejemplo:* Juanita entra en una tienda. Ella sostiene la puerta abierta para un hombre que viene cargado de paquetes.
Responsabilidad	**Ciudadanía**
Muestras que eres responsable cuando haces lo que se espera de ti y asumes la responsabilidad de tus decisiones. Ser responsable también significa que tienes autocontrol, que piensas antes de actuar y que siempre tratas de dar lo mejor. • *Ejemplo:* El ensayo de teatro de Sara se retrasó. Ella llama a sus padres para avisarles que volverá tarde.	Eres buen ciudadano cuando cooperas y participas para mejorar tu escuela y comunidad. Obedeces las leyes y reglas y respetas a la autoridad. Mantenerte informado de las cuestiones que te afectan a ti y a tu vecindario, votar cuando estés en edad y hacer tu parte protegiendo el medio ambiente son otras formas de ser buen ciudadano. • *Ejemplo:* Brad ve que alguien dejó el envase de un jugo en una mesa de la cafetería de la escuela. Él lo levanta y lo pone en el depósito de reciclaje.

La vida real
APLICACIÓN

La importancia del buen carácter para la amistad

Discute cómo el siguiente correo electrónico manifiesta rasgos del buen carácter.

> **Querida Lola,**
>
> Siento mucho no haberte invitado para que fueras conmigo a la inauguración de la nueva tienda de música. No pensé que estuvieses interesada, así es que me sorprendí cuando supe que estabas enojada por no haber sido invitada. No me excuso, debí haber pensado en ti antes de salir. No te culpo por sentirte lastimada y enojada.
>
> Me importa nuestra amistad y espero que me perdones. Trataré de ser más considerada la próxima vez.
>
> **Tu amiga (espero),**
>
> **Mieko**

Honestidad: pedir disculpas, ser sincero, no presentar excusas

Recitud: no culpar a Lola

Interés: decir que está agradecida por la amistad

Responsabilidad: reconocer que debió haber pensado antes de actuar

ACTIVIDAD

Escribe una respuesta al correo electrónico anterior. Muestra por lo menos cuatro rasgos del buen carácter. Después, escribe un párrafo y explica cómo los rasgos del carácter enunciados en tu mensaje pueden fortalecer la relación.

Lección 1 Repaso

Repaso de información y vocabulario

1. Define *relación* y evalúa los efectos positivos de las relaciones familiares en tu salud emocional.
2. ¿Cuáles son las tres destrezas de las relaciones saludables?
3. Enumera los seis rasgos del buen carácter.

Razonamiento crítico

4. **Evaluar.** Identifica ejemplos específicos de cómo difieren los roles que desempeñas dentro de tu familia o con tus amigos de aquellos que desempeñas dentro de otros grupos sociales.
5. **Aplicar.** Da un ejemplo de cómo demuestras consideración, respeto, compromiso, honestidad y seguridad en tus relaciones con los miembros de tu familia.

Destrezas de salud aplicadas

Promoción. Diseña un libro para niños acerca de los seis rasgos del buen carácter. El libro debe enfatizar la importancia del buen carácter y persuadir a los niños a desarrollar estos rasgos.

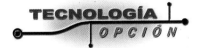

TECNOLOGÍA | OPCIÓN

PROCESADOR DE TEXTOS Utiliza el programa de *clip art* de tu programa procesador de textos. Ve a **health.glencoe.com** para encontrar consejos sobre el uso de tu programa procesador de textos.

 health.glencoe.com

La comunicación efectiva

VOCABULARIO

mensaje tipo "yo"
escuchar activamente
lenguaje corporal
prejuicio
tolerancia
crítica constructiva

APRENDERÁS A

- Clasificar formas de comunicación y aplicar el criterio para utilizar la comunicación pasiva, activa o firme.

- Demostrar destrezas de comunicación necesarias para construir y mantener relaciones saludables con la familia, amigos, pares y otros.

- Aplicar destrezas de comunicación que demuestren consideración y respeto para ti mismo, familiares, amigos y otros.

COMIENZA AHORA En una hoja de papel, haz una lista de ocho formas diferentes a través de las cuales las personas se comunican entre sí. Pon una marca al lado de cada método de comunicación que hayas usado en los últimos dos días.

¿Con qué frecuencia has dado o recibido un encogimiento de hombros, un levantamiento de cejas o una mueca como respuesta a un comentario o pregunta? Todas estas respuestas son formas de comunicación. La mayor parte del tiempo, probablemente hablas para dar a conocer a los demás tus sentimientos, deseos y necesidades. Algunas veces podrías trasmitir tus sentimientos escribiendo notas o cartas. Las personas también demuestran sus sentimientos a través de gestos, expresiones faciales y conductas. Existen muchas formas de intercambiar ideas con otros. Todas las formas a través de las cuales envías o recibes mensajes son formas de comunicación.

Comunicación efectiva

La comunicación es básica para construir y mantener relaciones saludables. Cuando te comunicas efectivamente, envías mensajes claros a los demás. La comunicación efectiva también significa interpretar correctamente los mensajes recibidos y responder apropiadamente.

Tres destrezas básicas son necesarias para la comunicación efectiva: hablar, escuchar y lenguaje corporal. La comunicación efectiva te ayuda a formar y mantener relaciones saludables y a demostrar consideración y respeto por ti mismo, tu familia y los demás.

Escribir una nota o una carta puede ser una manera efectiva de comunicar tus sentimientos. *¿De qué otras maneras puedes comunicarte con tu familia, amigos y pares?*

Estilos de comunicación

¿Tienes algunos amigos que siempre "siguen la corriente" de lo que otros deciden hacer? Tal vez conoces a alguien que siempre "insiste" en hacer las cosas a su manera. Estos ejemplos reflejan dos de los tres estilos de comunicación.

▶ **Pasivo.** La comunicación pasiva incluye la inhabilidad o renuencia a expresar pensamientos y sentimientos. Los comunicadores pasivos no defienden sus actitudes o creencias.

▶ **Agresivo**. Los comunicadores agresivos muy a menudo intentan hacer las cosas a su manera por medio de abusos e intimidación. No consideran los derechos de los otros. En desacuerdos, atacan a la otra persona, no al problema.

▶ **Firme**. La comunicación firme implica expresar pensamientos y sentimientos de forma clara y directa, pero sin lastimar a otros. Los comunicadores firmes defienden sus actitudes y creencias, pero también respetan los derechos de los otros. En desacuerdos, atacan el problema, no a la otra persona.

Usar la comunicación firme —la cual incluye las destrezas para hablar y escuchar efectivamente así como un lenguaje corporal apropiado— en lugar de comunicación pasiva o agresiva es importante en todas las situaciones de comunicación.

Destrezas del habla

Tener buenas destrezas de comunicación significa que no das por hecho que otras personas puedan leer tu mente o saber tus necesidades y expectativas. Cuando interactúas con otros, tú eres responsable de comunicar tus pensamientos y sentimientos. Por ejemplo, necesitas expresarte cuando te han herido o desilusionado emocionalmente. Demuestras buenas destrezas del habla cuando dices claramente lo que piensas. Éste es el primer paso de la comunicación saludable.

Los cambios en el tono, graduación o volumen de tu voz pueden afectar la comunicación. Las palabras amables habladas en un tono sarcástico, por ejemplo, posiblemente no sean interpretadas como amables. El hablar con un volumen alto puede hacerte parecer dominante o arrogante. Decir "no" demasiado bajo, puede oírse como que eres dubitativo o hipócrita. Estos ejemplos muestran que *cómo* dices algo resulta tan importante como *qué* dices.

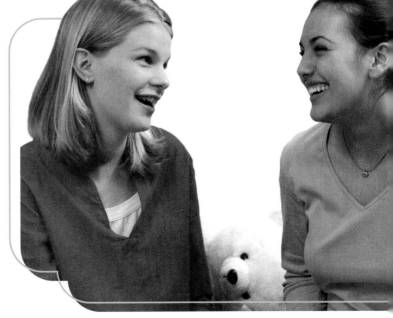

Las destrezas de buena comunicación demuestran consideración y respeto hacia sí mismo, la familia y los demás. *Haz una lista de algunas estrategias para comunicar efectivamente tus pensamientos a un oyente.*

FIGURA 10.2

EXPRESA EFECTIVAMENTE TUS SENTIMIENTOS

Compara los mensajes y probables resultados de estas escenas.

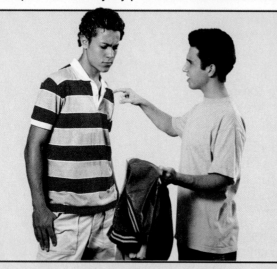

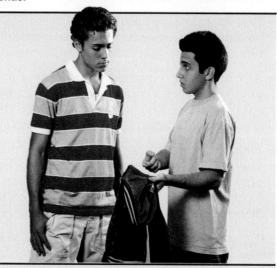

Mensajes agresivos (Lo que *no* debes decir)	Mensajes tipo "yo" firmes (Qué decir)
"¡Idiota! Tomaste mi abrigo favorito y derramaste pintura en él. Lo arruinaste y ahora tendrás que pagarlo".	"Me entristece que hayan tomado mi abrigo favorito sin mi consentimiento".
"¿Por qué siempre llegas tarde? Es muy desagradable.	"Me preocupo por ti cuando no apareces".
"¿Por qué siempre tienes que conseguir lo que quieres? Nunca haces lo que yo sugiero".	"Hoy aceptaré comer comida mexicana si la próxima vez que salgamos puedo elegir yo el restaurante".

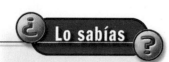

Lo sabías

Aproximadamente el 45 por ciento del tiempo promedio de comunicación de una persona es para escuchar, y el 30 por ciento es para hablar.

La lectura, en promedio, ocupa aproximadamente un 16 por ciento del tiempo de comunicación de una persona y la escritura lleva solamente un 9 por ciento de ese tiempo.

Cuando quieras enviar mensajes que tengan un fuerte contenido emocional, considera utilizar mensajes tipo "yo". Un **mensaje tipo "yo"** es *una declaración en la cual una persona describe cómo se siente usando el pronombre "yo"*. Como se muestra en la **Figura 10.2,** usar mensajes "yo" puede ayudarte a comunicar tus sentimientos positivamente, sin culpar o insultar. Culpar e insultar siempre ponen a las personas a la defensiva porque se sienten atacadas.

Destrezas para escuchar

Hablar es una importante destreza de comunicación, pero escuchar es igualmente importante. Tú puedes **escuchar activamente** *al prestar cuidadosa atención a lo que otra persona está diciendo y comunicando* lo cual te ayudará a mejorar tus destrezas de comunicación. El escuchar activamente implica poner total atención a lo que sea que el hablante está diciendo sin interrumpirlo ni hacer juicios. La **Figura 10.3** da algunos ejemplos de cómo convertirte en un mejor oyente.

TÉCNICAS PARA ESCUCHAR DE FORMA ACTIVA

Ser un buen oyente es importante para las relaciones saludables. Cuando escuchas a otros, les demuestras que te preocupas por lo que ellos tienen que decir y cómo se sienten. Los oyentes activos usan diversas técnicas para mostrar a otros que están escuchando. Estas técnicas incluyen:

▶ **Escuchar reflexivamente.** Cuando escuchas de forma reflexiva, parafraseas o resumes lo que la otra persona dijo. Esto te permite estar seguro de que entendiste lo que te querían decir.

▶ **Aclarar.** Aclarar implica preguntarle al hablante qué es lo que piensa o cómo se siente acerca de la situación que se discute. También incluye hacer preguntas para ayudarte a entender de manera más completa lo que se dijo.

▶ **Alentar.** Alientas al hablante cuando indicas que estás interesado e involucrado en la conversación. Puedes mostrar tu interés moviendo la cabeza, o diciendo "ya veo", "Oh" o "comprendo".

▶ **Empatía.** Cuando tienes **empatía**, eres capaz de imaginar y entender cómo se siente alguien. Tener empatía es sentir que la otra persona siente que la escuchas. Por ejemplo, si un amigo te dice que está muy decepcionado por no entrar en el equipo de basquetbol, es probable que compartas su decepción. Ten en mente que algunas veces la empatía no es apropiada, como cuando lo que la persona dice va en contra de tus valores.

vínculo

empatía Para obtener mayor información sobre la empatía, ver el Capítulo 7, página 186.

FIGURA 10.3

CONSEJOS PARA ESCUCHAR ACTIVAMENTE

Al practicar tu destreza para escuchar activamente puedes mejorar tus relaciones.

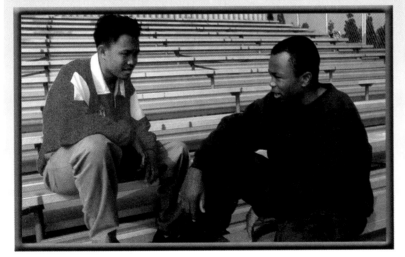

- Haz contacto directo con los ojos.
- Utiliza lenguaje corporal, como inclinarte hacia tu interlocutor; esto demuestra que estás escuchando y que le das toda tu atención.
- Utiliza señas como asentir con la cabeza, lo cual muestra que estás interesado e involucrado.
- No interrumpas a tu interlocutor.
- Olvídate de los prejuicios, imágenes o presunciones que tengas hacia la otra persona para concentrarte en lo que está diciendo.

Demostrar empatía

Una forma de ser un buen amigo es expresar empatía. He aquí algunos consejos:

- **Mantén el contacto visual cuando escuchas.**
- **Parafrasea o resume lo que la persona dijo.**
- **Evita juzgar o dar consejos.**
- **Si se ha experimentado una pérdida, evita tratar de minimizar la sensación de pérdida diciendo que eso no es para tanto.**

En esta actividad desempeñarás roles en situaciones en las que tus amigos expresarán empatía mutua.

Lo que necesitarás

- fichas con renglones • bolígrafo o lápiz

Lo que harás

1. En grupos de seis, piensen en tres situaciones que puedan causar tristeza a los adolescentes. Escribe cada una por separado en las fichas.

2. Tu maestro te indicará una situación a ti y a un compañero de tu grupo.

3. Practica e interpreta el rol para la clase demostrando diferentes formas en las que un amigo puede exteriorizar su empatía.

Aplica y concluye

Demostrar empatía en momentos felices es tan importante como tener empatía en los momentos tristes. Haz una lista de las situaciones en las cuales podrías compartir con tus amigos alegría o emoción. Explica cómo el demostrar empatía en estas situaciones fortalece tu amistad.

Comunicación no verbal

Muchos de los mensajes que envías a otros no incluyen palabras. Estos mensajes involucran el **lenguaje corporal**, *comunicación no verbal a través de gestos, expresiones faciales, conductas y postura.* Utilizas el lenguaje corporal cuando sacudes o mueves la cabeza para mostrar si estás de acuerdo o desacuerdo con lo que se dijo. Cuando mantienes una postura tensa, comunicas de manera silenciosa que te sientes nervioso o preocupado.

La comunicación no verbal puede ser sutil, en un nivel subconsciente. Por ejemplo, si te sientes avergonzado o apenado, mirarás al piso en lugar de mirar a la persona que te está hablando. Si estás gratamente interesado en lo que alguien está diciendo, encontrarás que te inclinas hacia la persona que está hablando.

Puedes ayudar a enviar mensajes claros estando consciente de tu lenguaje corporal. Si tus palabras y tu lenguaje corporal se contradicen, la persona a la que le estás hablando puede confundirse o no saber si creerte.

Eliminar las barreras de la comunicación

¿Alguna vez has oído el dicho "Una cadena es tan fuerte como su eslabón más débil"? Lo mismo sucede en la comunicación. Si una persona en la relación tiene buenas destrezas de comunicación, pero la otra persona no, el proceso entero de comunicación se ve afectado. Algunas veces las creencias o actitudes de una persona pueden hacer difícil la comunicación. Entre los ejemplos de obstáculos, que pueden impedir que una comunicación sea clara, se incluyen:

vínculo

identidad Para obtener mayor información sobre la búsqueda de identidad durante los años de la adolescencia, ver el Capítulo 7, página 178.

▶ **Cuestiones de imagen e identidad.** Muchos adolescentes pasan la última parte de sus años de adolescencia buscando una **identidad:** es decir un sentido de quiénes son y su lugar en el mundo. Si alguien está inseguro de sus valores, la incertidumbre puede complicar el proceso de comunicación.

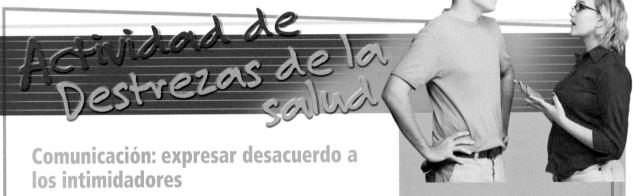

Actividad de Destrezas de la salud

Comunicación: expresar desacuerdo a los intimidadores

Caminando por el pasillo de la escuela, Marya y Ramone fueron testigos de cómo Matt chocó intencionalmente contra un muchacho que caminaba por el otro lado. Al muchacho se le cayeron sus libros y papeles.

"¡Eh!" dijo Matt groseramente, "¡Fíjate por dónde vas!"

"Lo siento", se disculpó el muchacho, arrastrándose para recoger sus pertenencias.

Matt puso su pie sobre uno de los papeles del muchacho.

"¿Buscas esto?"

Ante esta situación, Ramone empezó a reír, pero Marya frunció el entrecejo. "Matt sólo se está divirtiendo un poco", dijo Ramone.

Marya sacudió la cabeza. Se preguntaba de qué modo expresarle a Matt su desaprobación por su conducta agresiva.

¿Qué harías tú?

Marya utilizó el lenguaje corporal para comunicarle a Ramone que desaprobaba la conducta agresiva de Matt. Ahora es importante comunicarle verbalmente este mensaje a Matt. Usa las siguientes destrezas de comunicación para representar un diálogo entre Marya y Matt que demuestre desaprobación de esta conducta irrespetuosa.

1. **Presenta una declaración clara y organizada.**
2. **Usa mensajes tipo " yo".**
3. **Muestra un apropiado lenguaje corporal.**
4. **Escucha cuidadosamente.**
5. **Sé firme y directo, pero evita ser grosero o insultar.**

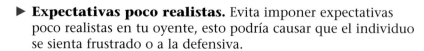
Rectitud. La rectitud es una cualidad importante para cualquier relación. Cuando enfrentas a un oponente en las eleciones del consejo estudiantil o al competir con un amigo en una cancha de tenis, la rectitud es un principio que respeta las capacidades, necesidades y las contribuciones de todas las partes. **Describe tres maneras en que puedas demostrar rectitud en tus relaciones.**

Acepta la crítica construc- tiva positivamente. De esta manera puedes aprender de los demás y mejorarte a ti mismo. *Da un ejemplo de cómo una crítica puede convertirse en una opinión constructiva.*

▶ **Expectativas poco realistas.** Evita imponer expectativas poco realistas en tu oyente, esto podría causar que el individuo se sienta frustrado o a la defensiva.

▶ **Falta de confianza.** La buena comunicación se construye con confianza entre dos personas. Si no confías en una persona —si piensas que no puedes contar con ella para decirle la verdad o para que sea discreta— la comunicación es muy difícil.

▶ **Prejuicio.** Algunos individuos tienen un **prejuicio**, *o una opinión o juicio injusto sobre un grupo particular de personas.* El prejuicio impide que una persona tenga la mente abierta y escuche nueva información. Para evitar desarrollar prejuicios puedes demostrar **tolerancia**, *o la habilidad para aceptar las diferencias de otros y permitirles ser quienes son sin expresar tu desacuerdo.* Ser tolerante ayuda a entender las diferencias entre las personas y reconocer el valor de la diversidad.

▶ **Estereotipo de género.** El estereotipo de género es un tipo de prejuicio que implica tener una creencia exagerada o simplificada sobre las personas de un cierto género. Generalizar que a todos los hombres les gustan los deportes y que todas las mujeres disfrutan de cocinar son ejemplos del estereotipo de género. Esta clase de supuestos hacen difícil comunicarse efectivamente.

La opinión constructiva de los demás

Nadie, ni siquiera tu mejor amigo o tu maestro es perfecto; por lo que es realista desilusionarse ocasionalmente en una relación. Imagina que invitas a un amigo a ver una película. Tu amigo llega tarde, y por su causa te pierdes el comienzo de la función. ¿Cómo reaccionarías a la situación? Algunas personas podrían reaccionar insultando o culpando a otros. Sin embargo, cuando alguien te decepciona, puedes descubrir que darle tu opinión a esa persona de una manera más positiva, ayuda a la persona *y* a su relación contigo. La opinión que das debe tomar forma de **crítica constructiva**, *un comentario no hostil que señala un problema y alienta a mejorar.*

La crítica constructiva apunta a propiciar cambios positivos. Por consiguiente, no debe darse de una forma agresiva. El ataque verbal hacia la otra persona, solamente empeorará las cosas. Es muy importante empezar la discusión con mensajes tipo "yo" para explicar cómo te sientes. Enfatiza lo que la persona hace o ha hecho y sugiere una mejor forma de hacerlo. Por ejemplo, puedes tratar con la impuntualidad de tu amigo diciendo con una voz neutra, "Realmente no me gusta perderme el comienzo de la película. Vamos a llegar temprano la próxima vez. ¿Está bien?"

Reconocimientos y cumplidos

¿Cómo te sientes cuando alguien te agradece por ser un buen amigo o te dice cuánto te admira por tu honestidad? Oír estos reconocimientos y cumplidos probablemente te haga sentir bien acerca de ti y tu relación con la persona que hizo los comentarios. Expresar y recibir respeto, admiración y aprecio con gentileza y sinceridad puede ayudarte a construir y mantener relaciones saludables.

Los reconocimientos y los cumplidos toman muchas formas. Por ejemplo, puedes decirle a uno de tus padres cuánto disfrutaste de la comida que preparó. También puedes decirle a una amiga que es una buena artista o felicitar al equipo que le ganó al tuyo en un juego de finales de temporada. Este tipo de gestos puede fortalecer las relaciones y beneficiar tu salud social. Además muestra que no tomas la relación a la ligera y demuestra buena ética deportiva y un buen carácter.

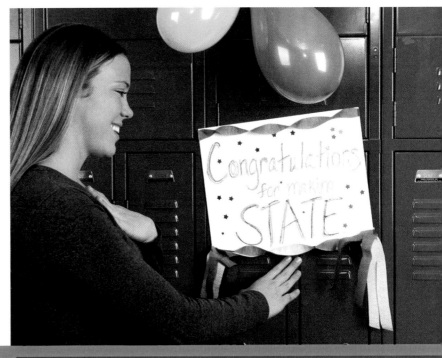

Reconocer los logros de otras personas es una manera de demostrar que ellas te importan. *¿Qué otros beneficios hay al dar reconocimientos y cumplidos?*

 Lección 2 *Repaso*

Repaso de información y vocabulario

1. Clasifica las tres formas de la comunicación.
2. Lista cuatro formas para demostrar que escuchas activamente a otra persona.
3. Define la expresión *lenguaje corporal* y proporciona tres ejemplos.

Razonamiento Crítico

4. **Evaluar.** ¿Qué criterio aplicarías para determinar si debes usar la comunicación pasiva, agresiva o firme para solucionar un conflicto?
5. **Aplicar.** Lista tres formas de demostrar consideración y respeto por ti mismo, tu familia y los demás por medio de las destrezas de comunicación.

Destrezas de salud aplicadas

Destrezas de negación. En un grupo, desarrolla un guión que incluya tanto diálogo como lenguaje corporal. En la historia, muestra cómo los jóvenes pueden utilizar estrategias de negación a fin de resistir la presión para tomar parte en una actividad no saludable.

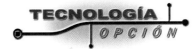

SITIOS WEB Usa tu guión para hacer un anuncio de servicio público (ASP) o vídeo el cual sea parte de una página Web que tú desarrolles acerca de las destrezas de negación. Ve a **health.glencoe.com** a fin de recibir ayuda para la planificación y construcción de tu propio sitio Web.

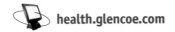

Resolución de conflictos

VOCABULARIO

conflicto
conflictos
  interpersonales
resolución de
  conflictos
negociación
mediación
confidencialidad
pares mediadores

APRENDERÁS A

• Analizar las causas de un conflicto.

• Analizar la relación entre el uso de las destrezas de negación y evitar situaciones inseguras.

• Demostrar estrategias saludables para resolver conflictos y evaluar la efectividad de las técnicas de resolución de conflictos en diferentes situaciones.

COMIENZA AHORA   Escribe tres cosas que podrías decir o hacer para lograr el entendimiento y evitar el conflicto en una situación tensa.

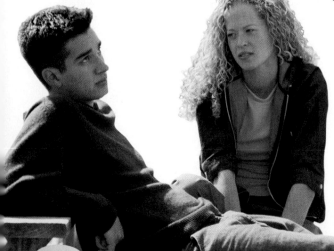

Los conflictos sin resolver pueden interferir con las relaciones saludables.
¿Qué destrezas de comunicación pueden ayudar a los adolescentes para tratar con los conflictos diarios?

Dos conductores discuten por un lugar en el estacionamiento, un grupo de seguidores de equipos rivales de fútbol pelean en el estacionamiento del estadio, algunos estudiantes, que esperan en la línea de la cafetería, se empujan. Todos estos sucesos tienen algo en común, implican un conflicto. **Conflicto** *es cualquier desacuerdo, forcejeo o pelea*. Los conflictos constituyen una parte normal de la vida. Con frecuencia, cuando los deseos, necesidades, exigencias, expectativas o creencias de una persona, chocan con los de otra, ocurren los conflictos.

Comprender el conflicto

El tipo de conflictos que impactan las relaciones, son los **conflictos interpersonales.** *Éstos son los desacuerdos entre grupos de cualquier tamaño, desde dos personas, hasta naciones enteras.* Los conflictos interpersonales pueden empezar por problemas menores, como cuando los hermanos discuten sobre qué mirar en la televisión. También pueden afectar a grandes grupos de personas, como una polémica sobre cómo gastar los fondos de la comunidad.

Mientras aprendes más sobre el conflicto, ten en mente que los desacuerdos son normales en las relaciones saludables y que no todos los conflictos son dañinos. Un resultado beneficioso de algunos conflictos es que requieren que las personas trabajen en conjunto para resolver los problemas. Aprender a reconocer cómo crece el conflicto y saber cómo manejarlo efectivamente puede tener un impacto directo en tu salud y bienestar total.

¿Qué causa un conflicto?

Los conflictos pueden comenzar de muchas maneras y por diversas razones. Algunos conflictos comienzan inocentemente, como cuando por accidente una persona choca contra la bandeja del almuerzo de otra persona. Otros conflictos son el resultado de actos deliberados o comentarios que provocan a otra persona, por ejemplo, hacer a propósito una zancadilla o expresar un comentario despectivo. En las relaciones interpersonales, los conflictos pueden ocurrir cuando una persona quiere controlar las acciones, opiniones o decisiones de otra persona. Estos conflictos pueden ser *crónicos*, o continuos. La **Figura 10.4** identifica otras causas comunes de conflictos.

Entender las causas de los conflictos en las relaciones puede ayudarte a evitar que el conflicto se desarrolle. Si ves que está surgiendo un conflicto, es prudente alejarse. Hacer esto puede prevenir que el desacuerdo escale o crezca y se convierta en una situación malsana, o poco segura para cualquiera de los involucrados.

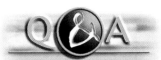

¿En qué se diferencian los conflictos internos de los conflictos interpersonales?

Los conflictos internos ocurren dentro del individuo. Por ejemplo, si tienes la fiesta de cumpleaños de un amigo y el campeonato de fútbol de tu hermano el mismo día, podrías tener un conflicto para decidir a cuál evento vas a ir. Usar un modelo efectivo para tomar decisiones y los consejos de tus padres y otros adultos confiables muchas veces te ayudarán a resolver estos conflictos de un modo positivo y sano.

FIGURA **10.4**

CAUSAS COMUNES DE CONFLICTO

Situaciones como éstas a menudo conducen a un conflicto.

Luchas de poder
Ahora que es un adolescente, Terrence piensa que él, en lugar de sus padres, debería decidir la hora de volver a casa en la noche.

Lealtad
Manuel y Fred siempre han sido muy buenos amigos. Cuando Fred se pone del lado de Julio en una discusión con Manuel, Manuel se siente traicionado.

Celos/Envidia
Keiko siente un poco de envidia cuando ella no está en el equipo de softball pero su amiga Meagan sí.

Disputas de propiedad
Jan se enoja cuando Lisa toma su ropa sin pedir permiso.

Territorio y espacio
Troy se enfada cuando su hermano Sam usa su cuarto para mirar televisión y jugar videojuegos.

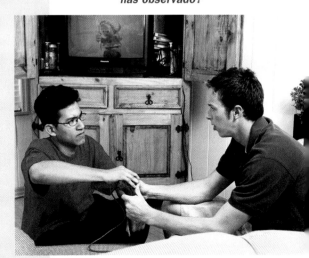

Muchas veces los conflictos ocurren por el poder, la propiedad, la lealtad, el territorio o por envidia o celos. *¿Cuáles son las causas de conflicto que has observado?*

la SALUD al MINUTO

Usar la comunicación para resolver conflictos

Para comunicarse con eficacia:

- Habla de lo que *realmente* te preocupa.
- Practica ser firme. Aprende a hablar por ti mismo y decirles a los demás cómo te sientes.
- Cuando estés herido u ofendido, usa mensajes tipo "yo" para expresar tus sentimientos con claridad.
- Evita reprimir tus sentimientos. Si no expresas tus sentimientos, el conflicto puede empeorar.

Responder al conflicto

Cuando surje un conflicto tienes una opción: enfrentarlo o ignorarlo. Mientras decides qué acción tomar, recuerda:

- Tu preocupación principal debe ser tu salud y seguridad.
- Alejarse de una situación potencialmente peligrosa es una opción madura y saludable. No te convierte en un cobarde. Es la elección más inteligente y segura.

Los conflictos menores pueden ser frecuentemente resueltos con un simple acuerdo. Si tú y tu hermano quieren mirar al mismo tiempo un programa diferente de televisión, pueden, por ejemplo, acordar ver un programa mientras graban el otro. Un acuerdo puede ser difícil de alcanzar si las diferencias de opinión son grandes o afectan cuestiones serias. Algunas veces puede ser inapropiado ceder cuando el acuerdo vaya en contra de tus valores o conduzca a consecuencias perjudiciales. Debes evaluar cada conflicto para decidir si es posible alcanzar una solución segura y de conformidad para todos, o si debes usar destrezas de negación para evitar una situación insegura. Siempre es de gran ayuda buscar el consejo de uno de los padres, tutores, maestros u otro adulto confiable.

Resolución de conflictos

Puedes aprender destrezas efectivas de resolución de conflictos para prepararte en diferentes situaciones. La **resolución de conflictos** *es el proceso de resolver un desacuerdo de manera que satisfaga a todos los que estén involucrados en él.* La **Figura 10.5** muestra algunas estrategias para resolver conflictos de forma pacífica.

FIGURA 10.5

ESTRATEGIAS PARA RESOLVER CONFLICTOS

1. Toma tiempo para calmarte y pensar sobre la situación.
2. Cuando estés discutiendo, deja que cada persona tenga oportunidad para explicar su lado del conflicto sin interrupciones. Usa mensajes tipo "yo".
3. Pide aclaraciones, de esta manera cada persona entenderá la posición de los otros.
4. Esfuérzate para pensar en soluciones.
5. Acuerda una solución que beneficie a ambos lados.
6. Haz un seguimiento para verificar si se eligió la solución correcta y si esa solución funcionó para cada persona.

Respeto por uno mismo y los demás

Para resolver un conflicto de manera justa y efectiva, debes mostrar respeto por ti mismo y los demás. Tener respeto por ti mismo significa que reconoces que tienes el derecho a tener tus propias opiniones y valores. Cuando te respetas a ti mismo, puedes defender tus creencias; cuando respetas a los demás, puedes escucharlos con una actitud receptiva, considerando sus pensamientos y sentimientos y respetando sus valores.

Los puntos de vista e ideales de otros pueden ser diferentes de los tuyos. Aun cuando no estés de acuerdo, puedes mostrar respeto y tolerancia. Cuando eres tolerante con otros puntos de vista o ideas, se presentan menos conflictos. Por lo tanto, la tolerancia es crucial para prevenir conflictos y promover la paz.

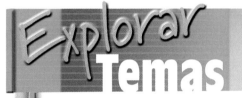

¿Qué causa que un conflicto se intensifique?

Los conflictos pueden ocurrir a cualquier hora y en cualquier lugar. Lo importante es evitar que se intensifiquen. ¿Cuáles son algunos elementos que pueden empeorar un conflicto? He aquí dos puntos de vista:

Punto de vista 1: Marsela W., 15 años

Creo que muchos conflictos se intensifican debido a la mala comunicación. Muchas veces las personas se enojan y dicen cosas sin considerar las consecuencias. Cuando hay un conflicto, las personas tienden a olvidar la práctica de buenas destrezas para escuchar. Ignoran los signos que indican que el desacuerdo se pone cada vez peor porque cada uno está muy ocupado con su discurso. Si las personas recordaran usar las destrezas de comunicación efectiva, podrían prevenir que la mayoría de los conflictos menores se intensificara.

Punto de vista 2: Annalise D., 16 años

Estoy de acuerdo en que las buenas destrezas de comunicación son importantes, pero creo que la razón principal por la que los conflictos se intensifican son las actitudes y emociones de las personas. Si las personas no saben cómo manejar sus sentimientos, no es suficiente con tener destrezas de comunicación efectiva. Aprender a manejar las emociones como el enojo, es tan importante, como tener buenas destrezas para hablar y escuchar. En algunos casos, esto es incluso más importante porque las emociones pueden impedir que las personas piensen antes de actuar.

(ACTIVIDAD)

¿Piensas que los puntos de vista de Marsela y Annalise son válidos? ¿Qué otros elementos podrían hacer que los conflictos se intensifiquen? ¿Qué estrategias pueden usar las personas para prevenir que los conflictos se intensifiquen?

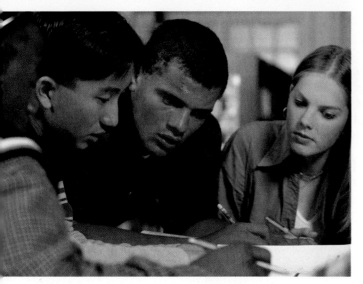

La negociación durante la resolución de conflictos

Aun cuando las personas demuestren respeto y tolerancia, podrían encontrar dificultades para resolver su conflicto. Entonces es necesario utilizar la **negociación**, *el uso de la comunicación y el acuerdo para resolver una discordia.* El proceso de negociación implica hablar, escuchar, considerar el punto de vista de la otra persona, ceder si es necesario y concebir un plan de trabajo conjunto para resolver el conflicto.

PREPÁRATE PARA NEGOCIAR

A fin de prepararte para un proceso de negociación exitoso, no olvides mantener los siguientes puntos en mente:

▶ Asegúrate de que el asunto sea importante para ti.

▶ Revisa los hechos. Asegúrate de que el desacuerdo no esté basado en información incorrecta.

▶ Recuérdate que tu meta es encontrar una solución, no pelear sólo para probar "quién tiene el control".

▶ Ensaya lo que dirás, si es necesario escríbelo con anticipación.

PASOS A TOMAR EN UNA NEGOCIACIÓN

Con la práctica, te puedes convertir en un mejor negociador. Sigue estos pasos para negociar de manera efectiva.

▶ **Selecciona el tiempo y el lugar adecuado para resolver el problema.** Acuerda en reunirte cuando estés calmado, no impaciente o con prisa. Selecciona un lugar tranquilo para la reunión.

▶ **Trabajen juntos hacia la solución.** No te acerques como un enemigo a la otra persona. En cambio, trabajen juntos para alcanzar una solución.

▶ **Mantén una actitud de apertura.** Recuerda que hay dos lados en cada historia. Escucha cuidadosamente lo que la otra persona tiene que decir.

▶ **Sé flexible.** Manténte dispuesto a encontrar a la otra persona a medio camino.

▶ **Acepta la responsabilidad de tu rol en el conflicto.** Discúlpate si sabes que heriste a la otra persona.

▶ **Dale a la otra persona una "salida".** Si la otra persona se ve avergonzada o incómoda, sugiérele continuar la conversación en otro momento.

La negociación exitosa requiere que las dos partes involucradas trabajen en conjunto para hallar una solución satisfactoria. *¿Cómo usaste la negociación para resolver un conflicto reciente?*

El proceso de mediación

Aun con la negociación, no siempre es posible para las dos partes en conflicto llegar a un arreglo. Cuando esto sucede, es el momento de recurrir a la **mediación**, *proceso en el cual personas con capacitación especial ayudan a otras a resolver sus conflictos de manera pacífica.*

Las sesiones de mediación tienen lugar en un sitio neutral. Durante el proceso de mediación, el mediador mantiene estricta **confidencialidad**. Esto incluye *respetar la privacidad de ambas partes y mantener los detalles en secreto.* El proceso tiene reglas bien definidas fijadas por el mediador que se explican a ambas partes. El mediador comienza por pedir a cada persona que describa en qué consiste su desacuerdo. Luego resume cada parte, y pide que se clarifiquen los puntos que son incorrectos. Después, a cada lado se le da la oportunidad de hablar con el otro, bajo la supervisión del mediador. El mediador puede pedir a las partes que firmen un acuerdo para solucionar el problema dentro de cierto periodo de tiempo.

Actualmente, muchas escuelas ofrecen programas de mediación entre pares para la conciliación de conflictos que tienen lugar en la escuela. Estos programas tienen **pares mediadores**, *estudiantes capacitados para ayudar a otros a encontrar una resolución justa a los conflictos y desacuerdos.* Aprenderás más sobre los programas de mediación entre pares en el Capítulo 13.

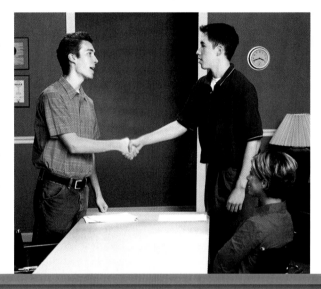

La mediación entre pares muchas veces ayuda a resolver disputas y conflictos. *¿Qué cualidades debería tener un mediador entre pares?*

Lección 3 *Repaso*

Repaso de información y vocabulario

1. ¿Qué es un *conflicto interpersonal*? ¿Cuáles son algunas de las causas de los conflictos interpersonales?

2. ¿Cuáles son los beneficios de alejarse de una situación cuando se está formando un conflicto?

3. ¿Cuáles son algunas de las formas saludables de resolver conflictos?

Razonamiento crítico

4. **Sintetizar.** Los conflictos no siempre son negativos. Describe una situación en la cual un conflicto pueda ser positivo. Explica por qué el conflicto es positivo.

5. **Analizar.** Describe un conflicto que hayas tenido con otra persona. Explica cómo lo resolviste y evalúa la efectividad de tu técnica para resolver conflictos.

Destrezas de salud aplicadas

Resolución de conflictos. Luke quiere ir a un partido de basquetbol con sus amigos este sábado, pero sus padres quieren que vaya al picnic familiar. Escribe un guión en el cual Luke y sus padres usen las técnicas de resolución de conflictos para resolver su problema.

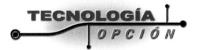

PRODUCCIÓN DE VÍDEO Haz un vídeo de tu guión. Para encontrar ayuda sobre cómo planear y producir tu vídeo ve a **health.glencoe.com**.

Los amigos
IMPORTAN

¿Cuál es la clave para librarte de cada una de estas tres etiquetas de confinamiento? Un amigo.

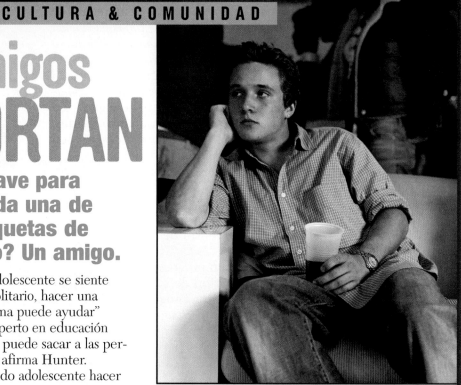

Solitarios "Si un adolescente se siente tímido o como un ser solitario, hacer una conexión con otra persona puede ayudar" dice Nan Hunter, un experto en educación de jóvenes. "La amistad puede sacar a las personas de su caparazón", afirma Hunter.

¿Cómo puede un tímido adolescente hacer estas conexiones? Dice Hunter, "Si tú estás interesado en las ciencias y sientes que todos los demás están interesados en deportes, considera tomar una clase en un museo local o investiga acerca de los clubes de ciencia en tu escuela". El amigo que descubras en un club o en una clase puede hacer la diferencia entre sentirte aislado y sentirte conectado a alguien.

Intimidadores A los jóvenes intimidadores les cuesta aún más trabajo tener amigos que a los jóvenes tímidos. "Algunos jóvenes tienen tanta energía que actúan sin pensar", señala Hunter. "En realidad, la mayoría no quiere hacer daño a otras personas".

Sin embargo, algunos de los jóvenes intimidadores sí desean agredir porque han sido agredidos o sienten que lo han sido. Muchos intimidadores no interpretan bien el comportamiento de otras personas. Perciben agresión donde no existe. Su respuesta: venganza.

¿Cómo es que un intimidador se puede reformar? Toma tiempo, advierte Hunter. "Los intimidadores hieren a las personas por lo que, naturalmente, no tienen muchos amigos". Los intimidadores deben esforzarse para manejar conflictos cuando éstos ocurran y

para aprender estrategias para calmar sentimientos internos de ira. Tienen que aprender a disculparse y comprender que el ser intimidadores en cualquiera de sus formas no es tolerable. Sólo entonces, será posible que los intimidadores hagan conexiones de amistad verdaderas.

Víctimas "Intenta ser parte de una cadena social", aconseja SuEllen Fried, coautora de Intimidadores y Víctimas. "De esa forma, tus amigos te defenderán". Las víctimas deberían alertar a sus padres, maestros y consejeros acerca de lo que les pasa. ◼

TIME PIENSA... Sobre los amigos

Imagina que un nuevo estudiante de tu escuela está buscando formas de conocer gente. Haz una lluvia de ideas con la clase para encontrar diez posibles formas de hacer nuevos amigos. Crea un folleto llamado "10 formas de conocer a un nuevo amigo", incluye cualquier consejo o idea que creas que pueden ser de ayuda para este nuevo estudiante.

1. Analizar influencias. Piensa en la relación que tienes con un familiar o amigo. Evalúa y describe los efectos positivos y negativos de esta relación en cada uno de los lados de tu triángulo de la salud. *(LECCIÓN 1)*

2. Destrezas de comunicación. Imagina que tienes un amigo que frecuentemente pide cosas prestadas y las regresa en muy pobres condiciones. Explica cómo podrías utilizar la crítica constructiva para ayudar a la persona a cambiar ese patrón de conducta. *(LECCIÓN 2)*

3. Promoción. Escribe una carta persuasiva al director de tu escuela para promover el recurso de los pares mediadores. En tu carta explica por qué la mediación entre pares es importante. Describe los pasos en el proceso y los tipos de situaciones en los que puede usarse. *(LECCIÓN 3)*

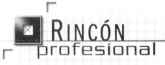

RINCÓN profesional

Mediador profesional

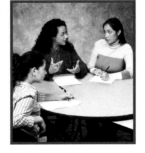

¿Eres un buen oyente? ¿En tu grupo de amigos, eres la persona que más frecuentemente ayuda a los demás a alcanzar un acuerdo? Estas destrezas pueden indicarte que eres apropiado para una carrera de mediador profesional. Los mediadores profesionales frecuentemente trabajan para corporaciones, escuelas, o agencias de gobierno. Ayudan a otros a trabajar juntos para conciliar disputas de manera pacífica.

Para convertirte en un mediador profesional necesitarás completar los cuatro años de licenciatura y recibir capacitación en mediación. Puedes encontrar más sobre ésta y otras carreras relacionadas a la salud visitando el Rincón profesional en **health.glencoe.com.**

Más allá *del* salón de clases

Participación de los padres

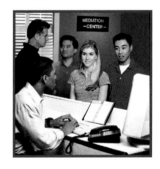

Promoción. Aprende más sobre los programas de mediación de la comunidad. Con tus padres, investiga cómo tu familia puede involucrarse en crear conciencia sobre la existencia y utilidad de esta clase de programas en tu comunidad. Si los programas de mediación no existen en tu comunidad, aprende cómo puedes crear uno.

La escuela y la comunidad

Superando el prejuicio. Habla con un representante de la ley en tu comunidad que haya ayudado a víctimas de crímenes de odio, ofensas contra un individuo o grupo que son resultado directo o indirecto del prejuicio. Pregúntale qué destrezas de comunicación se necesitan para ayudar a víctimas de crímenes de odio. Informa a tu salón de clases lo que aprendiste.

Repasa la información que has recopilado en tu *Foldable* acerca de construir y mantener relaciones saludables. En la parte de atrás de tu *Foldable* describe tu carácter y explica cómo éste influye en tus relaciones con otros estudiantes.

FOLDABLES™
Esquema de estudio

► TERMINOLOGÍA DE LA SALUD *Contesta las siguientes preguntas en una hoja de papel.*

Lección 1 *Une cada definición con el término correcto.*

cooperación	ciudadanía
acuerdo	rol
amistad	relación
comunicación	

1. Una relación significativa entre dos personas basada en el cuidado, confianza y consideración.
2. La parte que desempeñas en una relación.
3. La forma en que envías y recibes mensajes.
4. El proceso de trabajar juntos por el bien de todos.

Lección 2 *Llena los espacios en blanco con el término correcto.*

lenguaje corporal	crítica constructiva
tolerancia	mensaje tipo "yo"
escuchar activamente	prejuicio

Tara está fastidiada porque Liz se ha retrasado. Para evitar culpar a alguien, ella utiliza la (_5_) para decirle a Liz cómo se siente. Liz demuestra que escucha a Tara utilizando el (_6_) apropiado, como mover la cabeza. Utilizar las destrezas de (_7_) ayuda a Liz a entender por qué Tara está enojada y se disculpa por estar retrasada.

Lección 3 *Reemplaza la palabra subrayada con el término correcto.*

negociación	conflicto
resolución de conflictos	pares mediadores
mediación	conflicto interpersonal
	confidencialidad

8. Cualquier desacuerdo o forcejeo es una <u>negociación</u>.
9. La negociación y mediación <u>mediación</u> son dos procesos utilizados para resolver un <u>conflicto interpersonal</u>.
10. Los mediadores deben demostrar <u>conflicto</u>, respeto por los derechos y privacidad de los otros.

► ¿LO RECUERDAS? *Usa oraciones completas para contestar las siguientes preguntas.*

1. Nombra tres roles que desempeñes en tus relaciones con otros. Explica cuándo desempeñas cada rol.
2. ¿Cómo puede el compromiso ayudar a fortalecer las relaciones?
3. ¿Cuáles son algunas de las formas en que puedes demostrar el rasgo de carácter de responsabilidad?
4. ¿Como te das cuenta de cuándo te estás comunicando efectivamente?
5. ¿Qué es escuchar reflexivamente?
6. ¿De qué modo los prejuicios levantan barreras para una comunicación efectiva?
7. Enumera las estrategias para la resolución de conflictos.
8. ¿Cuáles son las dos cosas que deberías considerar cuando decidas responder a un conflicto?
9. Define negociación.
10. ¿Cuándo puede ser necesario tener un mediador que ayude a resolver un conflicto?

➤ RAZONAMIENTO CRÍTICO

1. Evaluar. Kate siempre decide lo que su amiga Suki y ella harán cuando salen juntas. ¿Qué rasgo o destreza falta en esta relación? ¿Cómo se puede cambiar la situación?

2. Sintetizar. Explica cómo usarías las técnicas de escuchar reflexivamente, aclarar y alentar, a fin de demostrar en forma activa las destrezas para escuchar, si tu amigo te dice lo siguiente: "Siento mucho haberme perdido el partido anoche. Mi madre se cayó y la tuvimos que llevar al hospital para que la suturaran. Me asusté mucho".

3. Analizar. Ceder para llegar a un acuerdo no siempre es una buena forma de resolver una situación. Describe los tipos de situaciones en las cuales no deberías estar dispuesto a ceder o negociar.

Práctica para la prueba estandarizada

 Lee el siguiente pasaje y luego contesta las preguntas.

Tipos de personalidad

¿Cómo te describirías a ti mismo? ¿Eres vivaz y sociable? ¿Te encuentras en el centro de la atención de los eventos sociales? Te describirías como una persona callada y pensativa, a quien le gusta la privacidad? Si escogiste la primera descripción, tienes mucha compañía. De acuerdo a la mayoría de los estudios, más adultos y jóvenes se describen a sí mismos como *extrovertidos*, personas que están más interesadas en el mundo que las rodea, que como *introvertidos*, reflexivos y callados.

¿Alguna persona es siempre la misma? Piensas que la mayoría de las personas son una combinación de varios tipos de personalidades? Algunos investigadores creen que el tipo de personalidad que una persona desarrolla a una edad joven se queda con ella por el resto de su vida. Otros están en desacuerdo, pues señalan que algunos sucesos o la madurez pueden cambiar o añadir otros rasgos a la personalidad de manera significativa.

¿Qué crees tú?

1. Qué frase en el primer párrafo te ayuda a entender lo que significa la palabra *extrovertido*?

Ⓐ más interesadas en el mundo que las rodea
Ⓑ tienes mucha compañía
Ⓒ reflexivos y callados
Ⓓ vivaz y sociable

2. El autor desarrolla el primer párrafo con

Ⓐ una descripción de dos personas diferentes.
Ⓑ una comparación de dos tipos diferentes de personalidad.
Ⓒ un análisis del comportamiento de dos tipos de personalidad.
Ⓓ un discernimiento acerca de los tipos de personalidad.

3. Escribe un párrafo que describa tu personalidad o la personalidad de un amigo. Da ejemplos de palabras, pensamientos y acciones que apoyen tu descripción.

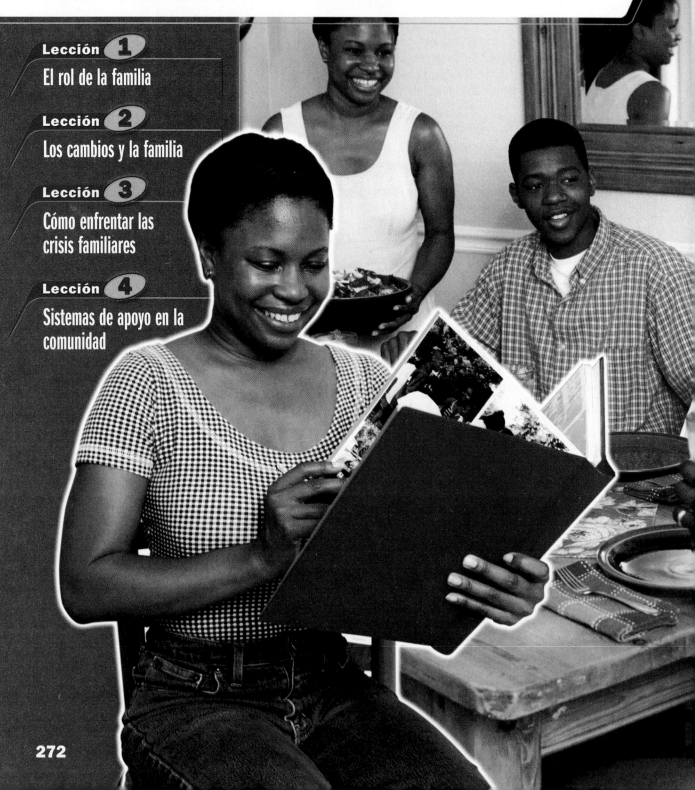

Capítulo 11

Las relaciones familiares

272

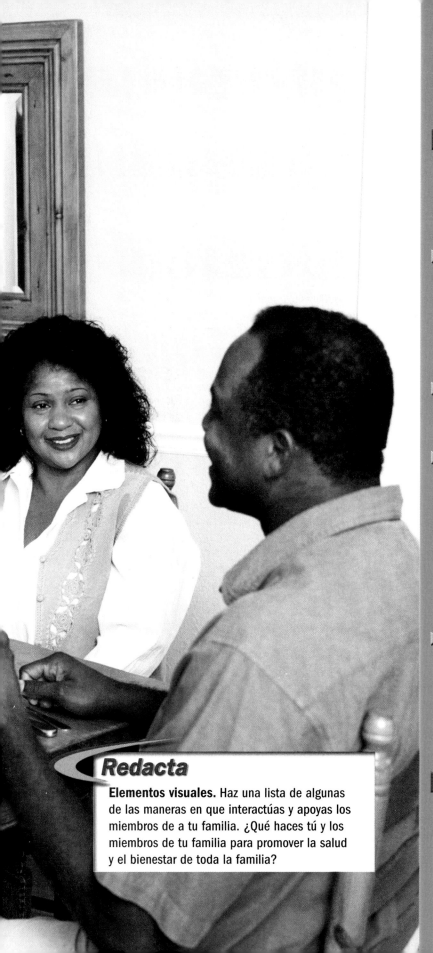

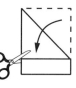
Antes de leer

Utiliza este *Foldable* para ayudarte a registrar y organizar las ideas principales sobre las relaciones familiares de este capítulo. Empieza con una hoja de papel de 8½″ x 11″.

Paso 1

Alinea uno de los bordes cortos de la hoja de papel con uno de los bordes largos y dóblala. Recorta el rectángulo sobrante.

Paso 2

Dobla el triángulo al medio.

Paso 3

Corta una línea de doblez y para en la mitad. Esto formará dos solapas triangulares. Dibuja una X en una solapa. Rotula las otras solapas tal como se indica.

Paso 4

Dobla la solapa con la X debajo de la otra solapa y únelas con pegamento.

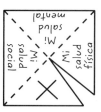

Redacta

Elementos visuales. Haz una lista de algunas de las maneras en que interactúas y apoyas los miembros de a tu familia. ¿Qué haces tú y los miembros de tu familia para promover la salud y el bienestar de toda la familia?

Mientras lees

Mientras lees y conversas sobre el material en este capítulo, usa tu *Foldable* para tomar notas, escribir definiciones y registrar las ideas principales en el reverso de cada uno de los lados apropiados de la pirámide.

273

El rol de la familia

VOCABULARIO

familia
familia extensa
**hermano o
     hermana**
afirmación

APRENDERÁS A

- Evaluar los efectos de las relaciones familiares en la salud física, mental/emocional y social.

- Describir los roles de los padres, abuelos y otros miembros de la familia en la promoción de una familia saludable.

- Analizar las dinámicas de los roles de la familia y las responsabilidades relacionadas con la conducta saludable.

COMIENZA AHORA Enumera las diferentes formas en las que los miembros de tu familia contribuyen a tu salud física, mental/emocional y social.

¿Cómo describirías a tu familia? ¿Cómo ha influido tu familia en tu conducta y tus metas? ¿De qué manera tu familia ha contribuido a tu sentido de seguridad y pertenencia? Debido a que la familia constituye una parte fundamental en todos los aspectos de la salud de una persona, es importante aprender las dinámicas de la familia y formas de promover la salud familiar.

¿Qué es una familia?

La **familia**, *la unidad básica de la sociedad*, provee un ambiente seguro y de crianza para sus miembros. Como la salud social está relacionada directamente con la salud familiar, fomentar la existencia de familias saludables contribuye a una sociedad saludable.

Una familia saludable se expresa mutuo amor y respeto libremente. Sus miembros se comunican efectivamente el uno con el otro, dando apoyo y estímulo. Por medio de relaciones familiares afectuosas, los jóvenes desarrollan los valores y la confianza en sí mismos que los ayudan a tomar decisiones responsables y a esforzarse para lograr sus metas. Además, una base familiar sólida puede servir como un importante **factor de protección** al ayudar a los niños y jóvenes a evitar conductas arriesgadas.

vínculo

factor de protección Para obtener mayor información sobre los factores de protección y cómo te habilitan para practicar hábitos sanos y tomar decisiones responsables, ver el Capítulo 8, página 216.

La importancia de la familia

Aunque las familias difieren en tamaño y composición, una familia saludable se esfuerza por promover la salud física, mental/emocional y social de sus miembros. En la **Figura 11.1** se muestran algunas de las formas con las cuales las familias llegan a satisfacer estas necesidades.

Satisfacer las necesidades físicas y otras necesidades básicas

La mayoría de los padres o tutores trabajan arduamente para encargarse de las necesidades físicas básicas de su familia, las cuales incluyen alimento, ropa y refugio. Los miembros adultos de una familia también se aseguran de que los niños obtengan exámenes médicos y dentales, vacunas y que aprendan conductas sanas. La familia es responsable de enseñar a los niños las destrezas necesarias para vivir con seguridad en su ambiente. Por ejemplo, a los niños se les debe enseñar cómo cruzar las calles con seguridad y no subirse a un automóvil con un extraño. A medida que crecen y maduran, los niños aprenden, de los miembros mayores de la familia, más destrezas de la vida. Estas destrezas pueden variar desde elegir alimentos saludables hasta fijarse metas y tomar decisiones.

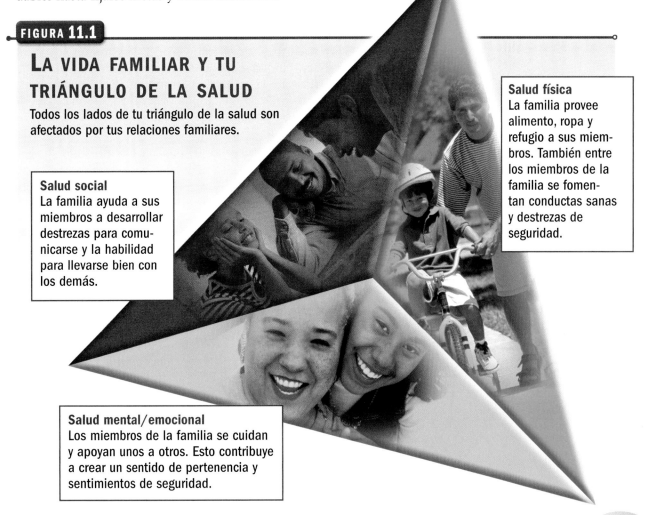

FIGURA 11.1

LA VIDA FAMILIAR Y TU TRIÁNGULO DE LA SALUD

Todos los lados de tu triángulo de la salud son afectados por tus relaciones familiares.

Salud física
La familia provee alimento, ropa y refugio a sus miembros. También entre los miembros de la familia se fomentan conductas sanas y destrezas de seguridad.

Salud social
La familia ayuda a sus miembros a desarrollar destrezas para comunicarse y la habilidad para llevarse bien con los demás.

Salud mental/emocional
Los miembros de la familia se cuidan y apoyan unos a otros. Esto contribuye a crear un sentido de pertenencia y sentimientos de seguridad.

Satisfacer las necesidades mentales/emocionales

La familia provee un ambiente confortable y seguro en el cual todos los miembros pueden expresar sus pensamientos y emociones libremente. Al dar apoyo emocional y amor incondicional, las familias promueven autoconceptos positivos en sus miembros. Un autoconcepto positivo, la forma en que una persona se ve a sí misma, da al individuo una sensación de confianza y lo ayuda a convertirse en un adulto saludable y feliz.

Satisfacer las necesidades sociales

En los primeros años de vida, los niños aprenden de los miembros de la familia cómo comunicarse y llevarse bien con otros. Las familias también desempeñan un rol importante en el crecimiento social de los niños ayudándolos a desarrollar su sistema de valores, al inculcar creencias religiosas y criarlos dentro de las tradiciones culturales y familiares. Una familia saludable ayuda a los niños a aprender a jugar en equipo y les enseña a aceptar las diferencias en los demás. Las familias preparan a sus miembros para sobrevivir y funcionar independientemente en el mundo.

DESARROLLAR UN SISTEMA DE VALORES

Aprendes tus valores —creencias y sentimientos sobre lo que es importante— de tu familia. Desarrollar un buen sistema de valores te ayuda a tomar decisiones responsables. Tus valores también determinan tu **carácter**. Tener valores positivos te ayuda a convertirte en un buen ciudadano que obedece las leyes, respeta a la autoridad y contribuye a la escuela y comunidad. Demostrar rasgos de buen carácter mejora tus relaciones con otras personas y contribuye a la sociedad de una forma positiva.

vínculo

carácter Para obtener mayor información sobre los rasgos que revelan el carácter, ver el Capítulo 2, página 37.

Las familias realzan la salud social al transmitir tradiciones familiares y culturales a sus hijos. *¿Cuáles son algunas de las tradiciones de tu familia?*

COMPARTIR CULTURA Y TRADICIONES

¿Tiene tu familia una tradición especial, como participar en la celebración del Año Nuevo Chino o prender velas en Hanukkah? Al practicar tradiciones como éstas, los miembros adultos de la familia pasan su cultura e historia a los niños. Com-partir una herencia cultural enriquece la vida de los miembros de la familia y ayuda a los individuos a desarrollar un sentido de orgullo de quienes son.

Dinámicas de los roles y responsabilidades familiares

Tu familia es algo más que las personas que viven en tu casa. También incluye tu **familia extensa**, que es *tu familia inmediata y otros parientes como abuelos, tías, tíos y primos.* ¿Cuáles son algunos de los beneficios que disfrutas de tu familia extensa? ¿Has aprendido algo de tu historia familiar de alguno de tus abuelos o al pasar las vacaciones con tus primos que viven en otra parte del país? Quizás una tía o un tío te ha ayudado en tiempos de necesidad o ha actuado como tu mentor. Cada miembro de la familia, incluyendo padres, abuelos y otros miembros de la familia, tiene roles y responsabilidades para fomentar una familia saludable. Los adultos usualmente están a cargo de proveer las comodidades básicas y satisfacer las necesidades de alimento y refugio. También imponen límites y establecen las reglas para proteger la salud y seguridad de sus hijos.

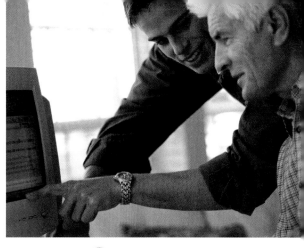

Los miembros de la familia pueden pasar el rato juntos compartiendo conocimientos e intereses. *¿De qué maneras pasas tiempo con tu familia extensa?*

La salud en la práctica ACTIVIDAD

Espacio para la diversión familiar

Los horarios ocupados dificultan que los miembros de la familia puedan pasar el rato juntos, pero es importante hacer un espacio para fortalecer las relaciones de la familia. En esta actividad elaborarás un plan para pasar más ratos amenos con tu familia.

Lo que necesitarás
- papel y marcadores
- regla

Lo que harás

1. Crea una lista con ideas de actividades que tú y tu familia disfrutan juntos. Por ejemplo, excursiones de fin de semana o viajes, actividades recreacionales, noches de juego familiar y discusiones de mesa redonda.

2. Considera otras formas en las que puedas fortalecer las relaciones familiares. Podrías sugerir proyectos como organizar juntos el álbum de fotos o empezar una nueva tradición familiar como la noche de pizza cada miércoles.

3. Usando tus ideas, crea una tabla de estrategias que promuevan la salud física, mental/emocional y social de los miembros de la familia.

Aplica y concluye

Enseña tu tabla a los miembros de la familia y discute con ellos cómo el compartir el tiempo juntos promueve la salud de las relaciones familiares. Pídeles otras sugerencias y después pon tus ideas en acción.

LA SALUD Online

TEMA Comunicación familiar

Ve a **health.glencoe.com** para hallar vínculos con más información sobre la comunicación familiar.

ACTIVIDAD Usando la información provista en esos vínculos, haz una lista de tres maneras para mejorar la comunicación familiar. Luego escribe un párrafo breve explicando lo que tú creas que sea más eficaz y por qué.

Los niños y jóvenes tienen roles y responsabilidades en la familia que se relacionan a comportamientos de salud. Respetan la autoridad de los padres o tutores y pueden tomar tareas como lavar la vajilla o limpiar. A los jóvenes se les puede pedir que cuiden de un **hermano** —*hermano o hermana*— menor mientras los padres están en el trabajo. Compartir tales tareas contribuye al buen funcionamiento de una familia. Esto también contribuye a incrementar tu autoestima y te da un amplio sentido de responsabilidad.

Fortalecer las relaciones familiares

La buena comunicación es una de las formas más importantes construir y mantener relaciones familiares saludables. Compartir pensamientos, sentimientos, experiencias e inquietudes ayuda a fortalecer los lazos familiares. Tú puedes ayudar a fortalecer tu familia de las siguientes maneras.

▶ **Demostrar cuidado y amor.** Los miembros de la familia se demuestran que se importan y se quieren el uno al otro por medio de palabras y acciones. Puedes dar afirmación por un trabajo bien hecho, por ejemplo, por medio de un cumplido o una palmada en la espalda. **Afirmación** es *una opinión positiva que ayuda a otros a sentirse apreciados y apoyados*. También puedes mostrar empatía por un miembro de la familia que se sienta triste al recordarle que es amado.

▶ **Mostrar apoyo especialmente durante los tiempos difíciles.** Ya sea que la dificultad sea algo menor (como obtener una baja calificación en un examen) o una experiencia traumática (como una muerte en la familia), hablar acerca de tus sentimientos puede hacerte sentir mejor. Recuerda ser un buen oyente cuando otros quieran hablar.

▶ **Demostrar confianza.** Los miembros de una familia saludable tienen confianza entre ellos. Los padres se ganan la confianza de sus hijos cuidando de ellos, siendo honestos y cumpliendo sus promesas. Los niños demuestran que se puede tener confianza en ellos cuando son honestos, confiables y leales.

▶ **Expresar compromiso.** Construir una familia fuerte y saludable requiere de compromiso o sea la buena voluntad para trabajar juntos y hacer los sacrificios necesarios para el beneficio de la familia entera.

▶ **Ser responsable.** Pensar antes de actuar, evitar conductas arriesgadas, pedir permiso, ser responsable de tus acciones y demostrar respeto por ti mismo y los miembros de tu familia.

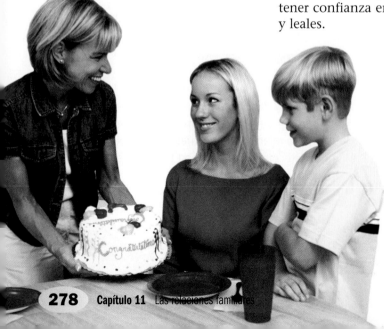

El afirmar los logros de los miembros de la familia demuestra amor y orgullo. *¿Cómo muestras a los miembros de tu familia que los aprecias y apoyas?*

- **Pasar tiempos juntos.** Comer juntos, jugar juegos de mesa o practicar deportes y planear actividades divertidas y viajes, todo esto contribuye a fortalecer las relaciones familiares.

- **Respetar la individualidad.** Los miembros de las familias sólidas sienten respeto el uno por el otro. Aceptan los gustos, talentos y opiniones individuales.

- **Trabajar juntos para resolver problemas.** Las familias saludables intentan identificar y resolver los problemas antes de que se vuelvan serios. Si es necesario, buscan ayuda externa para resolver sus conflictos. Trabajar juntos puede significar planear eventos juntos, como tener una fiesta sorpresa, escoger una mascota o irse de vacaciones.

- **Ser sensible a las necesidades de los demás.** Presta atención a cómo se sienten los otros. Puedes ayudar a aliviar el estrés de la vida diaria utilizando buenas destrezas de comunicación y ayudando con las tareas de la casa. Respetar la privacidad de otros es una manera de demostrar sensibilidad.

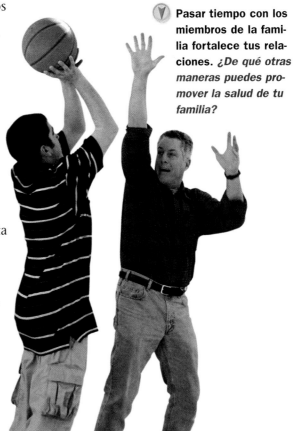

Pasar tiempo con los miembros de la familia fortalece tus relaciones. *¿De qué otras maneras puedes promover la salud de tu familia?*

Lección 1 *Repaso*

Repaso de información y vocabulario

1. Enumera dos maneras en las que las familias ayudan a sus miembros a desarrollar la salud social.

2. ¿Qué es una *familia extensa*?

3. ¿Por qué es importante para los miembros de la familia dar afirmación el uno al otro?

Razonamiento crítico

4. **Analizar.** Explica cómo los roles y responsabilidades de la familia influyen sobre los comportamientos de la salud.

5. **Sintetizar.** Identifica tres rasgos de una familia saludable. Describe los roles que los miembros de tu familia inmediata y extensa desempeñan en la promoción de la salud de tu familia.

Destrezas de salud aplicadas

Destrezas de comunicación. Trabaja con tus compañeros de clase para enumerar formas en que las familias pueden mejorar su comunicación. Incluye los elementos de comunicación efectiva como los mensajes tipo "yo", escuchar activamente y lenguaje corporal apropiado. Escribe y actúa una escena para demostrar tus ideas.

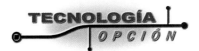

SITIOS WEB Haz un vídeo de tus escenas como parte de un sitio Web que crearás para promover a las familias saludables. Ve a **health.glencoe.com** para encontrar ayuda sobre cómo planear y construir tu sitio Web.

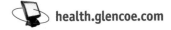

Los cambios y la familia

VOCABULARIO

separación
divorcio
custodia
aflicción
capacidad de recuperación

APRENDERÁS A

- Evaluar los efectos positivos y negativos de las relaciones familiares en la salud física y emocional.

- Discutir de qué modo los sucesos familiares pueden impactar la salud.

- Examinar asuntos relacionados con la muerte y la aflicción.

- Examinar causas y efectos del estrés dentro de las familias y desarrollar estrategias para controlarlo.

➔)COMIENZA AHORA Todas las familias, incluyendo las saludables, experimentan estrés de vez en cuando. Crea una red de palabras con las palabras *Estrés que afecta a la familia*. En el centro de una hoja de papel, alrededor de ellas escribe las causas que podrían causar estrés.

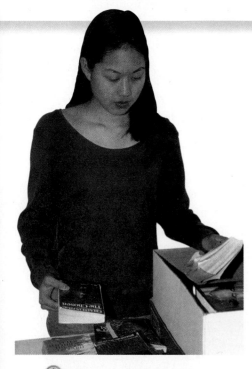

Los problemas e irritaciones menores son normales cuando las personas viven juntas. Usualmente, la buena comunicación y las destrezas para resolver problemas pueden ayudar a los miembros de una familia a resolver esos conflictos. Sin embargo, los cambios significativos en las relaciones familiares pueden tener efectos negativos en la salud de una familia. Es importante que todos los miembros de la familia desarrollen destrezas para salir adelante a fin de enfrentar esos problemas.

Las familias y los cambios

El cambio, una parte normal de una vida, puede ser una causa mayor de estrés dentro de las familias. La repentina pérdida de un trabajo, por ejemplo, puede causar un problema financiero, haciendo difícil proveer alimentos, ropa y otras necesidades físicas básicas. La enfermedad seria y crónica de un miembro de la familia puede crear estrés a largo plazo para la familia entera. Algunos sucesos de la vida que se perciben como positivos también pueden causar estrés. Por ejemplo, comprar un automóvil nuevo, mudarse o el matrimonio de un hermano o hermana mayor son sucesos positivos que pueden causar estrés.

Los principales cambios que causan estrés en las familias son de dos tipos, el primer tipo incluye cambios en la estructura o composición de la familia. El segundo incluye cambios en las circunstancias de la familia.

Algunos sucesos familiares, como mudarse a un nuevo hogar, pueden causar estrés. *¿Cómo se puede tratar con el estrés de una mudanza de manera saludable?*

Cambios en la estructura familiar

La estructura familiar cambia cuando alguien nuevo se une a la familia o cuando un miembro de la familia se muda de la casa. Para acomodar a un nuevo miembro de la familia, posiblemente te quedes con menos espacio en tu casa. Un nuevo miembro de la familia trae consigo una nueva personalidad que puede cambiar el carácter de la familia. Algunos cambios pueden ser alegres, como el nacimiento o la adopción de un niño. Otros cambios pueden ser tristes como el rompimiento de un matrimonio o la muerte de un familiar. Perder a un miembro de la familia puede significar perder el amor y cuidados que él o ella prodigaba, así como experiencias compartidas. Más allá de su naturaleza, cualquier cambio en la estructura de la familia puede causar estrés junto con sus efectos.

Separación y divorcio

El matrimonio es un acuerdo entre dos personas que se comprometen a compartir las alegrías, las luchas y los retos de la vida. Usualmente las parejas casadas encuentran formas para superar sus problemas. Sin embargo, si los conflictos se vuelven demasiado difíciles para resolver, la pareja podría decidir separarse o divorciarse. Una **separación** es *una decisión entre los cónyuges de vivir aparte uno del otro*. Una pareja se puede separar hasta que resuelvan sus diferencias y crean que pueden vivir juntos otra vez. Si no pueden superar sus problemas, la pareja podría decidir divorciarse. Un **divorcio** es *el final legal del contrato matrimonial*.

SATISFACER LAS NECESIDADES DE LOS NIÑOS

Cuando los padres se divorcian, se debe decidir dónde vivirán los niños. La **custodia** es *una decisión legal sobre quién tiene el derecho a tomar decisiones que afectarán a los niños de la familia y quién tiene la responsabilidad de cuidar físicamente de ellos*. La custodia puede ser otorgada a un solo padre (custodia única) o dividida, de manera que los dos padres puedan compartir la crianza de los niños (custodia compartida).

AJUSTES FAMILIARES

Adaptarse a un divorcio requiere de ajustes emocionales para toda la familia. Los jóvenes y los niños frecuentemente encuentran difícil vivir separados de uno de sus padres y no ver a ese padre por largos periodos de tiempo. Algunos podrían experimentar algunas de las etapas de la aflicción, incluyendo negación o aturdimiento, ira (contra uno o ambos padres), regateo, depresión y finalmente, aceptación.

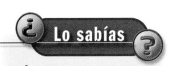

¿ Lo sabías ?

La estructura familiar se ha diversificado en las últimas décadas. Algunos adolescentes viven con el padre o la madre y otros viven con un abuelo o abuela u otro miembro de la familia. En familias mezcladas, los adolescentes viven con padrastros y hermanastros. También hay adolescentes que viven con familias adoptivas. De hecho, cada año se adoptan más de 100,000 niños en Estados Unidos. El pertenecer a estructuras familiares diferentes puede causar sentimientos difíciles en algunos adolescentes. En estas situaciones, es de gran ayuda hablar sobre los sentimientos e inquietudes con los miembros de la familia.

La separación y el divorcio pueden crear tensión en la unidad familiar. *¿Qué pueden hacer los miembros de una familia para apoyarse mutuamente durante un cambio de ese tipo?*

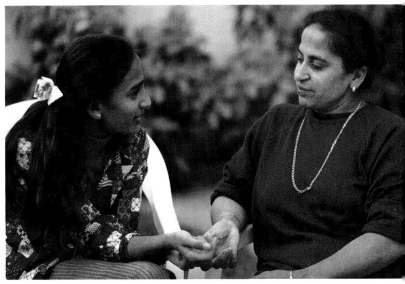

Ten en cuenta que los padres se divorcian uno del otro, no de sus hijos. A pesar de que los sentimientos de los padres divorciados cambian entre ellos, su amor por sus hijos puede permanecer igual. A continuación encontrarás unas sugerencias para manejar el estrés emocional cuando los padres se divorcian.

La aflicción es una emoción natural cuando pierdes a un ser querido. *¿Cuál sería para esta joven una manera saludable de tratar con la pérdida de un ser querido?*

► Recuérdate que tú no causaste el problema.

► No sientas que te tienes que poner del lado de uno de los dos.

► Comunica tus sentimientos sobre el divorcio a tus padres y a otros adultos confiables que te apoyen.

► Cuídate comiendo alimentos nutritivos, realizando actividades físicas y manejando tu estrés.

► Considera unirte a un grupo de apoyo para hijos de padres divorciados. Haciéndolo te darás cuenta de que no estás solo.

Segundo matrimonio

El segundo matrimonio de alguno de los padres puede ser estresante. Los padrastros y los hijos necesitan tiempo para ajustarse uno al otro. Si el padrastro tiene hijos del matrimonio anterior, todos los miembros de la familia combinada necesitan tiempo para ajustarse a los cambios y desarrollar las destrezas de comunicación y respeto necesarias para tener relaciones familiares sanas.

Muerte de un miembro de la familia

Una muerte en la familia puede causar intensos sentimientos de **aflicción**, *pena causada por la pérdida de alguien querido.* Cuando ocurre una muerte, cada miembro de la familia necesita tiempo para sentir su pena, aunque el periodo de tiempo necesario para lamentar la muerte de un ser querido es diferente en cada persona. He aquí algunas estrategias para sobrellevar la muerte de un ser querido y algunos aspectos relacionados al periodo de aflicción.

► **Concéntrate en los recuerdos felices.** Recuerda los buenos tiempos y las cualidades que hicieron a esa persona especial.

► **Acepta tus sentimientos.** Es normal sentirse lastimado cuando pierdes a alguien. No trates de negar tu dolor.

► **Únete a un grupo de apoyo.** Los grupos de apoyo para la aflicción permiten a las personas que han sufrido una pérdida, compartir su dolor con otros. Estos grupos pueden estar patrocinados por instituciones religiosas locales u otro tipo de organizaciones.

► **Busca ayuda de un consejero especializado en aflicción.** Si los sentimientos de aflicción interfieren con la vida de la persona por un largo periodo de tiempo es necesario buscar ayuda profesional.

Cambios en las circunstancias familiares

Los cambios en las circunstancias pueden también causar dificultades para las familias. A menudo, la honestidad y la comunicación abierta pueden ayudar a las familias a manejar esos cambios en una forma sana.

Mudanza

Es probable que cuando una familia se muda, sus miembros extrañen a sus viejos amigos y a los alrededores familiares de su antigua casa. A los adolescentes les puede causar ansiedad el hacer nuevos amigos y adaptarse a la nueva escuela. Si una mudanza es consecuencia de la ruptura de un matrimonio, los hijos pueden extrañar a uno de los padres que ya no vive con ellos.

Problemas financieros

Satisfacer las necesidades financieras familiares no es fácil. La pérdida de un trabajo, emergencias médicas y las cuentas vencidas pueden causar ansiedad sobre cómo sustentar las necesidades familiares. Las compras compulsivas o la mala planificación pueden también causar problemas financieros. *El abuso de las tarjetas de crédito*, el sobregiro de las tarjetas de crédito, puede ser un serio problema para aquellos que pagan las cuentas y frecuentemente lleva a discusiones sobre hábitos de gasto del dinero.

Enfermedad y discapacidad

Una enfermedad seria o una discapacidad pueden alterar las actividades normales de una familia. Uno o más miembros de la familia podrían necesitar cambiar sus horarios para cuidar al enfermo o discapacitado. Además de la preocupación e inquietud por la persona que está enferma, los miembros de la familia podrían también experimentar el estrés de tener que tomar decisiones médicas importantes sobre tipos de tratamiento o cuidado especial. Parte de ese estrés puede ser aliviado si todos los familiares comparten la responsabilidad de cuidar a la persona enferma o discapacitada.

Abuso de drogas y alcohol

El abuso de sustancias dentro de la familia puede amenazar la salud de toda la familia. Sin intervención o ayuda exterior este problema puede causar que el sistema familiar se quiebre. Si un miembro de la familia tiene un problema de abuso de sustancias, busca ayuda inmediata de un adulto confiable, de personal escolar u organizaciones como Alateen. Estos recursos pueden ayudarte a entender el problema y guiarte para conseguir asistencia adicional.

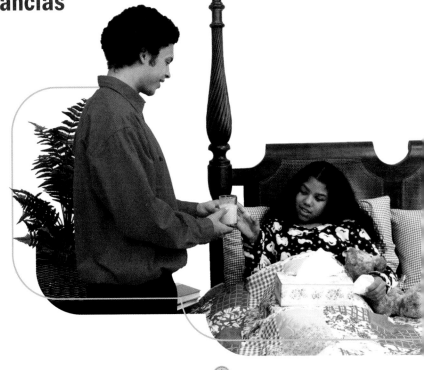

Cuando un miembro de la familia se enferma o queda discapacitado, el resto de la familia asume la responsabilidad de su cuidado. *¿De qué maneras puede un adolescente ayudar con el cuidado de un familiar enfermo o discapacitado?*

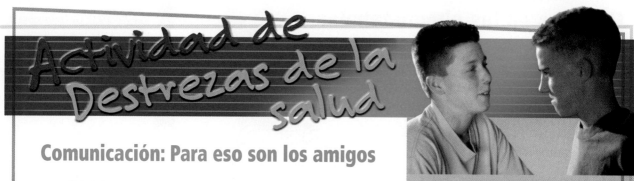

Actividad de Destrezas de la salud

Comunicación: Para eso son los amigos

"¿Estás bien? Preguntó Craig a su amigo Robert después de un día de escuela. "Te ves triste".

Robert dudó antes de admitir, "Mis padres han decidido divorciarse. Mi papá se va a mudar al otro lado de la ciudad pronto. Uno de estos días, sé que me van a preguntar con quién quiero vivir. Me siento apegado a ambos, a mamá y papá, y no quiero elegir a uno o al otro. Todo está cambiando. Quiero conversar con mis padres sobre mis sentimientos y preocupaciones, pero me temo que les causaré más problemas".

¿Qué harías tú?

¿Qué responderías si fueras Craig? Termina el resto de este diálogo incorporando destrezas de comunicación efectiva para mostrar cómo Craig demuestra empatía y apoyo.

1. Escucha atentamente.
2. Usa mensajes tipo "yo".
3. Habla con un tono de voz respetuoso.
4. Despliega un apropiado lenguaje corporal.

Sobrellevar los problemas familiares

Es importante manejar el estrés que causan los cambios familiares. En algunos casos, esto puede ser tan sencillo como comunicar tus necesidades y deseos a algún miembro de la familia. Hablar con los miembros de la familia puede reducir el estrés. Si ninguno de tus padres está disponible, busca otro adulto que pueda ayudarte, como un maestro, un consejero, miembro del clero, o un miembro de tu familia extensa. Entre las estrategias adicionales para manejar el estrés familiar se incluyen:

▶ **Haz lo que puedas para ayudar.** Por ejemplo, si tus padres se sienten estresados, podrías reducir su carga encargándote de más quehaceres domésticos y responsabilidades. Saber que estás ayudando puede hacerte sentir mejor.

▶ **Lee libros sobre el tema o habla con personas que hayan enfrentado problemas similares.** Puedes encontrar estrategias para manejar el problema.

▶ **Utiliza las técnicas para manejar el estrés.** Realiza actividades físicas, duerme adecuadamente, come alimentos nutritivos y encuentra una forma de relajarte como escuchar música suave.

técnicas para manejar el estrés Para obtener mayor información sobre cómo manejar el estrés, ver el Capítulo 8, página 209.

La capacidad de recuperación dentro de la familia

La capacidad de recuperación es un importante rasgo de una familia saludable. La **capacidad de recuperación** es *la habilidad para adaptarse efectivamente y superar las decepciones, dificultades o crisis.* Las personas capaces de recuperarse pueden recurrir a su propia fortaleza para manejar los cambios. Las familias capaces de recuperarse trabajan juntos para afrontar las circunstancias cambiantes. Mantener a una familia sana requiere de planeamiento, flexibilidad y esfuerzo. Cuando ocurren problemas, los miembros de la familia deben identificar el problema, evaluar cómo el problema afecta a toda la familia, discutir qué se puede hacer para manejarlo y recurrir a la unidad familiar y fortaleza para resolver juntos el problema. Si los miembros de una familia no pueden resolver los problemas por ellos mismos de una manera sana, existen algunos recursos a los cuales pueden acudir para recibir ayuda. Aprenderás más sobre estos recursos en la Lección 4.

Las familias fuertes resuelven problemas y dificultades y a su vez mantienen relaciones sólidas y saludables. *¿De qué maneras puedes afrontar el estrés durante épocas de dificultades familiares?*

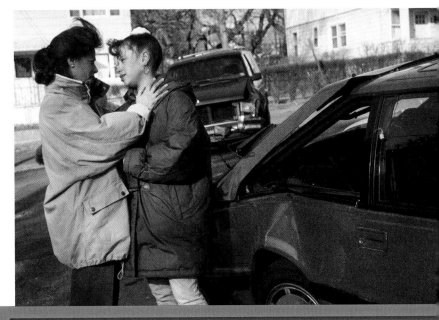

 Lección 2 *Repaso*

Repaso de información y vocabulario

1. ¿Cuáles son los principales tipos de estrés que afectan a las familias?

2. ¿Qué es la *aflicción*?

3. ¿Qué es la *capacidad de recuperación*?

Razonamiento crítico

4. **Aplicar.** Las causas del estrés pueden ser positivas o negativas. Da ejemplos de un suceso positivo y de un suceso negativo que hayan causado estrés dentro de tu familia. Explica cómo manejas este tipo de estrés.

5. **Sintetizar.** ¿Por qué los hijos de padres recientemente divorciados podrían experimentar las etapas de la aflicción? ¿Cómo podría un niño pequeño expresar estos sentimientos?

Destrezas de salud aplicadas

Controlar el estrés. Todas las familias enfrentan cambios que resultan en estrés. Imagina un cambio en tu familia que te cause estrés significativo a ti o a otro miembro de la familia. Haz una lista de técnicas para controlar el estrés que emplearías en este tipo de situaciones.

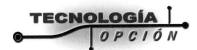

PROCESADOR DE TEXTOS El procesador de textos puede ayudarte a preparar una lista que sea prolija y fácil de seguir. Ve a **health.glencoe.com** para encontrar información sobre cómo aprovechar al máximo tu programa procesador de textos.

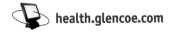

Cómo enfrentar las crisis familiares

VOCABULARIO

violencia doméstica
abuso emocional
abuso físico
abuso sexual
abuso conyugal
abuso infantil
negligencia
ciclo de la violencia

APRENDERÁS A

• Analizar la importancia de las estrategias saludables que previenen el abuso emocional, físico y sexual.

• Analizar y aplicar estrategias para evitar la violencia dentro de la familia.

• Discutir la importancia de buscar consejos y ayuda para romper el ciclo de violencia.

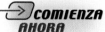 **COMIENZA AHORA** Haz una lista de los tipos de crisis que las familias pueden experimentar. ¿De qué maneras sanas pueden estas familias afrontar estas crisis?

 Atacar a otras personas y destruir efectos personales son modos malsanos de manejar conflictos. ¿Cuáles son algunas estrategias sanas para resolver conflictos?

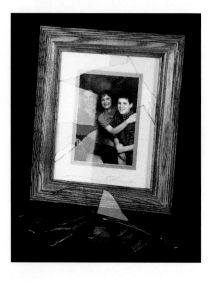

Algunas familias experimentan problemas que pueden interferir con la conducta normal y saludable de la vida familiar. Puede ser un joven que tiene problemas en la escuela, un padre al perder su trabajo o un desacuerdo sobre las reglas de la casa. La mayoría de los problemas se resuelven mediante la comunicación efectiva y la resolución de conflictos. Sin embargo, algunas situaciones negativas, y hasta peligrosas, se pueden desarrollar en familias que pasan por conflictos y estrés. Es importante saber cómo reconocer y enfrentar los ciclos no saludables de conducta familiar.

Violencia familiar

Cuando ocurren los conflictos y los miembros de la familia reaccionan con conductas fuera de control, puede surgir la violencia. La violencia puede ser emocional, física o sexual. No importando la forma que tome, la violencia es destructiva para la salud familiar. La **violencia doméstica**, *cualquier acto de violencia que involucra a los miembros de la familia*, es un acto criminal que puede ser enjuiciado por la ley.

Todos los tipos de violencia doméstica implican abuso. El abuso incluye cualquier maltrato de una persona hacia otra. Las formas principales de abuso en la casa incluyen lo siguiente:

▶ El **abuso emocional** es *un patrón de conducta que ataca el desarrollo emocional y el sentido de valía de un individuo*. Gritar, intimidar, insultar y amenazar con daño físico son ejemplos de abuso emocional.

▶ El **abuso físico** es *infligir daño físico o lesiones intencionales*. Abofetear, golpear, patear, pellizcar y arrojar objetos a otra persona son todas formas de abuso físico.

▶ El **abuso sexual** implica *cualquier contacto sexual que sea forzado sobre una persona en contra de su voluntad*. El abuso sexual incluye hacerle comentarios de naturaleza sexual a una persona que no desea oirlos, así como tocar a la persona de una forma sexual que esa persona no acepta.

Abuso conyugal.

La violencia doméstica dirigida a un cónyuge, se llama **abuso conyugal**. El abuso conyugal puede ocurrir en todos los tipos de familias, más allá del nivel de educación, ingreso ni etnia. Muy a menudo, este maltrato resulta del uso de la fuerza física de una persona para tratar de controlar a otra. Sin embargo, el abuso también puede ser de naturaleza emocional o sexual.

El abuso conyugal puede dañar seriamente la salud física, social o mental/emocional de la víctima. El abuso físico, por ejemplo, puede resultar en heridas muy serias o hasta la muerte. La salud social de la víctima sufre cuando evita a los amigos y familia para esconder la evidencia del abuso. Frecuentemente, el trauma mental/emocional del abuso conyugal, como lo son los sentimientos de miedo y vergüenza, permanecen mucho tiempo después de que sanen las heridas físicas. El abuso conyugal también daña la salud de otros miembros de la familia. Es necesario que las víctimas de abuso conyugal y sus hijos se alejen de la situación peligrosa y busquen ayuda.

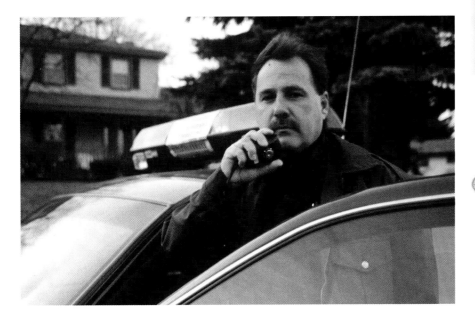

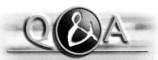

¿Cuáles son los elementos de un plan de seguridad contra el abuso?

Las personas que se encuentran en situaciones de abuso deberían desarrollar un plan de seguridad que incluya:

- **Lugares y situaciones a evitar.** Evitar lugares que tengan sólo una salida. Tratar de no estar cerca del abusador cuando ha estado bebiendo o consumiendo drogas.
- **Rutas posibles de escape.** Las puertas, ventanas en el primer piso, salidas del sótano, elevadores, escaleras son opciones.
- **Un lugar adonde ir.** Ir a un lugar seguro, como la casa de un amigo o pariente, un refugio o un hotel.
- **Números de teléfono.** Saber el número de emergencia para la violencia en el hogar. Usarlo para obtener ayuda o información.

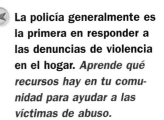

La policía generalmente es la primera en responder a las denuncias de violencia en el hogar. *Aprende qué recursos hay en tu comunidad para ayudar a las víctimas de abuso.*

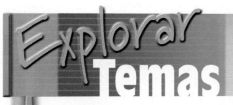

¿Cuáles son los beneficios de la consejería familiar e individual?

La consejería familiar e individual son dos maneras de sobrellevar las crisis familiares. ¿Cuáles son los beneficios y desventajas de cada método de terapia? He aquí dos puntos de vista.

Punto de vista 1: Sheila K., 14 años

La familia es una unidad y así debería ser tratada. Mandar a un miembro de la familia a consejería genera un mensaje de que él o ella es el problema que necesita arreglo. Además, "arreglar" a una persona no resolverá problemas que involucran a toda la familia. La terapia familiar es la mejor forma de asegurarse de que todos asuman la responsabilidad de lo que está pasando en la casa.

Punto de vista 2: Jay S., 16 años

Claro, las familias son una unidad, pero están compuestas por individuos con sus propios problemas. Y seamos sinceros, no todos los miembros de la familia están dispuestos a recibir ayuda. En esa situación, sería beneficioso para un miembro de la familia tener sesiones individuales. Lejos de otros miembros de la familia, los individuos pueden sentirse más cómodos y ser más honestos. Puede ayudarles a manejar mejor cualquier cosa que pase en casa.

(ACTIVIDAD)

1. ¿Cuáles son los beneficios y desventajas adicionales de cada tipo de terapia? ¿Bajo qué circunstancias piensas que un tipo de terapia sería más conveniente que otro?

2. Accede a información sobre otros métodos para ayudar a las familias. Por ejemplo, una forma de terapia utiliza ambas sesiones, de grupo e individuales.

¿ Lo sabías ?

La violencia en el hogar le cuesta entre $5–10 mil millones de dólares a la nación por año. Estos costos incluyen

- gastos médicos.
- costos de policías y tribunales.
- refugios y hogares de cuidados.
- ausencias por enfermedad, ausentismo y falta de productividad.

Abuso infantil

El **abuso infantil** *es abuso doméstico dirigido a un niño.* Como el abuso conyugal, el abuso a un niño puede ser emocional, físico o sexual. El abuso infantil también puede incluir **negligencia**, *la ineficiencia para satisfacer las necesidades físicas o emocionales de un niño.* Las necesidades físicas incluyen alimentación adecuada, ropa, un hogar y cuidados médicos. La negligencia emocional puede tomar formas de indiferencia o falta de demostración de amor y apoyo.

Un niño que vive en un hogar abusivo puede intentar escapar al abuso huyendo. Los niños que huyen muy a menudo se convierten en víctimas de explotación, porque no tienen dinero, destrezas laborales o ningún otro medio para mantenerse por ellos mismos. De hecho, son los blancos principales de personas que trafican con pornografía y prostitución. Huir de casa no es una buena solución para enfrentar el abuso infantil. La mejor solución para los niños que sufren de abuso es pedir ayuda a adultos confiables.

Efectos del abuso

Las víctimas de abuso doméstico experimentan sentimientos de vergüenza, miedo, humillación y culpa. Frecuentemente se sienten indefensos para cambiar las circunstancias. Los efectos a largo plazo del abuso doméstico pueden incluir

▶ la incapacidad para confiar o establecer relaciones personales saludables.

▶ el dolor físico crónico.

▶ el descuido personal o herirse a sí mismo, incluyendo intentos de suicidio.

▶ depresión, ansiedad, trastornos en el sueño, trastornos alimenticios.

▶ abuso de alcohol y otras drogas.

Es muy importante que las víctimas de violencia doméstica reciban ayuda externa para manejar esta situación extremadamente peligrosa. Ir a un lugar seguro es la principal prioridad.

Romper el ciclo de la violencia

Frecuentemente la violencia doméstica es una conducta aprendida. Un niño que sufre o que es testigo de abuso puede ver la violencia en casa como una forma normal de vida. Como resultado, el niño muy probablemente se convertirá en un adulto que abusará de otros. De esta forma la violencia doméstica continúa el ciclo de una generación a otra. Este *patrón de violencia repetitiva o conductas abusivas de una generación a otra* es llamado el **ciclo de la violencia**. La única forma de romper este ciclo es parar todas las formas de violencia y abuso. La **Figura 11.2** provee sugerencias para romper el ciclo de la violencia.

la SALUD al MINUTO

Prevenir la violencia doméstica

Para promover una atmósfera sin violencia en el hogar:

▶ No proveer juguetes que inciten a la violencia en los niños pequeños, como pistolas o cuchillos de juguete.

▶ No proveer a los niños videojuegos que se concentren en la violencia, como ataques a la propiedad, personas o animales.

FIGURA 11.2

ROMPER EL CICLO DE LA VIOLENCIA

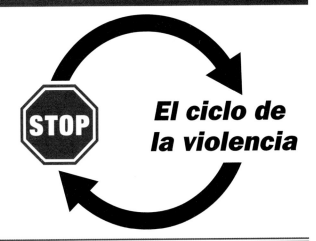

Tú puedes ayudar a romper el ciclo del abuso. Si tú o alguien que conoces es objeto de abuso...

• Dile lo que sucede a un adulto confiable (uno de tus padres, otro miembro de la familia, maestro, enfermera escolar o consejero, doctor.) Pídele a esa persona que te ayude a encontrar la manera de resolver el problema.

• Llama a una línea de emergencia o a un centro para manejo de crisis donde puedan asistirte en encontrar consejeros u otras formas de ayuda.

• Reporta el abuso a la policía. También sería apropiado contactar los servicios de ayuda para jóvenes y bienestar infantil.

El ciclo de la violencia

Fuente: *Programas de la oficina de justicia del Departamento de Justicia de EE.UU.*

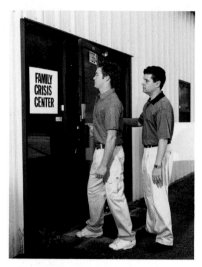

Evitar la violencia doméstica

Hay muchas estrategias que pueden ayudarte a evitar y prevenir la violencia doméstica. Puedes recordar estas estrategias con las tres R.

▶ **Reconocer.** Toma conciencia de los actos que son abusivos. Recuerda que el abuso toma muchas formas incluyendo abuso físico, verbal, emocional y sexual, así como negligencia.

▶ **Resistir.** Si alguien intenta hacerte daño físico o abusar de ti de forma sexual resiste de cualquier forma que puedas. Sé firme y defiéndete. Huye del abusador y busca ayuda de un adulto confiable.

▶ **Reportar.** Si alguien te trata de forma abusiva, retírate y dile a alguien sobre el incidente tan pronto como puedas. Si eres testigo de alguien que está sufriendo abuso, repórtalo a las autoridades o dile a un adulto que pueda ayudarte.

Las víctimas de abuso doméstico necesitan ayuda. Sus abusadores también necesitan ayuda. Ser una víctima infantil o ser testigo de abuso no justifica convertirse en un adulto abusivo. Todas las formas de abuso doméstico son inaceptables, la mayoría de estos actos son ilegales. En la próxima lección, aprenderás más sobre los recursos de ayuda para las víctimas de abuso.

 Buscar ayuda es el primer paso para tratar con la violencia en el hogar. *¿Qué estrategias podrían ayudar a los individuos a prevenir la violencia en la familia?*

▶ Lección 3 *Repaso*

Repaso de información y vocabulario

1. ¿Cuáles son los efectos del abuso conyugal?

2. ¿Qué es la *negligencia*? Explica cómo la negligencia afecta cada parte del triángulo de la salud de un niño.

3. ¿Qué es el *ciclo de la violencia*? ¿Cuáles son algunas formas de romper este ciclo?

Razonamiento crítico

4. **Sintetizar.** Uno de los efectos del abuso es que la víctima se siente despreciable. ¿Cómo podrías ayudar a una víctima de abuso a sentirse mejor consigo misma?

5. **Evaluar.** Algunos dicen que los efectos a largo plazo del abuso son peores que los efectos a corto plazo. Explica por qué esta declaración puede ser verdadera para muchas víctimas.

Destrezas de salud aplicadas

Promoción. Escribe un artículo en donde discutas el grave problema del abuso doméstico. Describe los efectos del abuso y alienta a las víctimas de cualquier tipo de violencia doméstica a buscar ayuda inmediata. Pídele al periódico escolar que publique tu artículo.

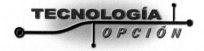

PROCESADOR DE TEXTOS Usa un programa procesador de textos para escribir tu artículo. Ve a **health.glencoe.com** para recibir consejos sobre cómo obtener lo mejor de tu programa procesador de textos.

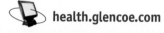 **health.glencoe.com**

Sistemas de apoyo en la comunidad

VOCABULARIO

**centro de crisis
hogar de
     cuidados
consejería
     familiar
mediador**

APRENDERÁS A

- Demostrar conocimiento sobre asuntos de salud personales y familiares.
- Identificar situaciones familiares que requieren de servicios de profesionales de la salud y explicar cómo acceder a estos servicios.
- Evaluar de manera apropiada y efectiva las técnicas de resolución de conflictos para diversas situaciones familiares.

COMIENZA AHORA   **Enumera algunos tipos de recursos de la salud al alcance de las familias que enfrentan crisis. Para cada recurso, da un ejemplo de cuándo un miembro individual de la familia o la familia entera podrían necesitar buscar ayuda de profesionales de la salud. Agrega o corrige tu lista a medida que leas la lección.**

Has aprendido cómo la salud de toda la familia depende de la salud de sus miembros individuales. Es importante manejar el estrés y el conflicto para prevenir que los problemas se intensifiquen. Sin embargo, a veces las familias deben buscar ayuda externa, como lo son los servicios profesionales, a fin de tratar los problemas.

Ayuda para familias

El recurso más apropiado para una familia en crisis depende de la seriedad del problema. Algunos problemas, como la violencia doméstica, podrían necesitar la intervención de las agencias jurídicas. Problemas como el abuso de sustancias podrían requerir ayuda médica. Las víctimas deben reconocer que necesitan ayuda para poder encontrar una solución. Los miembros de una familia problemática pueden llamar a un **centro de crisis**, *un servicio que maneja emergencias y proporciona referencias a un individuo que necesita ayuda.* Muchas comunidades tienen también líneas de emergencia, números de teléfonos especiales que las personas pueden llamar las 24 horas del día para recibir ayuda. Las personas que trabajan en los centros de crisis y en las líneas de emergencia, están capacitadas para guiar a los individuos a la solución de sus problemas. La solución puede incluir referirlos a una de las fuentes descritas en la **Figura 11.3** de la siguiente página.

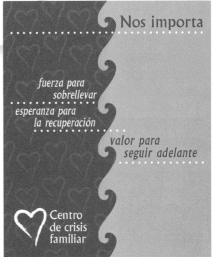

Nos importa

*fuerza para
sobrellevar*
*esperanza para
la recuperación*
*valor para
seguir adelante*

Centro
de crisis
familiar

Los centros de crisis pueden proveer ayuda y apoyo para familias que enfrentan situaciones difíciles. *¿Qué otros recursos ofrecen ayuda a las familias en crisis?*

FIGURA 11.3

FUENTES DE AYUDA PARA FAMILIAS

Muchas asociaciones ofrecen ayuda para las familias que lo necesiten

Comunidades Religiosas

Servicios a la comunidad

Policía

Fuentes de ayuda para familias

Hospitales/Clínicas

Hospitales/Clínicas

Refugios

Grupos de apoyo

Consejeros Familiares

Mediadores

la SALUD al MINUTO

Llamadas a líneas de emergencia para requerir ayuda

Antes de llamar:

▶ **Enuncia el problema para ti mismo.** Escribe cuál es el problema y lo que vas a decir.

▶ **Haz una lista con todas las preguntas que tengas.** No dejes de preguntar por algo porque te parezca poco importante.

▶ **Practica.** Ensaya lo que vas a decir.

Cuando haces la llamada:

▶ **Ten lápiz y papel a mano.** Escribe los nombres y números telefónicos de las personas que el consejero te sugiera llamar.

▶ **Considera las sugerencias del consejero.** Decide cuál es el mejor plan de acción.

Servicios de la comunidad

La mayoría de las comunidades ofrecen una variedad de servicios a las familias que necesitan ayuda. Pueden ofrecerse clases para ser mejores padres y para resolución de conflictos en agencias privadas o públicas. Muchas agencias pueden ayudar a las familias a conseguir alimentos, ropa y refugio. Algunas agencias proveen ayuda financiera o servicio médico, capacitación laboral y ayudan a las personas a encontrar trabajo.

AYUDA PARA NIÑOS

Algunas veces los padres son incapaces de cuidar adecuadamente a sus hijos. Los niños cuyas necesidades básicas no son satisfechas, o que viven situaciones de abuso, deben ser ubicados en un **hogar de cuidados**, *un arreglo temporal en el cual un niño pasa a vivir bajo la guía y supervisión de una familia o un adulto que no está relacionado con el niño de nacimiento*. Las familias que brindan un hogar de cuidado proporcionan refugio a niños que han sufrido abuso o han sido víctimas de negligencia dándoles cariño y apoyo. Algunas veces, las familias de acogida adoptan a los niños que han supervisado.

AYUDA PARA LAS VÍCTIMAS DE ABUSO CONYUGAL

Las víctimas de abuso conyugal pueden encontrar ayuda contactando una organización que trate la violencia doméstica. Muchas comunidades proporcionan refugio y una red de casas seguras en todo Estados Unidos. Estas organizaciones ofrecen refugio, alimentos, ropa, y orientación a las mujeres en crisis y a sus hijos. Algunos también ayudan a las víctimas a reforzar sus destrezas laborales, enseñándoles técnicas de entrevistas y dándoles cursos de capacitación.

Grupos de apoyo

Algunas personas encuentran ayuda a través de los **grupos de apoyo**, reuniones en las cuales los individuos comparten sus problemas y reciben consejo de otras personas que enfrentan problemas similares. Los participantes hablan de sus problemas y con frecuencia se sienten mejor cuando se dan cuenta de que no están solos. Los grupos de apoyo ayudan a muchas personas a afrontar sus problemas día por día.

El propósito de los grupos de apoyo es tratar varios tipos de asuntos de salud, familiares o personales. Por ejemplo, existen grupos para diferentes áreas de la salud, como abuso de sustancias, trastornos alimenticios, violencia doméstica, enfrentar la aflicción y sobrellevar la enfermedad a largo plazo de un miembro de la familia.

vínculo

grupos de apoyo Para obtener mayor información sobre los grupos de apoyo y otros métodos de tratamiento, ver el Capítulo 9, página 237.

La vida real
APLICACIÓN

Servicios de apoyo familiares

Existen muchos recursos comunitarios que dan ayuda a las familias que enfrentan dificultades.

 Al-Anon 555-2666
Apoyo a familiares de gente adicta a sustancias como alcohol y otras drogas.

 Alateen 555-8336
Apoyo a adolescentes que viven con un adicto al alcohol u otras drogas.

 Centro para la resolución de conflictos 555-1234
Ofrece asesoría mediación y entrenamiento para ayudar a resolver conflictos.

 Centro de recursos familiares 555-9876
Presta apoyo a familias, incluye servicios de terapia.

 Servicios familiares 555-5671
Presta asistencia psicológica a individuos, parejas y familias.

 Adolescentes en transición 555-8485
Ofrece recursos a adolescentes que buscan ayuda en problemas difíciles de la vida, como hacer frente a un divorcio o muerte.

 ACTIVIDAD

Utiliza de ejemplo la guía de arriba e identifica en tu directorio telefónico servicios de salud similares en tu comunidad. En grupos pequeños, compilen un Directorio de apoyo a las familias de la comunidad que describa cada agencia. Incluyan los servicios, horarios y direcciones. Fija como público del directorio a los jóvenes. Usa *clip art* para hacerlo visualmente atractivo.

Consejería

La **consejería familiar**, *una terapia para restablecer las relaciones saludables en una familia*, es otra fuente para ayudar a las familias que enfrentan sus problemas. Los miembros de la familia se reúnen regularmente con los consejeros para discutir temas y tratar de encontrar soluciones. Estas terapias muy a menudo ofrecen a las familias las destrezas para resolver por ellos mismos conflictos futuros. En algunos casos, un miembro de la familia puede beneficiarse de terapias individuales. Cuando se enfrentan problemas de violencia doméstica, las sesiones individuales con un consejero, un psicólogo o psiquiatra pueden ayudar al abusador a descubrir los patrones de abuso familiar que aprendió durante su niñez. El ciclo de violencia puede entonces romperse a medida que el individuo aprende a reconocer los patrones abusivos y los reemplaza con conductas sanas.

Mediación

Las familias, a menudo, tienen dificultad para resolver los problemas que un divorcio implica, desde la custodia de los niños hasta la distribución de propiedades. En estos casos la mediación puede ayudar. Un **mediador** es *una persona que ayuda a otros a resolver problemas para la satisfacción de ambas partes*. El mediador fija reglas básicas y asiste en la comunicación efectiva que permite a cada parte hablar y ser oído. El proceso de mediación alienta a los miembros de la familia a comunicarse, cooperar y llegar a un acuerdo. Los mediadores frecuentemente ayudan a ambas partes a encontrar recursos y hacer conexiones emocionales que resultarán en un acuerdo mutuo.

Mantener familias saludables

Cada miembro de la familia puede hacer su parte para mantener a la familia saludable. Por medio de la comunicación y conciencia, las personas pueden aprender sobre asuntos de la salud familiar. Pasa tiempo con otros miembros de tu familia y averigua qué está sucediendo en su vida. Muestra interés, haz preguntas y ofrece ayuda si piensas que es necesario.

Los consejeros familiares pueden ayudar a los adolescentes y sus padres a aprender a comunicar sus sentimientos y encontrar maneras de resolver las diferencias. *¿Qué estrategias podrían usar los consejeros para mejorar la comunicación familiar?*

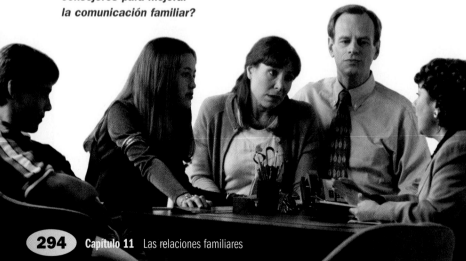

Dado que una familia vive junta en un hogar es importante respetar el espacio personal y los sentimientos de cada uno. Sé considerado con los otros miembros de la familia. Por ejemplo, mantener el nivel de ruido bajo, puede prevenir que invadas el espacio de un miembro de la familia. Aquí hay algunas formas adicionales para fortalecer las relaciones familiares:

- **Coopera.** Responde amablemente a solicitudes o preguntas. Cumple con tus responsabilidades sin que nadie te lo pida o te lo recuerde.

- **Muestra agradecimiento.** Evita no valorar a los miembros de la familia, recuerda decir "gracias" cuando es apropiado. Muestra apoyo y da aliento.

- **Sé un buen comunicador.** Evita interrumpir, soñar despierto o sacar conclusiones precipitadas cuando alguien está hablando. Trata de no levantar la voz si estás en desacuerdo con algo.

- **Ofrece ayuda.** Muestra preocupación y ofrece apoyo y ayuda.

- **Muestra empatía.** Intenta ver la situación desde el punto de vista del otro miembro de la familia.

- **Esfuérzate para resolver conflictos.** Recuerda estas tres destrezas de las relaciones saludables: comunicación, cooperación y acuerdo. Si es apropiado, utiliza las estrategias de **resolución de conflictos**.

- **Sé consciente de cuándo obtener ayuda exterior.** Sé capaz de identificar situaciones que requieran ayuda profesional y conoce cómo acceder a estos servicios.

vínculo

resolución de conflictos
Para repasar los pasos para resolver conflictos, ver el Capítulo 10, página 264.

 Con frecuencia, puedes ayudar a un miembro de tu familia por el simple hecho de escuchar lo que tiene que decir.

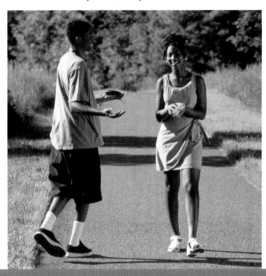

Lección 4 *Repaso*

Repaso de información y vocabulario

1. Identifica algunas situaciones familiares que requieran ayuda de servicios de profesionales de la salud.

2. ¿Cuándo podría un niño ser ubicado en un hogar de cuidado?

3. ¿Cuáles son tres cosas que puedes hacer para mantener la salud de tu familia?

Razonamiento critico

4. **Aplicar.** Observa las fuentes de ayuda para familias en la Figura 11.3. Da un ejemplo de una inquietud de salud personal o familiar que pueda ser atendido por cada recurso.

5. **Sintetizar.** Explica cómo los centros y las líneas de crisis son similares. ¿En qué son diferentes estos dos servicios de salud?

Destrezas de salud aplicadas

Acceder a la información. Investiga qué recursos en tu comunidad ayudan a las familias en crisis. Haz una lista de los servicios profesionales de salud que identifiques y aprende cómo acceder a cada recurso. Crea una agenda con la información que recopilaste.

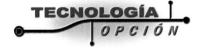
TECNOLOGÍA *OPCIÓN*

PROCESADOR DE TEXTOS El procesador de textos puede ayudarte a preparar una agenda que sea fácil de seguir. Ve a health.glencoe.com para encontrar información sobre cómo aprovechar al máximo tu programa procesador de textos.

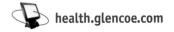

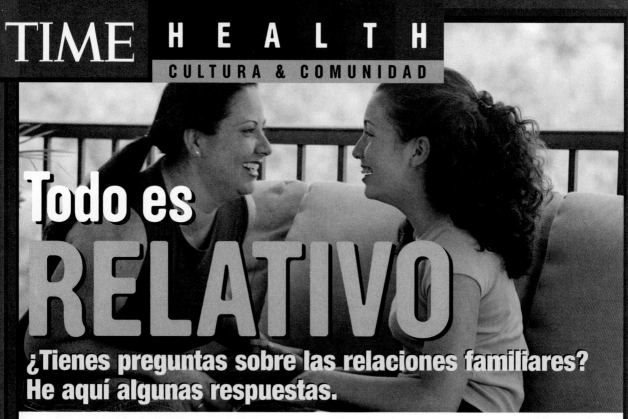

Todo es RELATIVO

¿Tienes preguntas sobre las relaciones familiares? He aquí algunas respuestas.

Mis padres no me dicen que me aman, sé que me aman, pero quisiera oírlo. ¿Esto puede cambiar?
—*Mara, 12 años, de Birmingham, Michigan.*
Derrite su hielo acercándote más a ellos. Abraza a tus padres, diles que los amas, déjales notas dulces. Si no entienden el cambio en tu comportamiento, pídeles directamente un acercamiento verbal, sé específica acerca de lo que quieras oír.

Mi hermano y yo hablamos de cosas profundas muy rara vez. ¿Cómo podemos acercarnos? —*Alex, 16 años, Martinez, California.*
¿Qué es lo que piensas ahora? Ve y pídele a tu hermano su opinión sobre eso. Puede que te sorprendas de lo halagado que se sienta con tu actitud. También haz preguntas más profundas: ¿qué se siente al ir a la universidad? ¿qué opina de sus relaciones? Solamente se necesita un poco de valor para romper el silencio.

Mi hermana le habla mal de mí a mi papá. ¿Cómo puedo hacer para que me hable a mí y no hable de mí? —*Esteban, 15 años, Wichita, Kansas.* Esto requiere de una conversación cara a cara con tu hermana, porque ésa es la cortesía que tú esperas que ella te dé. Dile que prefieres que aclare las situaciones directamente contigo y

prométele que tú harás lo mismo. Para asegurarte, habla con tu papá sobre tu plan, de esa forma tu hermana no podrá cambiar tu versión después.

¿Cómo puedo ayudar a mi mamá a dejar de preocuparse cuando salgo? —*Liane, 17 años, Greeenville, Texas.*
Mientras más información le puedas proporcionar, en relación adónde vas, (cuándo, con quién y a qué hora) se preocupará menos. Escribe un breve itinerario con lugares y números de teléfono de los lugares donde estarás antes de salir. De esa forma tu mamá sabrá que eres responsable, lo que hará más fácil que se relaje. ¿Quieres que realmente se despreocupe? Ofrécele la posibilidad de llamar para verificar donde estás a una hora preasignada.

TIME PIENSA...
Sobre las relaciones familiares

Toma un tiempo para pensar en un familiar o un amigo de la familia que admiras. Elabora una lista de palabras que describan a esa persona. Escribe un poema sobre la persona que admiras utilizando las palabras de tu lista.

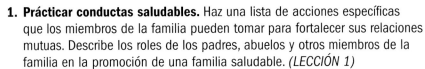

Destrezas de salud aplicadas

1. Práticar conductas saludables. Haz una lista de acciones específicas que los miembros de la familia pueden tomar para fortalecer sus relaciones mutuas. Describe los roles de los padres, abuelos y otros miembros de la familia en la promoción de una familia saludable. *(LECCIÓN 1)*

2. Destrezas de la comunicación. Escribe un guión en el cual un adolescente demuestre destrezas para escuchar activas y empatía cuando un amigo le revela que su padre sufre de una enfermedad o incapacidad. *(LECCIÓN 2)*

3. Promoción. Desarrolla un cartel o un ASP que se pueda usar para crear conciencia en otros sobre lo que pueden hacer para romper el ciclo del abuso. *(LECCIÓN 3)*

4. Tomar decisiones. Carol piensa que su hermana mayor tiene un problema de drogas. Utiliza los pasos de la toma de decisiones para decidir cómo obtener ayuda para su hermana. *(LECCIÓN 4)*

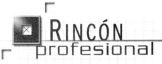

RINCÓN profesional

Terapeuta familiar

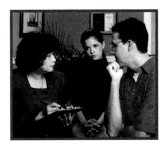

Depresión, problemas conyugales y conflictos de hijos y padres pueden tensar las relaciones familiares. Un terapeuta familiar puede ayudar a las familias a encontrar las formas para resolver sus problemas y comunicarse de manera más abierta y honesta. Para convertirte en un terapeuta familiar, necesitarás una maestría en terapia de parejas y familiar. Aprende más acerca de esta y otras carreras relacionadas a la salud visitando el Rincón Profesional en **health.glencoe.com**.

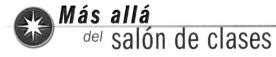

Más allá *del* salón de clases

La participación de los padres

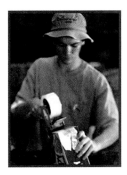

Promoción. Con tus padres, infórmate sobre dónde están los refugios para victimas de abuso, que proveen un lugar seguro para recuperarse. Determina cuáles son las necesidades del refugio y qué es lo que tu familia puede hacer para apoyar los esfuerzos del refugio. Puedes recolectar materiales como ropa, libros, juguetes y mantas para el refugio.

La escuela en la comunidad

Eventos de la comunidad. Identifica los eventos y programas de tu comunidad que estén dirigidos hacia los estudiantes y sus familias. Haz contacto con las organizaciones que patrocinan las actividades y averigua cómo tú, tus compañeros de clase y los miembros de tu familia pueden involucrarse.

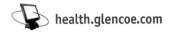

Después de leer

Usa tu *Foldable* para revisar lo que has aprendido de las relaciones familiares y sus efectos en tu salud, física, mental/emocional y social.

FOLDABLES
Esquema de estudio

▶ **TERMINOLOGÍA DE LA SALUD** *Contesta las siguientes preguntas en una hoja de papel.*

Lección 1 *Une cada definición con el término correcto.*

afirmación	**familia**
familia extensa	**hermanos**

1. Familia inmediata u otros parientes.
2. Una opinión positiva que ayuda a los individuos a sentirse apreciados y apoyados.
3. La unidad básica de la sociedad.

Lección 2 *Llena los espacios en blanco con el témino correcto.*

custodia	**capacidad de recuperación**
divorcio	**separación**
aflicción	

Los padres de Dan se pelean mucho. Han considerado terminar el matrimonio por medio del/de la (_4_) pero se decidieron por una (_5_), un periodo en el cual vivirán separados para ver si pueden resolver sus diferencias. Durante ese tiempo, los padres de Dan tienen una (_6_) compartida, para hacerse cargo y tomar decisiones acerca de Dan en forma conjunta.

Lección 3 *Reemplaza las palabras subrayadas con el término correcto.*

abuso sexual	**abuso emocional**
ciclo de la violencia	**abuso físico**
violencia doméstica	**abuso infantil**

7. Tres formas de <u>explotación</u> en la casa son abuso emocional, físico y sexual.
8. Insultar a alguien, o atacar su autoestima es <u>abuso físico</u>.
9. El descuidar a un bebé es una forma de <u>abuso conyugal</u>.

Lección 4 *Une cada definición con el término correcto*

centro de crisis	**hogar de cuidados**
mediador	**consejería familiar**

10. Un acuerdo temporal bajo el cual un niño es ubicado bajo la guía o supervisión de una familia o un adulto no relacionado con él de nacimiento.
11. Terapia para restaurar las relaciones saludables en una familia.
12. Un lugar que maneja emergencias y da referencias a las personas que necesitan ayuda.

▶ **¿LO RECUERDAS?** *Usa oraciones completas para contestar las siguientes preguntas.*

1. Enumera tres formas en las que los padres promueven la salud física en sus hijos.
2. ¿Por qué la familia es considerada la unidad básica de la sociedad?
3. Enumera cinco rasgos de una familia saludable.
4. Identifica tres situaciones que podrían ocasionar un cambio en la estructura familiar.
5. ¿Qué suceso podría llevar a cambiar la situación financiera de una familia?
6. Enumera tres formas de sobrellevar el estrés dentro de la familia.
7. ¿Qué constituye abuso sexual?
8. ¿Por qué un niño que escapa de su casa, a menudo corre el riesgo de ser explotado?
9. ¿Cuales son las tres R para prevenir y evitar la violencia doméstica?
10. Además de los centros de crisis y líneas de emergencia, enumera tres fuentes a que las familias pueden acudir para recibir ayuda.
11. ¿Cuál es la diferencia principal entre grupos de apoyo y consejería?
12. ¿Cuáles son tres de las destrezas que utilizan los mediadores para ayudar a las familias a resolver sus problemas?

►RAZONAMIENTO CRÍTICO

1. Analizar. Serena cocina la cena para su familia cuando sus padres trabajan hasta tarde. ¿Cómo se beneficia Serena de su conducta considerada? ¿Cómo se benefician los miembros de su familia?

2. Sintetizar. ¿Qué tipo de estrés puede experimentar una familia cuando uno de sus hijos se va a la universidad?

3. Aplicar. Carlos trata de hablar frecuentemente con su madre sobre los problemas que tiene en la escuela, pero ella le dice que no tiene tiempo para escuchar sus problemas. ¿Qué clase de crisis familiar puede estar señalando este patrón de conducta?

4. Sintetizar. Un joven tiene padres que abusan del alcohol. ¿Qué tipo de recursos pueden darle la mejor ayuda a este joven? Explica tu elección.

Práctica para la prueba estandarizada

 Lee el siguiente pasaje y luego contesta las preguntas

La cocina

Cuando pienso en mi familia, los recuerdo en la cocina de nuestro apartamento. Veo el refrigerador cubierto con los dibujos de los niños, calendarios, teléfonos de emergencia e imanes sosteniendo recordatorios de cosas que se deberían haber hecho semanas atrás. Unas cortinas azules cuelgan de la ventana que da al edificio de enfrente. Hay música de un radio que está en la repisa junto al fregadero.

La cocina era donde aparentemente siempre estábamos. Era el lugar donde podías encontrar a mamá la mayor parte del tiempo. Era donde usualmente encontraba a mi hermano mayor y a sus amigos reunidos. Mis hermanas menores también estaban ahí muchas veces. Usualmente estaban comiendo unos bocadillos o volviendo loco a alguno de nosotros con sus risas y parloteo. La cocina era el lugar donde comíamos, compartíamos nuestras historias y crecíamos.

1. ¿De qué se trata en su mayoría este pasaje?

(A) Los recuerdos del autor sobre su apartamento

(B) Los objetos en la cocina del autor

(C) Los tiempos difíciles que el autor y su familia pasaron

(D) Los recuerdos del autor sobre su familia

2. El punto de vista del pasaje ayuda a los lectores a entender que el pensar acerca de la cocina

(A) pone triste al escritor.

(B) le recuerda al escritor su infancia.

(C) le recuerda al escritor su hermano

(D) hace que el escritor desee ser joven nuevamente.

3. Usa detalles sensoriales para describir recuerdos de tu propia infancia.

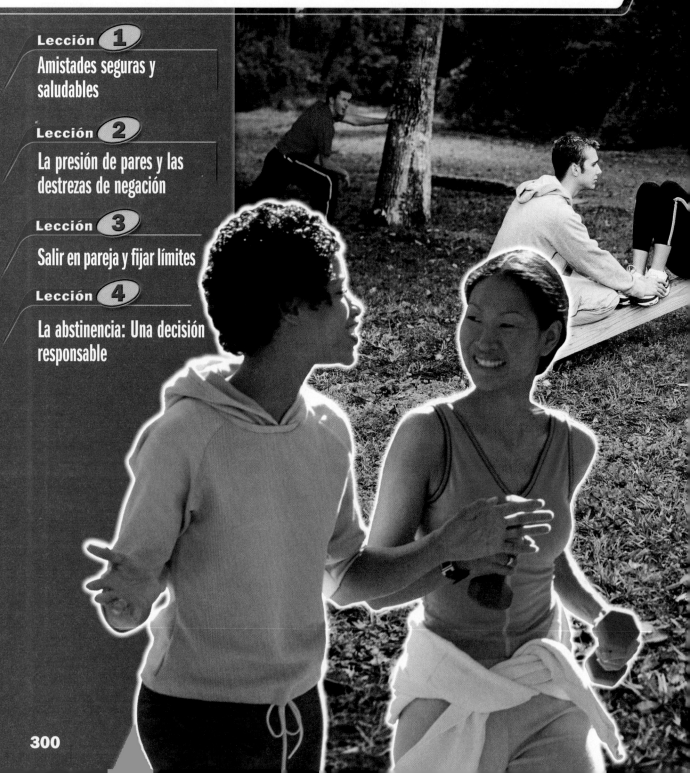

Capítulo 12

Relaciones entre pares

Lección 1
Amistades seguras y saludables

Lección 2
La presión de pares y las destrezas de negación

Lección 3
Salir en pareja y fijar límites

Lección 4
La abstinencia: Una decisión responsable

300

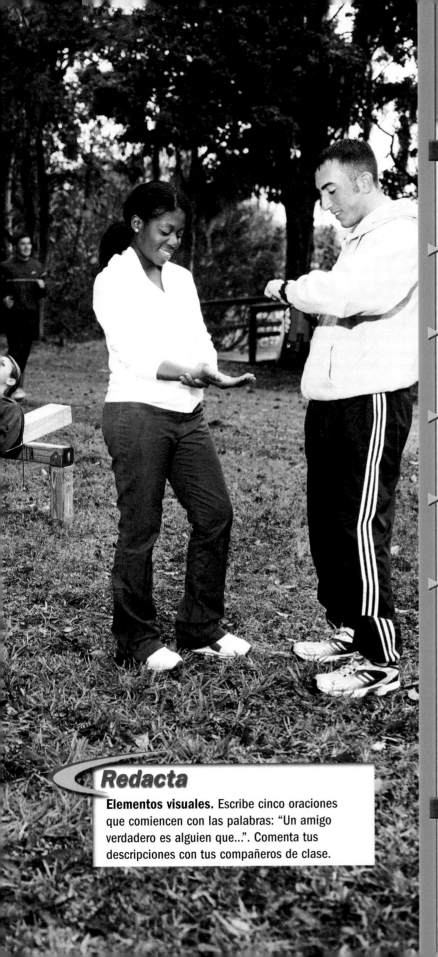

Redacta

Elementos visuales. Escribe cinco oraciones que comiencen con las palabras: "Un amigo verdadero es alguien que...". Comenta tus descripciones con tus compañeros de clase.

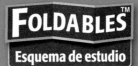

FOLDABLES™
Esquema de estudio

Antes de leer

Usa este *Foldable* para anotar y organizar información sobre amistades saludables y seguras. Comienza con cinco hojas de papel de cuaderno.

Paso 1

Corta el margen derecho de una hoja de papel de cuaderno.

Paso 2

Corta la parte superior y 4 líneas de espacio de otra hoja de papel.

Paso 3

Corta la parte superior y 12 líneas de espacio de otra hoja de papel.

Paso 4

Corta la parte superior y 20 líneas de espacio de otra hoja de papel.

Paso 5

Apila las cuatro hojas cortadas sobre otra hoja de papel. Engrápalas a lo largo del margen izquierdo y rotula tal como se indica.

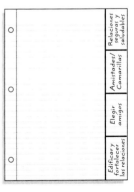

Mientras lees

Mientras lees y conversas sobre el material del capítulo, anota las ideas principales, nuevos términos y experiencias personales en las páginas correspondientes de tu *Foldable*.

Amistades seguras y saludables

VOCABULARIO

pares
amistad
amistad platónica
camarilla
estereotipo

APRENDERÁS A

• Evaluar el efecto positivo y negativo de las relaciones entre pares y amigos sobre la salud física y emocional.

• Evaluar las dinámicas de los grupos sociales.

• Demostrar estrategias para comunicar necesidades, deseos y emociones.

• Desarrollar estrategias de dirección para mejorar o mantener tu salud y la de tus pares.

COMIENZA AHORA ¿De qué modo los amigos contribuyen a tu vida? Cita todos los ejemplos que puedas.

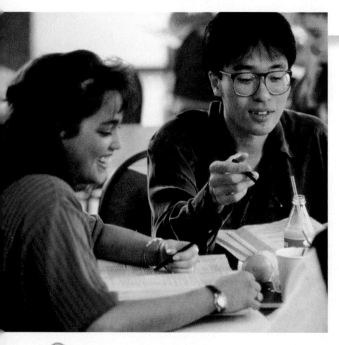

Tal vez conozcas muchos compañeros de clase y pares, pero solamente unos pocos sean tus amigos. ¿Qué cualidades separan a un amigo de otros compañeros?

Durante tus años de adolescente, comienzas a buscar tu identidad personal. Esta identidad será moldeada, cuando menos en parte, por tus **pares**, *personas de la misma edad con las que compartes intereses similares*. Tus relaciones con amigos y pares no sólo contribuyen a tu identidad, sino que también pueden influir en tu salud y bienestar.

Tipos de relaciones con pares

Conforme vas creciendo, las dinámicas de tu grupo social cambian. Por ejemplo, en lugar de asistir a una escuela pequeña local, probablemente asistes a una escuela grande donde hay estudiantes de muchos vecindarios. Quizás tengas un trabajo de medio tiempo o un puesto como voluntario en el cual tú y tus pares tengan una relación basada en el trabajo. Situaciones de ese tipo pueden beneficiar tu salud social dándote oportunidad de conocer a personas de todas las edades, razas, religiones y orígenes. Interactuar con diversos pares puede enriquecer tu vida y contribuir a tu crecimiento personal. Algunas de las amistades que hiciste en la escuela secundaria probablemente se mantengan a lo largo de toda tu vida.

Amistades

Una **amistad** es *una relación significativa entre dos personas*. Las amistades saludables se basan en el cuidado, respeto, confianza y consideración. Los amigos son personas con las cuales compartes pasatiempos, intereses y otros amigos. Ellos tal vez se vuelvan personas con las cuales te sientas cómodo compartiendo tus necesidades, deseos, emociones y confidencias. Las amistades saludables pueden darte un sentido de pertenencia y ayudarte a definir y reforzar tus valores.

Tus amigos probablemente incluyan tanto a hombres como a mujeres. Una **amistad platónica** es *aquella amistad con un miembro del sexo opuesto en donde hay afecto pero las dos personas no se consideran una pareja*. Estas relaciones pueden ayudarte a entender y familiarizarte con personas del sexo opuesto. Además, esos amigos pueden darte consejos muy valiosos con relación a los temas de citas. Las amistades platónicas te ayudan a darte cuenta de que todas las personas, sin importar el género, tienen sentimientos, necesidades y preocupaciones similares.

Las amistades varían en importancia y compromiso. Si tienes un mejor amigo, ya sabes que no todas las amistades son iguales. En realidad, hay diversas clases de amistades.

AMISTADES CASUALES

Una amistad casual es una relación entre pares que comparten algo en común. Puedes tener una amistad casual con un compañero de clase, de equipo o alguien que asiste a tu sitio de culto. Puede ser que te sientes con tus amigos casuales en la cafetería o en los eventos escolares. Los amigos casuales son generalmente personas con las que compartes intereses pero no necesariamente personas con las que formes lazos emocionales profundos.

AMISTADES CERCANAS

Algunos amigos casuales pueden convertirse en amigos cercanos. Los amigos cercanos tienen lazos emocionales fuertes y se sienten cómodos compartiendo sus pensamientos, experiencias y sentimientos. Confían y se apoyan mutuamente y actúan con amabilidad, cortesía y lealtad. Cuando aparecen problemas en la relación, los amigos cercanos tratarán de solucionarlos juntos.

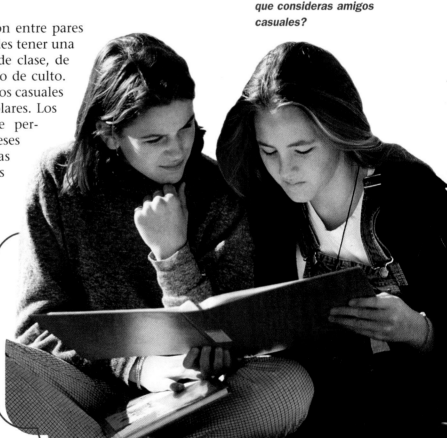

Estas adolescentes tienen una amistad casual basada en un interés común. *¿Qué intereses compartes con los pares que consideras amigos casuales?*

Los amigos verdaderos tienen muchos atributos en común:

▶ Valores similares, intereses, creencias y actitudes en los temas esenciales

▶ Comunicación abierta y sincera

▶ Compartir alegrías, decepciones, sueños y preocupaciones

▶ Respeto mutuo, cuidado y apoyo

▶ Preocupación por la seguridad y el bienestar del otro

Camarillas

¿Hay camarillas en tu escuela? Una **camarilla** es *un pequeño círculo de amigos, por lo general con orígenes o gustos similares, que excluye a personas que son percibidas como intrusos.* Los miembros de una camarilla pueden compartir las mismas actitudes, vestir ropa similar, reunirse frecuentemente en un área identificada como su territorio o comportarse de un modo que los identifica como una camarilla.

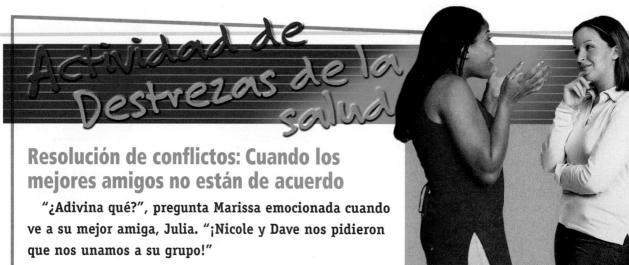

Actividad de Destrezas de la salud

Resolución de conflictos: Cuando los mejores amigos no están de acuerdo

"¿Adivina qué?", pregunta Marissa emocionada cuando ve a su mejor amiga, Julia. "¡Nicole y Dave nos pidieron que nos unamos a su grupo!"

"Pero a mí me gustan los amigos que tenemos ahora", desaprueba Julia. "¿Por qué quieres ser parte de su grupo?"

"¡Porque ellos son los más populares de la escuela!", responde Marissa. "¡Sería estupendo!"

"He oído que se burlan de las personas que son diferentes de ellos", dice Julia.

"Estoy segura de que es sólo un rumor", insiste Marissa. "Vamos, tú nunca quieres hacer nada divertido".

Julia no quiere que Marissa deje de ser su mejor amiga, pero tampoco se siente cómoda uniéndose al grupo de Nicole y Dave. Ella se pregunta cómo responder.

¿Qué harías tú?

Escribe un final para la historia en la cual Julia y Marissa resuelven su conflicto de una manera sana. Usa los siguientes consejos como guía.

1. Toma turnos explicando cada parte del conflicto sin interrupciones.
2. Usa mensajes tipo "yo".
3. Escucha con atención y haz las preguntas apropiadas.
4. Trata de hallar soluciones.
5. Acuerda una solución que beneficie a ambas partes.

Las camarillas pueden tener influencia tanto positiva como negativa sobre los pares. Ser parte de una camarilla, por ejemplo, puede dar a sus miembros un sentido de pertenencia. Sin embargo, una camarilla es una influencia negativa si sus miembros no tienen ánimo de pensar por sí mismos y actuar como individuos.

Por lo general, la participación en una camarilla es limitada, no todo el que quiera pertenecer es bienvenido. Con frecuencia, las creencias y acciones de los miembros de una camarilla, utilizadas para excluir a otros, se basan en los prejuicios y estereotipos. **Prejuicio** es hacer suposiciones o juicios acerca de un individuo sin conocerlo realmente. Un **estereotipo** es *una creencia exagerada y simplista sobre la totalidad de un grupo de personas, como un grupo étnico o religioso o un género.*

Vínculo

prejuicio Para obtener mayor información sobre los prejuicios, ver el Capítulo 13, página 342.

Forjar amistades saludables

Las relaciones con amigos pueden volverse más complejas cuando comienzas a compartir pensamientos y sentimientos que son de naturaleza más seria que los que experimentabas en la niñez. Esmerarse en forjar y mantener relaciones saludables es una destreza social importante que se desarrollará durante los años de la adolescencia.

Escoger amigos

A lo largo de tu vida tienes muchas oportunidades de escoger amigos. Las personas positivas con actitudes saludables pueden apoyarte emocionalmente, reforzar tus valores y motivarte. Por ejemplo, si tus amigos piensan que la educación es importante, tú tenderás a tomar la educación seriamente y a desempeñarte bien en la escuela. Con frecuencia, los amigos se alientan entre ellos para tomar decisiones saludables y responsables. Todos pueden inspirarse entre sí para comprometerse en más actividades físicas o participar en servicio comunitario. Pueden también servir como protectores mutuos, ayudándose entre sí a evitar situaciones inseguras o malsanas. Por ejemplo, un amigo puede alentarte a alejarte de una pelea.

Algunos amigos, en cambio, pueden tratar de influir sobre ti para que participes en actividades arriesgadas o comportamientos que vayan en contra de tus valores y de los valores de tu familia. En esos casos, probablemente es mejor terminar la relación. Las relaciones saludables están basadas en el respeto y cuidado mutuo. Si una amistad no está contribuyendo en tu vida de una manera positiva, es tiempo de evaluar esa relación.

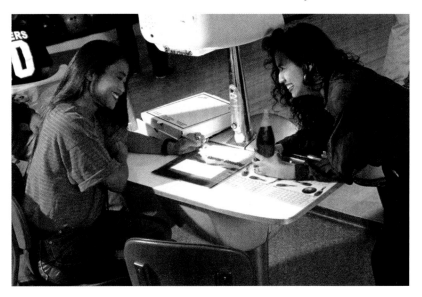

Las salidas en grupo con amigos te dan un sentido de pertenencia. *Evalúa otros efectos positivos de los amigos en la salud mental y emocional.*

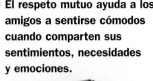

El respeto mutuo ayuda a los amigos a sentirse cómodos cuando comparten sus sentimientos, necesidades y emociones.

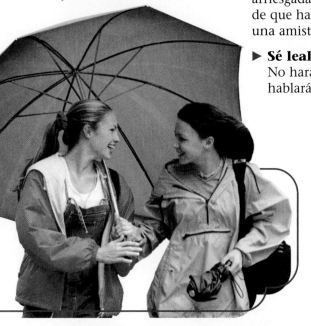

Construir y fortalecer las amistades

Las amistades positivas se construyen sobre una base de intereses y valores comunes. Tener valores comunes significa que los amigos no se presionarán unos a otros para involucrarse en conductas arriesgadas malsanas. Tener intereses comunes da a los amigos algo de que hablar y que hacer juntos. Hay muchas maneras de reforzar una amistad saludable.

▶ **Sé leal.** Los amigos pueden confiar y depender unos de otros. No harán nada que lastime al otro a propósito y siempre hablarán con respeto unos de otros.

▶ **Alentarse uno al otro.** Un buen amigo te da su apoyo y te hace sentir bien contigo mismo. Los amigos reconocen sus logros y se ayudan mutuamente en tiempos difíciles.

▶ **Respetarse.** La cortesía común ayuda a mantener fuerte la amistad. Evita dar por sentado que tienes amigos. Llegar a tiempo y mantener tus promesas les hará saber a tus amigos que te interesas por ellos y los respetas.

▶ Lección 1 *Repaso*

Repaso de información y vocabulario

1. ¿Qué son los *pares*?
2. Define *amistad*. Identifica cuatro rasgos de carácter en los que se basa una amistad.
3. Enumera dos formas de fortalecer una amistad.

Razonamiento crítico

4. **Evaluar.** Las interacciones con amigos y pares pueden tener efectos positivos y negativos sobre todos los lados de tu triángulo de la salud. Evalúa y da ejemplos de los efectos positivos y negativos de las relaciones de pares y amigos sobre la salud física, mental/emocional y social.
5. **Comparar y contrastar.** Evalúa las dinámicas de los grupos sociales que consisten en amigos casuales, amigos cercanos y amigos platónicos. ¿Qué cualidades comparten esos grupos? ¿En qué difieren?

Destrezas de salud aplicadas

Destrezas de comunicación. Con un compañero de clase, haz una dramatización de dos situaciones. En la primera, demuestra destrezas que los amigos cercanos utilizarían para comunicar necesidades, deseos y emociones. En la segunda, demuestra cómo los pares pueden expresar desacuerdos sobre un tema mientras que siguen mostrando respeto propio y mutuo.

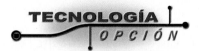

TECNOLOGÍA *OPCIÓN*

PROGRAMA PARA PRESENTACIONES

Usa el programa para presentaciones para desarrollar una demostración que muestre estrategias para comunicar a los pares necesidades, deseos y emociones. Busca ayuda para utilizar el programa para presentaciones en **health.glencoe.com**.

La presión de pares y las destrezas de negación

VOCABULARIO

presión de pares
hostigamiento
manipulación
firme
destrezas de
    negación
pasivo
agresivo

APRENDERÁS A

- Demostrar estrategias de negación y aplicar destrezas para tomar decisiones responsables bajo presión.

- Clasificar formas de comunicación como pasivas, agresivas o firmes.

- Analizar la relación entre el uso de destrezas de negación y el evitar situaciones inseguras.

COMIENZA AHORA Haz una tabla con dos columnas. En la columna de la izquierda, enumera ejemplos de presión de pares positiva. En la columna de la derecha, enumera ejemplos de presión de pares negativa.

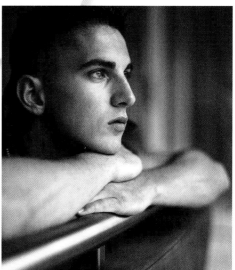

La presión de pares puede dificultar ciertas decisiones. *¿Qué estrategias pueden ayudarte a tomar decisiones saludables y responsables cuando enfrentas la presión de pares?*

Imagina que sales con amigos y alguien sugiere ir a una fiesta a unas cuantas millas de distancia. La mayoría de tus amigos están de acuerdo, pero tú no estás seguro porque no conoces a la persona que da la fiesta. Tus amigos pasan los siguientes minutos tratando de persuadirte para que vayas con ellos. ¿Qué harías?

Presión de pares

Probablemente has estado en una situación similar a ésa. Tus pares pueden en ocasiones influir sobre tu manera de pensar, sentir y actuar. *La influencia que las personas de tu edad pueden tener sobre ti* se llama **presión de pares**.

La presión de pares puede tener un efecto positivo o negativo en tus acciones y conductas. Debido a que puede ocurrir en muchos tipos de relaciones, es útil aprender a evaluar las formas de presión de pares y desarrollar estrategias sanas para responder a ellas.

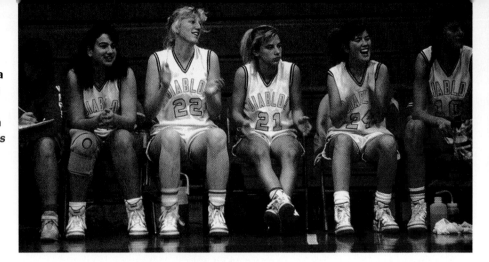

La presión de pares positiva puede motivarte a probar actividades nuevas que beneficien todos los lados de tu triángulo de la salud. *¿Cuáles son algunos ejemplos de presión de pares positiva que hayas experimentado?*

Presión de pares positiva

Tus pares pueden influir sobre ti positivamente en muchos aspectos. Por ejemplo, pueden impulsarte a participar en una campaña de limpieza para quitar basura del borde del camino. Aceptar trabajar con tus pares en esta campaña beneficiará tu salud social porque tendrás la oportunidad de interactuar con otros de manera positiva. También beneficia a la comunidad dándole un ambiente limpio. Trabajar como voluntario para servir comida en un refugio de personas sin hogar o trabajar en las Olimpiadas Especiales porque un amigo lo hace, son otros ejemplos de presión de pares positiva.

La presión de pares positiva puede también implicar la *no* participación en conductas o actividades arriesgadas. Por ejemplo, tener amigos que no consumen tabaco, alcohol, u otras drogas puede ser una influencia positiva para evitar esas sustancias dañinas.

También puedes usar la presión de pares positiva para influir sobre otros sanamente. Puedes ser un **modelo de conducta** inspirando a tus pares a tomar parte en un acto positivo o en una causa loable.

Presión de pares negativa

Los pares algunas veces presionan a otros a tomar parte en conductas o aceptar creencias que tienen consecuencias negativas. Los miembros de una camarilla, por ejemplo, pueden ser irrespetuosos hacia las personas que no consideran aceptables para su grupo. Esa conducta puede implicar **hostigamiento** o *molestar persistentemente a otros.* El hostigamiento puede incluir insultos, burlas o intimidación. La presión de pares negativa probablemente lleve a algunos jóvenes a involucrarse en conductas que vayan en contra de sus valores. Por ejemplo, un par puede presionar a un compañero de clase a ayudarlo a hacer trampa en un examen.

La manipulación es otra forma de ejercer la presión de pares negativa en otros. La **manipulación** es *una forma indirecta y deshonesta de controlar o influir a otros.* Algunos ejemplos de las formas en las que las personas se manipulan unas a otras se listan en la **Figura 12.1.** Es importante oponerse a este tipo de conducta hiriente e impulsar a la víctima a comunicar el problema a un adulto de confianza.

Vínculo

modelo de conducta Para obtener mayor información sobre los modelos de conducta, ver el Capítulo 2, página 40.

Sé firme

Aprender a ser firme puede ayudarte a mantener tu compromiso con un estilo de vida sano. Practicando la firmeza, encontrarás más fácil vivir de acuerdo a tus valores. En esta actividad, dramatizarás las destrezas de la comunicación firme.

Lo que necesitarás

- fichas de archivo grandes
- bolígrafo o lápiz y papel

Lo que harás

1. Con un compañero, piensa en una situación realista en la cual uno o más de tus pares te presionan a hacer algo en contra de tus valores.

2. Escribe tu situación en una tarjeta e intercambia las tarjetas con otra pareja de compañeros.

3. Dramatiza la situación que recibiste, utilizando la lista verificadora que se muestra a continuación para asegurarte de que incluiste los elementos de la comunicación firme.

Aplica y concluye

Escribe un artículo reflexivo corto describiendo cómo ser firme puede ayudar a proteger tu salud física, mental/emocional y social.

Lista verificadora: Destrezas de la comunicación firme

✓	Mensajes tipo "yo"
✓	Tono de voz respetuoso pero contundente
✓	Alternativas a la acción
✓	Enunciados claros y sencillos
✓	Lenguaje corporal apropiado

▶ **Paso 2: Sugiere alternativas.** Cuando uno de tus pares te pida tomar parte en una actividad en la que tú no te encuentres cómodo, trata de sugerir otra actividad. Por ejemplo, si un amigo quiere ir a una fiesta en donde no hay supervisión de un adulto, puedes decir "no, mejor vamos al cine". Al ofrecer una alternativa, creas una oportunidad para que tu amigo esté contigo de una forma que te haga sentir cómodo. Ten en cuenta que tu sugerencia es más eficaz si te aleja de la situación peligrosa o molesta.

▶ **Paso 3: No cedas terreno.** Incluso después de que te has negado, los pares pueden continuar tratando de persuadirte para que te unas a ellos. Deja claro que lo que dijiste era en serio. Utiliza un lenguaje corporal fuerte y mantén el contacto visual. Si esto no funciona, apártate de la situación. Simplemente di, "Me voy a casa".

Cuando te enfrentas con una presión de pares negativa, las destrezas de negación pueden llevarte a evitar situaciones peligrosas. Saber que tomaste una decisión para proteger tu seguridad y sostener tus valores hará que te sientas bien al resistir la presión.

La práctica de destrezas de negación te ayudará a tratar con la presión de los pares. *Da ejemplos de comunicación pasiva, agresiva y firme en respuesta a la presión de los pares. ¿Cuál método es el más eficaz? ¿Por qué?*

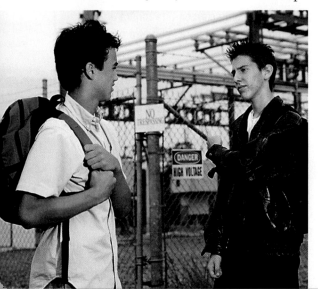

Respuestas pasivas y agresivas

Ser firme puede requerir cierta práctica. Para algunas personas, una respuesta pasiva a la presión de pares negativa parece más natural y por lo tanto más fácil. El individuo que es **pasivo** *tiene tendencia a ceder, consentir o retroceder sin defender sus propios derechos y necesidades.* Los adolescentes que responden pasivamente a la presión de pares probablemente crean que hacen amigos cediendo algo. No obstante, ser pasivo puede causar que los otros los vean como personas fáciles de convencer y que no son dignos de respeto.

Algunas personas probablemente se sientan más cómodas con una respuesta agresiva. El individuo **agresivo** es *excesivamente fuerte, presionante, hostil o ataca de otra manera en su acercamiento.* Una forma agresiva de resistir presión de pares puede incluir llanto, gritos, empujones o insultar a otros, así como el uso de otros tipos de fuerza verbal o física. Las personas agresivas probablemente obtengan lo que quieren, pero la mayoría de las personas reaccionan al comportamiento agresivo evitando al individuo hostil o defendiéndose. Ambas reacciones pueden resultar en un daño emocional o físico para las dos partes.

Aprender y practicar la comunicación firme, es la forma más efectiva de lidiar con la presión de pares. Ser firme te ayudará a resistir la presión de pares negativa hoy, y también te servirá como una destreza útil a lo largo de toda tu vida.

▶ Lección 2 *Repaso*

Repaso de información y vocabulario

1. ¿Qué es la *presión de pares*?
2. Identifica dos ejemplos de manipulación.
3. ¿Cómo puede un amigo ayudarte a resistir la presión de pares negativa?

Razonamiento crítico

4. **Analizar.** Supón que un grupo de amigos se burlan constantemente de un estudiante de tu escuela. ¿De qué forma puedes mostrar desaprobación de esta conducta desconsiderada e irrespetuosa?
5. **Comparar y contrastar.** Clasifica las formas de comunicación pasiva, agresiva y firme y explica las similitudes y diferencias entre ellas.

Destrezas de salud aplicadas

Destrezas de negación. Con un compañero de clase, crea una situación en la cual los pares usen presión para tratar de hacerte consumir tabaco y alcohol. Demuestra las estrategias de negación resistiendo la presión de pares negativa.

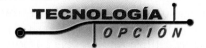

TECNOLOGÍA ⌐ *OPCIÓN*

HOJAS DE CÁLCULO Utiliza un programa de hojas de cálculo para crear una tabla que provea ejemplos de cómo las habilidades de negación pueden ser utilizadas como formas de comunicación pasivas, agresivas y firmes. Encuentra ayuda para usar el programa de hojas de cálculo en **health.glencoe.com**.

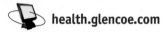 **health.glencoe.com**

Salir en pareja y fijar límites

APRENDERÁS A

- Analizar conductas en una relación de pareja que intensificará la dignidad con relación al matrimonio.

- Examinar estrategias para mantener una relación de pareja saludable y segura.

COMIENZA AHORA Da ejemplos de metas relacionadas con la salud y límites que te has puesto a ti mismo. ¿De qué modo las metas y los límites benefician cada lado de tu triángulo de la salud?

Durante la adolescencia es natural experimentar un cambio de actitud hacia el género opuesto. Los jóvenes pueden encontrarse atraídos hacia personas que pensaban que eran solamente compañeros de clase o amigos. Estos sentimientos de atracción pueden causar que empieces a salir con alguien o que comiences a pensar en ello.

Salir en pareja

Salir en pareja puede ser una agradable experiencia de aprendizaje. Provee oportunidades de desarrollo de las destrezas sociales, como son la comunicación e interacción con una persona del sexo opuesto. Salir en pareja también les permite a las personas a aprender más acerca de sí mismas. Al salir en pareja, algunas personas descubren nuevos intereses, reafirman sus valores y hasta empiezan a pensar acerca del tipo de persona con la que podrían construir un futuro.

Algunas veces cuando un joven se siente atraído hacia alguien, se desarrolla un **enamoramiento**, o *sentimientos exagerados de pasión por otra persona.* Aunque esos sentimientos son naturales es importante no confundirlos con el afecto genuino. El **afecto**, *un sentimiento de cariño o ternura por alguien,* llega cuando conoces bien a otra persona. La amistad y el interés genuino son esenciales para construir una relación afectuosa y estrecha con una pareja. Los jóvenes que salen en pareja pueden expresar su afecto comunicándose y escuchándose el uno al otro, tomándose de las manos, abrazándose y pasando tiempo de calidad juntos.

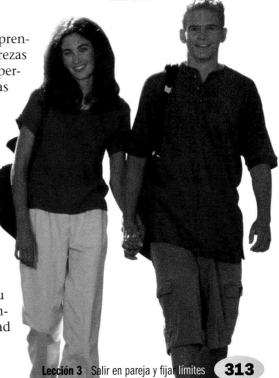

Los adolescentes que van a una cita pueden expresar su afecto de modos saludables y respetuosos. *Haz una lista de tres maneras positivas para mostrar cariño hacia tu pareja en una cita.*

Decidirse a salir en pareja

No todos salen con alguien. Algunos jóvenes deciden no salir en pareja porque son tímidos con las personas del sexo opuesto. Otros posiblemente deciden no salir porque tienen otros intereses o compromisos. Otros no salen tal vez por tradiciones o valores familiares. Todos somos únicos. No hay razón para dejar que alguien te presione para salir si no estás listo.

Para que resulte más fácil, muchos jóvenes salen en grupos de amigos de ambos sexos. Ser parte de un grupo permite a los jóvenes desarrollar y practicar sus destrezas sociales sin tener la presión de concentrarse en una sola persona. Al salir en grupo sólo parte de la atención recae en el individuo ayudándolo a relajarse y sentirse menos consciente de sí mismo. Salir en grupo o salir con otra pareja también puede aliviar la presión de estar a solas con alguien nuevo.

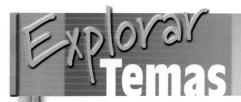

Explorar Temas

¿Cuáles son los beneficios de salir en pareja con un grupo y salir en pareja solos?

Existen beneficios para ambos. ¿Qué opinas de estas situaciones? He aquí dos puntos de vista.

Punto de vista 1: Daphene L., 15 años

Pienso que salir en grupo es la mejor opción para los jóvenes que empiezan a salir en pareja. Salir con alguien la primera vez puede ponerte los nervios de punta. Cuando tienes el apoyo de otros amigos ayuda bastante. Salir en grupo hace la situación más cómoda y ayuda a los jóvenes a acostumbrarse a salir en pareja. Además es muy divertido.

Punto de vista 2: Ted R., 16 años

Sí, salir en grupo puede ser divertido, pero es difícil conocer mejor a una persona cuando estás rodeado de otros amigos. Salir en grupo hace que parezca que no es una cita. Para llegar a estar cómodo con las relaciones en pareja, las personas necesitan salir en pareja solos. Es importante aprender a comunicarse entre los dos solos cuando sales en pareja.

ACTIVIDAD

¿Qué es lo que piensas acerca de salir en pareja con un grupo y salir en pareja solos? ¿Qué otros factores deberían considerar los jóvenes antes de empezar a salir en pareja? Haz un resumen de tus puntos de vista en un ensayo de una página.

Qué hacer en una cita

Lo que tú decidas hacer en una cita, depende de la persona con la que estás y sus intereses comunes. Si no conoces bien a la persona, una película puede ser una buena opción. Ir a cenar o a un baile escolar también son buenas opciones. Puedes intentar ir a un evento deportivo como un juego de béisbol o basquetbol. Cuando se lleguen a conocer y tengan una mejor idea de sus intereses, probablemente encontrarán actividades que ambos disfrutarán.

ACTIVIDADES ATLÉTICAS O DEPORTIVAS

Si a ti y a tu pareja les gustan los deportes, podrías considerar una cita que incluya actividades atléticas. El patinaje sobre hielo, tenis, golf en miniatura, paseos en bicicleta, senderismo, boliche, esquí y paseos a caballo son actividades divertidas que puedes intentar en una cita. Actividades atléticas como éstas promueven la salud y proveen una forma de compartir y desarrollar intereses comunes para las parejas. También permiten a las parejas conocerse mejor en una atmósfera amena y relajada.

ACTIVIDADES EN LA COMUNIDAD

Considera ir al zoológico o a un museo local. Si tú y tu pareja disfrutan de la música y el teatro, pueden asistir a conciertos u obras que se presenten en tu comunidad. También pueden inscribirse juntos en una clase de pintura, baile o fotografía en un centro de su comunidad. Investiga si tu comunidad tiene algún atractivo turístico que se te haya pasado. Averigua qué hay para hacer preguntándole a amigos y familiares, leyendo el periódico local y buscando en el directorio telefónico. Luego, escoge un evento o actividad que les interese a ti y a tu pareja y vayan a explorar juntos. Por ejemplo, pueden concurrir al festival de la comunidad, o a una fiesta para observar las estrellas organizada por un club de astronomía local.

ACTIVIDADES DE CARIDAD

Ser voluntarios juntos puede ayudar a construir amistades y relaciones de pareja sólidas. Puedes ayudar a construir una casa para Hábitat para la Humanidad, participar en una caminata de caridad, trabajar de voluntario para mantener limpio un parque local o una playa, o asistir a un evento para recaudar fondos. Este tipo de actividades les permite, a ti y a tu pareja, contribuir a tu comunidad de forma positiva. ¡Ser voluntario también es muy buena opción para las citas en grupo!

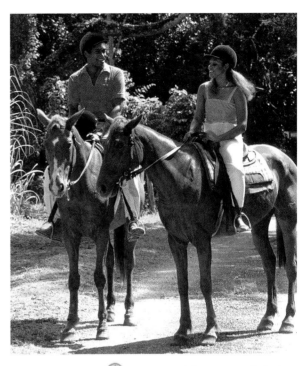

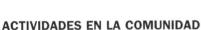 **Muchos adolescentes disfrutan de actividades atléticas durante las citas.** *¿Por qué son las actividades atléticas una buena opción para las citas?*

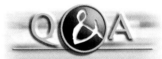

¿Qué puedo hacer para causar una buena impresión en la primera cita?

- **Relájate y sé tú mismo.** Debes gustarle al otro por quien eres, no por quien pretendes ser.

- **Sé honesto.** No hay "reglas" para saber quién llama a quién o para expresar tus sentimientos.

- **Planifica tu cita.** Piensa en algo que ambos puedan disfrutar.

- **Sé cortés.** Llega puntualmente y trata a la otra persona con amabilidad y respeto.

Honestidad. Cuando los padres permiten a sus hijos adolescentes salir en pareja, demuestran que confían en que sus hijos tomarán decisiones responsables. Un adolescente que tiene autocontrol y autodisciplina para resistir la presión de pares y evitar conductas de alto riesgo demuestra ser honesto. **¿De qué otras maneras puedes mostrar que eres honesto?**

Muchos padres establecen un horario límite para estar afuera del hogar. *¿Qué otros límites pueden ayudarte a estar seguro?*

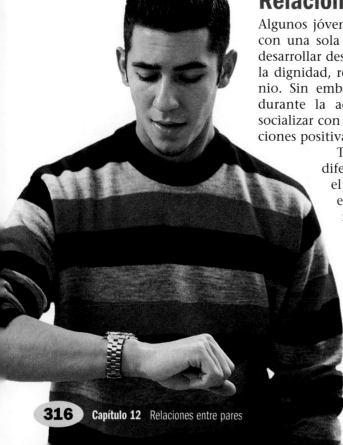

Evitar situaciones de riesgo

Cuando sales en pareja algunas situaciones pueden incrementar las oportunidades de estar bajo presión para participar en actividades sexuales o en algunas otras conductas de alto riesgo. Antes de salir en pareja, pregunta adónde van y qué es lo que harán. Investiga quién más irá y discute con tus padres a qué hora estarás de regreso. Si vas a una fiesta, por ejemplo, averigua dónde es la fiesta y si habrá supervisión de un adulto. Sin importar a dónde vayas en una cita, asegúrate de tener dinero en caso de que algo salga mal y necesites llamar a casa para que vayan a recogerte.

Hay más consejos para evitar situaciones de alto riesgo cuando sales en pareja:

▶ **Evita los lugares donde el alcohol y otras drogas estén presentes.** El consumo de alcohol u otras drogas interfiere con el juicio. Es más probable que las personas bajo la influencia de esas sustancias participen en conductas de alto riesgo e inseguras. Previene esas situaciones no consumiendo alcohol y otras drogas y evita a quienes consumen esas sustancias.

▶ **Evita estar a solas con tu pareja ya sea en casa o en un lugar solitario.** Puedes encontrar que es más difícil mantener el autocontrol cuando estás en casa a solas o en un lugar solitario con tu cita. Estar aislado de otras personas también incrementa el riesgo a ser forzado a un acto sexual en contra de tu voluntad.

Relaciones en pareja

Algunos jóvenes prefieren tener una relación de pareja continua con una sola persona. Este tipo de relaciones puede ayudarte a desarrollar destrezas y conductas que algún día te prepararán para la dignidad, respeto y responsabilidad requeridos en el matrimonio. Sin embargo, recuerda que el salir con una sola persona durante la adolescencia puede limitar tus oportunidades de socializar con otros. Esto puede impedir que desarrolles otras relaciones positivas.

Tus años de adolescencia son un tiempo para intentar diferentes funciones y relaciones. Aunque el empezar y el terminar relaciones de pareja puede ser difícil, estas experiencias pueden ayudarte a madurar emocionalmente. Permanecer en una relación porque no sabes cómo terminarla con cortesía o aferrarse a una persona que desea terminar la relación, son problemas comunes de salir en pareja. La sinceridad y la comunicación abierta ayudarán a resolver esas dificultades. Las conductas sanas en una relación de pareja aumentarán la dignidad, el respeto y la responsabilidad que se relacionan con el matrimonio.

Fijar límites

Tus padres o tutores pueden fijar límites con respecto a tus relaciones de pareja. Esos límites tienen la finalidad de proteger tu salud y seguridad. Por ejemplo, tu padre o tutor puede insistir en un **horario límite**, *una hora preestablecida en la cual debes estar en casa a la noche.* Un horario límite es un límite que muchos padres establecen para los jóvenes. Los límites deben establecerse con anterioridad y tanto los jóvenes como sus familias deben estar de acuerdo antes de la cita.

A medida que madures, necesitarás saber cómo fijar tus propios límites. Recuerda, tus padres o tutores pueden guiarte y apoyarte durante este proceso. Por ejemplo, es una buena idea establecer un límite de la edad de la persona con quien sales. También necesitas poner límites con tu pareja respecto a los lugares a dónde irán, cómo llegarán a ese lugar y qué es lo que harán. Fijar esos límites y dejarlos claros antes de la cita ayudará a evitar situaciones potencialmente arriesgadas.

Cuando comunicas tus límites sobre una actividad sexual, necesitas ser claro y firme acerca de tu decisión de practicar abstinencia. Puedes hacer esta tarea más fácil si desarrollas y practicas técnicas y destrezas de negación, incluso acciones específicas y frases. Aprenderás más de estas destrezas en la próxima lección.

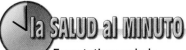

la SALUD al MINUTO

Expectativas saludables para las citas

Cuando sales con alguien en una cita, recuerda:

► Mereces ser tratado con consideración y respeto.

► Tu pareja debe reconocer y respetar tus valores.

► Si tu pareja te presiona, puedes decirle no a las drogas u otras actividades de alto riesgo sin tener que disculparte ni dar explicaciones.

► Nadie tiene derecho a forzarte ni presionarte a hacer algo que vaya contra tus valores o los valores de tu familia.

Lección 3 *Repaso*

Repaso de información y vocabulario

1. ¿Qué es el *afecto*? ¿Cómo es que los jóvenes pueden mostrar afecto en una relación de pareja en una forma que realce la dignidad, respeto y responsabilidad relacionados con el matrimonio?

2. ¿Cuáles son algunas maneras de evitar situaciones de alto riesgo cuando sales en pareja?

3. ¿Por qué es importante fijar límites en una relación de pareja?

Razonamiento crítico

4. **Sintetizar.** Enumera los beneficios personales que puede tener para tu salud el establecer un horario límite.

5. **Analizar.** Explica el papel que desempeña el abuso de sustancias en el aumento de riesgo de conductas inseguras como la actividad sexual.

Destrezas de salud aplicadas

Analizar influencias. Mira varios programas de televisión que presenten personajes que estén involucrados en relaciones de pareja. Observa la interacción entre los personajes e identifica qué mensaje comunica el programa a los jóvenes acerca de la presión de pares y la actividad sexual. Haz un resumen de tus observaciones en un informe escrito.

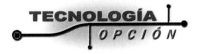

TECNOLOGÍA OPCIÓN

PROCESADOR DE TEXTOS El procesador de textos puede darle a tu informe una mejor presentación. Ve a **health.glencoe.com** para obtener consejos sobre el uso de tu programa procesador de textos.

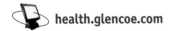

La abstinencia: Una decisión responsable

VOCABULARIO

abstinencia
enfermedades de transmisión sexual (ETS)
prioridades
autocontrol

APRENDERÁS A

• Analizar la importancia y los beneficios de la abstinencia de la actividad sexual como la decisión de conducta de preferencia para personas solteras en edad escolar y en lo que se refiere a la prevención de un embarazo y enfermedades de transmisión sexual.

• Discutir las implicaciones legales con respecto a la actividad sexual en lo que se refiere a menores de edad.

• Discutir la abstinencia como el único método 100 por ciento efectivo para prevenir el embarazo y las enfermedades de transmisión sexual.

COMIENZA AHORA   En una hoja de papel, enumera varias consecuencias de ser activo sexualmente. Explica cómo cada consecuencia podría afectar la salud del individuo y la salud de los miembros de su familia.

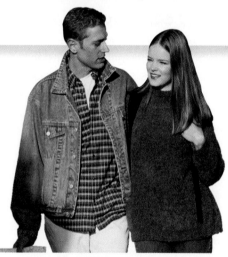

Estos adolescentes reconocen la importancia y los beneficios de la abstinencia para prevenir embarazos y ETS. *¿Por qué es preferible la abstinencia para las personas solteras en edad escolar?*

Muchas de las sensaciones sexuales que los jóvenes experimentan son producidas por la secreción de sustancias químicas en el cuerpo. No tienes control de las sensaciones causadas por tus hormonas, pero tienes total control sobre cómo respondes a ellas.

Abstinencia hasta el matrimonio

Cada año, más y más jóvenes eligen de forma segura y responsable la abstinencia de actividad sexual hasta el matrimonio. La **abstinencia** es *una decisión deliberada de evitar conductas de alto riesgo que incluyen la actividad sexual antes del matrimonio y el consumo de tabaco, alcohol y otras drogas.* Muchos jóvenes deciden practicar la abstinencia porque es la única manera 100 por ciento segura de eliminar riesgos en la salud asociados con la actividad sexual. Estos riesgos incluyen el embarazo no planeado y las **enfermedades de transmisión sexual (ETS)**, *infecciones que se propagan de persona a persona a través del contacto sexual.*

El compromiso a la abstinencia

Los años de la juventud son un tiempo para el crecimiento físico, mental/emocional y social. Parte de este proceso de crecimiento incluye fijarse metas para el futuro y establecer prioridades. Las **prioridades** son *aquellas metas, tareas y actividades que juzgas más importantes que otras*. Una prioridad para muchos jóvenes, por ejemplo, es obtener buenas calificaciones y tener éxito en la escuela. Piensa acerca de tus planes para el futuro. ¿Cómo afectaría tus planes un embarazo inesperado o una **enfermedad de transmisión sexual (ETS)**? El hacer de la abstinencia de actividades sexuales una prioridad puede eliminar esos riesgos y ayudarte a alcanzar tus metas.

La práctica de abstinencia requiere planeamiento y autocontrol. El **autocontrol** es *la habilidad de una persona para usar la responsabilidad a fin de dominar las emociones*. Usa los siguientes consejos como guía para comprometerte a la abstinencia.

▶ **Establece tus prioridades.** Piensa en tus metas y fija las prioridades que te ayudarán a lograrlas. Considera tus valores y los de tu familia, como el respeto, la honestidad, la integridad y la moral.

▶ **Pon límites personales a la forma en que expresas afecto.** Basa tus límites en tus prioridades. Fija tus límites antes de encontrarte en una situación donde las sensaciones sexuales empiecen a aparecer.

▶ **Comparte tus pensamientos con tu pareja.** Una de las señales de una relación madura y responsable es la comunicación abierta y honesta con tu pareja. Discute tus prioridades y define tus límites con claridad.

▶ **Habla con un adulto de confianza.** Los padres y otros adultos de confianza a menudo pueden sugerir formas seguras y sanas para manejar tus sentimientos.

▶ **Evita situaciones de alta presión.** Cuando sea posible planea una cita en grupo. Aléjate de las fiestas sin supervisión y de los cuartos oscuros. Evita estacionarte en lugares apartados.

▶ **No consumas alcohol u otras drogas.** Consumir alcohol u otras drogas interfiere con la habilidad para pensar claramente. También es prudente evitar a las personas que consumen esas sustancias.

vínculo

enfermedad de transmisión sexual Para obtener mayor información sobre las enfermedades de transmisión sexual específicas, ver el Capítulo 25, página 646.

Elegir un lugar seguro y supervisado para una cita ayuda a sostener tus valores. *¿Qué otras estrategias pueden ayudarte a mantener tu compromiso de abstinencia?*

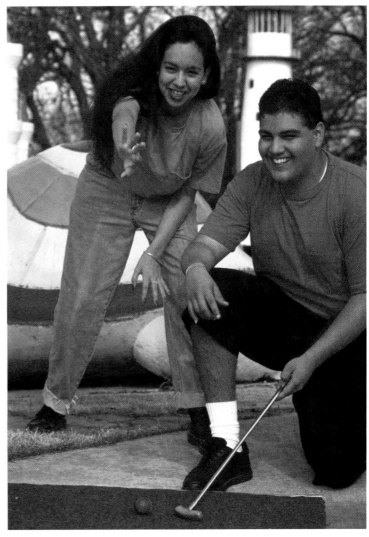

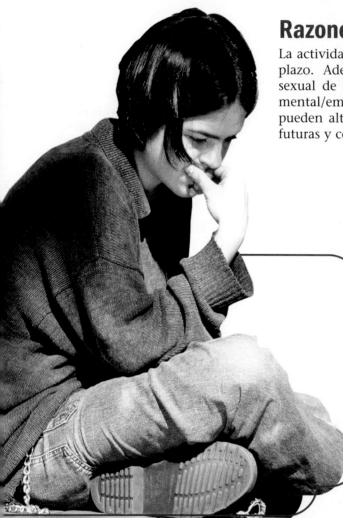

Razones para practicar la abstinencia

La actividad sexual tiene muchas consecuencias a corto y largo plazo. Además de tener consecuencias legales, la actividad sexual de los jóvenes puede dañar seriamente la salud física, mental/emocional y social del individuo. Estos efectos negativos pueden alterar la vida de los jóvenes, interferir con sus metas futuras y complicar sus relaciones con otros.

Implicaciones legales

Es ilegal para un adulto tener contacto sexual con cualquier persona menor de la edad de consentimiento, la cual varía de un estado a otro. En muchos estados, es ilegal que una persona menor soltera participe en actividades sexuales. Por ejemplo, si en un estado la edad de consentimiento es de 18 años, dos jóvenes de 17 años que se involucren en actividad sexual están quebrantando la ley. Las personas que son arrestadas y declaradas culpables de quebrantar leyes sexuales pueden ir a la cárcel. Dependiendo de la situación, pueden ser identificados como ofensores sexuales, un rótulo que los seguirá el resto de su vida. Este rótulo puede dañar sus carreras profesionales y relaciones futuras.

Efectos en la salud física

La actividad sexual entre jóvenes puede afectar la salud física de hombres y mujeres, de manera significativa.

EMBARAZOS INESPERADOS

Para muchos jóvenes, un embarazo inesperado es la consecuencia de la actividad sexual. Los embarazos de jóvenes arriesgan la salud, tanto de la madre como de su hijo. Con frecuencia, el cuerpo de una joven no está lo suficientemente maduro para llevar adelante un embarazo sano. Esto puede traer consecuencias que arriesguen la vida de la madre y el bebé.

ENFERMEDADES DE TRASMISIÓN SEXUAL (ETS)

Los jóvenes entre 15 y 19 años de edad son los que mayor riesgo tienen de contraer ETS. Cada año, alrededor de 3 millones de jóvenes en Estados Unidos contraen alguna ETS. Si se hace un diagnóstico temprano, muchas ETS pueden tratarse y curarse. Sin embargo, algunas de estas enfermedades no tienen cura y pueden traer consecuencias de por vida. Por ejemplo, la clamidia puede causar esterilidad si no se trata, lo que hace que una persona nunca pueda tener un hijo. Otras ETS, como el **síndrome de inmunodeficiencia adquirida (SIDA)**, pueden ser mortales.

La consideración cuidadosa de las consecuencias negativas asociadas con la actividad sexual reforzará la decisión de practicar la abstinencia hasta el matrimonio. *¿Cuáles son tus razones para practicar la abstinencia?*

vínculo

síndrome de inmunodeficiencia adquirida (SIDA) Para obtener mayor información sobre los problemas asociados con la epidemia del SIDA, ver el Capítulo 25, página 658.

La vida real

APLICACIÓN

Promesas de abstinencia: Una tendencia creciente

Los jóvenes que hacen la promesa de abstenerse de tener actividad sexual hasta el matrimonio están más lejos de la posibilidad de embarazo o de contraer una enfermedad trasmitida sexualmente que sus pares que no lo hacen. ¿Cómo es que los jóvenes pueden fortalecer sus compromisos de abstinencia?

Promesa de abstinencia

Un compromiso conmigo mismo y otros

Hoy, hago el compromiso conmigo mismo, mi familia, mis amigos y aquellas personas con las que salgo, de abstenerme de la actividad sexual hasta el matrimonio.

Mis razones incluyen: mantener los valores familiares, el deseo de ir a la universidad, salvaguardar mi autoestima y mi autoconcepto, el deseo de tener hijos saludables cuando me case.

Las personas que me apoyarán en mi promesa son: ✪

☆ mis padres/tutores   ☆ mi médico de cabecera

☆ mi mejor amigo   ☆ mi consejero escolar

Firmo esta promesa como indicación de mi compromiso personal de permanecer en abstinencia hasta el matrimonio.

Mi firma: _____

✪ ¿Cómo pueden llegar a peligrar las metas de los jóvenes a causa de la actividad sexual? ¿Cuáles son las razones más importantes para ti para practicar la abstinencia?

¿Qué personas en tu vida pueden ayudarte y apoyar tu decisión de practicar abstinencia?

ACTIVIDAD

Trabaja con un grupo pequeño. Utiliza tus respuestas a las preguntas para crear un póster que promueva la práctica de la abstinencia entre los jóvenes de la escuela secundaria. Comunica la importancia y beneficios de la práctica de la abstinencia. Haz que tu póster sea persuasivo y llamativo e incluye una frase memorable o eslogan.

Los efectos en la salud emocional

Uno de los beneficios importantes de la abstinencia es que te guía a sentimientos saludables de autorrespeto. Participar en actividades sexuales en la adolescencia va en contra de los valores y creencias religiosas de muchas personas y se ha vinculado a traumas emocionales. A menudo, el temor a ser descubiertos lleva a los jóvenes que participan en esa actividad a mentir a sus padres o a otros. Esa deshonestidad puede causar trauma emocional y sentimientos de culpa y arrepentimiento que dañan el autoconcepto de los jóvenes.

Para los jóvenes que enfrentan un embarazo inesperado, las exigencias de ser padres pueden causar gran tensión emocional. La abstinencia de la actividad sexual es el único método 100 por ciento seguro en la prevención del trauma emocional asociado con la actividad sexual adolescente.

Lección 4 La abstinencia: Una decisión responsable **321**

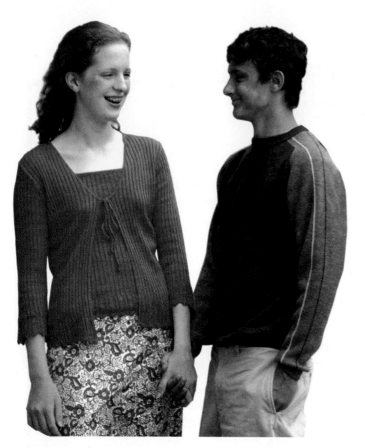

Los adolescentes que eligen la abstinencia sexual salvaguardan su reputación. *¿Cuáles son otros beneficios de la abstinencia?*

Efectos en la salud social

Los jóvenes sexualmente activos ponen en riesgo su reputación. Saberse rotulado como "fácil" por los pares puede hacer que los jóvenes encuentren dificultad para forjar relaciones nuevas y saludables. Por ejemplo, para eliminar el riesgo de estar presionado hacia la actividad sexual, algunos jóvenes se niegan a salir con aquellos que son sexualmente activos. Asimismo, la pareja puede tener una visión diferente del otro cuando la relación incluye actividad sexual. En algunos casos, la presión y expectativas causadas por la actividad sexual puede llevar al rompimiento de la relación.

El participar en actividad sexual también puede causar daño a la relación de los jóvenes con los miembros de la familia. Cuando los jóvenes deciden ser sexualmente activos, van en contra de los valores familiares. Van más allá de los límites que sus padres o tutores han puesto para protegerlos. Pierden la confianza de sus padres porque fallan en demostrar una conducta responsable y saludable cuando salen en pareja. Los padres que descubren que sus hijos jóvenes son sexualmente activos muy a menudo se sienten desilusionados y traicionados. Esos sentimientos pueden causar tensión dentro de la familia.

Cuando se encuentran ante un embarazo no planeado, muchos padres adolescentes abandonan la escuela para mantener a su hijo. Por ley, el padre adolescente debe mantener económicamente a su hijo hasta que cumpla los 18 años de edad. Frecuentemente los padres jóvenes sacrifican sus planes de ir a la universidad y de capacitación laboral. Posiblemente también dejen atrás su vida social para satisfacer las necesidades de su hijo. Los jóvenes que no están casados no se hallan preparados para asumir las responsabilidades de la paternidad. El compromiso a la abstinencia es la decisión segura y saludable para los jóvenes.

Utilizar técnicas de evasión y destrezas de negación

Para reducir el riesgo de ser presionado hacia la actividad sexual, aprende técnicas de evasión, acciones o frases que puedas utilizar para evitar situaciones de riesgo. Por ejemplo, si tu pareja quiere ir a una fiesta que no será supervisada por adultos, puedes sugerir ir a un restaurante en lugar de concurrir a la fiesta. Si un novio o una novia quiere ir a tu casa cuando tus padres o tutores no están, sugiere actividades alternativas como ir a patinar o andar en bicicleta.

FIGURA 12.3

DI NO A LA ACTIVIDAD SEXUAL

Si alguien utiliza argumentos persuasivos para presionarte a que rompas con tu compromiso de abstinencia, usa declaraciones de negación que comuniquen firmemente tu postura.

Argumentos de presión	Declaraciones de negación
• Si me amas, lo harás. • Todo el mundo lo hace. • No te comportes como un bebé. • Mis sentimientos no van a cambiar. Te seguiré respetando.	• Si yo te importara, no me presionarías. • No, no todos, yo le soy fiel a mis valores. • Decidirse a esperar es la decisión madura y responsable. • Tal vez, pero yo ya no me respetaría.

Comparte tu compromiso de abstinencia con tu novia o novio dejando en claro tu posición sencilla pero firmemente. Después de haber discutido tu decisión de practicar abstinencia, encontrarás más fácil ejercitar el autocontrol. Si estás en una situación en la que se puede perder el control, insiste en parar. Entonces, aléjate o sepárate y explica por qué quieres parar. Si tu novia o novio intenta presionarte, sé más firme. Podrías usar frases de negación similares a las de la **Figura 12.3.** Asegúrate de que tu lenguaje corporal apoye tu mensaje verbal. No temas herir los sentimientos de la otra persona. Es posible decir no y seguir siendo amigos.

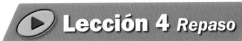

Lección 4 *Repaso*

Repaso de información y vocabulario

1. ¿Qué es la *abstinencia*?
2. Discute las implicaciones legales de la actividad sexual en relación a los menores de edad.
3. ¿Cuáles son las formas efectivas para evitar ser presionado hacia la actividad sexual?

Razonamiento crítico

4. **Evaluar.** Escribe un párrafo describiendo la importancia y los beneficios de la abstinencia en relación a la salud emocional y social.
5. **Analizar.** ¿Cómo puede la práctica de la abstinencia beneficiar la autoimagen de un joven? Explica tu respuesta.

Destrezas de salud aplicadas

Destrezas de negación. Con un compañero de clase dramatiza situaciones en las cuales los jóvenes utilicen destrezas de negación para evitar una situación insegura en la práctica de actividades sexuales. Haz que los compañeros analicen la relación entre las destrezas de negación y la abstinencia sexual.

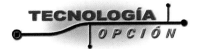

TECNOLOGÍA *OPCIÓN*

SITIOS WEB Crea un sitio Web que promocione la abstinencia en los jóvenes. Ve a **health.glencoe.com** para recibir ayuda en el planeamiento y creación de tu propio sitio Web.

.Sólo amigos

Conoce a dos pares de amigos que prueban que ser platónicos es positivo

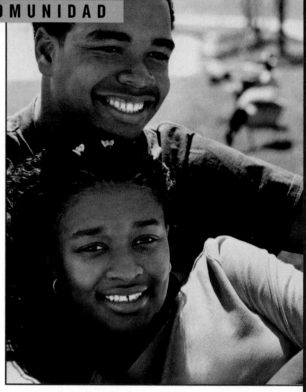

Jamie y David: Amigos desde hace cinco años

Para David, de 16 años, y Jamie, de la misma edad, la amistad significa tener lo mejor de ambos mundos y la primicia exclusiva de conocer lo que el sexo opuesto piensa. "Como soy hombre" dice David, "le daré a Jamie mi opinión honesta acerca de lo que otros muchachos pensarán". A su vez, Jamie hace lo mejor que puede para aclarar las confusiones acerca de la forma en que él se comunica con las muchachas. "Jamie me ayudó a escribir un poema para una chica que me gustaba", dice David. "Ella me dice dónde llevar a mi pareja y cómo tratarla".

Por supuesto, la actual relación sólida de amistad ha tenido sus momentos tambaleantes. "Pienso que ella quería salir conmigo al principio", señala David, "pero no creí que prosperaría". En retrospectiva, Jamie está contenta de que sigan siendo amigos. "No hubiese valido la pena arriesgar nuestra amistad", ella dice.

Michelle y Darren: Amigos desde hace seis años

Michelle, de 16 años, y Darren, de 17 años, empezaron como "novios". "Teníamos una tierna relación en tercer grado", dice Michelle. Sin embargo, cuando la pareja llegó a la escuela intermedia, el romance se había convertido en amistad. Ha sido así desde entonces. "Las relaciones románticas usualmente terminan, pero la amistad sigue para siempre", señala Michelle.

De ese modo, en sus maratónicas conversaciones nocturnas por teléfono, no hay límites en los temas que abordan. Darren siente que realmente se puede abrir a Michelle acerca de las muchachas, la escuela y sus padres. "Es bueno expresar lo que uno siente a una chica, mientras que si lo haces a un muchacho, éste puede pensar que suena cursi", dice Darren. "Cuando hablo con Michelle, el tiempo pasa muy rápido". Y en lo que respecta a Michelle, ella siente que es más fácil confiar en Darren que en algunas de sus amigas. En suma, Michelle opina acerca de su amistad: "lo que tenemos ahora, es lo mejor que hemos tenido". ◢

TIME PIENSA... | Sobre las relaciones platónicas

Los jóvenes en el artículo mencionan las formas en que su amistad los ayuda. Haz una lluvia de ideas sobre las formas en que los amigos son importantes para ti. Luego con tus compañeros de clase, crea una lista acerca de los valores de la amistad. ¿Son algunos de esos valores únicos para amistades entre muchachos y jovencitas?

1. Practicar conductas saludables. Elabora un plan para demostrar a tus amigos cada una de las cualidades que caracterizan una amistad saludable. En un periodo de una semana, mantén un registro para describir cómo demuestras cada cualidad. *(LECCIÓN 1)*

2. Analizar influencias. Localiza un artículo en una revista o en un periódico sobre un joven que haya sido un ejemplo positivo en la comunidad. Escribe un breve resumen acerca del artículo e identifica cómo las acciones de ese joven pueden ejercer una influencia positiva en otros jóvenes. *(LECCIÓN 2)*

3. Destrezas de comunicación. Escribe un guión que describa una relación de pareja responsable y saludable entres dos jóvenes. Los jóvenes deben demostrar destrezas de comunicación efectiva para resaltar el respeto mutuo y su compromiso a practicar abstinencia. *(LECCIÓN 3)*

4. Promoción. Escribe una carta al editor del periódico de tu escuela en la cual discutas la abstinencia de actividades sexuales como el único método 100 por ciento efectivo para prevenir el embarazo, las ETS, y la transmisión sexual del VIH/SIDA y el trauma emocional asociado con la actividad sexual adolescente. *(LECCIÓN 4)*

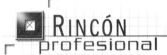

RINCÓN profesional

Trabajador social escolar

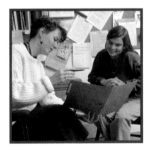

Los trabajadores sociales escolares tratan una gran variedad de asuntos sociales, culturales, emocionales y económicos entre los estudiantes. Los ayudan a superar problemas que puedan interferir con su educación. Los trabajadores sociales escolares también ayudan a los estudiantes a mejorar sus destrezas para tomar decisiones, motivación, asistencia y autoconcepto.

Para ser trabajador social escolar, necesitas una licenciatura o una maestría en trabajo social y una licencia o certificado de tu estado. Busca más información sobre ésta y otras carreras de salud en el Rincón profesional en **health.glencoe.com.**

Más allá del salón de clases

La participación de los padres

La práctica de conductas saludables. Muchas comunidades tienen programas que proveen lugares libres de drogas donde los jóvenes pueden socializar bajo supervisión adulta. Estos programas ayudan a los jóvenes a evitar las presiones a participar en conductas de alto riesgo. Con tus padres, aprende acerca de programas para jóvenes en tu área. Si no los hay en tu comunidad, investiga cómo se puede crear uno.

La escuela y la comunidad

Detener el hostigamiento. Habla con un oficial de la ley en tu comunidad para aprender la definición legal de hostigamiento y cuáles son las penas para los jóvenes culpables de hostigamiento. Comparte tus hallazgos con la clase. Discute las acciones que los estudiantes, el personal docente y la comunidad pueden tomar para ayudar a detener el hostigamiento.

Después de leer

Usa tu *Foldable* para revisar lo que has aprendido acerca de amistades saludables. En la parte de atrás de tu *Foldable*, escribe una descripción de tu mejor amigo y los valores comunes e intereses que comparten.

FOLDABLES Esquema de estudio

►TERMINOLOGÍA DE LA SALUD *Contesta las siguientes preguntas en una hoja de papel.*

Lección 1 *Une cada definición con el término correcto.*

camarilla	**amistad**
pares	**amistad platónica**
estereotipo	

1. Una relación con un miembro del sexo opuesto en la cual existe afecto pero no se consideran pareja.
2. Un pequeño círculo de amigos que excluyen a las personas que consideran intrusos.
3. Una creencia exagerada o simplificada acerca de un grupo entero de personas.

Lección 2 *Reemplaza las palabras subrayadas con el término correcto.*

agresivo	**firme**
hostigamiento	**manipulación**
pasivo	**presión de pares**
destrezas de negación	

4. Hostigamiento es una forma indirecta y deshonesta de controlar a alguien.
5. Un aspecto importante de ser firme es el uso de la manipulación efectiva.
6. Ser exageradamente insistente y hostil es ser firme.

Lección 3 *Llena los espacios en blanco con el término correcto.*

afecto	**horario límite**
enamoramiento	

Los padres de Shane se preocupan acerca de su (_7_), o exagerados sentimientos de pasión con su novia. Para ayudar a que Shane evite situaciones que lo podrían involucrar en conductas de alto riesgo, sus padres han creado pautas para él, las que incluyen un (_8_) temprano o una hora en la cual él debe llegar a casa.

Lección 4 *Une cada definición con el término correcto.*

abstinencia	**autocontrol**
enfermedad de transmisión sexual	**prioridades**

9. Un riesgo asociado con no elegir la abstinencia.
10. Metas, tareas y actividades que consideras más importantes que otras.
11. La habilidad de una persona para usar la responsabilidad para dominar las emociones.

►¿LO RECUERDAS? *Usa oraciones completas para contestar las siguientes preguntas.*

1. ¿Cuál es la relación entre pares y amistades casuales?
2. ¿Cuáles son los beneficios de una amistad platónica?
3. Identifica cinco atributos de una verdadera amistad.
4. ¿Qué es la presión de pares positiva?
5. ¿Cómo se puede usar el lenguaje corporal para comunicar negación?
6. Describe una respuesta agresiva a la presión de pares.
7. ¿Cuáles son algunos de los beneficios de salir en pareja?
8. ¿Por qué algunos jóvenes deciden no salir en pareja?
9. ¿Cuáles son algunas ventajas de salir en pareja en grupo en lugar de salir en pareja solos?
10. Identifica tres riesgos asociados con la actividad sexual durante los años de juventud.
11. Analiza la importancia de la abstinencia de actividades sexuales como la opción de conducta de preferencia en las relaciones para las personas solteras en edad escolar.
12. Describe un problema que puede resultar por un embarazo inesperado de una joven.

➤ RAZONAMIENTO CRÍTICO

1. **Evaluar.** Describe las ventajas y desventajas de ser un miembro de un grupo social como una camarilla.

2. **Analizar.** Sugiere formas en las cuales puedes enfrentar a pares para mostrar tu desaprobación de su conducta irrespetuosa o desconsiderada como es el hostigamiento de otros.

3. **Aplicar.** El matrimonio es un compromiso a largo plazo. ¿De qué modo las conductas que practicas en una relación de pareja ayudan a fortalecer la dignidad, el respeto y la responsabilidad relacionadas con el matrimonio?

4. **Resumir.** El embarazo inesperado entre los jóvenes afecta a los jóvenes involucrados, a sus familias y a la sociedad en general. Escribe un párrafo explicando las consecuencias negativas que el embarazo en la juventud guarda para los individuos, sus familias y la sociedad.

Práctica para la prueba estandarizada

Lee el siguiente pasaje y luego contesta las preguntas

Kendra

Kendra y yo somos grandes amigos desde el segundo grado. Todo lo que Kendra hace es lo que la convierte en una buena amiga.

La bondad de Kendra se manifiesta en muchas cosas que ella hace. Una vez, les obsequió sus boletos del circo a los niños de un vecino que nunca habían ido al circo. Para su servicio social requerido en la escuela, visita un asilo de ancianos. Se preocupa por algunas de las personas que ha conocido en ese lugar porque no tienen a nadie más que los visiten.

Kendra me apoyó cuando mis padres se divorciaron. Me escuchó hablar acerca de lo enojada que estaba y me dejó llorar cuando lo necesité. Nunca me dijo que estaba exagerando o que ya se me pasaría. Yo sabía que ella no podía hacer nada para cambiar mi situación, pero de alguna manera me hizo sentir mucho mejor.

1. ¿De qué modo la autora apoya la idea de que Kendra ha sido una buena amiga para ella?

A Al citar un ejemplo acerca de cómo la hizo sentir mucho mejor

B Al comparar las acciones de Kendra a las acciones de otros amigos

C Al incluir información acerca de que Kendra no presume

D Al citar un ejemplo de la amabilidad de Kendra hacia los niños

2. ¿De qué trata en su mayoría el segundo párrafo?

A Kendra lleva al circo a los niños

B Kendra trabaja con los ancianos

C Kendra ayuda a la autora

D La bondad de Kendra

3. Describe el tipo de persona que tú piensas que es un buen amigo.

Capítulo 13

Prevención de la violencia

Lección 1

La seguridad personal

Lección 2

La seguridad en las escuelas

Lección 3

Cómo protegerte contra la violencia

Lección 4

Cómo prevenir y superar el abuso

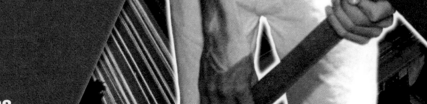

QUEREMOS COMUNIDADES SEGURAS

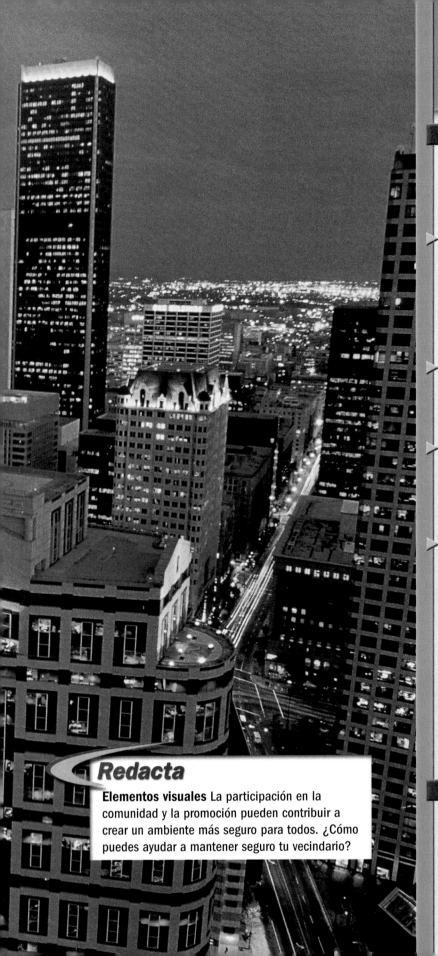

Redacta

Elementos visuales La participación en la comunidad y la promoción pueden contribuir a crear un ambiente más seguro para todos. ¿Cómo puedes ayudar a mantener seguro tu vecindario?

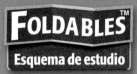

FOLDABLES™
Esquema de estudio

Antes de leer

Haz este *Foldable* para ayudarte a anotar lo que aprendas sobre la seguridad personal. Comienza con dos hojas de papel de cuaderno.

Paso 1

Dobla dos hojas de papel de cuaderno a la mitad por el eje menor. Recorta una hoja aproximadamente 1″ a lo largo del doblez en ambos extremos hasta las líneas del margen.

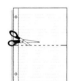

Paso 2

Recorta o rasga la otra hoja por el doblez entre las líneas del margen.

Paso 3

Enrolla la primera hoja, pásala hasta la mitad a través del corte de la segunda y ábrela.

Paso 4

Dobla las hojas a la mitad y rotula el frente tal como se indica. Rotula las

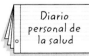

Diario personal de la salud

páginas interiores con los títulos Factores de protección, Estrategias para mantenerse seguro: Precauciones inteligentes, Estrategias para mantenerse seguro: Lenguaje corporal y defensa personal, Estrategias para mantenerse seguro: Seguridad en el hogar, Seguridad en la comunidad y Análisis de mis hábitos de seguridad personal.

Mientras lees

Mientras lees y conversas sobre el material del capítulo, utiliza tu *Foldable* para tomar notas, definir los términos y anotar ejemplos y experiencias personales.

Lección 1

La seguridad personal

VOCABULARIO

lenguaje corporal
defensa personal
firme

APRENDERÁS A

- Identificar conductas y estrategias que mejoran la seguridad personal.
- Demostrar modos de evitar y reducir las situaciones amenazantes.
- Examinar las estrategias para promover la seguridad en el hogar y en la comunidad.

COMIENZA AHORA Escribe en una hoja de papel cinco medidas que puedes tomar para mantenerte seguro. Luego escribe un párrafo explicando cómo esos hábitos de seguridad te ayudarían a protegerte.

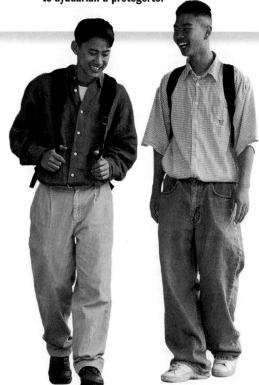

Mostrarse confiado y no parecer víctima puede ayudarte a mantenerte seguro. ¿Cómo puedes proyectar autoconfianza?

La clave de la seguridad personal es ser capaz de reconocer las situaciones que pueden resultar peligrosas y aprender estrategias para evitarlas. Además, los hábitos simples de seguridad que practicas a diario pueden disminuir tu exposición al riesgo. Entre las conductas que pueden protegerte se cuentan estar pendiente de lo que sucede a tus alrededores, no caminar solo, permanecer alejado de áreas oscuras y apartadas y mostrarte alerta y confiado. En esta lección aprenderás sobre los factores que afectan tu seguridad personal y las medidas que puedes tomar para mantenerte seguro.

Tus factores de protección

Aunque no estés consciente de ellas, ya cuentas con muchas ventajas que aumentan tus posibilidades de mantenerte seguro. En la **Figura 13.1** de la próxima página se muestra una lista de rasgos personales y condiciones ambientales que reducen el riesgo de violencia para los adolescentes. Estos rasgos y condiciones son factores de protección específicos que pueden ayudar a protegerte del daño. Todos pueden esforzarse para fortalecer aquellos factores de protección que pueden controlar y para ayudar a reducir el riesgo de violencia. Hacerlo contribuirá a la seguridad personal.

FIGURA 13.1

FACTORES DE PROTECCIÓN INDIVIDUALES Y SOCIALES CONTRA LA VIOLENCIA

Estos factores de protección disminuyen la probabilidad de violencia en los jóvenes.

Individual	Familiar	Pares/Escuela	Comunidad
• No tener historial de conducta agresiva • Destrezas sociales positivas; llevarse bien con otras personas • Inteligente • Actitud antiviolencia • Ser mujer	• Padres que vigilan la conducta del niño • Padres que evalúan positivamente a los pares • Relaciones afectuosas de apoyo con los padres u otros adultos	• Los pares y amigos evitan conductas de alto riesgo • Compromiso con la escuela • Actitud positiva	• Buenas oportunidades económicas • Participación en actividades comunitarias

Fuente: Violencia juvenil: Reporte de la Dirección General de Salud Pública.

Estrategias para mantenerse seguro

Además de fortalecer tus **factores de protección**, hay conductas que puedes practicar para mantenerte seguro. Éstas incluyen tomar precauciones en contra de las situaciones de riesgo y desarrollar buenos hábitos de seguridad.

Precauciones inteligentes

El primer paso para hacerte responsable de tu seguridad personal es considerar conductas preventivas que ayudarán a protegerte. Muchas de estas precauciones de seguridad que pueden prevenir que te conviertas en víctima son medidas de sentido común. A continuación te ofrecemos algunas medidas a seguir.

▶ Evita las áreas inseguras, como los lugares con altos índices de criminalidad.

▶ No lleves tu billetera o bolso en un lugar llamativo donde sea fácil de arrebatar.

▶ Camina con paso rápido y firme. *Siempre* trata de dar la impresión de saber adónde te diriges y qué estás haciendo.

▶ Evita caminar solo de noche en zonas arboladas o callejones oscuros. Si debes salir de noche, evita pasar cerca de las entradas de las casas y camina bajo las luces, cerca de la orilla de la acera.

▶ Si vas en automóvil, estaciónalo en una zona bien iluminada. Ten las llaves a mano y listas al acercarte al automóvil estacionado. Antes de subirte, fíjate que no haya nadie dentro. Ponle el seguro a las puertas en cuanto estés dentro del auto.

vínculo

factores de protección Para más información sobre los factores de protección, ve el Capítulo 8, página 216.

Tomar medidas de precaución es particularmente importante cuando sales de noche. *¿Qué conductas demuestran estas adolescentes que ayudan a mantenerlas seguras?*

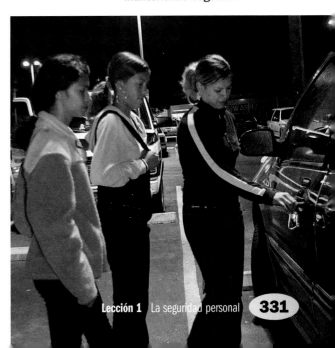

▶ Dile a tu familia adónde vas y cuándo regresarás.

▶ No subas en un elevador a solas con un extraño.

▶ Sube y baja de los autobuses en zonas bien iluminadas.

▶ Si alguien que conoces te lleva en su automóvil, pídele que espere hasta que hayas entrado al edificio.

▶ No hagas autostop ni recojas a nadie que lo haga.

▶ Evita el consumo de alcohol u otras drogas. Estas sustancias alteran tu juicio y reducen tu capacidad de protegerte.

Lenguaje corporal y defensa personal

Puedes protegerte del daño haciendo saber a los demás que mereces ser tratado con respeto y que tienes derecho a estar seguro. Puedes proyectar esta información a través del uso del **lenguaje corporal**, es decir, la *comunicación no verbal por medio de gestos, expresiones faciales, conductas y postura.* Cuando mantienes un contacto visual directo, hablas con voz firme, mantienes erguida la cabeza y caminas con soltura y confianza, demuestras que estás en control de tu seguridad.

Las estrategias clave de defensa personal también pueden protegerte de convertirte en víctima de violencia. La **defensa personal** incluye *cualquier estrategia para protegerse de daño.* Muchas personas de todas las edades han tomado clases de defensa personal para aumentar su sensación de seguridad personal. Existe una amplia gama de clases de defensa personal, como los diversos cursos de artes marciales. Matricularse en ese tipo de clases es un modo efectivo de aumentar tu confianza y lograr sentirte mejor preparado. Aunque las estrategias físicas pueden ser una parte útil de la defensa personal, las estrategias mentales también son importantes. En algunas comunidades hay agentes de la ley que ofrecen clases de seguridad personal para que puedas adquirir una actitud alerta y estar preparado. A menudo hacen hincapié en la importancia de proyectar autoconfianza y firmeza. Ser **firme** significa *defender tus derechos y creencias de forma contundente pero calmada.* Mediante palabras y acciones, las personas firmes demuestran que no son blancos fáciles. Ellas toman la iniciativa de forma práctica a fin de proteger su salud y seguridad.

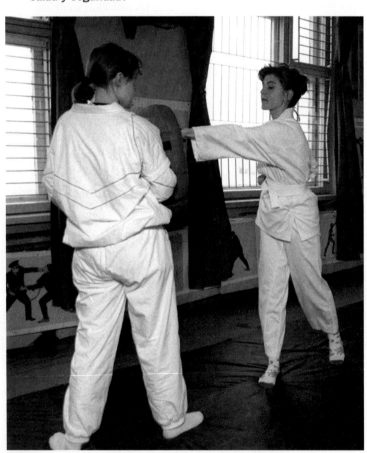

Ⓥ **Tomar una clase de defensa personal puede aumentar la sensación de seguridad personal.** *¿Qué otras estrategias pueden ayudarte a proteger tu salud y seguridad?*

Practica estrategias de seguridad

Mantenerte seguro no significa vivir en temor. Significa analizar y aplicar las estrategias que reducen el riesgo de convertirte en víctima de la violencia. En esta actividad, representarás algunas estrategias para evitar la violencia.

Lo que necesitarás

• lápiz y hoja de cuaderno

Lo que harás

1. Intercambia ideas con un compañero o en un grupo pequeño sobre situaciones peligrosas a las que pueden enfrentarse los jóvenes. Por ejemplo, un extraño en un auto te dice que está perdido y te pide que te acerques para mirar su mapa. Anota en una hoja de papel las situaciones que se te ocurran.

2. Conversa sobre las formas seguras en que los jóvenes pueden reaccionar ante cada situación. Si es necesario, repasa las sugerencias de esta lección.

3. Representa una de las situaciones de tu lista.

4. Toda la clase analiza las situaciones representadas. ¿Cuáles crees que fueron más realistas? ¿Por qué? ¿Qué estrategias de seguridad podrían ser efectivas?

Aplica y concluye

Usando lo que aprendiste de las representaciones que observaste, redacta un breve ensayo para el periódico de la escuela acerca de cómo los jóvenes pueden protegerse en diversas situaciones. El artículo debe incluir tres o cuatro consejos sobre la seguridad y ser relevantes para los jóvenes de secundaria.

Mantener seguros los hogares

El hogar debería ser un refugio acogedor donde la familia se sienta segura. Toda la familia puede practicar conductas responsables para mantener la seguridad del ambiente del hogar. A continuación se detallan algunas sugerencias.

▶ Asegura las puertas con un cerrojo. Toda la familia debe esforzarse por mantener las puertas bien cerradas y en buenas condiciones, incluso las puertas corredizas y las francesas.

▶ Asegurarse de que las ventanas tengan cerraduras. Mantener las ventanas cerradas por la noche y cuando no haya nadie en la casa. Reparar las ventanas rotas inmediatamente.

▶ Nunca abrir la puerta a alguien desconocido o en quien no se confía. No permitir el uso del teléfono a extraños.

▶ No mencionar a ningún extraño que uno está solo en la casa.

▶ No dar información personal por teléfono o a través de la computadora.

 Mantener las puertas y ventanas cerradas puede ayudar a mantener la seguridad para ti y tu familia. ¿Cuáles son otras estrategias para mantener tu hogar seguro?

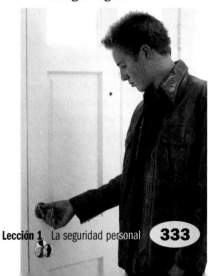

TU CARÁCTER

Ciudadanía Los adolescentes que obedecen las leyes y respetan la autoridad demuestran buena ciudadanía. Ser un buen ciudadano implica hacer tu parte para que tu comunidad sea más segura.
¿De qué maneras puedes demostrar ser un buen ciudadano para ayudar a reducir el crimen en tu comunidad?

Seguridad en la comunidad

El nivel de seguridad de una comunidad tiene un impacto significativo en la seguridad personal. Muchas comunidades han tomado medidas para hacer más seguros los vecindarios. Algunas de las estrategias son:

▶ **Aumento en la vigilancia policial.** Algunas comunidades han aumentado la cantidad de agentes policiales que patrullan la zona.

▶ **Programas de vigilancia vecinal.** Muchos vecinos participan en la prevención del crimen. Se mantienen atentos a las señales de actividades sospechosas y las informan a la policía. También es aconsejable informar de la presencia de vehículos sospechosos en el vecindario.

▶ **Programas después de clases.** Los programas académicos, culturales o recreativos después de clases ofrecen a los jóvenes ambientes seguros donde pueden usar su tiempo de forma productiva.

▶ **Mejor iluminación en parques y plazas de recreo.** Una mejor iluminación puede disuadir a los delincuentes, ya que de ese modo es más difícil cometer crímenes sin ser vistos.

Mediante la participación y apoyo a tales medidas, los vecinos pueden contribuir a que las comunidades sean más seguras para todos.

Lección 1 Repaso

Repaso de información y vocabulario

1. ¿Qué es el *lenguaje corporal*? Da tres ejemplos.
2. Define el término *firme* y úsalo en una oración.
3. Escribe dos maneras de mantener la seguridad en el hogar.

Razonamiento crítico

4. **Evaluar.** Estima la importancia de evitar las situaciones que puedan resultar peligrosas, aun si sabes defenderte.
5. **Analizar.** ¿Cómo puede servir de factor de protección contra la violencia participar en actividades de la comunidad?

Destrezas de salud aplicadas

Practicar conductas saludables. Elabora una lista de estrategias que tú y otros miembros de tu familia puedan usar para promover la seguridad individual y familiar. Conversa sobre esas conductas de seguridad con tu familia y pon tu plan en acción.

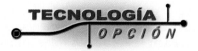

PROCESADOR DE TEXTOS Puedes armar tu plan en un procesador de textos. Ve a **health.glencoe.com** para obtener sugerencias sobre el uso de los programas procesadores de texto.

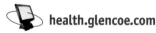 **health.glencoe.com**

La seguridad en las escuelas

VOCABULARIO

violencia
intimidación
acoso sexual
pandilla
mediación entre
pares

APRENDERÁS A

- Examinar los factores que desempeñan una función en la violencia en las escuelas.

- Analizar y aplicar estrategias para evitar el uso de armas y la violencia en la escuela.

- Identificar las medidas que los individuos, escuelas y comunidades pueden tomar para reducir la violencia.

➡️ COMIENZA AHORA ¿Cuáles son algunas causas de los conflictos que llevan a la violencia entre los estudiantes de secundaria? ¿Cómo crees que la violencia afecta a los estudiantes implicados? ¿Cómo afecta a otros en la comunidad escolar? Escribe un párrafo resumiendo tus puntos de vista.

Desde hace unos años los medios de difusión han centrado su atención en los actos violentos que ocurren en las escuelas, como las actividades de las pandillas, los ataques físicos y los tiroteos. Sin embargo, a pesar de la publicidad que han recibido los incidentes de violencia, por lo general las escuelas siguen siendo lugares seguros. Es más, según los Centros para el Control y la Prevención de Enfermedades (CCE) la tendencia es hacia *menos* violencia en las escuelas desde 1991. Por ejemplo, la cantidad de estudiantes implicados en peleas físicas en las escuelas ha descendido en un nueve por ciento. Durante el mismo periodo, la cantidad de estudiantes que portaban armas disminuyó de 26.1 a 17.4 por ciento.

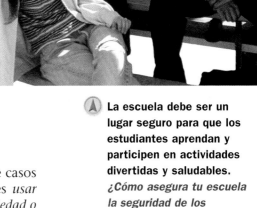

La escuela debe ser un lugar seguro para que los estudiantes aprendan y participen en actividades divertidas y saludables.
¿Cómo asegura tu escuela la seguridad de los estudiantes y del personal?

Temas de seguridad en las escuelas

Aunque las escuelas por lo general son seguras, pueden darse casos de violencia en ellas o en sus alrededores. La **violencia** es *usar fuerza física o poder para lastimar a otra persona o dañar la propiedad o amenazar con hacerlo.* La encuesta *Youth Risk Behaviors Surveillance Survey de 2001* constató que 33.2 por ciento de los jóvenes que cursan los grados 9 al 12 habían participado al menos en una pelea física en la escuela durante el año anterior. En el mismo año, 8.9 por ciento de los estudiantes fueron amenazados o heridos con un arma en la escuela.

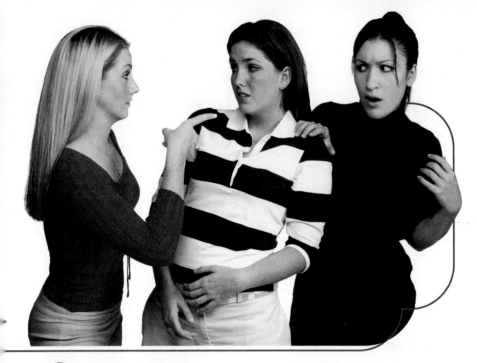

Dado que cualquier tipo de violencia amenaza la seguridad de todos en la comunidad escolar, se han establecido metas nacionales a fin de reducir las peleas físicas y el porte de armas por parte de adolescentes en el predio de las escuelas. Para alcanzar esas metas es importante examinar los factores que influyen en la violencia en las escuelas. Tres de estos factores son la intimidación, el acoso sexual e involucrarse en pandillas.

Intimidación

¿Alguna vez has visto estudiantes que se burlan de otros o los provocan? Quizás hayas visto a un compañero empujar a otro o hacerle gestos ofensivos. Tales actitudes son formas de **intimidación**, *la búsqueda de poder o atención mediante abuso psicológico, emocional o físico de otra persona*. Existen intimidadores de todas las edades y de ambos sexos, y a veces actúan en grupo. Es posible que las víctimas de la intimidación se depriman, se aíslen, se vuelvan temerosas, o se sientan enfadadas, y a veces puede que traten de vengarse. La intimidación es una conducta dañina. Tú puedes adoptar una postura firme contra ese tipo de conducta al no unirte a los que la practican y mostrando que desapruebas ese comportamiento desconsiderado e inaceptable.

Los intimidadores a menudo intentan que sus víctimas se enojen o se atemoricen. Si te retiras y animas a otros a hacer lo mismo, impedirás que el intimidador se sienta victorioso. A veces ignorar a un intimidador puede contribuir a que abandone su mala conducta. Pero en la mayoría de los casos la intimidación requiere de la intervención de los adultos. Si presencias o eres víctima de intimidación, infórmalo a los maestros, consejeros, a tus padres o a otros adultos. Nadie tiene por qué tolerar la intimidación; los testigos pueden unirse al personal de la escuela y ponerle fin juntos.

Acoso sexual

El **acoso sexual** es *una conducta sexual hacia otra persona sin su consentimiento*. Palabras, bromas, gestos o contacto físico de naturaleza sexual son todas formas de acoso sexual. El acoso es un acto carente de ética y causa vergüenza, incomodidad y dolor emocional a la víctima. Las leyes federales establecen que el acoso sexual es ilegal. Los incidentes de acoso sexual deben informarse al personal de la escuela de inmediato. Al presentarse una queja, los funcionarios de la escuela investigan el caso y toman medidas para solucionar el problema.

Los intimidadores usan palabras y fuerza física para buscar poder o atención. *¿De qué maneras puedes hacerles saber a los intimidadores que no apruebas sus acciones?*

¿**Lo sabías**?

El acoso sexual ocurre con más frecuencia de lo que muchas personas piensan. Las conductas que constituyen acoso sexual incluyen:

- hacer comentarios o bromas sexuales.
- escribir mensajes sexuales en notas o en las paredes.
- difundir rumores sexuales.
- espiar a alguien cuando se viste o baña.
- halarle la ropa a alguien.
- exponer partes del cuerpo.
- tocar en forma inapropiada.

Las pandillas

Parte de la violencia en las escuelas tiene que ver con las pandillas. Una **pandilla** es *un grupo de personas que se unen para llevar a cabo actos criminales.* Los actos comunes de las pandillas incluyen el vandalismo, robo, dañar la propiedad pública con graffiti y vender drogas. Algunos actos son impredecibles y pueden exponer a personas inocentes a graves daños. Disparar un arma en cualquier dirección, por ejemplo, puede herir o matar a personas que no son miembros de la pandilla. Es posible que los pandilleros lleven armas o drogas a la escuela, poniendo en peligro la seguridad de los demás estudiantes.

Reducir el riesgo a la violencia

Los estudiantes y el personal docente tienen derecho a sentirse seguros en la escuela. La preocupación excesiva por la seguridad en la escuela obstaculiza la enseñanza y el proceso de aprendizaje. Mantener la seguridad en las escuelas es una prioridad para las comunidades de todo el país.

Reconocer las señales de advertencia

Ser capaz de reconocer las señales de advertencia de la violencia sirve para que la comunidad escolar pueda encargarse de las situaciones con potencial de violencia. La **Figura 13.2** enumera algunas señales de violencia comunes. La evidencia de estas señales podría indicar que una persona está por cometer un acto peligroso. Si observas cualquiera de estas señales en un estudiante y sospechas que puede ponerse violento, infórmalo de inmediato a tu maestro, consejero u a otro miembro del personal docente.

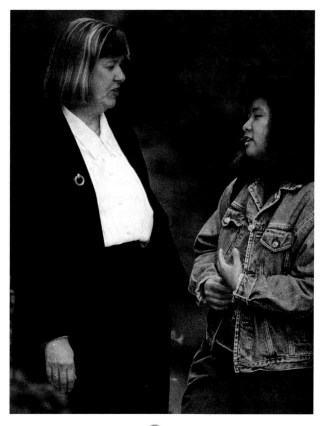

Puedes ayudar a mantener tu escuela segura denunciando cualquier conducta que pueda conducir a la violencia. *¿Qué más puedes hacer para contribuir a la seguridad de la escuela?*

FIGURA **13.2**

SEÑALES DE ADVERTENCIA SOBRE VIOLENCIA

- Tiene dificultad para controlar el enojo
- Desobedece las reglas de la escuela
- Frecuentemente toma parte en conductas de riesgo
- Crea material gráfico o escritura violenta
- Habla constantemente de armas o violencia

- Es propenso al vandalismo y la destrucción
- Consume alcohol u otras drogas
- Lastima a los animales
- Amenaza o realiza planes detallados para lastimar a otros
- Lleva o habla de llevar armas a la escuela

Lo que puedes hacer tú

Crear un ambiente seguro en la escuela comienza con desarrollar una cultura de respeto entre todos los estudiantes y el personal docente. Tú tienes en tus manos la posibilidad de contribuir a que la escuela sea un lugar seguro y saludable. En toda la nación hay jóvenes que se han comprometido a evitar la violencia y animan a sus pares a hacer lo mismo. Para unirte y así ayudar a mantener seguras las escuelas, puedes aplicar estas estrategias:

► niégate a portar armas y denuncia a los que las portan.

► informa cualquier acto violento o amenaza de violencia a las autoridades escolares o a la policía.

► practica tus destrezas de **resolución de conflictos** y ayuda a otros a solucionar sus disputas de forma pacífica.

► usa destrezas de negación para resistir la presión de tus pares y evita las situaciones y conductas peligrosas.

► escoge con cuidado a tus amigos. Tener amigos que compartan valores similares, como cuidar de la escuela, puede ser una ayuda para protegerte de la violencia.

► evita la compañía de personas que muestran señales de conducta violenta.

► habla con uno de tus padres, con un maestro o con otro adulto si sientes miedo porque sospechas que tu seguridad corre peligro. Evita estar solo.

► únete o desarrolla un grupo *S.A.V.E.* (Students Against Violence Everywhere/Estudiantes contra la violencia en todas partes).

Lo que están haciendo las escuelas

Las escuelas tienen procedimientos y normas para garantizar la seguridad de los estudiantes. Por ejemplo, algunas escuelas han adoptado la norma *"cero tolerancia"*, según la cual se puede llegar a la expulsión de los estudiantes que participen en actos violentos o a quienes se halle con drogas o armas. Las normas de cero tolerancia aplican a todos los estudiantes sin excepción. Otras medidas para reducir la violencia en las escuelas son el uso de detectores de metales, revisar las mochilas de los estudiantes o inspeccionar sus taquillas para verificar si poseen armas o drogas. Algunas escuelas han "cerrado" sus predios, cortando el paso a todos los accesos, excepto la puerta de entrada principal. Ello evita que personas no autorizadas ingresen a la escuela. También se pueden contratar guardias de seguridad para que vigilen los pasillos y los alrededores mientras se dictan las clases.

Vínculo

resolución de conflictos
Para más información sobre la resolución de conflictos, ver el Capítulo 10, página 264.

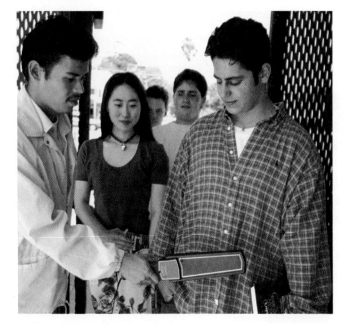

Algunas escuelas usan detectores de metales para reducir la amenaza de violencia. *¿Qué otras medidas podrían adoptar las escuelas para promover la seguridad?*

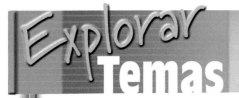

La seguridad en la escuela: ¿qué da resultados?

Aunque la violencia en las escuelas sigue siendo baja, hay una percepción pública de que las escuelas necesitan ser más seguras. Algunas escuelas emplean simulacros de crisis, agentes de seguridad y detectores de metales. ¿Dan resultado estas medidas? Lee lo que dicen dos jóvenes acerca de una medida, el detector de metales.

Punto de vista 1: Lori M., 16 años

"Los detectores de metales causan más problemas de los que resuelven. A veces llegamos tarde a nuestra primera clase porque hay que registrar todas las mochilas. Además, si los estudiantes quieren traer armas, hallarán el modo de hacerlo. Creo que deberíamos utilizar el dinero de la escuela para otra cosa, como clases de resolución de conflictos. También podríamos tener normas de disciplina más estrictas para los estudiantes que causan problemas.

Punto de vista 2: Jason C., 16 años

Me siento más seguro con la protección que ofrecen los detectores de metales. Creo que sirven para disuadir a quienes pretendan entrar con armas, y además es una norma que deja en claro que nuestra escuela no tolera el uso de armas. Demuestra que a la escuela le importa nuestra seguridad y bienestar. En cuanto al costo, cualquier cosa que pueda salvar una vida vale la pena.

ACTIVIDAD

¿Crees que los detectores de metales y otras medidas, como contratar guardias de seguridad, disminuyen el riesgo de violencia en las escuelas? ¿Se necesitan para mantener las escuelas seguras?¿Cómo crees que los fondos limitados deberían usarse para mejorar la seguridad escolar? ¿Es la tecnología o la educación la respuesta?

MEDIACIÓN ENTRE PARES

Muchas escuelas se valen de la mediación entre pares a fin de reducir el riesgo de violencia que puede surgir de conflictos sin resolver. La **mediación entre pares** es *un proceso mediante el cual estudiantes capacitados ayudan a otros a hallar maneras de resolver conflictos y superar sus diferencias* Tales programas tienen éxito porque son confidenciales y no se castiga a los estudiantes involucrados. Las sesiones de mediación entre pares por lo general siguen los siguientes pasos:

▶ **Se hace una introducción.** El mediador explica que se mantendrá neutral y que la sesión será confidencial.

▶ **Se acuerdan reglas a seguir.** Las partes acuerdan regirse por las reglas del proceso, tales como escuchar sin interrumpir, mostrar respeto y ser sincero, y estar dispuesto a aceptar las soluciones que se adopten. Luego el mediador decide quién habla primero.

Estos adolescentes están haciendo una reunión popular para promover la seguridad en las escuelas de su comunidad. *¿De qué maneras pueden las comunidades promover la seguridad en las escuelas?*

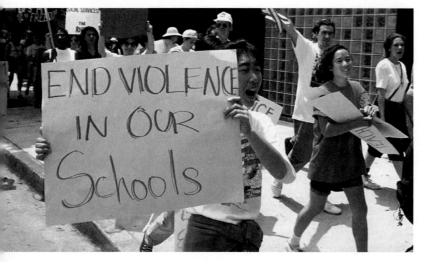

▶ **Se escucha a cada parte.** El mediador permite que cada parte se exprese. Él o ella puede hacer preguntas y tomar notas.

▶ **Se buscan soluciones.** Después de que todas las partes hablan, el mediador les pide soluciones posibles. Se hace una lista de sugerencias y se analiza cada una. El mediador ayuda a las partes a negociar hasta que se llegue a una solución.

▶ **Se cierra la sesión.** El mediador resume el acuerdo y pide a los participantes que expresen su sentir acerca del proceso. Finalmente, se anima a las partes a usar estas estrategias para solucionar nuevos conflictos.

Participación de los padres y de la comunidad

Los padres pueden trabajar con la policía, los trabajadores sociales y los comerciantes a fin de promover la seguridad en las escuelas. Los miembros de la comunidad pueden ayudar participando en eventos escolares y ofreciéndose para vigilar los pasillos, baños, cafeterías y otras áreas donde se reúnen los estudiantes. Crear y apoyar programas y actividades que brinden a los jóvenes un lugar seguro también puede ayudar a reducir la violencia.

▶ Lección 2 *Repaso*

Repaso de información y vocabulario

1. Define *pandilla*. ¿Cómo pueden los pandilleros poner en peligro la seguridad de otros estudiantes?

2. Cita dos señales de advertencia que indiquen que una persona puede estar por actuar de forma peligrosa.

3. Identifica tres normas, procedimientos o estrategias que las escuelas utilizan para prevenir y responder a las agresiones deliberadas.

Razonamiento crítico

4. **Analizar.** Explica las similitudes y diferencias entre la intimidación y el acoso sexual.

5. **Aplicar.** ¿Cuáles son algunas estrategias para evitar situaciones peligrosas o la violencia en la escuela?

Destrezas de salud aplicadas

Destrezas de negación. Escribe un guión en el que un estudiante aplica las destrezas de negación para evitar la participación en una situación con potencial de violencia que pudiera implicar armas.

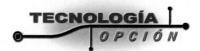

PROCESADOR DE TEXTOS Usa un procesador de textos para escribir tu guión. Ve a **health.glencoe.com** para sugerencias sobre el uso de los programas procesadores de texto.

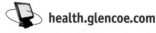 **health.glencoe.com**

Cómo protegerte contra la violencia

VOCABULARIO

agresor
prejuicio
agresión
violencia al azar
homicidio
violencia sexual
ataque sexual
violación

APRENDERÁS A

- Identificar las causas y efectos de la violencia.

- Evaluar cómo influyen los medios de difusión en la conducta violenta.

- Explicar el rol que desempeñan el alcohol y otras drogas en la conducta violenta.

- Examinar diferentes tipos de violencia y analizar y aplicar estrategias para evitarla.

- Analizar y aplicar estrategias para evitar pandillas y armas.

- Analizar estrategias para prevenir las lesiones deliberadas.

COMIENZA AHORA Cita tres programas televisivos o películas donde hayas visto alguna forma de violencia. ¿Qué mensajes sobre la salud transmiten esos programas a los jóvenes acerca de la violencia?

La naturaleza de la violencia es compleja. Los psicólogos llevan años investigando por qué las personas cometen actos violentos, pero nunca han llegado a una conclusión. Independientemente de la naturaleza de la violencia, tu seguridad personal depende de que seas capaz de reconocer las posibles fuentes de violencia que te rodean. Eso te ayudará elegir conductas que reduzcan tus posibilidades de ser una víctima.

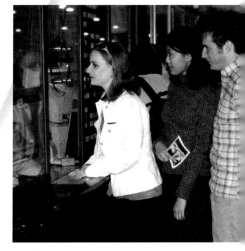

Salir en grupos y estar alerta a lo que pasa a tu alrededor son dos maneras de reducir el riesgo de violencia. *¿Qué otras estrategias puedes utilizar para evitar situaciones peligrosas?*

Por qué ocurre la violencia

La violencia puede ocurrir por varios motivos. Algunas personas utilizan la violencia como una solución para los conflictos. En tales casos, puede que la víctima conozca a su **agresor**, *una persona que comete un acto violento contra otra*. La violencia también puede ser el resultado de la ira o la frustración. Las personas pueden resultar heridas o muertas durante actos criminales violentos.

Otras causas comunes de violencia y lesiones deliberadas incluyen lo siguiente:

► **La necesidad de controlar a otros.** Algunas personas usan la violencia para controlar a otros o para conseguir algo que desean.

► **Un modo de expresarar la ira.** Las personas que no son capaces de controlar la ira pueden reaccionar ante otros de forma violenta.

► **El prejuicio.** Algunos actos de violencia son crímenes motivados por el odio generado por el **prejuicio**, *una opinión o juicio injustificado sobre un grupo particular de personas.*

► **Represalias.** Hay quienes usan la violencia como represalia, es decir, para vengarse de otros individuos o grupos que los han perjudicado de algún modo.

Las influencias en la violencia

Además de los motivos para una conducta violenta, existen varios factores que también contribuyen a la violencia. Esto incluye la disponibilidad de armas, los mensajes de los medios de difusión, el abuso de sustancias y los problemas mentales/emocionales, como un autoconcepto negativo.

Disponibilidad de armas

La mayoría de los homicidios entre los jóvenes de 15 a 19 años tienen que ver con el uso de armas de fuego. Una encuesta reciente patrocinada por el CCE halló que casi un quinto de los estudiantes de secundaria que respondieron a las preguntas admitieron haber portado un arma en el mes anterior a la encuesta. La mayor parte de estas armas son convencionales, como las pistolas, navajas y cachiporras. Sin embargo, cada vez hay armas más nuevas y peligrosas, incluyendo los rifles de asalto, que llegan a las manos de los jóvenes, especialmente aquellos asociados a pandillas.

Existen estrategias para reducir los accidentes y las lesiones intencionales causadas por las armas de fuego, así como para evitar todo contacto con éstas. Las leyes que controlan la posesión de armas de fuego se han hecho más estrictas. Ahora hay que someterse a una investigación de antecedentes antes de comprar un arma de fuego de un distribuidor autorizado. En algunos estados también se debe registrar el arma. Aquellos que poseen legalmente un arma, pueden ponerle un dispositivo de seguridad. Además, se insta a los que tienen armas de fuego a mantenerlas descargadas y en un lugar seguro cuando no estén en uso, así como guardar las municiones en un sitio separado y seguro.

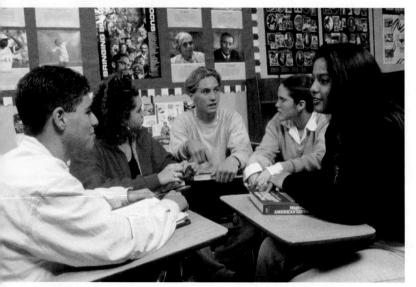

Colaborar para frenar los prejuicios puede ayudar a reducir la violencia. *¿Qué estrategias pueden usar los individuos y las comunidades para prevenir y responder a las lesiones deliberadas?*

Los medios de difusión

Para cuando llegan a la edad de 13 años, la mayoría de los niños estadounidenses han visto 100,000 actos de violencia en la televisión, de los que 8,000 son asesinatos. La violencia también es un tema común en el cine, los videojuegos, las letras de las canciones y los vídeos musicales. El rol que desempeñan los medios de difusión en contribuir la violencia es una cuestión muy discutida. Algunos críticos opinan que exponerse a la violencia puede ser una "receta" para producir violencia. También llaman la atención al aumento de los actos violentos tras la cobertura a gran escala de tales sucesos. Otros expertos piensan que los jóvenes pierden la sensibilidad o se vuelven emocionalmente indiferentes a los actos de violencia cuando ven tales imágenes repetidas veces. Los que pierden la sensibilidad ya no se perturban cuando presencian actos violentos. Como resultado, es posible que tengan menos tendencia a actuar para prevenir o poner fin a la violencia.

El alcohol y otras drogas

El consumo del alcohol y otras drogas pueden contribuir a generar delitos violentos. Los que consumen drogas a menudo terminan involucrándose en actividades ilegales, como el robo, a fin de obtener el dinero necesario para comprar drogas. Muchos de los tiroteos desde coches en marcha ocurren por disputas entre pandillas o individuos que venden drogas.

Las personas que consumen alcohol u otras drogas no son capaces de pensar con claridad y les cuesta tomar decisiones sensatas y saludables. Los accidentes causados por personas que conducen bajo los efectos de las drogas o el alcohol dejan un saldo de miles de heridos y muertos todos los años. El uso de estas sustancias también dificulta el control de las emociones, lo cual puede dar lugar a conducta violenta.

Problemas mentales y emocionales

Según algunos estudios, existe una correlación directa entre la conducta violenta y una autoconcepto negativo. Las personas que sienten que valen poco pueden usar la violencia en un intento por que los demás los valoren. Algunas conductas violentas son actos de venganza por parte de personas que nunca han aprendido ningún otro modo de tratar los desacuerdos. Por otro lado, hay quienes casi no toleran en absoluto la frustración o los inconvenientes. Puede ser que dichas personas se desquiten con otros, inclusive aquellos que no son la fuente de su frustración. En muchas comunidades se ofrecen talleres y asesoramiento sobre el **control del enojo** para las personas con ese problema.

Hombre atrapado en tiroteo al azar

Green City – El martes por la noche se nuevas investigaciones en el caso de la oficina del alguacil iba a emit de

Estallido de violencia en un concierto de la comunidad

Jueves 16 de junio

Se busca a tres sospechosos vinculados al robo en una tienda

Los titulares que se concentran en actos violentos son comunes en los periódicos locales y nacionales. *Busca tres noticias que se traten de actos de violencia. Analiza el mensaje sobre la salud que transmiten estas historias de los medios de difusión.*

vínculo

control del enojo Para más información sobre el control del enojo, ver el Capítulo 7, página 190.

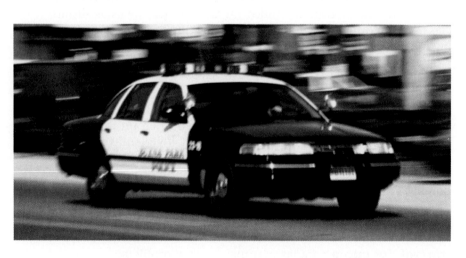

¿ **Lo sabías** ?

➤ La comprensión de las estadísticas puede ayudar a disipar las ideas falsas sobre los incidentes de violencia.

- En el 75 por ciento de los homicidios de adolescentes, la víctima y el criminal se conocen.
- La mayoría de los homicidios no son crímenes motivados por el odio basado en la raza. En el 90 por ciento de los homicidios, la víctima y el criminal son de la misma raza.
- Entre los adolescentes heridos por armas de fuego, el 35 por ciento informan que llevaban un arma cuando fueron baleados.
- Más de la mitad de todos los actos de violencia involucran a alguien que está bajo la influencia del alcohol u otra droga.

Tipos de violencia

La violencia juvenil son actos violentos dirigidos a personas menores de 19 años o perpetrados por ellas. Muchos de los hechos de violencia de la actualidad incluyen a adolescentes. En efecto, los adolescentes tienen una probabilidad dos veces y media mayor de ser víctimas de delitos que los adultos. De acuerdo con un informe reciente del Dirección General de Salud Pública, la proporción de jóvenes involucrada en crímenes violentos se ha estabilizado durante la década pasada. No obstante, unos 100,000 adolescentes son arrestados cada año por crímenes violentos, entre los cuales se cuentan agresión, homicidio y violencia sexual.

Agresión y homicidio

En Estados Unidos, todos los días 18,000 personas sobreviven a una agresión. Una **agresión** es *un ataque ilícito a una persona con la intención de lastimarla o matarla.* Algunas agresiones se cometen contra personas a las que no se conoce. Por ejemplo, la **violencia al azar** se refiere a *actos violentos que se cometen sin ninguna razón en particular.* Personas inocentes que se encuentran en un lugar por casualidad pueden caer víctimas de violencia intencional o al azar. Por ejemplo, a veces resultan heridos en robos de tiendas.

A veces las agresiones pueden terminar en **homicidio**, *cuando un ser humano mata a otro deliberadamente.* Después de los accidentes automovilísticos, los homicidios son la segunda causa de muerte de los individuos entre las edades de 15 y 24 años. La mayoría de dichas muertes responden al uso de armas de fuego. A fin de protegerte de la agresión y el homicidio sigue las sugerencias generales sobre seguridad de la Lección 1, así como las estrategias para evitar la violencia que se detallan a continuación.

▶ Si un asaltante quiere tu dinero o joyas, y tú estás en peligro, arroja tu bolso, billetera o joyas. Luego corre en la dirección opuesta. Es mejor perder las posesiones que arriesgarse a resultar herido o muerto.

▶ Si te persiguen, dirígete hacia un lugar donde haya otras personas.

La policía está entre los primeros en llegar al escenario de un crimen. *¿Qué pueden hacer los ciudadanos para ayudar a los oficiales del orden público a mantener segura la comunidad?*

Cómo acabar con el acoso sexual

El acoso sexual es ilegal y puede llevar a situaciones de violencia. Utiliza esta gráfica como ayuda para crear una campaña contra el acoso sexual.

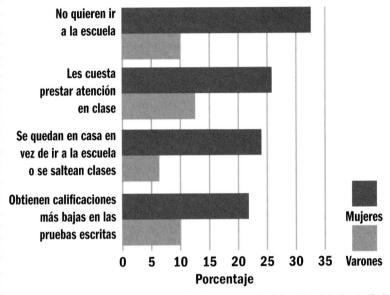

El efecto del acoso sexual en los estudiantes

- ¿Cómo influye el acoso sexual en los índices de ausentismo y deserción escolar?

- ¿Cómo puede el acoso sexual incidir en que un estudiante termine sus estudios secundarios o no? ¿Y en que consiga una beca universitaria?

- ¿Cómo podría el acoso sexual afectar la capacidad de un joven de hacer amistades?

Fuente: basado en un estudio de la Asociación Americana de la Universidad de la Fundación Educacional de Mujeres

ACTIVIDAD

Forma un grupo pequeño y diseñen juntos un póster o un anuncio de servicio público (ASP) informando a los estudiantes acerca de los efectos dañinos del acoso sexual. Señala el rechazo ante estas conductas irrespetuosas y desconsideradas mediante un enunciado claro y que promueva conductas sanas.

Violencia sexual

La **violencia sexual** es *cualquier tipo de conducta sexual hacia un individuo sin su consentimiento, lo cual incluye acoso sexual, ataque sexual y violación.* El ataque sexual y la violación difieren del acoso sexual en el sentido de que los primeros implican agresión física. Se trata de actos de violencia más bien que de pasión. Lo que motiva al atacante generalmente no es el deseo sexual sino el ansia de forzar a otra persona a hacer algo que no quiere hacer. Todas las formas de violencia sexual son ilegales.

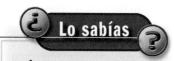

¿Lo sabías?

La violencia sexual afecta a muchos niños y adolescentes. Los datos muestran que

- el 51 por ciento de las víctimas de violación sexual son menores de 18 años de edad y el 29 por ciento de las víctimas son menores de 12 años.
- los amigos o conocidos están involucrados en casi la mitad de todas las violaciones sexuales denunciadas por las mujeres.

El **ataque sexual** es *cualquier ataque sexual intencional contra otra persona*. Los ataques sexuales a menudo van acompañados de maltrato físico de la víctima. La **violación** es *cualquier forma de relación sexual contra la voluntad de la otra persona*. También es uno de los delitos que menos se denuncian. En efecto, se calcula que ocurren 683,000 violaciones todos los años, pero se informan a la policía sólo el 16 por ciento de ellas.

La mayoría de las víctimas de la violencia sexual son mujeres, pero también los hombres pueden ser atacados. A menudo la violencia sexual se da entre adolescentes que salen juntos. En la actualidad, 8 por ciento de los adolescentes informan haber sido víctimas de violencia sexual durante las citas para cuando llegan al noveno grado escolar. En algunos estados, las relaciones sexuales entre un hombre de cualquier edad y una mujer menor de 18 años se considera violación a menos que estén casados. Las penas por este delito pueden incluir la prisión, y el ofensor puede quedar registrado como agresor sexual de por vida. En la próxima lección aprenderás más acerca de cómo evitar el abuso sexual durante las citas.

CÓMO ESCAPARSE Y SOBREVIVIR A UN ATAQUE SEXUAL

Los ataques sexuales pueden ocurrir en cualquier lugar, hasta en tu propia casa o en la de un amigo o conocido. Sin embargo, al igual que con otras formas de ataques físicos, hay medidas que puedes tomar para evitar los ataques sexuales. Si alguna vez llegas a ser el blanco de un ataque sexual, trata de correr para pedir ayuda. Si no es posible correr, intenta otra cosa, como gritar o exclamar: "¡Fuego!" Dentro de lo posible, trata de incapacitar físicamente al agresor o confundirlo de alguna forma. Trata de aprovechar los momentos en que pudieras tomar desprevenido al atacante y escapar. Usa tu ingenio y prueba con diferentes formas de abordar la situación. No asumas que no podrás escapar; las posibilidades de poder hacerlo son mayores de lo que pudieras pensar. Como en cualquier situación de violencia, es importante tener en cuenta que tu supervivencia es lo más importante.

Muchos departamentos del orden público ofrecen instrucción en técnicas básicas de defensa personal para escapar de los atacantes. *¿Qué recursos hay en tu comunidad que provean instrucción sobre defensa personal?*

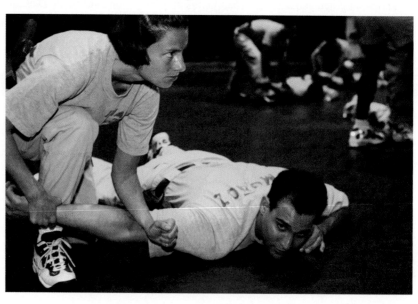

Violencia relacionada con las pandillas

Muchos delitos cometidos por adolescentes están relacionados con las pandillas. Estos crímenes incluyen la venta de drogas, ataques a pandilleros rivales y homicidio. Es posible que los adolescentes se unan a las pandillas debido a la presión de sus pares o con el fin de lograr un sentido de identidad o pertenencia. Algunos lo hacen sólo por estar con sus amigos. Otros quieren pertenecer a una pandilla para recibir protección de la violencia que existe en sus vecindarios.

Sin embargo, debido a que la mayoría de las pandillas están involucradas en actividades violentas, el que se une a ellas tiene más probabilidades de que lo arresten, lo hieran o lo maten. El Departamento de Justicia de Estados Unidos informa que en las grandes ciudades la mayoría de los actos violentos relacionados con las pandillas se cometen contra miembros de pandillas rivales. En ciudades más pequeñas, la mayoría de dichos actos tienen como blanco a individuos que no tienen relación con ninguna pandilla. Dos de las estrategias para evitar los riesgos de pertenecer a una pandilla son resistir la presión para unirse a ellas y retirarse al ver pandilleros.

Las personas que se sienten parte de la comunidad tienen menos propensión a cometer actos de violencia, incluyendo el vandalismo. *¿Cómo puedes trabajar con tu comunidad para promover la no violencia?*

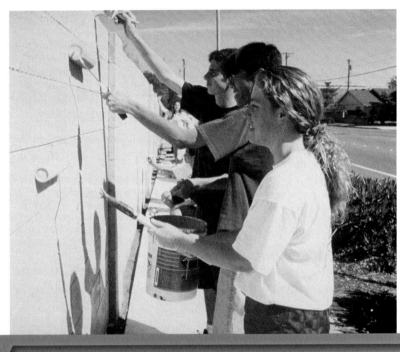

 ## Lección 3 *Repaso*

Repaso de información y vocabulario

1. Identifica cuatro causas comunes de violencia.
2. Define *prejuicio* y explica cómo puede conducir a la violencia.
3. Explica el rol que desempeña el alcohol y otras drogas en conductas violentas.

Razonamiento crítico

4. **Analizar.** Explica cómo practicar una actitud tolerante es una estrategia para reducir y evitar la violencia.
5. **Evaluar.** ¿Cómo podrían los mensajes de los medios de difusión influir en la conducta violenta?

Destrezas de salud aplicadas

Analizar influencias. Busca tres diferentes medios de difusión, como las películas, la música y los videojuegos, que contengan mensajes relacionados con la violencia. Analiza el mensaje que transmite cada fuente que escojas. ¿Cómo crees que esos mensajes afectan a los adolescentes?

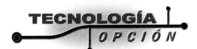

SITIOS WEB Tal vez te sea útil buscar los medios de difusión en Internet. Ve a **health.glencoe.com** a fin de obtener ayuda para realizar búsquedas en Internet.

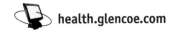

Cómo prevenir y superar el abuso

VOCABULARIO

abuso
abuso físico
abuso verbal
asedio
violación durante
una cita

APRENDERÁS A

• Reconocer las amenazas a la seguridad personal y analizar estrategias para responder a las situaciones abusivas.

• Analizar la importancia de estrategias saludables que te ayuden a prevenir el abuso físico, emocional y sexual, como las violaciones durante las citas.

• Examinar las implicaciones legales y éticas de la conducta inaceptable como el acoso, la violación de un conocido y el abuso sexual.

COMIENZA AHORA Anota en un hoja de papel dos o tres ejemplos de conductas que consideras abusivas y sugiere estrategias para evitarlas. Al estudiar esta lección podrás comparar tus ejemplos y anotar otros.

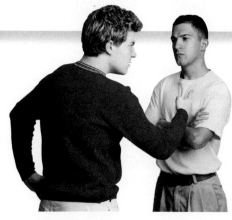

Algunas personas abusan a otros gritando y maltratándolos con palabras de enojo. *¿Qué estrategias pueden ayudar a una persona a controlar su ira?*

Una buena relación es aquella en la que ambas partes se sienten valoradas. La salud de algunas relaciones puede verse amenazada por una forma de violencia: la conducta abusiva. Tú puedes protegerte de tales relaciones aprendiendo a reconocer qué tipos de conductas son abusivas y cómo protegerte del abuso.

Tipos de abuso

El **abuso** es *el maltrato físico, mental, emocional o sexual de una persona hacia otra*. Al igual que otros tipos de violencia, el abuso toma muchas formas y afecta a personas de toda condición económica, racial y étnica. El abuso también afecta a personas de ambos sexos y de todas las edades. A diferencia de muchas otras formas de violencia, el abuso es más común entre personas que tienen una relación estrecha. El abuso físico, emocional y sexual son conductas inaceptables. Toda forma de abuso es carente de ética e ilegal.

Abuso físico

El **abuso físico** es *la acción de maltratar o causar daño físico a otra persona de forma intencional.* Este tipo de abuso incluye conductas tales como dar bofetadas, puñetazos, puntapiés o sacudones, o morder, empujar o golpear a otra persona. También puede incluir el uso de ciertos objetos, como cinturones o armas para causar daño físico. A menudo, el agresor trata de hacer que la víctima piense que merece tal maltrato. Sin embargo, eso no es cierto; nadie merece ser abusado. Tal comportamiento no sólo causa daño físico a la víctima, sino que también afecta la salud mental y emocional de todos los implicados.

Abuso emocional

¿Alguna vez viste a una persona insultando a gritos a otra? Dicha conducta es un ejemplo del **abuso verbal**, *el uso de palabras para maltratar o herir los sentimientos de otra persona.* Usar apodos despectivos, lanzar insultos y gritar de manera amenazadora son formas de abuso verbal. Tal actitud daña la salud mental y emocional de la víctima, haciendo que se sienta tonta, inútil o indefensa. A su vez, la ira que causa tal conducta puede llevar a la violencia física.

El abuso verbal es una forma de *abuso emocional,* un patrón de conducta que se centra en atacar el desarrollo emocional y la autoestima del individuo. El abuso emocional puede utilizarse para sentir que se tiene poder sobre otra persona o para que las víctimas piensen que merecen ser castigadas. El abuso emocional puede ser una señal de posible abuso físico en el futuro.

El **asedio** es *cuando se persigue, acosa o amenaza a alguien constantemente para asustarlo o hacerle daño.* Perseguir a una persona, instalarse fuera de su casa, llamarla por teléfono repetidas veces y destruir su propiedad son conductas comunes de asedio. El asedio constituye una forma de abuso emocional. Genera en la víctima sentimientos de ansiedad, nerviosismo e inseguridad. Se trata de un problema cada vez mayor. En efecto, en Estados Unidos, todos los años 200,000 personas son víctimas del asedio.

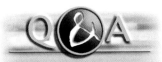

¿Es la negligencia una forma de abuso? ¿Cómo se relaciona con la violencia?
La negligencia es una forma de violencia que incluye la falta de provisión de las necesidades básicas de una persona, tales como alimento, vestimenta, vivienda, amor y apoyo. Aunque la negligencia no es violenta en sí, puede causar violencia en el futuro. Los niños que son víctimas de la negligencia corren un riesgo mayor de conductas violentas, participación en pandillas y actividades criminales.

Los adolescentes víctimas de abuso sexual deberían buscar ayuda de un adulto confiable de inmediato. *¿Qué otros pasos se debería tomar para ponerle fin al abuso?*

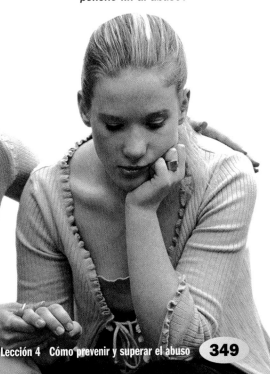

Estrategias para prevenir la violación en una cita

Para protegerte:

► No salgas con alguien que no conozcas bien.

► Ve a citas con personas de tu edad.

► Establece límites sexuales claros y comunícalos con firmeza.

► Evita estar completamente solo con tu pareja, como en un automóvil o tu casa.

► No uses alcohol ni drogas, ni salgas con alguien que consuma estas sustancias. Evita ir a lugares donde pueda haber alcohol o drogas.

► Cuida tu comida y bebida. No permitas que nadie tenga la oportunidad de ponerles droga.

► **Los celos o el control pueden conducir a una relación malsana. ¿Cuáles son algunos modos sanos de resolver esos problemas antes de que lleguen a ser violentos?**

La violencia durante las citas

Un problema que va en aumento es la *violencia durante las citas*. La violencia en las citas incluye toda forma de abuso: físico, emocional y sexual. A veces, las víctimas adolescentes aceptan el abuso como parte de la relación. Algunos confunden el trato dominante del otro con una muestra de interés. Tal vez hasta confundan los celos con una expresión de amor. Sin embargo, el verdadero interés por el otro implica bondad, ternura y respeto, *no* control y abuso.

Algunas indicaciones de que una relación amorosa puede ir encaminada al abuso son

► las expresiones de celos.

► los intentos de controlar la conducta del compañero.

► los insultos o humillaciones para manipular al compañero.

► el uso de los sentimientos de culpa como manipulación.

Quien se encuentre en una situación similar debería pedir consejo a sus padres u otros adultos de confianza para determinar si debe poner fin a la relación. Recuerda que en las relaciones saludables las personas se respetan y se muestran interés. Demuestran que sienten gran estima por el otro y actúan con consideración y bondad.

Violación durante las citas y violación por un conocido

Las violaciones ocurren cuando se fuerza a una persona a participar en cualquier forma de relación sexual. A menudo, la víctima conoce al atacante. Por ejemplo, la **violación durante una cita** se da *cuando dos personas salen juntas y una de ellas fuerza a la otra a tener relaciones sexuales*. Aunque la mayoría de las violaciones durante las citas que se denuncian se cometen contra mujeres jóvenes, las víctimas pueden ser también varones. Otra forma de violación, llamada *violación de un conocido*, ocurre cuando alguien conocido o a quien se considera un amigo fuerza a la otra persona a tener relaciones sexuales. Todas las formas de violación traumatizan a las víctimas y dejan heridas emocionales duraderas. Es importante aplicar estrategias saludables para evitar el abuso físico, emocional y sexual, como la violación durante una cita.

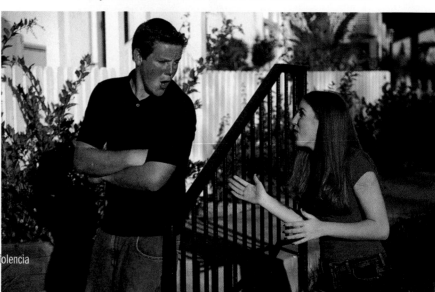

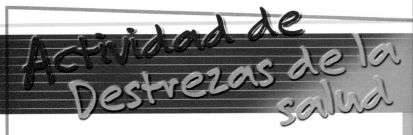

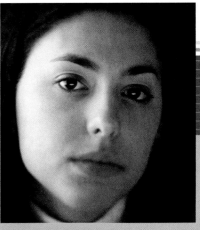

Comunicación: Cómo ayudar a una víctima de violencia durante una cita

Dyann se preocupó cuando su amiga Raye comenzó a salir con un chico mayor de otra escuela. Dyann se daba cuenta de que él era posesivo y controlador. Siempre que Dyann y Raye tenían la oportunidad de charlar, el novio de Raye la llamaba a su teléfono celular, exigiéndole que le dijera dónde estaba y qué estaba haciendo.

Ahora Dyann siente que Raye la evita, y hoy vio que tenía un ojo inflamado y descolorido. Cuando Dyann trata de hablarle, Raye apenas responde meneando la cabeza y se va apresuradamente en la dirección opuesta. Dyann sospecha que el novio de Raye la ha estado golpeando. Dyann quisiera ayudar a su amiga, pero no sabe exactamente cómo hacerlo.

¿Qué harías tú?
Aplica las siguientes destrezas de comunicación a la situación de Dyann. Escribe lo que Dyann podría decirle a Raye para convencerla de que pida ayuda.

1. Usa mensajes tipo "yo" para mostrar preocupación.
2. Escucha atentamente para que la otra persona se sienta motivada a expresarse.
3. Cita información pertinente que muestre por qué es importante pedir ayuda.
4. Demuestra convicción acerca de la urgencia de pedir ayuda.

EL ALCOHOL, LAS DROGAS Y LA VIOLACIÓN DURANTE LAS CITAS

Los estudios muestran que el consumo de alcohol está relacionado con dos tercios de casos de violaciones durante las citas entre adolescentes y estudiantes universitarios. En los últimos años, se ha hecho frecuente en tales casos el uso de las **drogas** GHB y Rohypnol, a veces llamadas "drogas de violación durante las citas". Estas drogas a veces se colocan en la comida o bebida de la víctima sin que ésta se dé cuenta. El consumo de la sustancia puede dejar a la víctima inconsciente, lo cual la convierte en un blanco fácil de violación. Puedes protegerte de la violación evitando el consumo de alcohol y otras drogas y las situaciones en las que dichas sustancias podrían estar presentes. Cuando estés en una fiesta u otra reunión social, sírvete la bebida tu mismo, mantén el vaso tapado y nunca dejes tu bebida fuera de tu vista. Quedarte con un amigo de confianza y vigilarse mutuamente también es una buena estrategia para cuidar tu seguridad en tales ocasiones.

drogas Para más información sobre el peligro del uso de drogas, ver el Capítulo 23, página 594.

Cómo superar el abuso

Es importante que los que hayan sufrido de abuso o violación recuerden que son víctimas y que no han hecho nada malo. Todas las formas de abuso, incluyendo la violación son ilegales y se deben denunciar a las autoridades. Hacerlo puede ayudarte a evitar incidentes de abuso más adelante. En la actualidad, todos los estados tienen leyes que exigen que los profesionales de la salud denuncien los casos de abuso infantil. Muchos estados también requieren que cualquiera que sospeche o sepa de una situación de abuso lo informe.

Ayuda para las víctimas

Si tú o alguien conocido es víctima de una violación, llama a la policía de inmediato. Luego solicita atención médica y no olvides pedir pruebas de embarazo, de **ETS** y de **VIH.** De esa forma puedes evitar mayores problemas de salud y a la misma vez tener evidencia útil para determinar la culpabilidad del violador.

Un adolescente víctima de abuso o violación debería hablar con un adulto comprensivo, bien informado y de confianza, como uno de los padres, quien puede ser una fuente de apoyo emocional y ayudar al joven a obtener asistencia profesional. La **Figura 13.3** identifica recursos que pueden brindar asistencia, como apoyo y asesoramiento para las víctimas de abuso y violación.

En casos de abuso infantil, se recomienda que tanto el niño como sus padres o tutores se valgan de la asistencia disponible para ellos. Si reciben ayuda, la mayoría de las personas se pueden recuperar del trauma del abuso, la violencia o la violación. Sin embargo, la recuperación requiere de paciencia y tiempo.

Vínculo

ETS Para más información sobre enfermedades de transmisión sexual, ver el Capítulo 25, página 652.
VIH Para obtener más información sobre el VIH y SIDA, ver el Capítulo 25, página 658.

FIGURA 13.3

FUENTES DE AYUDA PARA LAS VÍCTIMAS DE ABUSO O VIOLACIÓN

Hay muchas fuentes de ayuda para las personas en situaciones abusivas.
- Padres o tutores
- Maestros, entrenadores, consejeros
- Miembros del clero
- Policía
- Médico privado, sala de emergencias de hospitales
- Refugios para mujeres golpeadas
- Centro de ayuda a víctimas de violación
- Terapeuta privado/consejero
- Grupos de apoyo

Línea de la MUJER
CENTRO DE AYUDA

Permite que nuestro staff de consejeros afectuosos te ayude. Llámanos las 24 horas a la **LÍNEA DE AYUDA**

1-800-555-1234

Ayuda para los abusadores

En los casos de abuso, tanto la víctima como el abusador necesitan ayuda. La conducta abusiva se aprende. A menudo, aquellos que abusan de otros también fueron víctimas del abuso en el pasado. Por ello, los abusadores pueden ver la violencia y el abuso como un estilo de vida normal. Ésta es una de las razones por las cuales el **ciclo de violencia** puede continuar de una generación a otra. Los abusadores necesitan recibir mucha asistencia para lograr romper ese ciclo dañino.

Para poder romper el ciclo de violencia, es necesario que la sociedad en su conjunto tome medidas preventivas a largo plazo. Una solución sería ofrecer a los padres y futuros padres capacitación acerca de la vida familiar, el desarrollo del niño y las relaciones entre padres e hijos. También se podría brindar asesoramiento a las víctimas de abuso y violencia. Con apoyo y asesoramiento las víctimas pueden recuperarse del abuso y adoptar estrategias de prevención. La ley exige que aquellos que se encuentran en prisión por abuso participen en programas conducidos por profesionales de la salud mental. A fin de evitar y superar el abuso es necesario que todas las personas aprendan a desarrollar y mantener relaciones saludables.

vínculo

ciclo de violencia Para más información sobre cómo romper un ciclo de violencia, ver el Capítulo 11, página 289.

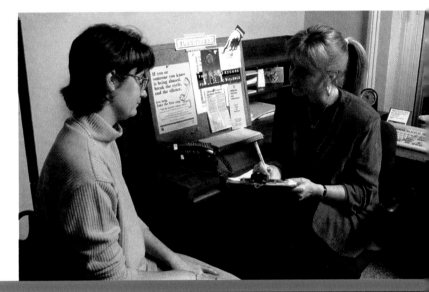

(Y) **La consejería puede ayudar a romper el ciclo de violencia.**
¿Por qué es importante que tanto el agresor como sus víctimas busquen consejería?

 Lección 4 *Repaso*

Repaso de información y vocabulario

1. ¿Qué es el *abuso verbal* y cómo perjudica a la víctima?
2. Cita dos señales que indiquen que una relación amorosa no es saludable.
3. ¿Qué es la *violación durante una cita*?

Razonamiento crítico

4. **Aplicar.** ¿Qué estrategias pueden ayudar a alguien a evitar la violencia física, sexual y emocional de la violación durante las citas? Analiza la importancia de tales estrategias.
5. **Evaluar.** ¿Por qué podrían las víctimas de violación sentirse renuentes a contar a otros lo que les ha sucedido? ¿Qué deberían tener presente estas víctimas para superar sus temores y denunciar el delito?

Destrezas de salud aplicadas

Promoción. Diseña un panfleto informando a los jóvenes cómo reconocer las señales de una situación abusiva. Ofrece estrategias para evitar tales situaciones o saber qué hacer en ellas, enfatizando la importancia de pedir ayuda.

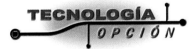

DISEÑO GRÁFICO Puedes usar un programa de diseño gráfico para hacer el panfleto. Ve a **heath.glencoe.com** si necesitas ayuda para usar el programa.

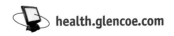

Cuando las citas son peligrosas

Una de cada cinco adolescentes informa haber sido víctima de violencia por parte de su novio.

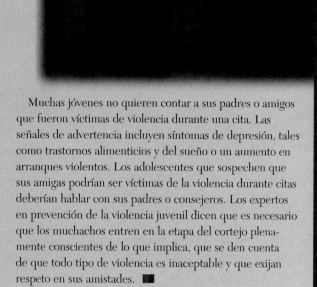

Según un estudio de la Escuela de Salud Pública de la Universidad de Harvard, las citas amorosas durante la adolescencia pueden ser peligrosas, especialmente para las jóvenes. El estudio, que abarcó a 1,977 chicas estudiantes de secundaria, reveló que una de cada cinco fue víctima de violencia física o sexual en el marco de una relación amorosa. Las jóvenes informaron que sus novios las golpearon, las empujaron, les dieron bofetadas o las forzaron a tener relaciones sexuales. Dado que se trata del primer estudio de ese tipo, no está claro si tal abuso va en aumento, pero el doctor Jay Silverman, autor del informe, señaló que la cantidad de abusos era "extremadamente alta".

Presionadas a tener citas

A Laura Sesions Stepp, autora de *Our Last Best Shot*, no le sorprenden las estadísticas que muestran el alto índice de violencia durante las citas. "Las estudiantes de secundaria se pasan hablando acerca de la presión a la que se ven sometidas para tener una relación física", señala, "y me pregunto si el supuesto 'poder femenino' les hace pensar que pueden controlar situaciones para las que no están preparadas". Sara Stillman, de 17 años de edad, escribió *Soul Searching*, un libro para jóvenes de secundaria. Ella opina que la presión para tener novio a temprana edad puede impulsar a las jóvenes a entrar en una relación perjudicial.

Muchas jóvenes no quieren contar a sus padres o amigos que fueron víctimas de violencia durante una cita. Las señales de advertencia incluyen síntomas de depresión, tales como trastornos alimenticios y del sueño o un aumento en arranques violentos. Los adolescentes que sospechen que sus amigas podrían ser víctimas de la violencia durante citas deberían hablar con sus padres o consejeros. Los expertos en prevención de la violencia juvenil dicen que es necesario que los muchachos entren en la etapa del cortejo plenamente conscientes de lo que implica, que se den cuenta de que todo tipo de violencia es inaceptable y que exijan respeto en sus amistades. ■

TIME PIENSA... | Acerca de la seguridad en las citas

Forma un grupo pequeño y arma una campaña publicitaria para promover la seguridad en las citas. ¿Qué eslogan fácil de recordar puedes crear para ayudar a los adolescentes a recordar la importancia de la seguridad en las citas? Cada grupo debe diseñar un póster con ese eslogan. Con el permiso de la escuela, coloca los pósters en los alrededores.

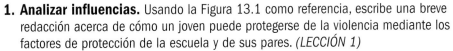

Destrezas de salud aplicadas

ANALIZAR INFLUENCIAS

1. Analizar influencias. Usando la Figura 13.1 como referencia, escribe una breve redacción acerca de cómo un joven puede protegerse de la violencia mediante los factores de protección de la escuela y de sus pares. *(LECCIÓN 1)*

ACCEDER A LA INFORMACIÓN

2. Acceder a la información. Averigua qué normas tiene tu escuela para proteger a los estudiantes del acoso sexual. Haz una presentación para que los demás compañeros estén conscientes de estas normas. *(LECCIÓN 2)*

PRACTICAR CONDUCTAS SALUDABLES

3. Practicar conductas saludables. Analiza las estrategias que podrías adoptar para escoger a tus amigos de modo que puedas evitar la violencia, las pandillas, las armas y las drogas. *(LECCIÓN 3)*

ACCEDER A LA INFORMACIÓN

4. Acceder a la información. Investiga los recursos disponibles a las víctimas de abuso y violencia en tu comunidad. Haz un volante que incluya dichos recursos, la información de contacto y los detalles acerca de los servicios que se ofrecen. *(LECCIÓN 4)*

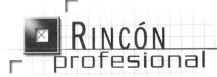

RINCÓN profesional

Trabajador social

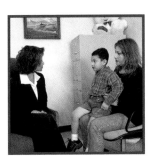

Ayudar a las personas necesitadas, incluyendo a las víctimas de abuso, puede ser gratificante. Entre los muchos recursos con que cuentan las víctimas de abusos para obtener ayuda están los trabajadores sociales. Estos funcionarios se pueden encontrar en los hospitales, residencias de ancianos, y agencias gubernamentales y de servicio a la comunidad. Los trabajadores sociales pueden ayudar a las personas a encontrar dónde vivir y otros recursos que los ayuden a escapar de situaciones abusivas.

Para ser trabajador social deberás completar cuatro años de educación universitaria y luego obtener una maestría en asistencia social. Puedes encontrar más información sobre ésta y otras carreras de la salud visitando el Rincón Profesional en **health.glencoe.com**.

Más allá *del* salón de clases

Participación de los padres

Acceder a la información.
Con uno de tus padres contacta al departamento policial local para saber si hay algún programa de vigilancia vecinal en tu comunidad. Si lo hay, consigue información

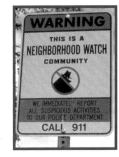

sobre cómo funciona el programa y cómo puede participar tu familia. Si no existe ningún programa, pregunta a las autoridades cómo podrías establecerlo tú mismo.

La escuela y la comunidad

Centros de crisis y refugios. Ponte en contacto con un centro de crisis para víctimas de violación o un refugio para mujeres maltratadas. Concierta una entrevista con alguien del personal para hablar de los servicios que prestan, cómo se accede a éstos y cómo se consiguen los fondos necesarios. Comparte la información con tu clase.

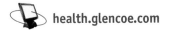

Usa tu *Foldable* para repasar lo que has aprendido acerca de la seguridad personal. En otra hoja de papel, haz una lista de las maneras en que pudieras utilizar la información en tu vida diaria.

▶ TERMINOLOGÍA DE LA SALUD *Contesta las siguientes preguntas en una hoja de papel.*

Lección 1 *Llena los espacios en blanco con el término correcto.*

> **firme** **lenguaje corporal**
> **defensa personal**

1. Cualquiera de las estrategias físicas o mentales que se usan para protegerse son formas de _____.

2. Cuando te proteges declarando con claridad tus intenciones y demostrando confianza, estás siendo _____.

3. Hacer contacto visual directo o caminar con paso deliberado y confiado son ejemplos de _____.

Lección 2 *Une cada definición con el término correcto.*

> **intimidación** **pandilla**
> **mediación entre pares** **acoso sexual**
> **violencia**

4. Usar la fuerza física para lastimar a otra persona o dañar la propiedad o amenazar con hacerlo.

5. Búsqueda de poder o atención mediante el abuso físico o psicológico de otro.

6. Proceso en el cual se capacita a estudiantes para que ayuden a otros a encontrar soluciones a conflictos y resolver diferencias.

Lección 3 *Llena los espacios en blanco con el término correcto.*

> **agresor** **agresión**
> **homicidio** **prejuicio**
> **violencia al azar** **violación**
> **ataque sexual** **violencia sexual**

La (_7_) es un ataque ilegal a una persona con la intención de lastimarla o matarla. La violación, el acoso sexual y el ataque sexual son todas formas de (_8_). La persona que comete cualquiera de estos actos contra otra se conoce como el (_9_). Si una persona resulta muerta durante una agresión, el crimen se conoce como (_10_).

Lección 4 *Reemplaza las palabras subrayadas con el término correcto.*

> **violación durante una cita** **abuso**
> **abuso físico** **asedio**
> **abuso verbal**

11. Todo maltrato físico, mental o emocional hacia otra persona es <u>abuso físico</u>.

12. Cuando alguien constantemente persigue, acosa o amenaza a otro para asustarlo o causarle daño se trata de <u>abuso verbal</u>.

13. El <u>asedio</u> ocurre cuando una persona fuerza a otra a tener relaciones sexuales durante una cita.

▶ ¿LO RECUERDAS? *Usa oraciones completas para contestar las siguientes preguntas.*

1. Cita dos factores de protección individuales que pueden protegerte de sufrir daño.

2. Cita y analiza cinco estrategias con las que podrías evitar la violencia.

3. ¿Cuáles son tres estrategias que utilizan las comunidades para mejorar la seguridad en sus vecindarios?

4. ¿Qué dos modos hay de tratar con un intimidador?

5. Identifica tres estrategias que puedes aplicar para evitar la violencia en la escuela. Analiza cómo aplicar estas estrategias puede protegerte.

6. ¿Cuáles son los pasos de la mediación entre pares?

7. Identifica dos consejos de seguridad que pueden proteger a un individuo de una agresión.

8. Define la *violencia sexual*.

9. ¿Cómo pueden los jóvenes evitar los riesgos asociados a pertenecer a una pandilla?

10. ¿Por qué el abuso verbal se considera una forma de abuso emocional?

11. Explica el rol que desempeña el consumo de alcohol y otras drogas en las situaciones abusivas como las violaciones durante las citas.

12. Nombra dos estrategias para romper el ciclo de violencia.

▶ RAZONAMIENTO CRÍTICO

1. **Analizar.** Explica cómo los factores de protección de la familia pueden reducir la probabilidades de violencia juvenil.

2. **Evaluar.** Muchas escuelas han adoptado normas de cero tolerancia para la intimidación y otras formas de acoso. ¿Cómo podrían estas normas afectar de forma positiva la salud mental y emocional de los estudiantes?

3. **Analizar.** Las represalias son una causa de violencia. ¿Cómo podrían las represalias crear un ambiente en el cual el nivel de violencia tendiera a aumentar constantemente?

4. **Sintetizar.** Examina las ramificaciones legales y éticas de las conductas inaceptables como el acoso, la violación de un conocido y el abuso sexual.

Práctica para la prueba estandarizada

Lee el siguiente párrafo, analiza el diagrama y luego contesta las preguntas.

En algún momento de tu vida, puede que hayas sido víctima de la intimidación o que hayas intimidado a otro estudiante. La intimidación ocurre más frecuentemente entre los estudiantes de la escuela intermedia, pero también está presente en la secundaria. Este diagrama muestra la cantidad estimada de estudiantes afectados por la intimidación.

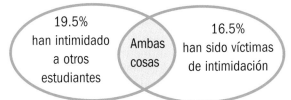

19.5% han intimidado a otros estudiantes — Ambas cosas — 16.5% han sido víctimas de intimidación

1. Aproximadamente 30% de los estudiantes han sido víctimas de la intimidación o han intimidado a otro, pero no ambas cosas. Tomando la información del diagrama, ¿qué porcentaje de estudiantes ha experimentado ambas cosas?

(A) 6%   (C) 13.5%
(B) 10.5%   (D) 35%

2. Supón que tu escuela tiene 794 estudiantes. Usa una proporción para hallar la cantidad de estudiantes de tu escuela que han sido víctimas de la intimidación.

(A) 48   (C) 155
(B) 131   (D) 663

3. Usando las proporciones de arriba, explica cómo determinarías la cantidad de estudiantes de tu escuela que no han intimidado a otros ni han sido víctimas de la intimidación.

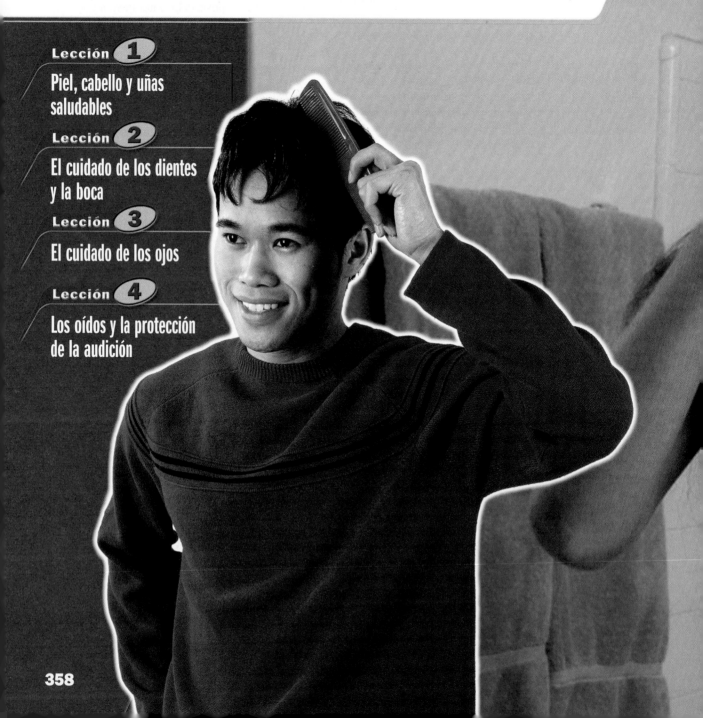

Capítulo 14

El cuidado personal y las conductas saludables

358

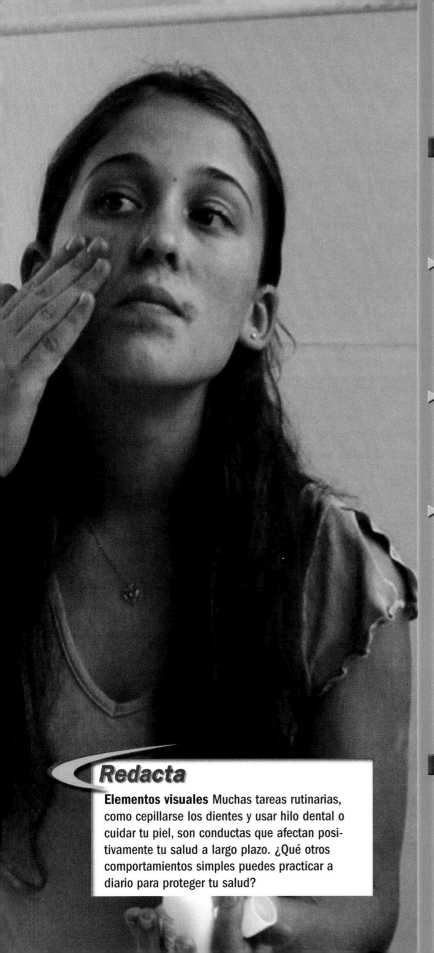

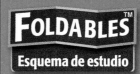
Antes de leer

Utiliza este *Foldable* para ayudarte a registrar lo que aprendas acerca de la piel, el cabello y las uñas saludables. Comienza con dos hojas de papel de 8½" x 11".

Paso 1

Apila dos hojas de papel, con los bordes superiores separados por una 1" de distancia. Mantén derechos los bordes laterales.

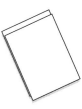

Paso 2

Dobla la mitad inferior de las hojas, a 1" de distancia de la mitad superior. Todas las solapas deben ser del mismo tamaño.

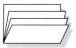

Paso 3

Presiona las hojas de forma tal que las solapas se mantengan en su lugar. Engrápalas por el doblez y rotula las solapas tal como se indica.

Epidermis
Dermis
Subcutáneo
Piel

Mientras lees

Mientras lees y conversas sobre el material del capítulo, utiliza tu *Foldable* para anotar detalles de apoyo en las solapas correspondientes.

Redacta

Elementos visuales Muchas tareas rutinarias, como cepillarse los dientes y usar hilo dental o cuidar tu piel, son conductas que afectan positivamente tu salud a largo plazo. ¿Qué otros comportamientos simples puedes practicar a diario para proteger tu salud?

Piel, cabello y uñas saludables

VOCABULARIO

epidermis
dermis
melanina
glándulas sebáceas
glándulas
   sudoríparas
melanoma
folículo piloso
caspa

APRENDERÁS A

• Examinar la estructura de la piel.

• Identificar las funciones de la piel.

• Examinar los efectos de las conductas de la salud sobre la piel, el cabello y las uñas.

• Relacionar la importancia de reconocer las señales de advertencia que conducen a la detección temprana de enfermedades de la piel e impulsan a las personas de todas las edades a buscar atención médica.

COMIENZA AHORA Divide una hoja de papel en tres columnas rotuladas "Piel", "Cabello" y "Uñas". Anota el tiempo que le dedicas al cuidado personal de estas áreas durante el transcurso de un día. ¿Cómo afectan tu salud estos hábitos de cuidado personal?

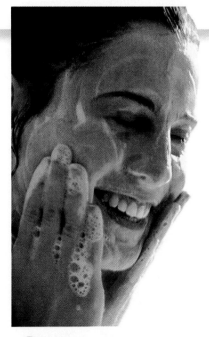

Lavarse la cara con regularidad mantiene la piel libre de impurezas, bacterias y sudor. *¿Cómo afecta tu salud general el mantener la cara y las manos limpias?*

Gotas de sudor se forman en tu frente mientras realizas ejercicios o permaneces al aire libre en un día caluroso. Tu piel, el órgano más grande de todo tu cuerpo, produce el sudor para ayudar a mantener tu cuerpo fresco. La piel es el órgano principal del sistema tegumentario, que también incluye el cabello, las uñas y las glándulas que se encuentran en la piel. Tu piel actúa como una barrera física entre el mundo exterior y tus órganos internos. Los protege de lesiones y es la primera línea de defensa contra los agentes patógenos que ingresan en tu cuerpo.

Estructura y función de la piel

La piel está formada por dos capas principales, tal como se indica en la **Figura 14.1**. La **epidermis** es *la capa externa y más fina de la piel y está compuesta de células vivas y muertas*. La **dermis** es *la capa más gruesa de la piel que se encuentra debajo de la epidermis; está compuesta de tejido conjuntivo y contiene los vasos sanguíneos y los nervios*.

La epidermis está formada por varias capas. La capa superior está compuesta de células muertas que se descaman constantemente para luego ser reemplazadas. En las capas más profundas de la epidermis, las células vivas se dividen continuamente y reemplazan a las células que mueren, las cuales son empujadas hacia la capa superficial.

FIGURA **14.1**

ESTRUCTURA DE LA PIEL

Las dos principales capas de la piel, la epidermis y la dermis, están unidas a los huesos y músculos por la capa subcutánea, capa de grasa y tejido conjuntivo localizado debajo de la dermis.

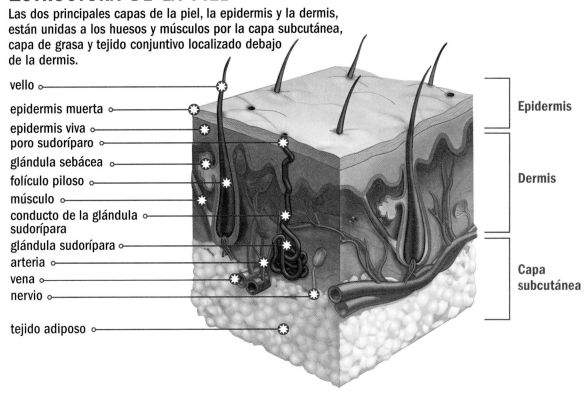

vello

epidermis muerta

epidermis viva

poro sudoríparo

glándula sebácea

folículo piloso

músculo

conducto de la glándula sudorípara

glándula sudorípara

arteria

vena

nervio

tejido adiposo

Epidermis

Dermis

Capa subcutánea

Ciertas células de la epidermis fabrican una sustancia llamada *queratina*, una proteína que endurece las uñas. Estas mismas células también producen sustancias llamadas lípidos que hacen que la piel sea impermeable. Esta impermeabilización ayuda al cuerpo a mantener el debido equilibrio de agua y electrolitos. Otras células producen la **melanina**, *un pigmento que le da el color a la piel, al cabello y al iris del ojo*; cuanto más melanina, más oscura será la piel. Las personas con piel clara poseen menos melanina y corren el riesgo de sufrir lesiones debido a la nociva radiación ultravioleta (UV).

La dermis es una única capa gruesa compuesta por tejido conjuntivo, que le da a la piel sus cualidades elásticas. Las **glándulas sebáceas**, *estructuras dentro de la piel que producen una secreción oleosa llamada sebo,* también se encuentran en la dermis. El sebo ayuda a evitar que la piel y el cabello se resequen.

Los vasos sanguíneos de la dermis le proporcionan a las células la sangre oxigenada y los nutrientes, y facilitan la eliminación de los desechos celulares. Estos vasos sanguíneos también contribuyen a la regulación de la temperatura. Cuando la temperatura corporal comienza a elevarse, los vasos sanguíneos de la piel se dilatan. Esto permite que se escape la temperatura a través de la superficie de la piel. Si la temperatura corporal comienza a descender, los vasos sanguíneos de la piel se contraen, disminuyendo así la cantidad de sangre y la pérdida de calor en la superficie de la piel. Las **glándulas sudoríparas**, *estructuras dentro de la dermis que secretan sudor a través*

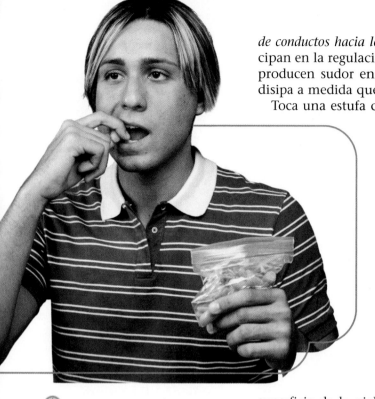

de conductos hacia los poros en la superficie de la piel, también participan en la regulación de la temperatura. Las glándulas sudoríparas producen sudor en la superficie de la piel. El calor del cuerpo se disipa a medida que se evapora el sudor.

Toca una estufa caliente y tu mano se retraerá inmediatamente. ¿Por qué? La piel es un órgano sensorial importante. Las células nerviosas de la dermis actúan como receptores que son estimulados por los cambios en el ambiente exterior. Estos receptores te permiten percibir sensaciones como la presión, el dolor, el calor y el frío.

Una piel saludable

Mantener tu piel saludable debe ser una parte importante de tu rutina diaria. Lávate la cara todas las mañanas y todas las noches con agua y jabón suave. El lavado, así como las duchas o baños diarios, ayudan a eliminar y disminuir el crecimiento de las bacterias que causan el olor del cuerpo. Evita tocarte la cara con las manos. Esto puede introducir nuevas bacterias en la superficie de la piel. Escoge con cuidado los productos personales para el cuidado de la piel, tales como humectantes, crema de rasurar o cosméticos, a efectos de evitar que tu piel se irrite o desarrolle una reacción alérgica. Mantén una dieta bien balanceada, rica en vitaminas y minerales. Los alimentos como la leche, los vegetales verdes y amarillos y el hígado son ricos en vitamina A, una vitamina que es especialmente importante para una piel saludable.

La piel y el sol

Comprender los efectos de la radiación UV sobre la piel y conocer algunas conductas preventivas pueden ayudarte a proteger tu piel ahora y a lo largo de toda tu vida. Cuando la piel está expuesta a los rayos UV, ya sean del sol, de una cama de bronceado o de otra fuente, se aumenta la producción de melanina. Este mecanismo de autoprotección es la reacción de la piel para proteger sus células de los rayos UV. Las personas de piel clara, cuya piel posee escasa melanina y por tanto escasa protección natural contra la radiación UV, se queman al sol. Las personas con mayor cantidad de melanina se broncean.

Los síntomas de las quemaduras de sol desaparecerán y el bronceado se desvanecerá gradualmente. Sin embargo, los efectos a largo plazo son acumulativos y el daño es permanente. Una exposición prolongada a los rayos UV daña el material genético de las células de la piel y provoca cambios en éste. Tales cambios pueden a la larga provocar la formación y el crecimiento de células cancerosas. La exposición a la radiación UV es la principal causa de ciertos tipos de cáncer de piel. La radiación UV también descompone las fibras elásticas que brindan soporte a la piel y permiten que ésta sea flexible y al mismo tiempo retenga su forma. La piel se volverá arrugada o rígida y curtida con la repetida exposición a la radiación UV.

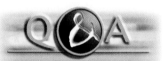

Una dieta rica en vitamina A contribuirá a una piel saludable. *¿Qué alimentos te gustan de los que son una buena fuente de vitamina A?*

Q&A

¿Qué es la radiación UVA y UVB?

Los rayos ultravioletas llegan en dos longitudes de onda –UVA y UVB. Los rayos UVB causan la mayoría de las quemaduras de sol, por lo tanto la mayoría de los protectores solares bloquean estos rayos. Sin embargo, los rayos UVA penetran en la piel con mayor profundidad que los UVB y causan mayores daños. Ahora que los dermatólogos conocen sobre los rayos UVA, recomiendan protectores solares que bloqueen tanto los rayos UVA como los UVB.

CÓMO PROTEGER TU PIEL DE LOS RAYOS UV

Proteger tu piel de los rayos solares nocivos es muy simple y consiste en adoptar algunas conductas de salud.

▶ **Siempre usa protector solar sobre las áreas de la piel que queden expuestas.** Usa un protector solar con un FPS (SPF en inglés) número 15 o mayor que bloquee tanto los rayos UVA como los UVB. Aplícatelo 15 a 30 minutos antes de salir al aire libre. Úsalo incluso en los días nublados y mientras practiques deportes de invierno.

▶ **Usa ropa protectora.** Los sombreros, las camisas de manga larga y los pantalones largos pueden ayudar a evitar la exposición al sol. No olvides tus gafas de sol. La exposición a los rayos UV puede lesionar los ojos al causar quemaduras, cataratas e incluso ceguera. Evita las actividades al aire libre durante las horas en que la luz solar es más intensa: entre las 10:00 a.m. y las 4:00 p.m.

Salud y belleza
PROTECTOR SOLAR

FPS
30

El **FPS 30** brinda protección contra los rayos **UVA y UVB.**
Es resistente al agua y al sudor, y no contiene PABA.
Loción liviana y sin aceite que brinda una protección 30 veces superior a la de la piel natural contra las quemaduras de sol.

 Un protector solar de amplio espectro protege contra la radiación UVA y UVB. *¿Por qué es importante protegerse contra ambas formas de radiación ultravioleta?*

Tatuajes y perforaciones en el cuerpo

La perforación de las orejas y la realización de tatuajes son prácticas que existen desde hace miles de años. Sin embargo, a diferencia de la decoración del cuerpo con maquillaje o el cambio del color del cabello, estos cambios en el cuerpo son permanentes y ambos conllevan potenciales riesgos a la salud.

Ambos procedimientos provocan que se quiebre la barrera física de la piel, por lo que aumenta la posibilidad de que ingresen bacterias o virus al cuerpo. Las bacterias que normalmente se encuentran en la superficie de la piel pueden provocar una infección localizada si penetran en las capas más profundas del tejido. Se pueden introducir nuevas bacterias a través de las agujas sin esterilizar. Resulta de especial cuidado la transferencia de agentes patógenos transportados por la sangre, tales como los virus de la **hepatitis B, hepatitis C** y **VIH** a través de agujas sin esterilizar utilizadas durante la realización de tatuajes.

Los tatuajes y las perforaciones en el cuerpo pueden también perjudicar tu salud social. Imagina si sales con alguien que tiene tatuado el nombre de un antiguo novio o novia. Las perforaciones en el cuerpo pueden dejar una mala impresión en un futuro empleador o suegro.

Los tatuajes se pueden remover utilizando un procedimiento con láser. No obstante, el procedimiento puede provocar la decoloración e infección de la piel y puede dejar cicatrices. Considera las consecuencias a largo plazo cuando pienses en realizarte un tatuaje o una perforación.

vínculo

hepatitis B y **hepatitis C**
Para obtener más información sobre estas enfermedades contagiosas, ver el Capítulo 24, página 638.
VIH Para obtener más información sobre el VIH y otras enfermedades de transmisión sexual, ver el Capítulo 25, página 646.

vínculo

cáncer de la piel Para obtener más información sobre el cáncer de la piel, ver el Capítulo 26, página 683.

Problemas de la piel

Muchos problemas de la piel no ponen en peligro la vida. Sin embargo, pueden afectar la autoimagen de una persona. Algunos de los problemas más comunes de la piel incluyen:

▶ **El acné**, problema de la piel común entre los adolescentes, ocurre cuando los poros se obstruyen y el sebo que producen las glándulas sebáceas no puede llegar a la superficie de la piel. Un tipo de bacteria que normalmente se encuentra en la piel crece en el sebo que queda atrapado. El área circundante se inflama y puede formarse pus. Lavarse la cara con un jabón suave dos veces al día, aplicar cremas de tratamiento de venta sin receta médica y evitar el uso de productos oleosos, puede ayudar a controlar las erupciones. Tocarse y apretarse las zonas con acné sólo agravará el problema y podrían quedar cicatrices.

▶ **Las verrugas** son causadas por un virus que infecta las capas superficiales de la piel. Generalmente son formaciones no cancerosas que pueden aparecer en cualquier parte del cuerpo, pero con mayor frecuencia se presentan en las manos, pies y rostro. El virus que causa las verrugas puede adquirirse a través del contacto con la piel infectada.

▶ **El vitíligo** es una afección de la piel por la cual algunas partes de la misma pierden todo su pigmento. Por razones hasta el momento desconocidas, las células productoras de melanina en las zonas afectadas de la piel se destruyen. Sin melanina, estas zonas de la piel son extremadamente sensibles a las quemaduras por la exposición a la luz UV. Se debe aplicar protector solar en estas áreas o vestir ropa protectora para evitar una grave quemadura del sol. Pese a que existen tratamientos de repigmentación, no se conoce ninguna cura para el vitíligo.

▶ **Los forúnculos** se forman cuando los folículos pilosos se infectan con las bacterias que generalmente se encuentran sobre la superficie de la piel. Los tejidos que rodean a un forúnculo se inflaman y se forma pus. El tratamiento puede incluir que se drene el pus y se tomen antibióticos. Algunos forúnculos se pueden curar sin necesidad de tratamiento. Nunca aprietes ni revientes un forúnculo porque esto puede diseminar la infección. Mantener la piel limpia puede contribuir a prevenir los forúnculos.

▶ **Los lunares** son manchas que contienen mayor cantidad de melanina. Pueden aparecer en cualquier parte del cuerpo y la mayoría son inocuos. Ciertos tipos de lunares pueden transformarse en **melanoma**, *la forma más grave de cáncer de la piel*, que puede ser mortal. La detección temprana de las señales de advertencia y el tratamiento resultan claves para controlar la diseminación del **cáncer de la piel** por todo el cuerpo. Vigilar la aparición de lunares, tal como se describe en la **Figura 14.2**, y consultar al dermatólogo, informándole acerca de cualquier cambio, son esenciales para la detección temprana del melanoma.

FIGURA 14.2

El ABCD del melanoma

Revisar con regularidad la apariencia de tus lunares en busca de señales de advertencia es importante para la detección temprana del melanoma.

A = **Asimetría**
Una línea imaginaria trazada por el centro del lunar no produce mitades iguales.

B = **Bordes irregulares**
Los lunares no cancerosos tienen bordes lisos. Los lunares sospechosos casi siempre tienen bordes irregulares.

C = **Color**
Busca los lunares de color negro intenso, posiblemente con un tinte azulado o un color desigual.

D = **Diámetro**
Vigila los lunares que sean más anchos que un chícharo.

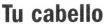

Tu cabello

Excepto en la palma de la mano y en la planta del pie, tienes cabello y vello en casi toda la superficie de la piel. ¡Tan sólo en la cabeza tienes entre 100,000 y 200,000 cabellos! Pese a que el cabello en sí se compone de células muertas que contienen queratina, las células vivas de la epidermis producen nuevos cabellos y provocan su crecimiento. El **folículo piloso** es *una estructura que rodea la raíz de un cabello.* El cabello o vello contribuye a proteger la piel, especialmente en el cuero cabelludo, de la exposición a la radiación UV. Los ojos están protegidos del polvo u otras partículas por las cejas y pestañas. El cabello o vello también disminuye la cantidad de calor que se pierde a través de la piel o del cuero cabelludo.

La base para tener un cabello saludable es una dieta bien balanceada. El cabello puede afinarse y resecarse si carece de los nutrientes adecuados. El lavado frecuente del cabello es imprescindible para mantenerlo saludable. El cepillado diario evita que se acumule la suciedad y ayuda a distribuir los aceites naturales del cabello en forma homogénea. Limita el uso de tratamientos como permanentes, tintes o decoloraciones. El uso excesivo de este tipo de agentes químicos fuertes puede provocar que el cabello se reseque y se quiebre.

Problemas en el cabello

Normalmente el aceite producido por las glándulas sebáceas impide que la piel se reseque y mantiene el cabello suave y brillante. La **caspa** es *una afección que puede producirse si el cuero cabelludo se reseca demasiado y se desprenden las células muertas bajo la forma de escamas blancas y pegajosas.*

Cuida tu cabello a diario para mantenerlo limpio y saludable. *¿Cómo eliges productos apropiados para el cuidado de tu cabello?*

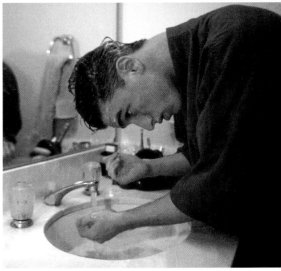

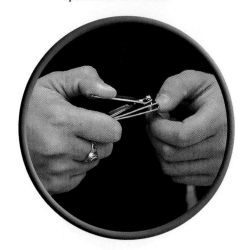

Mantener las uñas recortadas, limadas y aseadas mejora tu apariencia general. *Escribe otros tres hábitos de cuidado personal que contribuyen a una apariencia saludable.*

La caspa puede tratarse generalmente lavando el cabello con un champú anticaspa de venta sin receta. Si persiste la picazón o el descamado, consulta a un profesional de la salud.

Los piojos son diminutos insectos parásitos que viven en el cuero cabelludo de los seres humanos. Se alimentan de sangre, mordiendo a través de la piel del cuero cabelludo. Los piojos se transmiten principalmente por el contacto de cabeza a cabeza y pueden contagiar a cualquier persona. También pueden adquirirse utilizando objetos como peines o sombreros que hayan sido usados por una persona infectada. Estos insectos pueden eliminarse lavando el cabello con un champú medicado que los mata. El lavado de las sábanas, fundas, peines y sombreros en agua caliente con jabón puede ayudar a prevenir la propagación de piojos o la repetición de la infección.

Tus uñas

Las uñas de tus manos y pies están compuestas de células muertas que se agolpan en forma muy estrecha y contienen queratina. Las uñas funcionan para proteger y brindar soporte a los tejidos de los dedos de las manos y de los pies. Mantener tus uñas saludables debe ser parte de tu rutina diaria. El cuidado adecuado incluye mantener las uñas limpias y bien recortadas. Utiliza una lima de uñas para darles forma y suavizar tus uñas, y empuja las cutículas hacia atrás. Corta las uñas de los pies en sentido recto y levemente por encima del nivel de la piel para reducir el riesgo de infecciones y uñas encarnadas.

▶ Lección 1 *Repaso*

Repaso de información y vocabulario

1. Define los términos *epidermis* y *dermis*.
2. ¿Por qué resulta tan importante para tu salud general la detección temprana de cáncer de la piel?
3. ¿Qué es un *folículo piloso*?

Razonamiento crítico

4. **Aplicar.** Evalúa tus actividades diarias bajo el sol. Elabora una lista de las formas en que puedes proteger tu piel del sol para cada actividad.
5. **Sintetizar.** Explica cómo tu aspecto general dice mucho acerca del cuidado que le das a tu piel, cabello y uñas.

Destrezas de salud aplicadas

Tomar decisiones. Con un compañero, representen situaciones en las que decidan si se hacen un tatuaje. Incluyan los pasos del modelo para tomar decisiones en una conversación sobre el motivo por el cual alguien podría querer hacerse un tatuaje y evalúen las consecuencias para la salud física. Incluyan algún diálogo referente al procedimiento para quitarse el tatuaje.

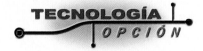

RECURSOS EN INTERNET Busca información acerca de las complejidades del quitarse un tatuaje en *Health Updates* en **health.glencoe.com.**

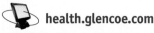 **health.glencoe.com**

El cuidado de los dientes y la boca

VOCABULARIO

periodonto
pulpa
placa bacteriana
enfermedad
 periodontal
sarro

APRENDERÁS A

- Identificar las partes del diente.

- Examinar los efectos de las conductas de la salud en la prevención de enfermedades de los dientes y la boca.

- Relacionar la importancia de la detección temprana y las señales de advertencia que impulsan a las personas buscar atención dental.

COMIENZA AHORA En una hoja de papel, haz una lista de algunas formas de mantener tus dientes saludables. Haz un círculo alrededor de las conductas que practicas regularmente. Coloca una estrella al lado de las que te gustaría mejorar.

Mantener los dientes saludables es importante no sólo para tu aspecto, sino también para tu salud general. Tus dientes te permiten masticar los alimentos adecuadamente y ayudan a formar el contorno y la estructura de tu boca. En esta lección aprenderás acerca de la estructura y función de los dientes y cómo prevenir las caries dentales.

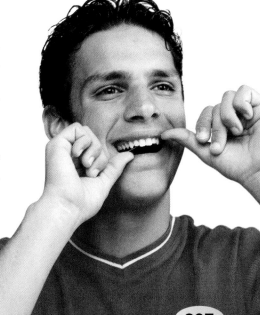

Los dientes saludables son el resultado de una buena higiene oral. *Explica por qué es importante el cepillado y el uso del hilo dental después de las comidas.*

Tus dientes

Quizás recordarás cuando perdiste los dientes siendo pequeño, sólo para que te volvieran a salir nuevos dientes permanentes en su lugar. Pese a que tus dientes permanentes tienen formas diferentes, todos poseen la misma estructura según su función exacta en la masticación de los alimentos.

Las partes de un diente

El **periodonto** es *el área que se encuentra inmediatamente alrededor del diente*. Está formado por las encías, el ligamento periodontal y la mandíbula. Las estructuras del periodonto brindan apoyo a los dientes y los mantienen en su lugar.

Un diente en sí está formado por tres partes principales: la corona, el cuello y la raíz, tal como se indica en la **Figura 14.3.** La corona es la porción visible del diente. Está recubierta de esmalte, una sustancia dura hecha de calcio que protege los dientes.

Para remover la placa bacteriana de los dientes hay que cepillarlos correctamente por dos minutos y luego usar el hilo dental.

Cómo cepillarse y usar el hilo dental correctamente:

▶ Sostén el cepillo con las puntas de las cerdas en un ángulo de 45 grados contra la línea de las encías.

▶ Cepíllate hacia adelante y hacia atrás con movimientos cortos. Usa un movimiento suave de cepillado.

▶ Cepilla la superficie interna y externa de los dientes y luego la superficie de masticado.

▶ Para limpiar la superficie interna de los dientes delanteros, inclina el cepillo verticalmente y haz movimientos hacia arriba y hacia abajo.

▶ Usa el hilo dental, no sólo entre las superficies de los dientes sino también por debajo de la línea de las encías.

Debajo del esmalte se encuentra la dentina, una capa de tejido conjuntivo que contribuye a la forma y dureza de un diente, y actúa como una barrera para proteger la pulpa. La **pulpa** es *el tejido que contiene los vasos sanguíneos y los nervios de un diente*. La pulpa se extiende hacia el canal radicular y le provee nutrimento al diente.

Boca y dientes saludables

Una higiene oral habitual es necesaria para los dientes saludables y limpios. Una de las principales amenazas para la salud de tus dientes son las bacterias que habitan en tu boca y viven del azúcar que se encuentra en los alimentos que ingieres.

La **placa bacteriana** es *una película incolora y pegajosa que actúa sobre el azúcar para formar los ácidos que destruyen el esmalte de los dientes e irritan las encías*. Al recubrir el diente, la placa bacteriana impide que tu saliva, la cual posee sustancias que protegen los dientes de las bacterias, llegue a la superficie de los dientes. En las áreas donde se acumula, las bacterias se desarrollan y los ácidos de tales bacterias descomponen el esmalte. Si continúa la descomposición del esmalte, se forma un orificio o caries en el diente. El diente puede continuar cariándose hasta la pulpa y quizás habría que extraerlo si no se trata a tiempo.

Las caries y demás afecciones dentales pueden prevenirse fácilmente practicando una buena higiene oral. Cepillarse los dientes después de comer elimina la placa bacteriana de la superficie, antes de que las bacterias puedan producir el ácido que los daña. La limpieza con hilo dental entre los dientes elimina la placa bacteriana en aquellas áreas donde no se puede llegar con las cerdas de un cepillo dental.

FIGURA 14.3

CORTE TRANSVERSAL DE UN DIENTE

Una capa protectora de esmalte cubre la corona del diente. En el interior del diente, los vasos sanguíneos abastecen de oxígeno y nutrientes al tejido vivo.

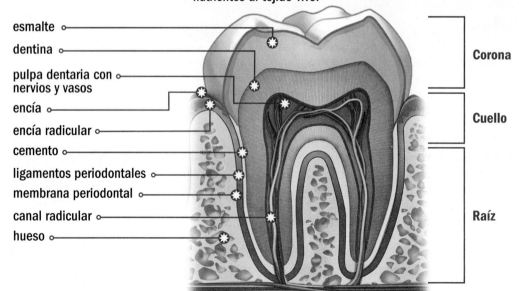

esmalte

dentina

pulpa dentaria con nervios y vasos

encía

encía radicular

cemento

ligamentos periodontales

membrana periodontal

canal radicular

hueso

Corona

Cuello

Raíz

La vida real
APLICACIÓN

Estudiar las promesas de un producto

Los productos que blanquean los dientes funcionan eliminando las manchas de la superficie o descolorando el color natural del diente. El DFA no regula estos productos, pero la Asociación Odontológica de EE.UU. (AOEU) aprueba aquellos productos que cumplen con ciertas normas de seguridad y efectividad.

Los fabricantes pueden exagerar o engañar al público sobre las propiedades de un producto o pueden omitir explicar la forma en que funciona.

Algunos productos utilizan blanqueadores con peróxido, otros contienen abrasivos suaves y agentes de pulido. Si estos productos no se utilizan adecuadamente, puede ocurrir irritación de las encías, sensibilidad dental y posibles daños a los dientes.

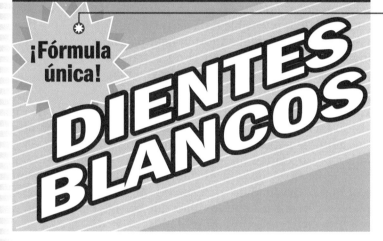

¡Dientes más blancos en sólo 24 horas! *

¡Fórmula única!

DIENTES BLANCOS

ACTIVIDAD

Identifica al menos dos tipos de productos que blanqueen los dientes y se vendan sin receta. Compara las propiedades que se les atribuyen a la hora de comercializarlos con la información de la Asociación Odontológica de EE.UU. ¿Cómo puedes determinar cuáles productos son seguros y cuáles pueden provocar efectos secundarios nocivos? Informa a la clase sobre tus averiguaciones. Cita las fuentes y explica cómo sabes que son confiables.

Las visitas regulares a un profesional de la atención dental son el siguiente paso de mayor importancia en el mantenimiento de la salud dental y en la detección temprana de problemas dentales. Estos profesionales efectuarán una limpieza de tus dientes y los examinarán para determinar si existen señales de caries.

Seguir una dieta balanceada que incluya alimentos que contengan fósforo, calcio y vitamina C ayuda a mantener tus dientes fuertes y tus encías saludables. Reducir la cantidad de bocadillos dulces entre comidas también ayuda a proteger tus dientes de caries. Evita todos los productos del tabaco. Éstos manchan los dientes y hacen que las encías se retraigan. También aumentan el riesgo de cáncer oral.

Se ha encontrado que el fluoruro es muy eficaz para reducir las caries dentales. El fluoruro se puede aplicar a los dientes de varias maneras.

- Muchas comunidades agregan fluoruro a los abastecimientos de agua.
- El cepillado dos veces por día con una pasta dental que contenga fluoruro aplica el fluoruro directamente a los dientes.
- Los tratamientos de fluoruro se pueden aplicar directamente a los dientes en un consultorio dental o en la casa con una receta médica.

Los problemas de los dientes y la boca

Gran parte de los problemas orales son causados por una mala higiene. Otros son el resultado de una falta de alineación dental.

▶ La **halitosis** o mal aliento, puede ser causada por ingerir ciertos alimentos, mala higiene oral, fumar, bacterias en la lengua, dientes con caries o enfermedad en las encías. Si la halitosis es provocada por una caries o una enfermedad dental, entonces se necesita tratamiento de un profesional dental.

▶ La **enfermedad periodontal** es *una inflamación de las estructuras periodontales*, causada por una infección bacteriana. A menudo llamada enfermedad de las encías, la enfermedad periodontal comienza con la acumulación de placa bacteriana. *La sustancia dura y similar a una costra que se forma cuando se endurece la placa bacteriana es el* **sarro**. Éste provoca la irritación e hinchazón de las encías. En esta etapa inicial, llamada gingivitis, la enfermedad es reversible a través de un cepillado y una buena limpieza con hilo dental en forma habitual. La detección temprana es importante, dado que si no se trata, la enfermedad periodontal puede destruir el hueso y el tejido que brinda soporte a los dientes.

▶ **Maloclusión** significa que "muerdes mal". Las fuentes de maloclusión incluyen una excesiva cantidad de dientes, un amontonamiento de los dientes y la falta de alineación entre las mandíbulas superior e inferior. La maloclusión puede provocar caries y enfermedades, y puede afectar el habla de una persona, así como su capacidad de masticación. Algunas maloclusiones se pueden corregir usando frenillos que corrigen la posición de los dientes ejerciendo presión sobre los mismos.

▶ Lección 2 *Repaso*

Repaso de información y vocabulario

1. Define los términos *periodonto* y *pulpa*.
2. ¿Cómo afecta la placa bacteriana a los dientes?
3. Examina los efectos de las conductas de la salud y lista tres que ayuden a prevenir las caries dentales y la enfermedad periodontal.

Razonamiento crítico

4. **Evaluar.** ¿De qué manera puede la detección temprana de la enfermedad de las encías afectar tu salud a largo plazo?
5. **Sintetizar.** ¿Cómo podrías distinguir entre una persona que practica una correcta higiene oral y otra que no la practica?

Destrezas de salud aplicadas

Acceder a la información. Investiga en la biblioteca o en Internet para aprender más acerca de cómo los frenillos pueden ayudar a una persona con una falta de alineación de las mandíbulas o maloclusión. Reúne folletos al respecto para compartir con la clase.

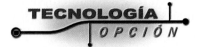

RECURSOS EN INTERNET Utiliza los *Web Links* en **health.glencoe.com** para obtener más información sobre el funcionamiento de los frenillos y las opciones para los adolescentes que deben usarlos.

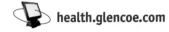 **health.glencoe.com**

El cuidado de los ojos

VOCABULARIO

glándula lagrimal
esclerótica
córnea
coroides
retina

APRENDERÁS A

- Identificar las partes del ojo.
- Comprender cómo el ojo forma imágenes visuales.
- Examinar los efectos de las conductas de la salud en el ojo.
- Describir los distintos tipos de problemas de la vista.

→ COMIENZA AHORA Haz una lista de las actividades en las que se debe utilizar algún tipo de protección visual. Considera las actividades recreativas y deportivas como jugar al hockey y tareas como cortar el césped.

Más del 70 por ciento de la información sensorial que tu cerebro recibe llega a través de tus ojos. La función del ojo es recibir luz. Las imágenes que se forman en el ojo se envían al cerebro, el cual interpreta dichas imágenes. La cantidad de luz que ingresa al ojo se controla por el tamaño de la pupila. Cuando la luz llega a la retina, se estimulan las células sensibles a la luz y se forma una imagen.

Tus ojos

Tus ojos descansan sobre unas cavidades óseas llamadas órbitas, en la parte anterior de tu cráneo. Una capa de grasa rodea cada globo ocular y lo protege dentro de su cavidad. Las cejas, pestañas y párpados protegen a los ojos de las partículas extrañas y de la luz muy intensa. Cada ojo posee un grupo de estructuras que generan y posibilitan el drenaje de lágrimas. Una de estas estructuras es la **glándula lagrimal**, *la glándula que secreta lágrimas hacia los conductos que desembocan en el ojo.* A medida que parpadeas, se mueven las lágrimas alrededor de la superficie del ojo. En promedio, la mayoría de los seres humanos parpadean alrededor de 6,205,000 veces al año. Las lágrimas mantienen la superficie de la órbita ocular húmeda y libre de partículas extrañas. Las lágrimas están compuestas de agua, sales y mucosidad que protegen al ojo de infecciones.

 Como en el clic del lente de una cámara fotográfica, en un parpadeo se forman imágenes en el proceso de la visión. *¿Qué estructuras ayudan a proteger los ojos?*

FIGURA 14.4

EL OJO

El nervio óptico conecta al ojo con el cerebro para producir imágenes.

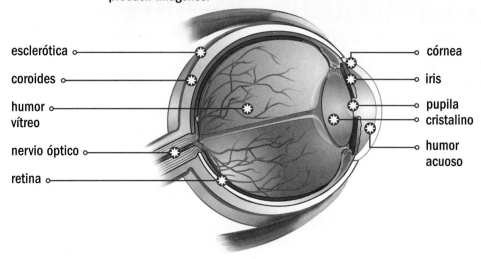

esclerótica
coroides
humor vítreo
nervio óptico
retina
córnea
iris
pupila
cristalino
humor acuoso

Las partes del ojo

El ojo está compuesto de dos partes principales: el nervio óptico y las tres capas de la pared del globo ocular, que se muestran en la **Figura 14.4.**

▶ La capa más externa del ojo está formada por la esclerótica y la córnea. La **esclerótica**, *la parte dura y blanca del ojo*, está compuesta de tejido fibroso duro que protege las capas internas del ojo y brinda soporte y da forma al globo ocular. En la parte anterior del ojo se encuentra la córnea. La **córnea** es *un tejido transparente que se dobla y enfoca la luz antes de que ingrese al cristalino.*

▶ Dentro de la capa intermedia del globo ocular se encuentra la **coroides**, una *delgada estructura que reviste la parte interna de la esclerótica*. También dentro de la capa intermedia del ojo se encuentra el iris, la porción coloreada del ojo que contiene la pupila. La pupila es el orificio a través del cual la luz llega al ojo interno. Los músculos del iris controlan el tamaño de la pupila. En la luz intensa, la pupila se contrae; en la luz tenue se agranda para permitir la entrada de más luz.

▶ La **retina** es *la membrana sensible a la luz sobre la cual la córnea proyecta las imágenes*. Las células sensibles a la luz de la retina se llaman bastoncillos y conos, y deben su nombre a su forma básica. Los bastoncillos son muy sensibles a la luz y nos permiten ver en la luz tenue. Los conos funcionan con luz intensa y nos permiten ver el color. Cuando la luz estimula a estas células, un impulso nervioso viaja hasta el cerebro a través del nervio óptico, el cual está localizado en la parte trasera del ojo.

Detrás del iris y la pupila se encuentra el cristalino del ojo. Al igual que la córnea, el cristalino es transparente y funciona para depurar el foco de las imágenes en la retina. El área entre la córnea y el cristalino se rellena de un fluido similar al agua llamado *humor acuoso*. El humor acuoso proporciona los nutrientes a las estructuras del ojo. Entre el cristalino y la retina hay una cavidad rellena de una sustancia parecida a la gelatina llamada *humor vítreo*. El humor vítreo ayuda a que el globo ocular se mantenga firme.

La visión

La formación de imágenes comienza a medida que la luz atraviesa la córnea, la pupila y el cristalino, y llega a la retina. Los rayos de luz pasan primeramente por la córnea curvada y luego el cristalino depura el foco. Los músculos conectados al cristalino se contraen o se relajan para cambiar su forma. El cristalino se vuelve más curvo para enfocar al ojo en un objeto cercano y se aplana para enfocarlo en un objeto lejano. La luz estimula los bastoncillos y conos de la retina, y se transmite un **impulso nervioso** al cerebro a través del nervio óptico. En los humanos ambos ojos enfocan el mismo conjunto de objetos. Esto le permite a nuestro cerebro interpretar la profundidad y estimar las distancias.

Si tu visión es normal, se producirá una imagen definida en la retina. La definición de la visión puede medirse leyendo una carta óptica. Si posees una visión de 20/20, te puedes colocar a 20 pies de distancia de una carta óptica y leer las ocho líneas superiores. Si tienes una visión de 20/60, significa que puedes ver la carta desde una distancia de 20 pies, de la forma que una persona con visión normal la vería desde 60 pies. En otras palabras, una persona con una visión de 20/60 es "corta de vista". La lectura de la carta óptica mide solamente un aspecto de la visión. Los otros componentes de la visión incluyen la coordinación del ojo, la visión periférica o lateral y la percepción de la profundidad.

Ojos saludables

Hay varias conductas de la salud que puedes practicar todos los días para contribuir a que tus ojos se mantengan saludables.

▶ **Mantén una dieta bien balanceada.** Incluye alimentos que contengan vitamina A. Un déficit de vitamina A podría provocar ceguera nocturna, reduciendo la capacidad de una persona para ver bien con luz tenue.

▶ **Protege tus ojos.** Usa anteojos protectores de seguridad o una máscara cuando participes en actividades en las cuales se podrían dañar los ojos. Mantén lejos de tus ojos las manos sucias o cualquier objeto para disminuir el riesgo de lesiones o infecciones en tus ojos. Usa gafas de sol que bloqueen la luz UV y nunca mires directamente al sol o a las luces intensas.

▶ **Hazte exámenes de la vista con frecuencia.** Los exámenes rutinarios de la vista permiten detectar ciertas enfermedades oculares y tratarlas en su etapa inicial.

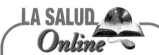

TEMA El ojo virtual

Ve a **health.glencoe.com** donde encontrarás otros vínculos para obtener más información sobre el ojo.

ACTIVIDAD Haz clic en *Web Links* para experimentar una visión virtual del ojo.

impulso nervioso Para obtener más información sobre los impulsos nerviosos y el sistema nervioso, ver el Capítulo 15, página 400.

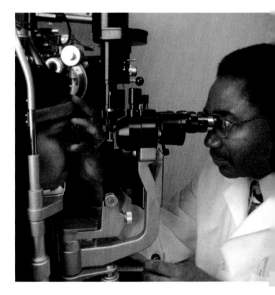

El diagnóstico y tratamiento de problemas de la visión reduce el riesgo de futuros problemas de la vista. *¿Cuáles son algunas señales de que necesitas lentes correctivos?*

▶ **Deja que tus ojos descansen con frecuencia.** Toma recesos regulares mientras trabajas con la computadora o mientras lees. Levantar la vista y desviarla del trabajo cercano cada 10 minutos aproximadamente reduce la tensión ocular.

Problemas de los ojos

Pueden ocurrir problemas de la vista a pesar de la práctica de buenos hábitos de salud. Estos problemas pueden clasificarse como problemas de la visión o enfermedades oculares.

Problemas de la visión

Dos problemas comunes de la visión reflejan la incapacidad del ojo para enfocar debidamente la luz en la retina. La *miopía*, o visión corta, causa que una persona no sea capaz de ver claramente objetos distantes. Para una persona que posee *hipermetropía*, o visión confusa, los objetos lejanos pueden verse claramente, sin embargo los objetos cercanos aparecen borrosos. Estas afecciones pueden corregirse con gafas o con lentes de contacto. Desde hace pocos años la cirugía láser se ha convertido en una alternativa para corregir los problemas de la visión. En este procedimiento se utiliza un láser para reformar la córnea con el fin de cambiar su capacidad de enfoque. Otros problemas de la visión incluyen:

▶ **Astigmatismo.** Debido a una córnea o un cristalino irregularmente curvos, el ojo no es capaz de enfocar correctamente, lo cual provoca imágenes borrosas. Esta afección puede generalmente corregirse con gafas, lentes de contacto o cirugía láser.

▶ **Estrabismo.** Si los músculos de los ojos son débiles o no funcionan correctamente, se produce el estrabismo. Uno o ambos ojos pueden aparecer desviados, tanto hacia adentro como hacia fuera. El tratamiento incluye lentes correctivos, terapia de visión o cirugía.

Enfermedades de los ojos

Las enfermedades de los ojos varían desde las infecciones fácilmente tratables como los orzuelos y la conjuntivitis hasta las afecciones que pueden amenazar la vista. Un orzuelo es la inflamación de una glándula sebácea cerca de una pestaña. La *conjuntivitis*, también conocida como el enrojecimiento de los ojos, es una inflamación de la conjuntiva, membrana delgada que cubre el revestimiento de la esclerótica de los párpados.

Cuando se produce un desprendimiento de la retina, la visión se ve gravemente amenazada. Esto ocurre si una porción de la retina se separa de la coroides como resultado del envejecimiento natural o de una lesión. Las señales de advertencia incluyen una visión borrosa o la aparición de destellos de luz muy intensos. El tratamiento incluye la utilización de láser para reparar el desprendimiento o la cirugía para volver a colocar la retina. En la página siguiente se describen otras tres enfermedades oculares serias.

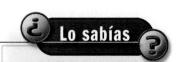

Lo sabías

▶ Los títulos de las personas que trabajan con los ojos son muy similares:

- **Óptico**—técnico que provee servicios técnicos a los pacientes
- **Optometrista**—doctor en optometría (DO) que examina, diagnostica, trata y controla enfermedades y trastornos del sistema visual
- **Oftalmólogo**—doctor en medicina que se especializa en la atención médica y quirúrgica de los ojos y el sistema visual

▶ **Glaucoma.** La presión dentro del ojo normalmente se mantiene por los humores vítreo y acuoso. En el glaucoma, una presión excesivamente alta conduce a un daño irreversible de la retina y del nervio óptico, y puede provocar la pérdida de la vista. Los exámenes regulares de la vista pueden permitir la detección temprana y el tratamiento para controlar esta afección.

▶ **Cataratas.** Con esta afección, el cristalino normalmente transparente se vuelve turbio. La formación de cataratas interfiere en la capacidad del cristalino de enfocar los rayos de luz, tornando las imágenes borrosas o nublando la visión. El tratamiento de las cataratas consiste básicamente en quitar el viejo cristalino y reemplazarlo con un cristalino nuevo y artificial.

▶ **Degeneración macular.** Esta afección ocurre cuando las células sensibles a la luz de la mácula, la porción de la retina que se encuentra directamente frente al cristalino, comienzan a funcionar mal. La degeneración macular es la causa principal de la pérdida de la visión en las personas mayores de 60 años. No hay cura para ella y el tratamiento es limitado.

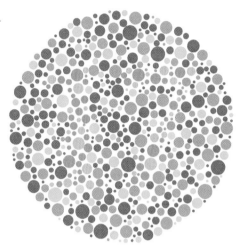

Esta prueba simple se usa para identificar a las personas daltónicas. *¿Qué otros tipos de problemas de la visión se pueden identificar por medio de exámenes regulares de la vista?*

 Lección 3 *Repaso*

Repaso de información y vocabulario

1. Lista las estructuras que forman las tres capas de la pared del globo ocular.

2. Da tres ejemplos de conductas de la salud que puedas practicar para cuidar de tus ojos.

3. Explica la diferencia entre la miopía y la hipermetropía.

Razonamiento crítico

4. Analizar. ¿De qué manera puede la ceguera nocturna afectar las actividades de la vida de una persona?

5. Aplicar. ¿Cómo podrías demostrar el efecto de las cataratas en la visión?

Destrezas de salud aplicadas

Acceder a la información. Investiga diversos servicios comunitarios de la salud que brinden exámenes de la vista para todas las edades, tales como *Unite for Sight*. Haz un panfleto que pueda ser utilizado como referencia sobre la disponibilidad y los costos de estos servicios comunitarios.

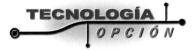

PROGRAMA PARA PRESENTACIONES

Utilizando un programa para presentaciones, puedes incluir ilustraciones y gráficas para confeccionar una presentación electrónica de diapositivas. Ve a **health.glencoe.com** para obtener consejos sobre cómo utilizar el programa para presentaciones.

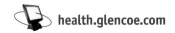

Los oídos y la protección de la audición

VOCABULARIO

conducto auditivo externo
huesecillos auditivos
laberinto
acúfeno

APRENDERÁS A

• Identificar las partes del oído.

• Examinar los efectos de las conductas de la salud en los oídos y la audición.

• Describir algunos problemas del oído.

COMIENZA AHORA Lista algunas situaciones que has experimentado en la última semana relacionadas con la exposición a ruidos fuertes. Revisa tu lista y luego explica cómo puedes proteger tus oídos de los efectos dañinos de los ruidos altos.

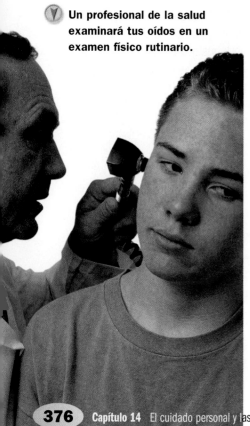

Un profesional de la salud examinará tus oídos en un examen físico rutinario.

Cuando asistes a un espectáculo deportivo, puedes oír los gritos de la muchedumbre, los silbatos que suenan, los atletas que gritan y la música que resuena. Todos estos estímulos contribuyen a generar entusiasmo y quizás a tu disfrute del juego. Tus oídos y tu cerebro, trabajando juntos, te permiten oír e interpretar los sonidos y formar una respuesta, como puede ser girar tu cabeza cuando oyes que un amigo te llama por tu nombre.

Las partes del oído

El oído tiene tres secciones principales, cada una con sus propias estructuras únicas. Las partes del oído se muestran en la **Figura 14.5.**

▶ **El oído externo.** El oído externo comienza con la parte visible del oído, el pabellón auricular. El pabellón auricular ayuda a canalizar las ondas sonoras hacia el **conducto auditivo externo**, *un conducto de alrededor de una pulgada de largo que conduce a la porción remanente del oído externo, el tímpano.* El conducto auditivo externo está recubierto de diminutos vellos y glándulas que secretan cera para proteger el oído del polvo y objetos extraños. El tímpano, también llamado *membrana timpánica*, es una delgada membrana que actúa como barrera entre el oído externo y el oído medio.

FIGURA 14.5

OÍDO INTERNO, MEDIO Y EXTERNO

El oído tiene dos funciones: la audición y el equilibrio. Identifica las partes del oído que participan en la audición.

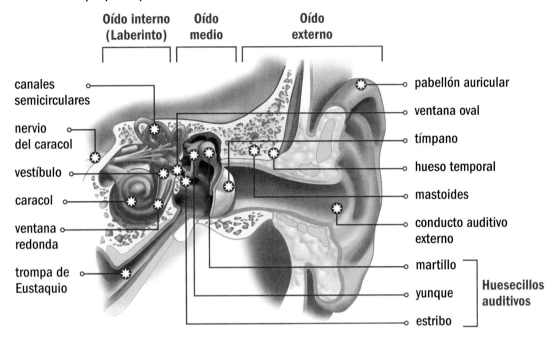

Oído interno (Laberinto)   Oído medio   Oído externo

canales semicirculares

nervio del caracol

vestíbulo

caracol

ventana redonda

trompa de Eustaquio

pabellón auricular

ventana oval

tímpano

hueso temporal

mastoides

conducto auditivo externo

martillo

yunque

estribo

Huesecillos auditivos

▶ **El oído medio.** Directamente detrás del tímpano se encuentran los **huesecillos auditivos**, *tres pequeños huesos unidos entre sí que conectan el tímpano al oído interno.* Los huesecillos auditivos son los huesos más pequeños del cuerpo. El oído medio se conecta a la garganta por la trompa de Eustaquio. Esta trompa permite que la presión se equipare a ambos lados del tímpano cuando tragamos o cuando bostezamos.

▶ **El oído interno.** El *oído interno*, o **laberinto**, consiste en una red de pasajes curvos y espirales con tres partes principales. El caracol es el área de audición del oído interno. En el vestíbulo y en los canales semicirculares es donde se controla el equilibrio.

La audición y el equilibrio

Cuando los receptores de tu oído interno son estimulados por una onda sonora, se envía un impulso nervioso al cerebro. El cerebro interpreta el impulso como un sonido. Las ondas sonoras entran en el conducto auditivo externo y hacen que el tímpano vibre. Las vibraciones provocan el movimiento del fluido en el caracol, lo cual estimula las células receptoras para que envíen un impulso nervioso al cerebro donde se interpretan los sonidos. Las células receptoras dentro del vestíbulo y los canales semicirculares envían mensajes al cerebro acerca de tu sentido del equilibrio. Los diminutos vellos en el oído perciben el movimiento y envían impulsos nerviosos al cerebro. El cerebro luego le indica a los músculos que efectúen ajustes a fin de mantener el equilibrio.

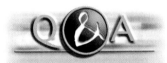

¿Cómo sabe el cerebro dónde se encuentra la fuente de un sonido?

El oído que está más cerca del sonido lo oye más fuerte y un poco antes que el otro oído. El cerebro interpreta estas diferencias y las usa para saber de dónde proviene el sonido. Esto se denomina *audición biauricular.*

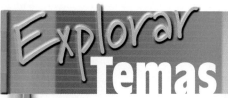

¿Se debe controlar el nivel del ruido en los conciertos?

Una de las grandes preocupaciones en los conciertos es el riesgo de sufrir una pérdida de audición debido a la exposición a la música fuerte. Pese a que los niveles de sonido en los exteriores están regulados por las autoridades para evitar molestias a la población, los niveles de sonido en los espacios cerrados no suelen ser controlados. ¿Deberían regularse los niveles de sonido en los espectáculos públicos en espacios cerrados?

Punto de vista 1: Kyle T., 16 años

Según lo que he aprendido acerca de la pérdida de audición, creo que debería fijarse un límite de ruido en los conciertos en espacios cerrados. Es imposible hablar con alguien con la música tan alta. Después me cuesta oír durante horas. Me gustaría disfrutar de la música sin tener que preocuparme de que mi audición se podría dañar permanentemente. ¡Con razón la pérdida de audición es tan alta entre los músicos!

Punto de vista 2: Starr L., 16 años

Estoy de acuerdo en que los sonidos fuertes pueden afectar nuestra audición, pero creo que aprobar una ley es demasiado. Gran parte de los casos de pérdida de audición pueden evitarse si las personas usan el sentido común. Por ejemplo, no hay que sentarse o bailar justo frente a los altavoces. Si la música está muy alta, creo que los organizadores de la fiesta deberían ofrecer tapones para los oídos. Muchos músicos y animadores usan tapones para los oídos y oyen la música sin problemas.

ACTIVIDAD

1. ¿Crees que se deberían controlar los niveles de sonidos dentro de los establecimientos para proteger a las personas de la pérdida de audición? ¿Por qué sí o por qué no?

2. ¿Deberían proporcionarse tapones para los oídos en los espectáculos en espacios cerrados? ¿Los usarían los adolescentes?

Conductas de la salud para oídos saludables

Para mantener saludables tus oídos, límpialos habitualmente y siempre protege el oído externo de lesiones y frío extremo. Usa equipos de protección como los cascos de bateo cuando practiques deportes. En climas fríos, usa un gorro que te cubra ambos pabellones auriculares y los lóbulos de las orejas. No introduzcas objetos extraños en tus oídos, ni siquiera los hisopos recubiertos de algodón. Las infecciones de los oídos pueden dañar las estructuras de los mismos y deben ser atendidas inmediatamente por un profesional de la salud. Hazte un examen de los oídos y de la audición para detectar problemas.

Un paso importante que puedes dar para proteger tu audición es evitar sonidos fuertes. La exposición a sonidos fuertes con el tiempo puede llevar a una pérdida de audición o **sordera** temporal e incluso permanente.

vínculo

sordera Para obtener más información sobre la sordera, ver el Capítulo 26, página 696.

Problemas del oído

La pérdida de audición puede dividirse en dos categorías: conductiva y neurosensorial.

Pérdida de audición conductiva

En la pérdida de audición conductiva, las ondas sonoras no pasan desde el oído externo al oído interno, generalmente debido a un bloqueo o lesión en el oído interno. Por ejemplo, las infecciones del oído medio pueden conducir a la ruptura del tímpano. La acumulación persistente de fluidos dentro del oído medio, a menudo causada por infecciones, es más frecuente en los niños.

Pérdida de audición neurosensorial

La pérdida de audición neurosensorial se produce a consecuencia de un deterioro en el caracol, el nervio auditivo o el cerebro. El **acúfeno** es *una afección en la cual se escucha un tintineo, zumbido, silbido, rugido, un sonido sibilante u otro sonido en el oído en ausencia de sonidos externos.* El acúfeno puede ocurrir como consecuencia del envejecimiento natural, de afecciones de la salud como la presión arterial alta o por la exposición excesiva a sonidos fuertes. Para proteger tus oídos de esta afección, baja el volumen de la fuente de sonido. Usa tapones para los oídos en los ambientes ruidosos, al operar maquinaria y en los conciertos de música muy alta o en los espectáculos deportivos. Limita el periodo de tiempo que te expones a sonidos fuertes para reducir la posibilidad de daño permanente.

▶ Lección 4 *Repaso*

Repaso de información y vocabulario

1. Identifica las tres partes principales del oído y las estructuras que pueden encontrarse en cada parte.

2. Define el término *acúfeno*.

3. Analiza los efectos de las conductas de la salud en la audición: ¿Qué efecto pueden tener los sonidos fuertes en la audición?

Razonamiento crítico

4. **Analizar.** ¿Qué actividades pueden provocar que el oído interno envíe mensajes confusos al cerebro y provoque mareos y náuseas?

5. **Sintetizar.** ¿En qué circunstancias podrías necesitar protegerte de una pérdida de audición neurosensorial? ¿Cómo podrías hacerlo?

Destrezas de salud aplicadas

Promoción. Trabaja con tus compañeros de clase para crear una campaña que ayude a lograr una mayor conciencia acerca de la pérdida de audición. Sugieran diversas ideas sobre la forma en que los adolescentes pueden reducir la exposición a los niveles de sonido perjudiciales y proteger su audición. Utiliza estrategias efectivas para promover la protección de la audición.

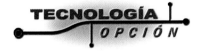

TECNOLOGÍA | **OPCIÓN**

PROCESADOR DE TEXTOS Utiliza un programa procesador de textos para registrar todas las ideas y planificar tu campaña. Ve a **health.glencoe.com** para obtener consejos sobre cómo aprovechar al máximo tu programa procesador de textos.

Protector solar 101: Lo
fundamental

Para descodificar la información de un frasco de protector solar, simplemente busca las palabras clave.

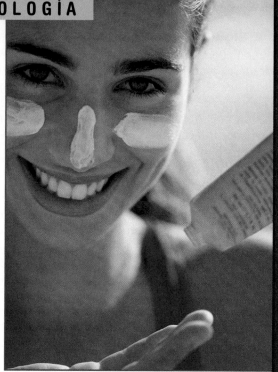

• **Hay dos tipos de protectores solares:** los bloqueadores químicos (ingrediente principal: avobenzona, también llamada Parsol 1789), que absorben los rayos ultravioletas (UV); y los bloqueadores físicos (ingredientes principales: dióxido de titanio, óxido de zinc), que crean una capa sobre la piel que desvía los rayos UV. Los dermatólogos recomiendan utilizar cualquier tipo.

• **Hay dos tipos de rayos UV:** UVB (que provocan quemaduras de sol y cáncer) y UVA (que provocan arrugas). "Es bueno tener un factor de protección solar (FPS) alto, pero el FPS solamente mide la cobertura contra los rayos UVB", explica el Dr. Yohini Appa, ejecutivo de una de las principales compañías de cosméticos. "Lo más importante que se debe buscar en la etiqueta es que diga "protección de amplio espectro", que significa protección contra ambos rayos, UVB y UVA".

• **"Cualquier protección inferior a un FPS 15 es como llevar gafas de sol sin cristales.** No es una protección adecuada", dice la dermatóloga Patricia Wexler, quien recomienda un FPS de al menos 30 para cuando se realiza actividad prolongada al aire libre.

• **Para cubrir todo el cuerpo,** usa una onza de protector solar (por lo que un frasco de 4 onzas equivale a 4 aplicaciones). "Si no se usa la cantidad suficiente, no se va a lograr el nivel de protección de FPS de la etiqueta", explica Appa, quien recomienda aumentar el nivel de FPS y aplicar dos capas para asegurar una cobertura completa.

• **"A prueba de agua" no significa que no sea necesario volver a aplicarlo.** Vuelve a aplicarlo cada dos horas o después de permanecer una hora en el agua.

• **Los protectores solares no pueden protegerte contra todos los problemas,** la deshidratación, por ejemplo. "El calor del sol elimina la humedad natural de la piel", dice Wexler. Para recuperar lo que se perdió, bebe mucha agua. Cuando salgas del sol, aplica un aceite liviano o un humectante que contenga ingredientes nutritivos para suavizar la piel como árnica, mantequilla de karité o áloe vera. Si tienes una quemadura de sol grave acompañada de hinchazón o ampollas, consulta a un médico inmediatamente. ◼

TIME PIENSA... Sobre el protector solar

Imagina que estás en la playa. Luego de seis horas, te cubres adecuadamente con tres dosis separadas de un tubo de protector solar de 8 onzas. (Vuelve a leer el artículo para ver las pautas sobre cómo lograr una cobertura adecuada). ¿Cuántas onzas en total de protector solar deberás usar en esas seis horas? ¿Qué porcentaje del contenido del tubo utilizarás?

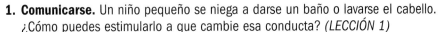

Destrezas de salud aplicadas

DESTREZAS DE COMUNICACÓN

1. Comunicarse. Un niño pequeño se niega a darse un baño o lavarse el cabello. ¿Cómo puedes estimularlo a que cambie esa conducta? *(LECCIÓN 1)*

FIJARSE METAS

2. Fijarse metas. Fíjate la meta de cepillarte los dientes y usar hilo dental todas las mañanas y todas las noches. Utiliza los pasos para fijarse metas a fin de identificar las conductas que te ayudarán a lograr esta meta. *(LECCIÓN 2)*.

ACCEDER A LA INFORMACIÓN

3. Acceder a la información. Imagina que te acaban de decir que necesitas usar lentes correctivos. Investiga las ventajas y desventajas de las gafas y los lentes de contacto. Haz un cuadro que liste los pros y los contras de cada uno. Utiliza esta información junto con los pasos para tomar decisiones con el fin de determinar cuál alternativa prefieres. *(LECCIÓN 3)*

DESTREZAS DE COMUNICACÓN

4. Comunicarse. Tienes sospechas de que un familiar cercano está sufriendo una pérdida de audición, pero esa persona no pide ayuda. ¿Qué te hace pensar que se trata de eso? ¿Cómo puedes hablarle a esta persona acerca de lo que le está ocurriendo? *(LECCIÓN 4)*

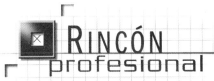

RINCÓN profesional

Higienista dental

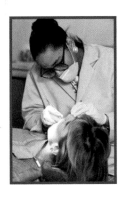

El cuidado regular de los dientes incluye más que las visitas al dentista. La mayoría de los consultorios dentales cuentan con un higienista dental que provee atención dental rutinaria. El higienista dental puede tomar tu historial clínico y dental, limpiarte tus dientes y enseñarte a lograr y mantener una buena higiene oral.

Para ser higienista dental necesitarás un diploma de secundaria o su equivalente. Después de la secundaria los higienistas completan un programa de capacitación de dos años y reciben un título profesional. Puedes averiguar más sobre ésta y otras carreras de la salud visitando el Rincón profesional en **health.glencoe.com**.

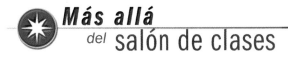

Más allá *del* salón de clases

Participación de los padres

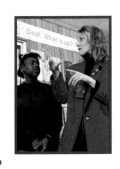

Promoción. Con uno de tus padres o tutor, aprende más sobre los servicios para personas con impedimentos auditivos en tu comunidad. ¿Existe algún servicio que no se preste en tu comunidad? Analiza con tus familiares las posibles razones de esta carencia. ¿Qué puedes hacer para dar a conocer los servicios para personas con impedimentos auditivos?

La escuela y la comunidad

Trabajo voluntario. Localiza una agencia que trabaje con individuos con impedimentos de la audición o de la vista. Pregunta si hay alguna posibilidad de que realices trabajo voluntario en esa agencia. Infórmale a tu clase lo que hayas aprendido.

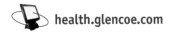

Después de leer

Al reverso de tu *Foldable*, reúne información sobre la estructura y función del cabello y las uñas. Compara su estructura y función con las de la piel.

▶ TERMINOLOGÍA DE LA SALUD *Contesta las siguientes preguntas en una hoja de papel.*

Lección 1 *Une cada definición con el término correcto.*

dermis
caspa
melanina
glándulas sudoríparas

epidermis
folículo piloso
glándulas sebáceas
melanoma

1. Pigmento que le da el color a la piel, el cabello y los ojos.
2. Estructuras dentro de la piel que producen sudor a través de conductos hacia los poros en la superficie de la piel.
3. Estructuras dentro de la piel que producen sebo.
4. Afección que puede producirse si el cuero cabelludo se reseca demasiado y se desprenden las células muertas bajo la forma de escamas blancas y pegajosas.

Lección 2 *Reemplaza las palabras subrayadas con el término correcto.*

periodonto
sarro
enfermedad periodontal

pulpa
placa bacteriana

5. El sarro es una película incolora y pegajosa que actúa sobre el azúcar para formar los ácidos que destruyen el esmalte de los dientes e irritan las encías.
6. El periodonto es totalmente evitable.

Lección 3 *Llena los espacios en blanco con el término correcto.*

coroides
glándula lagrimal
esclerótica

córnea
retina

La capa externa de la pared del ojo consta de la (_7_), la parte blanca del ojo, y la (_8_), el tejido transparente en la parte anterior del ojo. La (_9_) es la capa interna de la pared del ojo.

Lección 4 *Une cada definición con el término correcto.*

huesecillos auditivos
conducto auditivo externo

laberinto
acúfeno

10. Un conducto en el oído externo que conduce al tímpano.
11. Tres huesos pequeños en el oído medio.
12. Otro nombre para el oído interno.

▶ ¿LO RECUERDAS? *Usa oraciones completas para contestar las siguientes preguntas.*

1. Explica cómo la piel protege tu cuerpo.
2. Lista tres pasos que puedes tomar para mantener tu piel saludable.
3. ¿Por qué la realización de un tatuaje puede ser peligrosa para tu salud?
4. Nombra dos funciones de los dientes.
5. ¿De qué forma las comidas que comes y tus hábitos alimenticios afectan la salud de tus dientes?
6. Lista tres estrategias para reducir el mal aliento.
7. ¿Cómo contribuyen las glándulas lagrimales a la salud de tus ojos?
8. Explica la forma en que el iris y la pupila regulan la cantidad de luz que ingresa al ojo interno.
9. Describe lo que significa una visión de 20/60.
10. ¿Cuál es la función de la trompa de Eustaquio?
11. Lista dos medidas que puedes tomar para mantener tus oídos saludables.
12. ¿Cuáles son las tres causas de la pérdida de audición?

►RAZONAMIENTO CRÍTICO

1. **Aplicar.** ¿Qué estrategias puedes utilizar para llevar cuenta de los cambios en la aparición de lunares en tu piel?

2. **Analizar.** ¿De qué forma puede afectar a otras áreas de tu vida el padecer una enfermedad periodontal en una etapa avanzada?

3. **Evaluar.** Descansar los ojos mientras lees o trabajas en la computadora puede contribuir a reducir la tensión. ¿Durante qué otra actividad deberías descansar tus ojos periódicamente?

4. **Aplicar.** Has desarrollado una infección de oídos por haber ido a nadar. Analiza los efectos de las conductas de la salud en la salud de los oídos. ¿Qué precauciones podrías tomar para prevenir otra infección?

Práctica para la prueba estandarizada

Lee los siguientes párrafos y luego contesta las preguntas.

"Enviciarse" con el ejercicio

(1) Muchas personas comienzan a ejercitarse para perder peso o lucir mejor, pero una vez que comienzan un programa regular de ejercicios encuentran que el ejercitarse les hace sentirse mejor y lucir mejor. (2) Aquí te presentamos dos pasos simples para ayudarte a "enviciarte" con el ejercicio.

(3) Planifica tu rutina de ejercicios de la misma forma que lo harías con cualquier actividad importante o con tu vida cotidiana. (4) La mañana funciona mejor para la mayoría de las personas. (5) Hay quienes sienten que el final de la tarde es el momento en que necesitan hacer ejercicio. (6) Lo importante es buscar el mejor momento para ti y cumplirlo.

(7) Segundo, descubre cuáles ejercicios disfrutas cuáles dominas mejor, y cuáles te desafían. (8) Luego continúa haciéndolos. (9) Conoce tus limitaciones y evita los ejercicios que excedan tu fortaleza o sean demasiado tediosos.

1. ¿Qué cambio, si se necesita alguno, se le debería hacer a la oración 3?

(A) Agregar la palabra *Primero* al comienzo de la oración.
(B) Borrar toda la oración.
(C) Cambiar *importante* por *insignificante.*
(D) No cambiar nada.

2. ¿Qué cambio, si fuera necesario, debería hacerse en la oración 7?

(A) Cambiar *descubre* por **descubriendo.**
(B) Poner una coma después de *disfrutas.*
(C) Cambiar *ejercicios* por **ejercitarse.**
(D) No cambiar nada.

3. Escribe una columna para una revista o periódico, sugiriendo un ejercicio saludable o una rutina de cuidado personal, y describe los pasos para comenzar con ella.

Los sistemas óseo, muscular y nervioso

 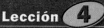

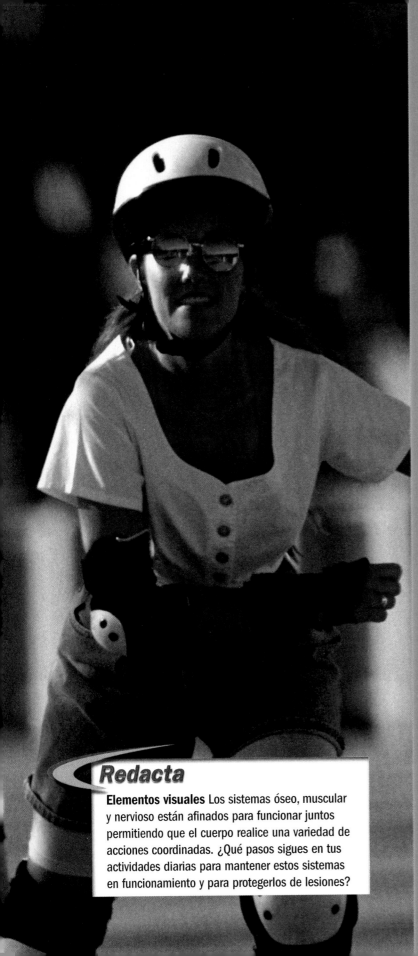

Elementos visuales Los sistemas óseo, muscular y nervioso están afinados para funcionar juntos permitiendo que el cuerpo realice una variedad de acciones coordinadas. ¿Qué pasos sigues en tus actividades diarias para mantener estos sistemas en funcionamiento y para protegerlos de lesiones?

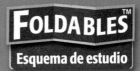

FOLDABLES™
Esquema de estudio

Antes de leer

Usa este *Foldable* para ayudarte a organizar tus notas sobre la estructura y función del sistema óseo, el sistema muscular y el sistema nervioso. Comienza con tres hojas de papel de $8\frac{1}{2}$" x 11".

Paso 1

Dobla las hojas de papel a lo largo del eje mayor, de forma tal que uno de los bordes quede a 1" del otro.

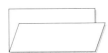

Paso 2

Dobla el papel al medio. Desdóblalo y córtalo siguiendo el interior de la línea del doblez.

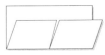

Paso 3

Repite el procedimiento para las otras dos hojas de papel. Rotula tal como se indica. Engrapa las hojas.

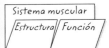

Sistema muscular
Estructura Función

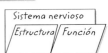

Sistema óseo
Estructura Función

Sistema nervioso
Estructura Función

Mientras lees

Mientras lees y conversas sobre el material del capítulo, utiliza tu *Foldable* para anotar lo que aprendas.

385

El sistema óseo

VOCABULARIO

esqueleto axial
esqueleto apendicular
cartílago
osificación
ligamento
tendón

APRENDERÁS A

- Identificar las funciones del sistema óseo.

- Describir las principales clasificaciones y tipos de huesos del sistema óseo.

- Reconocer la importancia de comprender las funciones del sistema óseo para mantener la salud personal.

COMIENZA AHORA Haz una lista de tres conductas de salud que pienses que son importantes para mantener saludable a tu sistema óseo. ¿Cómo contribuyen estas conductas a mantener huesos fuertes?

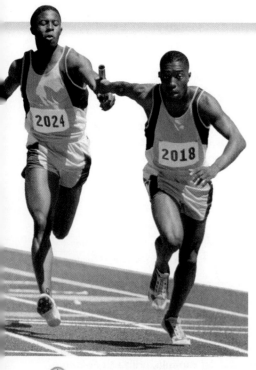

La interacción de los huesos y los músculos te permite realizar todo tipo de movimientos. *Haz una lista de tres funciones del sistema óseo.*

Extiendes el brazo y apagas el botón de la alarma del despertador. Son las 6 de la mañana, hora de levantarse. Mientras sales de la cama, estiras los brazos por encima de la cabeza y los llevas hacia atrás, girando los hombros. Ya puedes comenzar el día gracias a las interrelaciones entre tus sistemas óseo, muscular y nervioso. En esta lección aprenderás sobre el sistema que le brinda el marco básico a tu cuerpo: el sistema óseo.

Funciones del sistema óseo

El sistema óseo le brinda una estructura viviente a tu cuerpo. Una serie de huesos fuertes, incluyendo las vértebras de la espina dorsal, sostienen el torso superior y la cabeza. El esqueleto desempeña una función clave en el movimiento al brindar un marco fuerte, estable y móvil sobre el cual pueden actuar los músculos. El sistema óseo también protege los tejidos internos y órganos ante cualquier traumatismo. El cráneo, las vértebras y las costillas crean cavidades protectoras para el encéfalo, la médula espinal, el corazón y los pulmones, respectivamente. Los huesos almacenan minerales tales como calcio y fósforo, que son importantes para la salud y fortaleza del esqueleto, así como para varios procesos esenciales de tu cuerpo. La médula ósea, un tejido conjuntivo que se encuentra dentro de los huesos, produce los glóbulos rojos y los glóbulos blancos.

Estructura del esqueleto

Tu sistema óseo consiste de 206 huesos que pueden clasificarse en dos grupos principales. El **esqueleto axial** comprende *los 80 huesos del cráneo, la espina dorsal, las costillas, las vértebras y el esternón.* El **esqueleto apendicular** comprende los restantes *126 huesos de los miembros superiores e inferiores, hombros y caderas.* Los huesos de estos dos grupos se muestran en la **Figura 15.1** de la página 388.

Tipos de huesos

Todos los huesos están cubiertos por una capa externa de hueso compacto duro y de gran densidad. Debajo del hueso compacto se encuentra un hueso esponjoso, de menor densidad, con una red de cavidades que contienen la médula ósea roja. Casi todos los huesos del cuerpo pueden clasificarse en las siguientes categorías según su forma, tal como se muestra en la ilustración:

▶ **Huesos largos.** Los huesos de los brazos y piernas son ejemplos de huesos largos. El *húmero* es el hueso de la parte superior del brazo. La *diáfisis*, o columna principal de un hueso largo, está compuesta por hueso compacto. Dentro de la diáfisis se encuentra una cavidad estrecha que contiene la médula ósea amarilla, un tipo de tejido conjuntivo que almacena grasa. El extremo de un hueso largo recibe el nombre de *epífisis*. Las epífisis forman articulaciones con otros huesos y contienen la médula ósea roja, donde se producen los glóbulos rojos.

▶ **Huesos cortos.** Los huesos cortos son casi iguales en largo y ancho. Un ejemplo de éstos son los huesos pequeños de las muñecas y tobillos.

▶ **Huesos planos.** Los huesos planos son algo más delgados y mucho más aplanados que los otros huesos. Los huesos planos, como los que se encuentran en el cráneo, protegen a los órganos. La escápula u omóplato es otro ejemplo de un hueso plano.

▶ **Huesos irregulares.** Los huesos de forma irregular, como algunos huesos faciales o vértebras, tienen formas inusuales y no admiten una clasificación en las otras categorías.

Cartílago

El **cartílago**, *un tejido conjuntivo flexible y fuerte*, es otro componente de tu sistema óseo. El cartílago se puede encontrar en varias zonas del cuerpo: en los extremos de los huesos largos, en el extremo de la nariz y dentro del oído externo. En algunas articulaciones, como la de la rodilla, el cartílago actúa como amortiguador, reduciendo la fricción y permitiendo un movimiento suave.

El esqueleto de un embrión consiste principalmente de un cartílago que actúa como una plantilla a partir de la cual se formarán los huesos. A comienzos del desarrollo embrionario, el cartílago se endurece. La **osificación** es *el proceso por el cual se forma, se renueva y se repara el hueso.*

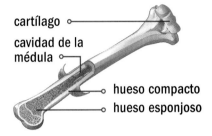
El tejido óseo consiste de células vivas dentro de una matriz dura de calcio, fosfato y otros minerales calcáreos.

cartílago
cavidad de la médula
hueso compacto
hueso esponjoso

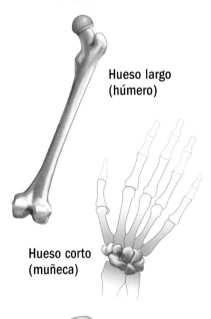
Los huesos están formados según su función: largos, cortos, planos o irregulares. *Da un ejemplo de cada uno de estos tipos de huesos.*

Hueso largo (húmero)

Hueso corto (muñeca)

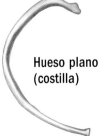
Hueso plano (costilla)

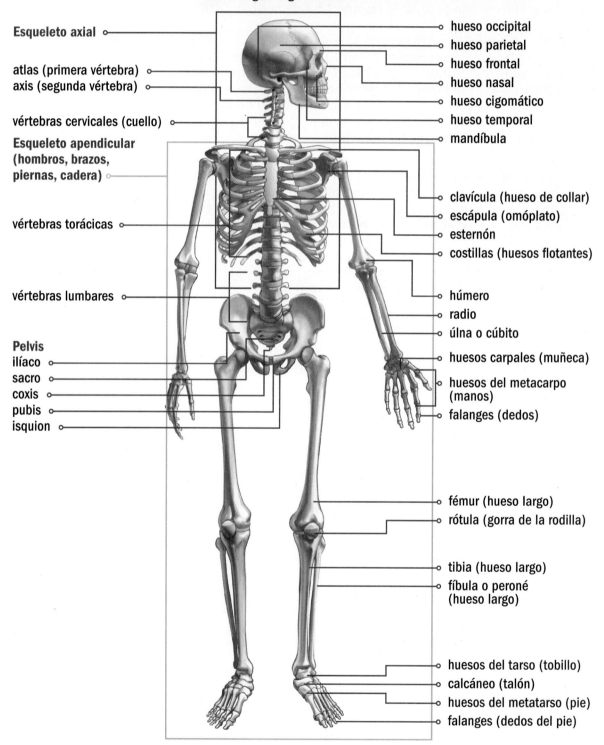

FIGURA 15.1

EL SISTEMA ÓSEO

Tus huesos siguen creciendo en longitud y grosor hasta que tienes 25 años. A esta edad normalmente los huesos dejan de crecer, pero tal vez sigan engrosándose.

Esqueleto axial

atlas (primera vértebra)
axis (segunda vértebra)

vértebras cervicales (cuello)

Esqueleto apendicular
(hombros, brazos,
piernas, cadera)

vértebras torácicas

vértebras lumbares

Pelvis
ilíaco
sacro
coxis
pubis
isquion

hueso occipital
hueso parietal
hueso frontal
hueso nasal
hueso cigomático
hueso temporal
mandíbula

clavícula (hueso de collar)
escápula (omóplato)
esternón
costillas (huesos flotantes)

húmero
radio
úlna o cúbito
huesos carpales (muñeca)
huesos del metacarpo
(manos)
falanges (dedos)

fémur (hueso largo)
rótula (gorra de la rodilla)

tibia (hueso largo)
fíbula o peroné
(hueso largo)

huesos del tarso (tobillo)
calcáneo (talón)
huesos del metatarso (pie)
falanges (dedos del pie)

Articulaciones

Las articulaciones son los puntos donde se encuentran los huesos. Algunas articulaciones, como las que se encuentran entre los huesos del cráneo, no tienen movimiento. Otras, como las articulaciones entre las vértebras, tienen un movimiento limitado.

Las articulaciones más flexibles se clasifican según su tipo:

▶ Las **articulaciones en esfera-cavidad,** se forman cuando la cabeza redondeada de un hueso encaja dentro de la cavidad redondeada de un hueso adyacente, como en la articulación de la cadera o del hombro. Estas articulaciones permiten la mayor amplitud de movimientos en todas las direcciones.

▶ Las **articulaciones en bisagra,** se encuentran en el codo, la rodilla, el tobillo y los dedos de la mano, y permiten que una articulación se doble y se enderece, favoreciendo la rotación.

▶ Las **articulaciones en pivote,** permiten una rotación limitada, como por ejemplo, voltear la cabeza.

▶ Las **articulaciones elipsoidales,** como las de tu muñeca poseen una parte ovalada que encaja dentro de un espacio curvo. Las articulaciones deslizantes permiten que los huesos resbalen uno sobre otro.

Un **ligamento** es *una banda de tejido conjuntivo fibroso y levemente elástico que fija un hueso con otro.* Los ligamentos contribuyen a estabilizar los movimientos de los huesos en una articulación. Un **tendón** es *un cordón fibroso que fija el músculo al hueso.* El movimiento se produce debido a que los músculos se fijan a los huesos mediante los tendones y ligamentos.

 Las articulaciones permiten una amplia variedad de movimiento. *¿Qué otro ejemplo hay de articulación esfera-cavidad?*

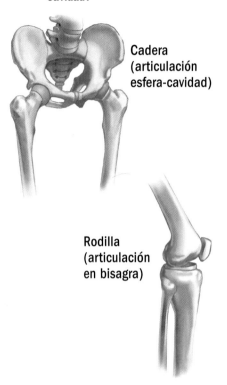

Cadera (articulación esfera-cavidad)

Rodilla (articulación en bisagra)

 Lección 1 *Repaso*

Repaso de información y vocabulario

1. ¿Cuáles son las funciones del sistema óseo?

2. ¿Define los términos *cartílago* y *osificación.*

3. Nombra y da ejemplos de cada tipo de articulación.

Razonamiento crítico

4. Analizar. El ligamento que mantiene unidos los huesos en tu antebrazo y contribuye a formar la articulación en pivote de ese lugar se desgarró. ¿De qué forma podría eso afectar tu capacidad para mover la mano y el brazo? ¿Cuáles movimientos podrían verse afectados?

5. Comparar y contrastar. Explica la importancia del conocimiento del sistema óseo para mantener la salud personal. ¿En qué se asemejan los huesos del esqueleto axial y los del esqueleto apendicular?

Destrezas de salud aplicadas

Tomar decisiones. Los amigos de Héctor lo han invitado a andar en bicicleta por la montaña. Héctor está en duda, pues le parece que esta actividad implica correr algunos riesgos para los huesos o articulaciones. Utilizando los pasos para tomar decisiones representa con un amigo el proceso de la toma de decisión de Héctor.

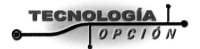 **TECNOLOGÍA** OPCIÓN

PROCESADOR DE TEXTOS Utiliza un procesador de textos para enumerar las opciones de Héctor para tomar la decisión. Ve a **health.glencoe.com** para obtener sugerencias.

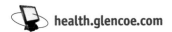

El cuidado y los problemas del sistema óseo

VOCABULARIO

osteoporosis
escoliosis
lesión por movimiento repetitivo

APRENDERÁS A

- Examinar las estrategias para prevenir lesiones que dañen el sistema óseo.

- Analizar la relación entre la promoción de la salud y la prevención de los trastornos óseos.

- Identificar los diferentes tipos de lesiones en las articulaciones y las situaciones que requieran de los servicios de un profesional de la salud.

COMIENZA AHORA Escribe un párrafo que describa una situación que podría causar una lesión en un hueso o articulación. Haz una lista de maneras de prevenir la lesión.

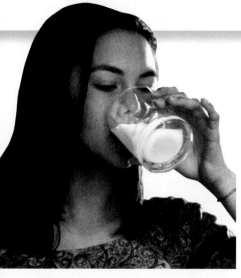

La salud general de tu cuerpo depende en gran medida de la salud de tu sistema óseo. Si tu sistema óseo no puede desempeñar sus funciones adecuadamente, se podrá ver limitada tu libertad de movimiento, al igual que otras áreas de tu salud y tu estilo de vida.

El cuidado del sistema óseo

Cuidar de tu sistema óseo es algo que puedes practicar a diario. Comer alimentos que contengan calcio, vitamina D y fósforo puede contribuir a prevenir el desarrollo de ciertos trastornos óseos. El fósforo se encuentra en los productos lácteos, frijoles, granos enteros y el hígado. Los vegetales de hoja verde oscuro son una fuente de calcio. La leche se fortifica con vitamina D y también proporciona calcio. La actividad física regular, incluyendo los ejercicios con levantamiento de peso, contribuye a mantener los huesos fuertes. Si usas un equipo protector, como un casco, y elementos de amortiguación cuando practiques deportes o participes en actividades recreativas, reducirás el riesgo de fracturas de hueso.

Consumir suficiente calcio durante la adolescencia es esencial para tener huesos saludables de por vida.
Nombra dos alimentos que te gusten y contengan calcio, fósforo y vitamina D.

Los problemas del sistema óseo

Los trastornos del sistema óseo y las lesiones en los huesos pueden ser la consecuencia de varios factores, entre los cuales se incluye una mala nutrición, las infecciones, los deportes, las lesiones por actividades recreativas y una mala postura. El sistema óseo también se ve afectado por trastornos degenerativos como la osteoporosis.

Fracturas

Una fractura es cualquier tipo de rotura en un hueso. Las fracturas pueden ser compuestas o simples. Una fractura compuesta es aquella en la cual el extremo quebrado del hueso sobresale a través de la piel. Una fractura simple es aquella en la cual el hueso fracturado no sobresale. Las fracturas también se clasifican según la forma en que se quebró el hueso:

▶ **Fisura.** La fractura es incompleta y las dos partes del hueso no se separan.

▶ **Fractura transversa.** La fractura ocurre en todo el ancho del hueso. Se puede producir una fractura transversa a raíz de un golpe directo y contundente, o debido a la tensión ocasionada por correr en forma prolongada y apoyándose sobre un hueso que ya estaba dañado.

▶ **Fractura conminuta.** El hueso se quiebra en más de dos partes, generalmente a causa de la acción de una gran fuerza.

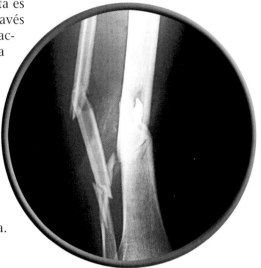

Una fractura conminuta como se ve aquí se puede evitar manteniendo los huesos fuertes por medio de la buena nutrición y siguiendo medidas de precaución. *¿Qué medidas para promover la salud sigues para prevenir enfermedades de los huesos y articulaciones?*

Osteoporosis

Se puede formar masa ósea sólo durante la etapa en que creces. Las conductas de salud que mantengas ahora, durante tu adolescencia, pueden reducir el riesgo de desarrollar osteoporosis más adelante en tu vida. La **osteoporosis** es *una afección en la cual se produce una pérdida progresiva del tejido óseo*. Es una enfermedad ósea muy grave que afecta a millones de estadounidenses mayores y no presenta señales de alerta en sus etapas iniciales. Los huesos se debilitan y se tornan frágiles, por lo cual se quiebran con facilidad. Ingerir cantidades adecuadas de calcio, vitamina D y fósforo contribuye a mantener los huesos fuertes y saludables. Las actividades regulares con levantamiento de peso, como las caminatas y el entrenamiento con pesas, estimulan las células óseas a aumentar la masa ósea, reduciendo el riesgo de sufrir osteoporosis. La detección precoz es esencial para el tratamiento y para demorar la pérdida de tejido óseo. En años posteriores se podrá realizar una densitometría (en la cual los rayos X miden la densidad de los huesos) a intervalos regulares.

Escoliosis

La **escoliosis** es *una curvatura lateral, o de lado a lado, de la columna vertebral* que puede existir al nacer o desarrollarse en la niñez. La curvatura de la columna empeora a medida que continúa el crecimiento y puede proseguir aún después de que cese el crecimiento. La detección precoz es importante en el tratamiento de la escoliosis. El tratamiento incluye el uso de un aparato ortopédico para ayudar a enderezar la columna y, en casos más graves, cirugía.

La vida real
APLICACIÓN

¿Estás recibiendo suficiente calcio?

Durante la adolescencia es muy importante elegir alimentos ricos en calcio para lograr la máxima densidad ósea. Formar huesos fuertes durante la adolescencia ayudará a prevenir la osteoporosis y las fracturas óseas más adelante en tu vida. Debes consumir al menos 3 porciones de leche, queso o yogurt diarias para satisfacer tus necesidades de calcio. Si no tomas leche, opta por otros alimentos con alto contenido de calcio, como el yogurt, la col o los jugos de frutas enriquecidos. La ingesta de calcio recomendada para los adolescentes entre 11 y 18 años es de 1,300 miligramos (mg). La siguiente tabla muestra los contenidos de calcio que se encuentran en una porción de algunos de los alimentos ricos en calcio más comunes.

Alimento	Porción	Mg de calcio por porción
Leche	1 taza	300
Frijoles blancos	½ taza	113
Brócoli cocido	½ taza	35
Brócoli crudo	1 taza	35
Queso Cheddar	1.5 oz.	300
Yogurt descremado	8 oz.	300–415
Col rizada cocida	1 taza	67
Jugo de naranja enriquecido con calcio	1 taza	300
Naranjas	1 (mediana)	50
Sardinas o salmón con hueso	20 sardinas	50
Camotes (batatas o boniatos)	½ taza	44

(ACTIVIDAD)

Haz una lista de todos los alimentos ricos en calcio que comas en las próximas 24 horas y anota la cantidad o tamaño de la porción. Compara la ingesta de calcio con las cantidades de calcio en la gráfica para ver si estás consumiendo al menos 1,300 mg de calcio diarios. Elabora un plan escrito y describe cómo mantendrás o aumentarás la ingesta de calcio. Incluye las medidas específicas que adoptarás.

Lesiones de las articulaciones

Las lesiones de las articulaciones pueden ocurrir debido a un uso excesivo, distensión muscular o enfermedad. Las siguientes son lesiones articulares que pueden requerir de servicios de un profesional de la salud.

▶ La **dislocación** ocurre cuando los ligamentos que fijan el hueso a la articulación se desgarran y el hueso se sale de lugar. Nunca intentes volver a colocar una articulación dislocada; acude al médico de inmediato. El tratamiento incluye volver a colocar la articulación en su sitio e inmovilizarla mientras cicatrizan los ligamentos.

▶ La **rotura de cartílago** puede ocurrir por un golpe brusco o torcedura de una articulación. Las lesiones se tratan con cirugía artroscópica.

- La **bursitis** se produce como consecuencia de la inflamación de un saco lleno de fluido llamado bolsa. Ciertas articulaciones, como la del codo, poseen bolsas que contribuyen a reducir la fricción entre las partes móviles. Cuando la bolsa se inflama, se puede producir dolor e hinchazón en la articulación.
- Un **juanete** es una inflamación dolorosa en la bolsa de la primera articulación del dedo gordo del pie. Usar zapatos de mal calce puede empeorar los juanetes. Los juanetes grandes pueden requerir cirugía.
- La **artritis** es la inflamación de una articulación. Esta afección puede resultar de una lesión, del desgaste natural o de una enfermedad autoinmunitaria. La forma más común de artritis, la osteoartritis, resulta del desgaste de las articulaciones.

Lesión por movimiento repetitivo

Una **lesión por movimiento repetitivo** es *un daño que se produce en los tejidos como consecuencia de movimientos repetitivos y prolongados*, como los que se producen al trabajar con una computadora, coser o trabajar en una línea de montaje. Una de las lesiones por movimiento repetitivo más comunes es el síndrome del túnel carpiano. Esta dolencia se produce cuando los ligamentos y tendones de la muñeca se inflaman y provocan una sensación de adormecimiento, de ardor u hormigueo en el pulgar y el dedo índice, acompañado de dolor y debilidad en la mano. El tratamiento incluye el uso de una tablilla para reducir los movimientos de la muñeca, medicina para disminuir la inflamación y, en un pequeño porcentaje de los casos, cirugía.

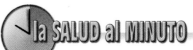

la SALUD al MINUTO

Cómo reducir el riesgo del síndrome del túnel carpiano

Usa estas sugerencias para reducir el riesgo de desarrollar lesiones por movimiento repetitivo.

Cuando usas una computadora:

- Descansa las manos y muñecas del movimiento repetitivo haciendo pausas frecuentes.
- Usa un teclado u otro equipo diseñado para reducir el esfuerzo y presión.
- Ajusta la altura de la silla para que tus antebrazos estén al mismo nivel que tus muñecas. Esto reducirá el ángulo de tus muñecas dobladas cuando uses el teclado.

Lección 2 *Repaso*

Repaso de información y vocabulario

1. Nombra tres conductas que te ayuden a mantener tus huesos y articulaciones saludables.

2. ¿Qué deberías hacer si crees que alguien tiene una fractura de hueso o se dislocó una articulación?

3. Define el término *lesión por movimiento repetitivo*. Explica cómo se puede evitar este tipo de lesión.

Razonamiento crítico

4. **Analizar.** A menudo se inmoviliza una articulación que se lesionó o dislocó mediante la colocación de un yeso rígido alrededor de la zona afectada. ¿De qué manera podría este procedimiento afectar la salud del tejido muscular circundante?

5. **Evaluar.** Analiza la relación entre la promoción de la salud durante la adolescencia y la prevención de la osteoporosis para el futuro.

Destrezas de salud aplicadas

Acceder a la información. Investiga más acerca de mantener saludable el sistema óseo. Escoge una categoría como la prevención de lesiones, las necesidades nutricionales o la formación de masa ósea sobre la cual centrarás tu investigación. Luego prepara un panfleto que contenga las estrategias paso a paso que tú y tus pares puedan utilizar para promover la salud de los huesos durante la adolescencia.

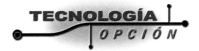

HOJAS DE CÁLCULO Utiliza un programa de hojas de cálculo para organizar tus listas. Ve a **health.glencoe.com** para obtener sugerencias sobre cómo utilizar las hojas de cálculo para crear tablas.

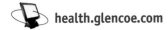

El sistema muscular

APRENDERÁS A

• Explicar las funciones del sistema muscular.

• Describir los distintos tipos de músculos del cuerpo.

• Analizar los efectos de las conductas de salud en el sistema muscular.

• Identificar los problemas del sistema muscular.

COMIENZA AHORA Haz una lista de los beneficios de tener buen tono muscular. Junto a cada beneficio anota un problema que podría surgir por falta de buen tono muscular.

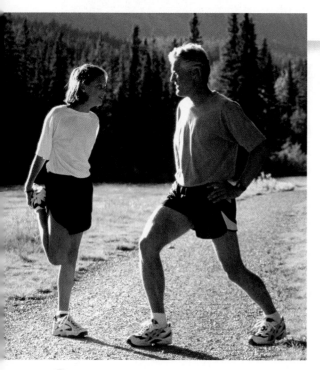

El precalentamiento y estiramiento previo y la recuperación posterior a cualquier ejercicio físico mantienen tus músculos flexibles y fuertes.

La acción de una honda es el resultado de dos partes interdependientes: un palo con una bifurcación en un extremo y una banda de caucho u otro material elástico. Lo mismo se aplica al cuerpo humano. La función del palo la desempeña el esqueleto; la función de la banda de caucho la desempeña el sistema muscular. Los músculos son elásticos y se estiran para permitir una amplia gama de movimientos.

Funciones del sistema muscular

Ciertos músculos de tu cuerpo están trabajando permanentemente. Incluso cuando duermes los músculos te ayudan a respirar, a hacer latir tu corazón y a transportar los alimentos a través del aparato digestivo. Estos procesos involuntarios se producen sin que tú los controles en forma consciente. Otras veces, como por ejemplo cuando tocas el piano o juegas con un videojuego, cuando corres a toda velocidad hacia la primera base o lanzas una pelota, estás utilizando músculos que están bajo un control consciente o voluntario. Sin el uso de ambos músculos, voluntarios e involuntarios, no podrías realizar ninguna de estas actividades.

Estructura del sistema muscular

Un músculo se compone de cientos de células alargadas llamadas fibras. Los principales músculos del cuerpo están formados de cientos de haces de estas fibras. Los músculos trabajan por medio de dos acciones complementarias u opuestas. Éstas son la contracción, el acortamiento de un músculo, y la extensión, el estiramiento del mismo. La contracción del músculo se produce por la acción de los impulsos nerviosos. Algunos nervios proporcionan los impulsos para varias fibras musculares, especialmente para los músculos grandes como el músculo de la pantorrilla o el bíceps. En otras áreas, como tus ojos, un solo nervio puede proveer impulso a sólo dos o tres fibras musculares.

Tipos de músculos

El cuerpo tiene tres tipos de tejido muscular: músculo liso, músculo esquelético y músculo cardiaco.

▶ Los **músculos lisos** *actúan en el revestimiento de los conductos y órganos internos.* Estos músculos se encuentran en el revestimiento de los vasos sanguíneos, el tracto digestivo, las vías que conducen a los pulmones y la vejiga. Los músculos lisos se encuentran bajo un control involuntario.

▶ Los **músculos esqueléticos** *están pegados al hueso y causan los movimientos del cuerpo.* Cuando se mira bajo un microscopio, el tejido muscular esquelético presenta un aspecto estriado o rayado. La mayor parte del tejido muscular está compuesto por tejido esquelético, y casi todos los músculos esqueléticos están bajo el control voluntario. Los músculos esqueléticos a menudo trabajan juntos, sometiéndose a acciones opuestas para generar el movimiento. Un músculo se contrae mientras el otro músculo se extiende. Un ejemplo de esto puede verse en el diagrama de la derecha, que muestra los músculos del bíceps y el tríceps de la parte superior del brazo. Para doblar y enderezar el brazo a la altura del codo, estos músculos se oponen a las acciones que generan entre sí. El **flexor** es *el músculo que cierra una articulación.* En este ejemplo el bíceps es el flexor. El **extensor** es *el músculo que abre una articulación.* En este caso el tríceps es el extensor. Identifica otros músculos esqueléticos opuestos que aparezcan en la **Figura 15.2** de la página 396.

▶ El **músculo cardiaco** es *un tipo de músculo estriado que forma la pared del corazón.* Los músculos cardiacos involuntarios son responsables de la contracción del corazón, la parte más importante del sistema cardiovascular. El corazón se contrae rítmicamente alrededor de 100,000 veces por día para bombear sangre a todo tu cuerpo.

Los **músculos esqueléticos producen movimiento al funcionar en pares. Un músculo se contrae mientras otro se extiende.** *Trata de sostener el muslo al doblar tu pierna en la rodilla. Identifica los músculos flexores y extensores cuando realizas esta acción.*

Movimiento muscular

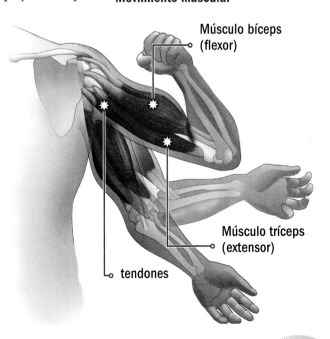

Músculo bíceps (flexor)

Músculo tríceps (extensor)

tendones

El cuidado del sistema muscular

La actividad física habitual es la mejor forma de mantener tus músculos fuertes y saludables. Los músculos que permanecen sin usarse por largos periodos se *atrofian* o disminuyen su tamaño y fortaleza. El **tono muscular** es *la tensión natural de las fibras de un músculo*. La **actividad física** habitual ayuda a mantener los músculos tonificados y saludables. La práctica de mantener una buena postura fortalece los músculos de la espalda. Si usas equipos protectores y vestimenta adecuada protegerás tus músculos durante la actividad física.

vínculo

actividad física Para más información sobre los beneficios de la actividad física, ver el Capítulo 4, página 75.

FIGURA **15.2**

EL SISTEMA MUSCULAR

Los principales grupos de músculos se encuentran en los brazos, piernas, espalda, abdomen, hombros y pecho.

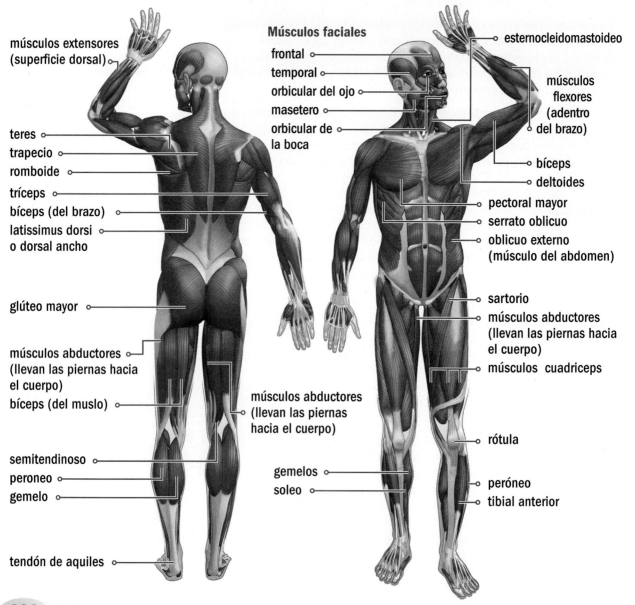

músculos extensores (superficie dorsal)

Músculos faciales
frontal
temporal
orbicular del ojo
masetero
orbicular de la boca

esternocleidomastoideo

músculos flexores (adentro del brazo)

teres
trapecio
romboide
tríceps
bíceps (del brazo)
latissimus dorsi o dorsal ancho

bíceps
deltoides
pectoral mayor
serrato oblicuo
oblicuo externo (músculo del abdomen)

glúteo mayor

músculos abductores (llevan las piernas hacia el cuerpo)
bíceps (del muslo)

músculos abductores (llevan las piernas hacia el cuerpo)

sartorio
músculos abductores (llevan las piernas hacia el cuerpo)
músculos cuadriceps

rótula

semitendinoso
peroneo
gemelo

gemelos
soleo

peróneo
tibial anterior

tendón de aquiles

Lista de medidas de seguridad a adoptar al entrenar

La realización de ejercicios con peso a lo largo de la vida es importante para mantener el tono muscular y conservar los huesos fuertes y saludables. Sin embargo, al igual que con cualquier actividad física, la seguridad es lo primero. En esta actividad deberás crear listas de medidas de seguridad para los adolescentes que entrenen con pesas o resistencia.

Lo que necesitarás

- papel y bolígrafo o lápiz
- el texto y otras fuentes de información

Lo que harás

1. En tu grupo, identifica al menos un ejercicio que involucre levantamiento de peso para cada uno de los principales grupos de músculos.

2. Usa una hoja de papel aparte para cada ejercicio. Describe el ejercicio y luego enumera lo siguiente: vestimenta adecuada, lugar y momento para ejercitarse, procedimientos para ejercitarse en forma segura y cómo usar el equipo adecuadamente. Consulta tu texto y otras fuentes confiables para elaborar tu lista.

3. Para cada ejercicio incluye al menos cinco sugerencias fáciles de recordar para practicar un entrenamiento con pesas seguro. Crea un acrónimo que los adolescentes puedan recordar con facilidad.

4. Engrapa las páginas para confeccionar una guía. Si tu clase tiene una computadora, ingresa el texto e imprime copias del mismo. Coloca las guías en el gimnasio y en otras zonas alrededor de la escuela.

Aplica y concluye

Redacta un párrafo explicando lo que aprendiste acerca de los beneficios de los ejercicios que involucran levantamiento de peso. Destaca la importancia de cumplir con los procedimientos de seguridad mientras mantienes tus músculos saludables.

Problemas del sistema muscular

Cuando te ejercitas, tus músculos trabajan con mucha intensidad. Quizás te puedan doler después de una actividad vigorosa, como andar en bicicleta o efectuar una larga caminata durante todo el día. Si bien puede resultar dolorosa, esta rigidez muscular es generalmente pasajera. Sin embargo, otros problemas del sistema muscular son mucho más serios y pueden afectar la salud y el estilo de vida general de una persona. El tiempo de recuperación para los problemas musculares vinculados a una lesión varía según el tipo y la gravedad de la misma.

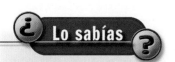

¿Lo sabías?

Los músculos producen calor cuando se contraen. El tiritar es una contracción involuntaria de los músculos esqueléticos para calentar el cuerpo.

- Los músculos lisos localizados bajo la piel en la base de los vellos se contraen en forma involuntaria elevando el vello y produciendo la "piel de gallina" como respuesta al frío o miedo.

- Un espasmo muscular ocurre cuando un músculo solo se contrae involuntariamente. Un tic es un crispamiento espasmódico cuando los músculos se contraen involuntariamente en espasmos repetidos.

▶ **Contusión.** Una contusión es una decoloración en la piel que se produce luego de una lesión que provoca que los vasos sanguíneos debajo de la piel se rompan y filtren su contenido. Se puede reducir la inflamación con una bolsa de hielo.

▶ **Distensión muscular o esguince.** Se produce un desgarro del músculo cuando el mismo se estira o se desgarra parcialmente como consecuencia de un esfuerzo excesivo. Los esguinces generalmente se tratan mediante el procedimiento R.I.C.E. (Rest/reposo, Ice/hielo, Compression/compresión, Elevation/elevación). Un esguince es una lesión en el ligamento de la articulación y requiere tratamiento médico.

▶ **Tendinitis.** La **tendinitis** es *la inflamación de un tendón*, que puede ser provocada por una lesión, un trabajo excesivo o la edad. Las señales de tendinitis incluyen dolor en las articulaciones o una inflamación que empeora con actividad. El tratamiento incluye reposo, medicina antinflamatoria o ultrasonido.

▶ **Hernia.** Una **hernia** se produce *cuando un órgano o tejido sobresale de una zona de músculo débil*. Esta afección puede deberse a la realización de un esfuerzo para levantar un objeto muy pesado. La reparación de una hernia generalmente requiere cirugía.

▶ **Distrofia muscular.** La distrofia muscular es un trastorno hereditario por el cual las fibras del músculo esquelético se destruyen progresivamente. No tiene cura, pero con la detección precoz se puede retrasar la debilidad muscular mediante programas de ejercicios.

 Lección 3 *Repaso*

Repaso de información y vocabulario

1. Da ejemplos de la forma en que los músculos trabajan en conjunto con otros sistemas del cuerpo.

2. Describe *músculo cardiaco*.

3. ¿Qué es la *tendinitis*? ¿Por qué se produce?

Razonamiento crítico

4. **Aplicar.** Estudia los efectos de las conductas de salud sobre el sistema muscular. ¿Qué músculos son los que participan más en tus actividades físicas favoritas? ¿Qué conductas te pueden ayudar a proteger la salud de éstos y otros músculos?

5. **Analizar.** Describe dos tipos de lesiones musculares y sugiere las estrategias para prevenirlas.

Destrezas de salud aplicadas

Fijarse metas. Fíjate una meta para comenzar un programa destinado a fortalecer tus músculos. Opta por un programa que implique el trabajo con pesas u otra actividad física que aumente la fortaleza muscular. ¿En qué grupos musculares te concentrarás? Usa los pasos del proceso de fijarse metas para desarrollar tu plan.

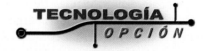

HOJAS DE CÁLCULO Diseña una tabla con un programa de hojas de cálculo para organizar tu plan de entrenamiento. Ve a **health.glencoe.com**, para obtener información sobre cómo utilizar las hojas de cálculo.

 health.glencoe.com

El sistema nervioso

VOCABULARIO

neuronas
cerebro
cerebelo
tronco
  encefálico
reflejo

APRENDERÁS A

- Diferenciar entre el sistema nervioso central y el sistema nervioso periférico.
- Identificar la estructura y función de las neuronas.
- Describir las áreas del encéfalo y las funciones de cada una.
- Demostrar conocimientos e investigar más acerca de los temas de salud vinculados al sistema nervioso.

COMIENZA AHORA Compara el sistema nervioso con una de las tecnologías que usamos hoy en día, por ejemplo, el sistema telefónico. ¿En qué se asemejan los dos sistemas?

Tu sistema nervioso es una red compleja que permite la comunicación entre el encéfalo y todas las demás áreas del cuerpo. También te permite recordar tu parte en una obra de teatro o la hora en que te encontrarás con tus amigos para ir al cine el viernes por la noche.

Función y estructura del sistema nervioso

Tu sistema nervioso coordina todas las actividades de tu cuerpo, desde la respiración o la digestión de los alimentos hasta la percepción del dolor o la sensación de miedo. El encéfalo, la médula espinal y los nervios trabajan juntos. Los nervios transmiten mensajes desde y hacia cada uno de los órganos, tejidos y células.

El sistema nervioso tiene dos divisiones principales. El *sistema nervioso central* (SNC) consiste en el encéfalo y la médula espinal. El *sistema nervioso periférico* (SNP) reúne información desde dentro y fuera de tu cuerpo. Incluye los nervios que se extienden desde el encéfalo, la médula espinal y los receptores sensoriales, tales como los que se encuentran en la piel y perciben la presión, la temperatura o el dolor. El sistema nervioso central recibe mensajes desde los nervios del sistema nervioso periférico, los interpreta y luego envía una respuesta. Los impulsos pueden ser transportados a una velocidad de hasta 280 millas por hora, lo cual significa, por ejemplo, que puedes soltar un cazo caliente antes de que sufras una quemadura grave.

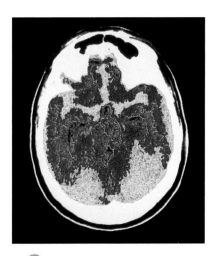

Una tomografía computarizada (TC) se usa para diagnosticar problemas que pueden afectar la función del sistema nervioso. *Nombra un tipo de lesión que pueda causar daño al encéfalo.*

Las neuronas

Los mensajes se transmiten desde y hacia la médula espinal y el encéfalo a través de las **neuronas** o *células nerviosas*. Las neuronas se clasifican según su función: neuronas sensoras, neuronas motoras e interneuronas. Las interneuronas se encuentran entre otras neuronas y se comunican entre sí. La **Figura 15.3** ilustra el impulso nervioso.

Una neurona está compuesta de tres partes principales:

▶ **Cuerpo celular.** El cuerpo celular de una neurona contiene el núcleo, el centro de control de la célula. El núcleo regula la producción de proteínas dentro de la célula. A diferencia de otras células del cuerpo, las neuronas poseen una capacidad limitada para reparar cualquier daño sufrido o reemplazar las células destruidas.

▶ **Dendritas.** Las dendritas son estructuras ramificadas que se extienden desde el cuerpo celular de la mayoría de las neuronas. Las dendritas reciben información de otras neuronas o receptores sensoriales y transmiten los impulsos hacia el cuerpo celular.

▶ **Axones.** Los axones transmiten los impulsos desde el cuerpo celular hacia otra neurona, célula muscular o glándula. Algunos axones están rodeados de una cubierta llamada capa mielínica y pueden transmitir los impulsos con mayor rapidez que los axones que no la tienen.

FIGURA 15.3

EL IMPULSO NERVIOSO

Un impulso nervioso comienza cuando un receptor sensorial es estimulado. El impulso viaja al SNC y es interpretado con la ayuda de una interneurona. Después, una neurona motora lleva el mensaje a una célula de un músculo o glándula en respuesta al estímulo.

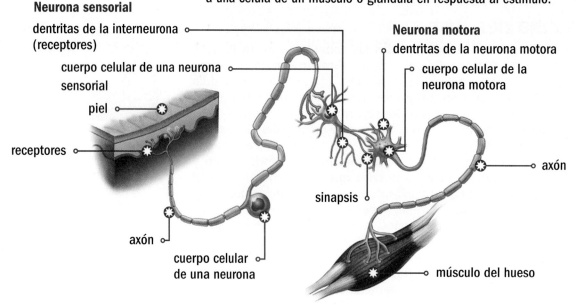

Neurona sensorial

dentritas de la interneurona (receptores)

cuerpo celular de una neurona sensorial

piel

receptores

axón

cuerpo celular de una neurona

Neurona motora

dentritas de la neurona motora

cuerpo celular de la neurona motora

axón

sinapsis

músculo del hueso

El sistema nervioso central

Los impulsos del cuerpo son transportados hacia y desde la médula espinal y el encéfalo, los dos órganos que componen el sistema nervioso central, tal como se muestra en la **Figura 15.4**.

FIGURA 15.4

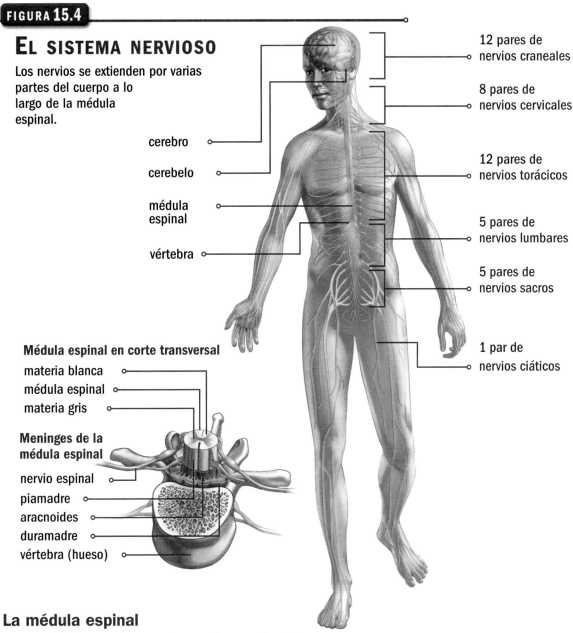

EL SISTEMA NERVIOSO

Los nervios se extienden por varias partes del cuerpo a lo largo de la médula espinal.

cerebro

cerebelo

médula espinal

vértebra

12 pares de nervios craneales

8 pares de nervios cervicales

12 pares de nervios torácicos

5 pares de nervios lumbares

5 pares de nervios sacros

1 par de nervios ciáticos

Médula espinal en corte transversal

materia blanca
médula espinal
materia gris

Meninges de la médula espinal

nervio espinal
piamadre
aracnoides
duramadre
vértebra (hueso)

La médula espinal

La médula espinal es una larga columna de tejido nervioso de un grosor aproximado al de tu dedo índice y se extiende alrededor de 18 pulgadas a lo largo de tu espalda. Las vértebras son los huesos que componen la espina dorsal. El tejido conjuntivo llamado meninges espinales, junto con las vértebras, contribuyen a proteger la médula espinal. La médula espinal también está rodeada de un fluido cerebro-espinal que absorbe los impactos y nutre al tejido nervioso.

El encéfalo

El encéfalo, mostrado en la ilustración, integra y controla las actividades del sistema nervioso. El encéfalo te ayuda a recibir y procesar los mensajes, pensar, recordar y razonar, y coordinar los movimientos musculares. Respirar, digerir los alimentos, aprender matemáticas, correr una carrera y recordar las vacaciones familiares son todos procesos logrados por el encéfalo. También participa en las emociones y en todos tus sentidos.

El encéfalo de un ser humano adulto pesa hasta tres libras y se ubica en la cavidad protectora formada por los huesos del cráneo. Al igual que la médula espinal, el encéfalo está cubierto con capas de meninges craneanas y rodeado de líquido cefalorraquídeo. Ambos protegen a los tejidos encefálicos de cualquier lesión. Aunque el encéfalo sólo es el 2 por ciento del peso corporal total de una persona, utiliza más de 20 por ciento del oxígeno que se inhala. Sin oxígeno el encéfalo puede durar solamente de cuatro a cinco minutos antes de sufrir un daño grave e irreversible.

El encéfalo tiene tres divisiones principales: el cerebro, el cerebelo y el tronco encefálico.

EL CEREBRO

El **cerebro** es *la parte de mayor tamaño y más compleja del encéfalo*. Está cubierto con una delgada capa de materia gris. Los miles de millones de neuronas del cerebro son el centro del pensamiento consciente, el aprendizaje y la memoria. Actos como recordar el debido uso del lenguaje, crear arte y música, recordar el pasado y soñar con el futuro tienen lugar en el cerebro. El cerebro se divide en dos hemisferios que se comunican entre sí. El hemisferio derecho controla el lado izquierdo del cuerpo y el hemisferio izquierdo controla el lado derecho del cuerpo. Ambos hemisferios contienen los centros de los diferentes procesos que tienen lugar en el encéfalo. El hemisferio izquierdo es el centro del lenguaje, el razonamiento, la capacidad de análisis y el pensamiento crítico con respecto a los problemas matemáticos o científicos. El hemisferio derecho es el centro del procesamiento del arte y la música, y de la comprensión de las relaciones espaciales.

Cada hemisferio tiene cuatro lóbulos y cada lóbulo recibe el nombre del hueso craneal que lo protege:

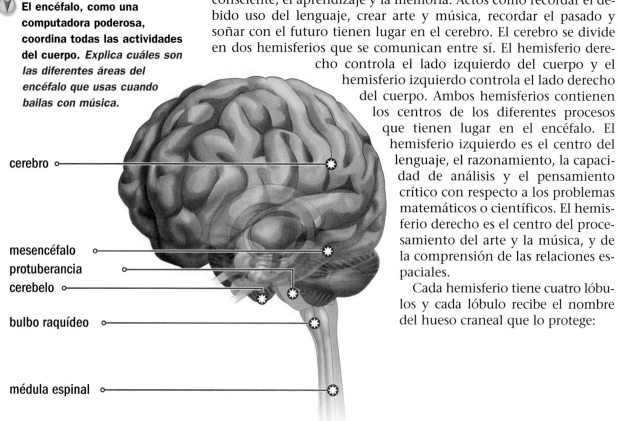

El encéfalo, como una computadora poderosa, coordina todas las actividades del cuerpo. *Explica cuáles son las diferentes áreas del encéfalo que usas cuando bailas con música.*

cerebro

mesencéfalo
protuberancia
cerebelo

bulbo raquídeo

médula espinal

- El **lóbulo frontal** controla los movimientos voluntarios y desempeña una función en el uso del lenguaje. Se cree que las áreas prefrontales están relacionadas con el intelecto y la personalidad.

- El **lóbulo parietal** está relacionado con la información sensorial, como el calor, el frío, el dolor, el tacto y la posición corporal en el espacio.

- El **lóbulo occipital** controla el sentido de la visión.

- El **lóbulo temporal** controla los sentidos del oído y el olfato; también está relacionado con la memoria, el pensamiento y el raciocinio.

EL CEREBELO

El **cerebelo** es *la segunda parte de mayor tamaño del encéfalo*. Su función principal es coordinar el movimiento de los músculos esqueléticos. Esta área del encéfalo continuamente recibe los mensajes de las neuronas sensoras del oído interno y los músculos, y utiliza esa información para mantener la postura y el equilibrio del cuerpo. La capacidad de completar una serie compleja de movimientos musculares, como efectuar un saque de voleibol, bailar o tocar el violín es posible gracias al cerebelo.

EL TRONCO ENCEFÁLICO

El **tronco encefálico** es *un tallo de tres pulgadas que contiene células nerviosas y fibras que conectan la médula espinal con el resto del encéfalo*. Los impulsos sensores entrantes y los impulsos motores salientes pasan a través del tronco encefálico. Consiste en tres partes principales: el bulbo raquídeo, la protuberancia y el mesencéfalo, y dos regiones más pequeñas: el tálamo y el hipotálamo.

- **Bulbo raquídeo.** Desde la porción superior de la médula espinal, el bulbo raquídeo es la parte inferior del tronco encefálico. Dentro del bulbo se encuentran los centros que regulan los latidos del corazón y el ritmo respiratorio, así como los reflejos de actos como toser, estornudar y vomitar. El bulbo también recibe señales y envía impulsos motores a la cóclea del oído interno para oír y a la lengua para que se mueva durante el acto de hablar y tragar.

- **Protuberancia.** De aproximadamente una pulgada de largo, la protuberancia se encuentra justo por encima del bulbo. La protuberancia es la vía que conecta los impulsos nerviosos con otras zonas del encéfalo; también contribuye a regular la respiración. La protuberancia controla los músculos de los ojos y la cara.

- **Mesencéfalo.** Es la mayor parte del tronco encefálico y participa en funciones como el control del movimiento del globo ocular y del tamaño de la pupila. El mesencéfalo también es el responsable de iniciar la respuesta refleja de voltear la cabeza cuando oyes un sonido inesperado y fuerte.

¿Cómo saben los científicos qué pasa en el encéfalo?

Los avances tecnológicos recientes les permiten a los científicos "ver" dentro de un encéfalo vivo. Las técnicas de imagen en el encéfalo ayudan a los científicos a comprender sus funciones, localizar las áreas afectadas por trastornos neurológicos y desarrollar estrategias nuevas para tratar los trastornos del encéfalo. Estas técnicas incluyen:

- Tomografía computarizada o escáner TC, en el cual se toma una serie de rayos X de la cabeza, produciendo una imagen que muestra la estructura del encéfalo.

- Escáner TEP en el cual una máquina detecta material radioactivo que se inyecta o es inhalado por el paciente, y genera imágenes. Este tipo de escáner provee información sobre la función encefálica.

- Imagen por resonancia magnética (IRM), la cual usa ondas y campos magnéticos para producir una imagen anatómica del encéfalo.

▶ **Tálamo.** Es un importante centro de retransmisión para los impulsos sensores que ingresan. Las células nerviosas dentro del tálamo reciben información de diferentes órganos sensores como los ojos y oídos. A través de la espina dorsal el tálamo también recibe información de los receptores del tacto y la presión en la piel.

▶ **Hipotálamo.** El hipotálamo controla y equilibra diversos procesos corporales para controlar la temperatura corporal, estimular el apetito por los alimentos y bebidas, y regular el sueño. El hipotálamo también controla las secreciones de la **glándula pituitaria**, la cual regula el metabolismo, el desarrollo sexual y las respuestas emocionales.

vínculo

glándula pituitaria Para más información sobre la función de la glándula pituitaria, ver el Capítulo 18, página 465.

Cuando estás nervioso por un examen, el aumento del ritmo cardiaco y el sudor en las manos son señales de que tu sistema nervioso simpático está funcionando. *Menciona otra situación que producirá una respuesta de tu sistema nervioso simpático.*

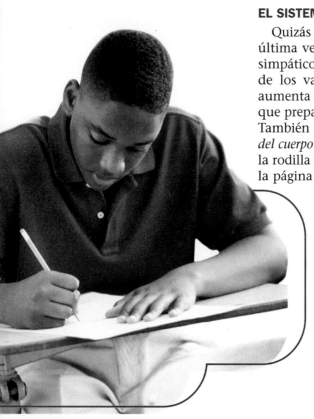

El sistema nervioso periférico

El sistema nervioso periférico (SNP) consiste en todos los nervios que no son parte del SNC. El SNP lleva los mensajes entre el SNC y el resto del cuerpo. El SNP puede dividirse en dos categorías: el sistema nervioso autónomo y el sistema nervioso somático.

El sistema nervioso autónomo

El sistema nervioso autónomo (SNA) controla las funciones involuntarias como la digestión y el ritmo cardiaco. El SNA consiste en una red de nervios que se subdivide en dos redes más pequeñas: el sistema nervioso simpático y el sistema nervioso parasimpático.

EL SISTEMA NERVIOSO SIMPÁTICO

Quizás hayas sentido los efectos del sistema nervioso simpático la última vez que te sorprendiste. Los mensajes del sistema nervioso simpático provocan un aumento del ritmo cardiaco y la dilatación de los vasos sanguíneos que conducen a los músculos, lo cual aumenta el flujo sanguíneo. Ésta es la respuesta de "lucha o huida" que prepara a tu cuerpo para reaccionar a una situación de peligro. También has experimentado un **reflejo**, *una respuesta espontánea del cuerpo a un estímulo*, como cuando el doctor verifica el reflejo de la rodilla golpeando el ligamento debajo de ella. La **Figura 15.5** de la página 405 muestra los pasos de una acción refleja.

EL SISTEMA NERVIOSO PARASIMPÁTICO

Durante los periodos de reposo y relajación, el sistema parasimpático contrarresta la acción del sistema simpático disminuyendo las funciones corporales. Reduce el ritmo cardiaco, dilata los vasos sanguíneos y disminuye la presión sanguínea.

El sistema nervioso somático

El sistema nervioso somático consiste en las neuronas sensoriales que retransmiten mensajes desde los receptores de los ojos, los oídos, la nariz, la lengua y la piel al SNC, y las neuronas motoras que transmiten los impulsos desde el SNC a los músculos esqueléticos.

FIGURA 15.5

LOS PASOS DE UNA ACCIÓN REFLEJA

Los reflejos pueden prevenir lesiones. Por ejemplo, cuando tocas algo caliente, tus manos se retiran rápidamente antes de que sientas que tus dedos se han quemado.

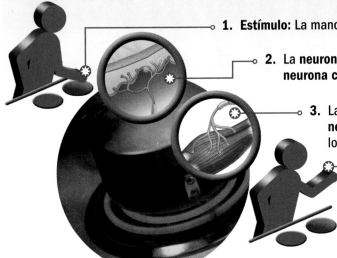

1. **Estímulo:** La mano toca una estufa caliente.

2. La **neurona sensora** hace contacto con la **neurona conectora** en la médula espinal.

3. La **neurona conectora** hace contacto con la **neurona motora** para enviar un impulso a los músculos.

4. **Reflejo:** El músculo responde alejando la mano de la estufa.

 Lección 4 *Repaso*

Repaso de información y vocabulario

1. ¿Cuál es la principal función del encéfalo?
2. Define el término *neurona*. ¿Cuáles son las partes de una neurona?
3. ¿Qué es un *reflejo*? ¿De qué manera tener reflejos rápidos beneficia tu salud?

Razonamiento crítico

4. **Analizar.** Luego de sufrir una lesión en la cabeza, un paciente tiene problemas para comprender el lenguaje y controlar el movimiento del lado derecho de su cuerpo. ¿Qué partes del encéfalo pueden haber sufrido daños?
5. **Evaluar.** ¿Por qué se considera crítica una lesión en el tronco encefálico?

Destrezas de salud aplicadas

Promoción. Busca información sobre los beneficios de utilizar un casco al andar en bicicleta, patines o patineta. Elabora un panfleto informativo que mencione las leyes del uso de un casco y explique la importancia de proteger el encéfalo de cualquier lesión. Hazle llegar el panfleto a todos tus compañeros para demostrar tus conocimientos acerca de este tema de la salud personal.

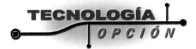

TECNOLOGÍA *OPCIÓN*

PROGRAMA PARA PRESENTACIONES

Utiliza un programa para presentaciones para ilustrar tu panfleto. Ve a **health.glencoe.com** para obtener sugerencias sobre cómo utilizar el programa para presentaciones.

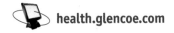

El cuidado y los problemas del sistema nervioso

VOCABULARIO

epilepsia
parálisis cerebral
infantil

APRENDERÁS A

- Examinar los efectos de las conductas de salud sobre el sistema nervioso.

- Identificar los diferentes tipos de lesiones en la cabeza y en la médula espinal.

- Describir las diferentes enfermedades y trastornos del sistema nervioso.

COMIENZA AHORA Haz una lista de la frecuencia con que practicas actividades que tengan riesgo de lesión a la cabeza o espina dorsal. ¿Qué haces para proteger estas áreas durante la actividad?

Cuida tu sistema nervioso protegiendo tu cabeza. Usa un casco reglamentario cuando participes en actividades al aire libre y para ciertos deportes.

El uso adecuado de cascos y cinturones de seguridad protege el encéfalo y la columna espinal de lesiones. Tu sistema nervioso coordina e interactúa con todos los demás sistemas del cuerpo, de forma tal que tu organismo se mantenga equilibrado internamente y funcione como debe. Cualquier lesión al sistema nervioso afecta los tejidos inmediatos y puede provocar una disfunción en otras áreas del cuerpo.

El cuidado del sistema nervioso

Tus conductas de salud, tales como seguir una dieta bien balanceada, la práctica habitual de ejercicios y dormir lo suficiente influyen en la salud de tu sistema nervioso. Mantén tu sistema nervioso saludable evitando lesiones. Para protegerte la cabeza y la espina dorsal usa un casco y equipo protector al andar en una bicicleta, motocicleta o cualquier otro vehículo abierto, cuando practiques deportes de contacto o participes en actividades como andar en patineta. Antes de zambullirte al agua verifica su profundidad y observa el fondo para asegurarte de que no haya ninguna madera o roca que sobresalga. Usa un cinturón de seguridad al conducir un auto o una motocicleta. Evita el consumo de alcohol y drogas, pues pueden causar daño permanente.

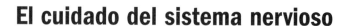

Problemas del sistema nervioso

Los problemas del sistema nervioso pueden ser consecuencia de un daño a las células nerviosas o de lesiones en la cabeza o médula espinal. Las enfermedades degenerativas también pueden dañar los tejidos nerviosos. El consumo de **drogas** y **alcohol** puede destruir las células nerviosas y provocar trastornos en el sistema nervioso.

Lesiones en la cabeza y en la médula espinal

En Estados Unidos más de un millón de personas sufren lesiones en la cabeza y se producen alrededor de 11,000 nuevos casos de lesiones en la médula espinal por año. Estas lesiones pueden ser la consecuencia de caídas, la práctica de deportes o actividades recreativas, choques con vehículos a motor, ataques físicos o heridas de bala.

LESIONES EN LA CABEZA

Pese a que el encéfalo está protegido por los huesos del cráneo, cualquier golpe directo a la cabeza puede provocar una lesión. Una conmoción cerebral, la forma más leve y más común de lesión

vínculo

drogas Para más información sobre el daño que las drogas producen al sistema nervioso, ver el Capítulo 23, página 604.

alcohol Para más información sobre los efectos del alcohol, ver el Capítulo 22, página 569.

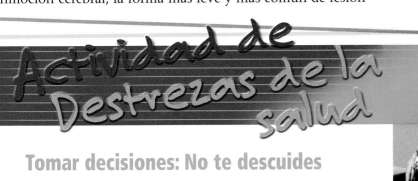

Actividad de Destrezas de la salud

Tomar decisiones: No te descuides

Cuando Noah, el amigo de Alfonso, le ofrece llevarlo desde la escuela a la casa en su motocicleta, Alfonso duda. Como él es un ávido ciclista, conoce bien la importancia de usar casco, pero desafortunadamente Noah no tiene un casco de más.

"Súbete, Alfonso", le dice Noah. "Se avecina una tormenta y cuanto antes lleguemos a casa, mejor".

"De veras me gustaría", responde Alfonso, "pero no tienes un casco extra y yo nunca viajo sin casco".

"No te preocupes", le contesta Noah. "Son sólo un par de millas y conozco un atajo. No nos puede pasar nada en una distancia tan corta".

A medida que se acerca la tormenta, Alfonso se pregunta qué debería hacer.

¿Qué harías tú?

Aplica los seis pasos del proceso de tomar decisiones para que Alfonso tome la decisión correcta que le permita cuidar de su salud.

1. Plantea la situación.
2. Haz una lista de las opciones.
3. Mide los resultados posibles.
4. Considera los valores.
5. Toma una decisión y actúa.
6. Evalúa la decisión.

A menudo se llevan a cabo viajes y carreras en bicicleta para recaudar fondos para investigaciones de enfermedades degenerativas como la esclerosis múltiple. *Participar en un evento para recaudar fondos puede ser una experiencia gratificante. Averigua más sobre tales oportunidades en tu comunidad.*

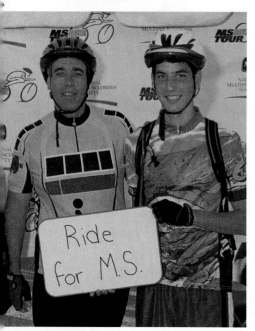

encefálica, provoca una pérdida temporal de la conciencia y algunas veces dura sólo unos pocos segundos. Una lesión encefálica más seria es una contusión, una especie de moretón en los tejidos encefálicos que puede provocar una inflamación peligrosa. Si el encéfalo sufre un traumatismo grande, se podrá producir un estado de coma, un estado de inconciencia del cual no se puede sacar a una persona.

LESIONES EN LA MÉDULA ESPINAL

Cualquier lesión en la espina dorsal debe ser considerada grave y deberá ser evaluada por un profesional de la salud. Algunas lesiones espinales son leves y es posible lograr una recuperación completa. La inflamación de la médula espinal o del tejido que la rodea luego de un traumatismo puede provocar la pérdida temporal de la función nerviosa. Sin tratamiento, ello puede conducir a un daño nervioso permanente. Si la médula espinal sufrió un corte o se dañó más allá de toda posibilidad de reparación, la consecuencia más frecuente es la parálisis. Una lesión en la parte superior de la médula espinal puede producir una *cuadriplejia*, o una parálisis tanto de los miembros superiores como inferiores. La *paraplejia*, es decir, la parálisis de ambos miembros inferiores, puede ser provocada por una lesión que ocurre en un punto bajo de la columna vertebral.

Enfermedades degenerativas

Las enfermedades degenerativas provocan que las células y tejidos afectados se descompongan o se deterioren con el tiempo. A continuación se citan las afecciones degenerativas más comunes del sistema nervioso:

▶ **La enfermedad de Parkinson** provoca la destrucción de células nerviosas en un área del encéfalo que ayuda a coordinar el movimiento de los músculos esqueléticos. El Parkinson es un trastorno progresivo, lo cual implica que gradualmente se ven afectados más y más nervios. A medida que las células se destruyen, se limita la función muscular. Los síntomas incluyen temblores musculares descontrolados y mayor rigidez muscular. Actualmente se desconoce la causa de este mal y no tiene cura.

▶ **La esclerosis múltiple** implica la destrucción de la capa mielínica que rodea los axones de las neuronas del SNC. El tejido cicatrizado que permanece en la neurona interfiere con la conducción de los impulsos nerviosos y va disminuyendo gradualmente el control voluntario de los músculos. En cada ataque aumenta la pérdida de la función nerviosa. La esclerosis múltiple es una enfermedad autoinmunitaria en la cual el cuerpo ataca a sus propios tejidos.

▶ **El mal de Alzheimer** se produce cuando las neuronas del encéfalo se destruyen. Si las neuronas se obstruyen con depósitos de proteínas, son incapaces de transmitir los impulsos. El resultado es confusión, pérdida de la memoria y gradual deterioro mental. Actualmente se desconoce la causa del mal de Alzheimer, pero continúa la búsqueda para encontrar formas de prevenirla.

Otros trastornos y problemas

Hay otros trastornos del sistema nervioso que quizás no sean progresivos o degenerativos. En algunos casos la causa quizás nunca se identifique. Estos trastornos incluyen los siguientes:

▶ La **epilepsia** es *un trastorno del sistema nervioso caracterizada por ataques frecuentes, episodios súbitos de una actividad eléctrica descontrolada en el encéfalo.* La epilepsia puede ser causada por diversos factores, incluyendo daño encefálico antes o después de nacer, infecciones, lesiones en la cabeza, síndrome de abstinencia de drogas o alcohol, o exposición a toxinas. Los ataques pueden ser pequeños y breves, involucrando escaso movimiento del cuerpo, o pueden ser bastante graves, involucrando contracciones musculares en todo el cuerpo. Las medicinas pueden ayudar a controlar los ataques, para que una persona con epilepsia pueda llevar una vida normal y saludable.

▶ La **parálisis cerebral infantil** se refiere a *un grupo de trastornos neurológicos que no son progresivos y que resultan de daños en el encéfalo que ocurrieron antes, durante o justo después de nacer o en los primeros años de la niñez.* Las causas de la parálisis cerebral infantil pueden incluir infecciones como una encefalitis o meningitis, lesiones en la cabeza o exposición a la radiación antes de nacer. La fisioterapia, las muletas para poder caminar y las medicinas pueden ayudar a que los pacientes con parálisis cerebral infantil sean independientes y participen en actividades de la vida diaria.

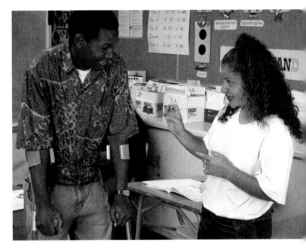

Muchas personas tienen vidas independientes y completas a pesar de sufrir trastornos del sistema nervioso. *¿Cómo alentarías a un amigo cercano o familiar que tiene un trastorno del sistema nervioso?*

 Lección 5 Repaso

Repaso de información y vocabulario

1. ¿Qué precauciones deberías tomar antes de zambullirte al agua?

2. Explica la diferencia entre una conmoción cerebral y el coma.

3. ¿De qué forma afecta la esclerosis múltiple al sistema nervioso?

Razonamiento crítico

4. **Analizar.** Estudia los efectos de conductas de salud que puedes practicar para prevenir una lesión en el sistema nervioso. Da un ejemplo específico.

5. **Evaluar.** La mayoría de los estados promulgaron leyes que requieren que los niños menores de cierta edad viajen bien asegurados, en asientos especiales o con el cinturón de seguridad. ¿De qué manera estas leyes benefician la salud de los niños?

Destrezas de salud aplicadas

Acceder a la información. Redacta un informe de una página acerca de las investigaciones que se están llevando a cabo para tratar las lesiones en la médula espinal. ¿Qué tratamientos han sido los más exitosos? ¿Por qué es tan difícil restaurar la función de la médula espinal una vez lesionada?

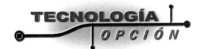

TECNOLOGÍA OPCIÓN

RECURSOS DE INTERNET Busca más información acerca de las lesiones de la médula espinal en los *Web Links* de **health.glencoe.com**.

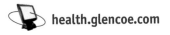

Breve ESTUDIO
sobre las mochilas

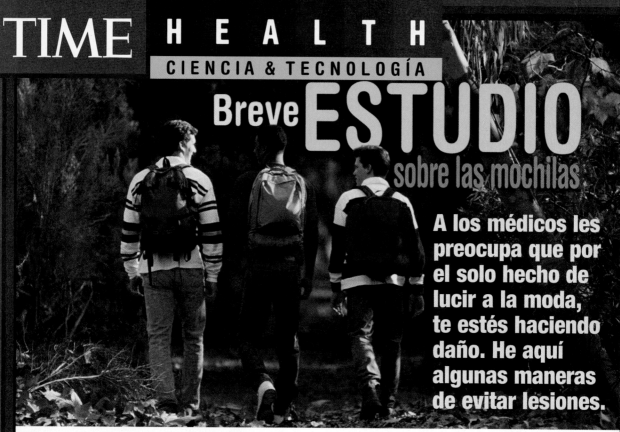

A los médicos les preocupa que por el solo hecho de lucir a la moda, te estés haciendo daño. He aquí algunas maneras de evitar lesiones.

Según la Comisión de EE.UU. para la seguridad de los productos de consumo, en el último año ingresaron 5,900 niños en salas de emergencia de los hospitales, clínicas y consultorios médicos debido a esguinces y distensiones musculares provocados por el uso de mochilas. Tales lesiones son tan comunes que más del 70 por ciento de los médicos encuestados por la Academia Americana de Cirujanos Ortopédicos identificó las mochilas como un potencial problema clínico para los niños.

¿Cómo evitar estos problemas? Escoge bolsos que tengan correas anchas y acolchonadas y que también tengan un cinturón. Eso te ayudará a trasladar parte del peso desde la espalda y los hombros hacia las caderas. También deberías ajustar bien ambas correas, de forma tal que la mochila quede alrededor de 2 pulgadas por encima de la cintura. Asimismo, recuerda colocar los artículos de mayor peso en la parte más cercana a tu espalda en el interior de la mochila y flexiona ambas rodillas cuando la levante.

¡Trata de no cargar tanto!

¿Cuánto deberías cargar en tu mochila? Todo depende de tu tamaño y fuerza, pero una regla general es no exceder el 20 por ciento de tu peso corporal. Por lo tanto, si un niño pesa 100 libras, la mochila y su carga no deberán exceder las 20 libras. Un consejo: concurre frecuentemente

a tu taquilla para intercambiar los libros que utilizarás entre clases.

Las mochilas a la moda que tienen ruedas te permiten halar el peso mientras la mochila se desplaza rodando por el piso, pero también tienen sus problemas. Muchas son más grandes que el bolso promedio, por tanto los estudiantes se sienten tentados a llevar más de lo que llevarían en una mochila convencional. En general las mochilas con ruedas no caben dentro de una taquilla y también pueden provocar tropiezos y caídas en los corredores atestados de gente.

Independientemente de lo que uses, 10 ó 15 minutos de estiramiento general y estiramiento para la espalda (con abdominales y flexiones de brazos, manteniendo la posición erguida durante 10 segundos) son una buena idea. ■

TIME PIENSA... Sobre las mochilas

Según el artículo, el peso total de tu mochila y la carga dentro de la misma no debería exceder el 20 por ciento de tu peso corporal. Con la clase, crea una fórmula fácil de usar (donde X = TÚ e Y = MOCHILA Y SU CARGA) para ayudar a tus compañeros a determinar cuánto peso deberían cargar.

1. Comunicación. A tu hermano menor le encanta patinar. Sin embargo, nunca usa el equipo protector correspondiente mientras patina. Haz una lista de algunas estrategias que puedes utilizar para enseñarle la importancia de evitar lesiones y alentarlo a cambiar su conducta. *(LECCIÓN 1)*

2. Promoción. Averigua si en tu comunidad existe la posibilidad de hacerte radiografías de escoliosis y con qué frecuencia se hacen. ¿A qué edades se aplican? ¿Tienen un costo? Contribuye a aumentar la conciencia de la comunidad elaborando y exhibiendo un póster que publicite la próxima radiografía y demuestre tus conocimientos acerca de este tema de la salud personal. *(LECCIÓN 2)*

3. Analizar influencias. Un sistema muscular saludable depende de la actividad física. Incluso cuando las personas están conscientes de esta conexión, quizás no hagan toda la actividad física que necesiten. Haz una lista de los factores que pueden influir de forma positiva en la decisión de una persona de realizar actividad física. *(LECCIÓN 3)*

4. Acceder a la información. Utiliza los recursos de Internet para encontrar imágenes del encéfalo logradas con escáners de tomografía de emisión de positrones (TEP). Compara las imágenes de los cerebros de los drogadictos con las de los individuos que nunca consumieron drogas. ¿Cómo podrías utilizar estas imágenes para explicar los efectos del consumo de drogas sobre el sistema nervioso? *(LECCIÓN 4)*

5. Destrezas de negación. Alicia y sus amigos están explorando un lago en el cual nunca han nadado. Alguien advierte la presencia de una roca debajo de la superficie del agua, pero sugiere que probablemente esto no sea un problema, y que se deben zambullir de todas formas. Redacta un diálogo entre Alicia y sus amigos, demostrando la forma en que ella se niega a correr ese riesgo innecesario. *(LECCIÓN 5)*

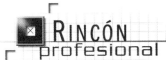

Asistente fisioterapeuta

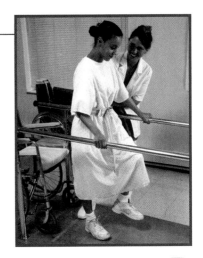

¿Disfrutas viendo a las personas progresar y alcanzar metas? Los asistentes fisioterapeutas trabajan con las personas para ayudarlas a recuperar la movilidad luego de una lesión o para disminuir el impacto de una afección progresiva como la esclerosis múltiple.

Para ser asistente fisioterapeuta necesitas un diploma de secundaria o equivalente. Después de la secundaria, los asistentes fisioterapeutas realizan un programa de dos años y obtienen un título profesional. Encuentra más información visitando el Rincón profesional de **health.glencoe.com**.

Capítulo 15 *Repaso*

Después de leer

Usa tu *Foldable* para repasar lo que aprendiste acerca de la estructura y función de los sistemas óseo, muscular y nervioso.

FOLDABLES™
Esquema de estudio

▶ **TERMINOLOGÍA DE LA SALUD** *Contesta las siguientes preguntas en una hoja de papel.*

Lección 1 *Une cada definición con el término correcto.*

> **esqueleto apendicular**   **ligamento**
> **esqueleto axial**   **osificación**
> **cartílago**   **tendón**

1. Una división del sistema óseo que incluye los huesos del cerebro y la cara, las vértebras y las costillas.

2. Una división del sistema óseo que incluye los huesos de los miembros superiores e inferiores y los hombros y caderas.

3. Una banda de tejido conjuntivo fibroso y levemente elástico que fija un hueso con otro.

4. Un cordón fibroso que fija el músculo al hueso.

Lección 2 *Identifica si cada enunciado es Cierto o Falso. Si es falso, reemplaza la palabra subrayada por la palabra correcta.*

> **osteoporosis**   **escoliosis**
> **lesión por movimiento repetitivo**

5. Una afección en la cual se produce una pérdida progresiva de tejido óseo llamada <u>escoliosis</u>.

6. La <u>osteoporosis</u> es una curvatura lateral o de lado a lado de la columna.

Lección 3 *Une cada definición con el término correcto.*

> **músculos lisos**   **músculos esqueléticos**
> **flexor**   **extensor**
> **músculo cardiaco**   **tono muscular**
> **tendinitis**   **hernia**

7. Los músculos que actúan sobre el revestimiento de las vías del cuerpo y los órganos internos.

8. Un tipo de músculo estriado que forma la pared del corazón.

9. La tensión natural de las fibras de un músculo.

10. Una afección que se genera cuando un órgano o tejido sobresale sobre una zona de músculo débil.

Lección 4 *Llena los espacios en blanco con el término correcto.*

> **tronco encefálico**   **cerebro**   **reflejo**
> **cerebelo**   **neuronas**

El (**_11_**) es un conjunto de células nerviosas y fibras que conectan la médula espinal con el resto del encéfalo. La segunda mayor parte del encéfalo es el (**_12_**). El (**_13_**) es la parte más grande y más compleja del encéfalo.

Lección 5 *Reemplaza las palabras subrayadas con el término correcto.*

> **epilepsia**   **parálisis cerebral infantil**

14. La <u>parálisis cerebral infantil</u> es un trastorno del sistema nervioso que se caracteriza por ataques recurrentes.

15. La <u>epilepsia</u> es un grupo de trastornos neurológicos no progresivos resultante de daño encefálico producido antes, durante o justo después de nacer.

▶ **¿LO RECUERDAS?** *Contesta las siguientes preguntas con oraciones completas.*

1. Compara y contrasta los esqueletos axial y apendicular.

2. Describe y da ejemplos de cada tipo de hueso.

3. Explica la función que desempeñan los tendones en el movimiento.

4. ¿Por qué es tan importante la detección temprana de la escoliosis?

5. Explica la asociación entre articulaciones dislocadas y ligamentos rotos. Identifica las situaciones que puedan requerir de los servicios de un profesional de la salud.

6. Explica la diferencia entre la bursitis y la artritis.

7. Describe las funciones del sistema muscular.

8. Examina los efectos de las conductas de salud en el sistema muscular. ¿Por qué es tan importante la buena postura para la salud de tus músculos?

9. ¿Qué es la distrofia muscular?

10. ¿Qué mecanismos de protección natural existen en el cuerpo para el encéfalo y la médula espinal?

11. Identifica y describe las tres partes del tronco encefálico.

12. Explica la diferencia entre el sistema nervioso autónomo y el sistema nervioso somático.

13. Examina los efectos de las conductas de salud y nombra tres formas de prevenir una lesión en la médula espinal.

14. ¿Cuáles son algunos síntomas que resultan del daño neuronal provocado por el mal de Alzheimer?

15. ¿Qué es la cuadriplejia? ¿Qué es la paraplejia?

16. ¿Qué es una enfermedad degenerativa?

17. Compara y contrasta la enfermedad de Parkinson y el mal de Alzheimer.

➤ RAZONAMIENTO CRÍTICO

1. **Evaluar.** Describe qué opciones de estilo de vida puedes hacer para proteger tus huesos y tu sistema óseo de daños o lesiones.

2. **Analizar.** Aunque algunos problemas óseos y articulares, como la osteoporosis y la artritis, rara vez ocurren hasta edades más avanzadas, ¿por qué es importante pensar en estas afecciones ahora?

3. **Aplicar.** ¿Qué ventaja presenta el control involuntario de los músculos en los procesos como la contracción cardiaca y el movimiento de los alimentos en el tracto digestivo?

4. **Sintetizar.** Después de correr, el ritmo cardiaco se vuelve más lento. ¿Qué partes de tu sistema nervioso participan en esta función?

5. **Evaluar.** ¿Como puede la inflamación del encéfalo o de la médula espinal dañar a estos tejidos?

Práctica para la prueba estandarizada

Lee los párrafos siguientes y luego contesta las preguntas.

Pasamos un tercio de nuestra vida durmiendo, pero nadie sabe realmente por qué. Durante el sueño los músculos se relajan y el ritmo cardiaco y la respiración se vuelven más lentos. Las ondas cerebrales se hacen más grandes y más lentas durante ciertos periodos del sueño. Luego, las ondas cerebrales se aceleran y se tornan más frecuentes. Esto sucede cuando tenemos sueños que podemos recordar.

Dormir es vital para nuestra salud. Si no dormimos perdemos energía. Después de dos días sin dormir se nos hace difícil concentrarnos y cometemos errores. Tenemos dificultad para pensar, ver u oír. Al cuarto día comienzan las alucinaciones y vemos cosas que en realidad no existen. Se sabe de seres humanos que han permanecido hasta 10 u 11 días sin dormir, pero sufren terribles intervalos cercanos a la locura, que desaparecen cuando vuelven a dormir.

1. El autor desarrolla el artículo

   (A) explicando lo que ocurre cuando las personas duermen.

   (B) comparando los efectos del sueño y la falta de sueño.

   (C) describiendo el sueño y explicando las alucinaciones.

   (D) describiendo el sueño y explicando por qué resulta esencial.

2. ¿Qué oración del segundo párrafo ayuda al lector a comprender el significado de la palabra *alucinaciones*?

   (A) terribles intervalos cercanos a la locura

   (B) dificultad para pensar, ver u oír

   (C) ver cosas que en realidad no existen

   (D) estar irascible

3. Redacta un párrafo describiendo cómo te sientes cuando no duermes lo suficiente.

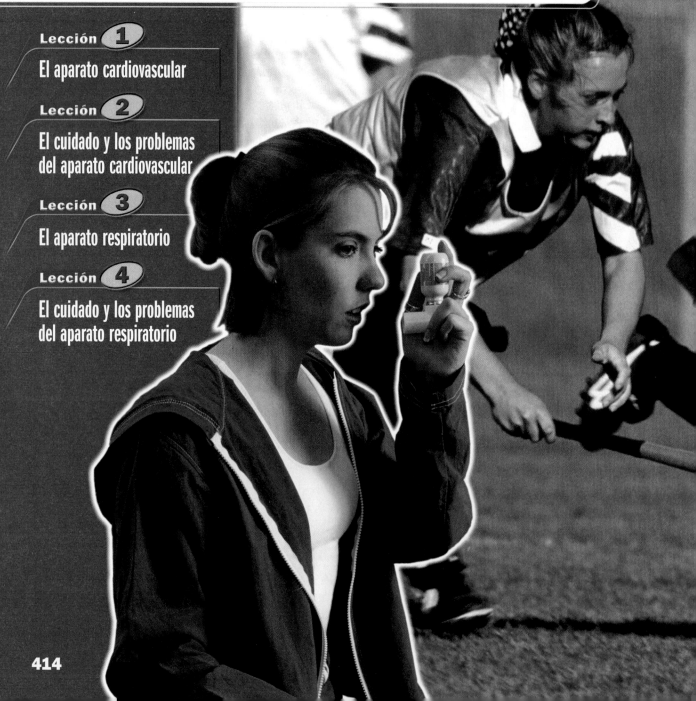

Capítulo 16

Los aparatos cardiovascular y respiratorio

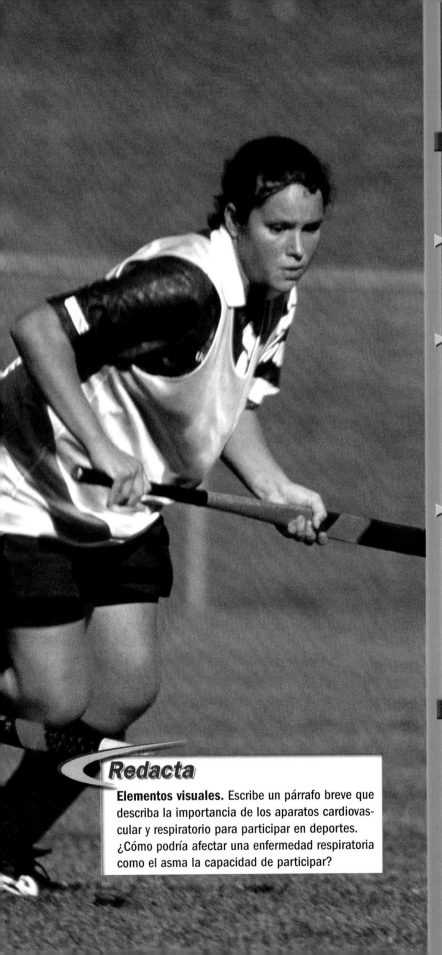

Antes de leer

Usa este *Foldable* para organizar tus notas sobre la estructura y función del aparato cardiovascular. Comienza con tres hojas de 8½″ x 11″.

Paso 1

Dobla una hoja de papel a la mitad a lo largo del eje menor.

Paso 2

Desdóblala. Dobla la parte inferior del papel hacia arriba 2″. Pega los bordes del doblez para formar bolsillos.

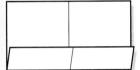

Paso 3

Rotula tal como se indica. Coloca tarjetas de 3″ x 5″ o pedazos de papel en los bolsillos.

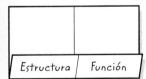

Estructura   Función

Mientras lees

Mientras lees y conversas sobre el material del capítulo, anota y define los términos, dibuja diagramas y lista las ideas principales y los detalles de apoyo en las tarjetas de los correspondientes bolsillos de tu *Foldable*.

Redacta

Elementos visuales. Escribe un párrafo breve que describa la importancia de los aparatos cardiovascular y respiratorio para participar en deportes. ¿Cómo podría afectar una enfermedad respiratoria como el asma la capacidad de participar?

El aparato cardiovascular

VOCABULARIO

plasma
hemoglobina
arterias
capilares
venas
plaquetas
linfa
linfocitos

APRENDERÁS A

- Identificar las funciones y estructuras del aparato cardiovascular.

- Describir la circulación de la sangre a través del corazón y el cuerpo.

- Identificar las estructuras y funciones del sistema linfático.

- Demostrar tus conocimientos acerca de las inquietudes personales y familiares relacionadas con el aparato cardiovascular.

➤ *COMIENZA AHORA* Tómate el pulso durante 60 segundos con un cronómetro digital o el segundero de un reloj. Usa esa cifra para calcular las veces que late tu corazón en 24 horas. ¿Qué puede causar que tu ritmo cardiaco aumente o disminuya?

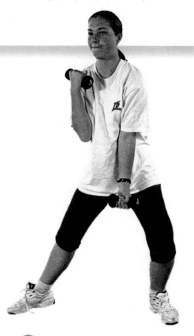

Cuando miras un mapa de carretera, ves una serie de rutas inter-conectadas —algunas pequeñas y otras grandes— que conectan ciudades y pueblos. Por estas rutas se transportan productos de primera necesidad de un área a otra. Del mismo modo, tu aparato cardiovascular consta de vasos, grandes y pequeños, que trans-portan materiales esenciales para la vida a las células de tu cuerpo. Tu corazón, uno de los principales órganos de tu aparato cardio-vascular, es el punto central desde el cual se ramifican estos vasos.

Funciones del aparato cardiovascular

El aparato cardiovascular está compuesto por el corazón y todos los vasos sanguíneos del cuerpo. Su función es hacer circular la sangre, logrando de esa forma mantener un medio interno en el cual todas las células de tu cuerpo estén nutridas. A medida que tu corazón bombea la sangre, los vasos sanguíneos transportan oxígeno y nu-trientes a las células del cuerpo. Al mismo tiempo, también se trans-porta dióxido de carbono, junto con desechos celulares. El dióxido de carbono pasa a los pulmones y los desechos celulares van hacia los riñones para ser expulsados del cuerpo.

Cualquier actividad física que eleva tu ritmo cardiaco te ayudará a fortalecer tu aparato cardiovascular. ¿Cuál es la función principal del aparato cardiovascular?

Estructura del aparato cardiovascular

El aparato cardiovascular está formado por el corazón, la sangre y los vasos sanguíneos, incluyendo las arterias, los capilares y las venas, que transportan la sangre por todo el cuerpo.

El corazón

El corazón y el encéfalo son tal vez los órganos más importantes de tu cuerpo. Tu corazón es una bomba que hace funcionar el aparato cardiovascular. Jamás descansa. La mayor parte del corazón está compuesto por tejido muscular llamado miocardio, el cual se contrae y se relaja constantemente y de forma rítmica. Tu ritmo cardiaco se ajusta automáticamente en respuesta al aumento o disminución de la actividad física. Durante el tiempo de vida promedio de una persona, el corazón late más de dos mil quinientos millones de veces.

CAVIDADES DEL CORAZÓN

Dentro del corazón hay cuatro cavidades. Las dos cavidades más pequeñas se llaman *aurículas*. Las otras dos cavidades más grandes, situadas más abajo, se llaman *ventrículos*. Una pared de tejido, llamada *septo*, separa las aurículas derecha e izquierda, así como los ventrículos derecho e izquierdo uno del otro.

En la parte superior de la aurícula derecha hay una zona de músculos que actúa como un marcapasos natural para el resto del corazón. Esta zona genera impulsos eléctricos regulares que estimulan los músculos de cada aurícula para que se contraigan, haciendo pasar sangre a los ventrículos. En milésimas de segundos cada impulso eléctrico viaja a través del corazón hacia una zona entre los dos ventrículos. Allí, estimula a los músculos de los ventrículos para que se contraigan, bombeando sangre hacia afuera del corazón.

Las válvulas entre las aurículas y los ventrículos permiten que la sangre circule a través de las cavidades del corazón. Éstas son válvulas "unidireccionales", que se abren para permitir que fluya la sangre desde las aurículas hacia los ventrículos. Cuando los ventrículos se contraen, las válvulas vuelven a cerrarse para impedir que la sangre fluya de nuevo hacia las aurículas. Los sonidos que se oyen cuando el corazón late se producen al cerrarse las válvulas.

LA CIRCULACIÓN DENTRO DEL CORAZÓN

En la **Figura 16.1** de la página 418 se representa la circulación de la sangre a través del corazón y los pulmones. La sangre pobre en oxígeno, pero que contiene dióxido de carbono y materia desechable, es transportada al corazón por dos grandes vasos sanguíneos llamados *vena cava*. Esta sangre desoxigenada entra en la aurícula derecha y se transfiere al ventrículo derecho. Luego la sangre se bombea a los pulmones. En los pulmones, la sangre libera dióxido de carbono y absorbe oxígeno del aire inhalado. Esta sangre, que ha vuelto a oxigenarse, regresa de los pulmones a la aurícula izquierda del corazón. La aurícula izquierda del corazón bombea la sangre oxigenada hacia el ventrículo izquierdo, el cual entonces bombea la sangre al exterior del corazón hacia el resto del cuerpo mediante una arteria grande llamada *aorta*.

la SALUD al MINUTO

Aprovecha al máximo tu actividad física

Las actividades aeróbicas pueden reducir tu riesgo de desarrollar enfermedades cardiovasculares en el futuro.

Ejercítate dentro del límite de tu ritmo cardiaco deseado:

► Permanece sentado por cinco minutos y entonces tómate el pulso. Éste es tu ritmo cardiaco en descanso.

► Réstale tu edad al número 220 para buscar tu ritmo cardiaco máximo.

► Réstale tu ritmo cardiaco en descanso a tu ritmo cardiaco máximo.

► Multiplica el número al que llegaste por 60 por ciento y de nuevo por 85 por ciento. Redondea estos números.

► Suma el ritmo cardiaco en descanso a los números que acabas de calcular. Estos dos nuevos números representan el límite de tu ritmo cardiaco deseado.

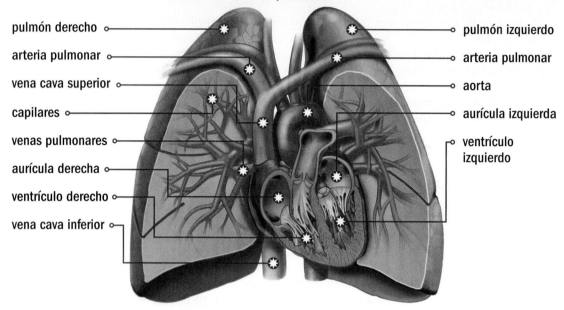

FIGURA 16.1

CIRCULACIÓN PULMONAR

La circulación de la sangre entre el corazón y los pulmones es llamada circulación pulmonar.

pulmón derecho

arteria pulmonar

vena cava superior

capilares

venas pulmonares

aurícula derecha

ventrículo derecho

vena cava inferior

pulmón izquierdo

arteria pulmonar

aorta

aurícula izquierda

ventrículo izquierdo

¿Qué es el grupo sanguíneo?

Hay cuatro grupos sanguíneos: A, B, AB y O. El grupo sanguíneo se determina por la presencia o ausencia de ciertas sustancias llamadas antígenos que estimulan una respuesta inmunológica. El grupo A tiene antígenos A; el grupo B tiene antígenos B; el grupo AB tiene ambos antígenos y el grupo O no tiene ninguno. La mayoría de la sangre también contiene otra sustancia denominada factor Rh. La sangre que no tiene el factor Rh se denomina *Rh negativa*.

La sangre

La sangre le lleva oxígeno, hormonas y nutrientes a las células y se lleva los desechos producidos por ellas. Cerca del 55 por ciento del volumen sanguíneo total está constituido por **plasma**, *el fluido en el cual se encuentran suspendidos otros componentes de la sangre*. El plasma, compuesto principalmente por agua, contiene nutrientes, proteínas, sales y hormonas. Los glóbulos rojos constituyen el 40 por ciento de la sangre. Los glóbulos blancos y las plaquetas juntos componen el 5 por ciento restante de la sangre. Un mililitro de sangre contiene millones de cada uno de estos tipos de células.

GLÓBULOS ROJOS Y GLÓBULOS BLANCOS

Los glóbulos rojos transportan oxígeno a las células y tejidos del cuerpo. Los glóbulos rojos se forman en la médula ósea y contienen hemoglobina. La **hemoglobina** es *la proteína que transporta el oxí-geno en la sangre*. La hemoglobina contiene hierro que se une al oxígeno en los pulmones y lo libera luego en los tejidos. La hemoglobina también se combina con dióxido de carbono, el cual es llevado desde las células hasta los pulmones.

La función principal de los glóbulos blancos es proteger el organismo contra las infecciones y combatirlas cuando se producen. Los glóbulos blancos, que son parte del sistema inmunológico del cuerpo, también se producen en la médula ósea. La producción de estos glóbulos aumenta cuando hay infección. Algunos glóbulos blancos rodean e ingieren los microbios causantes de enfermedades. Otros participan en las reacciones alérgicas. Y aun otro tipo de glóbulos blancos produce anticuerpos que proveen inmunidad.

Los vasos sanguíneos

En la **Figura 16.2** de la página 420, se observa la red de más de 60,000 millas de vasos sanguíneos que transportan sangre. Hay tres tipos principales de vasos sanguíneos: arterias, capilares y venas.

ARTERIAS

Los *vasos sanguíneos que transportan la sangre desde el corazón* se llaman **arterias**. Las arterias tienen paredes gruesas y elásticas que contienen fibras musculares lisas. Las fibras elásticas en las paredes de las arterias les permiten soportar la presión ejercida por la sangre al latir el corazón.

Las arterias pulmonares transportan sangre desoxigenada desde el ventrículo derecho a los pulmones. Las arterias sistémicas, como la aorta, transportan sangre oxigenada desde el ventrículo izquierdo a todas las áreas del cuerpo. A medida que las arterias se alejan del corazón, se dividen progresivamente en vasos cada vez más pequeños llamados *arteriolas*. Las arteriolas llevan la sangre a los capilares.

CAPILARES

Los **capilares** son *pequeños vasos que transportan sangre entre las arteriolas y unos vasos llamados vénulas*. Los capilares forman una extensa red que se extiende por todos los tejidos y órganos del cuerpo, llegando prácticamente a todas las células del cuerpo. El intercambio de gases, nutrientes y desechos entre la sangre y las células se lleva a cabo a través de las paredes sumamente delgadas de los capilares. Los capilares también cumplen una función en la regulación de la temperatura corporal. A medida que ésta se eleva, los capilares cerca de la superficie de la piel se dilatan, permitiendo que el calor se escape del cuerpo a través de la piel. Si la temperatura corporal comienza a descender por debajo de lo normal, los capilares se estrechan y reducen la pérdida de calor.

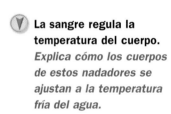

La sangre regula la temperatura del cuerpo.

Explica cómo los cuerpos de estos nadadores se ajustan a la temperatura fría del agua.

VENAS

Los *vasos sanguíneos que llevan la sangre de regreso al corazón* se llaman **venas**. Aunque las paredes de las venas son más delgadas y menos elásticas que las de las arterias, las venas también pueden soportar la presión que ejerce la sangre cuando circula a través de ellas. Las venas grandes llamadas *vena cava* transportan sangre desoxigenada desde el cuerpo hasta la aurícula derecha del corazón. Las venas pulmonares llevan sangre oxigenada desde los pulmones hasta la aurícula izquierda. Muchas de las venas del cuerpo, especialmente las de las piernas, tienen válvulas que evitan que la sangre circule en sentido contrario al ser bombeada a menor presión de regreso al corazón. La presión sobre las paredes de los vasos por la contracción de los músculos circundantes ayuda a mover la sangre por las venas. Las vénulas recogen sangre de los capilares y la vacían en las venas más grandes.

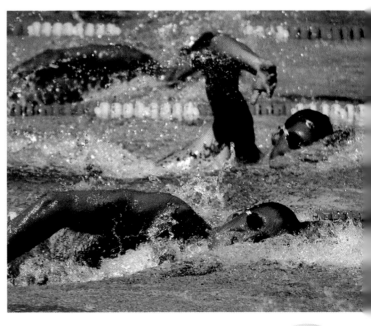

PLAQUETAS

Las **plaquetas** son *células que impiden la pérdida de sangre del cuerpo*. Las plaquetas se reúnen alrededor de una herida y liberan sustancias químicas que las hacen más pegadizas, permitiendo que se adhieran a otras células. Las sustancias químicas liberadas por las plaquetas también estimulan a la sangre para que produzca pequeñas fibras parecidas a hebras llamadas *fibrina*. Las hebras de fibrina atrapan a las plaquetas junto con los glóbulos rojos y blancos. Una masa de fibrina, plaquetas y glóbulos rojos y blancos sigue acumulándose hasta que se forma un coágulo. Esto detiene la pérdida de sangre de la herida. A medida que se seca la superficie del coágulo, se forma una costra sobre la herida que está sanando.

FIGURA 16.2

EL APARATO CARDIOVASCULAR

Una red de arterias, venas y capilares mueve la sangre a través del cuerpo, proveyendo a las células de oxígeno y nutrientes y removiendo los desechos.

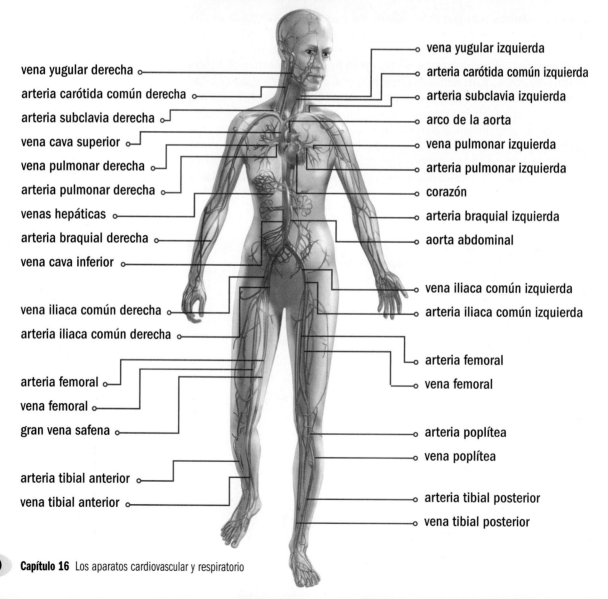

- vena yugular derecha
- arteria carótida común derecha
- arteria subclavia derecha
- vena cava superior
- vena pulmonar derecha
- arteria pulmonar derecha
- venas hepáticas
- arteria braquial derecha
- vena cava inferior
- vena iliaca común derecha
- arteria iliaca común derecha
- arteria femoral
- vena femoral
- gran vena safena
- arteria tibial anterior
- vena tibial anterior

- vena yugular izquierda
- arteria carótida común izquierda
- arteria subclavia izquierda
- arco de la aorta
- vena pulmonar izquierda
- arteria pulmonar izquierda
- corazón
- arteria braquial izquierda
- aorta abdominal
- vena iliaca común izquierda
- arteria iliaca común izquierda
- arteria femoral
- vena femoral
- arteria poplítea
- vena poplítea
- arteria tibial posterior
- vena tibial posterior

El sistema linfático

El sistema linfático ayuda a combatir las infecciones y cumple una función importante en la inmunidad del cuerpo a las enfermedades. Este sistema, que se muestra en la **Figura 16.3,** es una red de vasos que ayudan a mantener el equilibrio de los fluidos en los espacios entre las células. El sistema linfático también le ofrece soporte al aparato cardiovascular. Todos los tejidos del cuerpo están bañados en un fluido acuoso que viene de la sangre. Aunque mucho de dicho fluido regresa a la sangre mediante las paredes de los capilares, algo del exceso permanece y es llevado al corazón a través del sistema linfático.

La linfa

La **linfa** es *el fluido claro que llena los espacios entre las células del cuerpo.* El sistema linfático lo transporta al corazón y con el tiempo regresa a la sangre. La linfa es similar al plasma en cuanto a su contenido, compuesta de agua y proteínas junto con grasas y linfocitos. Los **linfocitos** son *glóbulos blancos especializados que le proveen inmunidad al cuerpo* y lo protegen de los agentes patógenos. Los agentes patógenos son organismos que causan enfermedades. Hay dos tipos de linfocitos: las **células B** y las **células T.**

CÉLULAS B

Las células B son linfocitos que son estimulados a multiplicarse cuando entran en contacto con un agente patógeno. Algunas de las nuevas células B forman células plasmáticas que producen anticuerpos que atacan a los agentes patógenos. Otras células B forman células memorizadoras que se activan si el organismo vuelve a exponerse al mismo patógeno por segunda vez, creando así inmunidad.

CÉLULAS T

Al igual que las células B, las células T son linfocitos estimulados a agrandarse y multiplicarse al encontrarse con un agente patógeno. Hay dos tipos principales de células T: las células asesinas y las células auxiliares. Las células T asesinas detienen el avance de las enfermedades dentro del cuerpo liberando toxinas que destruyen las células anormales e infectadas. Las células T auxiliares ayudan en la activación de las células B y las células T asesinas, y controlan el sistema inmunológico del cuerpo.

FIGURA 16.3

EL SISTEMA LINFÁTICO

El sistema linfático es una red de vasos, muy parecido al aparato cardiovascular, que ayuda a la protección en contra de agentes patógenos.

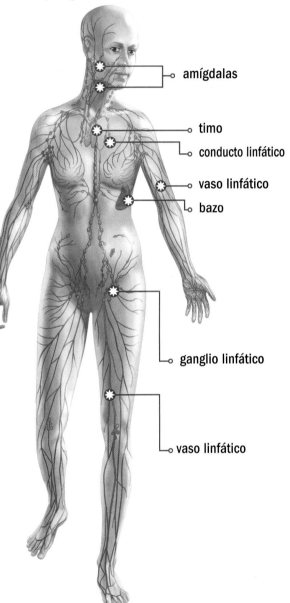

amígdalas

timo

conducto linfático

vaso linfático

bazo

ganglio linfático

vaso linfático

vínculo

células B y células T Para obtener más información sobre el funcionamiento del sistema inmunológico, ver el Capítulo 24, página 630.

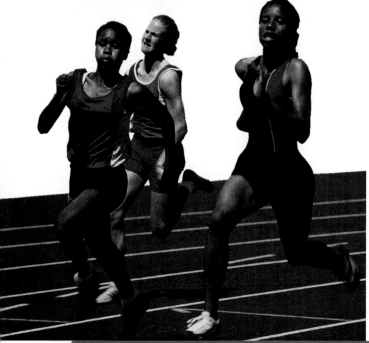
La linfa circula en el cuerpo por la contracción de los músculos esqueléticos durante la actividad física. *Nombra las estructuras del sistema linfático.*

Estructura del sistema linfático

El sistema linfático consta de una red de vasos y tejidos que participan en el movimiento y filtrado de la linfa. De forma muy similar a los capilares y las arteriolas en el aparato cardiovascular, los pequeños vasos linfáticos recogen la linfa y se combinan para formar vasos más grandes. La linfa se mueve hacia el corazón tanto mediante la contracción de los músculos lisos que recubren las paredes de los vasos linfáticos como por la contracción de los músculos circundantes del esqueleto.

Dos grandes conductos linfáticos vacían la linfa en las venas cercanas al corazón, y de allí ésta regresa a la sangre. A medida que recorre el cuerpo, la linfa es filtrada por los ganglios linfáticos, unos órganos pequeños con forma de frijol que se encuentran en los vasos linfáticos. Los glóbulos blancos en los ganglios linfáticos atrapan y destruyen a los organismos extraños, como las bacterias y los virus, a fin de evitar que se esparzan por todo el cuerpo. Otras estructuras del sistema linfático son el bazo, el timo y las amígdalas, que también cumplen su función en la inmunidad, protegiendo al cuerpo de infecciones.

Lección 1 *Repaso*

Repaso de información y vocabulario

1. ¿Cuáles son las funciones del aparato cardiovascular?
2. Describe las funciones de las arterias, capilares y venas.
3. Define los términos *linfa* y *linfocitos*.

Razonamiento crítico

4. **Comparar y contrastar.** Compara y contrasta el aparato cardiovascular con el sistema linfático.
5. **Evaluar.** ¿Qué podrían indicar los ganglios linfáticos inflamados?

Destrezas de salud aplicadas

Promoción. Investiga y demuestra los conocimientos sobre la salud personal y familiar relacionada con el aparato cardiovascular. Examina los efectos de las conductas sedentarias sobre la salud cardiovascular. Crea un folleto informativo acerca de la relación entre un estilo de vida activo y un corazón saludable. Comparte el folleto con tu familia.

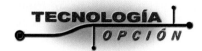

RECURSOS DE INTERNET Utiliza la información y los vínculos que se encuentran en **health.glencoe.com** como ayuda para tu investigación.

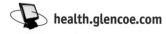
health.glencoe.com

El cuidado y los problemas del aparato cardiovascular

VOCABULARIO

presión arterial
congénita
anemia
leucemia
enfermedad de Hodgkin

APRENDERÁS A

- Analizar la relación entre la promoción de la salud y la prevención de enfermedades cardiovasculares.

- Examinar los efectos de las conductas de la salud en el aparato cardiovascular y el sistema linfático.

- Relacionar la importancia de la detección temprana y las señales de advertencia que impulsan a personas de todas las edades a buscar asistencia médica.

COMIENZA AHORA **Piensa en la última vez que te sometiste a un examen médico. ¿Qué partes del examen se centraron en la salud de tu aparato cardiovascular y tu sistema linfático?**

La mayoría de los problemas del aparato cardiovascular y del sistema linfático se pueden prevenir mediante el cuidado apropiado y las decisiones que tomas durante tu adolescencia que pueden promover la salud. Éstas incluyen actividad física, descanso adecuado, una dieta apropiada y chequeos médicos regulares. Algunos problemas pueden ser hereditarios. Si sabes que hay antecedentes de enfermedades del corazón en tu familia o si posees otros rasgos que puedan provocarlas, necesitas tomar decisiones cuidadosas ahora para promover una buena salud cardiovascular durante toda tu vida.

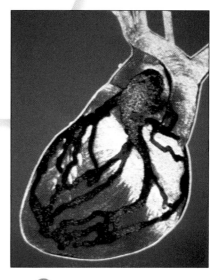

Estas arterias coronarias están parcialmente bloqueadas. El suministro de sangre al corazón se reduce si la sangre no puede circular por las arterias. *¿Qué conductas de la salud te ayudarán a prevenir problemas del aparato cardiovascular?*

Las conductas de la salud, el aparato cardiovascular y el sistema linfático

Los hábitos saludables pueden ayudar a reducir muchos de los factores de riesgo asociados a los problemas del aparato cardiovascular y del sistema linfático. Aquí te presentamos algunas conductas sanas que deben formar parte de tu vida.

Vínculo

colesterol Para obtener más información sobre las enfermedades del corazón y el colesterol, ver el Capítulo 26, página 675.

drogas ilegales Para obtener más información sobre el daño que las drogas ilegales producen al aparato cardiovascular, ver el Capítulo 23, página 594.

Los profesionales médicos examinan tu corazón y presión arterial en los exámenes médicos regulares. *¿Qué se mide durante la lectura de la presión arterial?*

Vínculo

plan alimenticio sano Para obtener más información sobre la alimentación para la salud cardiovascular, ver el Capítulo 5, página 113.

▶ Sigue una dieta bien balanceada que sea baja en grasas saturadas, **colesterol** y sal.

▶ Mantén un peso saludable a fin de reducir el estrés del corazón y de los vasos sanguíneos y linfáticos.

▶ Haz ejercicios aeróbicos regularmente, al menos por 30 minutos tres o cuatro veces por semana.

▶ Evita el consumo de productos del tabaco y la exposición al humo secundario.

▶ No consumas **drogas ilegales,** como los estimulantes, la marihuana y el éxtasis (MDMA).

Presión arterial

Es importante para la buena circulación sanguínea mantener la presión del aparato cardiovascular en niveles adecuados. La presión en las arterias se produce por la contracción de los ventrículos. Cuando la sangre es impulsada hacia las arterias que salen del corazón, las paredes arteriales se expanden ante el aumento de la presión. Cuando los ventrículos se relajan y se vuelven a llenar de sangre, la presión arterial desciende. La **presión arterial** es *la medida de la cantidad de fuerza que ejerce la sangre sobre las paredes de los vasos sanguíneos, particularmente las arterias grandes, a medida que es bombeada a través del cuerpo.*

La presión arterial se puede medir con un instrumento llamado esfigmomanómetro y un estetoscopio. Se coloca un brazalete alrededor de la parte superior del brazo y se infla hasta que la presión del brazalete bloquea la circulación de la sangre. A medida que se desinfla el brazalete, el profesional de la salud escucha con el estetoscopio cuando la sangre vuelve a circular. Cuando tu corazón se contrae para impulsar la sangre hacia las arterias, se mide la presión máxima, llamada presión *sistólica.* Éste es el número superior de la fracción que representa tu presión arterial. Al relajarse los ventrículos para volver a llenarse, la presión arterial llega a su nivel más bajo, y se denomina presión *diastólica.* Éste es el número inferior de la fracción en la lectura de la presión arterial.

La presión arterial es un indicador de la salud cardiovascular. A pesar de que la presión arterial de una persona saludable variará dependiendo de la actividad física o del estrés emocional, debe mantenerse dentro de un promedio normal. La presión arterial sobre 140/90 se considera alta, y si es crónica, fatiga al corazón cuando éste bombea. La presión arterial alta y crónica es un primer indicador de varios problemas del aparato cardiovascular y debe impulsar a las personas de todas las edades a buscar asistencia médica. La prevención de la presión arterial alta incluye mantener un peso saludable, mantenerse activo físicamente, controlar el estrés, evitar el tabaco y las drogas y seguir un **plan alimenticio sano** y bajo en sal.

Problemas del aparato cardiovascular

Los trastornos del aparato cardiovascular pueden interferir en la circulación de la sangre a través del corazón y el cuerpo, reducir la cantidad de oxígeno que llega a las células e impedir la coagulación normal de la sangre. Algunos problemas son heredados, otros son causados por enfermedades.

Defectos congénitos del corazón

Se dice que *una afección presente al nacer* es **congénita.** Un tipo común de defecto congénito del corazón es el defecto del septo, por el cual una perforación en el septo permite que la sangre oxigenada se mezcle con la desoxigenada, y afecte la eficacia de bombeo del corazón. En otros casos de defectos congénitos del corazón, es posible que las válvulas no funcionen debidamente o que la aorta sea anormalmente estrecha, reduciendo la cantidad de sangre que circula por el cuerpo.

Algunos defectos congénitos del corazón son menos serios que otros, pero la mayoría requiere medicación y hasta cirugía para reparar la parte afectada del corazón. En muchos casos, la causa de un defecto congénito se desconoce. El consumo de alcohol y otras drogas durante el embarazo está asociado a los defectos del corazón en los recién nacidos. Ciertas infecciones durante el embarazo también pueden aumentar el riesgo de defectos congénitos del corazón. Algunos casos pueden ser hereditarios.

Enfermedad cardiovascular

La **enfermedad cardiovascular (ECV)** es en realidad un grupo de enfermedades del aparato cardiovascular que incluyen la hipertensión, las enfermedades del corazón y la apoplejía. Las ECV son la principal causa de muerte de hombres y mujeres de todas las razas y grupos étnicos en Estados Unidos. Según los Centros para la Prevención y Control de Enfermedades, unos 95,000 estadounidenses mueren de ECV todos los años. Muchas de estas enfermedades están asociadas a las conductas del estilo de vida. La detección temprana es importante para reducir el riesgo de ECV.

Soplo cardiaco

Los soplos cardiacos son sonidos anormales producidos al circular la sangre por el corazón. Algunos soplos cardiacos pueden ser tenues y desaparecer sin tratamiento. Otros pueden indicar problemas en el corazón, como el cierre inadecuado de la válvula ubicada entre la aurícula y el ventrículo izquierdo, y podrían requerir cirugía.

Várices

Las várices se forman si las válvulas en las venas no cierran bien para evitar que la sangre circule en sentido contrario. Las várices se agrandan y pueden ser dolorosas. Aparecen con más frecuencia en las piernas. El debilitamiento de las válvulas puede ser resultado de un defecto congénito o del envejecimiento natural. La actividad física ayuda a prevenir las várices. Su tratamiento incluye reducir el tiempo que se está de pie, hacer ejercicios, elevar las piernas al dormir y, en casos severos, cirugía para extirpar la vena afectada.

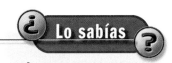

¿Lo sabías?

Las sustancias que se introducen en el cuerpo pueden tener efectos serios en el corazón y en el aparato cardiovascular, incluyendo consecuencias que llevan a la muerte.

- La efedra, que algunas personas usan como ayuda para hacer dieta, estimula el aparato cardiovascular. Como resultado, su uso ha estado relacionado con ataques al corazón y apoplejías.

- Las drogas estimulantes, como la cocaína y las anfetaminas, pueden causar un ritmo cardiaco acelerado, presión arterial alta y daño a los vasos sanguíneos.

- El consumo de marihuana ha estado ligado a lesiones del corazón y los pulmones.

vínculo

enfermedad cardiovascular
Para obtener más información sobre la ECV y las conductas de estilo de vida, ver el Capítulo 26, página 678.

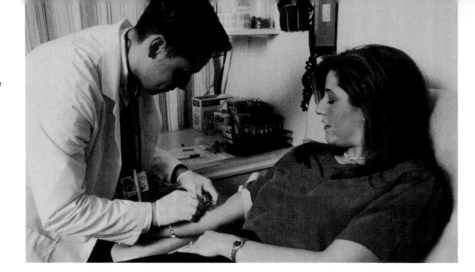

Las personas entre los 17 y 70 años de edad que gozan de buena salud pueden donar sangre. *Menciona una manera en que se puede usar la sangre donada.*

vínculo

insuficiencia de hierro Para obtener más información sobre la nutrición para las necesidades individuales, ver el Capítulo 6, página 157.

TU CARÁCTER

Respeto. Tomar decisiones sanas para tu dieta e incorporar actividad física en tu rutina diaria son maneras de demostrar responsabilidad y respeto hacia tu cuerpo. **Determina qué tipo de plan alimenticio y programa de actividad física sería el más apropiado para ti. Con el consejo de un profesional de la salud, haz un plan para mantener tu salud cardiovascular.**

Anemia

La **anemia** es *una afección por la cual se reduce la capacidad de la sangre de transportar oxígeno.* La anemia puede ser causada por una disminución de la cantidad de glóbulos rojos o por una baja concentración de hemoglobina en la sangre. Ambas afecciones interfieren en la capacidad de la sangre de transportar oxígeno. La causa más común de anemia es la **insuficiencia de hierro**, que puede evitarse ingiriendo alimentos ricos en hierro, como vegetales de hojas verde oscuro, carne roja, hígado, yemas de huevo y cereales enriquecidos. Un profesional médico también puede recomendar tomar suplementos de hierro.

Leucemia

La **leucemia** es *un tipo de cáncer en el que cualquiera de los diferentes tipos de glóbulos blancos se produce de manera excesiva y anormal.* Los glóbulos blancos anormales no pueden funcionar correctamente, lo que hace al paciente con leucemia muy susceptible a la infección. Como todas las células sanguíneas se forman en la médula ósea, la producción descontrolada de glóbulos blancos puede afectar la producción de glóbulos rojos y plaquetas. El resultado es infección, anemia severa o hemorragia descontrolada. La leucemia en los niños generalmente es curable y en los adultos se puede controlar. Entre las opciones de tratamiento están la quimioterapia y la radiación. Además, algunos tipos de leucemia han sido tratados de manera satisfactoria con transplantes de médula ósea.

Hemofilia

La hemofilia es un trastorno hereditario que no permite la correcta coagulación de la sangre. Ciertas proteínas llamadas factores de coagulación se encuentran ausentes. Esto puede producir una hemorragia descontrolada que puede ocurrir de manera espontánea o como resultado de una lesión. La hemorragia puede suceder internamente en los músculos, tejidos del aparato digestivo y del tracto urinario y en las articulaciones. También puede ocurrir externamente como resultado de una herida o cirugía. Uno de los tratamientos de la hemofilia es la aplicación de inyecciones que introducen en la sangre los factores de coagulación que faltan. Estos factores de coagulación pueden extraerse de sangre donada por personas saludables.

Problemas del sistema linfático

Los problemas del sistema linfático pueden ser el resultado de infecciones o de la herencia, y su gravedad podría variar significativamente desde leve hasta llegar a amenazar la vida.

▶ **Inmunodeficiencia.** La inmunodeficiencia ocurre cuando el sistema inmunológico ya no puede proteger al organismo contra las infecciones. Algunos tipos de inmunodeficiencia pueden ser congénitos y otros pueden ser causados por el **VIH**, el virus que causa el SIDA. El debilitamiento del sistema inmunológico puede ser el resultado del envejecimiento natural o un efecto colateral de la quimioterapia.

▶ **Enfermedad de Hodgkin.** La **enfermedad de Hodgkin,** o linfoma de Hodgkin, es *un tipo de cáncer que afecta el tejido linfático* que se encuentra en los ganglios linfáticos y en el bazo. La detección temprana y el tratamiento, como en todos los tipos de **cáncer**, es esencial para la recuperación. El tratamiento puede incluir la extirpación de los ganglios linfáticos, radiación y quimioterapia.

▶ **Amigdalitis.** Las amígdalas son parte del sistema inmunológico y ayudan a reducir la cantidad de agentes patógenos que entran en el cuerpo a través del aparato respiratorio. Las amígdalas infectadas, o *amigdalitis*, pueden ser frecuentes en los niños. La enfermedad generalmente se trata con antibióticos. Los casos crónicos pueden requerir la extirpación quirúrgica de las amígdalas.

Vínculo

VIH Para obtener más información sobre los efectos del VIH en el sistema inmunológico, ver el Capítulo 25, página 658.

cáncer Para aprender más sobre el cáncer y sus efectos en el cuerpo, ver el Capítulo 26, página 681.

Lección 2 *Repaso*

Repaso de información y vocabulario

1. Analiza la relación entre las conductas de la salud y las enfermedades del aparato cardiovascular. Lista tres conductas que promueven la salud y que tú puedas practicar para ayudar a prevenir las enfermedades cardiovasculares.

2. ¿Qué es *la presión arterial*?

3. Nombra y describe dos problemas que pueden ocurrir en el sistema linfático.

Razonamiento crítico

4. **Aplicar.** ¿Qué síntomas pueden indicar que una persona sufre de anemia?

5. **Analizar.** Relaciona la importancia de la detección temprana de los trastornos cardiovasculares que impulsen a las personas de todas las edades a buscar asistencia médica.

Destrezas de salud aplicadas

Destrezas de comunicación. Imagina que estás preocupado por un familiar cercano que tiene hábitos alimenticios y de actividad física perjudiciales para la salud. Escribe un diálogo para instar a esa persona a incorporar conductas positivas para la salud en su estilo de vida. Examina e incluye los efectos positivos que tal cambio tendría en su aparato cardiovascular y sistema linfático.

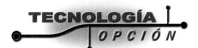

HOJAS DE CÁLCULO Diseña una tabla que pueda usarse para registrar los alimentos que se consumen y los periodos de actividad física. Ve a **health.glencoe.com** para informarte sobre el uso de hojas de cálculo.

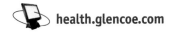

El aparato respiratorio

VOCABULARIO

respiración
diafragma
faringe
tráquea
bronquios
laringe

APRENDERÁS A

• Identificar las funciones y las estructuras del aparato respiratorio.

• Describir el proceso de la respiración.

• Demostrar tus conocimientos acerca de las inquietudes personales y familiares relacionadas con el aparato respiratorio.

COMIENZA AHORA **Haz una lista de situaciones en las que cambia tu frecuencia respiratoria.** ¿Por qué sucede esto?

Tus pulmones y tórax se expanden como un globo cuando inhalas. Cuando exhalas, tus pulmones se desinflan levemente. *Nombra las estructuras del aparato respiratorio que participan en la respiración.*

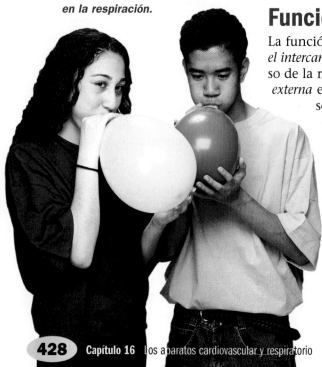

Sin necesidad de control consciente, tus pulmones se llenan de aire y se vacían rítmicamente. Este ritmo varía con los cambios en tu nivel de actividad. La respiración está regulada por ciertas áreas del encéfalo que envían impulsos para estimular la contracción automática de los músculos que participan en la respiración.

Funciones del aparato respiratorio

La función principal del aparato respiratorio es la **respiración**, *el intercambio de gases entre el cuerpo y el medio ambiente*. El proceso de la respiración se puede dividir en dos etapas. La *respiración externa* es el intercambio de oxígeno y dióxido de carbono que se produce entre el aire y la sangre en los pulmones. El oxígeno pasa de los pulmones a la sangre y el dióxido de carbono pasa de la sangre a los pulmones. La *respiración interna* es el intercambio de gases entre la sangre y las células del cuerpo. El oxígeno pasa de la sangre a las células y el dióxido de carbono pasa de las células a la sangre. El intercambio continuo de gases tanto en la respiración externa como interna es esencial para la supervivencia. El oxígeno sustenta al encéflo y permite que el cuerpo transforme por metabolismo los alimentos para obtener energía y poder mover los músculos.

La estructura del aparato respiratorio

El aparato respiratorio, representado en la **Figura 16.4,** está compuesto por los pulmones y una serie de conductos por los que pasa el aire. La nariz y la garganta integran las vías superiores del aparato respiratorio. Las vías inferiores del aparato respiratorio contienen la laringe, la tráquea, los bronquios y los pulmones.

Los pulmones

Los pulmones son los principales órganos del aparato respiratorio y en ellos tiene lugar la respiración externa. Están ubicados dentro de la cavidad torácica y están protegidos por las costillas. El **diafragma** es *el músculo que separa el tórax de la cavidad abdominal.*

La estructura de los pulmones puede compararse con la de las ramas de un árbol. El aire pasa hacia los pulmones a través de la tráquea o garguero. La tráquea se divide en bronquios, las principales vías respiratorias que llegan a cada pulmón. Las vías respiratorias que van a los pulmones se dividen y subdividen formando una red de conductos llamados *bronquiolos.* Al final de cada bronquiolo se encuentran grupos de estructuras microscópicas llamadas *alvéolos,* bolsas de aire de paredes delgadas recubiertas de capilares. El intercambio gaseoso tiene lugar cuando el oxígeno y dióxido de carbono se difunden a través de los capilares y las paredes alveolares.

FIGURA 16.4

EL APARATO RESPIRATORIO

Los pulmones son los órganos principales del aparato respiratorio.

La **epiglotis** es una lámina cartilaginosa que se cierra sobre la tráquea cuando tragas.

La **laringe** es la caja de la resonancia y contiene las cuerdas vocales.

La **tráquea** es el garguero.

Los **bronquios** son los pasajes por los cuales el aire entra en los pulmones.

El **diafragma** es un músculo con forma de cúpula que causa que la cavidad torácica se expanda y se contraiga.

Los **alvéolos** son pequeñísimas bolsas de aire a través de las cuales se produce el intercambio gaseoso de la respiración externa.

Un **capilar** es un pequeñísimo vaso sanguíneo a través del cual se produce el intercambio gaseoso.

Una **rama de la arteria pulmonar** trae sangre del corazón al pulmón.

Los **bronquiolos** son conductos que transportan el aire más cerca del lugar donde ocurre la respiración externa.

Una **rama de la vena pulmonar** lleva sangre oxigenada de regreso al corazón desde el pulmón.

¿Lo sabías?

El hipo ocurre como resultado de la contracción del diafragma en un espasmo, seguido rápidamente del cierre de las cuerdas vocales. Este cierre repentino produce el sonido inconfundible del hipo.

EL PROCESO DE LA RESPIRACIÓN

El proceso de la respiración se hace posible por la diferencia de presión entre los pulmones y el exterior del cuerpo. Cuando inhalas, el diafragma y los músculos entre tus costillas se contraen, expandiendo la cavidad torácica y los pulmones. Cuando tus pulmones se expanden, la presión dentro de ellos se vuelve más baja que la presión del exterior de tu cuerpo. El aire fluye naturalmente hasta tus pulmones para igualar la presión. Cuando exhalas, los mismos músculos se relajan y el volumen de tu cavidad torácica disminuye, haciendo que la presión dentro de tus pulmones sea más alta que la presión del exterior de tu cuerpo. El aire fluye naturalmente por tus pulmones hacia el área de menor presión.

Otras estructuras respiratorias

Las vías superiores del aparato respiratorio incluyen estructuras como la nariz y la boca. El aire entra y sale de tu cuerpo por la nariz y la boca. Las membranas de la nariz están recubiertas de estructuras similares a los pelos, llamadas *cilios*, y de células que producen moco. Ambos, los cilios y el moco, atrapan y eliminan partículas extrañas tales como polvo, bacterias y virus que, de lo contrario, se adentrarían en el aparato respiratorio.

La salud en la práctica ACTIVIDAD

Observemos los efectos de fumar

Lo que necesitarás

- un recipiente de vidrio con tapa
- una taza de sirope de maíz oscuro
- cinta adhesiva para empacar
- cartulina y marcadores

Lo que harás

1. Vierte la taza de sirope de maíz en el recipiente, ponle la tapa y asegúrala con la cinta adhesiva para evitar que se derrame.

2. Examina el contenido del recipiente. El líquido representa la cantidad de alquitrán que llega a los pulmones de un fumador que fuma un paquete de cigarrillos por día durante un año.

3. Analiza con la clase tu respuesta a esta actividad. ¿Te sorprende la cantidad de "alquitrán" en el recipiente? ¿Cómo piensas que esto afecta la salud de un fumador?

4. Crea un póster donde se destaquen los peligros del alquitrán, una sustancia que puede causar cáncer. Escribe un enunciado convincente sobre por qué los adolescentes deben evitar el tabaco. Presenta tu información de manera clara y concisa.

Aplica y concluye

Presenta esta actividad y tu póster a una clase de estudiantes más jóvenes. ¿Es eficaz para persuadir a otros a evitar el tabaco? ¿Por qué sí o por qué no?

Cuando el aire pasa a través de las fosas nasales, además de ser filtrado, se calienta y humedece. El aire sigue por el aparato respiratorio hasta la **faringe** o *garganta*, y de ahí a la **tráquea** o *garguero*, que se encuentra delante del esófago. Al igual que las fosas nasales, el tejido que recubre la tráquea está cubierto de moco y cilios para atrapar las partículas extrañas y evitar que se adentren en el aparato respiratorio. Cuando la tráquea llega a los pulmones, se divide en dos conductos llamados **bronquios,** *las vías respiratorias que conectan la tráquea con los pulmones.*

La laringe y la epiglotis

Otras estructuras que no participan directamente en la respiración, pero que tienen funciones importantes en el aparato respiratorio son la laringe y la epiglotis. La **laringe,** o *caja de resonancia*, conecta la garganta con la tráquea. En la laringe se encuentran las cuerdas vocales, dos pliegues de tejido que producen sonido cuando el aire impulsado entre ellas las hace vibrar.

La epiglotis es una lámina cartilaginosa que se encuentra por encima de la laringe. Cuando tragas, la epiglotis se dobla hacia abajo para cerrar la entrada a la laringe y a la tráquea, evitando que los alimentos y las bebidas ingresen al aparato respiratorio. Si comes demasiado rápido o ríes mientras comes, la comida puede irse por el "conducto equivocado". En ese caso, el reflejo de la tos es estimulado para intentar expulsar el cuerpo extraño del aparato respiratorio.

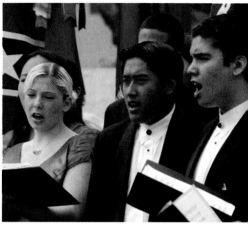

 Tu voz puede verse afectada por las conductas de la salud. Por ejemplo, fumar irrita las estructuras de la garganta y puede producir ronquera. *¿Qué otros factores pueden afectar tu voz?*

 Lección 3 *Repaso*

Repaso de información y vocabulario

1. ¿Cuál es la función del aparato respiratorio?
2. Explica la relación entre la tráquea, la faringe y la laringe.
3. ¿Qué función cumple el diafragma en la respiración?

Razonamiento crítico

4. **Evaluar.** Explica la relación entre el oxígeno y el dióxido de carbono en el proceso de la respiración.
5. **Analizar.** Demuestra tus conocimientos sobre las inquietudes personales y familiares de la salud relacionadas con las funciones del aparato respiratorio. Explica por qué es importante la elasticidad de los pulmones.

Destrezas de salud aplicadas

Promoción. El consumo de tabaco se asocia con varios tipos de cáncer que ocurren en las vías superiores del aparato respiratorio, sobre todo en la garganta. Investiga los efectos del consumo de tabaco en las estructuras de las vías superiores del aparato respiratorio. Utiliza lo que aprendes para elaborar un folleto educativo.

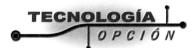

PROCESADOR DE TEXTOS Un procesador de textos le puede dar a tu folleto un aspecto profesional. Ve a **health.glencoe.com** para ver algunos consejos acerca de cómo aprovechar tu procesador de textos.

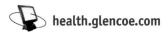

El cuidado y los problemas del aparato respiratorio

VOCABULARIO

bronquitis
neumonía
pleuresía
asma
sinusitis
tuberculosis
enfisema

APRENDERÁS A

- Analizar la relación entre la promoción de la salud y la prevención de los trastornos respiratorios.

- Examinar los efectos de las conductas de la salud en el aparato respiratorio.

- Relacionar la importancia de la detección temprana y las señales de advertencia que impulsan a las personas de todas las edades a buscar asistencia médica.

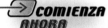

COMIENZA AHORA **Piensa en una ocasión en que hayas tenido un problema con tu aparato respiratorio. ¿Cómo afectó tus actividades cotidianas? ¿Qué tratamiento recibiste?**

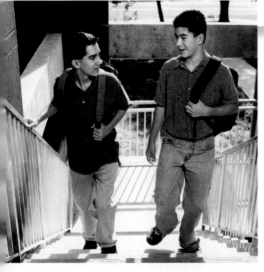

Imagina no poder realizar un acto tan simple como subir escaleras sin tener que parar para recuperar el aliento. *¿Cuáles son algunas razones de la falta de aire?*

Para que tu cuerpo funcione de manera correcta, todos tus aparatos y sistemas corporales deben estar saludables y funcionar en forma conjunta. Los problemas del aparato respiratorio pueden afectar el funcionamiento de otros aparatos y sistemas corporales.

Las conductas de la salud y el aparato respiratorio

Muchos trastornos del aparato respiratorio pueden evitarse poniendo en práctica conductas positivas de la salud. La decisión más importante que puedes tomar para la salud respiratoria es no fumar. Fumar daña el aparato respiratorio y es la principal causa del cáncer del pulmón. El consumo de tabaco también ha sido relacionado con el cáncer de la boca, faringe y laringe. Puede causar bronquitis, enfisema y un incremento del asma en niños y adultos. Fumar reduce el ritmo de crecimiento pulmonar en los adolescentes. Evitar el consumo de tabaco y el humo secundario, incluyendo humo de cigarrillos, cigarros, pipas y marihuana, reduce enormemente tu riesgo de padecer todos estos efectos.

La actividad física regular también es importante para la salud del aparato respiratorio. El aumento de la respiración durante el ejercicio mejora la capacidad de los pulmones para difundir el oxígeno en la sangre. Además, el ejercicio aumenta la cantidad total de aire que entra y sale de los pulmones por minuto.

Si bien el moco y los cilios que recubren las fosas nasales y la tráquea trabajan para repeler las partículas extrañas, el aparato respiratorio sigue siendo vulnerable a las infecciones por bacterias y virus. Los agentes patógenos se pueden transmitir fácilmente al aparato respiratorio por medio de manos contaminadas al tocar la nariz o la boca. Lavarse las manos regularmente ayuda a prevenir infecciones.

La contaminación del aire contribuye a las enfermedades pulmonares, incluso las infecciones de las vías respiratorias, el **asma** y el **cáncer** del pulmón. Limitar tu exposición a los agentes que contaminan el aire, como el **humo de tabaco ambiental,** también puede reducir tu riesgo de desarrollar trastornos respiratorios.

Problemas del aparato respiratorio

Los problemas del aparato respiratorio varían desde infecciones leves hasta trastornos que pueden dañar el tejido pulmonar o interferir en la respiración. Los resfriados y la influenza son infecciones comunes de las vías superiores del aparato respiratorio. Otras infecciones y trastornos afectan las vías inferiores del aparato respiratorio.

Bronquitis

La **bronquitis** es *una inflamación de los bronquios causada por la infección o exposición a agentes irritantes, tales como el humo de tabaco y el aire contaminado.* Con esta enfermedad, las membranas que recubren los bronquios producen una mucosidad excesiva en las vías respiratorias. La reducción del diámetro de las vías respiratorias produce síntomas tales como tos, silbido y falta de aire, que empeoran con la actividad física. El tratamiento incluye medicinas para dilatar los conductos de los bronquios. La bronquitis crónica, una forma más grave de esta enfermedad, a menudo es causada por el hábito de fumar. La detección temprana y el tratamiento son importantes, ya que esta enfermedad puede causar un daño irreversible en los tejidos. El tratamiento incluye eliminar la exposición a los agentes irritantes.

Neumonía

La **neumonía**, *una inflamación de los pulmones causada comúnmente por una infección bacteriana o viral*, en realidad incluye varios tipos de infecciones pulmonares. En un tipo de neumonía común, los alvéolos se inflaman y se obstruyen con moco, disminuyendo el volumen de intercambio gaseoso. Entre los síntomas de la neumonía se incluyen tos, fiebre, escalofríos y dolor en el pecho. La neumonía bacteriana se trata con antibióticos. La **pleuresía**, *una inflamación del recubrimiento de los pulmones y la cavidad torácica*, causa dolor en el pecho al respirar y toser.

vínculo

asma y **cáncer** Se puede encontrar más información sobre el asma, el cáncer y otras enfermedades no contagiosas en el Capítulo 26, página 674.
humo de tabaco ambiental Para obtener más información sobre los efectos del consumo de tabaco en el aparato respiratorio, ver el Capítulo 21, página 540.

la SALUD al MINUTO

Reduce tu exposición a la contaminación ambiental

Conoce los peligros:

▶ El índice de calidad del aire (ICA) es una medida diaria de la calidad del aire en un área. La información sobre los niveles de contaminantes tales como monóxido de carbono, polvo y ozono generalmente se incluye en el reporte.

▶ Verifica el ICA de tu área en los reportes del tiempo del periódico, la televisión o la radio, o en Internet.

Responde a las alertas:

▶ Si la medida del ICA para el día es muy alta o si eres sensible a ciertos contaminantes en el aire, evita participar en actividades extenuantes al aire libre.

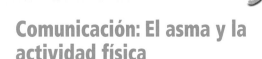
Comunicación: El asma y la actividad física

Todd y Rohan son amigos y están contentos de estar en la misma clase de gimnasia este semestre. Todd es el capitán y debe elegir compañeros de equipo para las próximas semanas. Él sabe que Rohan recientemente ha estado padeciendo ataques de asma. Todd decide no elegir a Rohan para su equipo, pero no explica por qué.

Rohan se siente desilusionado y un poco herido. Sospecha que la razón para que Todd no lo haya elegido es su asma. Rohan ha hablado con su médico y sabe que no existen inconvenientes para que él participe en actividades físicas, siempre y cuando tome su medicina. Su rendimiento no se vería afectado por el asma.

Rohan ve a Todd en el almuerzo. Quiere explicarle cómo se siente y contarle a su amigo lo que le dijo el médico.

—Oye, Todd —dice Rohan— ¿podemos hablar sobre la clase de gimnasia? Todd parece estar un poco avergonzado, pero se acerca y se sienta con su amigo.

¿Qué harías tú?

Termina el diálogo mostrando de qué forma Rohan puede decirle a Todd cómo se siente.

1. Usa mensajes tipo "yo".
2. Usa un lenguaje corporal adecuado.
3. Mantén un tono de voz respetuoso.
4. Usa frases claras y simples.

Asma

El **asma** es *una afección inflamatoria en la que la tráquea, los bronquios y los bronquiolos se estrechan, causando dificultad para respirar.* Un ataque de asma se caracteriza por la contracción involuntaria de músculos lisos de las vías respiratorias, que provoca silbidos, contracción del pecho y dificultad para respirar. Los ataques de asma agudos pueden aliviarse usando un inhalador que contenga un broncodilatador, una medicina que dilata o ensancha las vías respiratorias. Los tratamientos a largo plazo incluyen tomar medicinas que reduzcan la inflamación y evitar sustancias que puedan desencadenar un ataque, tales como polen, polvo, caspa animal y humo de tabaco. Algunos aditivos de alimentos, la aspirina y la inhalación de aire frío también pueden desencadenar ataques de asma.

Sinusitis

La *inflamación de los tejidos que recubren los senos del cráneo*, cavidades llenas de aire que se encuentran encima de las fosas nasales y la garganta se denomina **sinusitis**. Los síntomas incluyen congestión nasal, dolor de cabeza y fiebre. El tratamiento incluye gotas o atomizadores descongestionantes nasales y antibióticos.

Tuberculosis

La **tuberculosis** es *una infección bacteriana contagiosa que generalmente afecta los pulmones*. Cuando una persona es infectada con tuberculosis, el sistema inmunológico rodea y aísla la zona infectada. Durante esta etapa inactiva, que puede durar varios años, no aparecen síntomas. Si el sistema inmunológico se ve debilitado por una enfermedad o por la edad avanzada, la infección se puede volver activa. Los síntomas de tuberculosis activa incluyen tos, fiebre, fatiga y pérdida de peso. El tratamiento incluye antibióticos y hospitalización. La cantidad de casos de tuberculosis reportados en Estados Unidos ha aumentado en los últimos años.

Enfisema

El **enfisema** es *una enfermedad que destruye progresivamente las paredes de los alvéolos*. Los síntomas incluyen dificultad para respirar y tos crónica. A pesar de que los síntomas del enfisema se pueden tratar, el daño en los tejidos es irreversible. Con el tiempo, los pulmones dejan de funcionar. El consumo de tabaco es lo que casi siempre causa el enfisema.

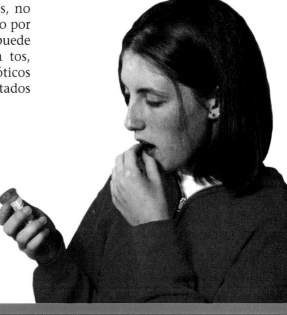

Las medicinas antiinflamatorias mantienen los conductos bronquiales abiertos y reducen la inflamación para ayudar a controlar el asma antes de un ataque. *¿Qué otros tratamientos pueden usarse para aliviar los síntomas durante un ataque de asma?*

 Lección 4 *Repaso*

Repaso de información y vocabulario

1. Explica los efectos del hábito de fumar en la salud del aparato respiratorio.
2. Define *bronquitis* y describe sus síntomas.
3. Lista tres cosas que puedas hacer para ayudar a mantener saludable tu aparato respiratorio.

Razonamiento crítico

4. **Aplicar.** A tu amigo le hace falta el aire durante las actividades cotidianas. ¿Cómo podrías animarlo a consultar a un profesional de la salud?
5. **Analizar.** ¿Por qué es importante la detección temprana de los trastornos respiratorios que impulsa a las personas de todas las edades a buscar asistencia médica?

Destrezas de salud aplicadas

Acceder a la información. Analiza la relación entre la promoción de la salud y la prevención de los trastornos del aparato respiratorio. Dibuja un diagrama del aparato respiratorio y rotula cada parte con conductas de la salud que ayudarían a los adolescentes a evitar los problemas respiratorios.

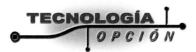

RECURSOS DE INTERNET Busca información en Internet sobre el hábito de fumar y sus efectos visitando los *Web Links* en **health.glencoe.com.**

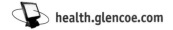

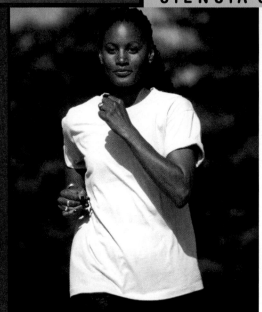

Un Corazón
que dure toda la vida

¿Te interesa evitar enfermedades del corazón en el futuro? Presta atención a estos consejos que mantendrán tu corazón saludable y fuerte por mucho tiempo.

1. ¡No fumes!

Fumar hace que la probabilidad de que una persona sufra un ataque al corazón aumente tres veces o más. Cuando un fumador deja de fumar, este riesgo se reduce a la mitad en 2 años. Para que dicha probabilidad vuelva casi a la normalidad, se necesitan más de 10 años; así que a menos que quieras perder una década de tu vida para recuperar tu salud, sencillamente, no empieces a fumar.

2. Controla tu peso

El exceso de grasa, en especial en la parte media del cuerpo, aumenta el riesgo de ataque al corazón o apoplejía con el envejecimiento. La obesidad también puede conducir a la diabetes, un factor de riesgo principal en las enfermedades del corazón. Los médicos recomiendan una dieta baja en calorías con muchos vegetales y cereales integrales, además de 30 minutos al día de ejercicios aeróbicos moderados.

3. Disminuye tu colesterol malo

Tener niveles altos de LBD (colesterol malo), puede indicar a los médicos que se avecinan problemas del corazón. Si bien los médicos se han concentrado en los niveles de LBD, el LAD (colesterol bueno) puede ser un mejor indicador de riesgo de enfermedad del corazón. Los niveles bajos de LAD podrían indicar problemas del corazón en el futuro.

4. Controla la presión arterial

La hipertensión hace que el corazón se esfuerce más para que la sangre circule a través del cuerpo,

y quienes la padecen tienen mayor riesgo de sufrir tanto enfermedades del corazón como apoplejías. Generalmente, los adolescentes no tienen por qué preocuparse por la hipertensión. Sin embargo, si te falta el aire cuando haces ejercicio, comunícaselo a tu médico. La presión arterial alta puede ser tratada con dieta, ejercicios y medicinas si es necesario.

5. Reduce el estrés

El estrés puede aumentar el riesgo de enfermedad del corazón y conducir a hábitos perjudiciales, tales como el consumo de alcohol o de comida chatarra. El ejercicio y la meditación, así como dormir lo suficiente todas las noches, pueden reducir el estrés. Si te sientes estresado durante un periodo de tiempo prolongado, conversa al respecto con tus padres, maestros o con un consejero. ■

TIME PIENSA... Sobre el colesterol

El artículo menciona LBD y LAD. Investiga estos dos tipos de colesterol y responde a las siguientes preguntas:
1. ¿Qué significan las siglas LBD y LAD?
2. ¿Cuál es la diferencia entre LBD y LAD?
3. ¿Cuáles son dos ejemplos de alimentos que contienen altos niveles de ambos?

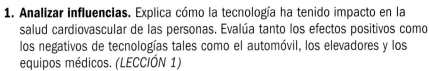

Destrezas de salud aplicadas

ANALIZAR INFLUENCIAS

1. Analizar influencias. Explica cómo la tecnología ha tenido impacto en la salud cardiovascular de las personas. Evalúa tanto los efectos positivos como los negativos de tecnologías tales como el automóvil, los elevadores y los equipos médicos. *(LECCIÓN 1)*

TOMAR DECISIONES

2. Tomar decisiones. Estás enfermo de amigdalitis y tus amigos quieren que los acompañes en una caminata. Tu médico te aconsejó evitar toda actividad física y descansar mucho. Mediante los pasos del proceso de tomar decisiones, actúa con un amigo cómo tomarías una decisión. *(LECCIÓN 2)*

ACCEDER A LA INFORMACIÓN

3. Acceder a la información. Busca información sobre las presiones abdominales. ¿Por qué es importante hacerlo correctamente? ¿Qué agencias en tu comunidad ofrecen capacitación en primeros auxilios para casos de asfixia? *(LECCIÓN 3)*

PROMOCIÓN

4. Promoción. En Estados Unidos está aumentando la frecuencia de casos de tuberculosis resistente a los antibióticos. Averigua con qué frecuencia se ofrecen exámenes para detectar la tuberculosis en tu comunidad. ¿Para las personas de qué edades se aplica? ¿Se cobra por realizarlos? Haz que tu comunidad tome conciencia creando un póster que anime a las personas a que se realicen el examen. *(LECCIÓN 4)*

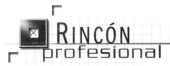

RINCÓN profesional

Técnico de laboratorio médico

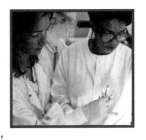

Si te interesa la biología, la química, la matemática o la computación, y si disfrutas de trabajar en el laboratorio, considera la profesión de técnico de laboratorio médico (TLM). Los TLM hacen descubrimientos en la salud de un paciente, mediante análisis de muestras de tejido usando las últimas técnicas y tecnologías de laboratorio.

Para ser TLM necesitas un diploma de secundaria, o su equivalente, para ingresar a un curso de nivel universitario. Para obtener trabajo debes tener un título de estudios universitarios y un examen de certificación nacional. Puedes averiguar más sobre ésta y otras carreras de la salud visitando el Rincón profesional en **health.glencoe.com.**

Más allá *del* salón de clases

Participación de los padres

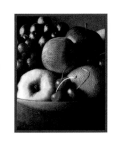

Practicar conductas saludables. Intercambia ideas con padres o tutores sobre formas en las que tu familia pueda practicar conductas sanas para mantener la salud de tus aparatos respiratorio y cardiovascular. Busca formas de incorporar al plan de comidas diario de tu familia alimentos bajos en grasa y colesterol, como frutas frescas.

La escuela y la comunidad

Una comunidad libre de humo. Busca información acerca del Gran día de no fumar. ¿Qué hace tu comunidad para participar en esta actividad? Comparte con tus compañeros de clase la información que aprendas e intercambien ideas sobre la forma en la que tu escuela puede participar en esta actividad.

Después de leer

Usa tu *Foldable* para repasar lo que has aprendido sobre la estructura y la función del aparato cardiovascular. Haz un *Foldable* similar para indicar lo que has aprendido sobre el aparato respiratorio y el sistema linfático.

FOLDABLES
Esquema de estudio

▶ **TERMINOLOGÍA DE LA SALUD** *Contesta las siguientes preguntas en una hoja de papel.*

Lección 1 *Une cada definición con el término correcto.*

arterias	linfocitos
capilares	plasma
hemoglobina	plaquetas
linfa	venas

1. El fluido en el cual se encuentran suspendidos otros componentes de la sangre.
2. La proteína que transporta el oxígeno en la sangre.
3. Las células que impiden la pérdida de sangre del cuerpo.
4. Los vasos sanguíneos que llevan la sangre al corazón.

Lección 2 *Identifica cada enunciado como Cierto o Falso. Si el enunciado es falso, reemplaza el término subrayado por el término correcto.*

anemia	enfermedad de Hodgkin
presión arterial	leucemia
congénita	

5. La <u>leucemia</u> es una afección con la cual se reduce la capacidad de la sangre de transportar oxígeno.
6. Una enfermedad <u>congénita</u> es una afección presente al nacer.
7. La <u>anemia</u> es un tipo de cáncer que afecta al sistema linfático.

Lección 3 *Reemplaza las palabras subrayadas con el término correcto.*

bronquios	faringe
diafragma	respiración
laringe	tráquea

8. El intercambio de gases entre el cuerpo y el medio ambiente se conoce como <u>bronquios</u>.
9. El/La <u>faringe</u> es un músculo que separa al tórax de la cavidad abdominal.
10. El <u>diafragma</u> son las vías respiratorias que conectan la tráquea con los pulmones.
11. Al garguero también se lo conoce como <u>faringe</u>.
12. La caja de resonancia es la <u>tráquea</u>.

Lección 4 *Une cada definición con el término correcto.*

asma	neumonía
bronquitis	sinusitis
enfisema	tuberculosis
pleuresía	

13. Una inflamación de los pulmones causada comúnmente por una infección bacteriana o viral.
14. Una enfermedad inflamatoria en la que la tráquea, los bronquios y los bronquiolos se estrechan, causando dificultad para respirar.
15. Una inflamación del recubrimiento de los pulmones y la cavidad torácica.

▶ **¿LO RECUERDAS?** *Contesta las siguientes preguntas usando oraciones completas.*

1. Compara y contrasta los glóbulos rojos, los glóbulos blancos y las plaquetas.
2. ¿En que se diferencian las células B de las células T?
3. ¿Cuál es la función del sistema linfático?

4. ¿Cuáles son algunas de las posibles causas de las enfermedades congénitas del corazón?

5. ¿Qué causa la anemia y cómo puede evitarse?

6. ¿Qué puede causar una deficiencia del sistema inmunológico?

7. ¿Cuál es la diferencia entre la respiración externa y la interna?

8. Explica cómo ocurre el proceso de la respiración.

9. ¿Cuál es la función de la epiglotis?

10. ¿Cómo se relaciona la actividad física con la salud de tu aparato respiratorio?

11. ¿Qué es la neumonía? ¿Qué la causa?

12. ¿Qué efectos tiene el enfisema en el aparato respiratorio?

▶ RAZONAMIENTO CRÍTICO

1. **Analizar.** ¿Cómo afecta el funcionamiento indebido de la válvula ubicada entre la aurícula y el ventrículo izquierdos la circulación de sangre por esa zona del corazón?

2. **Analizar.** ¿Cómo podría afectar las actividades cotidianas de una persona padecer de hemofilia?

3. **Sintetizar.** Describe el proceso de la respiración, incluyendo tanto la respiración interna como la externa. Identifica cada una de las estructuras del cuerpo que participan en el proceso y explica cómo funcionan conjuntamente en la respiración.

4. **Evaluar.** Repasa la información proporcionada para cada enfermedad respiratoria. ¿Cuántas de estas enfermedades se relacionan con el fumar? ¿Cómo puedes utilizar esa información para persuadir a un miembro de tu familia a que no fume?

Práctica para la prueba estandarizada

Lee los siguientes párrafos y luego contesta las preguntas.

Ten en cuenta la sopa de pollo

Estás resfriado, la nariz te gotea, tienes los ojos llorosos y te duele todo el cuerpo. Un virus que causa el resfriado ha invadido tus vías respiratorias superiores y te sientes muy mal. Durante siglos se ha utilizado la sopa de pollo como remedio para estos síntomas. La gente jura que funciona, pero nadie sabe por qué. Así que los científicos decidieron hacer algunas pruebas. Ellos encontraron que en la mayoría de los casos, aunque no en todos, la sopa de pollo vino al rescate.

Estos resultados dejaron la puerta abierta para otras teorías. Tomar un plato de sopa disminuye la deshidratación de las personas con resfriados, lo que podría aliviar los síntomas. Además existe el factor común del alivio que se siente al tomar un plato de sopa caliente cuando te sientes muy mal por el resfriado. Y siempre existe también el efecto

placebo, que hace que una víctima del resfriado mejore porque cree que el remedio funciona. Así que el jurado aún no ha llegado a un veredicto con respecto a la sopa de pollo.

1. El autor comienza el pasaje

  A comparando los posibles efectos de la sopa de pollo.

  B describiendo los síntomas del resfriado.

  C analizando los efectos de la sopa de pollo.

  D describiendo cómo un virus causa el resfriado.

2. ¿Qué frase del párrafo 2 ayuda al lector a comprender el significado de la palabra *placebo*?

  A conexión con un alivio de los síntomas

  B hace que una víctima del resfriado mejore

  C porque cree que el remedio funciona

  D otras teorías

3. Escribe un párrafo donde describas cómo te sientes cuando tienes un resfriado y qué remedios te han hecho sentir mejor.

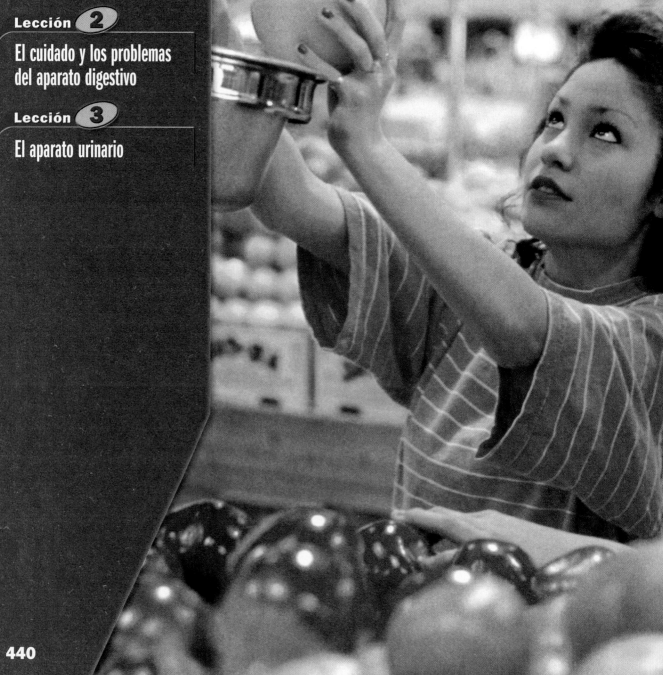

Los aparatos digestivo y urinario

 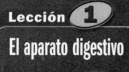

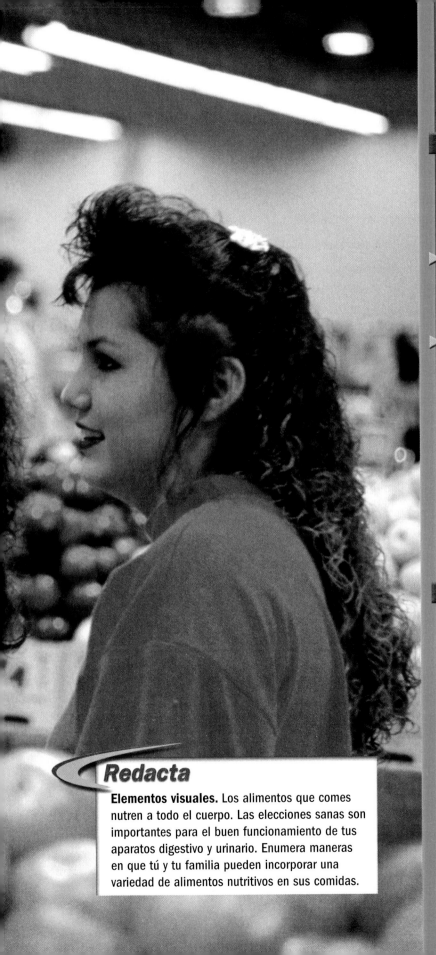

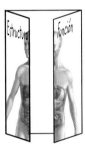
Antes de leer

Haz el siguiente *Foldable* para ayudarte a organizar tus notas sobre la estructura y función del aparato digestivo. Comienza con una hoja de papel blanco de 11″ x 17″.

Paso 1

Marca el punto medio del eje mayor del papel.

Paso 2

Dobla los bordes exteriores de modo que se toquen en la marca del medio. Rotúlalo tal como se indica.

Mientras lees

Mientras lees y conversas sobre el material del capítulo, anota lo que aprendas acerca de la estructura y función del aparato digestivo en el lado correspondiente de tu *Foldable*.

Redacta

Elementos visuales. Los alimentos que comes nutren a todo el cuerpo. Las elecciones sanas son importantes para el buen funcionamiento de tus aparatos digestivo y urinario. Enumera maneras en que tú y tu familia pueden incorporar una variedad de alimentos nutritivos en sus comidas.

El aparato digestivo

APRENDERÁS A

• Identificar las estructuras y funciones del aparato digestivo.

• Describir el recorrido de los alimentos por el aparato digestivo.

• Demostrar tus conocimientos sobre las inquietudes personales de salud relativas al aparato digestivo.

COMIENZA AHORA Describe en una hoja de papel el recorrido del alimento desde el momento en que se ingiere hasta ser eliminado del cuerpo.

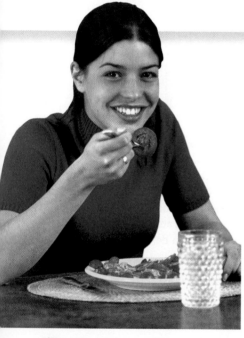

La digestión comienza cuando tomas el primer bocado de comida.
¿Cuáles son las tres funciones del sistema digestivo?

Es posible que no le prestes mucha atención al proceso de digestión cuando disfrutas de una comida con tus amigos o tu familia. Sin embargo, el cuerpo no puede utilizar como nutrientes los alimentos en la forma en que están cuando los comes. El alimento y la bebida deben transformarse en unidades más pequeñas antes de ser absorbidos por la sangre y llegar a las células del cuerpo.

Funciones del aparato digestivo

Las funciones del aparato digestivo pueden dividirse en tres procesos principales:

▶ La **digestión** es *la descomposición mecánica y química de los alimentos para ser utilizados por las células corporales.*

▶ La **absorción** es *el pasaje de los alimentos digeridos desde el tracto digestivo al sistema cardiovascular.*

▶ La **eliminación** es *la expulsión de los alimentos sin digerir o desechos corporales.*

La digestión incluye tanto procesos mecánicos como químicos. La parte mecánica abarca el masticar, triturar y moler los alimentos transformándolos en elementos más pequeños. Este proceso químico se vale de los jugos gástricos para transformar el alimento en sustancias más simples. Los jugos gástricos son secreciones de varios órganos del aparato digestivo. Dichas secreciones contienen sustancias químicas que participan en la descomposición del alimento.

El sistema nervioso y el aparato cardiovascular también cumplen funciones importantes en el proceso de digestión. El sistema nervioso desencadena el proceso de digestión cuando se ven o se huelen alimentos, y también controla los músculos que impulsan el alimento por el aparato digestivo. Tras la descomposición de los alimentos, la sangre absorbe nutrientes, como hidratos de carbono, proteínas, grasas, vitaminas y minerales, y los lleva a todas las células del cuerpo mediante el aparato cardiovascular.

Estructuras del aparato digestivo

El proceso de digestión comienza en la boca. La ingestión, la primera etapa del proceso, es la acción de introducir el alimento en el cuerpo. Las estructuras que participan en la ingestión incluyen los dientes, las glándulas salivales y la lengua. Estas estructuras se muestran en la **Figura 17.1** de la página 444.

▶ Los **dientes.** La función principal de los dientes es triturar el alimento en trozos pequeños. La **masticación** es *el proceso de mascar,* el cual prepara los alimentos para ser tragados.

▶ Los **glándulas salivales.** Las glándulas salivales, que se encuentran en la boca producen los primeros jugos gástricos necesarios para el proceso de digestión. La saliva que producen estas glándulas contiene una enzima que comienza a descomponer los almidones y azúcares de los alimentos, produciendo así partículas más pequeñas. La saliva también lubrica el alimento para que sea más fácil tragarlo.

▶ La **lengua.** La lengua da al alimento masticado la forma y tamaño necesarios para que se pueda tragar. Cuando tragas, se producen contracciones musculares que impulsan el alimento hacia la faringe, o garganta. La úvula, un saliente de tejido muscular que se encuentra en la parte posterior de la boca, cierra la abertura de los conductos nasales. La epiglotis, un cartílago que cubre la garganta, cierra el conducto que se conecta con la tráquea para evitar que el alimento pase al sistema respiratorio.

El esófago

Cuando se traga la comida, ésta entra en el esófago, un conducto muscular de unas 10 pulgadas de largo, que conecta la faringe con el estómago. El alimento recorre el esófago, el estómago y los intestinos en un proceso llamado **peristalsis,** *una serie de contracciones involuntarias que impulsa el alimento por el tracto digestivo.* La peristalsis es similar a una ola que avanza por el músculo y mueve el alimento y los fluidos a través de cada órgano hueco. La peristalsis comienza cuando se traga el alimento y éste entra en el esófago. Un músculo esfínter a la entrada del estómago permite que el alimento pase del esófago al estómago.

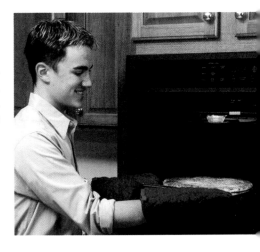

Tus glándulas salivales responden al oler la comida antes de que comiences a comer. *¿Cómo ayuda la saliva en el proceso de la digestión?*

TU CARÁCTER

Respeto. Al hacer elecciones sanas sobre lo que comes y del modo en que comes, demuestras responsabilidad y respeto hacia tu cuerpo. Comer para aliviar las emociones o el aburrimiento puede llevarte a comer en exceso o tener indigestión. **Sigue las Guías alimenticias y la guía de la Pirámide Nutricional para asegurarte de que consumes nutrientes balanceados cada día. Dedica tiempo para comer despacio y ayudar al cuerpo a digerir los alimentos adecuadamente.**

FIGURA 17.1

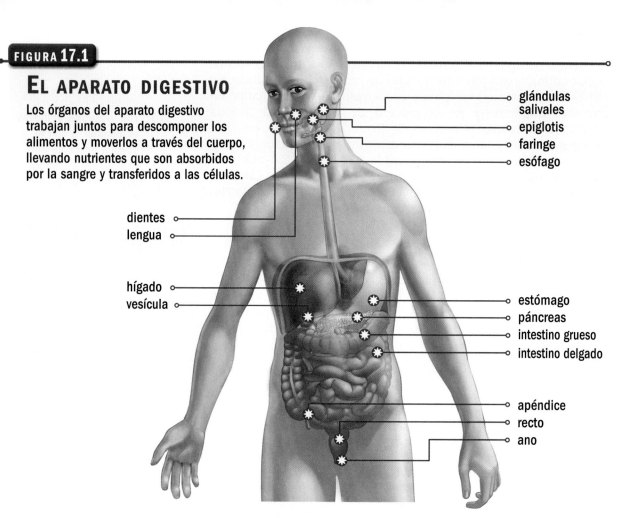

EL APARATO DIGESTIVO

Los órganos del aparato digestivo trabajan juntos para descomponer los alimentos y moverlos a través del cuerpo, llevando nutrientes que son absorbidos por la sangre y transferidos a las células.

glándulas salivales
epiglotis
faringe
esófago

dientes
lengua

hígado
vesícula

estómago
páncreas
intestino grueso
intestino delgado

apéndice
recto
ano

El estómago

El estómago es un órgano hueco en forma de saco ubicado dentro de una pared muscular. Estos músculos flexibles permiten que el estómago se expanda al comer. El estómago, mostrado en la **Figura 17.2,** tiene tres funciones en la digestión.

▶ **Mezclar el alimento con los jugos gástricos.** Los **jugos gástricos** son s*ecreciones del revestimiento del estómago que contienen ácido clorhídrico y pepsina, una enzima que digiere las proteínas*. El ácido clorhídrico del estómago mata las bacterias que se introducen junto con el alimento y crea un ambiente ácido para que actúe la pepsina. El ácido clorhídrico es tan potente, que puede disolver el metal. La mucosidad que produce el estómago sirve de revestimiento protector para que estos jugos gástricos tan potentes no digieran el estómago.

▶ **Almacenar el alimento y los líquidos ingeridos.** El estómago almacena los alimentos y líquidos para continuar la digestión antes de que pasen al intestino delgado.

▶ **Enviar el alimento al intestino delgado.** A medida que el alimento se digiere en el estómago, se convierte en **quimo**, una *mezcla cremosa y líquida de alimentos y jugos gástricos*. La peristalsis mueve al quimo hacia el intestino delgado.

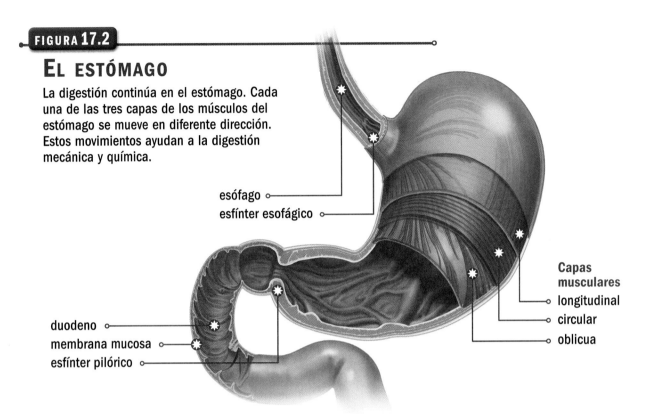

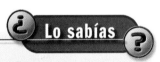

FIGURA 17.2

EL ESTÓMAGO

La digestión continúa en el estómago. Cada una de las tres capas de los músculos del estómago se mueve en diferente dirección. Estos movimientos ayudan a la digestión mecánica y química.

esófago

esfínter esofágico

duodeno

membrana mucosa

esfínter pilórico

Capas musculares
longitudinal
circular
oblicua

El páncreas, el hígado y la vesícula

En el intestino delgado, el alimento se mezcla con los jugos digestivos de otros dos órganos para continuar el proceso de digestión. Uno de estos órganos es el páncreas, el cual produce enzimas que descomponen los hidratos de carbono, las grasas y las proteínas de los alimentos. Otras enzimas que participan en el proceso vienen de glándulas que se encuentran en la pared de los intestinos.

El hígado produce otro jugo digestivo, la **bilis**, *un fluido amargo de color amarillo verdoso, que es importante en la descomposición y absorción de las grasas.* Entre las comidas, la bilis se almacena en la vesícula. Al comer, la vesícula secreta bilis que envía por el conducto biliar hacia los intestinos, donde se mezcla con las grasas del alimento. La bilis disuelve las grasas, convirtiéndolas en el contenido acuoso del intestino. Cuando las grasas quedan disueltas, son digeridas por las enzimas del páncreas y del revestimiento de los intestinos.

El intestino delgado

El intestino delgado es de 20 a 23 pies de largo y tiene 1 pulgada de diámetro. Está compuesto por tres partes: el duodeno, el yeyuno y el íleon. Cuando el quimo entra en el duodeno desde el estómago, todavía contiene hidratos de carbono y proteínas parcialmente digeridos y grasas sin digerir. Esta mezcla se disuelve aún más con los jugos digestivos segregados por glándulas del revestimiento del intestino delgado, junto con secreciones del hígado y el páncreas.

¿ Lo sabías ?

El hígado es la glándula más pesada y el órgano más grande después de la piel. Produce bilis y elimina las sustancias tóxicas de la sangre, tales como el alcohol.

El páncreas produce tres enzimas digestivas: la *amilasa*, que descompone los hidratos de carbono; la *tripsina*, que descompone las proteínas; y la *lipasa*, que descompone las grasas. Estas enzimas son transportadas al intestino delgado por un conducto que lo conecta con el páncreas.

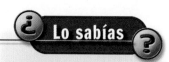

Lo sabías

➜ El intestino delgado recibe su nombre por su diámetro, no por su largo. Tiene aproximadamente una pulgada de ancho y entre 20 y 23 pies de largo.

- Toma de tres a cinco horas para que la materia pase por el intestino delgado.
- El intestino delgado es el lugar principal para la absorción de nutrientes. El noventa por ciento de los nutrientes se absorben en este órgano.

La pared interna del intestino delgado contiene millones de proyecciones parecidas a dedos llamadas vellosidades. Las vellosidades están recubiertas de capilares. Los nutrientes que llegan a los capilares son absorbidos y transportados por el sistema cardiovascular a todo el cuerpo. La materia que no se absorbe pasa, en forma de líquido y fibra, al intestino grueso movida por peristalsis.

El intestino grueso

La parte de los alimentos sin digerir pasa al colon o intestino grueso. El intestino grueso mide aproximadamente 2.5 pulgadas de diámetro y de 5 a 6 pies de largo. Sus funciones principales son absorber agua, vitaminas y sales, y eliminar desechos.

ELIMINACIÓN DE DESECHOS DEL CUERPO

El cuerpo produce desechos en forma sólida, gaseosa y líquida. Los desechos sólidos se eliminan por el intestino grueso. Las bacterias que viven en el intestino grueso transforman los alimentos sin digerir en una masa semisólida llamada heces. Las heces son excretadas del cuerpo por el ano durante la evacuación del vientre. La piel excreta desechos por los poros mediante la transpiración. Cuando exhalas, los pulmones eliminan dióxido de carbono, un desecho gaseoso. Los desechos líquidos son filtrados en el aparato urinario, descrito en la Lección 3.

 Lección 1 *Repaso*

Repaso de información y vocabulario

1. ¿Cuáles son las funciones del aparato digestivo?
2. Define *peristalsis*.
3. Describe el recorrido de los alimentos y los desechos sin digerir por el aparato digestivo.

Razonamiento crítico

4. **Sintetizar.** Explica cómo interactúan el aparato digestivo y el aparato cardiovascular.
5. **Evaluar.** Evalúa la importancia de la función del páncreas en el proceso digestivo.

Destrezas de salud aplicadas

Promoción. Prepara un folleto que demuestre tus conocimientos sobre inquietudes de la salud personal relacionados con el aparato digestivo. Tu folleto debe incluir los órganos del aparato digestivo, describir la función de cada órgano y listar las conductas que contribuyan a la salud de dichos órganos. Comparte el folleto con tu familia.

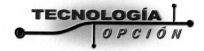

PROCESADOR DE TEXTOS Utiliza un programa procesador de textos para hacer tu folleto. Ve a **health.glencoe.com** para obtener información sobre cómo utilizar un programa procesador de textos.

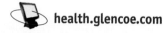 **health.glencoe.com**

El cuidado y los problemas del aparato digestivo

VOCABULARIO

indigestión
acidez
hernia hiatal
apendicitis
úlcera
péptica

APRENDERÁS A

- Examinar los efectos de las conductas de la salud en el aparato digestivo.

- Identificar y describir problemas del aparato digestivo.

- Analizar la relación entre la promoción de la salud y la prevención de enfermedades.

COMIENZA AHORA Piensa en la última vez que experimentaste un problema relacionado con tu aparato digestivo. ¿Qué efecto tuvo en tus hábitos alimenticios? ¿Se encontró una causa? En ese caso, ¿cuál fue?

¿Sueles andar apurado todo el día sin pensar mucho en tu próxima comida? Parte de tener buena salud en la digestión es tomarse el tiempo para preparar y comer alimentos variados y nutritivos. Practicar conductas de la salud que incluyan hábitos alimenticios saludables puede reducir el riesgo de desarrollar problemas digestivos o relacionados con los órganos del aparato digestivo.

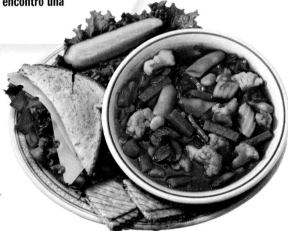

Elige comidas con alto contenido de fibra, como pan integral y vegetales para mantener tu aparato digestivo saludable. *¿Qué otras conductas de salud podrían afectar tu aparato digestivo?*

Las conductas de la salud y el aparato digestivo

El cuidado de tu aparato digestivo comienza con tu elección de alimentos y la manera en que los comes. La recompensa por mantener buenos hábitos alimenticios bien prodía ser una vida sin problemas digestivos o hábitos que lleven a enfermedades. Las siguientes conductas de salud mantendrán tu aparato digestivo saludable.

▶ Sigue una dieta equilibrada que incluya una variedad de alimentos bajos en grasas y con mucha fibra. Dichos alimentos contribuyen al funcionamiento correcto del aparato digestivo.

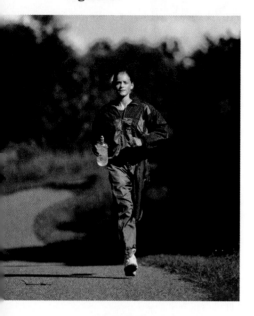

Incorpora la actividad física en tu día. *¿Cómo realza la actividad física la salud de tu aparato digestivo?*

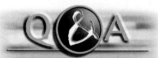

¿Cómo afecta la hepatitis viral al hígado?

La hepatitis, una inflamación del hígado, es causada por infecciones virales. Existen varios virus diferentes, incluyendo las hepatitis A, B y C. La hepatitis A se propaga por la comida o agua contaminadas y por las heces de personas infectadas. Las hepatitis B y C se propagan por el contacto sexual, el contacto con sangre infectada y por compartir agujas infectadas con los que usan drogas. Los virus de las hepatitis B y C pueden causar hepatitis crónica, una enfermedad que dura toda la vida.

► Lávate las manos antes de preparar alimentos o consumirlos para reducir el riesgo de introducir bacterias dañinas en el aparato digestivo.

► Come despacio y mastica bien los alimentos. No acompañes tu comida con líquidos.

► Bebe al menos ocho vasos de 8 onzas de agua al día para ayudar a tu aparato digestivo a funcionar adecuadamente.

► Evita utilizar la comida como forma de manejar tus emociones. En su lugar, cuando sientas estrés, sal a caminar o escribe en un diario.

Problemas del aparato digestivo

Entre los problemas del aparato digestivo se encuentran las molestias causadas por indigestión o dolor de estómago, infecciones bacterianas más graves o enfermedades provocadas por los alimentos, y otras afecciones que necesitan atención médica inmediata, como la apendicitis.

Problemas funcionales del aparato digestivo

Algunos problemas como la indigestión, la acidez, el estreñimiento, la náusea y la diarrea pueden ser ocasionados por enfermedades, el estrés y la ingesta de ciertos alimentos.

► La **indigestión** es *una sensación de incomodidad en la parte alta del abdomen.* Esta sensación de saciamiento puede acompañarse de gases y náuseas. La indigestión se puede deber a comer demasiado, a comer demasiado rápido y a ingerir alimentos picantes o con mucha grasa. Los trastornos estomacales y el estrés contribuyen a la indigestión.

► La **acidez** es *una sensación de ardor en el centro del pecho que se extiende desde la parte más baja, o apéndice, del esternón hasta la garganta.* Ésta se debe a reflujo o pasaje de contenido ácido estomacal al esófago. Cuando el ácido ingresa en el esófago irrita los tejidos causando una sensación de ardor. La acidez puede ser síntoma de **hernia hiatal**, *una afección en la que parte del estómago pasa por un orificio del diafragma.* Como la acidez frecuente o prolongada puede indicar problemas digestivos más graves, es importante consultar con un profesional de la salud, quien tal vez recomiende el uso de antiácidos o de medicinas que ayuden a aliviar los síntomas.

► **Gases.** Aunque la producción de cierta cantidad de gases en el estómago e intestinos a causa de la descomposición de los alimentos es normal, el exceso de gases causa dolor y una sensación molesta de saciamiento en el abdomen. Los alimentos que producen gases en una persona no siempre le causan gas a otra. La mayoría de los alimentos que contienen hidratos de carbono o azúcares complejos, como los frijoles, el repollo, el brócoli, las cebollas y los alimentos con almidón, pueden producir gases. Las grasas y las proteínas generan menos gases que los hidratos de carbono.

► El **estreñimiento** es una afección en la cual las heces se vuelven más secas y duras, dificultando la evacuación del vientre. El estreñimiento puede deberse a no beber suficiente agua o no consumir suficiente **fibra** para mover los desechos por el aparato digestivo. Algunas medicinas también pueden causar estreñimiento. Las mejores maneras de evitar el estreñimiento son seguir una dieta que incluya frutas y vegetales, tomar al menos ocho vasos de 8 onzas de agua al día y hacer ejercicios regularmente.

Los laxantes pueden usarse para tratar el estreñimiento si los recomienda un profesional de la salud. Los laxantes pueden causar diarrea, calambres abdominales y gases. Algunos laxantes forman un revestimiento en los intestinos. Ese revestimiento puede impedir

vínculo

fibra Para más información sobre el efecto de la fibra en la digestión de los alimentos, ver el Capítulo 5, página 115 .

La salud en la práctica ACTIVIDAD

Evitar el estrés para tener una digestión saludable

¿Qué tiene que ver el estrés con la digestión? ¡Más de lo que crees! El estrés puede afectar la manera en que funciona tu aparato digestivo. Además, puede llevar a malos hábitos alimenticios. El estrés crónico puede causar la mala absorción de vitaminas y minerales, lo cual puede conducir a deficiencias nutricionales. En esta actividad diseñarás un póster que muestre estrategias de control del estrés para facilitar la digestión saludable.

Lo que necesitarás

- papel y lápiz
- marcadores
- cartulina

Lo que harás

1. Divide un trozo de papel en cuatro secciones.
2. Escribe uno de los siguientes conceptos en cada sección:
   • Come con regularidad una variedad de alimentos a intervalos normales, en vez de comer demasiado o muy poco.
   • Limita los alimentos que se comen por placer, como los que tienen muchas grasas y azúcar.
   • Limita la cafeína, que es un estimulante.

   • No te apures al comer; siéntate cómodo y relájate.
3. Debajo de cada concepto, lista de 5 a 10 estrategias positivas para controlar el estrés. Por ejemplo, bajo "Limita los alimentos que se comen por placer", podrías escribir: "Cuando tenga estrés, daré una larga caminata en vez de comer galletitas". Debajo de "No te apures al comer" podrías escribir: "Me levantaré diez minutos más temprano cada mañana para tener tiempo de disfrutar del desayuno".
4. Con un grupo pequeño, haz un póster acerca de uno de estos cuatro conceptos, mostrando cómo los adolescentes pueden evitar el estrés y mantener el aparato digestivo saludable. Hazlo de modo que sea colorido y atrayente. Asegúrate de incluir sugerencias de técnicas para controlar el estrés.

Aplica y concluye

Presenta a la clase tu póster acerca del control del estrés. Considera la posibilidad de colocar los pósters en la cafetería y en otros sitios de la escuela.

Cómo reducir molestias de la digestión

Es natural tener indigestión, acidez y gases en ciertas ocasiones. Hay varias medidas que puedes tomar para evitar estos problemas.

Sugerencias para evitar las molestias en la digestión:

▶ Evita acostarte inmediatamente después de comer. Si es posible espera dos o tres horas antes de ir a la cama después de la última comida del día.

▶ Come porciones de comida más pequeñas y más frecuentes.

▶ Evita las comidas fritas y con alto contenido de grasa.

▶ Participa en actividades físicas frecuentes ya que te ayudan a regular el flujo de la materia en el aparato digestivo.

---

la absorción de las vitaminas. El cuerpo también puede tornarse dependiente de los laxantes y dejar de funcionar por sí solo.

▶ Las **náuseas** son una sensación de malestar que a veces precede al vómito. Las enfermedades que afectan la motilidad del tubo digestivo, los patógenos, algunas medicinas y la deshidratación pueden causar náuseas. El acto de vomitar es un reflejo por el cual el contenido del estómago vuelve por el esófago y sale por la boca. Fuertes contracciones de los músculos abdominales comprimen el estómago, mientras que el esfínter del esófago se relaja y permite la salida del contenido del estómago.

▶ La **diarrea** es la evacuación de materia fecal en forma líquida. Cuando el alimento digerido pasa demasiado rápido por el intestino grueso, no se puede absorber el agua, y se produce la diarrea. La diarrea puede deberse a cambios en los hábitos alimenticios, comer de más, disturbios emocionales o deficiencias nutricionales. Las infecciones bacterianas o virales, así como ciertas medicinas pueden causar diarrea. Una de las grandes preocupaciones con respecto a la diarrea, especialmente en infantes, es la deshidratación. A fin de evitar la deshidratación durante un caso de diarrea debe beberse mucha agua y otros líquidos. Los líquidos que contienen electrolitos ayudan a mantener el equilibrio de los líquidos y sustancias químicas del cuerpo. Se debe procurar asistencia médica si la diarrea persiste por más de 48 horas.

Problemas estructurales del aparato digestivo

Aunque algunos problemas del aparato digestivo son temporales o su tratamiento es sencillo, otros son muy serios y requieren atención médica inmediata.

CÁLCULOS BILIARES

Los cálculos biliares se forman al cristalizarse el colesterol de la bilis, bloqueando el conducto biliar entre el intestino delgado y la vesícula. Algunos de los síntomas son: dolor en la parte superior derecha del abdomen, náuseas, vómitos y fiebre. Entre los tratamientos está la medicación para disolver los cálculos o deshacerlos mediante ondas de ultrasonido de alta intensidad. Cuando los síntomas son severos, una posibilidad es la cirugía para eliminar los cálculos y tal vez extirpar la vesícula misma.

APENDICITIS

La **apendicitis** es *la inflamación del apéndice*, un conducto de 3 a 4 pulgadas de longitud que se extiende desde el comienzo del intestino grueso. El apéndice se hincha o inflama si queda obstruido o bloqueado por bacterias u otros tipos de materia extraña, que le impiden liberar sus secreciones. Los síntomas de la apendicitis incluyen dolor en la parte inferior derecha del abdomen, fiebre, pérdida del apetito, náuseas y vómitos, así como mayor sensibilidad en la zona del apéndice. El apéndice puede llegar a reventarse y esparcir la infección por todo el abdomen, convirtiéndose en un problema sumamente grave. En ese caso es esencial la atención médica. El trata- miento es la extirpación quirúrgica del apéndice.

GASTRITIS

La gastritis, uno de los problemas más comunes del aparato digestivo, es una inflamación de la membrana mucosa que reviste el estómago. La producción excesiva de ácido estomacal, el consumo de tabaco o alcohol, las infecciones causadas por bacterias y virus, y medicinas como la aspirina, pueden irritar el revestimiento del estómago. Entre los síntomas de la gastritis se encuentran: dolor, indigestión, disminución del apetito, náuseas y vómitos. El tratamiento incluye evitar los irritantes y tomar medicinas o antibióticos para eliminar la infección.

INTOLERANCIA A LA LACTOSA

La lactosa, un tipo de azúcar que se encuentra en la leche y otros productos lácteos, normalmente es descompuesta por la enzima lactosa. Las personas con intolerancia a la lactosa no producen suficiente lactosa y por lo tanto, queda lactosa sin digerir en el intestino delgado. Las bacterias del tracto digestivo fermentan la lactosa, lo que causa síntomas como el dolor abdominal, hinchazón, gases y diarrea. Masticar tabletas de lactasa puede reducir los síntomas. Las personas con intolerancia a la lactosa deben elegir fuentes alternativas de calcio, por ejemplo, vegetales de hoja verde oscuro como el brócoli y las coles, la leche de soja enriquecida y el yogurt con cultivos activos.

ÚLCERA PÉPTICA

La **úlcera péptica** es *una llaga en el revestimiento del tracto digestivo*. Las úlceras pueden ser causadas por el uso continuo de antiinflamatorios como la aspirina y por infecciones causadas por la bacteria *Helicobacter pylori (H. pylori)*. Los síntomas incluyen naúseas, vómitos y dolor abdominal que aumenta cuando el estómago está vacío. Las úlceras también pueden causar sangrado en el estómago y, sin tratamiento, pueden perforar o atravesar la pared estomacal. Para tratar una úlcera se puede tomar medicinas que neutralicen el ácido o que eliminen las infecciones y evitar los irritantes como la aspirina, el humo del cigarrillo y el alcohol.

CIRROSIS

La destrucción del tejido hepático, generalmente provocada por un consumo elevado y prolongado de alcohol, causa la cirrosis, o cicatrices en el tejido del hígado. El alcohol interfiere con la capacidad del hígado para descomponer las grasas. El exceso de grasas bloquea el flujo de sangre en las células hepáticas. El tejido del hígado se destruye y se reemplaza con tejido cicatrizal no funcional, impidiendo el funcionamiento normal del hígado. La cirrosis puede causar una falla hepática y la muerte, a menos que se realice un transplante.

ENFERMEDAD DE CROHN

La enfermedad de Crohn causa inflamación en el revestimiento del tracto digestivo. Los síntomas incluyen diarrea, pérdida de peso, fiebre y dolor abdominal. A pesar de que aún no se ha encontrado la causa, esta enfermedad parece estar asociada a problemas del sistema inmunológico.

 Las personas que tienen intolerancia a la lactosa pueden suplir sus necesidades de calcio por medio del yogurt, la leche de soja fortificada y ciertos vegetales verdes ricos en calcio.

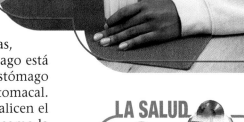

LA SALUD Online

TEMA El aparato digestivo

Ve a **health.glencoe.com** para más información sobre el aparato digestivo.

ACTIVIDAD Usa la información provista en esos vínculos Web para crear una lista de verificación con conductas diarias que puedes adoptar para mantener saludable tu aparato digestivo.

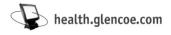

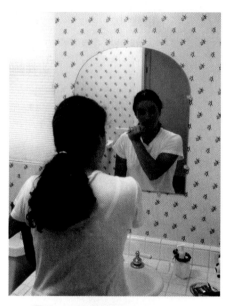

 Los dientes son una parte importante de tu aparato digestivo. *¿Qué conductas saludables practicas a diario para promover la salud de tus dientes?*

CÁNCER DE COLON

El cáncer de colon y recto ocupa el segundo lugar en la lista de muertes causadas por cáncer en Estados Unidos. Este cáncer generalmente se desarrolla en la parte más baja del colon, cerca del recto. Cuando el cáncer crece, bloquea el colon o causa sangrado durante la eliminación. Los cánceres de este tipo se diseminan de forma lenta. La asistencia médica aumenta notablemente las posibilidades de sobrevivir de una persona.

COLITIS

La colitis es una inflamación del intestino grueso o colon. Puede ser causada por infecciones bacterianas o virales. Dentro de los síntomas están la fiebre, el dolor abdominal y la diarrea, que puede contener sangre.

HEMORROIDES

Las hemorroides son venas del recto y ano que se dilatan como resultado de un aumento en la presión. Las hemorroides pueden aparecer por estreñimiento, durante el embarazo y luego del parto. Las señales de hemorroides incluyen picazón, dolor y sangrado. La actividad física regular y una dieta rica en fibras ayuda a prevenir las hemorroides.

CARIES

Los dientes son muy importantes para el proceso digestivo. Cepillarse los dientes y usar hilo dental a diario es la mejor manera de prevenir las caries y de mantener tus dientes saludables.

▶ Lección 2 *Repaso*

Repaso de información y vocabulario

1. Examina los efectos de las conductas de la salud sobre el aparato digestivo y haz una lista de tres de ellas que ayuden a prevenir problemas digestivos.
2. Define *indigestión* y describe sus síntomas.
3. Nombra y describe dos problemas estructurales del aparato digestivo.

Razonamiento crítico

4. **Sintetizar.** ¿Cómo contribuye la fibra a la salud del aparato digestivo?
5. **Analizar.** ¿Por qué es importante detectar y tratar precozmente los trastornos del aparato digestivo?

Destrezas de salud aplicadas

Fijarse metas. Analiza la relación entre la promoción de la salud y la prevención de enfermedades. Haz una lista de conductas de la salud que podrías adoptar para mejorar la salud de tu aparato digestivo. Elige una de las conductas de tu lista y usa los pasos para fijarse metas, a fin de desarrollar un plan para incorporar dicha conducta en tu vida diaria.

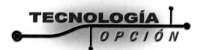

HOJAS DE CÁLCULO Es más sencillo hacer una lista utilizando programas de hojas de cálculo. Ve a **health.glencoe.com** para aprender a usar los programas de hojas de cálculo.

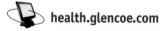

El aparato urinario

APRENDERÁS A

- Identificar las estructuras y funciones del aparato urinario.

- Examinar los efectos de las conductas de la salud sobre el aparato urinario.

- Identificar y describir problemas del aparato urinario.

- Relacionar la importancia de la detección precoz y de las señales de advertencia que impulsan a personas de todas las edades a buscar asistencia médica.

COMIENZA AHORA Los riñones limpian la sangre por medio de la filtración. Lista varios ejemplos de filtros que se utilicen en la vida diaria. Mientras leas esta lección compara estos ejemplos de filtros con la manera en la que el aparato urinario filtra la sangre.

Mientras que el aparato digestivo se encarga de eliminar los desechos sólidos, el aparato urinario funciona como filtro para eliminar los desechos líquidos. Un aparato urinario saludable ayuda a mantener el equilibrio interno del cuerpo. Dada la importancia de esta función, los problemas del aparato urinario, si no se tratan, pueden afectar todo el cuerpo y podrían causar la muerte.

La función del aparato urinario

La función principal del aparato urinario es filtrar los desechos y el exceso de fluidos de la sangre. La **orina** es *material de desecho líquido* que se excreta del cuerpo mediante el proceso de orinar. La orina consiste en agua y desechos del cuerpo que contienen nitrógeno. Estos desechos se vuelven tóxicos para las células si permanecen en el cuerpo demasiado tiempo.

Los riñones

Los riñones, ilustrados en la **Figura 17.3** de la próxima página, son órganos en forma de frijol del tamaño de un puño aproximadamente. Están cerca de la mitad de la espalda, debajo de la caja torácica.

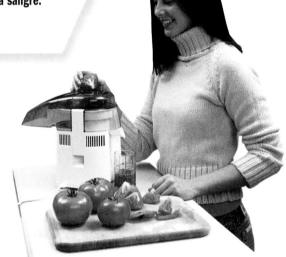

Evita las bebidas con cafeína, bebe por lo menos ocho vasos de agua al día e incluye otras fuentes de líquido que te ayuden a mantener el buen funcionamiento del aparato urinario.

Los riñones remueven productos de desecho de la sangre a través de pequeñas unidades de filtración llamadas **nefronas**, *las unidades funcionales de los riñones*. Cada riñón contiene más de 1 millón de nefronas. Cada nefrona consta de una bola de pequeños capilares llamada glomérulo y un conducto pequeño llamado túbulo renal que funciona como un embudo de filtración.

FIGURA 17.3

EL RIÑÓN

El riñón, parte del aparato urinario, desempeña una función vital para remover los desperdicios de la sangre.

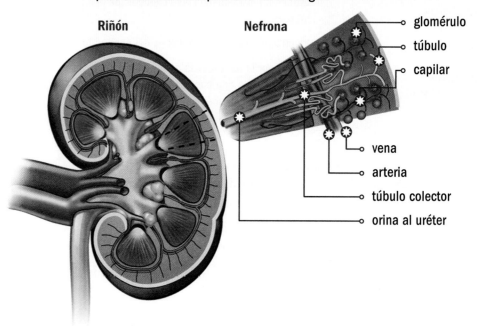

Riñón   Nefrona

- glomérulo
- túbulo
- capilar
- vena
- arteria
- túbulo colector
- orina al uréter

Como parte del proceso de filtración, los riñones regulan la cantidad de sales, agua y otros materiales que son excretados en la orina de acuerdo con las necesidades del cuerpo. Controlan y mantienen el equilibrio hídrico y ácido básico del cuerpo. Cuando la sangre y los fluidos corporales se vuelven demasiado ácidos o alcalinos, los riñones alteran la acidez de la orina para restablecer el equilibrio. Cuando el cuerpo se deshidrata, la glándula pituitaria libera hormona antidiurética (ADH, por sus siglas en inglés) para estimular la sed y permitir que los riñones equilibren los niveles de fluidos del cuerpo.

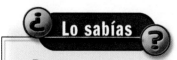

¿ **Lo sabías** ?

El aparato urinario filtra aproximadamente 50 galones de sangre y produce entre 2 y 3 cuartos de galón de orina al día.

Los uréteres

La orina va desde los riñones a la vejiga por los uréteres. Los **uréteres** son *los conductos que conectan los riñones a la vejiga*. Cada uréter mide aproximadamente de 8 a 10 pulgadas de largo. Los músculos de las paredes de los uréteres se contraen y se relajan para hacer que la orina baje de los riñones. Los uréteres trabajan continuamente. Cierta cantidad de orina pasa cada 15 segundos de los uréteres hacia la vejiga.

La vejiga y la uretra

La **vejiga** es *un órgano muscular hueco que funciona como reservorio de orina*. Ubicada en la cavidad pélvica, la vejiga se mantiene en su lugar por ligamentos que la unen a otros órganos y a los huesos pélvicos. Hasta que la vejiga esté lista para ser vaciada, los esfínteres se mantienen bien cerrados, como una banda elástica alrededor de la **uretra** que es *un conducto que va desde la vejiga al exterior del cuerpo*.

Las conductas de la salud y el aparato urinario

La correcta función urinaria es importante porque los desechos que no son eliminados se vuelven tóxicos rápidamente. Muchas conductas relacionadas con la salud pueden afectar tu aparato urinario.

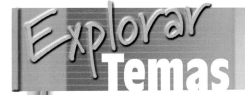

Agua embotellada: ¿Saludable o un engaño?

Tomar suficiente agua a diario es esencial para mantener la salud de tu aparato urinario. Muchas personas prefieren el agua embotellada porque creen que es más segura que el agua del grifo. A otras les parece que el agua embotellada es una alternativa sana a los refrigerios y otras bebidas azucaradas. Lee cómo dos adolescentes ven el tema.

Punto de vista 1: Andrea B., 16 años

Mis amigos y yo tomamos agua embotellada porque el agua del grifo ya no parece tan segura como antes. Leí artículos sobre la posible contaminación de las reservas de agua, y me asusta. A pesar de que tomo agua del grifo si tengo que hacerlo, me siento más segura tomando agua embotellada. Además, sé que es mejor que tomar bebidas gaseosas.

Punto de vista 2: Damien J., 15 años

Si bien concuerdo con Andrea en que el agua es mejor que las bebidas gaseosas, no creo que el agua embotellada sea más pura que el agua del grifo. Mi tío trabaja en el departamento de salud y me dijo que al agua de los servicios municipales le hacen los mismos exámenes que al agua embotellada. Además, ¡el agua del grifo es prácticamente gratis!

ACTIVIDAD

1. ¿Crees que el agua embotellada es más saludable que el agua del grifo? ¿Piensas que muchos jóvenes toman agua embotellada por ser más sana que las bebidas gaseosas?

2. El gobierno y las industrias calculan que el 25 por ciento del agua embotellada que se vende en Estados Unidos proviene de los servicios municipales; unas veces con más tratamiento y otras no. ¿Qué te da a entender esto sobre la seguridad del agua del grifo?

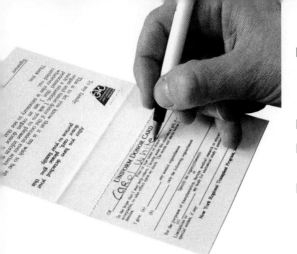

▶ Bebe al menos ocho vasos de 8 onzas de agua al día y imita la ingesta de cafeína y bebidas gaseosas. Las bebidas con cafeína interfieren en la función de los riñones y aumentan la pérdida de agua por la orina.

▶ Mantén una dieta bien balanceada.

▶ Practica buenos hábitos de higiene y salud personal para prevenir que bacterias dañinas causen una infección.

▶ Realízate exámenes médicos regularmente. Informa a tu médico sobre cualquier cambio en la frecuencia con que orinas y el color y olor de la orina para poder detectar y tratar precozmente los trastornos del aparato urinario.

Una persona saludable que desea ser donante de órganos lleva consigo una tarjeta que expresa esa preferencia. La tarjeta para donación de órganos, como la que se ve aquí, generalmente va con la licencia de conducir de una persona.

Problemas del aparato urinario

Los problemas del aparato urinario pueden resultar de diversas afecciones, incluidas la infección y bloqueo de la orina. La **cistitis** es *una inflamación de la vejiga,* causada generalmente por infecciones bacterianas que pueden propagarse a los riñones. La **uretritis**, *la inflamación de la uretra*, puede ser causada por infecciones bacterianas. Los síntomas de ambas afecciones incluyen dolor y ardor al orinar, un aumento en la frecuencia urinaria, fiebre y la presencia de sangre en la orina. La detección temprana de estas señales de advertencia debe impulsar a personas de todas las edades a buscar asistencia médica. Los tratamientos abarcan el uso de antibióticos para eliminar la infección.

Problemas renales

Los trastornos renales, algunos de los cuales pueden amenazar la vida, deben ser tratados y controlados por un profesional de la salud. Entre los problemas renales se encuentran las siguientes afecciones.

▶ La **nefritis** es la inflamación de las nefronas. Los síntomas incluyen fiebre, hinchazón de los tejidos y cambios en la producción de orina.

▶ Los **cálculos renales** se forman cuando se cristalizan las sales en la orina y constituyen una piedra sólida que generalmente contiene calcio. Los cálculos pequeños pasan por el aparato urinario naturalmente sin problema y se puede seguir un tratamiento para aliviar los síntomas. El tratamiento de cálculos más grandes incluye un procedimiento en el cual se usan ondas de sonido de alta intensidad para romper los cálculos de modo que puedan pasar por la uretra.

▶ La **uremia** es una grave afección asociada con la disminución de la filtración de la sangre por los riñones. Como resultado de la menor filtración, permanecen en la sangre niveles anormalmente altos de desechos que pueden causar daño en los tejidos.

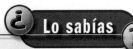

Lo sabías

▶ Según el Departamento de Salud y Servicios Humanos de Estados Unidos, unas 63 personas reciben exitosamente transplantes de órganos cada día. Las personas que lo deseen pueden ser donantes de órganos o tejidos. Los menores de 18 años de edad deben tener el consentimiento de sus padres o tutores.

FALLA RENAL

La falla renal puede ser aguda, es decir, producirse repentinamente, o puede ser crónica, en cuyo caso los riñones pierden progresivamente su capacidad de funcionamiento. El tratamiento incluye reducir los síntomas y aminorar el avance de la enfermedad. Si el daño al riñón es muy grande, es posible que se deba recurrir a la diálisis o a un transplante de riñón.

▶ La **hemodiálisis** es *una técnica por la cual una máquina que actúa como un riñón artificial elimina los desechos de la sangre.* Mediante una aguja conectada a tubos plásticos se pasa la sangre del paciente a la máquina, la cual la filtra y la devuelve de forma muy similar a la de un riñón saludable.

▶ La **diálisis peritoneal** es un procedimiento en el que se utiliza el peritoneo, una membrana delgada que rodea los órganos digestivos, para filtrar la sangre. Se inserta un catéter, o tubo, en la cavidad abdominal, que sirve como conducto para fluidos por el cual se eliminan las toxinas.

▶ El **transplante de riñón** es una tercera alternativa para la falla renal crónica. Esto implica reemplazar el riñón que no funciona por otro saludable de un donante.

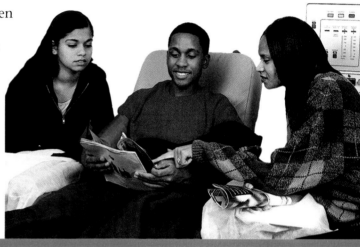
La falla renal se trata usando la tecnología médica para filtrar la sangre artificialmente. *¿Qué opciones podría tener una persona con falla renal además de la diálisis?*

 Lección 3 *Repaso*

Repaso de información y vocabulario

1. Describe las principales funciones del aparato urinario.
2. ¿Qué son los *uréteres* y qué es la *uretra*?
3. Examina los efectos de tres conductas de la salud sobre el aparato urinario y explica cómo esas conductas ayudan a reducir el riesgo de desarrollar un trastorno del aparato urinario.

Razonamiento crítico

4. **Analizar.** Explica por qué no se puede contar el café, el té y las bebidas cola como parte de los ocho vasos de agua que se recomienda beber.
5. **Aplicar.** Refiere la importancia de la detección precoz y las señales de advertencia, que impulsan a personas de todas las edades a buscar asistencia médica. ¿Qué podría indicar un cambio en el aspecto de la orina?

Destrezas de salud aplicadas

Acceder a la información. Investiga y discute temas sociales relacionados con la salud y la donación y transplante de riñón. ¿Cómo se establece si el donante y el potencial recipiente son compatibles? ¿Qué tipo de cuidados de seguimiento se necesitan? Comparte con tus compañeros lo que hayas aprendido acerca de la donación de órganos y los transplantes.

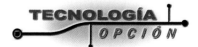
TECNOLOGÍA *OPCIÓN*

RECURSOS DE INTERNET Busca más información acerca de los transplantes de riñón en **health.glencoe.com**.

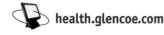

Piensa en beber

Sabes que beber mucha agua es bueno para ti, pero ¿qué otros líquidos te ayudarán a mantenerte saludable? Considera estas opciones.

Bebidas deportivas

PROS: La mayoría contiene niveles ideales de electrolitos, lo cual reduce la posibilidad de sufrir calambres durante las sesiones de ejercicios de más de una hora. Los azúcares simples que contienen se convierten fácilmente en glicógeno, dando a tus músculos el "combustible" que tanto necesitan. Además, el agregado de sodio aumenta la sed, así que beberás más seguido.

CONTRAS: Puede que no te encante el sabor... ni las calorías (de 50 a 70 por cada 8 onzas), ni el azúcar, ni los saborizantes artificiales, ni el costo (el agua y la fruta suelen ser mucho más baratas).

Agua

PROS: El agua es apropiada para todo tipo de actividad, ya sea pasear al perro o jugar una carrera con un amigo. También es barata comparada con las bebidas deportivas.

CONTRAS: El agua no te repone todos los electrolitos que pierdes debido a la transpiración ni la energía del tejido muscular durante las actividades de resistencia. También pasa más rápido por el organismo, así que tendrías que hacer más pausas de las que desearías.

Frutas y vegetales con alto contenido de agua

PROS: Las naranjas, las sandías, las uvas, los pepinos, el apio y muchas otras frutas y vegetales están repletos de líquido. (Las naranjas, por ejemplo, son 87 por ciento agua). Además, también son muy ricos en nutrientes vitales, como fibra, ácido fólico, magnesio, potasio y vitamina C.

CONTRAS: Comer puede resultar poco práctico durante las sesiones de ejercicio vigoroso. Las porciones normales de frutas y vegetales no siempre suministran suficiente líquido. En términos generales, alimentos enteros como éstos funcionan mejor como suplemento al agua o bebidas deportivas. ■

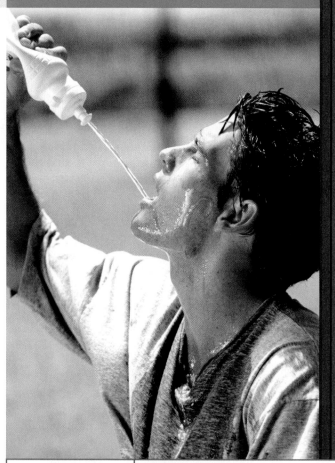

TIME PIENSA... | Sobre las bebidas con cafeína

Imagina que eres el entrenador del equipo de fútbol de tu escuela. Los jugadores te preguntan si pueden tomarse una gaseosa cafeinada en el medio tiempo. ¿Qué tres argumentos usarías para decirles que en cambio deben tomar agua? (Sugerencia: Investiga los efectos de la cafeína sobre el organismo y la deshidratación).

1. **Fijarse metas.** Examina los efectos y beneficios de la actividad física como modo de sobrellevar el estrés y reducir los riesgos de desarrollar ciertos tipos de trastornos digestivos. Sigue los pasos de fijarse metas para trazar un plan que incorpore 30 minutos de actividad física en cada día. Haz una tabla para poder organizar tu tiempo a fin de incluir la actividad en tu día. *(LECCIÓN 1)*

2. **Comunicación.** Estás preocupado por un familiar cercano, quien parece estar usando la comida como mecanismo de escape para sobrellevar sus emociones. Escribe un diálogo que incluya cómo podrías animar a esta persona a adoptar conductas de salud más positivas para controlar sus emociones. Usa mensajes tipo "yo", y técnicas para escuchar activamente. *(LECCIÓN 2)*

3. **Acceder a la información.** Busca información acerca de la eliminación de desechos del cuerpo. Identifica los diversos tipos de desechos y cuáles órganos y funciones corporales son responsables de cada tipo de eliminación. Haz un póster que muestre los resultados de tu investigación. *(LECCIÓN 3)*

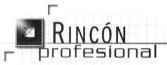

RINCÓN profesional

Urólogo

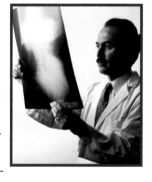

Un urólogo es un médico que se especializa en tratar enfermedades del tracto urinario. Todos los años mueren cerca de 60,000 estadounidenses por causas relacionadas con la falla renal. Y se teme que la cantidad aumente en el futuro cercano a medida que la población envejezca. Para poder satisfacer esta necesidad de asistencia médica, cada vez se necesitarán más jóvenes que se dediquen a esta especialidad.

Para ser urólogo deberás cursar cuatro años de universidad para obtener una licenciatura y luego estudiar durante otros cinco años en una escuela de medicina. Puedes hallar más información sobre ésta y otras carreras de la salud visitando el Rincón profesional en **health.glencoe.com.**

Más allá *del* salón de clases

Participación de los padres

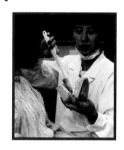

Promoción. Junto con uno de tus padres, consigue más información acerca de los servicios disponibles en tu comunidad para los pacientes que sufren de problemas del aparato digestivo o urinario. Por ejemplo, ¿hay grupos de personas afectadas de colitis o el síndrome del intestino irritable? ¿Dónde reciben diálisis los pacientes? Averigua sobre los programas que ayuden a la comunidad a estar al tanto de tales servicios y pregunta cómo podrían participar tus padres.

La escuela y la comunidad

Cuidado de los dientes. Comunícate con un dentista y pídele que hable a tu clase acerca de la salud oral. Pídele que describa la función específica de los dientes en la digestión y las diversas funciones de los dientes según su forma.

Después de leer

Utiliza tu *Foldable* para repasar lo que aprendiste en este capítulo y luego verifica tus conocimientos revisando las notas debajo de las solapas.

FOLDABLES™
Esquema de estudio

► TERMINOLOGÍA DE LA SALUD *Contesta las siguientes preguntas en una hoja de papel.*

Lección 1 *Reemplaza las palabras subrayadas con el término correcto.*

absorción	bilis
quimo	digestión
eliminación	jugos gástricos
peristalsis	masticación

1. La descomposición mecánica y química de los alimentos para que puedan ser utilizados por las células corporales se conoce como peristalsis.

2. El proceso de eliminación es el pasaje de alimento desde el tracto digestivo hacia los sistemas cardiovascular y linfático.

3. El quimo es un fluido amargo de color amarillo verdoso, cuya función es importante en la descomposición y absorción de grasas.

4. La digestión es la expulsión de los alimentos no digeridos, o desechos corporales.

Lección 2 *Une cada definición con el término correcto.*

apendicitis	indigestión
acidez	úlcera péptica
hernia hiatal	

5. Sensación de quemazón en el centro del pecho, que puede subir desde la parte inferior del esternón hacia la garganta.

6. Una afección en la cual parte del estómago pasa por un orificio del diafragma.

7. Una inflamación del apéndice.

8. Una llaga en el revestimiento del tracto digestivo.

Lección 3 *Llena los espacios en blanco con el término correcto.*

cistitis	uretra
hemodiálisis	uretritis
nefronas	vejiga
orina	uréteres

Las (_9_) son las unidades funcionales de los riñones. La (_10_) producida en los riñones es transportada a la (_11_), donde queda almacenada hasta que sale del cuerpo a través de la (_12_).

► ¿LO RECUERDAS? *Contesta las siguientes preguntas con oraciones completas.*

1. ¿Dónde comienza el proceso de digestión y qué jugos gástricos participan?

2. Define el término *quimo*. ¿En qué etapa del proceso digestivo se forma?

3. ¿Qué función cumplen las vellosidades?

4. ¿Cuáles son las principales funciones del intestino grueso?

5. ¿Qué es el estreñimiento? ¿Qué lo causa?

6. ¿Cuáles son algunos problemas que pueden surgir por el uso excesivo de los laxantes?

7. ¿En qué difieren la gastritis y la úlcera péptica?

8. Explica cuáles son las causas y riesgos de la cirrosis del hígado.

9. Define el término *orina*. ¿Cuáles son los principales componentes de la orina?

10. ¿Qué función cumple la vejiga?

11. Compara la cistitis con la uretritis y contrasta.

12. Describe dos tipos de diálisis disponibles para pacientes con falla renal crónica.

➤RAZONAMIENTO CRÍTICO

1. Analizar. Si el conducto que lleva los jugos pancreáticos al intestino delgado estuviese obstruido, ¿cómo se vería afectado el proceso digestivo?

2. Aplicar. Explica la importancia de la detección precoz y las señales de advertencia, y por qué es importante buscar asistencia médica precoz para el tratamiento del cáncer de colon.

3. Evaluar. En una persona saludable, la orina fresca es estéril, libre de bacterias o virus. ¿Por qué un profesional de la salud examinaría la orina para ver si contiene bacterias en el caso de una persona que orina poco y tiene fiebre?

Práctica para la prueba estandarizada

Lee el siguiente párrafo y luego contesta las preguntas.

Cómo evitar la intoxicación por alimentos

(1) La intoxicación por alimentos afecta a más de 76 millones de personas en Estados Unidos cada año. (2) La mayoría de las víctimas sobreviven estos ataques, pero algunas mueren. (3) ¿Qué se puede hacer con respecto a la intoxicación por alimentos?

(4) La medida más importante para evitar la contaminación de los alimentos es lavarse las manos antes de comer, mientras se está cocinando y después de utilizar el baño. (5) En la cocina, mantén calientes los alimentos calientes, y fríos los alimentos fríos cocinándolos por completo y cubriéndolos y refrigerándolos tan pronto como sea posible. (6) Asegúrate de que todas las superficies donde se trabaja y los utensilios estén limpios, y nunca se debe usar el mismo cuchillo o tabla para cortar carnes y diferentes alimentos. (7) Presta atención a las fechas de vencimiento de las carnes y los alimentos preparados y nunca comas nada que huela raro.

(8) Las medidas que ayudan a protegerte de la intoxicación por alimentos son simples, lógicas y te ayudarán a mantenerte a salvo. (9) Hazlas parte de tu rutina normal en la cocina.

1. ¿Qué cambio, si necesita alguno, se le debería hacer a la oración 4?

(A) Cambiar *contaminación* a **consideración**
(B) Cambiar *manos* a **de las manos**
(C) Poner una coma después de *importante*
(D) No hacer ningún cambio

2. ¿Cual es la forma más eficaz, si la hay, de volver a escribir la oración número 8?

(A) Las medidas mencionadas son simples y tienen sentido, y te ayudarán a protegerte de la intoxicación por alimentos.
(B) Si sigues estas reglas lógicas y simples, estarás a salvo.
(C) Seguir estas medidas simples y lógicas te mantendrán a salvo de la intoxicación por alimentos.
(D) No hacer ningún cambio.

3. Escribe una columna para una revista sobre algunas reglas de seguridad dentro o fuera del hogar.

El sistema endocrino y el aparato reproductor

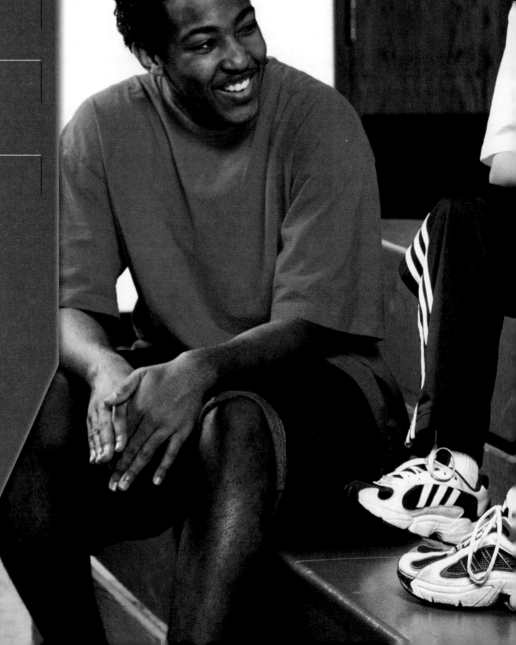

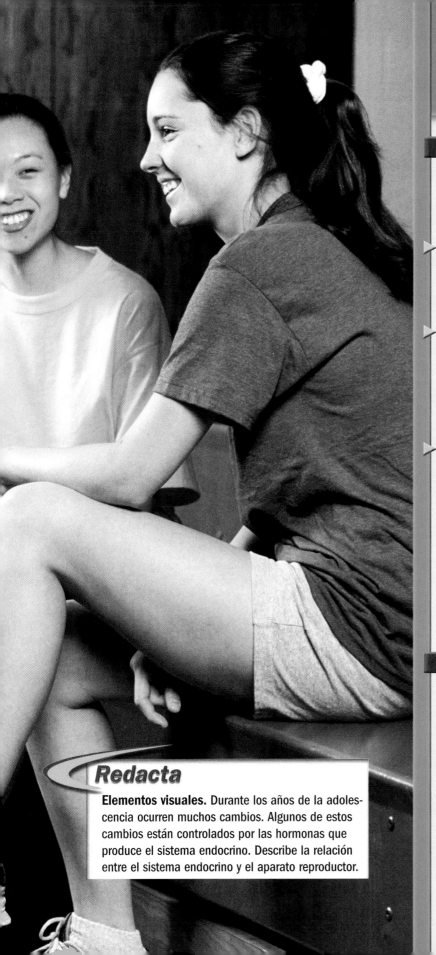

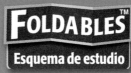
Antes de leer

Haz este *Foldable* para organizar tus notas sobre la estructura y función del sistema endocrino. Comienza con una hoja de papel de 11″ x 17″.

▶ **Paso 1**

Dobla una hoja de papel en tres partes.

▶ **Paso 2**

Dobla la parte inferior 2 pulgadas hacia arriba y marca bien el doblez.

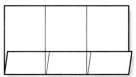

▶ **Paso 3**

Pega los bordes exteriores del doblez para obtener tres bolsillos. Rotúlalos tal como se indica. Coloca tarjetas de 3″ x 5″ o trozos de papel en los bolsillos.

Sistema endocrino		
Estructura	Función	Problemas

Mientras lees

Mientras lees y conversas sobre el material del capítulo, utiliza tarjetas para anotar y definir términos, dibujar diagramas, listar las ideas principales y los detalles de apoyo, y para dar ejemplos de cómo podrías usar lo que has aprendido en tu vida cotidiana. Coloca las tarjetas con tus notas en los bolsillos correspondientes de tu *Foldable*.

Redacta

Elementos visuales. Durante los años de la adolescencia ocurren muchos cambios. Algunos de estos cambios están controlados por las hormonas que produce el sistema endocrino. Describe la relación entre el sistema endocrino y el aparato reproductor.

El sistema endocrino

VOCABULARIO

**glándulas
endocrinas
hormonas
glándula tiroides
glándulas
paratiroideas
páncreas
glándula pituitaria
gónadas
glándulas
suprarrenales**

APRENDERÁS A

• Identificar las glándulas del sistema endocrino y explicar la función de cada una.

• Examinar los efectos de las conductas de la salud en el sistema endocrino.

• Evaluar el significado de los cambios corporales que ocurren en la adolescencia.

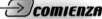
**COMIENZA
AHORA**   *Endo* significa "dentro" y *crino* significa "separar". ¿Cómo te ayuda tal información a entender una de las características del sistema endocrino?

Cuando el cerebro reconoce una situación de estrés, el sistema endocrino reacciona liberando la hormona adrenalina. *¿Cómo ayudan estos cambios a preparar al cuerpo para que reaccione bajo estrés?*

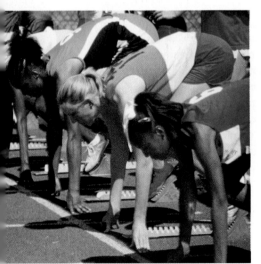

Todas las células de tu cuerpo responden a los mensajes enviados por tres de tus principales sistemas del cuerpo: el sistema nervioso, el sistema inmunológico y el sistema endocrino. Los tres sistemas trabajan conjuntamente para coordinar las funciones del cuerpo. El sistema endocrino es especialmente importante durante los años de la adolescencia debido a que una de sus principales funciones es regular el crecimiento y el desarrollo.

Estructura del sistema endocrino

El sistema endocrino está compuesto por una red de glándulas endocrinas ubicadas por todo el cuerpo. Las **glándulas endocrinas** son *órganos sin conductos o tubos, o grupos de células que secretan hormonas directamente al flujo sanguíneo.* Las **hormonas** son *sustancias químicas que se producen en las glándulas y que ayudan a regular muchas de las funciones de tu cuerpo.* Las hormonas son secretadas por las glándulas endocrinas y luego transportadas por la sangre a su destino en el cuerpo. Estos mensajeros químicos influyen en las respuestas físicas y mentales. Las hormonas producidas durante la pubertad desencadenan cambios físicos en el cuerpo. La **Figura 18.1** describe las principales glándulas del sistema endocrino y las funciones corporales que regulan.

FIGURA 18.1

EL SISTEMA ENDOCRINO

Las glándulas del sistema endocrino están ubicadas por todo el cuerpo. Cada glándula tiene al menos una función específica.

Tiroides La glándula tiroides *produce hormonas que regulan el metabolismo, la temperatura corporal y el crecimiento de los huesos.* El tiroides produce tiroxina, la cual regula el modo en que las células liberan la energía de los nutrientes.

Glándulas paratiroideas Las glándulas paratiroideas *producen una hormona que regula el equilibrio de calcio y fósforo en el cuerpo.*

Testículos Los testículos son las glándulas reproductoras masculinas.

Ovarios Los ovarios son las glándulas reproductoras femeninas.

Además de cumplir una función en la reproducción (como se describe en las Lecciones 2 y 3), los testículos y los ovarios controlan el desarrollo de las características sexuales secundarias durante la pubertad.

Hipotálamo El hipotálamo conecta al sistema endocrino con el sistema nervioso y estimula a la glándula pituitaria para que secrete hormonas.

Glándula pineal Esta glándula secreta melatonina, la cual regula los ciclos del sueño, y se cree que afecta el comienzo de la pubertad.

Glándula pituitaria La glándula pituitaria regula y controla las actividades de otras glándulas endocrinas.

Glándula del timo El timo regula el desarrollo del sistema inmunológico.

Glándulas suprarrenales Estas glándulas producen hormonas que regulan el equilibrio de sal y agua en el cuerpo. Las secreciones de la corteza suprarrenal y de la médula suprarrenal controlan la respuesta del cuerpo ante un emergencia.

Páncreas El **páncreas** es *una glándula que participa tanto en el aparato digestivo como en el sistema endocrino.* En su función de glándula endocrina, el páncreas secreta dos hormonas que regulan el nivel de glucosa en la sangre: el glucagón y la insulina.

Glándula pituitaria

La **glándula pituitaria** *regula y controla las actividades de todas las otras glándulas endocrinas.* La glándula pituitaria también se conoce como la glándula maestra. Tiene tres secciones, o lóbulos: el anterior, el intermedio y el posterior.

► **Lóbulo anterior.** El lóbulo anterior, o frontal, de la glándula pituitaria produce seis hormonas. La hormona somatotrópica, o del crecimiento, estimula el crecimiento y desarrollo normal del cuerpo al alterar la actividad química en las células. La hormona estimuladora del tiroides (HET) estimula a la glándula tiroidea para que produzca hormonas. La hormona corticotrofina (HCT) estimula la producción de hormonas en las glándulas suprarrenales.

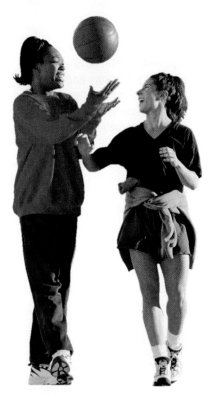

Las hormonas producidas por la glándula pituitaria cumplen una función en la determinación de la altura de una persona. *Evalúa el significado de otros cambios en el cuerpo que ocurren durante la adolescencia.*

LA SALUD Online

TEMA Vocabulario

Ve a **health.glencoe.com** para repasar el vocabulario de esta lección.

ACTIVIDAD Juega el juego de concentración del Capítulo 18 para repasar los términos y definiciones del vocabulario.

vínculo

diabetes Para obtener más información sobre los diferentes tipos de diabetes y los factores de riesgo de esta enfermedad, ver el Capítulo 26, página 691.

Durante la adolescencia, el lóbulo anterior de la glándula pituitaria secreta dos hormonas que estimulan la producción de todas las demás hormonas sexuales. La hormona folículoestimulante (HFE) y la hormona luteinizante (HL) controlan el crecimiento, el desarrollo y las funciones de las **gónadas**, otro nombre que reciben *los ovarios y los testículos.*

- En las mujeres, la HFE estimula las células de los ovarios para que produzcan estrógenos, un tipo de hormona sexual femenina que desencadena el desarrollo de los óvulos. La HL es responsable de la ovulación, y estimula a las células ováricas para que produzcan progesterona. La hormona prolactina estimula la producción de leche en las mujeres luego de que dan a luz.
- En los hombres, la HL estimula las células de los testículos para que produzcan la hormona masculina testosterona. La HFE controla la producción de esperma.

▶ **Lóbulo intermedio.** El lóbulo intermedio, o del medio, de la glándula pituitaria secreta la hormona estimulante de melanocitos (HEM), que controla el oscurecimiento de la piel al estimular los pigmentos de ésta.

▶ **Lóbulo posterior.** El lóbulo posterior, o trasero, de la glándula pituitaria secreta la hormona antidiurética (HAD), la cual regula el equilibrio del agua en el cuerpo. La HAD también produce la oxitocina, que estimula las contracciones del útero durante el nacimiento de un bebé.

Glándulas suprarrenales

Las **glándulas suprarrenales** son *glándulas que ayudan al cuerpo a recuperarse del estrés y a responder ante una emergencia.* Cada una consta de dos partes.

▶ La **corteza suprarrenal** secreta una hormona que inhibe la cantidad de sodio excretado en la orina y sirve para mantener el volumen sanguíneo y la presión arterial. También secreta hormonas que ayudan en el metabolismo de las grasas, proteínas e hidratos de carbono. Estas hormonas cumplen su función en la inmunidad y en la respuesta del cuerpo al estrés.

▶ La **médula suprarrenal** es controlada por el hipotálamo y el sistema nervioso autónomo. Ella secreta las hormonas epinefrina (más conocida como adrenalina) y la norepinefrina. La epinefrina aumenta los latidos del corazón, acelera la respiración, eleva la presión arterial y frena el proceso digestivo durante periodos de emoción intensa.

Problemas del sistema endocrino

Factores como el estrés, infecciones y cambios en el equilibrio de los fluidos y minerales en la sangre pueden causar que los niveles hormonales varíen. A menudo, estas situaciones se corrigen solas. Para los problemas más serios, como los mencionados a continuación, se puede necesitar medicación.

▶ La **diabetes melitus** es un trastorno por el que el páncreas produce muy poca o ninguna insulina, lo cual resulta en niveles altos de glucosa en la sangre. Los síntomas incluyen fatiga, pérdida de peso, sed y frecuente necesidad de orinar.

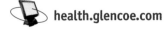

▶ La **enfermedad de Graves,** también conocida como *hipertiroidismo,* es un trastorno provocado por la hiperactividad y el agrandamiento de la glándula tiroides, la cual produce una cantidad excesiva de tiroxina. Los síntomas incluyen nerviosismo, pérdida de peso, mucha sed, aceleración de los latidos del corazón e intolerancia al calor. La baja producción de tiroxina, llamada *hipotiroidismo,* causa fatiga, sequedad de la piel, aumento de peso, estreñimiento y sensibilidad al frío.

▶ La **enfermedad de Cushing** es el resultado de una sobreproducción de hormonas suprarrenales. Los síntomas incluyen rostro redondeado, curvatura de la parte superior de la espalda, piel fina y sensible a las magulladuras, así como huesos frágiles.

▶ El **bocio** es un agrandamiento de la glándula tiroides causado principalmente por la falta de yodo en la dieta. Desde que se comercializa la sal yodada, el bocio se ha vuelto mucho menos frecuente en Estados Unidos.

▶ Los **trastornos del crecimiento** son causados por cantidades anormales de la hormona del crecimiento. Con un diagnóstico temprano y el tratamiento adecuado, los niños con trastornos del crecimiento pueden alcanzar una altura normal.

Cuidado del sistema endocrino

Con el fin de mantener tu sistema endocrino en condiciones óptimas, debes cuidar de todos los sistemas y aparatos de tu cuerpo. Aliméntate con comidas nutritivas, duerme lo suficiente y evita el estrés. Un profesional de la salud te puede realizar exámenes médicos para determinar si tu función endocrina es normal.

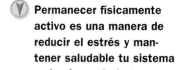

Permanecer físicamente activo es una manera de reducir el estrés y mantener saludable tu sistema endocrino. *¿Qué otras conductas sanas aseguran la salud de este sistema?*

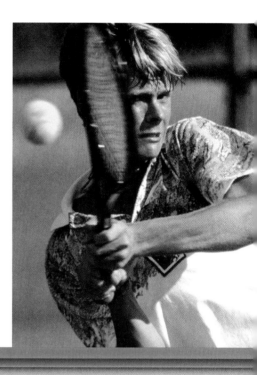

▶ Lección 1 Repaso

Repaso de información y vocabulario

1. ¿Qué son las *glándulas endocrinas*?
2. ¿Cuáles son las dos partes de las glándulas suprarrenales y qué hacen?
3. ¿Cuáles son las funciones de la HFE y la HL?

Razonamiento crítico

4. **Evaluar.** ¿Estás de acuerdo en que la glándula pituitaria es la "glándula maestra"? Explica tu razonamiento.
5. **Analizar.** ¿Cuáles de las glándulas endocrinas están más activas durante la pubertad? Nombra las hormonas que estas glándulas producen y evalúa la importancia de los cambios que ellas ocasionan durante la adolescencia.

Destrezas de salud aplicadas

Autodominio. En una hoja de papel, escribe los nombres de dos glándulas endocrinas. Cita una función importante de cada glándula. Luego escribe un enunciado donde analices los efectos de las conductas de la salud en el sistema endocrino.

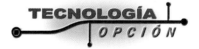

TECNOLOGÍA *OPCIÓN*

PROCESADOR DE TEXTOS Haz tu lista utilizando la función de viñetas de tu programa procesador de textos. Si necesitas ayuda con el programa procesador de textos, ve a health.glencoe.com.

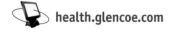

El aparato reproductor masculino

VOCABULARIO

aparato reproductor
espermatozoide
testosterona
testículos
escroto
pene
semen
esterilidad

APRENDERÁS A

- Describir las partes del aparato reproductor masculino y explicar la función de cada una.

- Explicar la importancia de la detección temprana y las señales de advertencia que impulsan a los hombres de todas las edades a buscar asistencia médica para el aparato reproductor masculino.

- Identificar las situaciones que requieren de atención profesional para el cuidado preventivo.

- Analizar la importancia y los beneficios de la abstinencia en relación con la prevención de ETS.

COMIENZA AHORA ¿Por qué es importante proteger tu aparato reproductor? Cita dos maneras de proteger este aparato.

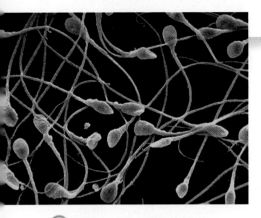

Hay de 300 a 400 millones de espermatozoides en cada eyaculación, pero solamente uno puede fertilizar un óvulo. *¿Cuál es la relación entre la testosterona y el esperma?*

Una función esencial de todos los seres vivos es la reproducción, el proceso mediante el cual la vida continúa de generación en generación. En los humanos, como en muchas otras especies animales, la reproducción es el resultado de la unión de dos células sexuales especializadas, una masculina y otra femenina. Estas células las produce el **aparato reproductor**, *el sistema de órganos responsable de la procreación.*

Estructura y función del aparato reproductor masculino

El aparato reproductor masculino incluye tanto órganos externos como internos. Las dos funciones principales del aparato reproductor masculino son la producción y almacenamiento del **espermatozoide**, *la célula reproductora masculina*, y la transferencia de esperma al cuerpo de la mujer durante el coito. Durante los primeros años de la adolescencia, generalmente entre los 12 y 15 años, el aparato reproductor masculino alcanza la madurez. En ese momento, las hormonas producidas en la glándula pituitaria estimulan la producción de **testosterona**, *la hormona sexual masculina*. La testosterona da inicio a los cambios físicos que indican la madurez, por ejemplo, se ensanchan los hombros, se desarrollan los músculos, crece vello en la cara y en otras partes del cuerpo y la voz se hace más grave. La testosterona también controla la producción de espermatozoides. Un varón físicamente maduro es capaz de producir espermatozoides por el resto de su vida.

Órganos externos del aparato reproductor masculino

Los testículos, el pene y el escroto son estructuras externas que participan en el proceso de reproducción. Los **testículos** son *dos glándulas pequeñas que producen espermatozoides*. Estas glándulas secretan testosterona. Los testículos se hallan en el **escroto**, *un saco de piel externo*. El **pene** es *un órgano de forma tubular que se extiende desde el tronco del cuerpo y por encima de los testículos*. Está compuesto por tejido esponjoso que contiene muchos vasos sanguíneos. Cuando el flujo sanguíneo en el pene aumenta, éste se agranda y se pone erguido. Esta función normal del cuerpo se llama *erección*. Los varones tienen erecciones con facilidad y frecuencia durante la pubertad. Las erecciones pueden ocurrir sin motivo alguno. A veces el hombre puede tener una erección debido al roce de la ropa.

El pene libera semen. El **semen** es *un fluido viscoso que contiene espermatozoides y otras secreciones del aparato reproductor masculino*. Al momento de mayor excitación sexual, generalmente se produce una serie de contracciones musculares conocidas como *eyaculación*. La **fecundación** —la unión de una célula reproductora masculina y una célula reproductora femenina— ocurre como resultado de la eyaculación durante el coito.

Al nacer, el varón tiene la punta del pene recubierta de una capa de piel fina y retráctil, llamada *prepucio*. Algunos padres eligen para sus hijos pequeños la *circuncisión*, que es la extirpación quirúrgica del prepucio del pene. La circuncisión, a menudo se realiza por razones culturales o religiosas, pero desde el punto de vista médico, no se considera necesaria hoy en día.

Los espermatozoides no pueden vivir en temperaturas más altas que la temperatura normal del cuerpo humano de 98.6º F. El escroto protege a los espermatozoides manteniendo los testículos a una temperatura ligeramente menor que la temperatura corporal normal. Cuando la temperatura corporal se eleva, los músculos que están unidos al escroto se relajan y hacen que los testículos bajen un poco, apartándose así del cuerpo. Si la temperatura corporal disminuye, los músculos se tensan y los testículos se acercan más al cuerpo para obtener calor. La ropa demasiado ajustada, que retiene a los testículos muy cerca del cuerpo, puede interferir en la producción de espermatozoides.

Cuando el varón comienza a producir espermatozoides, puede experimentar emisiones nocturnas o eyaculaciones que ocurren cuando se libera semen durante el sueño. Ésta es una función normal que libera la acumulación de presión cuando comienza la producción de espermatozoides durante la pubertad.

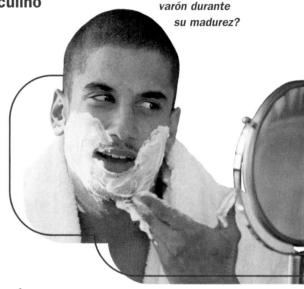

El crecimiento del vello facial es uno de los cambios que ocurren durante la adolescencia temprana en los varones. Otro cambio es la capacidad de producir esperma. *¿Qué hormona estimula los cambios físicos de un varón durante su madurez?*

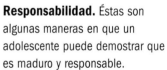

fecundación Para aprender más sobre la fecundación, ver el Capítulo 19, página 486.

TU CARÁCTER

Responsabilidad. Éstas son algunas maneras en que un adolescente puede demostrar que es maduro y responsable.

- Demuestra respeto por ti mismo y hacia los demás.
- Controla los deseos sexuales y nunca se los impongas a otras personas.
- Practica la abstinencia de actividad sexual antes del matrimonio.

Órganos internos del aparato reproductor masculino

Aunque los espermatozoides se producen en los testículos que están suspendidos en el exterior del cuerpo, éstos deben recorrer varias estructuras dentro del cuerpo antes de ser secretados. Estas estructuras incluyen los conductos deferentes, la uretra, las vesículas seminales, la glándula prostática y las glándulas de Cowper. La **Figura 18.2** muestra el recorrido de los espermatozoides desde los testículos hasta que son liberados del cuerpo.

FIGURA 18.2

APARATO REPRODUCTOR MASCULINO

Las estructuras internas del aparato reproductor masculino cumplen una función importante en la secreción de esperma.

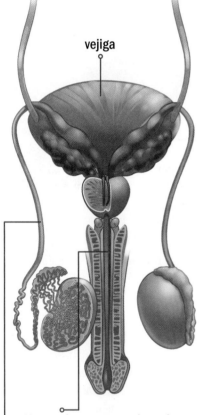

vejiga

Vesícula seminal A medida que los espermatozoides se mueven por los conductos deferentes, se mezcla con un fluido nutritivo producido por las vesículas seminales.

conductos deferentes

Glándula prostática y glándulas de Cowper Las secreciones de la glándula prostática y de las glándulas de Cowper se combinan con el fluido que contiene los espermatozoides para formar el semen.

pene

escroto

Uretra La uretra es el conducto por el cual salen del cuerpo el semen y la orina.

Conductos deferentes Los conductos deferentes son tubos que se extienden desde cada epidídimo hasta la uretra.

Epidídimo Los conductos en cada testículo se unen con el epidídimo, un conducto más grande con aspecto de ovillo, donde los espermatozoides maduran y se almacenan.

Testículos Cada testículo se divide en diminutos túbulos donde se forman los espermatozoides.

Tarjeta para recordar el AET mensual

Es importante para los hombres hacerse un autoexamen de los testículos (AET) todos los meses. Sin embargo, no todos los hombres están acostumbrados a hacerlo. En esta actividad crearás una tarjeta de recordatorio para ti mismo o para los demás varones de tu familia.

Lo que necesitarás

- papel
- bolígrafos de color
- artículos para plastificar (opcional)

Lo que harás

1. Corta el papel del tamaño de una tarjeta de billetera.
2. En un lado de la tarjeta escribe los pasos a seguir para realizar el AET (ver la página 472).
3. Del otro lado de la tarjeta escribe un mensaje para ti o los demás varones de tu familia que les recuerde y convenza de que hay que hacerse el examen todos los meses. Puedes programar el examen para el mismo día todos los meses; por ejemplo, el primer día de cada mes.
4. Plastifica la tarjeta para que dure más.

Aplica y concluye

Guarda la tarjeta de recordatorio en un lugar donde tú (u otros varones de la familia) la vean a menudo. Como el mejor momento para realizar el autoexamen es después de un baño o ducha caliente, considera colocar la tarjeta en el cuarto de baño. Explica la importancia de asumir la responsabilidad de realizarse un AET regularmente.

El cuidado del aparato reproductor masculino

En el cuidado del aparato reproductor masculino son importantes los chequeos médicos, la higiene, la protección y el autoexamen.

▶ **Realízate exámenes médicos regulares.** Todos los hombres deberían realizarse chequeos médicos cada 12 a 18 meses.

▶ **Báñate regularmente.** Los hombres deben bañarse o ducharse a diario, prestando atención especial a la limpieza del pene y el escroto. Los hombres no circuncidados, deben lavarse debajo del prepucio.

▶ **Utiliza equipo de protección.** Cuando realices actividades físicas, ponte un protector para los órganos externos.

▶ **Hazte autoexámenes regularmente.** Examínate el escroto y los testículos por si hubiera señales de cáncer. Si experimentas algún cambio, comunícaselo a tu médico.

▶ **Practica la abstinencia.** Abstente de relaciones sexuales antes del matrimonio para evitar contraer **ETS**.

Vínculo

enfermedades de transmisión sexual (ETS)
Para obtener más información sobre las ETS y sus efectos en el aparato reproductor masculino, ver el Capítulo 25, página 652.

Pasos para la realización de un examen testicular

La Sociedad Americana del Cáncer recomienda que los varones se hagan un autoexamen mensual para prevenir el cáncer testicular.

Sigue este procedimiento:

▶ Párate frente a un espejo. Fíjate si hay algún tipo de hinchazón en la piel del escroto. Examina cada testículo con ambas manos. Toma suavemente el testículo con los pulgares y los dedos y muévelos a su alrededor.

▶ Encuentra el epidídimo, la estructura suave en forma de tubo detrás de los testículos que acumula y conduce el esperma. Familiarízate con esta estructura para que no la confundas con un tumor.

▶ Los tumores cancerosos generalmente se hallan a los lados del testículo, pero también pueden aparecer en el frente.

▶ Aunque los tumores no siempre indican la presencia de cáncer, asegúrate de consultar a un profesional de la salud si encontrases uno.

Fuente: Sociedad Americana del Cáncer.

Vínculo

esteroides Para obtener más información sobre los efectos nocivos de los esteroides anabólicos-andrógenos, ver el Capítulo 23, página 601.

Enfermedades de transmisión sexual (ETS)

A continuación se señalan algunas de las ETS que afectan al aparato reproductor masculino. La principal vía de contagio de todas las ETS son las relaciones sexuales. Uno de los beneficios importantes de la abstinencia es la prevención de estas ETS:

▶ La **clamidia** y la **gonorrea** son infecciones bacterianas que provocan secreciones del pene y ardor al orinar. Ambos trastornos pueden perjudicar la salud reproductiva. El tratamiento más común es la administración de antibióticos.

▶ La **sífilis** es otra infección bacteriana. Al principio, aparece una irritación rojiza indolora en la zona de la infección. Si no se trata, la sífilis puede esparcirse y dañar los órganos internos. Se trata con antibióticos.

▶ El **herpes genital** es un virus que periódicamente causa llagas parecidas a las ampollas en la zona genital. Las medicinas alivian los síntomas, pero el virus permanece en el cuerpo por toda la vida.

Problemas del aparato reproductor masculino

Los órganos del aparato reproductor masculino pueden ser afectados por problemas estructurales y funcionales, así como por ETS. Estas situaciones requieren asistencia médica.

Hernia inguinal

Una hernia inguinal es una separación del tejido que permite que parte del intestino pase a través de la pared abdominal hacia la parte superior del escroto. Una distensión de los músculos abdominales o el levantamiento de mucho peso puede causar un desgarramiento del tejido. Los síntomas de la hernia inguinal pueden ser una protuberancia en la ingle, cerca del muslo, dolor en la ingle o, en casos graves, obstrucción total o parcial del intestino. Generalmente es necesaria la cirugía para reparar la abertura en la pared muscular.

Esterilidad

La **esterilidad** es *la incapacidad para reproducirse*. En los varones puede deberse a una cantidad muy baja de espermatozoides — menos de 20 millones por mililitro de fluido seminal— o porque los mismos sean defectuosos. La esterilidad puede ser el resultado de la exposición a peligros ambientales, como los rayos X y otros tipos de radiación, sustancias químicas tóxicas y plomo. Los espermatozoides pueden sufrir daños por un desequilibrio hormonal, ciertas medicinas y el consumo de drogas, incluidos los **esteroides** anabólicos. Algunas enfermedades, incluidas las ETS y la papera en un adulto pueden provocar esterilidad.

Cáncer de los testículos y problemas de la próstata

El cáncer de los testículos puede afectar a hombres de cualquier edad, pero ocurre con más frecuencia en los que tienen de 14 a 40 años. Los siguientes factores aumentan el riesgo de desarrollar la enfermedad: testículo que no ha descendido, desarrollo testicular anormal y antecedentes familiares de cáncer de los testículos. La Sociedad Americana de Lucha contra el Cáncer recomienda hacerse un autoexamen de los testículos todos los meses. Es necesario que los hombres acudan al médico si notan alguna señal de advertencia, como un bulto o hinchazón indolora en los testículos, o dolor o molestia en un testículo o en el escroto. Con la detección temprana es posible tratar la mayoría de los casos de cáncer de los testículos mediante cirugía, radiación o quimioterapia.

La glándula prostática puede agrandarse como resultado de una infección, un tumor y problemas relacionados con la edad. Cuando la próstata se agranda, presiona la uretra, dificultando el orinar o aumentando su frecuencia. Los síntomas también pueden indicar problemas más serios, como el cáncer de la próstata. El cáncer de la próstata generalmente se detecta durante los exámenes físicos de rutina en los hombres de más de 50 años de edad. La detección temprana aumenta las posibilidades de supervivencia. Entre las alternativas de tratamiento está la cirugía, la radiación y la terapia con hormonas.

El campeón nacional y mundial de ciclismo, Lance Armstrong, es un sobreviviente de cáncer testicular. *¿Por qué son importantes los autoexámenes testiculares para la salud reproductiva masculina?*

Lección 2 *Repaso*

Repaso de información y vocabulario

1. ¿Cuál es la función de los testículos?

2. Describe el recorrido de los espermatozoides desde que se forman hasta que salen del cuerpo.

3. ¿Cuáles son los síntomas del cáncer de los testículos? Identifica las situaciones que requieren asistencia médica como medida preventiva.

Razonamiento crítico

4. **Analizar.** ¿Por qué sería una conducta importante para proteger la salud del aparato reproductor masculino saber la manera correcta de levantar un objeto pesado?

5. **Sintetizar.** Analiza la importancia y los beneficios de la abstinencia en su relación con la prevención de ETS. ¿Como pueden afectar al aparato reproductor masculino los problemas relacionados con las ETS?

Destrezas de salud aplicadas

Practicar conductas saludables. Analiza la relación entre las conductas perjudiciales relacionadas con el consumo de drogas y los efectos dañinos de estas sustancias en el aparato reproductor masculino. Escribe un párrafo que exprese cómo evitar el consumo de drogas, incluidos los esteroides, puede preservar la salud de tu aparato reproductor.

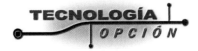

TECNOLOGÍA OPCIÓN

PROCESADOR DE TEXTOS Un programa procesador de textos puede ayudarte a registrar tus conductas saludables. Si necesitas ayuda, ve a **health.glencoe.com**.

El aparato reproductor femenino

óvulos
útero
ovarios
ovulación
trompas de Falopio
vagina
cuello del útero
menstruación

APRENDERÁS A

- Describir las partes del aparato reproductor femenino y explicar la función de cada una.

- Explicar la importancia de la detección temprana y las señales de advertencia que impulsan a las mujeres de todas las edades a buscar asistencia médica para el aparato reproductor femenino.

- Identificar las situaciones que requieran de atención profesional para el cuidado preventivo.

- Analizar la importancia de la abstinencia en relación con la prevención de ETS.

➔)COMIENZA AHORA **Escribe un párrafo breve que contenga los términos *aparato reproductor*, *responsabilidad* y *salud*. Comparte estas oraciones con tus compañeros de clase.**

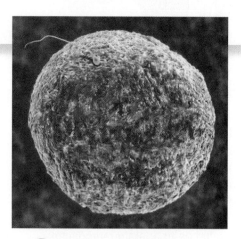

A El aparato reproductor femenino almacena óvulos que se unen con espermatozoides en el proceso de reproducción. *Menciona otra función del aparato reproductor femenino.*

El aparato reproductor femenino tiene varias funciones. Produce hormonas sexuales femeninas y almacena *células reproductoras femeninas* llamadas **óvulos**. El **útero**, *órgano muscular hueco en forma de pera que se encuentra dentro del cuerpo de la mujer*, nutre y protege el óvulo fecundado desde la concepción hasta el nacimiento.

Estructura y función del aparato reproductor femenino

El aparato reproductor femenino incluye varios órganos y glándulas. Los **ovarios** son *las glándulas sexuales femeninas que almacenan los óvulos y producen hormonas sexuales femeninas*. Al momento del nacimiento de la mujer, los ovarios contienen más de 400,000 óvulos o huevos inmaduros. A partir de la pubertad, cuando la glándula pituitaria produce hormonas, madura un óvulo todos los meses. La **ovulación** es *el proceso por el cual se libera un óvulo maduro todos los meses y se introduce en la trompa de Falopio*. El ovario derecho liberará un óvulo maduro un mes y el ovario izquierdo lo hará al mes siguiente.

Órganos reproductores femeninos

La **Figura 18.3** muestra las estructuras del aparato reproductor femenino. Fíjate en el conducto que se encuentra junto a cada ovario. Cuando un ovario libera un óvulo maduro, éste se desplaza hacia una de las **trompas de Falopio**, *un par de trompas con proyecciones que se asemejan a los dedos, que atraen al óvulo.*

El óvulo se desplaza debido a la acción de pequeñas estructuras parecidas a los cabellos, llamadas cilias, junto con las contracciones musculares en las trompas de Falopio. El esperma del hombre entra en el aparato reproductor femenino a través de la **vagina**, *un pasaje elástico, muscular que va desde el útero hacia el exterior del cuerpo.*

Si el esperma llega a las trompas de Falopio, un espermatozoide puede unirse al óvulo, lográndose así la fecundación. Cuando un espermatozoide fecunda un óvulo, se forma una célula llamada *cigoto.* Cuando el cigoto abandona las trompas de Falopio, entra en el útero. Una vez allí, el cigoto se adhiere a la pared uterina y comienza a crecer. A modo de preparación para recibir al cigoto, la pared uterina se hace más gruesa y rica en sangre, permitiendo que el útero nutra al cigoto. El feto en desarrollo permanecerá unido a la pared uterina hasta el momento del **nacimiento.**

vínculo

nacimiento Para obtener más información sobre el desarrollo prenatal y el nacimiento, ver el Capítulo 19, página 486.

FIGURA 18.3

APARATO REPRODUCTOR FEMENINO

El aparato reproductor femenino produce células sexuales llamadas óvulos y provee un lugar para que crezca un óvulo fecundado:

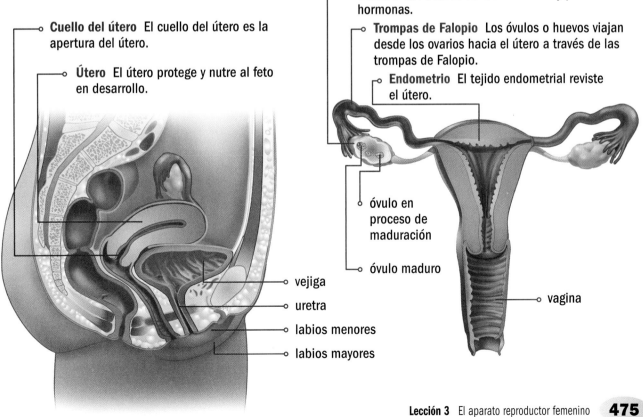

Cuello del útero El cuello del útero es la apertura del útero.

Útero El útero protege y nutre al feto en desarrollo.

Ovarios Los ovarios contienen óvulos y producen hormonas.

Trompas de Falopio Los óvulos o huevos viajan desde los ovarios hacia el útero a través de las trompas de Falopio.

Endometrio El tejido endometrial reviste el útero.

óvulo en proceso de maduración

óvulo maduro

vejiga

uretra

labios menores

labios mayores

vagina

FIGURA 18.4

EL CICLO MENSTRUAL

Días 1 al 13	Día 14	Días 15 al 20	Días 21 al 28
Un huevo nuevo madura dentro del ovario.	El huevo maduro es liberado dentro de una de las trompas de Falopio.	El huevo viaja a través de las trompas de Falopio al útero.	Después de siete días, si el huevo no es fecundado, comienza la menstruación.

Menstruación

En la mujer madura, todos los meses el útero se prepara para un posible embarazo. Si no se produce el embarazo, el útero no necesita el revestimiento grueso que ha formado, llamado *endometrio*, de modo que éste se descama, transformándose en sangre, tejido y fluidos. Estos desechos pasan a través del **cuello del útero**, *la abertura del útero*, hacia la vagina. Esta *eliminación del revestimiento uterino* se llama **menstruación** y forma parte del ciclo menstrual, el cual se resume en la **Figura 18.4.** Para absorber el flujo de sangre, las mujeres usan toallas higiénicas o tampones. Una vez terminado el periodo menstrual, por lo general unos cinco a siete días, el ciclo completo vuelve a comenzar a fin de prepararse para recibir un óvulo fecundado el mes siguiente.

La mayoría de las mujeres comienzan su primer ciclo menstrual entre los 10 y 15 años de edad. El ciclo puede ser irregular al principio. A medida que la mujer crece y madura, su ciclo menstrual generalmente se hace más predecible. Las hormonas endocrinas controlan este ciclo, pero la mala nutrición, el estrés y las enfermedades pueden afectarlo.

El cuidado del aparato reproductor femenino

La buena higiene es importante para mantener la salud del aparato reproductor femenino. En la edad madura, las células del revestimiento de la vagina son expulsadas constantemente, lo que genera un ligero flujo vaginal. La limpieza ayudará a eliminar los malos olores.

▶ **Báñate regularmente.** Es muy importante ducharse o bañarse diariamente durante el periodo menstrual. Durante la menstruación, cambia los tampones o toallas higiénicas frecuentemente. Los desodorantes femeninos en aerosol o los lavajes vaginales no son necesarios y pueden causar irritación o infección en los tejidos sensibles alrededor de la vagina.

▶ **Practica la abstinencia de relaciones sexuales.** Éste es el único método 100 por ciento efectivo para prevenir las ETS.

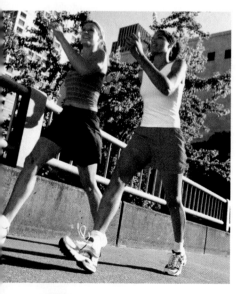

Comer alimentos nutritivos y evitar la cafeína puede reducir las molestias relacionadas con la menstruación. *¿Qué otras conductas de la salud mantendrán saludable tu aparato reproductor?*

AUTOEXAMEN DEL SENO

El cáncer del seno es el tipo de cáncer más común y es la segunda causa principal de muerte, después del cáncer del pulmón, entre las mujeres en Estados Unidos. La Sociedad Americana del Cáncer recomienda que las mujeres se examinen sus senos una vez al mes, justo después del periodo menstrual, cuando los senos no están nflamados ni sensibles. La detección temprana es un factor importante en el tratamiento exitoso del cáncer del seno.

▶ Acuéstate y coloca una almohada debajo de tu hombro derecho. Pon el brazo derecho detrás de la cabeza. Utiliza los dedos de la mano izquierda y nota si hay protuberancias o durezas. Mueve los dedos primero formando un círculo alrededor del seno, luego de arriba hacia abajo, y asegúrate de abarcar toda el área del seno. Repite el procedimiento de la misma forma todos los meses. Examina el seno izquierdo con la mano derecha.

▶ Repite el examen de los dos senos estando de pie, con un brazo detrás de la cabeza. En posición vertical, examina las áreas de los senos que están por encima y hacia las axilas. Párate frente a un espejo y fíjate si tienes algún hoyuelo en la piel de los senos, cambios en los pezones o zonas rojizas o inflamadas.

Problemas del aparato reproductor femenino

El aparato reproductor femenino puede verse afectado por varios trastornos. Los problemas relacionados con la menstruación pueden ir de pequeñas molestias a enfermedades que amenacen la vida.

▶ Los **dolores menstruales** a veces aparecen al comienzo del periodo menstrual. Con ejercicios ligeros o aplicando bolsas calientes sobre la zona abdominal se pueden aliviar los síntomas. Los profesionales de la salud pueden recomendar medicinas para aliviar el dolor. Los dolores agudos o persistentes, llamados dismenorrea, podrían ser una indicación de que se requiere asistencia médica.

▶ El **síndrome premenstrual (SPM)** es un trastorno causado por cambios hormonales. Sus síntomas, que pueden durar de una a dos semanas previas a la menstruación, incluyen tensión nerviosa, ansiedad, irritabilidad, inflamación, aumento de peso, depresión, cambios de humor y fatiga. La actividad física regular y la buena nutrición pueden reducir la severidad de los síntomas.

▶ El **síndrome de choque tóxico (SCT)** es una extraña pero seria infección bacteriana que afecta el sistema inmunológico y el hígado, y puede resultar letal. A fin de reducir el riesgo de SCT, usa tampones que tengan el nivel más bajo de absorción y cámbiatelos a menudo. Las señales de advertencia del SCT pueden ser fiebre, vómitos, diarrea, erupción de la piel —semejante a la ocasionada por la exposición extrema al sol—, ojos rojizos, mareos y dolores musculares. Toda mujer con estos síntomas debe buscar atención médica de inmediato.

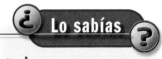

¿ Lo sabías ?

➤ La Sociedad Americana del Cáncer recomienda que las mujeres se hagan exámenes pélvicos desde los 18 años o cuando su médico lo recomiende. El examen pélvico no es doloroso.

- Durante un examen pélvico, un profesional de la salud examina la forma, el tamaño y la posición de los órganos pélvicos y busca si hay algún tumor o quiste.

- El examen de las células extraídas del cuello del útero, denominado *prueba del Papanicolaou*, puede detectar cambios tempranos en las células que indiquen un riesgo de cáncer cervical.

- Un profesional de la salud también puede hacer un examen para detectar ciertas enfermedades de transmisión sexual.

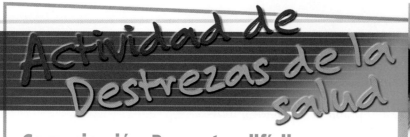

Comunicación: Preguntas difíciles

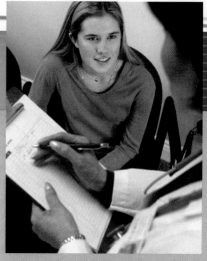

—Hola, Brooke —dice la Dra. Morgan—. ¿Cómo estás? Ya veo que vienes para el examen físico básico del campamento de verano.

Brooke sonríe y asiente. Hace años que se atiende con la Dra. Morgan y se siente cómoda con ella.

—Antes de comenzar —continúa la Dra. Morgan— ¿quieres hacerme alguna pregunta? ¿Está todo bien?

—Bueno... —comienza Brooke— como una semana antes de mi periodo me deprimo. Parece mucho peor que una simple tristeza. Y apenas comienzo a menstruar, se me pasa.

—Es importante expresar tus inquietudes —responde la Dra. Morgan—. Muchas mujeres se sienten un poco tristes antes de su menstruación, pero si tu depresión es severa, existen tratamientos que podríamos probar. Hablemos más acerca de tus síntomas.

¿Qué harías tú?

¿Cómo sacarías el tema de la salud reproductiva con tus padres o un tutor o con un profesional de la salud? Sigue las siguientes pautas para una comunicación eficaz que te ayude a desarrollar el diálogo.

1. **Usa mensajes tipo "yo".**
2. **Usa un tono de voz respetuoso.**
3. **Haz contacto visual.**
4. **Usa un lenguaje corporal adecuado.**
5. **Expresa ideas claras y organizadas.**

Problemas relacionados con la infecundidad

La infecundidad, es decir la incapacidad de concebir, puede tener diversas causas.

► **Endometriosis.** Esta enfermedad crónica y dolorosa ocurre cuando el tejido que reviste el útero se desarrolla fuera de él y crece en los ovarios, las trompas de Falopio, el útero o en el revestimiento de la cavidad pélvica. Los tratamientos abarcan medicinas para el dolor, terapia con hormonas y cirugía.

► **Enfermedad inflamatoria de la pelvis (EIP).** La EIP es una infección de las trompas de Falopio, los ovarios y las áreas que rodean la pelvis. Puede dañar los órganos reproductores de la mujer. La EIP generalmente es causada por las **enfermedades de transmisión sexual (ETS).**

► **Las enfermedades de transmisión sexual** son la causa más común de esterilidad y otros trastornos del aparato reproductor. A menudo, los síntomas de las ETS no se detectan en la mujer a menos que se someta a un examen médico. La forma más segura de prevenir las ETS es evitar las relaciones sexuales hasta el matrimonio.

vínculo

ETS Para obtener más información sobre las ETS y cómo afectan el aparato reproductor femenino, ver el Capítulo 25, página 652.

Otros trastornos del aparato reproductor femenino

A continuación se citan otros trastornos reproductivos.

▶ La **vaginitis,** producida por la vaginosis bacteriana, es la causa más común de infecciones vaginales en las mujeres en edad reproductiva y a menudo va acompañada de flujo, olor, dolor, picazón o ardor. Si no se trata con antibióticos, la vaginitis a veces puede desencadenar la EIP.

▶ La **obstrucción de las trompas de Falopio,** la principal causa de esterilidad, puede surgir a raíz de la EIP, cirugía abdominal, ETS o endometriosis.

▶ Los **quistes ováricos** son sacos llenos de líquido en el ovario. Los quistes pequeños y no cancerosos generalmente desaparecen solos. Los más grandes pueden requerir cirugía.

▶ Los **cánceres cervical, uterino y ovárico** ocurren en el aparato reproductor femenino. Las relaciones sexuales a temprana edad y las ETS, como el papilomavirus humano (PVH), están relacionadas con el aumento de casos de cáncer cervical. Los chequeos y exámenes regulares de la pelvis son importantes para la detección temprana y tratamiento.

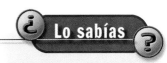
¿Lo sabías?

▶ Las ETS que no se tratan ponen a las mujeres en riesgo de esterilidad, dolor pélvico crónico y cáncer.

• Clamidia es la ETS bacteriana más común en Estados Unidos. Cuando los síntomas se presentan, incluyen flujo vaginal o sangrado repentino, ardor al orinar y dolor abdominal.

• El PVH es probablemente la ETS viral más común entre los jóvenes que tienen relaciones sexuales. La infección con ciertos tipos de PVH puede conducir al cáncer cervical. No se conoce una cura para el PVH.

▶ Lección 3 Repaso

Repaso de información y vocabulario

1. ¿Cómo ayudan las estructuras de las trompas de Falopio a que el óvulo se desplace de los ovarios hacia el útero?

2. Explica los términos *ovulación*, *fecundación* y *menstruación*.

3. Cita tres causas de esterilidad en las mujeres.

Razonamiento crítico

4. **Sintetizar.** Analiza la importancia de la abstinencia en relación con la prevención de las ETS. ¿Qué conductas pueden practicar las mujeres adolescentes para proteger la salud de su aparato reproductor?

5. **Analizar.** Explica la importancia de la detección temprana y de las señales de advertencia de problemas del aparato reproductor femenino. ¿Por qué es importante que toda mujer se someta a exámenes pélvicos regulares a partir de los 18 años o cuando lo recomiende su médico?

Destrezas de salud aplicadas

Promoción. Haz una tarjeta que les recuerde a ti u otras mujeres de tu familia que deben realizarse un autoexamen de los senos todos los meses. Ofrece instrucciones paso por paso. Escribe una frase fácil de recordar acerca de la importancia de la detección temprana, e incluye señales de advertencia que deberían impulsar a las mujeres a buscar asistencia médica.

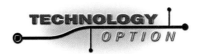
TECHNOLOGY OPTION

PROGRAMA PARA PRESENTACIONES

Puedes usar un programa para presentaciones para combinar texto y gráficos en tu tarjeta de recordatorio. Si necesitas ayuda para usar un programa para presentaciones, ve a **health.glencoe.com.**

Cambios del
Cuerpo

El cuerpo del adolescente se encuentra en constante cambio. Recuerda: ¡Es totalmente natural!

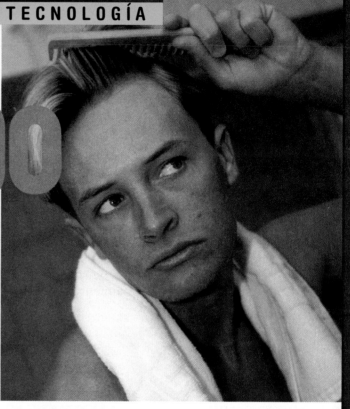

Pérdida de cabello

Si notas que estás perdiendo más cabello de lo normal, no te asustes. "A todo el mundo se le cae el cabello constantemente, y se te puede caer mucho en un solo día", dice la Dra. Patricia Simmons, especialista en pediatría y problemas médicos de los adolescentes. Ella agrega que es normal perder hasta 100 cabellos por día. Los chicos notan menos la pérdida del cabello que las chicas, debido a que generalmente tienen el pelo más corto.

Estrías

¿Has notado alguna línea rojiza en tu cuerpo? "Generalmente, estas marcas son parte normal del crecimiento y cambio de tu cuerpo", dice la Dra. Simmons. En las chicas, las estrías comienzan como zonas rojizas salientes, se vuelven violáceas, y por último se aplanan y casi desaparecen, pasando a ser delgadas líneas apenas visibles que aparecen generalmente en la cadera, muslos o senos. No son tan comunes en los chicos, aunque de vez en cuando sí se presentan en la parte superior de los brazos y en los hombros. No hay forma de prevenirlas o tratarlas (y ni pienses en las cremas antiestrías; sencillamente no dan resultado). "Aunque nunca desaparecen por completo, sí se vuelven mucho menos visibles", asegura la Dra. Simmons.

Olor corporal

"Otro cambio muy evidente durante la adolescencia es el olor de tu cuerpo", señala la Dra. Simmons. "Las hormonas actúan sobre algunas de las células que te hacen sudar y también estimulan a algunas de las células que producen grasas. Esa combinación aumenta el olor del cuerpo". Dúchate a diario usando cualquier tipo de jabón para eliminar las bacterias y el sudor que dan mal olor. No olvides lavarte por todas partes. Luego utiliza un desodorante antitranspirante para mantener secas tus axilas. ■

TIME PIENSA... Sobre los cambios durante la adolescencia

Este artículo lista tres cambios que una persona puede experimentar durante la pubertad. Investiga qué hormonas son responsables de tales cambios. En grupo, hagan un diagrama de flujo que detalle cuándo y cómo se libera una de estas hormonas, dónde se produce y cómo causa los cambios durante la adolescencia.

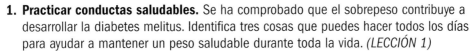
Destrezas de salud aplicadas

PRACTICAR CONDUCTAS SALUDABLES

1. **Practicar conductas saludables.** Se ha comprobado que el sobrepeso contribuye a desarrollar la diabetes melitus. Identifica tres cosas que puedes hacer todos los días para ayudar a mantener un peso saludable durante toda la vida. *(LECCIÓN 1)*

ACCEDER A LA INFORMACIÓN

2. **Acceder a la información.** Algunos atletas usan esteroides anabólicos-androgénicos, —sustancias químicas similares a la testosterona— para aumentar la masa muscular y mejorar su rendimiento general. Investiga y señala los efectos nocivos de los esteroides en el cuerpo. Luego crea una presentación visual para informar a los demás acerca de los peligros del uso de esteroides. *(LECCIÓN 2)*

PROMOCIÓN

3. **Promoción.** Las pruebas anuales del Papanicolaou son importantes para todas las mujeres a partir de los 18 años. Explica la importancia de la detección temprana y las señales de advertencia que impulsan a las mujeres a buscar asistencia médica. Prepara un folleto informativo, preciso y persuasivo, animando a las mujeres a hacerse la prueba del Papanicolaou anualmente. *(LECCIÓN 3)*

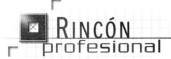
RINCÓN profesional

Enfermero escolar

¿Eres atento y compasivo y te preocupas por las necesidades físicas, mentales y emocionales de los demás? Si es así, podrías ser enfermero escolar. Los 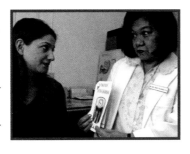 enfermeros escolares realizan exámenes, brindan primeros auxilios, se encargan de seguir las leyes estatales de vacunación, elaboran programas de estudios relacionados con la salud para satisfacer las necesidades de alumnos y maestros, y asesoran a los estudiantes sobre asuntos de salud personales.

Los estudiantes de enfermería necesitan sólidos conocimientos en ciencias y matemáticas. Para ser un enfermero licenciado, es necesario tener un título de una escuela de enfermería acreditada y pasar un examen nacional para obtener una licencia. Si deseas más información, haz clic en **health.glencoe.com.**

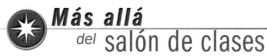
Más allá *del* salón de clases

Participación de los padres

Promoción. Comparte con tus padres la información relacionada con los autoexámenes del seno y de los testículos. Decidan juntos dónde poner las tarjetas recordatorias que hiciste. Luego conversa con todos los miembros de la familia sobre la importancia de esos exámenes para la detección temprana del cáncer. Conversen también sobre las señales de advertencia que deberían impulsar a personas de todas las edades a buscar asistencia médica.

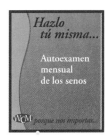
Hazlo tú misma... Autoexamen mensual de los senos

La escuela y la comunidad

Servicios de la salud en la escuela. Pídele al enfermero de la escuela que dé una charla a la clase sobre la importancia de la higiene adecuada y el cuidado del aparato reproductor. También pídele una descripción de los servicios de la salud que ofrece su departamento. ¿Cómo pueden los jóvenes acceder a dichos servicios? ¿Cuáles de los servicios requieren la autorización de los padres?

Después de leer

Utiliza las tarjetas de tu *Foldable* para repasar lo que has aprendido acerca del sistema endocrino.

FOLDABLES
Esquema de estudio

►TERMINOLOGÍA DE LA SALUD *Contesta las siguientes preguntas en una hoja de papel.*

Lección 1 *Une cada definición con el término correcto.*

glándulas suprarrenales	glándula pituitaria
glándulas endocrinas	glándulas paratiroideas
hormonas	glándula tiroides
páncreas	gónadas

1. La glándula que regula las actividades de todas las otras glándulas endocrinas.

2. La glándula que produce hormonas que regulan el metabolismo y el crecimiento de los huesos.

3. Glándulas que producen una hormona que regula el equilibrio de calcio y fósforo en el cuerpo.

4. Glándulas que ayudan al cuerpo a recuperarse del estrés y a responder ante una emergencia.

Lección 2 *Identifica cada enunciado como Cierto o Falso. Si el enunciado es falso, reemplaza el término subrayado por el término correcto.*

pene	espermatozoide
aparato reproductor	semen
escroto	testículos
esterilidad	testosterona

5. El <u>semen</u> es la célula reproductora masculina.

6. Los testículos se encuentran en el <u>pene</u>.

7. La <u>testosterona</u> es la hormona sexual masculina.

Lección 3 *Llena los espacios en blanco con el término correcto.*

cuello del útero	ovulación
trompas de Falopio	óvulos
menstruación	útero
ovarios	vagina

8. Los óvulos maduran en los/las _____ .

9. La _____ es un pasaje elástico muscular que va desde el útero hacia el exterior del cuerpo.

10. El órgano interno hueco en forma de pera que se encuentra dentro del cuerpo de la mujer, donde se nutre el feto es el/la _____ .

►¿LO RECUERDAS? *Contesta las siguientes preguntas usando oraciones completas.*

1. ¿Qué función tienen las hormonas?

2. ¿Por qué se considera a los ovarios y a los testículos glándulas endocrinas?

3. ¿Qué es la epinefrina y qué función tiene?

4. ¿Por qué el bocio es un problema poco común en Estados Unidos?

5. ¿Cuáles son los tres cambios físicos que desencadena la testosterona en el varón?

6. ¿De qué tres maneras se puede cuidar la salud del aparato reproductor masculino?

7. ¿Qué es una hernia inguinal?

8. Explica la importancia de la detección precoz y las señales de advertencia del cáncer de próstata, que impulsan a los hombres de todas las edades a buscar asistencia médica.

9. Nombra y describe los dos procesos que forman parte del ciclo menstrual.

10. ¿Cómo se pueden aliviar los dolores menstruales?

11. Explica la importancia de las señales tempranas de advertencia para procurar asistencia médica. ¿Por qué una mujer con síntomas de SCT debe acudir al médico de inmediato?

12. Identifica situaciones cuyo cuidado preventivo requiere de los servicios profesionales de la salud. ¿Qué es la EIP y qué la causa?

►RAZONAMIENTO CRÍTICO

1. **Sintetizar.** Compara y contrasta los síntomas de la enfermedad de Graves, conocida como hipertiroidismo, y el hipotiroidismo.¿Por qué podrías inferir que la tiroides cumple una función en la regulación de la temperatura interna?

2. **Resumir.** Explica la importancia de la detección temprana y las señales de advertencia, que impulsan a los hombres a buscar asistencia médica para su aparato reproductor. Supón que un amigo te dice que no quiere hacerse un autoexamen de testículos porque le da vergüenza. ¿Qué consejo le darías?

3. **Analizar.** ¿En qué se asemejan y diferencian el SPM, el SCT y la EIP?

Práctica para la prueba estandarizada

Lee el siguiente párrafo, examina la tabla y luego contesta las preguntas.

El periodo de tiempo entre la fecundación de un óvulo por un espermatozoide y el nacimiento se conoce como *periodo de gestación*. El tiempo que demora un cigoto en madurar y convertirse en feto listo para nacer varía según cada organismo. La tabla da periodos de gestación promedio (en días) para varios tipos de animales.

Animal	Periodo de gestación
Ardilla	31 días
Murciélago europeo	50 días
Macaco	210 días
Humano	267 días
Caballo	337 días
Foca nórdica	350 días
Jirafa	410 días

1. El periodo de gestación real puede indicarse como un periodo de días. Para un humano, ese periodo es de 250 a 285 días. Si el valor de la tabla representa el periodo de gestación promedio, el valor es

Ⓐ la mediana
Ⓑ la moda
Ⓒ la media
Ⓓ el primer cuartil

2. ¿Cuál es la mediana de los periodos de gestación de la tabla?

Ⓐ 236 días
Ⓑ 267 días
Ⓒ 379 días
Ⓓ No hay mediana porque todos los números son diferentes.

3. Compara el tamaño de cada animal de la tabla con su periodo de gestación. Predice el periodo de gestación relativo de un elefante. Explica tu predicción.

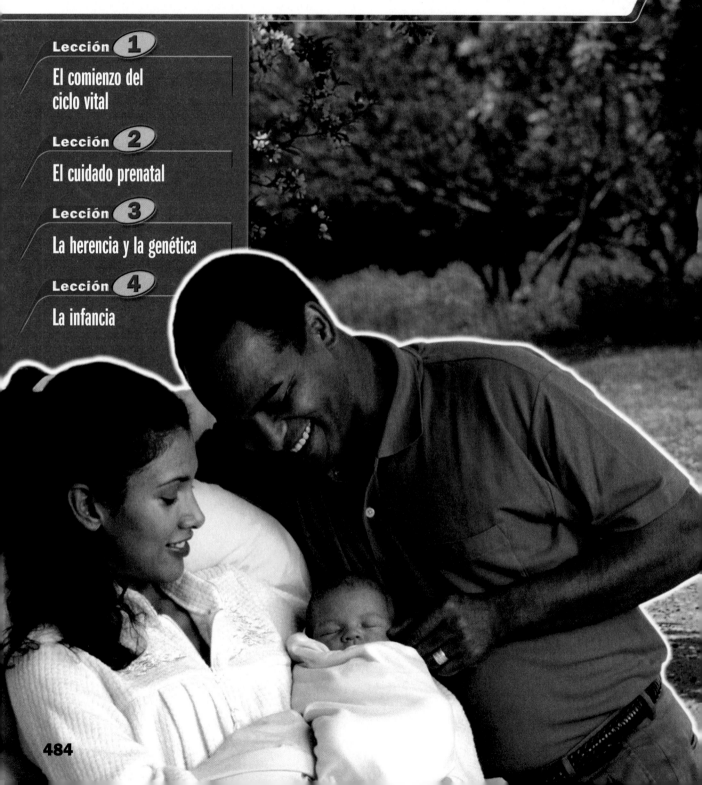

Capítulo 19

El desarrollo prenatal y el nacimiento

484

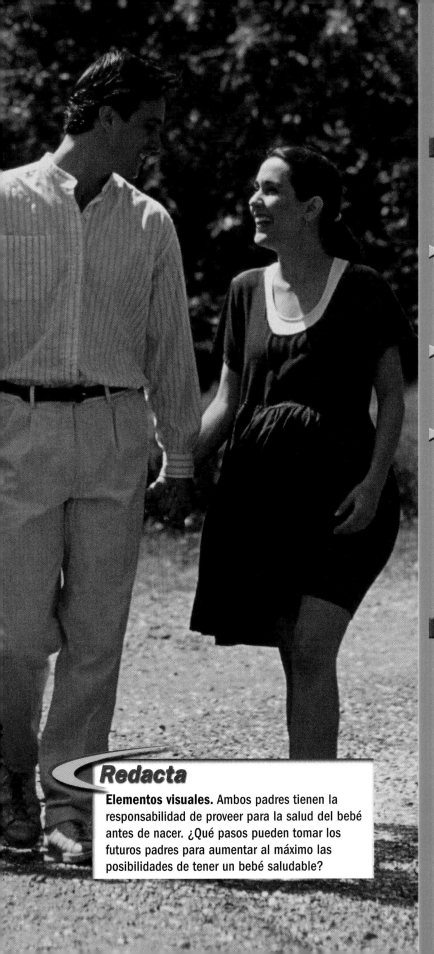

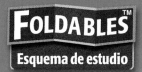

Antes de leer

Haz este *Foldable* para ayudarte a organizar la información sobre el inicio de la vida. Comienza con una hoja de papel blanco de 8½" x 11".

Paso 1

Dobla una hoja de papel a lo largo del eje mayor, dejando una solapa de ½" en la parte inferior.

Paso 2

Dóblala al medio y luego vuelve a doblarla en cuartos.

Paso 3

Desdóblala y corta a lo largo de las tres líneas del doblez en la solapa anterior. Rotula tal como se indica.

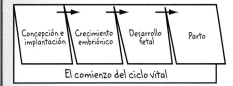

Concepción e implantación	Crecimiento embriónico	Desarrollo fetal	Parto

El comienzo del ciclo vital

Mientras lees

Mientras lees y conversas sobre el material de este capítulo usa tu *Foldable* para tomar notas, definir términos, dibujar diagramas y explicar las etapas iniciales del ciclo de la vida.

Redacta

Elementos visuales. Ambos padres tienen la responsabilidad de proveer para la salud del bebé antes de nacer. ¿Qué pasos pueden tomar los futuros padres para aumentar al máximo las posibilidades de tener un bebé saludable?

El comienzo del ciclo vital

VOCABULARIO

fecundación
implantación
embrión
feto
saco amniótico
cordón umbilical
placenta
parto

APRENDERÁS A

• Explicar el desarrollo fetal desde la concepción y durante el embarazo hasta el nacimiento.

• Reconocer la forma en que se transfieren los nutrientes desde la mujer embarazada a su feto.

COMIENZA AHORA Un bebé en desarrollo crece rápidamente dentro del cuerpo de su madre. ¿Cómo se nutre un bebé antes de nacer? Escribe tus ideas.

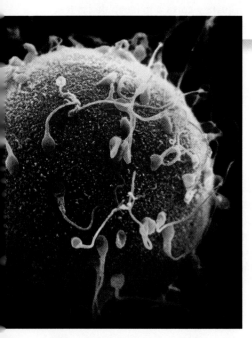

Este óvulo humano está rodeado por espermatozoides. En la superficie del óvulo se producen cambios químicos para que sólo un espermatozoide pueda fecundarlo.

¿Sabías que tu cuerpo está compuesto por billones de células? Estas células forman los tejidos y órganos de tu cuerpo. Sin embargo, tu corazón, pulmones, piel, huesos y demás órganos corporales se iniciaron a partir de una única célula que es más pequeña que el punto que se encuentra al final de esta oración.

Concepción e implantación

Todo el cuerpo humano, que es tan complejo, comienza con una célula microscópica que se forma por la unión de una célula femenina u óvulo con el espermatozoide masculino. La *unión del espermatozoide masculino con el óvulo femenino* recibe el nombre de **fecundación**, también conocida como *concepción*. La célula resultante recibe el nombre de *cigoto*.

Observa la **Figura 19.1** de la página 487. Notarás que luego de un día de formado el cigoto, éste comienza a dividirse a medida que se traslada a través de la trompa de Falopio. Para cuando llega al útero, el cigoto se ha dividido varias veces para formar un grupo de células con un espacio vacío en el centro. Al cabo de unos pocos días, *el cigoto se adhiere a la pared uterina* en un proceso llamado **implantación**. *El grupo de células que se desarrolla entre la tercera y octava semanas del embarazo* se llama **embrión**. Después de aproximadamente ocho semanas, este *grupo de células en desarrollo* se llama **feto**.

Crecimiento embrionario

A medida que crece el embrión, sus células continúan dividiéndose, formando tres capas de tejido que más adelante se transformarán en los diversos sistemas del cuerpo. Una de las capas se convertirá en los aparatos digestivo y respiratorio. Una segunda capa dará lugar a los músculos, huesos, vasos sanguíneos y la piel. Una tercera capa formará el sistema nervioso, los órganos sensoriales y la boca.

Durante este tiempo hay dos estructuras importantes que se forman fuera del embrión:

▶ El **saco amniótico** es *una delgada membrana llena de líquido que rodea y protege al embrión en desarrollo.* También aísla al embrión de los cambios de temperatura.

▶ El **cordón umbilical** es *una estructura similar a una soga que conecta al embrión con la placenta materna.* La **placenta** es *un tejido grueso y rico en sangre que reviste las paredes del útero durante el embarazo y nutre al embrión.*

Aunque la irrigación sanguínea de la madre y el embrión en desarrollo se mantienen separados, los materiales se vierten desde un sistema circulatorio al otro a través del cordón umbilical. Los nutrientes y el oxígeno pasan desde el sistema circulatorio materno al embrión y los desechos del embrión se vierten a la sangre materna. Los desechos se excretan del cuerpo materno junto con sus propios desechos corporales.

Las sustancias que resultan perjudiciales para el embrión también pueden pasar a través del cordón umbilical. Si una mujer embarazada consume sustancias perjudiciales, como tabaco, alcohol u otras drogas, éstas pueden atravesar la placenta y perjudicar al embrión en desarrollo.

¿Cómo se forman los gemelos?

Los gemelos idénticos se forman de un solo óvulo fecundado por un espermatozoide que se divide y forma dos embriones. Debido a que se desarrolla del mismo cigoto, los gemelos idénticos tienen la misma información genética, son del mismo sexo y tienen una apariencia casi idéntica.

Los gemelos fraternos se forman cuando los ovarios femeninos liberan dos óvulos. Diferentes espermatozoides fecundan a cada óvulo y se desarrollan dos embriones. Cada gemelo tiene una composición genética diferente y pueden o no ser del mismo sexo. Los gemelos fraternos no se parecen entre sí más que dos hermanos. Los gemelos fraternos son más comunes que los gemelos idénticos.

FIGURA 19.1

IMPLANTACIÓN

La fecundación e implantación ocurren después de que el huevo es liberado del ovario.

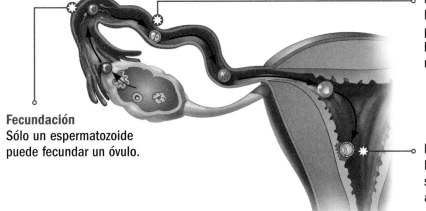

Fecundación
Sólo un espermatozoide puede fecundar un óvulo.

División celular
Mientras el cigoto desciende por la trompa de Falopio hacia el útero, se divide muchas veces.

Implantación
Después de seis días de haber sido fecundado, el cigoto se anida en la pared del útero.

Desarrollo fetal

El tiempo que transcurre entre la concepción y el nacimiento es generalmente de nueve meses completos. Estos nueve meses se dividen en periodos de 3 meses llamados *trimestres*. Lee acerca de los cambios que se producen en cada trimestre en la **Figura 19.2.** Compara las imágenes y observa el crecimiento del feto en cada trimestre.

FIGURA 19.2

ETAPAS DE DESARROLLO DEL EMBRIÓN Y EL FETO

Primer trimestre (0 a 14 semanas)	Cambios principales
0–2 semanas	El cigoto puede flotar libremente en el útero por 48 horas antes de ser implantado. La médula espinal crece más rápido que el resto del cuerpo. El cerebro, las orejas y los brazos empiezan a formarse. Se forma el corazón y comienza a latir.
3–8 semanas	El embrión mide aproximadamente 1 pulgada de largo a las 8 semanas. La boca, los orificios de la nariz, los párpados, las manos, los pies y los dedos comienzan a formarse. El sistema nervioso puede responder a estímulos. El sistema cardiovascular funciona completamente.
9–14 semanas	El feto ha desarrollado un perfil humano. Los órganos sexuales, los párpados y las uñas de los dedos de los pies y de las manos se han desarrollado. Para la semana 12 el feto hace gestos de llanto, pero sin emitir sonido y puede chupar su dedo pulgar.

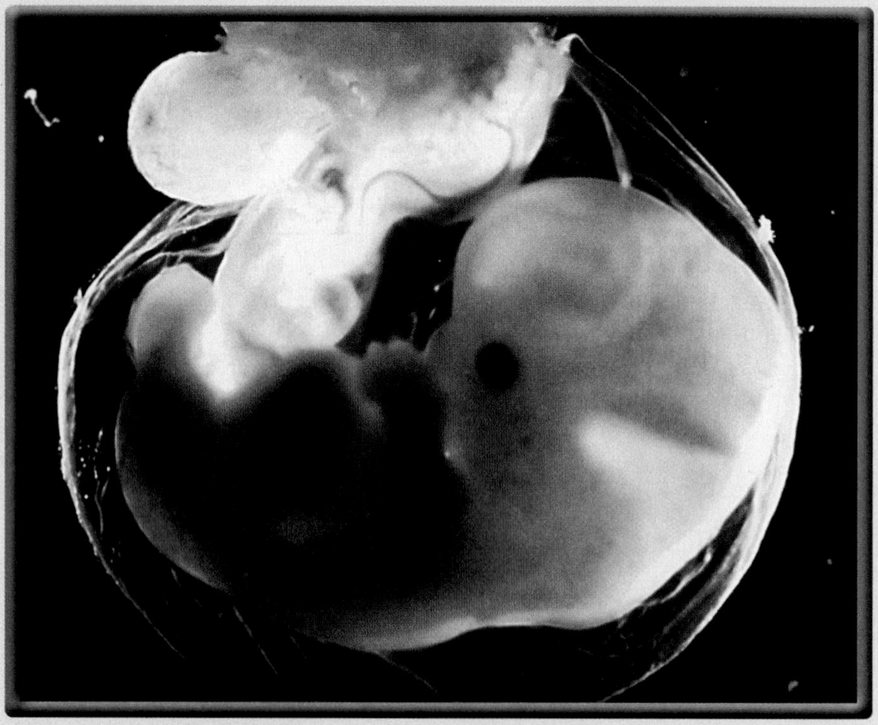

Durante el periodo de crecimiento en el útero, el feto se desarrolla preparándose para vivir fuera del cuerpo de la madre. Los órganos se desarrollan y se preparan para funcionar por sí solos. El feto crece y aumenta de peso. Después del séptimo mes se acumulan depósitos de grasa debajo de la piel del bebé para ayudarlo a mantener la temperatura después del nacimiento. El feto almacena nutrientes y genera inmunidad y protección contra las enfermedades e infecciones.

Segundo trimestre (15 a 28 semanas)	Cambios principales
15–20 semanas	El feto puede parpadear. El cuerpo empieza a crecer. El crecimiento de la cabeza se hace más lento y los miembros alcanzan su completa proporción. Las cejas y pestañas se desarrollan. El feto puede patear y agarrar y se vuelve más activo.
21–28 semanas	El feto puede escuchar conversaciones y tiene un ciclo regular de sueño y vigilia. Su peso se incrementa rápidamente. El feto tiene aproximadamente 12 pulgadas de longitud y pesa un poco más de 1 libra. El feto podría sobrevivir si naciera después de las 24 semanas, pero necesitaría de cuidados médicos especiales.
Tercer trimestre (29 semanas al nacimiento)	Cambios principales
29–40 semanas	El feto hace uso de sus cinco sentidos y su vejiga comienza a eliminar líquido. Estudios con escáner del cerebro han demostrado que algunos fetos sueñan mientras duermen entre el octavo y el noveno mes de su desarrollo. Aproximadamente 266 días después de la concepción, el bebé pesa de 6 a 9 libras y está listo para nacer.

Etapas del nacimiento

En las etapas finales del embarazo el feto se siente más apretado dentro del útero y representa una exigencia mayor para el cuerpo de la madre. Muy a menudo la cabeza del bebé se desplaza hacia la parte baja del útero. Muchas mujeres sienten contracciones musculares suaves e irregulares del útero semanas e incluso meses antes de que nazca el bebé. Sin embargo, a medida que se aproxima la fecha en que nacerá el bebé estas contracciones se vuelven más regulares, fuertes y frecuentes. Las contracciones más fuertes son las que inducen al **parto**, *la etapa final del embarazo en la cual el útero se contrae y empuja al bebé fuera del cuerpo de la madre.* En la **Figura 19.3** se resumen las etapas del parto.

La vida real
APLICACIÓN

Ecografía fetal con ultrasonido

La ecografía mediante ultrasonido es una tecnología no invasiva que utiliza el reflejo de las ondas sonoras para observar el estado del feto dentro del útero. En un monitor se puede observar la imagen en movimiento del feto en pleno desarrollo. El médico puede medir el crecimiento del feto y determinar si los órganos como el corazón se están desarrollando adecuadamente. Se utiliza la ecografía para determinar la posición del feto antes del nacimiento.

La ecografía fetal no produce ningún daño para la madre ni el bebé.

Solamente un especialista debidamente capacitado está en condiciones de interpretar la imagen de la ecografía.

En varios casos se puede determinar el sexo del bebé con la ecografía.

Las ecografías son rápidas y se realizan en el consultorio del médico.

La ecografía sirve para identificar los casos de embarazos de gemelos y otros nacimientos múltiples.

ACTIVIDAD

Consulta material impreso o en Internet para investigar al menos otras dos tecnologías que se utilicen para observar el crecimiento fetal. Explica en qué casos se utiliza cada una y por qué. Cita tus fuentes de información y explica cuáles fueron los criterios que utilizaste para cerciorarte de que tus fuentes de información fueran válidas. Redacta un párrafo y explica de qué forma las ecografías con ultrasonido contribuyen a proteger la salud de la madre y el niño antes de nacer.

FIGURA **19.3**

ABANDONAR LA MATRIZ

La mujer pasa por tres etapas de parto para dar a luz al bebé. El parto puede durar de sólo unas horas a varios días.

Etapa 1: Dilatación	Etapa 2: Transición por el canal del parto	Etapa 3: Alumbramiento
Las contracciones hacen que la apertura del útero comience a dilatarse y ensancharse. Aproximadamente en el 95 por ciento de los embarazos, la cabeza del bebé reposa en el cuello del útero. Hacia el final de esta etapa, las contracciones rompen el saco amniótico que rodea al bebé.	Cuando el cuello del útero está completamente dilatado, el bebé pasa a través del canal del parto y emerge del cuerpo de la madre. Justo después del nacimiento, el bebé toma su primer aliento y llora para expulsar el líquido amniótico de sus pulmones.	La placenta aún está ligada al bebé mediante el cordón umbilical. Las contracciones continúan hasta que la placenta es expulsada del cuerpo de la madre. Se corta el cordón umbilical para separar al bebé de la placenta.

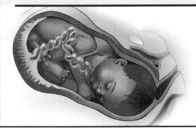 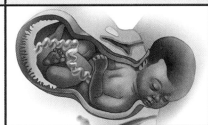 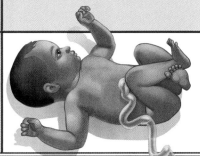

Lección 1 Repaso

Repaso de información y vocabulario

1. Define *fecundación* e *implantación*.
2. Explica el desarrollo fetal desde la concepción hasta el embarazo y nacimiento.
3. ¿Cómo se nutre el feto en desarrollo?

Razonamiento crítico

4. **Sintetizar.** Teniendo en cuenta lo que aprendiste acerca del sistema reproductivo femenino en el Capítulo 18, explica qué podría ocurrir si el cigoto no se implantara en el útero después de dejar la trompa de Falopio.
5. **Aplicar.** Explica de qué forma se transfieren al feto las sustancias nocivas que consume la madre. ¿De qué forma se puede ver afectado el desarrollo del feto?

Destrezas de salud aplicadas

Acceder a la información. Investiga los cambios que se producen en el cuerpo femenino durante los nueve meses de embarazo. Crea un folleto informativo que resuma esta información desglosada por trimestre. Ilustra el folleto con fotos que muestren el desarrollo fetal en cada trimestre.

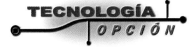

PROGRAMA PARA PRESENTACIONES

Crea una presentación con diapositivas que describa los cambios durante el embarazo y el desarrollo del feto. Para obtener ayuda en crear una presentación con diapositivas usando la computadora, ve a **health.glencoe.com**.

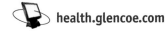

El cuidado prenatal

VOCABULARIO

cuidado prenatal
centro de nacimientos
síndrome de alcoholismo fetal (SAF)
aborto espontáneo
mortinato

APRENDERÁS A

- Explicar la importancia del cuidado prenatal y la debida nutrición para promover la salud óptima del bebé y la madre.

- Analizar los efectos perjudiciales que ciertas sustancias poseen sobre el feto, como el tabaco, el alcohol y otras drogas.

- Identificar y analizar los efectos perjudiciales que ciertos problemas ambientales como la presencia de plomo provocan en el feto.

- Explicar cómo se puede acceder a los servicios de salud a comienzos del embarazo.

COMIENZA AHORA Lista cinco conductas de salud positivas que debe practicar una persona a diario. Haz un círculo alrededor de cualquier conducta que pienses que pudiera beneficiar a un feto en desarrollo.

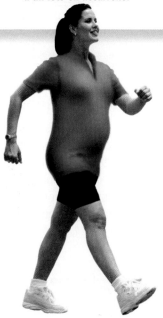

La actividad física regular bajo la supervisión de un profesional de la salud junto con una buena nutrición contribuyen a un embarazo saludable.

La mujer deberá comenzar con el cuidado prenatal tan pronto se confirme su embarazo, de forma tal de promover un estado de salud óptimo para ella y su bebé. El **cuidado prenatal** se refiere a las *medidas que una mujer embarazada puede adoptar para su propia salud y la salud de su bebé.*

La importancia del cuidado prenatal

Una de las primeras decisiones que debe tomar una mujer embarazada es quién le brindará la atención prenatal. Un *obstetra* es un médico que se especializa en la atención de la mujer y su hijo en gestación. Una *enfermera-partera diplomada* es un auxiliar de enfermería avanzado que se especializa en el cuidado prenatal y en partos. La futura madre también deberá decidir el lugar del parto. En Estados Unidos, la mayoría de los nacimientos se producen en un hospital, pero algunas mujeres deciden dar a luz en sus hogares o en un **centro de nacimientos**, *un lugar en el cual las mujeres que tienen embarazos de bajo riesgo pueden dar a luz a sus bebés en un entorno más hogareño.* Independientemente del lugar donde se produzca el nacimiento, debería estar presente el médico o una enfermera-partera diplomada.

Durante las consultas prenatales, la madre se someterá a un análisis físico completo que incluye análisis de sangre y un examen pélvico. El objetivo de este examen es identificar cualquier problema, de forma tal que pueda ser corregido o tratado lo antes posible. El obstetra o la enfermera-partera observará el peso y la presión arterial de la madre. A menudo se observará al bebé en desarrollo con un ecógrafo. Estas consultas también les dan a los futuros padres la oportunidad de formular preguntas y aprender acerca de las conductas importantes que pueden contribuir a garantizar la salud del bebé.

Nutrición adecuada durante el embarazo

Antes de nacer, el bebé depende de su madre para nutrirse. Por ello, la mujer embarazada necesita más nutrientes que en cualquier otro momento de su vida. Para garantizar la salud óptima del feto en desarrollo se necesita una mayor cantidad de diversos nutrientes, incluyendo los que figuran a continuación.

► El **calcio** ayuda a formar huesos y dientes fuertes, y nervios y músculos saludables. También es importante para desarrollar el ritmo cardiaco.

► Las **proteínas** ayudan a formar los músculos y la mayoría de los demás tejidos.

► El **hierro** forma los glóbulos rojos y le suple oxígeno a las células.

► La **vitamina A** ayuda al crecimiento celular y óseo y al desarrollo de los ojos.

► El **complejo vitamina B** contribuye a la formación del sistema nervioso.

► El **ácido fólico** es una parte crítica del líquido espinal y contribuye a cerrar el conducto que contiene al sistema nervioso central. Este conducto neural se forma de 17 a 30 días después de la concepción, por lo cual los defectos en el conducto neural pueden producirse antes de que una mujer sepa que está embarazada. Los médicos sugieren que todas las mujeres en edad fértil consuman de 400 a 600 microgramos de ácido fólico diariamente para evitar estos defectos.

Aunque los requisitos nutricionales de la mujer embarazada pueden aumentar, ésta deberá tener cuidado de no aumentar de peso demasiado. La mayoría de las mujeres embarazadas solamente necesitan 300 calorías adicionales por día, alrededor de la cantidad de calorías que se encuentran en dos tazas y media de leche descremada. La mayoría de los profesionales de la salud sugieren que las mujeres que se encuentren en un buen peso antes de quedar embarazadas aumenten entre 25 y 35 libras durante el embarazo. El exceso de peso puede constituir un riesgo tanto para la madre como para el bebé.

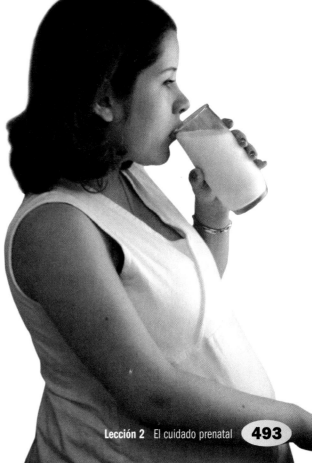

La elección de alimentos nutritivos, como frutas, verduras y leche durante el embarazo puede asegurar que la futura madre reciba una cantidad óptima de nutrientes. *¿Qué nutrientes son especialmente importantes para el desarrollo adecuado del feto?*

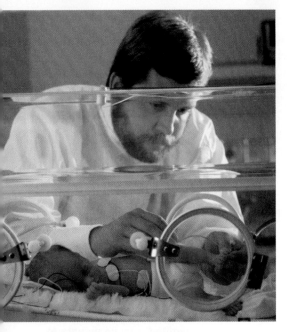

Las dietas para bajar de peso durante el embarazo pueden perjudicar al feto que se está desarrollando. Tales dietas deberían realizarse únicamente bajo la supervisión de un profesional de la salud con experiencia.

La cafeína, presente en el café, el té, el chocolate y varias bebidas gaseosas, puede afectar al feto. El alto consumo de cafeína durante el embarazo se ha asociado a un mayor riesgo de defectos de nacimiento y bajo peso al nacer.

La actividad física puede resultar beneficiosa para la mujer embarazada y el niño en desarrollo. Antes de comenzar con cualquier programa de ejercicios, la madre embarazada deberá analizar el tema con su médico.

La salud del feto

La mujer embarazada debe tener sumo cuidado con las sustancias que consume. El tabaco, el alcohol y demás drogas pueden ingresar al cuerpo del feto en desarrollo y provocar efectos perjudiciales en él.

El tabaco y el embarazo

Se estima que fumar durante el embarazo es la causa del 30 por ciento de los nacimientos de bebés con bajo peso, 14 por ciento de los nacimientos prematuros y 10 por ciento de todas las muertes de bebés. Los estudios sugieren que el hábito de fumar en una mujer embarazada también puede afectar el crecimiento, desarrollo mental y comportamiento de su hijo hasta que cumpla los 11 años de edad. La única forma segura de proteger al feto en desarrollo y al niño de los efectos perjudiciales del tabaco es no fumar.

La responsabilidad de lograr un entorno sin humo se extiende más allá de la madre embarazada. De acuerdo con la Asociación Pulmonar Estadounidense, las mujeres embarazadas que son fumadoras pasivas habituales (es decir que están expuestas al humo de otros fumadores) también tienen un gran riesgo de tener un bebé con bajo peso al nacer. El bajo peso al nacer es la principal causa de muerte de los niños menores a 12 meses de edad.

El alcohol y el embarazo

El alcohol que se consume durante el embarazo pasa rápidamente a través del cordón umbilical al feto. El feto descompone el alcohol mucho más lentamente que un adulto, por tanto el nivel de alcohol en la sangre del feto puede ser mayor al de la madre y permanecer más alto por más tiempo. Un nivel elevado de alcohol puede provocar daños permanentes en el feto y generar una afección conocida como **síndrome de alcoholismo fetal (SAF)**, *un grupo de defectos de nacimiento vinculados al alcohol que incluyen problemas físicos y mentales.* A la izquierda se enumeran las graves consecuencias que genera el SAF de por vida.

La tragedia del **SAF** es que es totalmente evitable. Debido a que incluso las cantidades pequeñas de alcohol pueden ser perjudiciales, especialmente a comienzos del embarazo, la decisión más sana para las madres embarazadas y para las mujeres que consideren la posibilidad de un embarazo es no consumir ninguna bebida alcohólica.

Los fumadores inhalan nicotina y monóxido de carbono. Ambas sustancias llegan al feto por medio del cordón umbilical, lo cual priva al feto de nutrientes y oxígeno. *¿Cómo puede esto afectar el desarrollo fetal?*

vínculo

SAF Para más información sobre el alcohol y el SAF, ver el Capítulo 22, página 575.

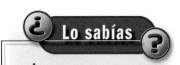

¿Lo sabías?

Los niños con SAF sufren consecuencias de por vida, incluso

- retardación mental.
- discapacidades de aprendizaje.
- problemas serios de conducta.
- crecimiento lento.
- deformidades físicas como cráneo pequeño, rasgos faciales anormales y defectos del corazón.

Medicinas, otras drogas y el embarazo

El consumo de **drogas** en el embarazo puede tener graves consecuencias. Durante el embarazo, incluso las **medicinas** sin receta y aquellas con receta médica deberán tomarse sólo con la aprobación de un médico u otro profesional de la salud cualificado.

El consumo de drogas ilegales durante el embarazo representa una grave amenaza a la salud de la madre y del feto. El abuso de drogas puede perjudicar la salud de la madre e incapacitarla para mantener su embarazo. Las drogas también pueden dañar directamente el desarrollo del feto. El consumo de ciertas drogas ilegales durante el embarazo puede provocar graves defectos de nacimiento, un trabajo de parto prematuro o un aborto espontáneo. Además, el bebé puede nacer con una adicción a las drogas que la madre consumía durante el embarazo. Luego de nacer, el bebé sufrirá del síndrome de abstinencia cuando ya no reciba las drogas. La criatura podrá estar hipersensible e irritable y podrá llorar durante horas. También puede presentar temblores y sacudidas. Un bebé que nace con una adicción a las drogas quizás no logre relacionarse con sus padres de la forma que lo haría un bebé normal.

drogas y **medicinas** Para más información sobre los efectos de las medicinas y drogas en el cuerpo, ver el Capítulo 23, página 594.

La salud en la práctica ACTIVIDAD

Sugerencias para un embarazo saludable

En esta actividad deberás redactar y diseñar un folleto que explique cómo acceder a los servicios de salud para que las mujeres embarazadas logren tener un embarazo saludable. Ten en cuenta que el cuidado prenatal no es sólo una responsabilidad de la futura madre. El futuro padre, por ejemplo, puede comprar y preparar comidas sanas y acompañar a su esposa a las consultas con el médico, así como a las clases de parto.

Lo que necesitarás

- papel de manualidades
- bolígrafos o marcadores de colores
- revistas o periódicos

Lo que harás

1. Dobla el papel de manualidades para crear un folleto con tres partes.

2. Utilizando la información de este capítulo, escribe al menos cinco sugerencias para tener un embarazo saludable. Debajo de cada sugerencia incluye las medidas que ambos padres deberían adoptar para asegurarse de que su bebé sea saludable.

3. Ilustra tu folleto con fotos de revistas o periódicos, o dibuja tus propias ilustraciones. Haz que tu folleto sea persuasivo y dirígelo a los futuros padres.

4. Comparte tu folleto con la clase.

Aplica y concluye

Con toda la clase, combina lo mejor de cada folleto para crear uno solo. Haz copias y entrégalas a los miembros de tu familia que estén por ser padres o que planifiquen ampliar la familia.

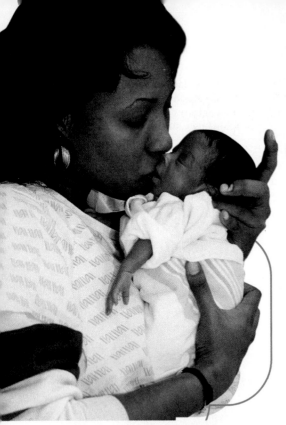

Aunque la mayoría de los embarazos progresan sin complicaciones, ciertos factores del medio ambiente pueden afectar el desarrollo saludable de un feto. *¿Qué pasos puede tomar una futura madre para proteger la salud de su bebé antes de que nazca?*

Riesgos ambientales

La exposición de la mujer embarazada a algunas sustancias comunes del medio ambiente puede ser perjudicial para el feto. El hecho de saber cuáles son estas sustancias puede ayudar a que la mujer embarazada evite exponer al bebé que lleva en su vientre a tales efectos perjudiciales.

▶ **Plomo.** La exposición al plomo ha estado asociada al surgimiento de abortos espontáneos, bajo peso al nacer, discapacidades mentales y problemas de conducta en los niños. Se puede encontrar plomo en la pintura de las casas construidas antes de 1978 y éste puede filtrarse de las cañerías viejas hacia el agua corriente.

▶ **Smog.** Estudios recientes han vinculado la contaminación del aire con los defectos de nacimiento, el bajo peso al nacer, los nacimientos prematuros, los nacimientos de niños muertos y la muerte de bebés. El mayor riesgo se produce durante el segundo mes de gestación, cuando se desarrollan la mayoría de los órganos y rasgos faciales.

▶ **Radiación.** La radiación ionizante, el tipo de radiación que emiten los rayos X, puede afectar el crecimiento fetal y provocar retardo mental. No se ha demostrado que otros tipos de radiación, como la de las pantallas de vídeo, los televisores a color y los hornos de microondas sean perjudiciales.

▶ **Excrementos de gato.** Las heces de los gatos pueden contener un parásito capaz de provocar una enfermedad llamada toxoplasmosis. La enfermedad puede dar lugar a un aborto espontáneo, un parto prematuro y problemas de salud en el recién nacido. Las mujeres embarazadas deberán lavarse las manos luego de acariciar un gato, hacer que otras personas se encarguen de limpiar la caja de excrementos del gato y usar guantes siempre que efectúen tareas de jardinería en aquellas zonas donde puede haber gatos.

Además, cuando utilicen sustancias químicas de uso doméstico, las mujeres embarazadas deberán leer las precauciones de cada uno de los productos de limpieza, usar guantes y trabajar en zonas bien ventiladas.

Complicaciones durante el embarazo

La mayoría de los embarazos avanzan con muy pocos problemas. Sin embargo, se pueden producir complicaciones, algunas de ellas muy graves. Una de las complicaciones es el **aborto espontáneo**, *la expulsión espontánea del feto que se produce antes de la semana número veinte del embarazo. Un feto sin vida que se expele del cuerpo materno después de la semana veinte*, se llama **mortinato**. Las mujeres que consumen drogas o tabaco durante el embarazo tienen mayores probabilidades de sufrir un aborto espontáneo o un mortinato que aquellas que se abstienen de consumir tales sustancias. Un aborto espontáneo o mortinato no necesariamente significa que la madre hizo algo mal. El hecho de recibir el cuidado prenatal adecuado durante el embarazo puede reducir el riesgo o la gravedad de cualquier problema que se pudiera presentar.

Embarazo ectópico

Los embarazos ectópicos se producen cuando el cigoto se implanta en la trompa de Falopio, el abdomen, el ovario o el cuello del útero. El embarazo ectópico se puede producir cuando el óvulo fecundado no puede pasar al útero, algunas veces debido a una inflamación o a un tejido cicatrizado que se desarrolló como consecuencia de **enfermedades de transmisión sexual.** El feto no puede recibir la alimentación necesaria para crecer normalmente. La situación pone en riesgo la vida de la mujer embarazada. Los embarazos ectópicos son la primera causa de muerte de las mujeres en el primer trimestre de embarazo. El tratamiento del embarazo ectópico consiste en extraer el feto del cuerpo de la mujer.

Preclamsia

La preclamsia, también llamada toxemia, puede impedir que la placenta reciba la cantidad de sangre suficiente. Esta afección puede provocar que el bebé tenga un bajo peso al nacer y puede acarrearle problemas a la madre. Los síntomas de la preclamsia en una mujer embarazada incluyen presión arterial alta, inflamación y grandes cantidades de proteínas en la orina. El tratamiento incluye la disminución de la presión arterial mediante reposo o medicinas. En algunos casos es necesaria la hospitalización.

enfermedades de transmisión sexual Lee más información sobre las ETS, ver el Capítulo 25, página 648.

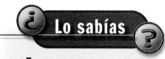

En Estados Unidos se le diagnostica diabetes gestacional mellitus o DGM a entre el 2 y el 5 por ciento de las mujeres embarazadas. Generalmente desaparece después de que nace el bebé.

Lección 2 *Repaso*

Repaso de información y vocabulario

1. Explica la importancia del cuidado prenatal para promover una salud óptima para el bebé y la madre.

2. Define el término *mortinato*.

3. Analiza los efectos perjudiciales de ciertas sustancias en el feto. ¿Por qué deberían las mujeres embarazadas evitar las drogas, el alcohol y el tabaco?

Razonamiento crítico

4. Evaluar. Supón que alguien te dijo que el embarazo es un proceso natural, por lo cual el cuidado prenatal no es importante. ¿Qué información le darías a esa persona?

5. Sintetizar. Analiza los efectos perjudiciales de los riesgos ambientales para el feto. Nombra aquellos factores que afectan al feto en desarrollo que la mujer embarazada puede controlar.

Destrezas de salud aplicadas

Controlar el estrés. El embarazo genera un estrés adicional para el cuerpo de la madre. Junto con este estrés físico vienen las preocupaciones de la salud del bebé y de la crianza. Elabora una lista de "elementos antiestrés" sanos que las mujeres embarazadas puedan usar. Comparte tu lista con aquellas familias que esperen la llegada de un bebé.

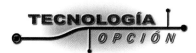

RECURSOS DE INTERNET Utiliza Internet para buscar información sobre las técnicas para controlar el estrés. Ve a **health.glencoe.com** donde encontrarás vínculos que te ayudarán en tu investigación.

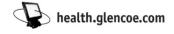

La herencia y la genética

VOCABULARIO

herencia
cromosomas
genes
ADN
trastorno genético
amniocentesis
análisis de
   vellosidades
   coriónicas
genoterapia

APRENDERÁS A

• Explicar la importancia de la genética y su función en el desarrollo del feto.

• Identificar los trastornos genéticos más frecuentes.

• Explicar de qué forma la investigación y tecnología genética han impactado el estado de salud de las familias e individuos con trastornos genéticos.

COMIENZA AHORA **Dobla una hoja de papel a la mitad. Piensa en una familia que conozcas. Haz dos columnas, una que liste las formas en que se parecen y otra que liste las cosas en que se diferencian.**

Los miembros de una familia muchas veces tienen un parecido físico notable. *¿Qué características hereditarias se ven en esta familia?*

No existen dos individuos exactamente iguales. Incluso los gemelos idénticos tienen algunas diferencias. ¿A qué se debe esta diversidad de rasgos? Hay una serie de factores que influyen en la forma en que se desarrolla el individuo. Un factor muy importante es la herencia.

La herencia

La *transmisión de rasgos de padres a hijos* recibe el nombre de **herencia**. Ejemplos de rasgos que heredaste de tus padres son el color de tu cabello y de tus ojos, y la forma del lóbulo de la oreja. El entorno también puede influir sobre los rasgos heredados. Por ejemplo, la altura es una característica heredada, pero una mala nutrición puede afectar el crecimiento de un niño.

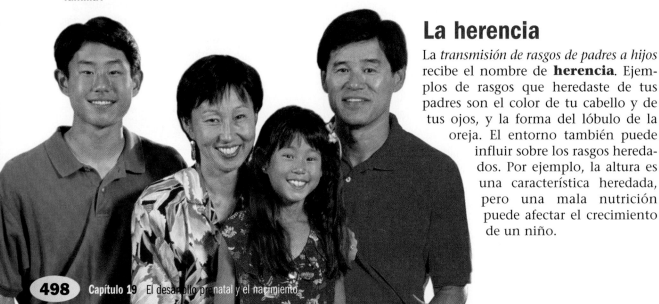

Cromosomas y genes

La mayoría de las células de tu cuerpo contienen un núcleo, el centro de control de la célula. Dentro de cada núcleo se halla un conjunto de **cromosomas**, *estructuras con forma de hebra que se encuentran dentro del núcleo celular y contienen los códigos para los rasgos heredados*. La mayoría de las células del cuerpo contienen 46 cromosomas dispuestos en pares de 23.

Secciones de cromosomas llamadas genes son las encargadas de transportar los códigos para los rasgos específicos. Los **genes** son *las unidades básicas de la herencia*. Al igual que los cromosomas, los genes se presentan en pares. De cada progenitor se hereda un gen de cada par. Tú tienes miles de genes en cada una de las células de tu cuerpo.

ADN

La unidad química que conforma los cromosomas recibe el nombre de **ADN**, o ácido desoxirribonucleico. Todos los seres vivientes están compuestos de ADN. Los compuestos químicos, llamados bases, conforman la estructura del ADN. La disposición de las bases a lo largo de cada molécula de ADN difiere. Debido a que en cada gen se encuentran varios miles de pares de bases, hay incontables cantidades de disposiciones posibles. El orden en que se encuentran las bases recibe el nombre de *código genético*. Las células usan el código genético para fabricar proteínas. Las proteínas contribuyen a crear y mantener los tejidos corporales. Hay diferentes tipos de proteínas que dan lugar a los diversos rasgos de un individuo. Todas las características que tienes, como el color de tus ojos y la cantidad de rizos en tu cabello, están determinadas por tu código genético. A menos que tengas un hermano gemelo, tu ADN será diferente del de cualquier otra persona.

La genética y el desarrollo fetal

Todo organismo vivo posee una cierta cantidad de cromosomas. Aunque la mayoría de las células humanas contienen 46 cromosomas (23 pares), las células del óvulo y el espermatozoide sólo contienen la mitad, es decir 23 cromosomas. Cuando se une el óvulo con el espermatozoide, el cigoto que se forma tendrá 46 cromosomas, es decir 23 provenientes de cada progenitor. Estos cromosomas son los que contienen los rasgos hereditarios de los padres.

Tal como aprendiste en la Lección 1, el cigoto se divide varias veces, dando lugar a los billones de células que conforman el cuerpo humano. Entre cada división celular, cada cromosoma del núcleo celular se duplica a sí mismo, generando dos juegos de 46 cromosomas. A medida que se divide la célula los dos juegos de cromosomas se separan. Cada célula nueva contendrá un conjunto de 46 cromosomas que son idénticos a los de la primera célula del cigoto.

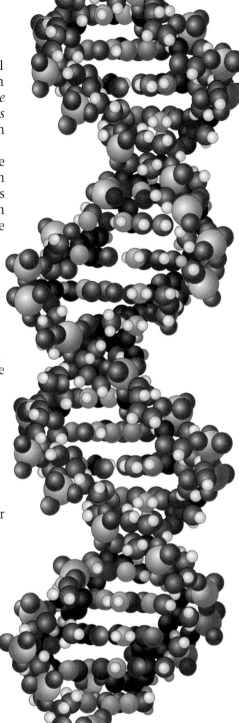

El ADN se parece a una hélice retorcida con eslabones como una cadena. Las bases de nitrógeno forman los peldaños de la escalera. *Da un ejemplo de una característica determinada por los genes.*

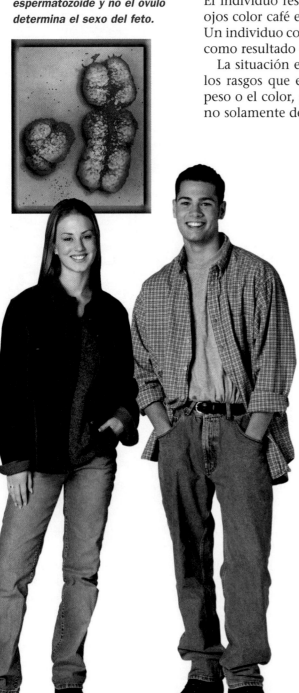

Los cromosomas humanos X y Y determinan el sexo. Cada célula en el cuerpo de un varón tiene un cromosoma X y un cromosoma Y. Cada célula en el cuerpo de una mujer tiene dos cromosomas X. *Explica por qué el espermatozoide y no el óvulo determina el sexo del feto.*

Genes dominantes y recesivos

Por lo menos un par de genes es responsable de cada rasgo humano. Algunos genes son *dominantes* y otros son *recesivos*. Cuando están presentes, los rasgos de los genes dominantes generalmente aparecen en la descendencia. Los rasgos de los genes recesivos generalmente aparecen sólo cuando los genes dominantes no están presentes. Por ejemplo, supongamos que un individuo recibe dos genes para el color de ojos: uno para ojos color café y otro para ojos azules. El individuo resultante tendrá ojos color café porque el gen de los ojos color café es dominante y el gen de los ojos azules es recesivo. Un individuo con ojos azules debe tener dos genes recesivos para dar como resultado el color de ojos azul.

La situación es más compleja que en el ejemplo anterior porque los rasgos que expresan una cantidad o grado, como la altura, el peso o el color, generalmente dependen de varios pares de genes y no solamente de uno.

Los genes y el sexo

En los seres humanos hay un par de cromosomas que determina el sexo de un individuo. Si eres de sexo femenino, estos dos cromosomas son exactamente iguales y se llaman cromosomas X. Si eres de sexo masculino, ambos cromosomas son diferentes y uno es más pequeño que el otro. El cromosoma más corto es el cromosoma Y. El más largo es el cromosoma X.

Recuerda que el espermatozoide y el óvulo sólo contienen la mitad de los cromosomas de las demás células, o un cromosoma del sexo, no dos. El espermatozoide contiene un cromosoma X o un cromosoma Y. Los óvulos sólo contienen el cromosoma X. El sexo de un bebé lo determina el tipo de espermatozoide, X o Y, que se une al óvulo.

Trastornos genéticos

Algunas veces los genes que hereda un individuo contienen una mutación o anomalía en la secuencia de bases de su código genético. A menudo la *mutación* tiene un efecto pequeño o nulo sobre el individuo, pero otras veces puede provocar defectos u otros problemas de salud. Los **trastornos genéticos** son *trastornos provocados parcial o totalmente por un defecto en los genes*. Algunos trastornos genéticos, como los que provocan defectos de nacimiento, resultan evidentes a simple vista. Un ejemplo de éstos es el labio leporino. Sin embargo, hay otros trastornos genéticos que no se tornan visibles hasta muchos años después. La **Figura 19.4** brinda información acerca de algunos de los trastornos genéticos más comunes.

FIGURA **19.4**

TRASTORNOS GENÉTICOS HUMANOS COMUNES

Trastorno	Características
Anemia drepanocítica	Los glóbulos rojos tienen forma de hoz y tienden a agruparse; puede resultar en dolor de las articulaciones o dolor abdominal severo, debilidad, enfermedades del riñón y puede restringir el fluir de la sangre
Enfermedad de Tay-Sachs	Destrucción del sistema nervioso; ceguera; parálisis; la muerte en la niñez
Fibrosis cística	La mucosidad se atasca en algunos órganos, incluyendo los pulmones, el hígado y el páncreas; problemas nutricionales; graves infecciones respiratorias y congestión
Síndrome de Down	Diferentes grados de retraso mental, estatura pequeña, cara redonda con párpados superiores que cubren las esquinas interiores de los ojos
Hemofilia	La sangre no puede coagularse

Aunque la mayoría de los trastornos genéticos no pueden curarse, en algunos casos pueden ser tratados, especialmente si son diagnosticados en forma precoz, a menudo antes del nacimiento. Dos tecnologías comúnmente utilizadas para analizar si hay trastornos genéticos son la amniocentesis y el análisis de vellosidades coriónicas.

▶ La **amniocentesis** es *un procedimiento en el cual se inserta una jeringa a través de la pared abdominal de la mujer embarazada para llegar al líquido amniótico que rodea al feto en desarrollo*. Los médicos pueden examinar los cromosomas de las células fetales que se extraen del líquido amniótico y determinar si hay anomalías genéticas o precisar el sexo y la edad del feto. La amniocentesis generalmente se realiza entre las 16 y las 20 semanas luego de la fecundación.

▶ El **análisis de vellosidades coriónicas** (*CVS* por sus siglas en inglés) es *un procedimiento en el cual se extrae un pequeño trozo de membrana del corion, una capa de tejido que se desarrolla dentro de la placenta*. El tejido puede examinarse para determinar si hay trastornos genéticos o precisar la edad y el sexo del feto. Este análisis se realiza alrededor de la octava semana del desarrollo fetal.

Los análisis de los trastornos genéticos también pueden realizarse después del nacimiento del bebé. Por ejemplo, varios estados exigen que se someta a todos los recién nacidos a un análisis de fenilcetonuria (*PKU* por sus siglas en inglés). Si la fenilcetonuria se diagnostica enseguida del nacimiento se puede modificar la dieta del bebé para detener un posible retardo mental provocado por este trastorno genético.

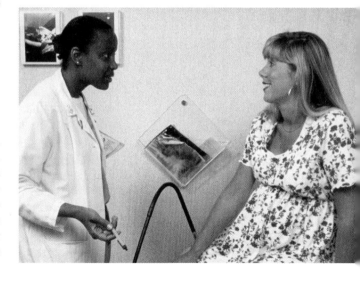

Los profesionales de la salud pueden examinar la salud de un feto usando una variedad de procedimientos. *¿Cómo se puede determinar la edad del feto?*

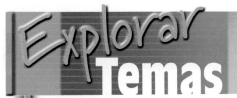

¿Deberían las personas someterse a análisis genéticos?

En los últimos años los investigadores vincularon ciertos genes o mutaciones de genes específicos a ciertas enfermedades. Las personas pueden someterse a análisis para determinar si están genéticamente predispuestas a esas enfermedades. Algunas personas creen que las desventajas de los análisis genéticos superan a las ventajas. Otras creen lo contrario. He aquí dos puntos de vista.

Punto de vista 1: Neil S., 15 años

No creo que las personas deban someterse a análisis genéticos. ¿Qué ocurre si tienen el gen de una enfermedad para la cual no hay cura alguna? Probablemente se preocuparían acerca de ello todo el tiempo y no podrían hacer nada al respecto. El hecho de que el análisis dé positivo no necesariamente significa que la persona vaya a desarrollar la enfermedad, pero podría hacer que la persona perdiera su seguro de salud.

Punto de vista 2: Jan P., 16 años

Creo que los análisis genéticos deberían estar a disposición de aquellos que deseen hacérselos. Una persona que posea el gen de una enfermedad en particular podría tomar precauciones adicionales, como someterse a análisis más frecuentes, para reducir el riesgo de desarrollar la enfermedad. También creo que someterse a un análisis genético es una opción personal. Las personas pueden optar por no hacérselos si prefieren no enterarse.

(ACTIVIDAD)

1. Investiga algunas enfermedades o afecciones para las cuales las personas se puedan someter a análisis genéticos.
2. Luego de investigar, haz una lista de algunas preguntas éticas y legales que deberás considerar antes de someterte a un análisis genético. ¿De qué forma crees que estos temas podrían afectar la decisión de alguien de someterse o no a los análisis?

Asesoramiento sobre genética

La investigación en el diagnóstico, la prevención y el tratamiento de las enfermedades vinculadas a la genética ha generado una gran variedad de programas. Los asesores especializados en genética pueden orientar a las familias sobre la probabilidad de tener un hijo con una enfermedad vinculada a la genética. También pueden asesorar a las familias de niños con trastornos genéticos acerca de posibles opciones de tratamiento.

Investigación genética para curar enfermedades

Los científicos han dado un paso importante para comprender y tratar los trastornos genéticos. El Proyecto del Genoma Humano es un esfuerzo internacional que ha logrado identificar los aproximadamente 30,000 genes de los 46 cromosomas humanos. Se pueden utilizar mapas de genes para diagnosticar los trastornos genéticos.

Genoterapia

Se producen varios trastornos cuando un individuo carece de un gen necesario. Sin ese gen necesario, no se producen ciertas sustancias que el cuerpo necesita. La **genoterapia** es *el proceso por el cual se insertan genes normales dentro de las células humanas para corregir los trastornos genéticos.* Cuando se reemplaza el gen defectuoso con uno normal, las células que poseen el gen nuevo comienzan a fabricar la sustancia que faltaba. A menudo los virus son los portadores utilizados para insertar el nuevo gen dentro de las células de una persona. La práctica de trasladar fragmentos de ADN de un organismo a otro recibe el nombre de *ingeniería genética* y se considera sumamente experimental. Actualmente los científicos están investigando genoterapias para enfermedades genéticas como la fibrosis cística y diversos tipos de cáncer.

Fármacos sometidos a ingeniería genética

Los genes que se utilizan para tratar las enfermedades no se suelen insertar directamente en los seres humanos. En vez de ello, se colocan dentro de otros organismos, con lo cual éstos generan sustancias que pueden ser utilizadas para tratar las enfermedades y trastornos en seres humanos. Las medicinas genéticamente producidas incluyen los tratamientos para las quemaduras y úlceras, los defectos de crecimiento y el cáncer de senos y de ovarios. Las medicinas de factor VIII tratan la hemofilia. También se utiliza la ingeniería genética para producir algunas vacunas que previenen enfermedades.

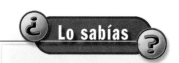

¿Lo sabías?

> **D**os de los propósitos del Proyecto del Genoma Humano son identificar todos los genes en el ADN humano y determinar la secuencia de 3 mil millones de pares base que componen el ADN humano. En junio de 2000 se anunció el bosquejo de la secuencia completa del genoma humano. Los científicos esperan usar la información del proyecto para mejorar el diagnóstico y tratamiento de aproximadamente 4,000 trastornos genéticos en los humanos.

▶ Lección 3 *Repaso*

Repaso de información y vocabulario

1. ¿Qué es la *herencia*?
2. Nombra tres trastornos genéticos humanos.
3. Explica la diferencia entre la *amniocentesis* y el *análisis de vellosidades coriónicas*.

Razonamiento crítico

4. **Analizar.** Explica la importancia de la genética y su función en el desarrollo fetal.
5. **Sintetizar.** Explica de qué forma la tecnología de la investigación genética ha impactado el estado de la salud de familias. ¿De qué manera puede un consejero especializado en genética ayudar a una familia que se acaba de enterar de que su hijo podría haber heredado un trastorno genético?

Destrezas de salud aplicadas

Acceder a la información. Investiga sobre un trastorno genético en particular. Prepara una presentación que resuma la causa, los síntomas y el tratamiento del trastorno, así como las últimas investigaciones que se hayan realizado al respecto. Explica de qué forma la tecnología ha influido en la salud de las personas, individuos, familias, comunidades y el mundo.

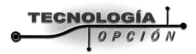

TECNOLOGÍA *OPCIÓN*

PROGRAMA PARA PRESENTACIONES

Utiliza un programa para presentaciones para combinar texto, fotos e ilustraciones en un interesante resumen sobre un trastorno genético. Si necesitas ayuda para utilizar el programa para presentaciones, ve a **health.glencoe.com**.

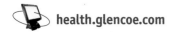

La infancia

VOCABULARIO

tareas del desarrollo
autonomía
escoliosis

APRENDERÁS A

- Identificar y explicar las tareas del desarrollo en la infancia.

- Analizar la influencia de las leyes y políticas sobre los temas vinculados a la salud, incluyendo los exámenes médicos para los niños.

- Investigar los diversos servicios de salud comunitarios y de las escuelas que ofrezcan exámenes de la vista y oídos y cuenten con programas de vacunación para los niños.

➤ **COMIENZA AHORA** ¿Tú o alguno de tus amigos tienen hermanos o hermanas menores? Haz una lista de actividades y conductas que has notado en hermanos menores. Busca patrones entre los niños de edades similares.

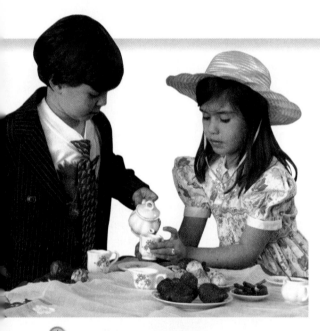

🔺 Los niños frecuentemente imitan la conducta de los adultos. *¿Qué ejemplos de conductas positivas pueden demostrar los adultos cuando están con los niños?*

A medida que un niño pequeño crece durante la infancia, se producen drásticos cambios mentales y físicos. Varios científicos han estudiado estos cambios y desarrollaron distintas teorías al respecto. Una de las teorías evolutivas más ampliamente aceptada es la del psicólogo Erik Erikson.

El desarrollo en la infancia

Según Erikson, cada individuo atraviesa ocho etapas evolutivas o de desarrollo durante su vida. Cada etapa se caracteriza por una serie de **tareas del desarrollo**, *acontecimientos que deben ocurrir para que una persona continúe creciendo para convertirse en un adulto saludable y maduro.* El éxito alcanzado en cada etapa depende de las experiencias de la persona durante esa etapa. El desarrollo parcial de una etapa puede ser superado por los avances del desarrollo de las etapas siguientes. En la **Figura 19.5** se resumen las cuatro etapas de la infancia.

Fase inicial

La fase inicial o de lactancia es la época de mayor crecimiento de la vida de una persona. Durante esta etapa se podrá triplicar el peso de un niño y su altura podrá aumentar en un 50 por ciento. La fase

FIGURA 19.5

ETAPAS DE LA INFANCIA

Cada etapa del desarrollo está asociada con una tarea del desarrollo que involucra las relaciones de una persona con otras personas.

Etapa 1	Etapa 2	Etapa 3	Etapa 4
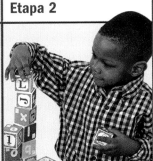	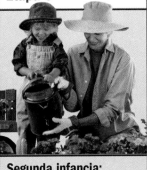	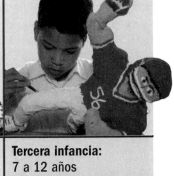	
Fase inicial: Del nacimiento al año de edad **Tarea:** Desarrollar confianza **Descripción:** El infante depende completamente de que otros satisfagan sus necesidades. Debe poder confiar en que otros le proveerán lo que necesite.	**Primera infancia:** 1 a 3 años **Tarea:** Desarrollar la habilidad de hacer las cosas por sí mismo **Descripción:** El niño aprende a caminar, a hablar, se viste y come por sí mismo. El autocontrol y la confianza se empiezan a desarrollar, y el niño comienza a desear independencia.	**Segunda infancia:** 4 a 6 años **Tarea:** Desarrollar responsabilidad, tomar la iniciativa, crear sus propios juegos **Descripción:** El niño participa más en interacciones con otros. Modela la conducta de los adultos ayudando con las tareas domésticas. Aprende a controlar sus impulsos.	**Tercera infancia:** 7 a 12 años **Tarea:** Desarrollar interés en la realización de actividades **Descripción:** El niño completa la transición del hogar a la escuela; aprende a hacer cosas, usar herramientas y adquiere habilidades.

inicial es una etapa de aprendizaje que incluye, por ejemplo, aprender a comer comida sólida, sentarse, gatear y caminar. Una tarea importante para un niño pequeño es el desarrollo de la confianza. Los niños cuyos padres se ocupan de él, juegan, hablan con él y lo consuelan, aprenden a ver el mundo como un lugar seguro. Estos niños consideran que las personas son seres confiables. Si los padres hacen caso omiso de las necesidades del niño, éste podría aprender a ser desconfiado.

Primera infancia

Los niños en la primera infancia comienzan a sentirse orgullosos de sus logros y se muestran deseosos de aprender más. Durante esta etapa desarrollan diversas destrezas nuevas. Aprenden a hablar, trepar, empujar y jalar. Aumentan su vocabulario y comienzan a hablar en oraciones. Si los padres aceptan la necesidad del niño de hacer todo lo que éste es capaz de hacer, el niño desarrollará un sentido de **autonomía**, *la confianza de que una persona puede controlar su propio cuerpo, sus impulsos y su entorno.* Si los padres son sobreprotectores o critican la conducta del niño, éste podría desarrollar dudas acerca de sus propias habilidades.

Segunda infancia

Durante la segunda infancia los niños aprenden a iniciar actividades de juego en vez de simplemente seguir a otros. A esta edad los niños despliegan su inteligencia haciendo varias preguntas. Deben aprender a reconocer las emociones y practicar la forma de expresarlas de manera adecuada. Si los padres muestran su aprobación ante estas nuevas habilidades y fomentan las preguntas, los niños aprenden a ser creativos, a tener iniciativa y adquieren la capacidad de comenzar algo por su cuenta. Los hijos de padres impacientes pueden desarrollar un sentido de culpa acerca de las actividades que ellos mismos iniciaron, lo cual resulta en una falta de autoestima.

Tercera infancia

Durante la tercera infancia la escuela se convierte en una parte importante de la vida del niño. Los niños desarrollan destrezas de lectura, escritura y matemáticas.

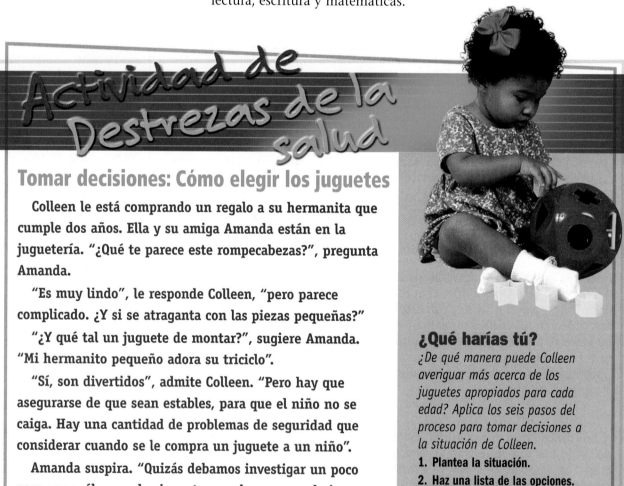

Actividad de Destrezas de la salud

Tomar decisiones: Cómo elegir los juguetes

Colleen le está comprando un regalo a su hermanita que cumple dos años. Ella y su amiga Amanda están en la juguetería. "¿Qué te parece este rompecabezas?", pregunta Amanda.

"Es muy lindo", le responde Colleen, "pero parece complicado. ¿Y si se atraganta con las piezas pequeñas?"

"¿Y qué tal un juguete de montar?", sugiere Amanda. "Mi hermanito pequeño adora su triciclo".

"Sí, son divertidos", admite Colleen. "Pero hay que asegurarse de que sean estables, para que el niño no se caiga. Hay una cantidad de problemas de seguridad que considerar cuando se le compra un juguete a un niño".

Amanda suspira. "Quizás debamos investigar un poco para ver cuáles son los juguetes con los que puede jugar un niño de dos años".

"La fiesta es mañana", le responde Colleen. "No tengo demasiado tiempo para andar haciendo investigaciones".

¿Qué harías tú?

¿De qué manera puede Colleen averiguar más acerca de los juguetes apropiados para cada edad? Aplica los seis pasos del proceso para tomar decisiones a la situación de Colleen.

1. Plantea la situación.
2. Haz una lista de las opciones.
3. Mide los resultados posibles.
4. Considera los valores.
5. Toma una decisión y actúa.
6. Evalúa la decisión.

Los niños aprenden a llevarse bien con sus pares, aprenden los roles adecuados en la sociedad y desarrollan un sentido de conciencia. Si se valoran y se recompensan sus esfuerzos, aumenta el orgullo que sienten por su trabajo. Los niños a los cuales se los reprende por provocar un desorden, por estorbar o por no cumplir con las indicaciones dadas pueden desarrollar sentimientos de duda sobre sí mismos.

Los exámenes médicos en la infancia

Los problemas en la vista y los oídos pueden afectar el desarrollo de un niño tanto como los factores sociales. Las vacunas y los exámenes médicos pueden evitar varios problemas.

La visión y la audición

Según los CCE, casi uno de cada 1,000 niños estadounidenses tiene una visión pobre o se considera ciego desde el punto de vista legal. La Academia Estadounidense de Oftalmología recomienda que se les examine la visión a los recién nacidos y luego se continúen los exámenes con frecuencia durante la niñez. Las escuelas a menudo proporcionan exámenes de visión para los estudiantes.

En Estados Unidos de dos a tres de cada 1,000 niños nacen con un problema auditivo lo suficientemente grave como para afectar el desarrollo del lenguaje. Las leyes de algunos estados requieren que se examine a los recién nacidos para determinar si hay pérdida de audición. Las escuelas realizan exámenes periódicos.

Escoliosis

La **escoliosis**, *una curvatura anormal lateral, (de lado a lado) de la espina dorsal*, puede comenzar en la infancia y no detectarse hasta la adolescencia. Su causa exacta se desconoce, pero es más común en las niñas. Varias escuelas públicas tienen la norma de realizar exámenes de escoliosis en la escuela media.

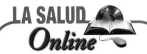

LA SALUD Online

TEMA Repaso del capítulo

Ve a **health.glencoe.com** para repasar el material de este Capítulo.

ACTIVIDAD Completa la prueba online para evaluar tu comprensión del Capítulo 19 y para ver qué necesitas repasar.

 Lección 4 *Repaso*

Repaso de información y vocabulario

1. Define *tareas del desarrollo*. Enumera tres tareas del desarrollo de la infancia.

2. ¿Qué tarea del desarrollo debe cumplirse en la primera infancia?

3. ¿Cuáles son los exámenes médicos que suelen proporcionar las escuelas?

Razonamiento crítico

4. Sintetizar. ¿De qué manera los actos de los padres contribuyen a las tareas del desarrollo de sus hijos?

5. Evaluar. ¿Crees que todos los estados deberían tener leyes que exijan que los niños se sometan a exámenes médicos en forma habitual? Explica tu respuesta.

Destrezas de salud aplicadas

Acceder a la información. Investiga los diversos servicios de salud comunitarios y de las escuelas para las personas de todas las edades, como los exámenes de la visión y audición, así como los programas de vacunación. De ser posible, coloca la información de tus hallazgos en el sitio Web de la clase.

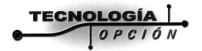

TECNOLOGÍA *OPCIÓN*

SITIOS WEB Ve a **health.glencoe.com** si necesitas ayuda para crear tu sitio Web.

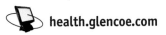

El funcionamiento del ADN

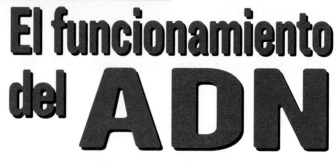

El ADN es una molécula que se autorreproduce y transmite instrucciones de una generación a la siguiente, ¡y es preciosa!

Ancho celular

10 a 30 micrómetros (un micrómetro es una milésima de milímetro)

Cromosoma   Núcleo

Hebra de ADN Largo de una vuelta: 34 ángstroms (un ángstrom es igual a una diezmilmillonésima de un metro)

El ADN tiene forma de espiral y forma paquetes, llamados cromosomas, que se insertan al núcleo de cada célula. Los bosquejos para la fabricación de proteínas son tramos de ADN llamados genes. Los genes detallan las instrucciones en códigos de cuatro letras: *A, T, G* y *C.*

Diámetro: 20 ángstroms

Eje del ADN

Bases del ADN

Para hacer una copia de sí mismo, el ADN se desdobla en dos medias escaleras que son imágenes opuestas de sí mismas. Cada mitad se reconstruye a sí misma a partir de los componentes almacenados en la célula. Las *A* siempre se unen con las *T* y las *G* se unen con las *C*, de forma tal que las copias son idénticas.

Los pares de bases están ligados entre sí por medio de enlaces de hidrógeno.

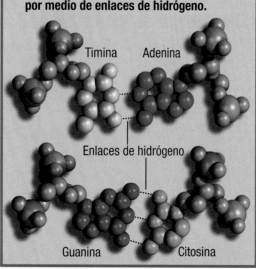

Timina   Adenina

Enlaces de hidrógeno

Guanina   Citosina

TIME PIENSA... Sobre el ADN

La estructura del ADN puede parecer simple, pero el descubrimiento de la misma distó mucho de ser simple. Utilizando Internet y el centro de medios de tu escuela, explora el trabajo de James Watson y Francis Crick. Comunícale a la clase la función de estos dos científicos en el descubrimiento de los misterios del ADN.

Destrezas de salud aplicadas

1. **Acceder a la información.** Escoge un sistema del cuerpo humano. Investiga su desarrollo antes de nacer. Prepara un informe visual sobre tus hallazgos. *(LECCIÓN 1)*

2. **Comunicación.** Investiga y analiza los efectos del humo secundario en el feto en desarrollo. Crea un diálogo en el cual una mujer embarazada utilice esta información y mensajes "yo" para expresar su deseo de que no se fume en su presencia. *(LECCIÓN 2)*

3. **Promoción.** Investiga un trastorno genético que te interese. Descubre qué organizaciones están actualmente investigando la enfermedad y cómo se financia esa investigación. Redacta una carta a la organización que la financia instándoles a continuar brindando su apoyo. *(LECCIÓN 3)*

4. **Practicar conductas saludables.** Identifica los programas de vacunación y los exámenes médicos que se ofrezcan en tu comunidad. ¿Qué exámenes y vacunas se exigen en el estado donde vives? ¿Y en tu distrito escolar? ¿Cómo podrías acceder a estos servicios de salud? Explica la forma en que las personas de todas las edades pueden acceder a estos servicios de salud. *(LECCIÓN 4)*

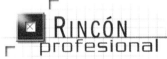
RINCÓN profesional

Pediatra

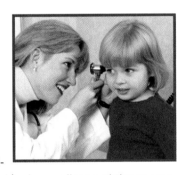

Ser un médico especializado en el tratamiento de los niños desde su nacimiento hasta la adolescencia requiere de paciencia, comprensión y mucha capacitación. Los pediatras obtienen una licenciatura y luego deben cursar otros cuatro años en una escuela de medicina. A esto le siguen tres o más años de internado en Pediatría. Algunos pediatras poseen capacitación adicional en especialidades como neonatología o cardiopatía infantil. Infórmate más acerca de ésta y otras carreras visitando el Rincón profesional de **health.glencoe.com.**

Más allá *del* salón de clases

La participación de los padres

Analizar influencias. Habla con uno de tus padres u otro familiar adulto acerca de las responsabilidades de la crianza. Conversa sobre las etapas de Erikson en la fase inicial, primera, intermedia y última de la infancia, y analiza de qué forma tu familia te ayudó a avanzar satisfactoriamente desde una etapa a la otra.

La escuela y la comunidad

Cuidado infantil. Invita a un psicólogo infantil a tu escuela para analizar las tareas del desarrollo de los niños. Pídele a la persona que explique las conductas positivas que los individuos que tienen niños a su cargo pueden practicar para asegurar que esos niños se conviertan en adultos maduros y saludables. Luego utiliza la información para preparar un folleto para que lo lean todas las niñeras.

Después de leer

Usa las notas que has tomado en tu *Foldable* para redactar un párrafo descriptivo sobre las etapas del desarrollo fetal desde la concepción al nacimiento.

FOLDABLES™
Esquema de estudio

➤ TERMINOLOGÍA DE LA SALUD *Contesta las siguientes preguntas en una hoja de papel.*

Lección 1 *Reemplaza las palabras subrayadas con el término correcto.*

saco amniótico	implantación
embrión	parto
fecundación	placenta
feto	cordón umbilical

1. La etapa final del embarazo en la cual se contrae el útero y empuja al bebé fuera del cuerpo de la madre, es la <u>fecundación</u>.

2. La estructura con forma de soga que conecta al embrión con la placenta es el <u>feto</u>.

3. El/La <u>saco amniótico</u> es el tejido rico en sangre que reviste las paredes del útero y nutre al embrión durante el embarazo.

Lección 2 *Une cada definición con el término correcto.*

centro de nacimientos	cuidado prenatal
mortinato	síndrome de
aborto espontáneo	alcoholismo fetal (SAF)

4. El lugar en el cual las mujeres con embarazos de bajo riesgo pueden dar a luz a sus bebés en un entorno hogareño.

5. Un grupo de defectos de nacimiento vinculados al alcohol.

6. La expulsión espontánea de un feto que ocurre antes de la semana número veinte del embarazo.

Lección 3 *Llena los espacios en blanco con el término correcto.*

análisis de vellosidades coriónicas	trastorno genético
ADN	cromosomas
genes	herencia
genoterapia	amniocentesis

7. Las estructuras con forma de hebra que se encuentran dentro del núcleo de una célula y transportan los códigos para los rasgos heredados se llaman —————.

8. Las unidades básicas de la herencia son las/los —————.

9. Las unidades químicas que constituyen los cromosomas se llaman —————.

10. Un defecto en los genes puede provocar un/una —————.

Lección 4 *Llena los espacios en blanco con el término correcto.*

autonomía	escoliosis
tareas del desarrollo	

11. La/Las ————— es/son una serie de acontecimientos que deben ocurrir en orden para que un individuo continúe creciendo para convertirse en un adulto saludable y maduro.

12. La/Las ————— es/son la confianza que posee una persona de que puede controlar su propio cuerpo, sus impulsos y su entorno.

13. La curvatura anormal y hacia los lados de la columna vertebral recibe el nombre de —————.

➤ ¿LO RECUERDAS? *Contesta las siguientes preguntas con oraciones completas.*

1. ¿De dónde se origina el ADN del cigoto?

2. ¿Cuál es la función del saco amniótico?

3. Resume las tres etapas del parto.

4. ¿Qué ocurre durante una consulta prenatal al médico o a una enfermera-partera diplomada?

5. ¿Por qué es importante contar con el asesoramiento de un nutricionista durante el embarazo?

6. Haz una lista de cuatro riesgos ambientales que puedan dañar al feto.

7. Explica la función de la genética en la gestación. Si un bebé masculino recibe el gen dominante para los ojos color café y un gen recesivo para los ojos azules, ¿de qué color serán sus ojos?

8. ¿En qué difiere la composición genética de un varón de la de la mujer?

9. ¿De qué forma la impaciencia hacia un niño que se encuentre en su segunda infancia puede afectar su desarrollo?

10. ¿Cuánto tiempo después del parto debería hacérsele un examen de audición al bebé?

11. ¿Cuándo se suele examinar a un niño para ver si tiene escoliosis?

➤ RAZONAMIENTO CRÍTICO

1. **Resumir.** Crea un folleto para explicarles a niños menores el proceso del desarrollo del feto desde la concepción hasta el embarazo y el nacimiento.

2. **Sintetizar.** Supón que observaste a una mujer embarazada bebiendo una bebida alcohólica. ¿Cómo podrías ayudarle a analizar los efectos perjudiciales de esta sustancia en el feto?

3. **Aplicar.** Identifica y estudia la presencia de un rasgo genético fácilmente observable como el color del cabello. A partir de tus datos, decide si el rasgo que observaste es dominante o recesivo. Investiga el rasgo para confirmar o rectificar tu decisión.

3. **Evaluar.** Estás en la tienda y observas a un padre que interactúa con su hijo. El niño empuja un carrito pequeño e imita las acciones de "hacer la compra". A cada rato el niño pregunta "¿Por qué?" y quiere analizar todo lo que hay en la tienda. ¿En qué etapa de la infancia se encuentra el niño? ¿Qué elementos te ayudaron a darte cuenta?

Práctica para la prueba estandarizada

 Redacta un párrafo donde te describas cuando eras niño. Cuenta cómo te veías e incluye detalles acerca de la forma en que actuabas y la forma en que las demás personas reaccionaban a ti.

La información del cuadro te ayudará a recordar qué elementos deberás tener en cuenta cuando redactes tu composición.

Recuerda, deberás

- Escribir acerca del tema que se te asignó.
- Lograr una redacción interesante y que invite a pensar.
- Cerciorarte de que cada oración que escribas contribuya a tu composición como parte de un todo.
- Cerciorarte de que tus ideas sean claras y fáciles de comprender para el lector.
- Escribir acerca de tus ideas brindando detalles, de forma tal que el lector pueda comprender cabalmente lo que digas.
- Revisar tu redacción a efectos de corregir errores de ortografía, mayúsculas, puntuación, gramática y estructura de las oraciones.

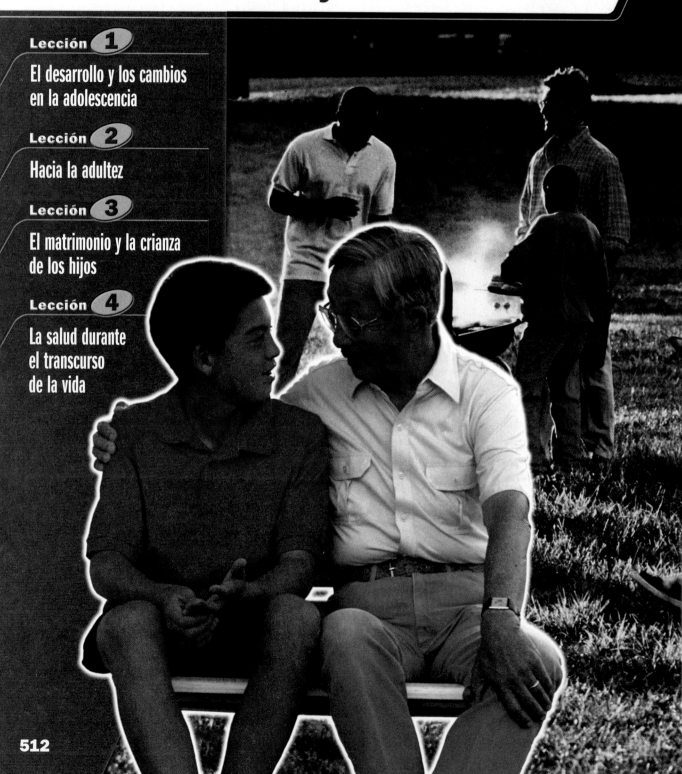

La adolescencia y el ciclo vital

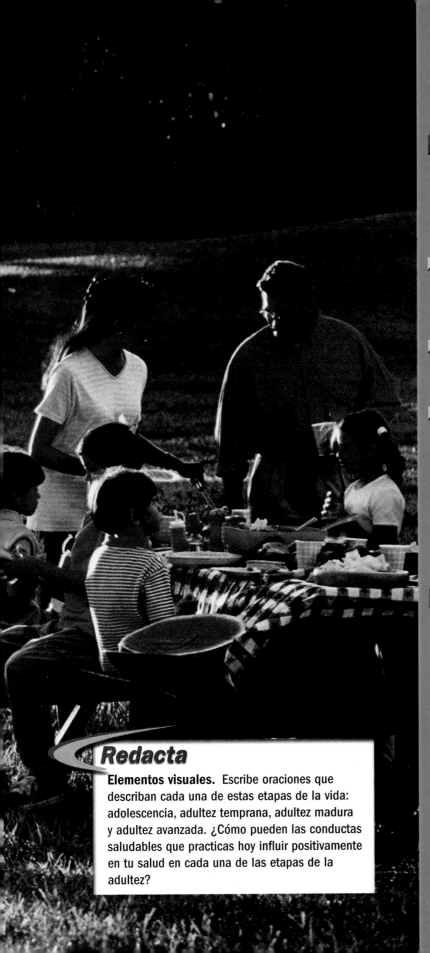

Antes de leer

Haz este *Foldable* para organizar lo que aprendas acerca del crecimiento y los cambios que ocurren durante la adolescencia. Comienza con una hoja de papel blanco de 8½″ x 11″.

Paso 1

Dobla una hoja de papel a la mitad a lo largo del eje mayor.

Paso 2

Dóblala en tercios.

Paso 3

Corta la solapa superior a lo largo de los dobleces. Dibuja dos óvalos que se superpongan y rotúlalos tal como se indica.

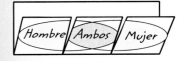

Hombre   Ambos   Mujer

Mientras lees

Mientras lees y conversas sobre el material del capítulo, utiliza tu *Foldable* para anotar en las solapas correspondientes lo que aprendas acerca de los cambios que experimentan los hombres y las mujeres durante la adolescencia.

Redacta

Elementos visuales. Escribe oraciones que describan cada una de estas etapas de la vida: adolescencia, adultez temprana, adultez madura y adultez avanzada. ¿Cómo pueden las conductas saludables que practicas hoy influir positivamente en tu salud en cada una de las etapas de la adultez?

El desarrollo y los cambios en la adolescencia

VOCABULARIO

adolescencia
pubertad
hormonas
características
sexuales
gametos
cognición

APRENDERÁS A

• Conocer el significado de los cambios corporales que ocurren durante la adolescencia.

• Identificar los cambios mentales, emocionales y sociales que ocurren durante la adolescencia.

• Resumir las ventajas de buscar consejo y pedir opiniones sobre el uso de las destrezas para tomar decisiones y solucionar conflictos durante la adolescencia.

➔ COMIENZA AHORA La adolescencia es un periodo de cambios físicos, mentales/emocionales y sociales. Nombra tres diferencias entre los adolescentes y los niños.

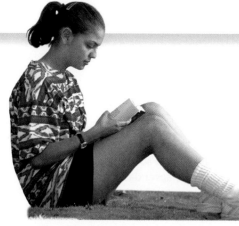

Aprender a sobrellevar los cambios de la adolescencia te puede ayudar a disfrutar de estos años con felicidad y satisfacción.

La **adolescencia**, el *periodo entre la infancia y la adultez*, es una época de muchos cambios y retos emocionantes. Uno de los cambios más notables es el crecimiento físico. Muchos de tus amigos adolescentes ahora son más altos. Su voz está cambiando y sus cuerpos están tomando más forma. Después de la infancia, la adolescencia es el periodo de más rápido crecimiento. También ocurren cambios mentales y emocionales, y en tu vida social.

Pubertad

En algún momento entre los 12 y 18 años, las personas atraviesan la quinta fase de desarrollo propuesta por Erikson: la **pubertad**, *el momento en el que una persona comienza a desarrollar ciertos rasgos característicos de los adultos de su mismo sexo*. La pubertad marca el comienzo de la adolescencia. Las **hormonas** son *sustancias químicas que se producen en las glándulas y que ayudan a regular muchas funciones de tu cuerpo.* La hormona masculina, testosterona, y las hormonas femeninas, estrógeno y progesterona, son las responsables de los cambios por los que atraviesan los adolescentes durante la pubertad.

Cambios físicos durante la adolescencia

El crecimiento no es el único cambio que ocurre en el cuerpo durante la adolescencia. Tal vez el cambio más significativo del cuerpo sea el desarrollo de las **características sexuales**, *los rasgos propios del sexo de una persona*. Algunas de las características sexuales, llamadas características sexuales primarias, se relacionan directamente con la producción de *células reproductoras* llamadas **gametos**. Los gametos masculinos son **los espermatozoides.** En los varones, la producción de espermatozoides por parte de los testículos comienza en la pubertad. Los gametos femeninos son los **óvulos** o *huevos*. Todos los óvulos están presentes en el nacimiento, pero no maduran hasta la pubertad, cuando comienza la ovulación. En ese momento, el útero y los ovarios de las mujeres aumentan de tamaño. Otros cambios durante la pubertad están asociados con las características sexuales secundarias, descritas en la **Figura 20.1.**

Si miras un grupo de jóvenes notarás una gran variedad de tamaño y forma en adolescentes de la misma edad. Esta variedad puede ser fuente de preocupación entre los jóvenes que en ocasiones se comparan con otros. Por ejemplo, como los varones comienzan a experimentar el crecimiento después que las jovencitas, las que llegan a ser más altas que sus compañeros de clase tal vez se sientan cohibidas debido a su altura. Un varón puede sentirse avergonzado cuando su voz cambia de repente debido al crecimiento de la laringe.

Cada individuo experimenta los cambios de la pubertad a su propio ritmo. Puede que experimentes los cambios antes o después que otros, y puedes sentirte incómodo por las diferencias. Recuerda que todos los jóvenes experimentan esos cambios que son completamente normales y que se solucionarán con el paso del tiempo.

vínculo

espermatozoide y **óvulos**
Aprende más sobre la función del aparato reproductor masculino y femenino en el Capítulo 18, páginas 468 y 474.

la SALUD al MINUTO

Estrategias para evitar el acné

El acné es el resultado de una infección bacteriana de las glándulas sebáceas que puede causar granos.

Consejos para tratar el acné:

▶ Evita el maquillaje a base de aceite y las lociones grasosas.

▶ Mantén limpias tu cara y cabello.

▶ Cambia los paños para lavarse y las toallas con frecuencia.

▶ No te aprietes ni rasques los granos.

▶ En casos de acné severo, consulta al profesional de la salud de tu familia o a un dermatólogo, un médico que se especializa en los problemas de la piel.

FIGURA 20.1

CARACTERISTICAS SEXUALES SECUNDARIAS

La edad exacta en que comienza la pubertad está determinada primordialmente por la herencia. Estos cambios no ocurren de la noche a la mañana, sino que van sucediendo gradualmente con el paso de los meses e incluso años.

En las mujeres:
- Los senos se desarrollan
- La cintura se estrecha
- La cadera se ensancha
- La grasa corporal aumenta
- La menstruación comienza

En los hombres:
- Aparece el vello facial
- La voz se hace más profunda
- Los hombros se ensanchan
- Los músculos se desarrollan
- La línea del cabello empieza a contraerse

En ambos:
- Aparece el vello corporal
- Todos los dientes permanentes salen
- La sudoración se incrementa

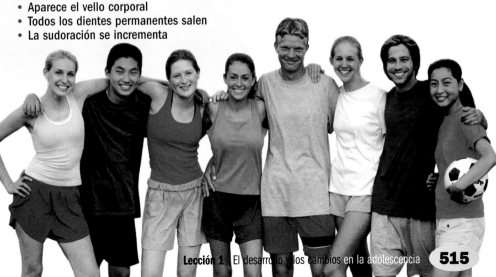

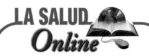

vínculo

encéfalo Busca más información sobre la estructura del encéfalo y el sistema nervioso en el Capítulo 15, páginas 402–404.

Cambios mentales durante la adolescencia

No sólo tu cuerpo crece durante la adolescencia, también crece tu **encéfalo.** Cuando una persona alcanza los seis años de edad, su encéfalo tiene el 95 por ciento del tamaño que tendrá de adulto. Sin embargo, el cerebro —la parte pensante del encéfalo— continúa su desarrollo en la adolescencia, aumentando la memoria y la **cognición**, *la capacidad de razonar y elaborar soluciones abstractas*. Cuando niño, sólo podías encontrarles soluciones limitadas a los problemas; pero como adolescente vas aumentando tu capacidad para solucionar problemas de formas más complejas. Esta nueva capacidad te permite prever las consecuencias de una acción en particular, pensar de forma lógica y entender diferentes puntos de vista.

Durante la transición de niño a adulto, tu vocabulario aumentará, permitiéndote expresar tus nuevas formas de pensar. Ampliar el limitado lenguaje de la niñez te ayudará a expresarte mejor como adulto.

¿Qué cambios específicos tienen lugar en tu encéfalo que te permiten desarrollar estas nuevas destrezas? Examina la **Figura 20.2** y lee lo que las investigaciones científicas están descubriendo sobre el encéfalo durante la adolescencia.

FIGURA 20.2

DESARROLLO DEL ENCÉFALO EN LOS JÓVENES

En los últimos 25 años, los neurocientíficos han realizado muchos descubrimientos acerca del encéfalo humano. Técnicas recientes de imágenes han permitido a los científicos examinar el encéfalo de las personas a lo largo de su vida, incluso la adolescencia.

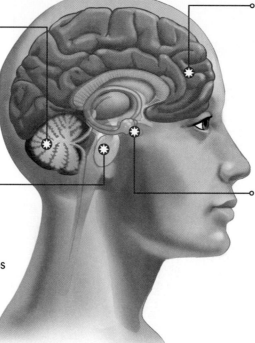

Cerebelo

El cerebelo coordina los músculos y movimientos físicos. Recientemente los científicos han descubierto evidencia de que también participa en la coordinación del proceso del pensamiento. El cerebelo crece y experimenta marcados cambios en la adolescencia.

Amígdala

La amígdala está asociada con las emociones. Nuevos estudios sugieren que los adolescentes utilizan esta parte del encéfalo en cambio de la corteza frontal, que es más analítica y es la que utilizan los adultos para las respuestas emocionales. Los científicos piensan que esto podría explicar por qué los adolescentes a veces reaccionan de manera tan emotiva.

Corteza frontal

La corteza frontal es responsable del planeamiento, la estrategia y el juicio. El área experimenta una aceleración en su crecimiento cuando un niño tiene entre 11 y 12 años de edad. Esto es seguido de un periodo de crecimiento en que se forman nuevas conexiones nerviosas.

Cuerpo calloso

El cuerpo calloso conecta ambos lados del encéfalo. Se piensa que cumple una función en la creatividad y la resolución de problemas. Las investigaciones sugieren que crece y cambia significativamente durante la adolescencia.

Fuente: Instituto Nacional de la Salud Mental

Cambios emocionales en la adolescencia

Los adolescentes a menudo experimentan "estallidos" de energía y periodos de fuertes emociones, además de los cambios físicos y mentales que tienen lugar. Los adolescentes pueden sentir que la pubertad es como estar en una montaña rusa, con constantes cambios de sentimientos que suben y bajan a toda velocidad. Es posible que un día te sientas dueño del mundo y al siguiente estés sumido en la tristeza. La intensidad de estos sentimientos puede ser abrumadora, pero es importante saber que todos los adolescentes experimentan esos cambios de sentimientos. El apoyo y el cariño de la familia y los amigos son especialmente importantes y pueden ofrecerte una sensación de seguridad cuando lo necesites. Este apoyo te puede ayudar a sentirte más seguro de ti mismo emocional y socialmente.

Cambios sociales durante la adolescencia

Durante la adolescencia, los jóvenes también pasan por cambios sociales. La necesidad de hacer amigos y de ser aceptado en un grupo de pares se vuelve muy importante. Los amigos íntimos son una parte esencial de tu experiencia social. Ampliar tu círculo de amistades puede ser gratificador y divertido. Por ejemplo, en la escuela secundaria conoces a nuevas personas y estás expuesto a diversos grupos. Si tomas clases sobre temas variados y participas en actividades extracurriculares, conocerás a personas de muchas culturas y contextos sociales. Tus pares podrían estar en desacuerdo con tus principios, convicciones y tu concepción del bien y el mal. Pero los buenos amigos jamás te pedirán que hagas algo que vaya contra tus valores personales. Las amistades sólidas generalmente comienzan cuando las personas encuentran a otras que comparten sus mismas metas, experiencias y valores.

Descubrir quién eres es un proceso de toda la vida. *¿De qué modo las amistades cercanas pueden ser una experiencia positiva en tu desarrollo?*

Tareas del desarrollo de la adolescencia

Has leído acerca de los cambios físicos, mentales/emocionales y sociales que experimentan los adolescentes. Los adolescentes no pasan por estos cambios por separado. En un momento dado, un adolescente puede verse inmerso en varios cambios a la vez. Robert Havighurst, un conocido sociólogo, identificó tareas de desarrollo más específicas conectadas con la transición de la adolescencia a la adultez. Algunas de estas tareas de desarrollo incluyen el logro de la independencia emocional de los padres, el desarrollo de la identidad y la adopción de un conjunto de valores personales. Comenzarás a fijarte metas profesionales y descubrirás que practicar las conductas adecuadas te ayudará a alcanzar dichas metas.

A medida que vayas reconociendo los ajustes por los que estás pasando, evalúa tu progreso haciéndote las preguntas que le siguen a cada tarea en las dos páginas siguientes. Ellas te ayudarán a evaluar tu crecimiento personal.

► **Establece la independencia emocional y psicológica.**
Es posible que a veces te encuentres dividido entre el deseo de obtener independencia y la seguridad de saber que tu familia te apoya. Los adolescentes que mantienen siempre una comunicación abierta con sus padres aprenden las ventajas de buscar el consejo y la opinión de ellos cuando deben tomar decisiones y solucionar problemas. Cuando los padres o tutores conversan con sus hijos y les explican las situaciones, reglas o razones implicadas en el proceso de tomar decisiones, los adolescentes pueden aprender de su experiencia con las destrezas de resolución de conflictos. Descubrirás maneras en que el apoyo y guía de tu familia puede ayudarte a ser más independiente emocional y socialmente.

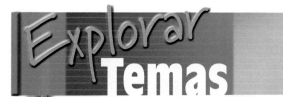

¿Deben empezar más tarde en el día las clases en la escuela secundaria?

Los científicos han descubierto que a finales de la pubertad el cuerpo secreta melatonina, la hormona que controla el sueño, en un horario diferente del día que en otras etapas de la vida. Esto significa que los adolescentes no puedan dormirse hasta muy entrada la noche. Tal vez no logren dormir lo suficiente si el día escolar comienza temprano. Algunas escuelas han decidido comenzar el día escolar una hora más tarde. ¿Crees que es una buena idea? He aquí dos puntos de vista.

Punto de vista 1: Alexa J., 17 años
Durante los últimos dos años no he podido dormirme hasta tarde en la noche. Es por eso que estoy muy somnolienta por la mañana, me cuesta concentrarme en la clase. Si pudiera dormir una hora más sería estupendo. Además, no tendríamos que esperar el autobús en la oscuridad. ¡Es hora de que la escuela sincronice su reloj con nuestro reloj biológico!

Punto de vista 2: Ray S., 16 años
No creo que comenzar el día escolar más tarde cambie nada. Algunas personas se quedarán levantadas hasta más tarde. Por mi parte, tengo un trabajo por la tarde, así que si el día escolar comienza más tarde, saldremos más tarde y perderé una hora de trabajo. Tal vez las personas a quienes les cuesta dormirse deberían adoptar alguna rutina para relajarse. La mía funciona bien. Cuando llegan las diez de la noche ya estoy listo para meterme en la cama.

(ACTIVIDAD)

1. ¿Crees que los beneficios de comenzar las clases más tarde en el día lograrían un cambio en los logros académicos? ¿Estás de acuerdo en que la solución para que los jóvenes puedan dormir lo suficiente es adoptar una rutina para dormirse más temprano?

2. Investiga el tema de los ciclos del sueño en los adolescentes. Escribe una redacción breve explicando tus propios puntos de vista.

▶ **Desarrolla un sentido de identidad personal.** Tu identidad comenzó a formarse cuando eras un niño y tus padres te servían de modelo de conducta. En la adolescencia desarrollas confianza en ti mismo y te haces más independiente. *¿De qué maneras eres una persona diferente de la de hace dos años?*

▶ **Adopta un conjunto de valores personales.** Cuando eras niño te regías por un conjunto de reglas de conducta apropiadas e inapropiadas establecidas por tus padres. Como adolescente puedes comenzar a evaluar tus propios valores cuando éstos difieren de los valores expresados por tus pares y otras personas *¿Has comenzado a establecer convicciones y valores que realcen tu salud y bienestar? ¿Estás actuando de acuerdo con tales normas?*

▶ **Fíjate metas vocacionales adultas.** Los años de la adolescencia son la época durante la cual comienzas a descubrir tus metas vocacionales. *¿Te has fijado metas a largo plazo y has identificado los pasos necesarios para alcanzarlas?*

▶ **Desarrolla el control sobre tu conducta.** Todos los días los adolescentes toman decisiones sobre la participación en conductas de riesgo que podrían dañar su salud. Tomar en cuenta tus valores y metas a corto y largo plazo te dará una firme idea sobre la importancia de tomar decisiones saludables y evitar situaciones arriesgadas. *Piensa en dos sucesos recientes que hayan puesto a prueba tu madurez emocional y tu habilidad para evitar conductas de riesgo.*

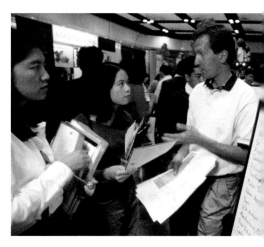

Explora las oportunidades y busca ideas que te ayuden a establecer metas educativas y vocacionales. *¿Dónde puedes conseguir información que te ayude a tomar decisiones importantes sobre tu futuro?*

 Lección 1 *Repaso*

Repaso de información y vocabulario

1. ¿Qué es la *adolescencia*?
2. Describe y evalúa la importancia de dos cambios corporales masculinos y dos femeninos que ocurren durante la adolescencia.
3. ¿Qué es la *cognición*?

Razonamiento crítico

4. **Sintetizar.** Escoge una tarea del desarrollo de la adolescencia. Explica los pasos que podrías tomar para lograr esa tarea.
5. **Analizar.** Resume las ventajas de buscar consejo y opiniones sobre el uso de las destrezas para tomar decisiones y solucionar problemas durante la adolescencia.

Destrezas de salud aplicadas

Analizar influencias. Haz un cuadro de dos columnas. En la primera columna lista los cambios no corporales que hayas notado en ti mismo desde que eres adolescente. En la segunda columna identifica a una persona, suceso o idea que haya tenido influencia en el cambio.

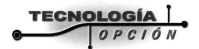

HOJAS DE CÁLCULO Utilizar un programa de hojas de cálculo para hacer tu cuadro te ayudará a organizar y editar tu lista. Ve a **health.glencoe.com** para obtener ayuda con el programa de hojas de cálculo.

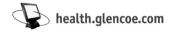 **health.glencoe.com**

Hacia la adultez

APRENDERÁS A

• Evaluar los efectos positivos de las relaciones con tus pares, tu familia y tus amigos sobre la salud física y emocional.

• Identificar y explicar las tareas del desarrollo de la adultez.

➔ COMIENZA AHORA Los adolescentes pasan mucho tiempo pensando en cómo serán de adultos. Escribe un párrafo breve que comience con: "La imagen que tengo de mí como adulto es..."

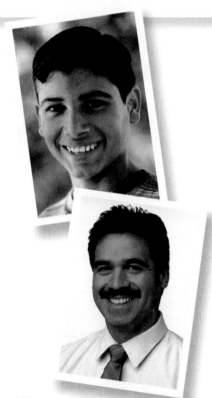

Muchos de los cambios que ocurren en la adolescencia te preparan para tu función de adulto. ¿Qué significa ser adulto? Sin lugar a dudas, la adultez no es algo que aparece de repente cuando cumples los 21 años. Hay que considerar mucho más que la edad cronológica. Un término que se usa a menudo al referirse a la adultez es *madurez*. La madurez tiene varios componentes, incluidos los aspectos tanto físicos como emocionales.

Madurez física y emocional

En los últimos años de la adolescencia o poco después de cumplir los 20 años, la mayoría de los individuos alcanza la **madurez física**, *la fase en la cual el cuerpo físico y todos sus órganos se han desarrollado plenamente*. Sin embargo, tener una constitución adulta no quiere decir que ya seas un adulto. Para ser adulto deberás desarrollarte emocionalmente.

La **madurez emocional** es *la fase en la cual las capacidades mental y emocional del individuo están desarrolladas plenamente.* Una persona saludable en sentido emocional no sólo tiene una identidad personal fuerte, sino que ha desarrollado relaciones estrechas. Este individuo posee valores y metas positivas. Tiene la capacidad de dar y recibir amor, de afrontar la realidad y aceptarla y la capacidad de relacionar de forma positiva las experiencias de la vida y aprender de ellas. Las relaciones con los pares, la familia y los amigos pueden tener un efecto positivo en tu salud física y emocional, fortaleciendo tu capacidad de recuperación y adaptación y ayudándote a superar épocas de dificultades y desafíos.

La madurez física es sólo uno de los componentes de la adultez. *¿Qué otros cambios ocurrieron cuando este individuo se transformó en un adulto saludable y emocionalmente maduro?*

Considerar el ciclo vital en su totalidad

El crecimiento y desarrollo humano han intrigado a muchas personas a lo largo de los años. La teoría del psicólogo Erik Erikson sobre el desarrollo social cubre el ciclo vital completo. Cada etapa de la adultez está caracterizada por sus propios logros, como se indica en la **Figura 20.3.**

Adultez temprana

Las etapas de la vida propuestas por Erikson ilustran que a medida que una persona progresa a lo largo de la vida, sus metas siguen evolucionando. Aunque el cambio físico ocurre de forma automática, la madurez emocional se desarrolla a medida que cada individuo se centra en cuatro aspectos principales de la vida: independencia personal, opciones laborales, relaciones íntimas y contribuciones a la sociedad.

FIGURA 20.3

LAS ETAPAS DE LA ADULTEZ PROPUESTAS POR ERIKSON

Los años de adulto están compuestos por tres etapas principales. Cada etapa está asociada con una meta que incluye las relaciones de una persona con otras.

Etapa 6 — Adultez temprana de 19 a 40 años de edad	Etapa 7 — Adultez madura de 40 a 65 años de edad	Etapa 8 — Adultez avanzada desde los 65 años hasta la muerte
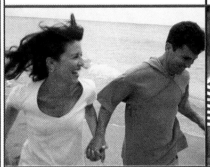	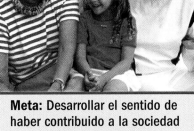	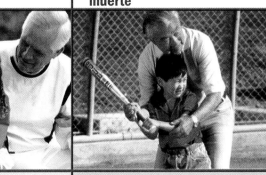
Meta: Desarrollar la intimidad **Descripción:** La persona trata de desarrollar relaciones personales íntimas. **Consecuencias positivas:** Los individuos pueden formar relaciones íntimas y compartir con otros; comienzan a formar familias. **Consecuencias negativas:** Los individuos pueden sentir miedo del compromiso, sentirse aislados y pueden ser incapaces de depender de otros.	**Meta:** Desarrollar el sentido de haber contribuido a la sociedad **Descripción:** Los individuos buscan fuera de ellos mismos y se preocupan por otros a menudo en un rol de abuelos o voluntarios. **Consecuencias positivas:** Los individuos ayudan a otros y a la siguiente generación. **Consecuencias negativas:** Las personas pueden ser egocéntricas y pueden involucrarse muy poco con otros.	**Meta:** Sentirse satisfecho de la vida **Descripción:** La persona intenta entender el significado de su propia vida. **Consecuencias positivas:** El adulto tendrá un sentido de realización y satisfacción con las decisiones tomadas en su vida. **Consecuencias negativas:** La persona podría sentirse decepcionada con los logros de su vida.

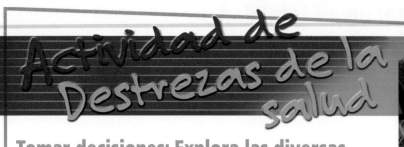

Actividad de Destrezas de la salud

Tomar decisiones: Explora las diversas profesiones

Acabo de hablar con el consejero escolar —dice Jason a sus amigos durante el almuerzo—. Me dio sugerencias sobre cómo escoger una profesión. Qué bueno que pronto empiezan las vacaciones de verano, ¡así ya podré poner manos a la obra!

¿Cómo? ¿Acaso vas a pasarte el verano explorando profesiones? —pregunta Kim—. ¿Qué es lo que te dijo el consejero?

Jason responde: Bueno, ya que me interesa la asistencia médica, me aconsejó que sirviera de voluntario en el hospital. Es más, el hospital tiene un Club de aficionados a la medicina en el cual puedo participar.

¿Pero qué apuro tienes? —pregunta Lonnie—, tienes mucho tiempo para hacer ese tipo de cosas, ¿no es cierto, Kim? Lonnie tiene razón —asiente Kim—; tómate este verano con calma y quédate con nosotros, ¿qué apuro hay?

Jason se pregunta qué debe hacer.

¿Qué harías tú?

Aplica los seis pasos del proceso de tomar decisiones al dilema de Jason. Identifica una decisión promotora de la salud que afecte de forma positiva el futuro de Jason.

1. Plantea la situación.
2. Haz una lista de las opciones.
3. Mide los resultados posibles.
4. Considera los valores.
5. Toma una decisión y actúa.
6. Evalúa la decisión.

Desarrollar la independencia personal

El deseo de independencia durante la adolescencia es parte de la búsqueda de la *autosuperación*, que incluye desarrollar al máximo las capacidades personales. Cuando los jóvenes adultos se van de la casa o empiezan a trabajar, puede que sustituyan el apoyo que le brindaban sus padres por el apoyo emocional de sus amigos. Sin embargo, a medida que maduran, se vuelven más autosuficientes.

Elegir opciones laborales

Como adolescente, es probable que estés pensando en cómo quieres que sea tu vida cuando seas un adulto. Parte de ese razonamiento puede incluir tus ideas sobre una profesión u ocupación. Tus ideas podrían estar influidas por un trabajo de media jornada, por un modelo de conducta o por los años de educación que requiera una carrera específica al terminar la escuela secundaria.

Establecer relaciones íntimas

A medida que las personas se acercan a la adultez, comienzan a desarrollar intimidad emocional con otras personas. La **intimidad emocional** es *la capacidad de experimentar una relación estrecha de amor y afecto con otra persona, con quien puedas compartir tus sentimientos más profundos*. Durante ese periodo es posible que algunas personas tengan una sucesión de relaciones románticas. Esto puede resultar en matrimonio cuando las personas están listas para asumir un compromiso permanente. Probablemente, aquellas personas que estén centradas en consolidar una profesión o determinar su propia identidad decidan postergar las relaciones románticas hasta un periodo posterior de su vida o no buscarlas. Otros deciden permanecer solteros. Practicar la abstinencia sexual hasta el matrimonio protege a las personas de las enfermedades de transmisión sexual y mantiene sus posibilidades de un futuro saludable.

Contribuir a la sociedad

Otra tarea del desarrollo de la adultez temprana es determinar dónde y cómo una persona encaja en la sociedad. Probablemente ya tengas tus propias ideas políticas y creencias religiosas. Votar en las elecciones y tomar parte en proyectos de la comunidad es un modo de aumentar la autoestima y la confianza en ti mismo y de contribuir a la sociedad de un modo positivo y eficaz.

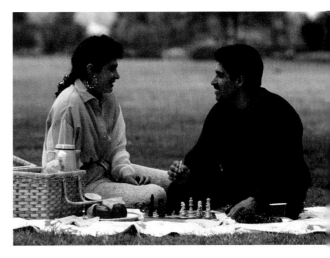

La formación de relaciones íntimas permite que dos personas compartan tiempo juntas y disfruten de intereses comunes. *¿Cómo podría una relación cercana y de compromiso ayudar a una persona durante la adultez avanzada?*

 Lección 2 *Repaso*

Repaso de información y vocabulario

1. ¿Cuándo alcanzan las personas la madurez física?
2. ¿Cuál es la diferencia entre *madurez emocional* e *intimidad emocional*?
3. ¿Cuáles son las cuatro tareas del desarrollo de la adultez?

Razonamiento crítico

4. **Analizar.** ¿Cuál es la meta de la adultez temprana según Erikson? ¿Por qué podría dicha meta significar un reto? Explica tu razonamiento.
5. **Sintetizar.** Evalúa los efectos positivos y negativos de las relaciones con los pares, la familia y los amigos sobre la salud física y emocional de una persona.

Destrezas de salud aplicadas

Fijarse metas. Identifica dos ocupaciones de interés para ti. Mediante el proceso de fijarse metas del Capítulo 2, haz una lista de los pasos que puedes seguir como adolescente a fin de prepararte para cada ocupación. Comparte estos pasos con uno de tus padres o con tu consejero escolar, e incorpora en tu plan cualquier paso adicional que te sugieran.

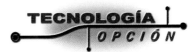

RECURSOS DE INTERNET Busca información en Internet sobre diversas profesiones. Ve al Rincón profesional de **health.glencoe.com**.

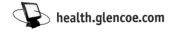

El matrimonio y la crianza de los hijos

VOCABULARIO

compromiso
adaptabilidad marital
adopción
criterio propio
amor incondicional

APRENDERÁS A

- Distinguir entre una relación de noviazgo y el matrimonio.

- Demostrar cómo las parejas casadas utilizan destrezas de comunicación eficaces para mantener relaciones saludables.

- Describir la función de los padres, los abuelos y otros miembros de la familia para promover una familia saludable.

 COMIENZA AHORA El matrimonio y la crianza de los hijos suponen muchas responsabilidades. Lista cinco responsabilidades de la crianza de los hijos.

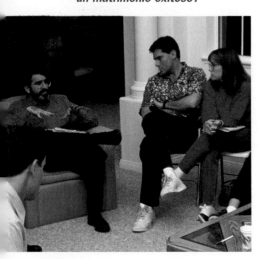

Cuando dos personas deciden casarse, a veces asisten a sesiones de consejos prematrimoniales con el fin de desarrollar destrezas para tener una relación saludable y duradera. *¿Por qué es importante hacer un compromiso para toda la vida con el fin de tener un matrimonio exitoso?*

Según la Oficina del Censo de Estados Unidos, casi nueve de cada diez personas espera casarse en algún momento de su vida. A pesar de que cerca de la mitad de los matrimonios por primera vez terminan en divorcio, la mayoría de las personas que se casan comienzan el matrimonio con la intención de establecer un compromiso para toda la vida. Un **compromiso** es *una promesa o juramento* que se hacen las parejas. El matrimonio es un compromiso a largo plazo.

El matrimonio

Las personas se casan por diversas razones. La mayoría lo hace porque se enamoran y están listos para asumir una relación íntima duradera. Las parejas casadas son capaces de disfrutar del compañerismo y darse apoyo mutuo tanto en tiempos difíciles como en los momentos de alegría.

Optar por el matrimonio

Hay varias diferencias entre una relación de noviazgo y el matrimonio. Cuando dos personas comprenden que el matrimonio es su meta final, su relación se vuelve más seria, asumen mayores compromisos el uno con el otro y consideran las consecuencias a largo plazo cuando toman decisiones. Si una persona tiene dudas o preguntas sobre las razones por las cuales su pareja desea casarse, estas preguntas deben ser aclaradas completamente antes de que se lleve a cabo el matrimonio.

Destrezas de resolución de conflictos para un matrimonio saludable

La buena comunicación es vital para un matrimonio exitoso. Los cónyuges que comparten sus sentimientos y expresan sus inquetudes de forma respetuosa tienen más probabilidades de solucionar los conflictos de manera eficaz. En esta actividad representarás una situación en la que deberás solucionar un serio conflicto marital usando destrezas de buena comunicación y resolución de conflictos.

Lo que necesitarás

- situaciones escogidas por tu maestro
- papel y lápices o bolígrafos

Lo que harás

1. A cada grupo se le dará una situación que implica un reto potencial para el matrimonio. Los temas pueden incluir mudarse debido a un cambio de trabajo de uno de los cónyuges, dificultades para pagar la hipoteca y el cuidado de un pariente enfermo.

2. Usa la información de este capítulo para pensar en varias formas de resolver el conflicto exitosamente. Por ejemplo, para el problema de la mudanza debido al trabajo de uno de los cónyuges, las parejas pueden trabajar juntas para buscar una nueva casa que les guste a ambos, planificar el presupuesto para llamadas de larga distancia y ponerse de acuerdo para visitar a menudo a amigos y familiares.

3. Elabora un diálogo o guión mostrando formas de solucionar la situación. Utiliza las destrezas de resolución de conflictos que incluyan mensajes tipo "Yo", destrezas del buen oyente, y llegar a un acuerdo que beneficie a ambas partes. Presenta tu guión a la clase.

Aplica y concluye

Escribe un párrafo explicando lo que has aprendido sobre la importancia de las destrezas de buena comunicación y resolución de conflictos en una relación marital.

Matrimonios exitosos

Asumir un compromiso para toda la vida es sólo el primer paso de un matrimonio exitoso. También es esencial la **adaptabilidad marital**, que es *la capacidad de una persona para adaptarse al matrimonio y a su cónyuge*, lo cual depende de los siguientes factores:

▶ **Buena comunicación.** Las parejas necesitan ser capaces de compartir sus sentimientos y expresar sus necesidades e inquietudes. Demostrar las destrezas de comunicación ayuda a las parejas a desarrollar y mantener una relación marital saludable.

▶ **Madurez emocional.** La personas saludables en sentido emocional tratan de entender las necesidades de su pareja y están dispuestas a ceder. Ellas no piensan siempre en sí mismas primero, sino que consideran lo que es mejor para la relación.

▶ **Valores e intereses similares.** Cuando las parejas comparten las mismas convicciones en cuanto a la importancia de la buena salud, creencias religiosas, herencia cultural, familia y amigos, pasan más tiempo juntos, lo cual fortalece el matrimonio.

Resolución de conflictos en el matrimonio

Aun en los mejores matrimonios, en ocasiones se presentan conflictos, ya que no es posible que dos personas estén siempre de acuerdo en todo. Entre los asuntos que causan conflictos en los matrimonios están los siguientes:

▶ Diferencias en cuanto a los hábitos de ahorro y gasto del dinero

▶ Conflicto de lealtades con respecto a familiares y amigos

▶ Falta de comunicación

▶ Falta de intimidad

▶ Celos, infidelidad o falta de atención

▶ Decisiones sobre tener hijos y su cuidado

▶ Tendencias o actitudes abusivas

En todo matrimonio exitoso ambos cónyuges se respetan, confían el uno en el otro y se cuidan mutuamente. Los conflictos se resuelven de forma justa, sin dañar la autoestima del compañero. Las parejas pueden disminuir el impacto del conflicto desarrollando destrezas de buena comunicación y de **resolución de conflictos**. En algunas ocasiones, para solucionar un conflicto marital se requiere que la pareja busque consejo profesional.

vínculo

resolución de conflictos
Averigua qué estrategias pueden ayudarte a resolver conflictos leyendo el Capítulo 10, página 264.

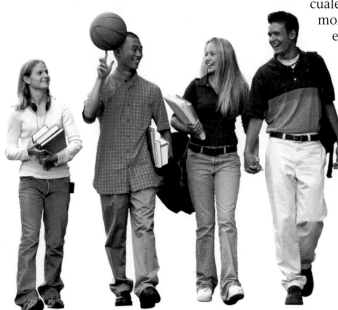

Los adolescentes tienen la responsabilidad de terminar sus estudios y fijarse metas personales antes de considerar el matrimonio.
¿Qué responsabilidades adicionales vienen con el compromiso del matrimonio?

Matrimonios de adolescentes

Uno de los factores más importantes en un matrimonio exitoso es la madurez. La madurez emocional permite a los cónyuges manejar mejor los conflictos y las decisiones del matrimonio. La mayoría de los adolescentes todavía están luchando por establecer su propia identidad y fijarse metas para el futuro. Es improbable que hayan logrado determinar qué cosas son importantes para ellos y lo que realmente desean de un cónyuge. Ésa es una de las razones por las cuales aproximadamente el 60 por ciento de los matrimonios de adolescentes terminan en divorcio. Las estadísticas de los Centros para el Control de Enfermedades indican una alta probabilidad de que los matrimonios de adolescentes terminen en los primeros años.

Luego de casarse, los adolescentes comienzan a darse cuenta de que sus responsabilidades son mayores y pueden interferir en sus libertades personales y metas educacionales o profesionales. También reconocen que no tienen suficiente experiencia en la vida para hacer frente a este compromiso tan importante y duradero. Las agobiantes presiones financieras le añaden estrés a la relación. Las dificultades en el matrimonio aumentan a medida que se desvanece la emoción de los primeros tiempos y los adolescentes reconocen las responsabilidades que hay que asumir para lograr el éxito en el matrimonio.

Responsabilidades de la crianza de los hijos

Tras el matrimonio muchas parejas deciden comenzar una familia. Hay algunas que deciden adoptar un niño. La **adopción** es *el proceso legal de acoger a un niño de otros padres como propio*. Las parejas maduras también deciden participar en los programas estatales concebidos para brindar una familia a un niño. Ser padre puede ser una experiencia emocionante. La mayoría de los padres consideran un reto la crianza de un hijo, pero a la vez muy gratificante, y se complacen en amarlos y cuidarlos. Los padres se enorgullecen de ver a sus hijos crecer y desarrollarse en un entorno familiar saludable. La crianza de los hijos es una responsabilidad seria y continua. Los padres deben proveer protección, alimento, ropa, vivienda, educación y atención médica. También es necesario guiar a los hijos en la vida, inculcarles valores, fijarles límites y darles amor incondicional.

Guiar

La crianza de los hijos implica guiarlos y enseñarles que cada persona es responsable de sus triunfos y fracasos. Una forma de hacerlo es animándolos y ayudándolos a desarrollar un sentido de orgullo por sus logros. Otro aspecto de la crianza de los hijos es guiarlos y protegerlos, al tiempo que se les enseña a tomar sus propias decisiones. Es gratificante para los padres ver cómo sus hijos aprenden a llevarse bien con los demás y a solucionar sus propios problemas. Cuando a los padres se les une la familia extensa — los abuelos y otros familiares— en su función de promover una familia saludable, la satisfacción que implica la crianza de los hijos se convierte en una experiencia compartida. Los niños tienen más probabilidades de crecer saludables y productivos cuando ven que los miembros de la familia interactúan de forma madura, amorosa y cariñosa.

Inculcar valores

Los padres que tienen en alta estima sus valores y espiritualidad desean transmitirles a sus hijos estos aspectos importantes de la vida. A medida que los hijos crecen, van desarrollando un conjunto de *valores*, es decir, convicciones y normas de conducta que consideran importantes y que guiarán su modo de vida. Los valores ayudan a los niños a desarrollar una personalidad fuerte y su capacidad de adaptación para resistir a las influencias negativas que se puedan presentar. Los padres que les enseñan valores positivos a sus hijos, los están ayudando a convertirse en adultos felices y maduros.

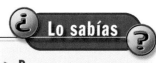
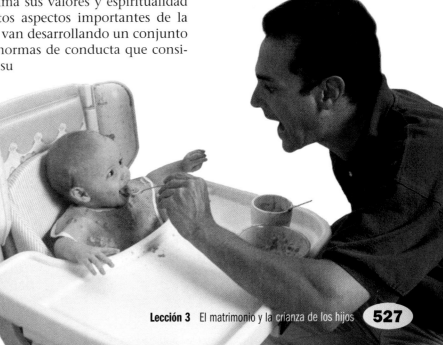

Ⓨ **Un niño puede traer orgullo y gozo, pero también trae nuevas responsabilidades.** *¿Qué función tiene este padre en la promoción de una familia saludable?*

Establecer límites

Un modo en que los padres pueden ayudar a sus hijos a desarrollar valores positivos es estableciéndoles límites y un conjunto de reglas claramente definidas. Cuando los niños aprenden los límites, actúan con **criterio propio**, *la capacidad de tomar decisiones correctas sobre su conducta cuando los adultos no están presentes para hacer que se respeten las reglas.* Cuando sea necesario disciplinar a los hijos, los padres deben seguir las siguientes pautas:

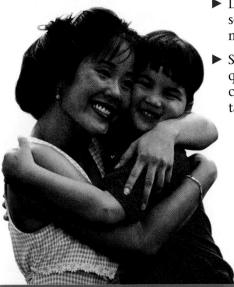

El amor incondicional es una responsabilidad importante de la crianza de los hijos. *¿Cómo puede contribuir el amor incondicional a la experiencia de una infancia saludable?*

► Actuar rápidamente para que los niños reconozcan la relación entre una mala conducta y sus consecuencias.

► Distinguir entre la conducta y el niño en sí, para que los niños se vean a sí mismos como niños que a veces incurren en una mala conducta y no como niños malos.

► Ser consecuentes en cuanto a las reglas y las consecuencias para que los niños puedan establecer fácilmente una conexión entre ciertas conductas y sus consecuencias. Elogiar el buen comportamiento.

Dar amor incondicional

Una de las responsabilidades más importantes de la crianza de los hijos es dar a los hijos **amor incondicional**, *la clase de amor que se da sin límites ni condiciones.* Es necesario que los padres muestren amor a sus hijos en todo momento, ya sea que el niño se comporte bien, que esté feliz, triste, enfermo o atemorizado. Recibir amor incondicional ayuda al niño a prosperar.

Lección 3 Repaso

Repaso de información y vocabulario

1. ¿Qué compromiso mutuo asumen dos personas cuando se casan?

2. ¿Cuáles son dos de las destrezas de comunicación que ayudan a determinar una adaptabilidad marital exitosa?

3. Describe cómo los padres, abuelos y otros contribuyen a lograr una familia saludable.

Razonamiento crítico

4. **Analizar.** Explica por qué elegir ser padre es una de las decisiones más serias que puede tomar una persona.

5. **Sintetizar.** Distingue entre el matrimonio y una relación de noviazgo. Conversa sobre las formas en que las responsabilidades del matrimonio son diferentes del noviazgo.

Destrezas de salud aplicadas

Promoción. Haz una lista de las técnicas importantes y las responsabilidades que conlleva criar un niño saludable y feliz. Haz un panfleto con sugerencias sobre la crianza de los hijos para las parejas casadas que están pensando en comenzar una familia.

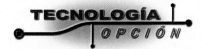

RECURSOS DE INTERNET Aprende más sobre la crianza de los hijos en Internet. Ve a **health.glencoe.com** donde encontrarás que ofrecen consejos para los padres y las familias en *Web Links*.

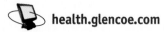

La salud durante el transcurso de la vida

VOCABULARIO
- transiciones
- síndrome del nido vacío
- integridad

APRENDERÁS A
- Describir las transiciones físicas, mentales/emocionales y sociales que ocurren durante la adultez madura y avanzada.
- Identificar y analizar las conductas del estilo de vida que promueven la salud y previenen las enfermedades durante el transcurso de la vida.
- Analizar las influencias de las leyes, normas y prácticas en los asuntos de la salud, incluyendo los relacionados con la prevención de enfermedades.

COMIENZA AHORA Piensa en algunos adultos mayores que conozcas, que sean saludables y felices. ¿Qué características comparten? ¿Cómo contribuyen estas características a su actitud positiva?

En 1900, la expectativa de vida en Estados Unidos era de sólo 47 años. En la actualidad es de casi 77 años, y sigue en aumento. ¿Qué ha contribuido a tal incremento? Un factor es el avance en la asistencia médica que se experimentó durante el siglo XX. Otro factor es el aumento de conciencia del público sobre la importancia de la práctica de conductas sanas en todas las edades. Y otra más es la influencia de las leyes, normas y prácticas sobre temas de la salud, en particular los relacionados con la prevención de enfermedades.

Adultez madura

En las primeras tres lecciones de este capítulo leíste sobre los muchos cambios que tienen lugar durante la adolescencia y la adultez temprana. La séptima fase del desarrollo según Erikson es la adultez madura, comprendida entre las edades de 40 a 65 años. Estos años generalmente están caracterizados por muchas **transiciones**, *cambios decisivos que ocurren en todas las etapas de la vida*. Puede ser un tiempo de logros individuales y familiares, tales como la culminación de los estudios universitarios de los hijos, la llegada del primer nieto, un logro profesional gratificante o el reconocimiento de las contribuciones de un individuo a la comunidad y a los amigos. Estos logros son de mayor satisfacción cuando las personas gozan de buena salud.

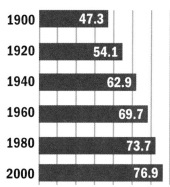

1900	47.3
1920	54.1
1940	62.9
1960	69.7
1980	73.7
2000	76.9

10 20 30 40 50 60 70 80
Edad promedio

 El promedio de expectativa de vida en Estados Unidos ha aumentado de un modo dramático en los últimos 100 años. *¿Por qué ha aumentado la expectativa de vida?*

Transiciones físicas

Los cambios no terminan cuando termina la adolescencia; ellos continúan durante el transcurso de la vida. Las personas en la adultez madura experimentan cambios físicos a medida que su cuerpo comienza a envejecer. La piel pierde elasticidad, el funcionamiento de los órganos disminuye y el sistema inmunológico del cuerpo se vuelve menos eficaz. Las mujeres experimentan la menopausia entre los 45 y 55 años de edad aproximadamente. Esto es el cese de la ovulación y la menstruación, después de lo cual la mujer ya no puede quedar embarazada. Los cambios hormonales durante la menopausia a menudo causan efectos físicos, como los sofocos.

FIGURA 20.4

MANTENER TU CUERPO SALUDABLE DURANTE EL TRANSCURSO DE LA VIDA

Muchos de los hábitos de salud que desarrollas cuando eres un adolescente influirán en la forma en que te sientas cuando envejezcas. La práctica de conductas sanas y evitar el consumo de tabaco, alcohol y otras drogas durante tu adolescencia reducirá tu riesgo de desarrollar problemas serios como la diabetes y las enfermedades del corazón en el futuro.

Los ojos La vista cambia con la edad. Los ojos tienen mayor dificultad para enfocar imágenes. Comer suficientes vegetales verdes y con muchas hojas, controlar la presión arterial y evitar el consumo del tabaco promueve la salud visual. Las gafas de sol protegen tus ojos de los dañinos rayos UV.

Los oídos Los sonidos altos afectan tu audición. Limita tu exposición al ruido. Mantén el estéreo en un volumen bajo. Utiliza tapones de oído cuando operas maquinaria ruidosa.

Los músculos y las articulaciones La artritis afecta a la mitad de las personas de más de 65 años de edad. Mantener un peso saludable y estar físicamente activo puede ayudar a que las articulaciones permanezcan saludables y sin dolor.

El encéfalo Los científicos dicen que al igual que tus músculos, tu encéfalo necesita del ejercicio para mantenerse saludable. Lee y sigue aprendiendo para ejercitar tu encéfalo.

La boca Los dientes pueden cariarse y las encías enfermarse sin el debido cuidado. Cepíllate los dientes y utiliza hilo dental con regularidad. Visita al dentista cada seis meses.

El corazón La falta de actividad física y una dieta alta en grasas saturadas son factores conocidos de las enfermedades del corazón. Participar en actividades aeróbicas regulares y elegir alimentos bajos en grasas saturadas reduce considerablemente el riesgo de enfermedades del corazón.

La piel Al envejecer, la piel puede arrugarse, mancharse y secarse. Reduce la exposición a los dañinos rayos UV cubriendo tu piel y usando bloqueador solar. Evita utilizar las camas bronceadoras.

Las investigaciones señalan que la mayoría de las personas que han practicado conductas saludables, como controlar el peso, consumir alimentos nutritivos y hacer ejercicio físico regularmente en su adolescencia y adultez temprana, encuentran que estos cambios son menos severos. Los adultos que han desarrollado hábitos sanos durante toda su vida y siguen activos se mantienen saludables consumiendo una dieta baja en grasas y alta en fibras y evitando el tabaco, alcohol y otras drogas. Se ha comprobado que los ejercicios de resistencia benefician mucho a la mayoría de los adultos. Esos beneficios incluyen el aumento de la masa muscular, preservación de la densidad ósea y protección de las principales articulaciones de las lesiones. La **Figura 20.4** de la página 530 describe algunas de las conductas saludables que puedes comenzar a desarrollar desde ahora para disminuir tu riesgo de contraer enfermedades y discapacidades que siempre han sido comunes entre los adultos mayores.

Transiciones mentales

Así como el ejercicio físico fortalece los músculos de las personas de cualquier edad, las actividades mentales fortalecen el encéfalo. Armar rompecabezas, leer y participar en juegos de mesa proveen estímulo mental. Un adulto que "ejercita" su encéfalo se mantiene mentalmente activo. El aprendizaje es un proceso que dura toda la vida. En la etapa media de la vida, muchos adultos comienzan una nueva profesión, regresan a la escuela y aprenden nuevos pasatiempos. El uso de las computadoras les ofrece a los adultos mayores oportunidades para ampliar su acceso a la información. Las personas alcanzan la adultez madura con un vasto caudal de conocimientos y experiencias que pueden usar para emprender nuevas actividades.

Transiciones emocionales

Para algunas personas en la adultez madura, las transiciones emocionales son semejantes a los "dolores del crecimiento" de la adolescencia. Para este tiempo, la mayoría de las personas ha experimentado muchos de los gozos de la vida, como los hijos y la satisfacción de logros personales, y algunas desilusiones. Para algunas personas, la crisis de la mediana edad se produce debido a dudas e inquietudes que surgen con respecto a si han alcanzado sus metas, si se les ama y valora, y si han hecho aportes positivos a la vida de otros. Pero esas preocupaciones se pueden evitar manteniendo el triángulo de la salud y fijándose metas.

Transiciones en la vida social

La mayoría de las transiciones sociales durante la adultez madura se centran en la familia. Muchos adultos de esta edad se enfrentan a la muerte de uno de los padres o a la necesidad de adaptarse al hecho de que los hijos crecen y se marchan del hogar. *Los sentimientos de tristeza y soledad que ocurren cuando los hijos se marchan del hogar y se convierten en adultos* se llaman **síndrome del nido vacío**.

A las personas que mantienen relaciones saludables con familiares y amigos les cuesta menos adaptarse a estos cambios. Para muchas, éste es el momento de poner sus talentos y experiencia de vida al servicio de programas sociales y de la comunidad. Ellas usan su tiempo para emprender nuevas actividades y hacer nuevos amigos. Desarrollar buenas destrezas sociales en la adolescencia ayuda a facilitar estas transiciones.

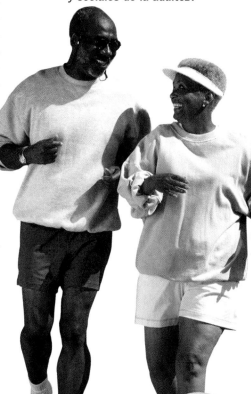

Enfrentar nuevos desafíos es una manera de mantener la salud física. *¿Cómo pueden prepararte tus acciones como adolescente para las transiciones físicas, mentales, emocionales y sociales de la adultez?*

Adultez avanzada

La fase final del desarrollo según Erikson, la adultez avanzada, comienza a partir de los 65 años de edad. Una de las metas de las personas en esta etapa es observar la vida con un sentido de satisfacción y autorrealización. Los adultos mayores evalúan los sucesos y logros de su vida. Si han vivido con **integridad**, tomando las decisiones con *firme adherencia a un código moral*, seguramente se sentirán satisfechos. Por ejemplo, es posible que una persona que consideró a la familia la máxima prioridad, también haya triunfado en su profesión sin descuidar de su familia. Otros adultos que han mantenido relaciones estrechas y continúan fieles a sus valores, tendrán un sentido de satisfacción. Ellos pueden mirar hacia atrás sin arrepentimiento y sentirse contentos con sus logros.

La vida real
APLICACIÓN

Gastos del gobierno en investigaciones para la salud

Los Institutos Nacionales de la Salud (NIH) reúne información de muchas fuentes a fin de establecer las prioridades de investigación para la prevención y tratamiento de enfermedades, incluidas aquéllas que afectan a las personas mayores. Estudia la ilustración y sus leyendas. Luego completa la actividad para promover uno de los siguientes temas de la salud relacionados con el envejecimiento.

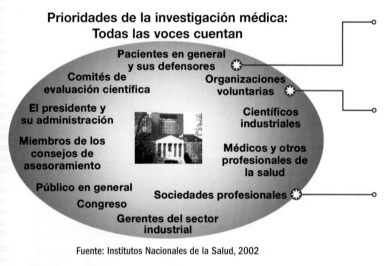

**Prioridades de la investigación médica:
Todas las voces cuentan**

- Pacientes en general y sus defensores
- Comités de evaluación científica
- Organizaciones voluntarias
- El presidente y su administración
- Científicos industriales
- Miembros de los consejos de asesoramiento
- Médicos y otros profesionales de la salud
- Público en general
- Sociedades profesionales
- Congreso
- Gerentes del sector industrial

Fuente: Institutos Nacionales de la Salud, 2002

Grupos de promoción
La Asociación para la Lucha contra la Enfermedad de Alzheimer promueve el aumento de fondos para la investigación de la **enfermedad de Alzheimer**.

Grupos voluntarios
Los sobrevivientes de apoplejías han solicitado al Congreso el aumento de fondos para la investigación de la **apoplejía** y las enfermedades del corazón.

Grupos profesionales
La Academia Americana de Cirujanos Ortopédicos promueve el incremento de fondos del NIH para la **osteoartritis** y otros trastornos musculares y del esqueleto.

ACTIVIDAD

Escoge una enfermedad relacionada con el envejecimiento que creas deba recibir del NIH fondos adicionales para su investigación. Luego redacta una carta a una organización de la salud voluntaria, un miembro del Congreso o un grupo de promoción para los pacientes. Escribe con convicción y dirige tu carta a las personas que la leerán. Fundamenta tu carta con datos de tu investigación.

Ampliar las oportunidades de la adultez avanzada

Debido al aumento de la expectativa de vida en Estados Unidos, la mayoría de los adultos pueden disfrutar de muchos años de vida de adultez avanzada. Muchos anhelan jubilarse para emprender nuevas actividades. Otros optan por seguir trabajando o hasta cambiar de profesión. Para muchos, el servicio voluntario es otra forma de mantenerse activos. Más allá de lo que escojan, los adultos que se mantienen activos física y mentalmente disfrutan más de su vida en esta etapa que aquéllos que no se plantean nuevos desafíos.

Normas y programas de la salud pública para los adultos mayores

El sistema del Seguro Social, creado en 1935, ofrece beneficios a adultos mayores y a personas con discapacidades. Para ayudar a los jubilados con la asistencia médica necesaria, el gobierno ofrece el plan *Medicare* a las personas a partir de los 65 años de edad, y el plan *Medicaid* a las personas de ingresos bajos y recursos limitados.

Debido a una mejor asistencia médica, ahora las personas pueden disfrutar de más años de vida después de la jubilación. Por esta razón, la planificación financiera es vital. Aunque algunas empresas ofrecen beneficios de jubilación, muchos trabajadores deben planificar su propia jubilación con planes de ahorro personales o los que las empresas ofrecen a largo plazo. Con el uso de estos fondos y los beneficios del Seguro Social se ha reducido la tasa de pobreza entre los adultos mayores. Muchos adultos mayores están descubriendo que gracias a las conductas saludables que han mantenido durante su vida, los años posteriores a la jubilación son los mejores.

¿Qué son los créditos del Seguro Social?
A medida que trabajas y pagas impuestos, ganas "créditos" que cuentan para tu elegibilidad de los beneficios futuros del Seguro Social. Puedes ganar un máximo de 4 créditos por año. La mayoría de las personas necesitan 40 créditos (diez años de trabajo) para poder recibir estos beneficios.

 Lección 4 *Repaso*

Repaso de información y vocabulario

1. ¿Por qué transiciones pasan las personas en la adultez madura?
2. ¿Qué causa el síndrome del nido vacío?
3. ¿Qué es la *integridad*?

Razonamiento crítico

4. **Analizar.** Nombra ejemplos específicos de la relación entre las decisiones de la salud que tomas como adolescente y la prevención de enfermedades más tarde en la vida.
5. **Evaluar.** ¿Cómo han cambiado el estilo de vida de los adultos mayores los programas como los del Seguro Social y los planes personales de jubilación? Analiza cómo las leyes que proveen beneficios del Seguro Social y Medicare pueden mejorar la salud y prevenir enfermedades en los adultos mayores.

Destrezas de salud aplicadas

Fijarse metas. Escribe una lista de metas que indiquen dónde quisieras estar cuando llegues a la adultez madura y avanzada. La lista debe incluir metas físicas, mentales, emocionales y sociales. Junto a cada meta, escribe una conducta saludable que puedas comenzar ahora para asegurarte de poder alcanzarla.

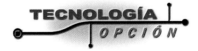

PROCESADOR DE TEXTOS Usa un programa procesador de textos para crear una tabla que contenga tus metas. Ve a **health.glencoe.com** si necesitas ayuda para usar tu programa procesador de textos.

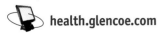

Por qué cada vez más adolescentes están tomando decisiones inteligentes.

Beth es una adolescente típica. Ella vive en el área metropolitana de New Jersey, le gusta leer, y le encanta ir a bailar con sus amigos. Cuando se trata de sus ideas sobre las relaciones sexuales, Beth cuenta con mucho apoyo de sus pares. Esta chica de 17 años considera que tener relaciones sexuales antes del matrimonio es incorrecto. "No estoy preparada emocionalmente", dice. "Creo que debo esperar por el verdadero amor".

Beth y sus amigos se abstienen de relaciones sexuales para evitar los embarazos inesperados y las ETS, y debido a sus convicciones. La Campaña Nacional para la Prevención de Embarazos en las Adolescentes ha patrocinado una encuesta entre los estudiantes del último año de secundaria. Muchos de los que respondieron dijeron que la moral, valores y/o creencias religiosas desempeñan un rol importante en su decisión de mantenerse abstinentes. Ya se trate de un código personal, valores familiares o instrucción religiosa, estos principios pueden ser un poderoso agente disuasivo. Tomemos como ejemplo a Bill, de 17 años, quien vive en Uniontown, Pennsylvania. Él piensa que tener relaciones sexuales antes del matrimonio significaría defraudarse a sí mismo y a sus principios. Tuvo una relación que lo "probaba constantemente", dice él, pero "a pesar de la tentación, nos mantuvimos firmes y nunca cedimos".

Jane, de Harbor Springs, Michigan, también de 17 años, es otro ejemplo. Hace dos años hizo un compromiso consigo misma de no tener relaciones sexuales hasta que se case, dado que su fe y sus sentimientos sobre las relaciones sexuales requerían un compromiso a largo plazo. Con el tiempo, su novio, con quien había

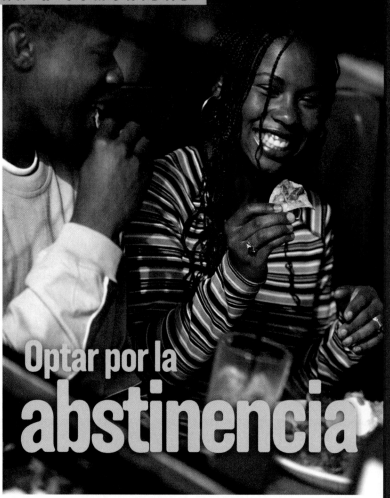

Optar por la abstinencia

salido durante un año y medio, la amenazó con romper el noviazgo si no tenía relaciones sexuales con él. Ella expresa: "me di cuenta de que en realidad no le importaba lo que yo quería de la vida"; de modo que se mantuvo firme y no cedió a las exigencias de su novio. "Rompí con él y ahora estoy saliendo con un muchacho que sí comprende lo que es importante para mí". ◼

TIME PIENSA...
Sobre la abstinencia

Con un grupo pequeño, escribe un diálogo breve en el cual aconsejas a un amigo que está siendo presionado para tener relaciones sexuales, que lo evite. Utiliza la lista de razones del intercambio de ideas de tu diálogo.

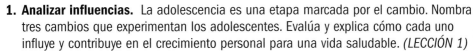
Destrezas de salud aplicadas

1. Analizar influencias. La adolescencia es una etapa marcada por el cambio. Nombra tres cambios que experimentan los adolescentes. Evalúa y explica cómo cada uno influye y contribuye en el crecimiento personal para una vida saludable. *(LECCIÓN 1)*

2. Destrezas de negación. Tienes los ojos puestos en una meta profesional, pero tus amigos quieren que desobedezcas una regla escolar que podría poner en peligro esa meta. Escribe tres enunciados de negación que se centren en tus metas. *(LECCIÓN 2)*

3. Acceder a la información. Haz una encuesta entre los amigos y conocidos que quieran casarse, preguntándoles por qué desean hacerlo. Identifica razones similares y utiliza la información para crear una gráfica que muestre cuántas personas escogen cada razón. *(LECCIÓN 3)*

4. Practicar conductas saludables. Analiza la dinámica de los roles y responsabilidades de la familia relacionadas con las conductas de la salud. Trabaja con un adulto mayor de tu familia para identificar una conducta de la salud que puedan adoptar juntos. *(LECCIÓN 4)*

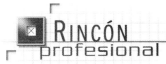
RINCÓN profesional

Gerontólogo

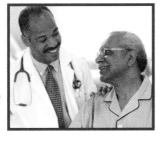

Si te llevas bien con los adultos mayores, podrías considerar la profesión de gerontólogo. Un gerontólogo generalmente trabaja con otros profesionales, como terapeutas ocupacionales y fisioterapeutas, nutricionistas y abogados, a fin de mejorar la calidad de vida de las personas mayores. Algunos gerontólogos trabajan en residencias de ancianos, centros dedicados a las personas mayores y otras instituciones de la comunidad. Otros también trabajan o enseñan en centros de investigación. Dado que la población de Estados Unidos vive más tiempo, las perspectivas laborales de las personas que se dedican a la gerontología son excelentes. Averigua más acerca de ésta y otras profesiones en el Rincón profesional de **health.glencoe.com.**

Más allá del salón de clases

Participación de los padres

Promoción. Infórmate acerca de los recursos de que dispone tu comunidad para ayudar a los padres en la crianza de los hijos y lasopciones para su cuidado. ¿Existen programas relacionados con las escuelas y universidades de la localidad? Averigua cómo pueden tú y tus padres participar en dichos programas.

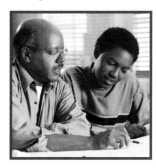

La escuela y la comunidad

Adultos mayores activos. Visita un centro para personas mayores de tu comunidad. Preséntate a algunos de los adultos mayores del centro. Averigua por qué visitan el centro y qué otros recursos usan. De ser posible, ofrécete como voluntario en el centro.

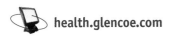

Utiliza las notas que has tomado en tu *Foldable* para repasar lo que has aprendido acerca del desarrollo y los cambios que ocurren durante la adolescencia.

FOLDABLES™
Esquema de estudio

►TERMINOLOGÍA DE LA SALUD *Contesta las siguientes preguntas en una hoja de papel.*

Lección 1 *Reemplaza las palabras subrayadas por el término correcto.*

adolescencia	hormonas
cognición	pubertad
gametos	características sexuales

1. Una persona comienza a desarrollar caracteristicas sexuales durante la <u>cognición</u>.

2. Los <u>gametos</u> son producidos por las glándulas y ayudan a regular muchas de las funciones del cuerpo.

3. Durante la adolescencia se desarrollan las <u>hormonas</u>, los rasgos propios del sexo de una persona.

Lección 2 *Une cada definición con el término correcto.*

**intimidad emocional   madurez física
madurez emocional**

4. La fase en la cual el cuerpo físico y todos sus órganos se han desarrollado plenamente.

5. La fase en la cual las capacidades mental y emocional del individuo se han desarrollado plenamente.

Lección 3 *Llena los espacios en blanco con el término correcto.*

compromiso	criterio propio
adaptabilidad marital	amor incondicional
adopción	

6. Cuando una persona se adapta al matrimonio o su cónyuge, se denomina _____ .

7. Tomar decisiones acerca de las conductas cuando los adultos no están presentes para hacer que se respeten las reglas es una indicación de que el niño tiene _____ .

8. Cuando los padres dan amor a sus hijos en todo momento sin límites ni condiciones, se dice que dan _____ .

Lección 4 *Identifica cada enunciado como Cierto o Falso. Si el enunciado es falso, reemplaza el término subrayado por el término correcto.*

**síndrome del nido vacío   transiciones
integridad**

9. Los cambios decisivos que tienen lugar durante la adultez se llaman <u>integridad</u>.

10. Cuando los hijos se marchan del hogar, puede producirse el <u>síndrome del nido vacío</u>.

►¿LO RECUERDAS? *Contesta las siguientes preguntas usando oraciones completas.*

1. ¿Cuáles son dos cambios físicos que ocurren en el encéfalo de los adolescentes? ¿Por qué son importantes estos cambios?

2. ¿Por qué es importante que los adolescentes expandan sus destrezas de expresión?

3. ¿En qué se diferencia el conjunto de valores de un adolescente del de un niño?

4. ¿Cuáles son dos de las características de una persona madura emocionalmente?

5. ¿Por qué toma más tiempo lograr la madurez emocional que la física?

6. ¿Cuáles son algunas de las formas en que los adultos jóvenes pueden contribuir a la sociedad?

7. ¿Por qué se casa la mayoría de las personas?

8. Cómo pueden las parejas reducir el impacto de los conflictos del matrimonio?

9. ¿Por qué fracasan a menudo los matrimonios de adolescentes?

10. ¿Cómo puede un padre ayudar a su hijo a formar criterio propio?

11. ¿Cómo ayudan a los adultos mayores las actividades mentales, como leer y armar rompecabezas?

12. ¿Cuáles son algunas de las formas en que los adultos mayores pueden aprovechar la libertad que obtienen cuando los hijos se marchan del hogar?

13. ¿Cómo ha afectado el aumento de la expectativa de vida la visión que las personas tienen de la jubilación?

► RAZONAMIENTO CRÍTICO

1. Sintetizar. En un diario privado de la salud, contesta cada una de las preguntas formuladas en la sección de tareas del desarrollo de la Lección 1. Reflexiona sobre tus respuestas e identifica las áreas que necesitan atención. Determina los pasos que podrías tomar para lograr esas tareas en particular.

2. Resumir. Entrevista a tres adultos acerca de sus contribuciones a la sociedad y haz una lista indicando cómo cada contribución satisfizo una necesidad en su vida. Escribe un breve informe resumiendo tus hallazgos.

3. Evaluar. En algunas culturas, los padres arreglan el matrimonio de sus hijos. ¿Qué acogida crees que tendría esa costumbre en la sociedad estadounidense actual?

4. Aplicar. ¿Qué le aconsejarías a alguien que esté sufriendo el síndrome del nido vacío? Escribe una carta a un amigo o pariente con este problema.

Práctica para la prueba estandarizada

Lee el siguiente pasaje y luego contesta las preguntas.

Adolescentes voluntarios

(1) Cada vez más adolescentes participan en trabajos voluntarios. (2) Algunos adolescentes voluntarios escogen una labor relacionada con una causa en la que creen firmemente, como el cuidado y protección del medio ambiente. (3) Puede que hagan labores voluntarias para ayudar a limpiar una playa o a plantar árboles en un parque urbano. (4) Los adolescentes que quieren trabajar con niños pequeños se ofrecen de voluntarios en centros comunitarios o dan clases privadas. (5) Muchos adolescentes ayudan a las personas que tienen dificultad en trasladarse sacando a pasear a su perro, haciendo las compras de comestibles, entregando una orden de comida o simplemente con una visita.

(6) Los estudios muestran que los adolescentes son muy buenos voluntarios. (7) Son confiables y amigables, y también tienen facilidad en el trato con los niños pequeños y los adultos mayores. (8) Los voluntarios pueden recibir, así como dar. (9) La mayoría de los adolescentes voluntarios continúan con sus asignaciones tras cumplir su compromiso inicial. (10) Muchos voluntarios adolescentes hacen amistades duraderas, aprenden nuevas destrezas y logran una mejor comprensión con respecto a su futura profesión y opciones de educación.

1. ¿Qué cambio, si fuera necesario, se debería hacer en la oración 2?

Ⓐ Cambiar *escogen* por **escogieron**
Ⓑ Cambiar *escogen* por **antes escogían**
Ⓒ Cambiar *firmemente* por **firme**
Ⓓ No hacer ningún cambio.

2. ¿Cuál es la forma más eficaz de mejorar la organización de las oraciones 8 a la 10?

Ⓐ Colocar la oración número 8 después de la 9
Ⓑ Borrar la oración 8
Ⓒ Colocar la oración 10 antes de la 8
Ⓓ Borrar la oración 9

3. Escribe un párrafo describiendo un trabajo voluntario que te agradaría realizar. Expresa las razones por las que crees que serías bueno para dicho trabajo.

Capítulo 21

El tabaco

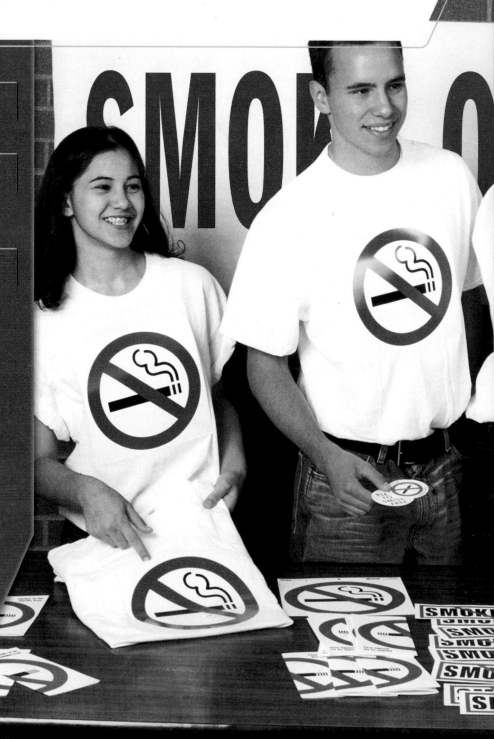

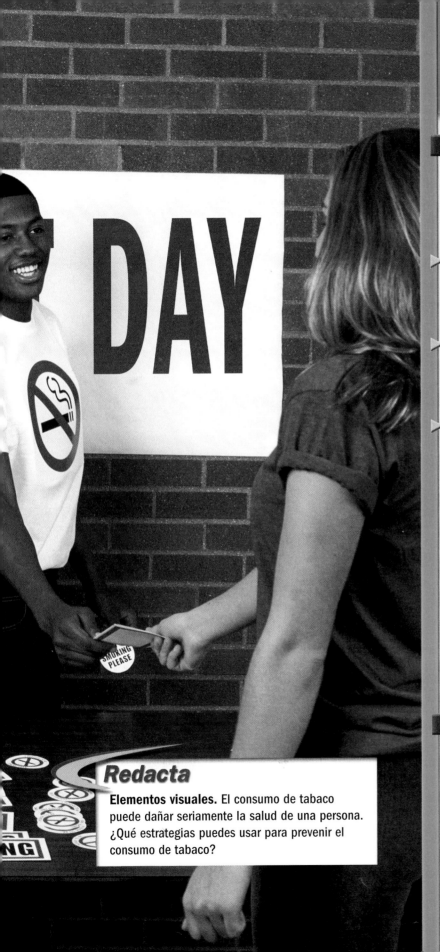

Redacta

Elementos visuales. El consumo de tabaco puede dañar seriamente la salud de una persona. ¿Qué estrategias puedes usar para prevenir el consumo de tabaco?

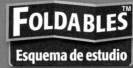
Antes de leer

Haz este *Foldable* para que te ayude a organizar lo que aprendas sobre los efectos del tabaco. Comienza con una hoja de papel blanco de 8½″ x 11″ o de papel de cuaderno.

Paso 1

Dobla la hoja de papel por la mitad a lo largo del eje mayor.

Paso 2

Dóblalo en cuartos y luego en octavos.

Paso 3

Desdóblalo y corta por los dobleces de la parte de arriba para crear ocho solapas. Rotúlalo tal como se indica.

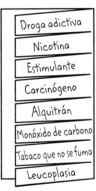

Droga adictiva
Nicotina
Estimulante
Carcinógeno
Alquitrán
Monóxido de carbono
Tabaco que no se fuma
Leucoplasia

Mientras lees

Mientras lees y conversas sobre el material del capítulo, usa tu *Foldable* para definir los términos y haz una lista de ejemplos debajo de la solapa apropiada.

Los efectos del tabaco

VOCABULARIO

droga adictiva
nicotina
estimulante
carcinógeno
alquitrán
monóxido de
  carbono
tabaco que
  no se fuma
leucoplasia

APRENDERÁS A

• Describir las sustancias dañinas del tabaco y del humo del tabaco.

• Examinar los efectos dañinos del tabaco en los sistemas del cuerpo.

• Analizar los efectos dañinos del tabaco, como las consecuencias físicas, mentales, sociales y legales.

➜ **COMIENZA AHORA** **La mayoría de las personas sabe que el tabaco es dañino. ¿Por qué piensas que algunas personas continúan consumiendo productos de tabaco? Escribe tu respuesta en una hoja de papel.**

Las tendencias en el consumo de tabaco están cambiando y eso es una buena noticia para la salud pública, según la Asociación Americana del Pulmón (*American Lung Association*). El público está más consciente de los costos a la salud por el tabaco y un mayor número de individuos están optando por no consumir tabaco.

El consumo del tabaco: Un riesgo serio a la salud

Según el Director de Servicios de Salud, el tabaco, en particular el fumar, es la causa número uno en Estados Unidos de enfermedades y muertes que pueden prevenirse. Como el tabaco se ha vinculado con muchos riesgos de la salud, el gobierno requiere que todos los productos de tabaco tengan etiquetas de advertencia. Evitar *todas* las formas de productos de tabaco puede prevenir muchos problemas serios de la salud. Sin embargo, todos los días algunos adolescentes empiezan a fumar, masticar o a humedecer tabaco en la boca. Muchas personas empiezan a consumir productos de tabaco pensando que podrán parar cuando quieran. Sin embargo, una vez que la persona haya establecido el hábito es muy difícil dejarlo.

La nicotina

Una de las razones por las que a los consumidores del tabaco se les hace difícil dejarlo es que el tabaco contiene una **droga adictiva**, *una sustancia que causa una dependencia fisiológica o psicológica*. Todos

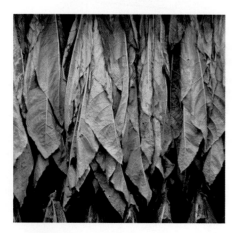

▼ Los productos del tabaco, que se elaboran con las hojas de las plantas de tabaco, contienen nicotina. Los expertos dicen que la nicotina es más adictiva que la heroína y la cocaína. *Analiza las consecuencias nocivas tanto físicas como mentales del tabaco.*

los productos de tabaco contienen **nicotina**, *la droga adictiva que se encuentra en las hojas de tabaco*. La nicotina está clasificada como un **estimulante**, *una droga que aumenta la actividad del sistema nervioso central, el corazón y otros órganos*. La nicotina eleva la presión arterial, aumenta el ritmo cardiaco y contribuye a enfermedades del corazón y apoplejía. Una vez adictas, las personas necesitan más y más tabaco para satisfacer el ansia por la nicotina.

El humo del cigarrillo: Una mezcla tóxica

El tabaco no es sólo adictivo sino que el humo del tabaco encendido es tóxico. En 1992, la Agencia de Protección Ambiental clasificó el humo de tabaco ambiental, o humo secundario, como un carcinógeno del Grupo A. Éste es el tipo de carcinógeno más peligroso. Un **carcinógeno** es *una sustancia que causa cáncer*. A continuación, se describen otros compuestos en el humo del tabaco.

El alquitrán y el monóxido de carbono

El humo del cigarrillo contiene **alquitrán**, *un fluido grueso, pegajoso y oscuro producido cuando el tabaco se quema*. A medida que el alquitrán penetra en el aparato respiratorio del fumador destruye los cilios, minúsculas estructuras fibrosas que revisten las vías respiratorias y protegen contra infecciones. El alquitrán daña los alvéolos, o sacos de aire, que absorben el oxígeno y liberan el dióxido de carbono del cuerpo. También destruye el tejido pulmonar disminuyendo de esa manera el funcionamiento de los pulmones. Los pulmones dañados por fumar son más susceptibles a enfermedades como la bronquitis, la pulmonía, el enfisema y el cáncer.

El **monóxido de carbono**, otro compuesto en el humo del cigarrillo, es *un gas incoloro, inodoro y venenoso* que es absorbido por la sangre más rápido que el oxígeno. El monóxido de carbono reemplaza el oxígeno en la sangre y despoja los tejidos y las células de oxígeno. También aumenta el riesgo de presión arterial alta, enfermedades del corazón y endurecimiento de las arterias.

Los efectos dañinos de pipas y cigarros

Al igual que fumar cigarrillos, fumar pipas o cigarros representa grandes riesgos para la salud. Los cigarros contienen significativamente más nicotina y producen más alquitrán y monóxido de carbono que los cigarrillos. Un cigarro puede tener tanta nicotina como un paquete de cigarrillos. Los fumadores de pipa y cigarros tienen un riesgo más alto de desarrollar cánceres del labio, boca y garganta.

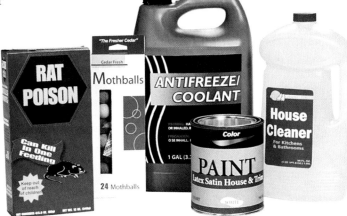

Los cigarrillos contienen 43 carcinógenos conocidos, incluidos cianuro, formaldehído y arsénico. También contienen sustancias químicas venenosas que se usan en insecticidas, pintura, productos para limpiar inodoros, anticongelantes y explosivos. *¿Cómo puedes usar estos conocimientos para ayudar a otros a no consumir tabaco?*

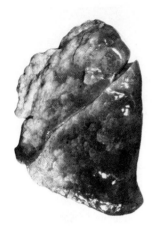

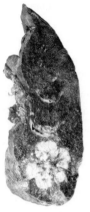

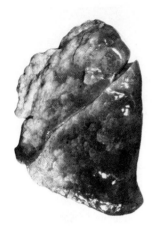 Tu decisión de no fumar puede ayudarte a mantener los pulmones saludables. *Compara el pulmón sano (arriba) con el dañado por fumar (abajo). Habla sobre el efecto del alquitrán y otros componentes del tabaco en el aparato respiratorio y sus funciones.*

Los efectos dañinos del tabaco que no se fuma

El **tabaco que no se fuma** es *tabaco que se aspira por la nariz, se mantiene en la boca o se mastica.* Estos productos *no* son una alternativa segura para reemplazar el fumar. Como el tabaco que se fuma, el tabaco que no se fuma contiene nicotina además de 28 carcinógenos, todos los cuales son absorbidos por la sangre a través de las membranas mucosas y el tracto digestivo.

Ya que el tabaco que no se fuma a menudo se mantiene en la boca por un largo periodo de tiempo, éste envía nicotina y carcinógenos al cuerpo en niveles que pueden ser de dos a tres veces la cantidad enviada por un solo cigarrillo. En consecuencia, las personas que mastican de ocho a diez trozos de tabaco al día reciben la misma cantidad de nicotina que un fumador de dos paquetes diarios. El tabaco que no se fuma es tan adictivo como el tabaco que se fuma. Además, irrita los tejidos sensibles de la boca causando **leucoplasia**, o *manchas gruesas, blancas y de apariencia rugosa en la parte interior de la boca que pueden convertirse en un cáncer oral.* Los cánceres de garganta, laringe, esófago, estómago y páncreas son también más comunes en los consumidores de tabaco que no se fuma.

Cómo el tabaco afecta el cuerpo

Durante varias décadas los funcionarios de la salud han advertido al público sobre los riesgos que el tabaco presenta para la salud. Las sustancias químicas en los productos de tabaco pueden causar daño a muchos aparatos y sistemas del cuerpo. La **Figura 21.1** de la página 543 ilustra algunos de los efectos del tabaco en el cuerpo.

Los efectos a corto plazo del tabaco

Algunos efectos del tabaco pueden ocurrir inmediatamente después de consumir el producto. A continuación, se muestran algunos de estos efectos a corto plazo:

▶ **Cambios en la química del cerebro.** Las propiedades adictivas de la nicotina causan que el cuerpo ansíe mayor cantidad de la droga. El consumidor puede experimentar síntomas como dolores de cabeza, nerviosismo y temblores tan pronto como 30 minutos después de su último consumo de tabaco.

▶ **Aumento en la respiración y ritmo cardiaco.** Respirar durante actividades físicas se hace más difícil, y en algunos casos, la nicotina puede causar un ritmo cardiaco irregular.

▶ **Gusto insípido y apetito reducido.** A menudo, los consumidores de tabaco pierden gran parte de la capacidad de disfrutar la comida.

▶ **Mal aliento y mal olor en el cabello, ropa y piel.** Estos efectos desagradables pueden causar que las personas eviten al consumidor de tabaco.

Los efectos a largo plazo del tabaco

Con el tiempo, el tabaco inflinge pérdidas en muchos de los aparatos y sistemas del cuerpo, incluidos el respiratorio,

FIGURA 21.1

RIESGOS DE SALUD POR EL TABACO

El consumo del tabaco daña varios aparatos y sistemas importantes del cuerpo, causando graves problemas de salud que pueden ocasionar la muerte.

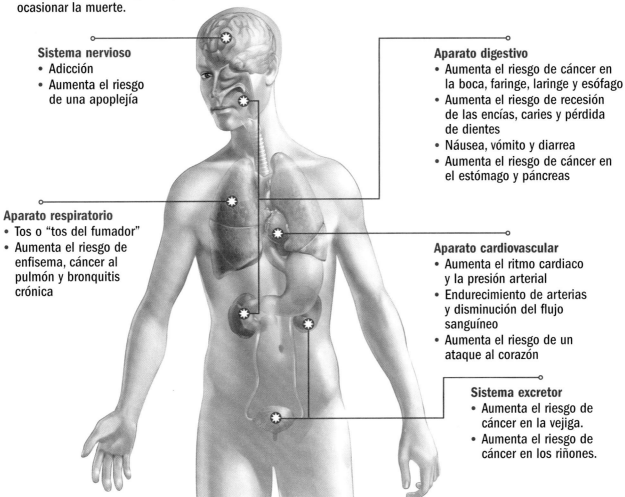

Sistema nervioso
- Adicción
- Aumenta el riesgo de una apoplejía

Aparato digestivo
- Aumenta el riesgo de cáncer en la boca, faringe, laringe y esófago
- Aumenta el riesgo de recesión de las encías, caries y pérdida de dientes
- Náusea, vómito y diarrea
- Aumenta el riesgo de cáncer en el estómago y páncreas

Aparato respiratorio
- Tos o "tos del fumador"
- Aumenta el riesgo de enfisema, cáncer al pulmón y bronquitis crónica

Aparato cardiovascular
- Aumenta el ritmo cardiaco y la presión arterial
- Endurecimiento de arterias y disminución del flujo sanguíneo
- Aumenta el riesgo de un ataque al corazón

Sistema excretor
- Aumenta el riesgo de cáncer en la vejiga.
- Aumenta el riesgo de cáncer en los riñones.

cardiovascular y digestivo. El sistema inmunológico se debilita y el cuerpo se vuelve más vulnerable a enfermedades. El consumo prolongado de tabaco puede llevar a problemas de la salud como:

▶ **Bronquitis crónica.** El consumo repetitivo de tabaco puede dañar los cilios en los **bronquios** hasta que los cilios dejen de funcionar. Esto lleva a una acumulación de alquitrán en los pulmones, causando tos crónica y secreción mucosa excesiva.

▶ **Enfisema.** Ésta es una enfermedad que destruye los pequeños sacos de aire en los pulmones. Los sacos de aire pierden elasticidad, haciendo más difícil que los pulmones absorban el oxígeno. Una persona con un enfisema avanzado usa hasta un 80 por ciento de su energía sólo para respirar.

víncul♦

bronquios Para obtener mayor información sobre las funciones del aparato respiratorio, ver el Capítulo 16, página 428.

► **Cáncer al pulmón.** Cuando se destruyen los cilios en los bronquios, la mucosidad extra no puede ser expulsada. En estas condiciones, las células cancerosas pueden crecer, obstruir los bronquios y pasar a los pulmones. A menos que se detecte a tiempo, el cáncer al pulmón causa la muerte.

► **Enfermedades coronarias del corazón y apoplejía.** La nicotina encoge los **vasos sanguíneos,** lo que corta la circulación, o flujo de la sangre. La nicotina también contribuye a la acumulación de placa en los vasos sanguíneos, lo que puede llevar al endurecimiento de las arterias, una afección llamada arteriosclerosis. Las arterias pueden taparse aumentando así el riesgo de un ataque del corazón y apoplejía. El riesgo de muerte

vasos sanguíneos Para obtener mayor información sobre el aparato cardiovascular, ver el Capítulo 16, página 416.

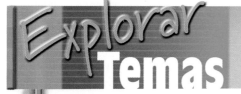

¿Son efectivas las etiquetas contra el consumo del tabaco?

El gobierno canadiense requiere que las compañías tabacaleras coloquen ilustraciones a todo color y etiquetas de advertencia en todos los paquetes de cigarrillos. ¿Crees que tales etiquetas resultan efectivas para que las personas practiquen conductas sanas?

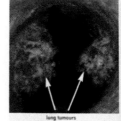

WARNING:
CIGARETTES CAUSE LUNG CANCER

85% of lung cancers are caused by smoking. 80% of lung cancer victims die within 3 years.

Health Canada

lung tumours

Punto de vista 1: Hillary F., 16 años

No creo que las etiquetas de advertencia en los paquetes de cigarrillos sean efectivas. Los fumadores conocen los daños: se han enterado por periódicos, revistas y los doctores. Si todavía siguen fumando, un mensaje y una ilustración en un paquete de cigarrillos no van a tener un gran efecto en esas personas. Las etiquetas de este tipo pierden su efecto después de cierto tiempo. Los fumadores se acostumbran a verlas y con el tiempo las ignoran.

Punto de vista 2: Gary H., 15 años

Las etiquetas en los paquetes de cigarrillos son mensajes de difusión efectivos. Los fumadores las ven cada vez que sacan un cigarrillo del paquete. Algunos pueden pensar en dejar de fumar y otros lo harán. Es verdad, los fumadores se enteran de los riesgos del fumar de otras fuentes pero eso no significa que las etiquetas no sean efectivas. A menudo, las imágenes tienen un efecto mayor que las palabras.

(ACTIVIDAD)

1. ¿Crees que las etiquetas de advertencia canadienses en los paquetes de cigarrillos son más efectivas que las etiquetas estadounidenses? ¿Por qué sí o por qué no?

2. ¿Estás de acuerdo en que las personas se vuelven insensibles a las etiquetas? Si es así, ¿qué pueden hacer los promotores de la salud para que las etiquetas que fomenten conductas sanas sean más efectivas?

repentina por enfermedades del corazón es tres veces mayor para los fumadores que para los no fumadores.

Otras consecuencias

El tabaco conlleva muchas otras consecuencias serias, especialmente para los adolescentes.

▶ **Consecuencias legales.** Vender los productos de tabaco a personas menores de 18 años es ilegal en todos los estados. Las escuelas prohíben el consumo de productos de tabaco en la propiedad escolar y un estudiante puede ser suspendido o expulsado por quebrantar las reglas.

▶ **Consecuencias sociales.** Muchas personas encuentran repulsivos el humo secundario y el olor del tabaco, por lo que los consumidores de tabaco pueden ser excluidos de reuniones sociales. Tener mal aliento, dientes amarillentos y dedos manchados pueden también malograr la vida social del consumidor de tabaco.

▶ **Consecuencias financieras.** El consumo de productos de tabaco puede ser muy costoso. Alguien que fuma un paquete de cigarrillos al día puede gastar más de $2,000 cada año sólo en cigarrillos. Según un informe reciente, el total del costo económico del tabaco a los pagadores de impuestos en Estados Unidos, incluidos los gastos médicos, es de aproximadamente $97 mil millones al año.

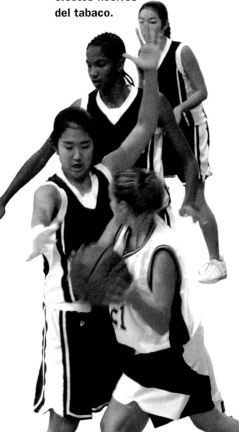

La mayoría de los adolescentes eligen alternativas saludables y evitan los efectos nocivos del tabaco.

 Lección 1 *Repaso*

Repaso de información y vocabulario

1. ¿Qué es la *nicotina*? ¿Por qué es dañina?
2. Explica por qué el humo del cigarrillo es tóxico.
3. Haz una lista de los efectos a corto o a largo plazo del tabaco.

Razonamiento crítico

4. **Aplicar.** Examina los efectos del tabaco en los aparatos respiratorio y cardiovascular.
5. **Sinterizar.** Analiza los efectos dañinos del tabaco como las consecuencias físicas, mentales, sociales y legales.

Destrezas de salud aplicadas

Promoción. Ayuda a los demás a reconocer cómo el tabaco puede perjudicar los aparatos y sistemas del cuerpo. Escribe una carta a tus padres u otro miembro adulto de tu familia que explique qué daño puede ocurrir como resultado de consumir productos de tabaco.

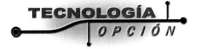

PROCESADOR DE TEXTOS Un procesador de textos puede darle a tu informe una apariencia profesional. Aprende más sobre el uso de programas procesadores de textos en **health.glencoe.com**.

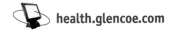

Elegir una vida libre de tabaco

VOCABULARIO

síndrome de abstinencia de nicotina

sustituto de nicotina

APRENDERÁS A

- Explicar los beneficios de un estilo de vida libre de tabaco.

- Desarrollar estrategias para prevenir el consumo de tabaco.

- Identificar los servicios para la salud disponibles en la comunidad que se relacionen con la prevención de enfermedades asociadas al tabaco y a la promoción de la salud.

COMIENZA AHORA En una hoja de papel, haz una lista de todos los efectos negativos del tabaco que puedas recordar. Luego escribe tres enunciados de negación que puedas usar para evitar el consumo de tabaco.

Estar familiarizadas con los riesgos que el consumo de tabaco implica para la salud ha ayudado a las personas a tomar la sana decisión de mantenerse libres de él. Es más, el número de personas que no fuman en Estados Unidos, ya sea porque nunca empezaron o porque lo dejaron, ha ido aumentando de forma constante.

El consumo reducido de tabaco entre los adolescentes

Según los Centros para el Control y Prevención de Enfermedades (*CDC*, por sus siglas en inglés), el porcentaje de fumadores entre adolescentes ha disminuido enormemente en los últimos años. Los informes indican que, a nivel nacional, el 28 por ciento de los estudiantes de secundaria fuman. Esto disminuyó de 36 por ciento en 1997. Algunos de los factores contribuyentes son:

▶ **Campañas contra el tabaco.** En 1998, las compañías de tabaco y 46 estados llegaron a un acuerdo legal que restringió la publicidad y promoción del tabaco. Se requiere ahora que las compañías de tabaco patrocinen anuncios que disuadan a los adolescentes de fumar.

▶ **Costo financiero.** El tabaco es costoso. Muchos adolescentes prefieren gastar su dinero en alternativas más saludables.

▶ **Presiones de la sociedad.** Las leyes legislativas han limitado el fumar en varios lugares. Muchos jóvenes están creciendo en un medio ambiente que es menos tolerante con el humo secundario.

▶ **Influencia familiar.** Muchos adolescentes evitan el tabaco porque sus padres se oponen terminantemente al consumo de productos de tabaco.

Después de alcanzar un auge en 1997, el consumo de tabaco entre adolescentes ha disminuido bruscamente. *¿Qué factores han contribuido a la caída del consumo de tabaco en los adolescentes en años recientes?*

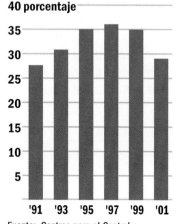

Estudiantes de secundaria que declararon haber fumado un cigarrillo en los últimos 30 días

40 porcentaje

Fuente: Centros para el Control y Prevención de Enfermedades, 2001

Los beneficios de vivir libre de tabaco

Las personas que nunca han consumido tabaco y las personas que lo han dejado disfrutan de los numerosos beneficios de vivir libre de tabaco. Evitar el tabaco reduce el riesgo de cáncer al pulmón, enfermedades del corazón y apoplejía. Mejora la resistencia cardiovascular y el funcionamiento pulmonar, lo que aumenta el buen estado físico y mejora el rendimiento atlético.

Vivir libre de tabaco también tiene beneficios mentales, emocionales y sociales. Las personas libres de tabaco tienen una sensación de libertad porque saben que no son dependientes de una sustancia adictiva. Experimentan menos estrés porque no tienen que preocuparse de problemas relacionados de salud causados por el tabaco. Un estilo de vida libre de tabaco también ayuda a una persona a sentirse y a verse bien. Tener altos niveles de energía, piel más saludable, aliento más fresco y ropas y cabello que huelan mejor aumenta la confianza en sí mismo en situaciones sociales.

Estrategias para prevenir el consumo de tabaco

El mejor modo de evitar las consecuencias negativas del tabaco es nunca empezar a consumir los productos de tabaco. Cerca del 90 por ciento de todos los adultos fumadores, comenzaron en la adolescencia, así que si evitas el tabaco durante la escuela intermedia y secundaria, es muy probable que te mantengas libre de tabaco por toda tu vida. A continuación, se muestran algunas estrategias para ayudarte a cumplir con tu decisión de vivir libre de tabaco.

▶ **Elige a amigos que no consuman tabaco.** Estar alrededor de personas que compartan tus valores y creencias fortalecerá el compromiso de seguir una vida libre de tabaco.

▶ **Evita las situaciones donde se puedan consumir los productos de tabaco.** Al mantenerte alejado de tales situaciones, reducirás las probabilidades de verte presionado a consumir tabaco.

▶ **Practica y usa las destrezas de negación.** Prepara por adelantado lo que dirías si alguien te ofrece tabaco. Tu negación debe ser un simple "No, gracias" o quizás puedas dar una razón, así como "No, necesito estar en forma para la competencia". Sé firme y aléjate de la situación si la presión continúa.

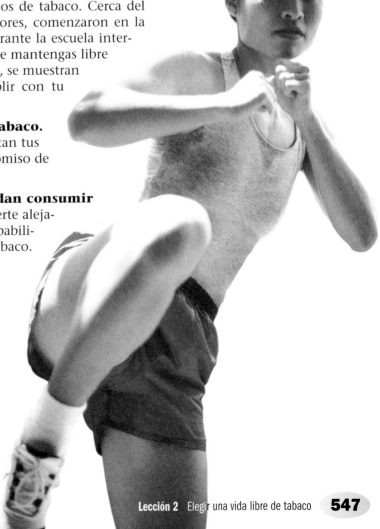

Ⓥ Un estilo de vida libre de tabaco mejora la función del corazón y los pulmones, lo cual te ayuda en el desempeño atlético. *Haz una lista de otros beneficios de una vida libre de tabaco.*

Beneficios al dejar de fumar:

- **En 20 minutos** bajan la presión arterial y la frecuencia del pulso. Se normaliza la temperatura del cuerpo en las extremidades.

- **En ocho horas** se normaliza el nivel del oxígeno.

- **En 24 horas** comienzan a disminuir las posibilidades de un ataque cardiaco.

- **En 48 horas** las terminaciones nerviosas vuelven a crecer. Mejora el sentido del gusto y del olfato.

- **En tres días** es más fácil respirar a medida que aumenta la capacidad pulmonar.

- **En dos o tres semanas** los pulmones funcionan hasta un 30 por ciento mejor.

- **Entre uno y nueve meses** vuelven a crecer los cilios y disminuyen la tos, la congestión nasal y la falta de aire.

- **En un año** el riesgo de enfermedad coronaria se reduce a la mitad.

- **En cinco años** el riesgo de cáncer al pulmón, boca, garganta y esófago se reduce en un 50 por ciento. También se reduce el riesgo de apoplejía.

- **En diez años** se reduce el riesgo de cáncer a la vejiga, riñón, cuello del útero y páncreas.

Por qué algunos adolescentes consumen tabaco

A pesar de los numerosos beneficios de vivir libre de tabaco, algunos adolescentes prefieren no resistirse a la presión de empezar a fumar. Algunos jóvenes piensan que fumar los ayudará a controlar su peso o a sobrellevar momentos de estrés y de crisis. Otros creen que fumar los hará verse más maduros e independientes. Estas creencias están lejos de la verdad sobre el consumo de tabaco. Ya que fumar reduce la capacidad del cuerpo de actividad física, en realidad podría llevar a un aumento de peso. Además, los problemas de salud y la dependencia de la nicotina aumentarán el nivel de estrés del consumidor.

Otras razones por las que los adolescentes consumen tabaco son la presión de pares y la influencia de los medios de difusión. Algunos adolescentes prueban su primer cigarrillo con un amigo que fuma. Otros adolescentes podrían probar el tabaco para imitar o modelar a celebridades u otros adultos que fuman. Algunos jóvenes se ven influidos por anuncios que muestran el tabaco como glamoroso y sofisticado.

Estar consciente de estas influencias e informado sobre los efectos dañinos del tabaco, puede ayudar a los adolescentes a resistir la presión de consumir tabaco. Los jóvenes que analizan estas influencias se dan cuenta de que la mayoría de las personas que consumen productos de tabaco sufren de problemas de salud y desean poder dejar el hábito.

Razones para dejar el tabaco

Muchos jóvenes que comienzan a consumir tabaco deciden dejarlo. Aquí se dan algunas razones que ellos citan:

- Empiezan a tener problemas de salud, como asma o infecciones respiratorias.

- Tienen el deseo, voluntad y compromiso de parar.

- Se dan cuenta de lo costoso que es el hábito.

- Se dan cuenta de que consumir tabaco puede llevar a otras conductas arriesgadas como el consumo de alcohol y otras drogas.

- Encuentran difícil comprar productos de tabaco porque venderlos a personas menores de 18 años es ilegal en los 50 estados.

- Se dan cuenta de los efectos dañinos del humo secundario y no quieren perjudicar a sus familias y amigos.

Detener el ciclo de adicción

Millones de personas han triunfado en su esfuerzo por dejar el tabaco. Superar la adicción a la nicotina puede ser difícil pero no es imposible. La mayoría de las personas que dejan de consumir tabaco experimentará síntomas del **síndrome de abstinencia de nicotina**, *el proceso que ocurre en el cuerpo cuando la nicotina, una droga adictiva, no se consume más.* Las ansias y el malestar ocasionados por estos síntomas son temporales y los fumadores que intentan dejar el tabaco deben recordar que el éxito los llevará a una mejor salud.

Síndrome de abstinencia

Los síntomas del síndrome de abstinencia de nicotina incluyen irritabilidad, dificultad en concentrarse, ansiedad, mal dormir y ansias de tabaco. Para aliviar los síntomas, algunas personas usan un **sustituto de nicotina**, *un producto que libera pequeñas cantidades de nicotina al sistema del consumidor mientras él o ella trata de dejar el hábito del tabaco.* Hay muchos sustitutos de nicotina, entre ellos, goma de mascar, parches, aerosoles nasales e inhaladores. La goma de mascar de nicotina se puede comprar sin receta; los otros sustitutos de nicotina requieren receta médica. Los consumidores que están tratando de dejar el tabaco deben abordar el proceso un paso a la vez. Podrían comenzar buscando ayuda de un profesional de atención de la salud.

La vida real
APLICACIÓN

Ayuda a un amigo a DEJAR de consumir tabaco

Los estudios indican que la mayoría de las personas que tratan de dejarlo tienen un gran porcentaje de éxito si reciben el apoyo de los demás. Usa la fórmula *STOP* (por sus siglas en inglés) para ayudar a alguien a dejar de consumir tabaco.

Show concern/**Muestra preocupación.** Acércate a la persona con amabilidad y sin juzgarla. Usa mensajes tipo "yo" para comunicarle que te preocupas por su salud.

Take a time to plan/**Planifica.** Escribir un plan hace que sea más fácil fijar los objetivos. Es posible que necesites ayudar a la persona a crear un programa de actividad física. Fija una fecha para dejar el hábito, localiza programas locales de cese de tabaco y diseña estrategias que ayuden a sobrellevar las ansias por el tabaco.

Offer support/**Ofrece apoyo.** Pon el plan en acción. Por ejemplo, puedes llevarle a la persona goma de mascar sin azúcar. Paseen en bicicleta, practiquen basquetbol o salgan a caminar juntos para ayudarle con la actividad física. Haz arreglos para asistir a clase juntos y aprender técnicas de relajación.

Promote success/**Fomenta el éxito.** Dile a la persona que estás orgulloso de él o ella por dejar el tabaco. Celebra cada semana de abstinencia. Si la persona tiene una recaída, continúa animándola. Mantén la comunicación con esa persona después de que haya dejado el tabaco.

ACTIVIDAD

Escribe un plan que incluya cada una de las pautas de la fórmula STOP. Si tienes un miembro de la familia o un amigo que consume tabaco, crea el plan para esa persona o trabaja con un compañero que conozca a alguien que consume tabaco. Asegúrate de que tu plan contenga mensajes que promuevan los beneficios para la salud al dejar de consumir tabaco. Analiza a la persona y confecciona el plan según sus necesidades e intereses.

Buscar ayuda y sugerencias para dejar el tabaco

Las personas que están tratando de dejar el tabaco pueden intentar las siguientes estrategias:

► **Prepárate para el día.** Fija una fecha para dejarlo.

► **Busca apoyo y estímulo.** El apoyo de la familia, amigos y pares aumentará las probabilidades de éxito de la persona.

► **Identifica los servicios de salud disponibles en tu comunidad.** Puede ser necesario buscar el consejo de un doctor, matricularte en un programa para dejar el tabaco o integrarte en un grupo de apoyo. Otras fuentes de ayuda incluyen a la Asociación Americana del Pulmón y hospitales locales.

► **Reemplaza el consumo del tabaco con otras alternativas más saludables.** La goma de mascar sin azúcar, las zanahorias y la canela en rama son sustitutos que las personas pueden usar cuando sienten el deseo de un cigarrillo.

► **Cambia la conducta diaria.** Evitar a otros consumidores de tabaco, preparar el medio ambiente para una vida libre de tabaco y cambiar la rutina diaria, también pueden ayudar a los fumadores a evitar el deseo por el tabaco.

► **Practica conductas sanas.** La actividad física, la buena nutrición, las técnicas de controlar el estrés y la abstinencia de alcohol y otras drogas ayudarán a las personas durante el proceso del síndrome de abstinencia.

LA SALUD *Online*

TEMA Ayudar a dejar de fumar

Ve a **health.glencoe.com** y haz clic en *Web Links* para obtener información sobre los programas para dejar de fumar de la Asociación Americana del Pulmón.

ACTIVIDAD Usa estos vínculos para identificar un programa que te parezca especialmente eficaz para ayudar a las personas a dejar el cigarrillo. Escribe un párrafo breve explicando tu elección.

► Lección 2 *Repaso*

Repaso de información y vocabulario

1. Haz una lista de tres beneficios de estar libre de tabaco.
2. Haz una lista de cuatro estrategias para prevenir el consumo de tabaco.
3. ¿Qué es el *síndrome de abstinencia de nicotina* y qué es un *sustituto de nicotina*?

Razonamiento crítico

4. **Evaluar.** ¿Por qué los anuncios de tabaco podrían estar dirigidos a los jóvenes?
5. **Sintetizar.** Identifica los servicios de salud disponibles en la comunidad que se relacionen a la prevención de enfermedades vinculadas al tabaco y explica de qué modo ayudar a otras personas a dejar de consumir tabaco promueve la salud.

Destrezas de salud aplicadas

Destrezas de negación. Haz una tabla de dos columnas. En la primera columna, escribe cinco situaciones en las que un adolescente pueda estar presionado a consumir tabaco. En la segunda columna, desarrolla enunciados de negación y estrategias efectivas para prevenir el consumo de tabaco.

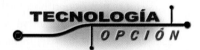

TECNOLOGÍA *OPCIÓN*

HOJAS DE CÁLCULO Usa una hoja de cálculo para hacer un borrador y finalizar tus listas. Usar este tipo de programa facilita hacer revisiones y resulta en un producto fácil de leer. Ve a **health.glencoe.com** para obtener sugerencias sobre cómo usar una hoja de cálculo.

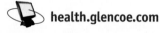 **health.glencoe.com**

Promover un ambiente libre de tabaco

VOCABULARIO

humo de tabaco ambiental (HTA)
humo directo
humo lateral

APRENDERÁS A

• Analizar los efectos dañinos del tabaco en el feto, así como también en los lactantes y niños pequeños.

• Analizar la influencia de las leyes, normas y prácticas en prevenir las enfermedades relacionadas con el tabaco.

• Establecer una relación entre las metas y objetivos de salud de la nación para reducir las enfermedades relacionadas con el tabaco y la salud individual, familiar y comunitaria.

COMIENZA AHORA **Muchas comunidades fomentan un ambiente libre de humo en el cual las personas puedan vivir, trabajar y jugar. ¿Qué lugares en tu comunidad están libres de humo? Haz una lista de los beneficios de un ambiente libre de humo.**

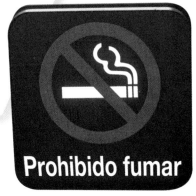

Prohibido fumar

A medida que un número creciente de personas se enteran de los efectos dañinos del tabaco, también aumentan los esfuerzos para restringir el consumo del tabaco en lugares públicos.

Riesgos para fumadores y no fumadores

Tanto los fumadores como los no fumadores que respiran el aire contaminado por el humo del tabaco corren el riesgo de sufrir problemas de la salud. El **humo de tabaco ambiental (HTA)** o humo secundario, es el *aire que está contaminado por el humo del tabaco*. El humo de tabaco ambiental está compuesto por el **humo directo**, *el humo exhalado por los pulmones del fumador* y por el **humo lateral**, *el humo que sale de la punta de un cigarrillo, pipa o cigarro encendido*. El humo lateral es más peligroso que el humo directo porque tiene concentraciones más altas de carcinógenos, nicotina y alquitrán.

El peligro del HTA ha impulsado a varios estados a promulgar leyes que prohíben el consumo del tabaco en edificios públicos. ¿Qué otras medidas se pueden tomar para proteger la salud y el bienestar de las personas que no fuman?

Los efectos del humo en los no fumadores

El humo de tabaco ambiental de los cigarrillos y cigarros contiene más de 4,000 diferentes compuestos químicos, de los cuales 43 están identificados como carcinógenos. Inhalar este humo ya sea al fumar o al respirar el HTA lleva a esos carcinógenos al cuerpo. El HTA afecta a personas de todas las edades, causando irritación en los ojos, dolores de cabeza, infecciones de oídos y tos. También empeora afecciones asociadas con el asma y otros problemas respiratorios. Cada año, 3,000 personas son diagnosticadas con cáncer al pulmón causado por humo secundario.

Los efectos del humo en niños no nacidos y en lactantes

Elegir una vida libre de tabaco es una de las mejores decisiones que una mujer embarazada puede tomar para asegurarse de que su bebé nazca saludable. Fumar durante el embarazo puede perjudicar seriamente al feto en desarrollo. La nicotina pasa por la placenta, estrechando los vasos sanguíneos del feto. El monóxido de carbono reduce los niveles de oxígeno en la sangre de la madre y del feto. Estos efectos negativos aumentan el riesgo de deterioro del crecimiento fetal, abortos espontáneos, muerte prenatal, nacimiento prematuro, bajo peso al nacer, deformidades y partos de un feto muerto. El bebé también puede sufrir problemas de crecimiento y desarrollo durante su infancia. La probabilidad de que el bebé de un fumador muera de síndrome de muerte infantil (*SIDS*, por sus siglas en inglés) es dos veces y media mayor. Un estudio encontró que casi el 60 por ciento de todos los casos de SIDS podrían prevenirse si los bebés y las mujeres embarazadas se protegieran del humo de tabaco. Los lactantes expuestos al HTA tienen un mayor riesgo de asma, amigdalitis e infecciones del tracto respiratorio.

Los efectos del humo en niños pequeños

Los niños pequeños son particularmente sensibles al humo de tabaco ambiental. Los niños de fumadores tienen casi el doble de probabilidades de tener mala salud que los niños de no fumadores. Considera estos hechos:

▶ Los niños de fumadores tienden a tener más incidentes de dolores de garganta, infecciones de oídos y problemas respiratorios que los niños de no fumadores.

▶ Los niños que viven con fumadores tienen el doble de riesgo de desarrollar cáncer al pulmón que los niños de no fumadores.

Ya que los niños aprenden por el ejemplo, no es sorprendente que los niños de fumadores tengan tres veces más probabilidades de fumar que los niños de no fumadores. Ser un modelo de conducta positivo es otra buena razón para elegir estar libre de tabaco.

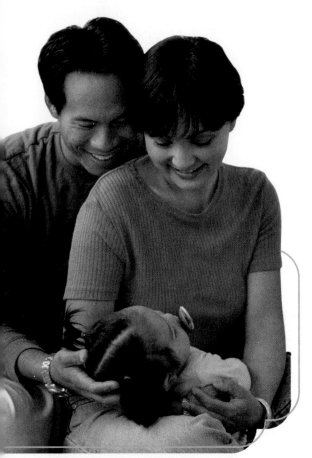

Los padres protegen la salud de sus hijos al no usar tabaco. *Analiza los efectos nocivos del tabaco en el feto.*

Reducir tus riesgos

¿Qué puedes hacer para protegerte del HTA? Si tú y tu familia quieren un hogar libre de humo, cortésmente pídeles a los visitantes que no fumen adentro. Si alguien en tu casa fuma, abre las ventanas para permitir que el aire fresco circule y pide que ciertos cuartos se mantengan libres de humo. Considera el uso de limpiadores de aire para ayudar a eliminar los contaminantes del aire. Si estás visitando a alguien que fuma, ve afuera o a otro cuarto. Pide abrir un poco una ventana para proveer aire fresco. Sugiere encontrarse en otro lugar como en tu casa o en la biblioteca. En los restaurantes y otros lugares públicos, pide sentarte en un área donde no se permita fumar. Si no la hay, ve a otro restaurante.

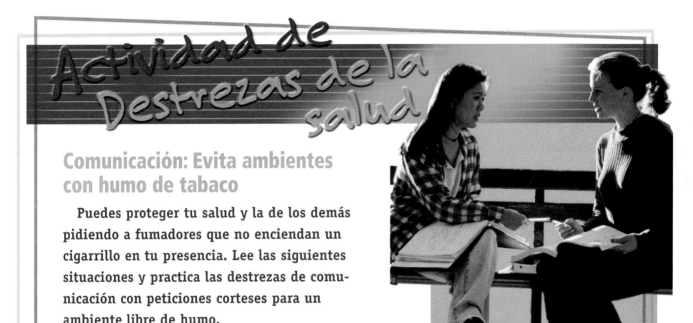

Actividad de Destrezas de la salud

Comunicación: Evita ambientes con humo de tabaco

Puedes proteger tu salud y la de los demás pidiendo a fumadores que no enciendan un cigarrillo en tu presencia. Lee las siguientes situaciones y practica las destrezas de comunicación con peticiones corteses para un ambiente libre de humo.

Situación 1

Estás en una cena del ensayo de una boda con familiares. Tu primo favorito, a quien no has visto por mucho tiempo, está sentado a tu lado. Mientras empiezas a hablar de las noticias familiares, tu primo enciende un cigarrillo.

Situación 2

Tú y tus amigos han estado esperando 30 minutos por una mesa en un restaurante. Hay una mesa vacía en la sección de fumar, donde varias personas están fumando bastante. Tus amigos quieren sentarse allí.

¿Qué harías tú?

Usa las destrezas de comunicación que has aprendido y escribe una respuesta a cada situación. Prepárate para hacer una dramatización de tus respuestas frente a la clase.

1. Usa mensajes tipo "yo".
2. Mantén un tono respetuoso.
3. Mantén un lenguaje corporal apropiado.
4. Da razones para tu petición.

Lo sabías

Las campañas estatales contra el cigarrillo sirven para reducir el consumo del tabaco. Por ejemplo, el número de fumadores en California se redujo en un 16 por ciento en los primeros cuatro años de la campaña estatal. El número de fumadores en Massachusetts se redujo en un 20 por ciento.

Hacia una sociedad libre de tabaco

A medida que las personas se dan cuenta de que fumar causa enfermedades y daña no sólo su propia salud sino también la salud de los demás, aumenta el impulso a convertirse en una sociedad libre del tabaco. Muchos estados han tomado medidas para prohibir fumar en todos los lugares públicos y sitios de trabajo. En el pasado, las leyes sólo requerían que hubiese áreas de "no fumar" para aquéllos que deseaban evitar el HTA. Sin embargo, ahora muchos individuos fomentan leyes que prohíban fumar y eliminen el HTA en lugares públicos, tales como restaurantes, edificios cívicos, oficinas comerciales y vestíbulos. Las leyes que prohíben la venta de productos de tabaco a menores se aplican rigurosamente. Cuando una tienda les vende productos de tabaco a personas menores de 18 años, se le revoca la licencia para vender tabaco.

La salud en la práctica ACTIVIDAD

Para que la venta de tabaco a menores se haga humo

La ley federal prohíbe la venta de productos de tabaco a todas las personas menores de 18 años. En algunos estados, los compradores deben tener 21 años. Mientras más fácil sea comprar productos de tabaco, más probabilidad hay de que los adolescentes experimenten con tabaco y se vuelvan adictos. Promueve la salud en tu comunidad recordándoles a tus pares que es ilegal que las tiendas les vendan productos de tabaco a menores.

Lo que necesitarás

- información dada por tu maestro
- cartulina
- cinta adhesiva
- marcadores

Lo que harás

1. En un grupo pequeño, usa la información que tu maestro te dio sobre el control de tabaco en tu estado para contestar estas preguntas:
   - ¿Cuál es la edad legal para comprar productos de tabaco?
   - ¿Cuál es la pena para menores que consumen o poseen productos de tabaco?
   - ¿Cuáles son las penas para los comerciantes que vendan tabaco a menores?
   - ¿Qué hace tu estado para restringir las ventas de tabaco a menores?

2. Con tu grupo, conversa sobre tus hallazgos. Recuerda los letreros que hayas visto que expliquen las reglas de tiendas en cuanto a la venta de productos de tabaco. ¿Cómo crees que estos letreros afectan a los jóvenes que quieren comprar productos de tabaco?

Aplica y concluye

Con tu grupo, crea un cartel que se dirija a los jóvenes que deseen comprar productos de tabaco aun cuando es en contra de la ley. Incluye al menos dos preguntas de las que contestaste en la actividad. Tu cartel debe ser llamativo, persuasivo y preciso. Pídele a un comerciante local que exhiba tu cartel.

A nivel legislativo se evidencia un aumento en la consideración de los derechos de las personas que no fuman. Algunos estados han demandado exitosamente a las compañías de tabaco para recuperar el costo de los tratamientos de enfermedades relacionadas con el tabaco. El dinero recuperado en esos casos se usa a menudo para campañas estatales en contra del cigarrillo o para compensar los costos médicos relacionados con el consumo del tabaco.

Esfuerzos para lograr las metas nacionales de la salud

El Departamento de Salud y Servicios Humanos ha lanzado un programa llamado *Gente Saludable 2010* para promover la salud y prevenir enfermedades en toda la nación. Una de las metas nacionales, según *Gente Saludable 2010*, es reducir el número de personas que consumen tabaco y el de muertes asociadas con el consumo de tabaco. Disminuir el consumo de tabaco y la exposición al humo secundario son pasos importantes para aumentar los años de vida saludables de los ciudadanos estadounidenses.

Tu salud individual, así como también la de tu familia y comunidad, están relacionadas a este objetivo de la salud nacional. Participa en actividades que promuevan un estilo de vida saludable y anima a los demás a practicar conductas sanas también. Puedes comenzar un programa de prevención de tabaco en la escuela o integrarte en un grupo de una campaña juvenil para un control más estricto del tabaco y su disponibilidad.

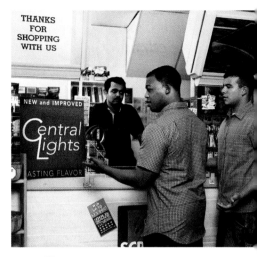

Estos adolescentes le piden al dueño de la tienda que quite el anuncio del tabaco porque en su estado la ley prohíbe esos anuncios a menos de 1,000 pies de una escuela. *¿Qué más pueden hacer los adolescentes para promover la salud en sus comunidades?*

Lección 3 *Repaso*

Repaso de información y vocabulario

1. Define *humo directo* y *humo lateral*. Explica lo que tienen en común.

2. Explica cómo el dinero obtenido en demandas contra la industria tabacalera ayuda a la prevención de enfermedades y a la promoción de la salud.

3. ¿Qué estrategias puedes usar para limitar la cantidad de HTA que respiras?

Razonamiento crítico

4. **Evaluar.** Analiza la influencia de las leyes en el problema relacionado con la salud de los adolescentes que consumen tabaco. Explica cómo este problema está relacionado con la prevención de enfermedades.

5. **Analizar.** Analiza los efectos dañinos de ciertas sustancias y peligros ambientales, como el humo de tabaco ambiental, en fetos, lactantes y niños pequeños.

Destrezas de salud aplicadas

Promoción. Puedes ayudar a los demás a tomar la decisión de mantenerse libres del tabaco. Usando las metas de *Gente Saludable 2010*, crea un folleto que educará a las personas sobre los efectos dañinos del tabaco y el humo secundario. En tu folleto, establece una relación de las metas y objetivos de la salud de la nación para reducir las enfermedades relacionadas con el tabaco.

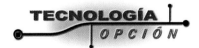

SITIOS WEB En vez de un folleto, crea un sitio Web que fomente un estilo de vida libre de tabaco y de humo. Ve a **health.glencoe.com** a fin de obtener ayuda para planear y construir tu sitio Web.

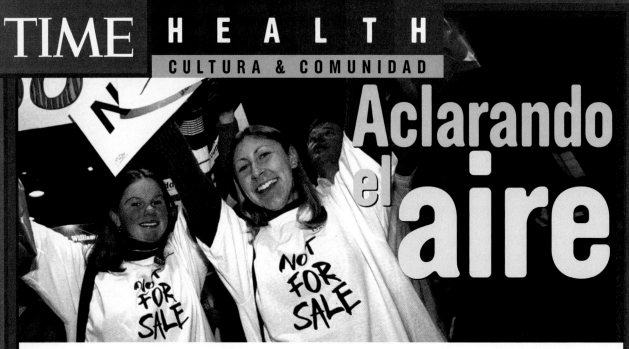

Aclarando el aire

Un creciente número de adolescentes activistas han declarado una guerra a los medios de difusión sobre las grandes compañías de tabaco.

"¿Quieres que te engañen?" grita el orador en el podio, Andy Berndt de 17 años de edad. "¡No!" rugen más de 700 jóvenes activistas en contra del tabaco que han llenado el Liberty Science Center de Nueva Jersey. El grito parece ser lo suficientemente alto para ser escuchado hasta el otro lado del río Hudson, hasta las oficinas generales de Philip Morris en Manhattan. Allí es donde esta protesta va dirigida: a las compañías gigantes de cigarrillos que, como creen los activistas, tienen como blanco a los adolescentes.

En oposición al cigarrillo

Cada uno de los adolescentes en el auditorio está vestido con una camiseta blanca que dice "No se vende". Esto significa que ellos no pueden ser comprados por los millones de dólares que las compañías de tabaco gastan cada día en anuncios para cigarrillos. Se han congregado para declarar algo más: la creación de un grupo estatal de adolescentes en contra del tabaco llamado *REBEL* (por sus siglas en inglés), Reaching Everyone by Exposing Lies/Llegar a todos al exponer mentiras. Es la más reciente de las organizaciones de adolescentes contra el cigarrillo en el país. Su misión: enseñar a los jóvenes no sólo los riesgos de la salud sino las tácticas que las compañías de tabaco usan para atrapar a los jóvenes con sus productos. Recientemente los comerciales "No se vende" empezaron a salir al aire en MTV y Nickelodeon.

Durante la última década, el público que se ha beneficiado de ese mensaje ha ido en aumento. Cada día, 6,000 adolescentes prueban el cigarrillo por primera vez y 1,200 estadounidenses mueren por enfermedades relacionadas con el tabaco. Los estudios indican que cerca del 80 por ciento de los fumadores encienden su primer cigarrillo antes de cumplir 18 años.

Andy Berndt no cree que discursos sobre los riesgos de la salud que pueden ocurrir en varios años convencerán a los adolescentes de dejar de fumar. "Ningún adulto puede hacer que los jóvenes entiendan los problemas como puede hacerlo otro joven", dice él. "Si educamos a otros jóvenes sobre todas las formas en que la industria del tabaco está tratando de engañarlos, entonces ganaremos la guerra". ■

TIME PIENSA... **Sobre fumar**

Solo o en grupos pequeños, crea tu propio anuncio contra el cigarrillo para una revista o un periódico. Pon atención al mensaje que deseas enviar usando palabras e imágenes apropiadas. Comparte tu anuncio con la clase.

1. **Tomar decisiones.** ¿Qué harías si un amigo cercano quiere consumir tabaco para aliviar el estrés? Usa los seis pasos para tomar decisiones a fin de formar un plan de acción. *(LECCIÓN 1)*

2. **Acceder a la información.** Conduce un informe para identificar, describir y determinar los servicios de salud disponibles en la comunidad que provean programas de cese del tabaco para prevenir enfermedades y promover la salud. Haz una lista de las fuentes que proveerán ayuda a los consumidores de tabaco que quieran dejarlo. *(LECCIÓN 2)*

3. **Destrezas de comunicación.** ¿Qué le dirías a una mujer embarazada para animarla a vivir libre de tabaco? *(LECCIÓN 3)*

4. **Promoción.** Escribe una carta a un funcionario estatal o local expresando tus opiniones en cuanto a lo que el gobierno debería hacer para promover la salud de los ciudadanos. Incluye en tu carta información sobre los beneficios de un ambiente libre de humo para todas las personas. *(LECCIÓN 4)*

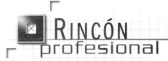

RINCÓN profesional

Terapeuta respiratorio

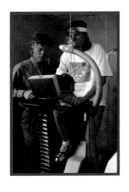

¿Disfrutas al interactuar con personas de todas las edades? ¿Estás interesado en trabajar en el campo de la medicina? Un terapeuta respiratorio trabaja con pacientes que necesitan cuidado respiratorio. Los terapeutas proveen un alivio temporal a pacientes que sufren de asma o enfisema y cuidado de urgencia a pacientes que sufren de ataques al corazón, apoplejía, ahogo o conmoción.

Para esta profesión se requiere una capacitación formal. Los programas de capacitación varían en duración y en las credenciales y certificación que se obtienen. Busca más información sobre ésta y otras profesiones de salud en el Rincón profesional de **health.glencoe.com.**

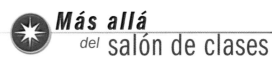

Más allá *del* salón de clases

Participación de los padres

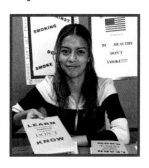

Promoción. Con tus padres, piensa en formas en que tu familia puede ayudar a promover un ambiente libre de humo en tu comunidad. ¿Qué acciones puedes tomar con el fin de contribuir a un ambiente saludable para todas las personas en tu comunidad?

Escuela y comunidad

Programas en contra del tabaco. Trabaja con compañeros de clase, maestros y administradores para empezar en tu escuela un programa de Adolescentes en Contra del Consumo de Tabaco o *Teens Against Tobacco Use (TATU).* En grupo, diseña un plan para promover la salud en tu escuela y comunidad reduciendo el consumo de tabaco. Pídeles a miembros de tu comunidad que apoyen tus metas.

Capítulo 21 Repaso

Después de leer

Usa las notas que has tomado en tu *Foldable* para repasar lo que has aprendido. Usa los términos de vocabulario para escribir un párrafo explicativo sobre el efecto del tabaco.

FOLDABLES™
Esquema de estudio

► TERMINOLOGÍA DE LA SALUD *Contesta las siguientes preguntas en una hoja de papel.*

Lección 1 *Une cada definición con el término correcto.*

estimulante   carcinógeno
droga adictiva   tabaco que no se fuma
monóxido de carbono   nicotina
alquitrán   leucoplasia

1. La droga adictiva del tabaco.
2. Una droga que aumenta la actividad del sistema nervioso central, el corazón y otros órganos.
3. Una sustancia que causa cáncer.
4. Un fluido grueso, pegajoso y oscuro producido cuando se quema el tabaco.

Lección 2 *Llena los espacios con el término correcto.*

**síndrome de abstinencia de nicotina
sustituto de nicotina**

El (_5_) es el proceso que ocurre en el cuerpo cuando ya no se consume nicotina. Se puede usar un (_6_) para aliviar los efectos colaterales asociados con este proceso.

Lección 3 *Reemplaza las palabras subrayadas con el término correcto.*

**humo directo
humo lateral
humo de tabaco ambiental (HTA)**

7. El <u>humo lateral</u> es otro nombre para el humo secundario.
8. El <u>humo de tabaco ambiental</u> es el humo exhalado por los pulmones de un fumador.
9. El <u>humo directo</u> es el humo de tabaco que sale por la punta de un cigarrillo, pipa o cigarro encendido.

► ¿LO RECUERDAS? *Usa oraciones completas para contestar las siguientes preguntas.*

1. ¿Qué efecto tiene el alquitrán del humo del cigarrillo en el aparato respiratorio?
2. ¿Qué efecto tiene el monóxido de carbono en el cuerpo?
3. Examina los efectos dañinos del consumo de tabaco en el aparato digestivo y el sistema excretor.
4. ¿Cómo produce el fumar cáncer al pulmón?
5. ¿Cómo promueven las compañías de tabaco el consumo de tabaco entre los adolescentes?
6. Escribe dos de las destrezas de negación que puedes usar para decir no al tabaco.
7. ¿Cuáles son algunas razones por las que los adolescentes dejan de consumir tabaco?
8. Identifica tres fuentes de ayuda para personas que quieren dejar de consumir tabaco.
9. Haz una lista de tres problemas de salud asociados con el humo de tabaco ambiental.
10. ¿Cómo perjudica el HTA a los lactantes y niños pequeños?
11. ¿Cómo disuaden las leyes estatales a los adolescentes para que no fumen?
12. Describe las metas de *Gente Saludable 2010* que se relacionan con el consumo de tabaco.

➤ RAZONAMIENTO CRÍTICO

1. **Explicar.** ¿Por qué un fumador tiende a inhalar más profundamente y fumar más cigarrillos cuando cambia a cigarrillos con menos nicotina?

2. **Analizar.** ¿Qué factores influyen en la decisión de un adolescente de consumir tabaco?

3. **Evaluar.** ¿Cómo contribuyen las leyes que prohíben fumar en áreas específicas a la salud de la comunidad?

4. **Sintetizar.** Establece una relación entre las metas de la nación para reducir las enfermedades relacionadas con el tabaco y la salud de las personas, la familia y la comunidad. Explica cómo las zonas libres de humo en tu comunidad apoyan a *Gente Saludable 2010.*

Práctica para la prueba estandarizada

Lee el siguiente pasaje y luego contesta las preguntas.

Se prohíbe fumar

(1) Escribo hoy para pedirles a los estudiantes y personal docente que apoyen la prohibición de fumar en las áreas afuera de las puertas de la escuela. (2) Fumar está prohibido dentro del edificio y pienso que el área afuera del edificio debería ser protegida para los no fumadores también.

(3) De la manera que están las cosas ahora, las personas pueden fumar afuera de las puertas de la escuela. (4) Los estudiantes que entran y salen del edificio, como también los estudiantes que quieren salir a tomar aire fresco, están expuestos a este humo de cigarrillo. (5) No hay duda sobre los efectos inofensivos de fumar en los fumadores, pero el humo del cigarrillo no perjudica sólo a los fumadores. (6) Se ha probado que el humo lateral, el humo que sale de la punta encendida del cigarrillo causa serios problemas de salud en la personas que lo inhalan.

(7) También estoy preocupado sobre el mensaje que la escuela le envía al público al permitir que se fume frente a la puerta. (8) Los estudiantes más jóvenes pueden pensar que ellos están de onda y los padres podrían preocuparse sobre el ejemplo que esto muestra a sus hijos. (9) Por esta razón, le pido a la escuela que prohíba fumar en las áreas exteriores del edificio de la escuela.

1. ¿Qué cambio, si alguno, debería hacerse a la oración 5?

A Cambiar *perjudica* a **ayuda**

B Cambiar *inofensivos* a **perjudiciales**

C Cambiar *fumadores* a **fumador**

D No hacer cambios

2. El significado de la oración 8 puede aclararse cambiando *ellos* por

A los fumadores

B eso

C la escuela

D el humo

3. Escribe un discurso pidiendo a las personas que dejen de fumar en parques públicos.

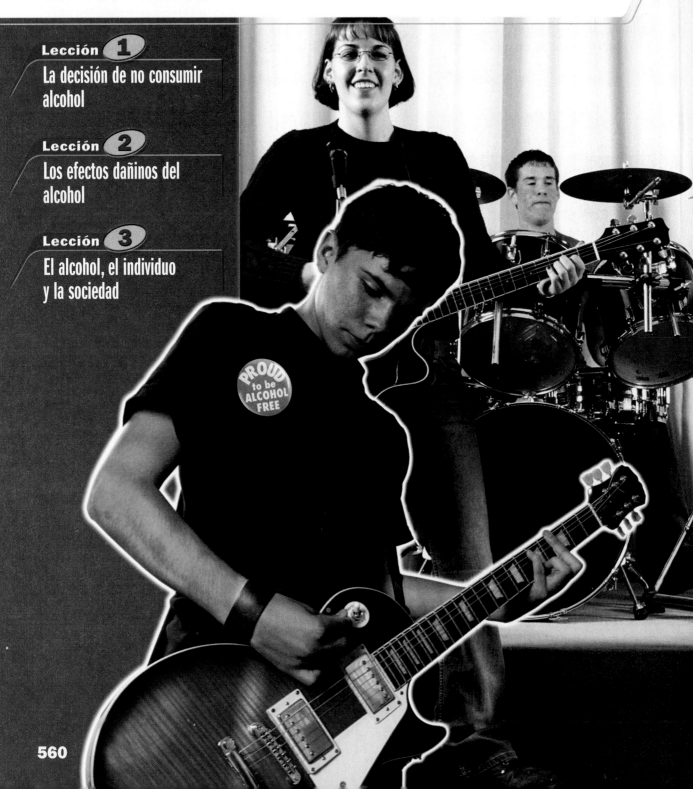

El alcohol

PROUD to be ALCOHOL FREE

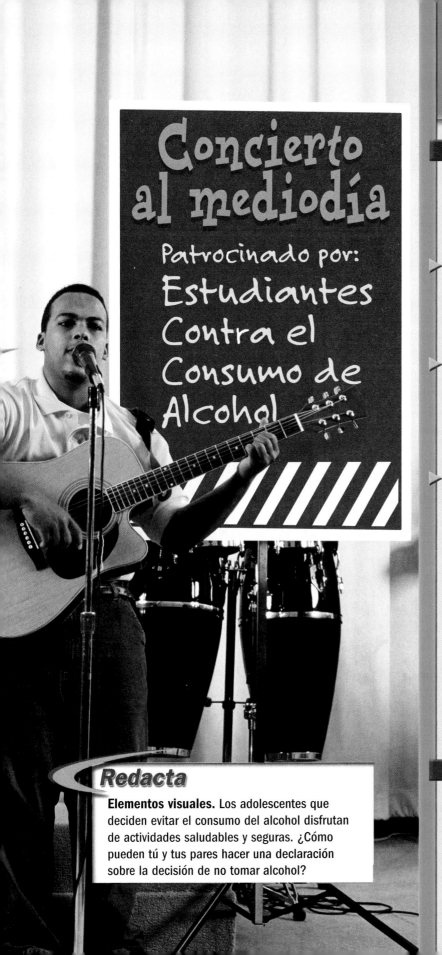

Concierto al mediodía

Patrocinado por:
Estudiantes
Contra el
Consumo de
Alcohol

Redacta

Elementos visuales. Los adolescentes que deciden evitar el consumo del alcohol disfrutan de actividades saludables y seguras. ¿Cómo pueden tú y tus pares hacer una declaración sobre la decisión de no tomar alcohol?

Antes de leer

Haz este *Foldable* para organizar lo que aprendas sobre el alcohol y la decisión de no consumir alcohol. Comienza con cuatro hojas de papel de $8\frac{1}{2}''$ x $11''$ o cuatro hojas de papel de cuaderno.

Paso 1

Dobla cuatro hojas de papel por el medio a lo largo del eje menor.

Paso 2

En cada hoja, haz un corte de $1''$ desde el borde del papel. Recorta sólo por la solapa de arriba.

Paso 3

Engrapa las cuatro hojas por las solapas de $1''$ y rotúlalas: Información sobre el alcohol, Factores que influyen en el consumo de alcohol, Evita el alcohol: Evita situaciones peligrosas y No consumir alcohol.

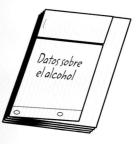

Mientras lees

Mientras lees y conversas sobre el material del capítulo, usa tu *Foldable* para definir términos y anotar lo que aprendas bajo las solapas correspondientes.

La decisión de no consumir alcohol

VOCABULARIO

etanol
fermentación
depresivo
embriaguez
abuso de alcohol

APRENDERÁS A

- Identificar factores, como los medios de difusión, que influyen en las decisiones sobre el consumo de alcohol y tu salud.
- Analizar los efectos dañinos del alcohol, como las consecuencias físicas, mentales/emocionales, sociales y legales.
- Explicar la función que desempeña el alcohol en situaciones peligrosas como el VIH, las ETS, los embarazos inesperados y los accidentes automovilísticos.
- Desarrollar estrategias para prevenir el consumo de alcohol.
- Demostrar las estrategias de negación ante el consumo de alcohol y los beneficios de la decisión de no consumir alcohol.
- Analizar la importancia de las alternativas al consumo de alcohol y otras drogas.

COMIENZA AHORA **Dobla una hoja de papel por el medio. En la parte izquierda del papel, escribe las razones por las que beber alcohol es un riesgo para los adolescentes. En la parte derecha, escribe alternativas al consumo de alcohol.**

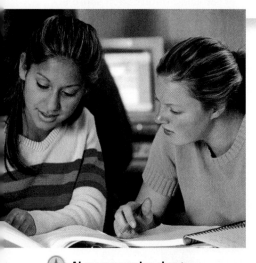

Al reconocer los riesgos contra la salud que causa el alcohol, podrás tomar la decisión de no consumir alcohol. *¿Cómo te ayuda a tener éxito en tus estudios evitar el alcohol?*

Para muchas personas, ésta es una imagen familiar: jóvenes enérgicos practicando deportes, disfrutando de un picnic, viviendo la vida a plenitud. El propósito de esta escena atractiva de un anuncio publicitario es fomentar y vender una droga —el alcohol— que es adictiva, ocasiona daños físicos y con frecuencia es el principio del consumo de otras drogas. En realidad, el alcohol es una droga letal con efectos dañinos que tienen consecuencias físicas, mentales/emocionales, sociales y legales, entre ellas, graves problemas de salud para el consumidor y para quienes lo rodean, y hasta la muerte ocasionada por enfermedad, violencia y accidentes automovilísticos.

Datos sobre el alcohol

El alcohol, o más exacto, el **etanol**, el *tipo de alcohol en las bebidas alcohólicas,* es una droga poderosa y adictiva. El etanol puede producirse sintética y naturalmente mediante la fermentación de frutas, vegetales y granos. La **fermentación** es *la acción química de la* *levadura en los azúcares.* Para producir una variedad de bebidas como la cerveza y el vino se mezclan agua, esencias y minerales con etanol. El alcohol también puede ser procesado para crear licores como el whisky, el whisky de centeno y el vodka.

Efectos inmediatos del consumo de alcohol

Beber alcohol puede proveer un tipo de energía acelerada al principio. Esta reacción inicial enmascara los efectos reales del alcohol como **depresivo**, *una droga que retarda la función del sistema nervioso central.* El alcohol afecta rápidamente las destrezas motoras de una persona al retardar el tiempo de reacción y afectar la visión. También disminuye la capacidad de pensar claramente y el buen juicio. Una variedad de factores, entre ellos el tamaño del cuerpo de una persona y el contenido del estómago, determina los efectos del alcohol. Por esta razón, la cantidad de alcohol que produce una intoxicación varía de persona a persona. La **embriaguez** es *el estado en el que el cuerpo está envenenado por alcohol u otra sustancia, y el control físico y mental de una persona se reduce significativamente.*

Factores que influyen en el consumo de alcohol

A pesar de los numerosos problemas asociados con el consumo de alcohol, muchos adolescentes eligen consumir alcohol de todas maneras. ¿Por qué? Varias razones influyen en la decisión de los adolescentes de consumir alcohol o de no hacerlo:

▶ **La presión de pares.** Es normal que los adolescentes quieran sentirse aceptados dentro de un grupo. El deseo de ser aceptado es fuerte. Los adolescentes que eligen amigos que evitan el consumo de alcohol tienen más probabilidades de no consumir alcohol que aquéllos cuyos amigos aceptan consumirlo.

▶ **La familia.** Los miembros de la familia pueden ayudar a los adolescentes a no consumir alcohol. Los padres que desaprueban y evitan el consumo de alcohol tienen mayores probabilidades de que sus hijos hagan lo mismo. De hecho, los adolescentes mencionan la desaprobación de sus padres como la razón número uno para no consumir alcohol.

▶ **Los mensajes de los medios de difusión.** Muchos mensajes de los medios de difusión en la televisión, en la radio y en las películas hacen que el consumo de alcohol parezca estimulante, atractivo y divertido. Muchos de estos mensajes contienen elementos dirigidos a una audiencia de adolescentes como, por ejemplo, personas jóvenes y atractivas bebiendo sin problema en un ambiente festivo. El mensaje de muchos anuncios es: "Para ser aceptado, bebe alcohol". Sin embargo, los adolescentes que reconocen estos mensajes y sus significados tienen más probabilidades de resistirse a las influencias negativas.

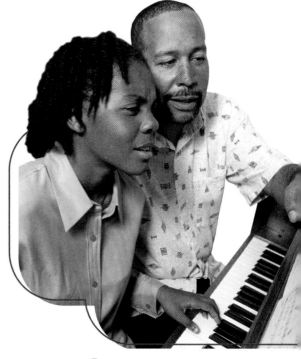

Tu familia, amigos y pares influyen en tu decisión de evitar el alcohol. *Analiza la importancia de las alternativas al consumo de alcohol y drogas.*

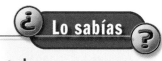

¿Lo sabías?

Los medios de difusión exponen a los adolescentes al consumo del alcohol en muchas formas.

• Cuando los jóvenes llegan al noveno grado, la mayoría habrá visto más anuncios de vino y cerveza que de cualquier otro producto.

• Un estudio reciente halló que el 93 por ciento de las 200 películas más populares en alquiler mostraban consumo de alcohol.

• Según una revisión de grabaciones de la música rap más vendida, el alcohol se menciona en el 47 por ciento de las canciones.

Técnicas publicitarias

Las compañías que producen bebidas alcohólicas gastan miles de millones de dólares todos los años y usan varias estrategias para anunciar y vender sus productos. Los anuncios publicitarios aparecen en vallas publicitarias, se pueden ver o escuchar en la televisión y en la radio y llenan las revistas y los periódicos. Estas compañías patrocinan eventos deportivos, conciertos musicales, festivales de arte, exhibiciones y otros eventos comunitarios. Ellas hacen esto para asociar sus productos con personas atractivas y saludables

La vida real
APLICACIÓN

La verdad tras la publicidad de bebidas alcohólicas

¿Qué mensajes de los medios de difusión te vienen a la mente cuando piensas en anuncios publicitarios de bebidas alcohólicas? Muchos anunciadores recurren a las emociones y a los deseos con el fin de influir en las personas para que compren sus productos. Al comprender las formas en que los anunciadores comercializan el alcohol, los adolescentes pueden tomar la decisión informada de evitar su consumo.

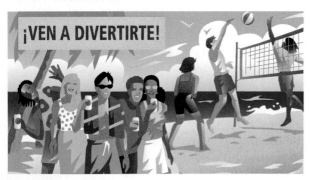

¡VEN A DIVERTIRTE!

ACTIVIDAD

Usa tu ojo crítico cuando observas los anuncios publicitarios en revistas y periódicos y en vallas publicitarias, televisión e Internet. Selecciona tres ejemplos de anuncios publicitarios de bebidas alcohólicas. Por ejemplo, pregúntate:

1. **¿Qué es lo que realmente se está anunciando?** Escribe un párrafo que analice cómo el anuncio recurre a una emoción o deseo de una audiencia en particular.
2. **¿Cuál es el mensaje escondido?** Crea una leyenda que describa lo que los anunciadores quieren que piense la audiencia a quien va dirigida el anuncio sobre el consumo de bebidas alcohólicas.
3. **¿Cuál es la verdad?** Explica por qué el anuncio es engañoso usando al menos tres hechos sobre el consumo de alcohol que el anuncio no menciona.

Demuestra lo que has aprendido de tu análisis escribiendo un enunciado sobre la veracidad de la publicidad de las bebidas alcohólicas.

¿Qué es lo que realmente se está anunciando?

El anuncio está "vendiendo" atractivo físico. A la vez, recurre a las influencias internas que la mayoría de las personas tienen en común: el deseo de estar entre amigos que disfrutan de la compañía mutua.

¿Cuál es el mensaje escondido?

"Necesitas nuestra cerveza para divertirte con tus amigos".

¿Cuál es la verdad?

Beber cerveza no es la razón por la cual las personas están disfrutando de la fiesta. Esta ilustración es una imagen ficticia. En realidad, beber bebidas alcohólicas afecta la coordinación; la capacidad de jugar voleibol se vería afectada. No se muestra ninguno de los riesgos del consumo de alcohol.

que la pasan bien. Es importante analizar e interpretar detalladamente los mensajes de los medios de difusión que incitan al consumo de alcohol.

El papel del alcohol en situaciones peligrosas

El consumo de alcohol puede ser peligroso y hasta mortal. Los accidentes automovilísticos relacionados con el alcohol son la causa número uno de muerte y discapacidad entre los adolescentes. El consumo de alcohol también está vinculado con muertes por ahogamiento, incendio, suicidio y homicidio. Incluso cuando no estás bebiendo, pero estás alrededor de personas que sí lo están haciendo, corres un gran riesgo de lesionarte gravemente, de verte involucrado en un accidente automovilístico y de verte afectado por la violencia. Los incidentes relacionados con el alcohol pueden ser perjudiciales para la salud y la seguridad del consumidor y de aquéllos asociados al consumidor.

El alcohol y la ley

Si eres menor de 21 años, es ilegal comprar, poseer o consumir alcohol. Las consecuencias legales para los adolescentes que violen la ley pueden ser muy negativas. Pueden ser arrestados, multados y condenados a un centro de detención juvenil. Al quebrantar la ley, el ofensor arriesga su reputación y la confianza y respeto de sus amigos y familiares.

El alcohol, la violencia y la actividad sexual

Los adolescentes pueden proteger su salud evitando situaciones donde el alcohol esté presente. Al consumir alcohol, tienen más probabilidades de ser víctimas o autores de delitos violentos como violación, agresión con agravantes y robo. También tienen más probabilidades de involucrarse en peleas que resulten en acciones escolares o policiales.

El consumo de alcohol y la actividad sexual son una combinación peligrosa. El alcohol perjudica el juicio de una persona, reduce sus inhibiciones y compromete sus normas morales. Los adolescentes que consumen alcohol tienen más probabilidades de comenzar a mantener relaciones sexuales a edades más tempranas, de tener contacto sexual con más frecuencia y de tener contacto sexual sin protección más a menudo que los adolescentes que no consumen alcohol. Los efectos de tal actividad sexual descuidada pueden resultar en un embarazo inesperado, en contraer el VIH y las ETS y en consecuencias negativas mentales y sociales.

El abuso de alcohol

La mayoría de los jóvenes no viven en familias donde el consumo excesivo de alcohol es un problema. A pesar de esto, se estima que el 25 por ciento de toda la juventud *está* expuesto al **abuso de alcohol**, es decir, *consumo excesivo de alcohol*, por parte de la familia en algún momento antes de que alcancen los 18 años. Los jóvenes que viven en un hogar donde un miembro de la familia abusa del alcohol tienen un alto riesgo de sufrir negligencia, abuso, dificultades económicas y aislamiento social. En ocasiones, estos

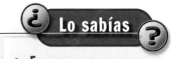

¿ Lo sabías ?

El consumo de alcohol es un asunto serio. Es un factor clave en

- el 33 por ciento de los suicidios.
- el 50 por ciento de los homicidios.
- el 62 por ciento de los asaltos.
- el 68 por ciento de los casos de homicidios sin premeditación.
- el 50 por ciento de las heridas en la cabeza.
- el 41 por ciento de las muertes en accidentes de tráfico.
- el abuso doméstico y lesiones, abuso y abandono de menores, y accidentes laborales.
- más de la mitad de todos los incidentes de ahogamiento.

Destrezas de negación: Evitar el alcohol

Chantelle ha sido invitada a una fiesta en casa de su amiga Natasha. Cuando Chantelle llega, se sorprende al ver a las personas bebiendo bebidas alcohólicas. Los padres de Natasha no están en la casa.

Chantelle se acerca a Natasha. —¿Qué tipo de fiesta es ésta? —pregunta.

—Es una fiesta de *escuela secundaria* —dice Natasha—. Toma una cerveza.

—No, gracias —responde Chantelle—. ¿No crees que tus padres se disgustarían si vieran esto?

—No te preocupes —dice Natasha—. No estarán de regreso hasta en unas horas. Toma, bebe. Te relajará.

Chantelle sabe que necesita expresar su negación y dejar la fiesta. ¿Qué debe hacer?

¿Qué harías tú?

Aplica las destrezas de negación para escribir una respuesta para Chantelle.

1. Di que no con voz firme.
2. Explica por qué te niegas.
3. Sugiere alternativas a la actividad propuesta.
4. Respalda tus palabras con lenguaje corporal.
5. Márchate si es necesario.

---

problemas pueden llevar a una persona a probar el alcohol como una vía de escape. Sin embargo, beber sólo empeora la situación. Los estudios indican que una persona que comienza a beber en la adolescencia tiene cuatro veces más probabilidades que un adulto de desarrollar dependencia del alcohol.

El alcohol y las actividades extracurriculares

Las consecuencias negativas del consumo de alcohol para los adolescentes se pueden extender hasta su derecho a participar en actividades extracurriculares, entre ellas, los deportes. La mayoría de las escuelas han adoptado un sistema de cero tolerancia con los estudiantes que descubran consumiendo alcohol. De ser descubiertos, podrían perder el derecho a participar o se les podría suspender de sus actividades o de la escuela. Esto podría afectar las perspectivas sociales, universitarias y de empleo de un estudiante.

No consumir alcohol

Decidirse a no consumir alcohol es un paso importante para lograr un estilo de vida saludable. Muchas personas, en especial los adolescentes, se comprometen a no consumir alcohol. Este compromiso te ayuda a:

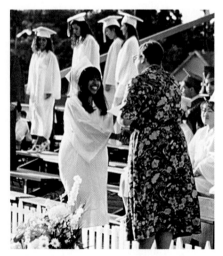

Si decides no consumir alcohol, podrás alcanzar tu potencial y lograr tus metas.

- **Mantener un cuerpo saludable.** Evitar el consumo de alcohol protege los órganos de tu cuerpo y disminuye las posibilidades de lesiones.
- **Tomar decisiones responsables.** Tener la cabeza clara te ayuda a tomar decisiones para proteger tu salud y la salud de los demás.
- **Evitar conductas de riesgo.** Los adolescentes que evitan el alcohol reducen su riesgo de participar en conductas peligrosas como la actividad sexual y conducir bajo la influencia del alcohol, así como de ser víctima o autor de un delito violento.
- **Evitar actividades ilegales.** Comprar y poseer bebidas alcohólicas es ilegal para todas las personas menores de 21 años. Puedes evitar el arresto y problemas legales al no consumir alcohol.

Estrategias para prevenir el consumo de alcohol

Aun cuando la presión para consumir alcohol se vuelva intensa, decir no es más fácil cuando estás preparado. Si te encuentras en una situación donde hay alcohol, sé afirmativo: niégate a beber, márchate rápidamente y llama para que te lleven a casa. Recuerda que tu mejor defensa es evitar las situaciones donde hay alcohol. Evita las fiestas donde sirven alcohol. Practica las destrezas de negación en tu casa para aumentar tu confianza en ti mismo cuando estás con tus pares.

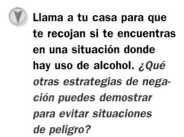

Llama a tu casa para que te recojan si te encuentras en una situación donde hay uso de alcohol. *¿Qué otras estrategias de negación puedes demostrar para evitar situaciones de peligro?*

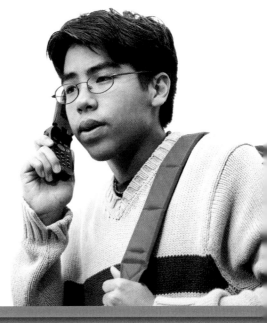

Lección 1 Repaso

Repaso de información y vocabulario

1. Define los términos *alcohol*, *depresivo* y *embriaguez*.
2. Identifica y explica modos en que las familias pueden ejercer una influencia positiva en las decisiones de los adolescentes sobre el consumo de alcohol.
3. Describe y demuestra dos estrategias de negación efectivas para evitar el consumo de alcohol.

Razonamiento crítico

4. **Analizar.** Explica los efectos depresivos del alcohol. ¿Cómo podría afectar el alcohol tu capacidad de tomar decisiones sanas?
5. **Sintetizar.** Explica la función que desempeña el alcohol en situaciones peligrosas como el VIH, las ETS, los embarazos inesperados y los accidentes automovilísticos.

Destrezas de salud aplicadas

Promoción. Prepara un folleto o un artículo para el periódico de tu escuela que fomente un estilo de vida libre de alcohol. Describe los riesgos y consecuencias del consumo de alcohol. Asegúrate de explicar los beneficios de no consumir alcohol y de incluir las estrategias que has desarrollado para prevenir el consumo de alcohol.

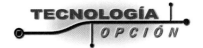

PROCESADOR DE TEXTOS   Dale a tu folleto o artículo un estilo profesional usando un programa procesador de textos. Ve a **health.glencoe.com** para obtener consejos sobre cómo usar las diferentes opciones de la mayoría de los programas procesadores de textos.

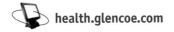

Los efectos dañinos del alcohol

APRENDERÁS A

- Examinar los efectos a corto plazo del consumo de alcohol.
- Asociar los riesgos con las consecuencias como beber y conducir.
- Reconocer los peligros de las interacciones entre el alcohol y las medicinas.
- Demostrar las estrategias de negación para el consumo de alcohol.

COMIENZA AHORA **Haz una lista de todos los órganos del cuerpo en que puedas pensar, que son afectados por el consumo de alcohol. Haz una red de palabras con tus ideas y con el término "consumo de alcohol" en el medio.**

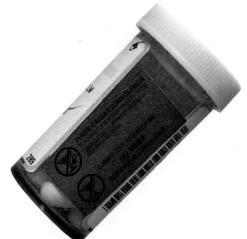

Las estadísticas confirman que el consumo de alcohol es una conducta de alto riesgo. A pesar de esto, algunos adolescentes sienten la presión de beber alcohol. Averiguar los efectos físicos del alcohol en el cuerpo puede ayudarte a fortalecer tu compromiso de no consumir alcohol.

Efectos a corto plazo de beber

Los efectos a corto plazo del alcohol son diferentes para cada persona. Muchos de estos efectos se describen en la **Figura 22.1.** Algunos de los factores que influyen en el comienzo de estos efectos son:

▶ **El tamaño del cuerpo y el sexo.** Una persona pequeña siente el efecto de la misma cantidad de alcohol más rápido que una persona más grande. Por lo general, el alcohol pasa al torrente sanguíneo más rápido en las mujeres que en los hombres.

▶ **Los alimentos.** Los alimentos en el estómago demoran el paso del alcohol hacia el torrente sanguíneo.

▶ **La cantidad y la rapidez con que se consume.** En la medida que aumenta la cantidad de alcohol consumida, aumenta también el nivel de alcohol en el torrente sanguíneo. Cuando una persona bebe alcohol más rápido que lo que el hígado lo puede descomponer, ocurre la embriaguez. Cuando los niveles de alcohol en la sangre son demasiado altos, puede ocurrir la intoxicación por alcohol.

Muchas medicinas con receta y sin receta llevan señales de advertencia sobre la interacción con el alcohol. *Analiza cómo estas advertencias ayudan a los consumidores a protegerse contra riesgos para la salud.*

Interacciones entre el alcohol y las medicinas

El alcohol no se mezcla con medicinas u otras drogas. Las interacciones entre las medicinas y el alcohol pueden ocasionar enfermedades, lesiones y hasta la muerte. De hecho, las interacciones alcohol/medicina son un factor en aproximadamente un cuarto de todas las admisiones a salas de urgencia. Para comprender por qué ocurren estas interacciones debes entender cómo funciona el cuerpo. Cuando una droga entra en el cuerpo, viaja a través del torrente sanguíneo hacia el órgano o tejido al que va dirigido. Con el tiempo, el cuerpo metaboliza la droga. El **metabolismo** es *el proceso mediante el cual el cuerpo descompone las sustancias*. El alcohol viaja a través del torrente sanguíneo hacia el encéfalo. A su vez, el hígado metaboliza el alcohol en el torrente sanguíneo y lo vuelve menos activo. Luego los riñones filtran las partículas neutralizadas y otros productos desechables de la sangre y producen la orina, la cual se excreta.

Tanto la presencia del alcohol como de las medicinas u otras drogas dentro del cuerpo de una persona pueden ser dañinas. Esto se debe a que el alcohol combinado con medicinas u otras drogas puede ocasionar un *efecto multiplicador,* en el cual la medicina tiene un efecto mayor o diferente que si se hubiera tomado sola. Las medicinas con o sin receta, como la aspirina, pueden alterar las formas en que el alcohol afecta al cuerpo. Las etiquetas en las medicinas que podrían causar reacciones advierten que éstas no se mezclen con bebidas alcohólicas.

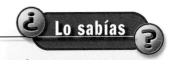

FIGURA 22.1

EFECTOS A CORTO PLAZO DEL ALCOHOL

Algunos daños físicos y mentales comienzan con la primera bebida alcohólica y aumentan mientras más alcohol se consume.

Sistema nervioso	Aparato cardiovascular	Aparato digestivo	Aparato respiratorio
• **Encéfalo.** El encéfalo es menos capaz de controlar el cuerpo. Esto puede afectar el movimiento, el habla y la visión. • **Memoria.** Se desorganiza el razonamiento y se entorpecen la memoria y la concentración. • **Juicio.** Se altera el juicio y se deteriora la coordinación.	• **Corazón.** Con un consumo moderado, el alcohol causa un aumento del ritmo cardiaco y la presión arterial. Con niveles más altos de consumo, disminuyen el ritmo cardiaco y la presión arterial y el ritmo cardiaco se vuelve irregular. Aumenta el riesgo de paro cardiaco. • **Vasos sanguíneos.** El alcohol causa que los vasos sanguíneos se expandan. El aumento del área de la superficie de los vasos sanguíneos permite el escape del calor del cuerpo y la disminución de la temperatura corporal.	• **Estómago.** Algunas bebidas alcohólicas pasan rápidamente del estómago al torrente sanguíneo. La producción de ácido del estómago aumenta y con frecuencia ocasiona nausea y vómito. • **Hígado.** A medida que el hígado metaboliza el alcohol, se liberan químicos tóxicos. Estos químicos causan inflamación y cicatrices. • **Riñones.** El alcohol hace que los riñones aumenten la producción de orina, lo que puede llevar a la deshidratación.	• **Pulmones.** El dióxido de carbono producido por el hígado se libera del cuerpo a través de los pulmones. • **Respiración.** El alcohol es un depresor de los nervios que controlan las funciones involuntarias como la respiración. Si se consume una cantidad excesiva de alcohol, la respiración puede hacerse más lenta, volverse irregular o detenerse.

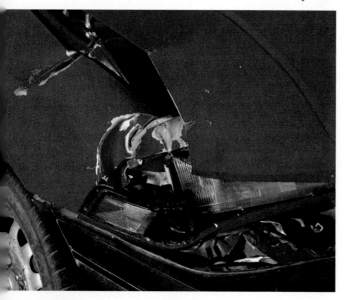

LA SALUD Online

TEMA Reducción de accidentes

Ve a **health.glencoe.com** y haz clic en *Web Links* para investigar lo que las Madres contra los Conductores Embriagados (*MADD,* por sus siglas en inglés) hacen para reducir accidentes con conductores ebrios.

ACTIVIDAD Usando estos vínculos, determina qué estrategias para reducir la cantidad de conductores ebrios te parecen más eficaces. Escribe un párrafo breve explicando tu elección.

Los accidentes automovilísticos fatales relacionados con el alcohol son una de las causas principales de muerte entre los adolescentes. ¿Qué otras consecuencias están asociadas con el asumir riesgos como el beber y conducir?

Éstas son algunas interacciones típicas entre el alcohol y las drogas:

▶ El alcohol puede aminorar la absorción en el cuerpo de la droga. Esto aumenta el periodo de tiempo en que el alcohol o la droga permanece en el cuerpo y aumenta el riesgo de efectos colaterales dañinos de la droga.

▶ Beber con frecuencia puede aumentar el número de enzimas del metabolismo en el cuerpo. Esto puede causar una descomposición más rápida de lo normal en las medicinas, disminuyendo su efectividad.

▶ Las enzimas del metabolismo pueden convertir algunas medicinas en sustancias químicas que pueden dañar el hígado u otros órganos. Por ejemplo, cuando el ácido acetilsalicílico, un analgésico y reductor de la fiebre de uso frecuente, se toma con alcohol, puede causar daños graves al hígado aun cuando se consuma en pequeñas cantidades.

▶ El alcohol puede aumentar los efectos de algunas drogas. Por ejemplo, las medicinas antihistamínicas, que se toman para resfríos y alergias, reaccionan con el alcohol y causan mareo y soñolencia excesivos. Este efecto es especialmente peligroso si estás operando una maquinaria o conduciendo un automóvil.

Conducir bajo la influencia

Beber bebidas alcohólicas afecta la visión, la coordinación y retarda el tiempo de reacción. Cuando se combinan beber y conducir, los resultados pueden ser desastrosos y hasta mortales. En realidad, *beber en estado de embriaguez* (DWI, en inglés), también conocido como *beber bajo la influencia* (DUI, en inglés), es la causa principal de muerte entre los adolescentes. Se dice que una persona está embriagada cuando su concentración de alcohol en la sangre excede de los límites legales del estado. La **concentración de alcohol en la sangre (BAC)** es *la cantidad de alcohol en la sangre de una persona expresada en porcentaje*. En la mayoría de los estados, conducir en estado de embriaguez se define como tener un BAC de 0.1 por ciento, aunque en algunos estados el límite es 0.08. Sin embargo, los síntomas de embriaguez pueden comenzar a aparecer cuando la BAC es tan baja como 0.02. La **Figura 22.2** en la próxima página ilustra el contenido de alcohol de algunas bebidas alcohólicas comunes. Recuerda que para los menores de 21 años, no existe porcentaje de BAC permitido. Los investigadores médicos han encontrado que beber cualquier tipo de bebida alcohólica

▶ retarda los reflejos.

▶ reduce la capacidad de una persona de estimar distancias y velocidades.

▶ aumenta las conductas arriesgadas.

▶ reduce la concentración de la persona a la vez que aumenta la falta de memoria.

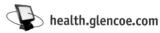

Consecuencias del DWI

Cuando una persona es detenida por beber y conducir, un oficial de la policía le administrará una prueba de sobriedad antes de administrarle la prueba del aliento para medir el BAC. Las consecuencias para un adolescente que es sorprendido conduciendo en estado de embriaguez o bajo la influencia pueden incluir

▶ daño al conductor y a otras personas.

▶ sus privilegios de conducción se ven seriamente restringidos y/o se confisca inmediatamente la licencia de conducir.

▶ accidentes relacionados con el alcohol, daños a la propiedad y muerte.

▶ vivir con arrepentimiento y remordimiento por estas consecuencias.

▶ pérdida de la confianza y el respeto de los padres.

▶ arresto, cárcel, presentación ante una corte y una multa o fianza alta.

▶ antecedentes penales y posibles demandas legales.

▶ altas pólizas de seguro: hasta tres veces más altas que las de los pares que no beben.

Al igual que beber y conducir, viajar en un vehículo donde el conductor ha estado bebiendo también es un asunto grave. Todos los días, por lo menos una docena de adolescentes mueren en accidentes relacionados con el alcohol. Nunca te subas a un vehículo con un conductor que haya estado bebiendo. Si se te presenta esta situación, demuestra tus estrategias de negación: busca a alguien que no haya estado bebiendo para que te lleve a casa o llama a casa para que alguien venga a recogerte.

Beber sin control

Estudios recientes muestran que **beber sin control**, *beber cinco o más bebidas alcohólicas de una sentada,* es un problema serio entre los jóvenes. Beber sin control rápidamente (algunas veces como resultado de una apuesta o un reto) es particularmente peligroso porque es posible que se consuma una dosis fatal de alcohol. Beber sin control puede causar intoxicación por alcohol.

Intoxicación por alcohol

Beber una gran cantidad de alcohol es muy peligroso y puede ser mortal. La **intoxicación por alcohol** es *una reacción física grave y potencialmente fatal a una sobredosis de alcohol.* El alcohol actúa como depresivo y detiene las acciones involuntarias como respirar y el reflejo de hacer arcadas que previene atragantarse. A la larga, una dosis fatal de alcohol detendrá estas acciones involuntarias. Es común que una persona que ha consumido mucho alcohol vomite porque el alcohol es un irritante del estómago. Si se detienen las acciones involuntarias, una persona se puede atragantar y asfixiarse con su propio vómito.

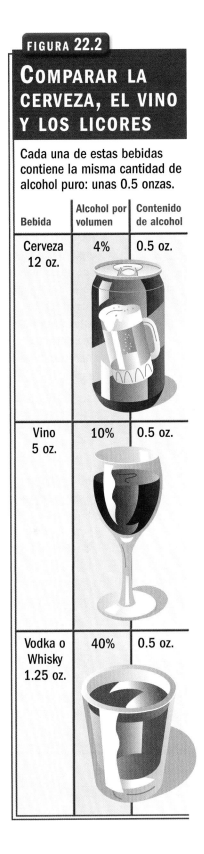

FIGURA 22.2

COMPARAR LA CERVEZA, EL VINO Y LOS LICORES

Cada una de estas bebidas contiene la misma cantidad de alcohol puro: unas 0.5 onzas.

Bebida	Alcohol por volumen	Contenido de alcohol
Cerveza 12 oz.	4%	0.5 oz.
Vino 5 oz.	10%	0.5 oz.
Vodka o Whisky 1.25 oz.	40%	0.5 oz.

Dile no a un conductor que ha estado bebiendo

Has oído la frase "No bebas y conduzcas". También es peligroso subirte a un vehículo si sospechas que el conductor ha estado bebiendo. Aquí te presentamos algunas estrategias que puedes demostrar para negarte a viajar en ese vehículo.

- Hazte el compromiso firme de no viajar con alguien que ha estado bebiendo. Si sabes que habrá bebidas alcohólicas en una fiesta, no vayas.
- Cuando sospeches que el conductor ha estado bebiendo, prepárate para tomar la decisión correcta por tu salud y seguridad. Manténte firme. Busca otra forma de llegar a casa.

Declaraciones directas: "No voy a viajar contigo. Tú has estado bebiendo".

Excusas: "Se me olvidó decirte que mi papá viene a recogerme".

Insultos: "Estás completamente loco si vas a conducir después de haber bebido".

Humor: "Yo no me voy a subir a ese vehículo contigo; yo valoro mi vida".

Otra sugerencia: "Dame las llaves que yo conduzco".

Lo que necesitarás

- 1 tarjeta por estudiante
- lápices de colores o marcadores
- perforadora
- tijeras

Lo que harás

1. Trabajando con un grupo pequeño, sugiere ideas de estrategias de negación que puede usar un adolescente para evitar subirse a un vehículo con un conductor que ha estado bebiendo.

2. Escribe y presenta una escena donde el diálogo muestre una o más destrezas de negación exitosas. Asegúrate de que cada miembro del grupo tenga una parte.

3. Representa la escena ante tu clase. Analiza cada escena para escoger el diálogo que pienses sea el más efectivo. Recuerda y practica estas frases para que estés preparado en caso de que un conductor que ha estado bebiendo se ofrezca a llevarte.

Aplica y concluye

Por tu cuenta, corta al medio una tarjeta de 3″ x 5″ de forma tal que tengas una tarjeta de 3″ x 2½″. Escribe en la tarjeta "No viajes con un conductor ebrio". Luego escribe al menos dos frases que puedas usar para negarte a viajar con él. Usa marcadores para que la tarjeta sea llamativa. Después de que tu maestra la lamine, perfórala y ponla en tu llavero.

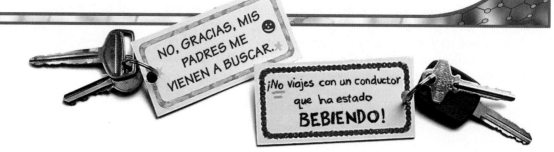

NO, GRACIAS, MIS PADRES ME VIENEN A BUSCAR.

¡No viajes con un conductor que ha estado BEBIENDO!

Los efectos de la intoxicación por alcohol

Perder el conocimiento es un efecto común de beber demasiado alcohol. Pero el alcohol no deja de entrar en el torrente sanguíneo de una persona luego de que ella ha perdido el conocimiento. En su lugar, el alcohol en el estómago y en los intestinos continúa entrando en el torrente sanguíneo y la concentración de alcohol en la sangre sigue aumentando. Por esta razón, es peligroso creer que una persona que ha consumido mucho alcohol estará bien si se le deja "dormir la borrachera".

Entre los síntomas que indican intoxicación por alcohol están

▶ la confusión mental, letargo, estado de coma, incapacidad para despertarse, vómitos y convulsiones.

▶ la respiración lenta: 10 segundos entre cada respiración o menos de 8 respiraciones por minuto.

▶ los latidos del corazón irregulares.

▶ la hipotermia o temperatura del cuerpo baja evidente por el color de la piel pálido o azulado.

▶ la deshidratación grave producida por vomitar.

Una persona que muestre algunas de estas señales o que haya perdido el conocimiento puede morir si no se le atiende. Si sospechas que una persona tiene intoxicación por alcohol, llama inmediatamente al 911.

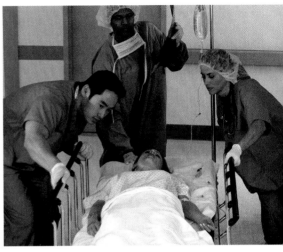

 Las consecuencias del beber sin control pueden tener graves efectos sobre la salud de una persona. *¿Qué deberías hacer si sospecharas que alguien está intoxicado con alcohol?*

▶ Lección 2 *Repaso*

Repaso de información y vocabulario

1. Define los términos *concentración de alcohol en la sangre* y *metabolismo*.

2. Examina los efectos a corto plazo del consumo de alcohol. Escribe tres formas en que el alcohol afecta el funcionamiento del sistema nervioso.

3. ¿Cuáles son las señales de la intoxicación por alcohol?

Razonamiento crítico

4. **Analizar.** Explica por qué es peligroso mezclar alcohol con medicinas u otras drogas.

5. **Sintetizar.** Relaciona el correr riesgos con consecuencias como beber y conducir. Describe las consecuencias legales y financieras de operar un automóvil bajo la influencia del alcohol.

Destrezas de salud aplicadas

Promoción. Prepara un anuncio de servicio público para correr la voz sobre los riesgos que tiene para la salud beber sin control. Incluye información sobre los efectos del alcohol en el cuerpo, así como también los riesgos de beber sin control muy rápido, y cómo esto puede causar intoxicación por alcohol. Demuestra estrategias de negación efectivas para evitar estos riegos.

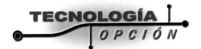

PROCESADOR DE TEXTOS Un programa procesador de textos puede ayudarte a organizar y presentar tu información. Ve a **health.glencoe.com** para buscar sugerencias sobre cómo aprovechar al máximo tu programa procesador de textos.

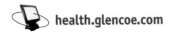 **health.glencoe.com**

El alcohol, el individuo y la sociedad

VOCABULARIO

síndrome de alcoholismo fetal (SAF)
alcoholismo
alcohólico
recuperación
desintoxicación
sobriedad

APRENDERÁS A

- Relacionar los objetivos de la salud de la nación en *Gente Saludable 2010* con la disminución de lesiones, muertes y enfermedades causadas por las influencias del alcohol.

- Examinar los efectos del consumo de alcohol en los sistemas del cuerpo y el riesgo de enfermedad causado por el consumo de alcohol.

- Analizar los efectos dañinos del alcohol en el feto.

- Identificar y estimar los servicios de la salud disponibles en la comunidad para la prevención y tratamiento del alcoholismo y del consumo de alcohol.

COMIENZA AHORA **Dobla una hoja de papel en tres secciones. Rotula las secciones "física", "mental/emocional" y "social". Luego, escribe las formas en que el consumo de alcohol afecta cada parte del triángulo de la salud.**

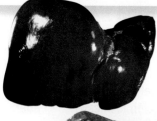
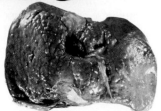

Compara el hígado saludable (arriba) con el hígado dañado por el consumo de alcohol. *Explica la relación entre un hígado saludable y un estilo de vida sin alcohol.*

Los costos del consumo de alcohol son trascendentales y se relacionan con la salud personal, familiar y de la comunidad. Un objetivo de *Gente Saludable 2010* es reducir el número de conductas de riesgo asociadas con el alcohol. Esto incluye reducir el promedio anual de consumo de alcohol, la actividad de beber sin control y el número total de muertes relacionadas con el alcohol y de muertes ocasionadas por accidentes automovilísticos producto del alcohol.

Efectos a largo plazo del alcohol en el cuerpo

El consumo de alcohol tiene efectos a largo plazo en el consumidor y también en otras personas. El consumo excesivo de alcohol durante un periodo de tiempo prolongado puede dañar la mayoría de los sistemas del cuerpo. Estos efectos son más graves en el cuerpo de una persona joven. En los adolescentes, el consumo de alcohol puede interferir en el crecimiento y en el desarrollo. La **Figura 22.3** muestra algunos de los efectos a largo plazo del abuso de alcohol.

FIGURA 22.3

EFECTOS A LARGO PLAZO DEL ABUSO DE ALCOHOL

El alcohol afecta a un gran número de los órganos principales del cuerpo y el beber por mucho tiempo puede causar la muerte. El peor daño se presenta después de años de abuso pero el beber en forma moderada también puede causar daños.

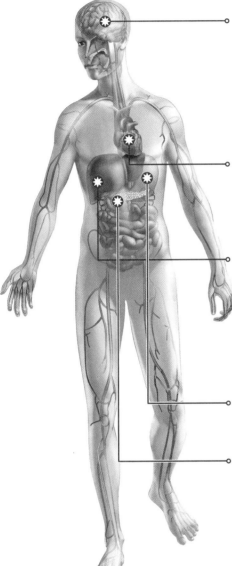

Cambios en el cerebro
- **Adicción:** incapacidad de dejar de beber.
- **Pérdida de las funciones cerebrales**: pérdida de las destrezas verbales, las destrezas visuales y espaciales y la memoria.
- **Daño cerebral:** el consumo excesivo de alcohol a largo plazo puede conducir a un daño cerebral considerable e incluso a una disminución del tamaño del cerebro. El beber en forma moderada puede destruir células cerebrales; sin embargo, con el tiempo, el cerebro puede recuperar sus capacidades perdidas si la persona deja de beber.

Cambios cardiovasculares
- **Corazón:** daños a los músculos cardiacos.
- **Dilatación del corazón:** debido a un aumento en el volumen de trabajo que causa el alcohol.
- **Presión arterial alta:** daña el corazón y puede causar ataques cardiacos y apoplejía.

Problemas hepáticos
- **Hígado adiposo:** la grasa se acumula en el hígado y no se puede descomponer; el exceso de grasa obstruye el flujo de sangre hacia las células hepáticas lo cual conduce a la muerte de estas células.
- **Hepatitis alcohólica:** inflamación o infección del hígado.
- **Cirrosis:** tejido cicatrizado inservible reemplaza al tejido hepático; la enfermedad puede conducir a una insuficiencia hepática y a la muerte a menos que se lleve a cabo un transplante de hígado.

Problemas con el aparato digestivo
- **Irritación:** se daña el revestimiento digestivo; esto puede llevar a úlceras estomacales y cáncer del estómago y del esógafo.

Problemas pancreáticos
- **El revestimiento del páncreas:** se hincha y produce la obstrucción del pasaje que va desde el páncreas hasta el intestino delgado. Las sustancias químicas que necesita el intestino delgado para la digestión no pueden pasar por el área obstruida. Estas sustancias químicas comienzan a destruir el páncreas mismo, produciendo dolor y vómitos. Un caso grave puede conducir a la muerte.

El alcohol durante el embarazo

Cuando una mujer embarazada bebe, en realidad también bebe su feto. El alcohol pasa del cuerpo de la madre hacia el torrente sanguíneo del feto. A diferencia del hígado de un adulto, el hígado del feto no está desarrollado completamente para procesar el alcohol. Como resultado, una mujer que bebe durante el embarazo se arriesga a dañar al feto permanentemente. El beber durante las

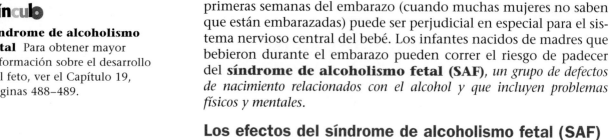

vínculo

síndrome de alcoholismo fetal Para obtener mayor información sobre el desarrollo del feto, ver el Capítulo 19, páginas 488–489.

primeras semanas del embarazo (cuando muchas mujeres no saben que están embarazadas) puede ser perjudicial en especial para el sistema nervioso central del bebé. Los infantes nacidos de madres que bebieron durante el embarazo pueden correr el riesgo de padecer del **síndrome de alcoholismo fetal (SAF)**, *un grupo de defectos de nacimiento relacionados con el alcohol y que incluyen problemas físicos y mentales.*

Los efectos del síndrome de alcoholismo fetal (SAF)

Los efectos del síndrome de alcoholismo fetal son tan graves como duraderos. Un bebé con SAF puede nacer con la cabeza pequeña y deformidades en la cara, las manos o los pies. Los defectos del corazón, hígado y riñones, así como problemas de visión y audición son comunes. Los bebés con SAF experimentan un lento crecimiento y coordinación y tienen dificultades de aprendizaje, atención, memoria y en la resolución de problemas.

El SAF es la causa principal de retraso mental en Estados Unidos. La buena noticia es que se puede prevenir en su totalidad, siempre que las madres embarazadas comprendan dos cosas: no existe una cantidad de alcohol que no sea dañina de beber y ningún momento es seguro para hacerlo. Hasta pequeñas cantidades de alcohol pueden causarle daño al feto.

El alcoholismo

Uno de los efectos más devastadores del consumo de alcohol es el **alcoholismo**, *enfermedad por la que una persona tiene una dependencia física o psicológica de bebidas que contienen alcohol.* El alcoholismo se caracteriza por una capacidad deteriorada para estudiar, trabajar y relacionarse normalmente.

Los alcohólicos

Un **alcohólico** es *un adicto dependiente del alcohol.* Algunos alcohólicos pueden exhibir conductas dañinas como conducir en estado de embriaguez y comportamientos violentos o agresivos. Otros pueden permanecer tranquilos y apartados. El alcoholismo no se limita a ninguna edad, raza, ni grupo étnico o socioeconómico. Los alcohólicos pueden ser empresarios de edad madura o atletas de escuela secundaria. Sea cual sea el origen étnico, los alcohólicos pueden desarrollar graves problemas de salud como la cirrosis hepática y daño cerebral. Un alcohólico puede mostrar estos síntomas:

► **Ansia.** Un alcohólico tiene una compulsión o necesidad poderosa de beber; no puede controlar la tensión ni el estrés sin beber.

► **Pérdida del control.** Un alcohólico no puede limitar lo que bebe y se distrae pensando en el alcohol.

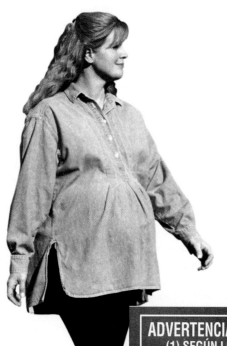

ADVERTENCIA GUBERNAMENTAL: (1) SEGÚN LO PRESCRITO POR EL MINISTERIO DE SALUD, LAS MUJERES NO DEBEN CONSUMIR BEBIDAS ALCOHÓLICAS DURANTE EL EMBARAZO, DEBIDO AL RIESGO DE DEFECTOS DE NACIMIENTO. (2) EL CONSUMO DE BEBIDAS ALCOHÓLICAS DISMINUYE SU CAPACIDAD PARA CONDUCIR UN VEHÍCULO U OPERAR MÁQUINAS, Y PUEDE CAUSAR PROBLEMAS DE SALUD.

Evitar el tabaco, el alcohol y otras drogas es una decisión importante que una mujer puede tomar para tener un embarazo saludable. *Analiza los efectos nocivos del alcohol en el feto.*

► **Dependencia física.** Cuando un alcohólico no está bebiendo, puede experimentar síntomas del síndrome de abstinencia como náuseas, sudor, temblor y ansiedad.

► **Tolerancia.** Un alcohólico experimenta la necesidad de beber alcohol en cantidades cada vez mayores para sentir sus efectos.

► **La salud, la familia y los problemas legales.** Un alcohólico a menudo se lesiona repetidamente, recibe múltiples citaciones por conducir ebrio y tiene frecuentes disputas y, por lo general, pobres relaciones con los miembros de su familia.

Factores que afectan a los alcohólicos

Existe creciente evidencia científica que sugiere un enlace genético con el alcoholismo. La Academia Americana de Psiquiatría del Niño y del Adolescente informa que los niños de los alcohólicos tienen cuatro veces más probabilidades que otros niños de convertirse en alcohólicos. Sin embargo, esto no quiere decir que una persona con esta propensión genética se convertirá en alcohólico. Otros factores ambientales como la familia, los amigos, la cultura, la presión de los pares, la disponibilidad de alcohol y el estrés, también ponen a una persona en riesgo de alcoholismo. No obstante, existe una garantía: te puedes proteger de esta enfermedad tomando la decisión saludable de no consumir alcohol.

Etapas del alcoholismo

Según la Asociación Médica Americana, el alcoholismo se desarrolla en tres etapas. Todos los alcohólicos no experimentan cada etapa de igual manera.

► **Etapa 1: Abuso.** Típicamente, el alcoholismo comienza cuando la persona bebe de forma social para relajarse. Con el tiempo se desarrolla una dependencia física y psicológica del alcohol para controlar el estrés. A este punto, la persona comienza a beber y se embriaga con regularidad, lo que puede resultar en pérdida del sentido y de la memoria. La persona comienza a mentir o a dar excusas sobre sus actos con frecuencia y necesita consumir más alcohol para sentir el efecto deseado. Es posible que la bebida se convierta en un problema.

► **Etapa 2: Dependencia.** La persona alcanza el punto donde no puede dejar de beber y depende físicamente de la droga. El alcohol se convierte en el foco central de la persona. El bebedor trata de esconder el problema, pero pronto, se ve afectado su desempeño en el trabajo, en la escuela o en la casa. El bebedor da excusas y culpa a otros de sus problemas.

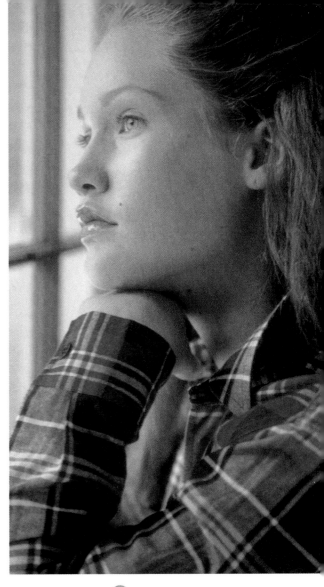

Los familiares de los alcohólicos también sufren los efectos negativos del alcoholismo. *Haz una lista de maneras en que una persona puede evitar los riesgos del alcoholismo.*

> ▶ **Etapa 3: Adicción.** En la última etapa del alcoholismo, beber es lo *más* importante en la vida de la persona. La persona es adicta a la droga y su vida está fuera de control, aunque con frecuencia no lo comprende ni lo acepta. Como el deterioro del hígado es común en esta etapa, se requiere de menos alcohol para producir la embriaguez. Si el alcohólico dejara de beber, experimentaría serios síntomas del síndrome de abstinencia.

Efectos en la familia y la sociedad

Existen aproximadamente 14 millones de alcohólicos en Estados Unidos. El consumo de alcohol es el factor principal de las cuatro causas principales de muerte accidental: accidentes automovilísticos, caídas, ahogamientos e incendios de casas. El alcohol también juega un papel considerable en los delitos violentos como homicidios, violación y robo. Por ejemplo:

▶ Aproximadamente un 40 por ciento de los delitos violentos, un total de 3 millones al año, están relacionados con el alcohol.

▶ Dos tercios de las víctimas de **violencia doméstica** reportan que el alcohol fue el factor en el crimen.

▶ Casi la mitad de todas las víctimas de homicidio tienen alcohol en su torrente sanguíneo.

A menudo el alcoholismo tiene efectos, tanto indirectos como directos, en las personas relacionadas con los alcohólicos. Estas personas pueden verse implicadas en un proceso llamado *codependencia*. Los codependientes aprenden a ignorar sus propias necesidades y a enfocar su energía y emociones en las necesidades del alcohólico. En el proceso, los codependientes pierden la confianza en los demás, su autoestima y, en ocasiones, hasta su propia salud.

El tratamiento para el abuso de alcohol

Aunque el alcoholismo no tiene cura, sí *se puede* tratar. *El proceso de aprender a vivir una vida libre de alcohol* se llama **recuperación**. Tanto como dos tercios de todos los alcohólicos que tratan de recuperarse, lo hacen con el tratamiento adecuado. El objetivo de los programas de tratamiento es detener o controlar el consumo de alcohol. El asesoramiento y las medicinas pueden ayudar a un consumidor de alcohol a fijarse metas para controlar los problemas del abuso de alcohol. La **sobriedad**, *vivir sin alcohol*, es un compromiso para toda la vida. Hay muchos recursos disponibles para ayudar a las personas que tienen problemas con la bebida. También existe ayuda para las familias y los amigos de estas personas. Algunos de estos programas se describen en la **Figura 22.4.**

vínculo

violencia doméstica Para obtener mayor información sobre cómo tratar con las crisis familiares, ver el Capítulo 11, página 286.

PASOS PARA LA RECUPERACIÓN

Paso 1: Reconocimiento
La persona admite que tiene un problema con la bebida y pide ayuda.

Paso 2: Desintoxicación
La persona pasa por la desintoxicación, *un proceso mediante el cual el cuerpo se ajusta para funcionar sin alcohol.*

Paso 3: Asesoramiento
La persona recibe asesoramiento como ayuda para aprender a vivir sin alcohol.

Paso 4: Recuperación
La persona asume responsabilidad por su propia vida.

FIGURA 22.4

LUGARES DE AYUDA CONTRA EL ABUSO DE ALCOHOL

Existen muchos lugares para obtener información sobre tratamientos para la dependencia del alcohol. La meta de estos programas es proporcionar apoyo a los alcohólicos, a los miembros de la familia y a los amigos que se ven afectados por el alcoholismo.

Al-Anon/Alateen	Alcoholics Anonymous	National Association for Children of Alcoholics	National Clearinghouse for Alcohol and Drug Information	National Drug and Treatment Referral Routing Service
ayuda a las familias de alcohólicos a enfrentar y recuperarse de los efectos de vivir con un alcohólico	ofrece ayuda a los consumidores de alcohol de cualquier edad	ofrece ayuda a los hijos de alcohólicos	proporciona información sobre el alcohol y otras drogas	proporciona guía para tratamientos e información sobre sitios de tratamientos

¡No es tu culpa!

▶ Lección 3 Repaso

Repaso de información y vocabulario

1. Identifica tres efectos graves del abuso de alcohol.

2. Define *sobriedad*. Explica por qué la sobriedad es un compromiso para toda la vida.

3. ¿Qué pasos debe seguir un alcohólico durante el proceso de recuperación?

Razonamiento crítico

4. **Analizar.** Explica cómo puede ocurrirle daño al cuerpo del feto en desarrollo, cuando una mujer embarazada bebe alcohol.

5. **Sintetizar.** El alcoholismo puede tener efectos devastadores en las personas relacionadas con un alcohólico. Explica de qué forma estas personas pueden verse afectadas y di cómo y dónde pueden obtener ayuda las personas que viven con un alcohólico.

Destrezas de salud aplicadas

Acceder a la información. Consulta al consejero de tu escuela o usa la guía telefónica para identificar los servicios de la salud disponibles en la comunidad para las familias con problemas relacionados con el alcohol. Investiga la disponibilidad de asesoramiento para las familias. Explica por qué son válidos estos recursos. Expresa tu información en un volante o folleto.

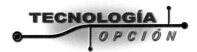

PROGRAMA PARA PRESENTACIONES

Usa un programa para presentaciones para mostrar los resultados de tu investigación sobre los recursos de tu comunidad para tu familia y amigos. Ve a **health.glencoe.com** para buscar consejos sobre cómo usar un programa para presentaciones.

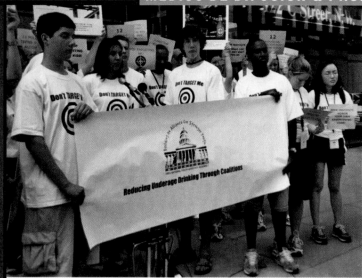

La tapa se Queda en la Botella

Los adolescentes pueden lograr un cambio cuando se trata de prevenir que los menores de edad beban.

Kasey Folse tiene 16 años y es miembro de la Alianza para Prevenir el Consumo de Bebidas Alcohólicas por Menores de Edad en Louisiana. Él se esfuerza por promulgar leyes que les dificulten a los menores de edad comprar bebidas alcohólicas, como por ejemplo, colocar etiquetas en los barriles de cerveza. Estas etiquetas le permitirían a la policía averiguar quién compró la bebida y castigar a esa persona si la bebida les fue servida a menores de edad. Kasey también se afana para ofrecerles a los adolescentes un lugar donde puedan conversar sobre el alcohol. "Los jóvenes realmente no tienen un lugar adonde ir en mi escuela", dice Kasey. "Sería de gran ayuda si contáramos con alguien que conversara con cada estudiante y contestara sus preguntas sobre el alcohol y las drogas".

Las cosas no eran tan diferentes en la escuela de Andrew Araiza, Escuela Secundaria Mary Carroll de Corpus Christi, Texas. Andrew dice que muchos adolescentes "no consideran todos los problemas que conlleva el alcohol, como intoxicación, accidentes y suicidio".

Andrew es el vicepresidente ejecutivo de *Texans Standing Tall*, una coalición de jóvenes y adultos en contra del consumo de bebidas alcohólicas por menores de edad. Él ha promovido con éxito la eliminación de los anuncios de licores del folleto para la licencia de caza y ha ayudado a bajar el límite legal de alcohol en la sangre de .1 a .08.

Andrew dice: "Si tuviéramos conversaciones en grupos de pares, donde un adolescente con un problema describa lo que le ocurrió, eso haría llegar el mensaje a muchos".

Gracias a Ann Miller, de 18 años, ese mensaje está llegando fuerte y claramente a la escuela secundaria Canby High de Oregon. Ella educa a los adolescentes sobre el consumo de alcohol, aconseja a aquéllos con problemas y los anima a asistir a una reunión de Alcohólicos Anónimos orientada hacia los jóvenes locales. El resultado es una mayor conciencia en la escuela de las desventajas del consumo de alcohol y de una población de adolescentes que no tienen miedo de pedir ayuda. "Las personas con un problema de consumo de alcohol tienen que tener buen tratamiento disponible y buen apoyo de los adultos que las rodean", dice Miller. ◼

TIME PIENSA...
Sobre el nivel de alcohol en la sangre

En el centro de recursos de la escuela o en Internet, busca estadísticas del gobierno sobre los accidentes de tránsito relacionados con el alcohol. Usa esas estadísticas para elaborar tres razones poderosas por las que las personas no deben beber y conducir.

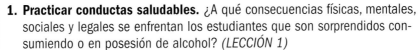

Destrezas de salud aplicadas

1. **Practicar conductas saludables.** ¿A qué consecuencias físicas, mentales, sociales y legales se enfrentan los estudiantes que son sorprendidos consumiendo o en posesión de alcohol? *(LECCIÓN 1)*

2. **Destrezas de comunicación.** Supón que un amigo que ha estado bebiendo va a llevar a otros a sus casas. ¿Cómo responderías ante esta situación? *(LECCIÓN 2)*

3. **Promoción.** Averigua sobre grupos en tu escuela que fomentan un estilo de vida libre de alcohol. Únete al grupo y usa lo que has aprendido sobre las consecuencias de beber para conseguir que las tiendas locales fomenten la disminución de anuncios publicitarios de productos alcohólicos. *(LECCIÓN 3)*

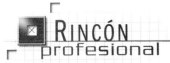

RINCÓN profesional

Consejero para el abuso de sustancias

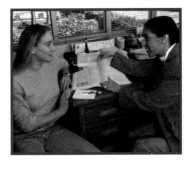

¿Te gusta ayudar a tus amigos con sus problemas? ¿Te gustaría aconsejar a las personas que necesitan encontrar ayuda para problemas de abuso de alcohol en su familia? Como consejero para el abuso de sustancias, evaluarás y tratarás a las personas con estos problemas y ayudarás a aquéllos que viven con alcohólicos o con personas que abusan de sustancias.

Más de la mitad de todos los consejeros en Estados Unidos tienen un título de maestría. La mayoría de los estados requieren alguna forma de credencial, certificación, licencia o registro antes de que alguien pueda convertirse en consejero. Averigua más sobre ésta y otras carreras en el campo de la salud visitando el Rincón Profesional en **health.glencoe.com.**

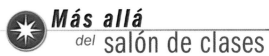

Más allá *del* salón de clases

Participación de los padres

Promoción. Aprende con tus padres o tutores sobre los Estudiantes en Contra de Decisiones Destructivas (SADD, por sus siglas en inglés). Entérate cuándo, dónde y por qué se fundó, cuál es su misión y cómo tú y tu familia pueden participar. Haz un contrato para que todos los miembros de tu familia lo firmen, que incluya el compromiso de nunca beber y conducir y nunca subirse a un vehículo cuyo conductor haya estado bebiendo, incluso un familiar tuyo.

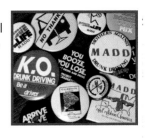

La escuela y la comunidad

Programas de apoyo. Localiza un programa de tratamiento del alcohol en tu comunidad. Comunícate con la agencia y averigua cómo funciona el programa, qué se requiere de los participantes y cómo se apoya a las personas durante el proceso de recuperación. Informa a la clase lo que has aprendido.

Después de leer

Usa las notas que has tomado en tu *Foldable* para repasar lo que has aprendido. Observa los rótulos en las solapas, recuerda lo que sabes sobre esa idea principal y luego comprueba tus respuestas mirando debajo de las solapas.

▶ TERMINOLOGÍA DE LA SALUD *Contesta las siguientes preguntas en una hoja de papel.*

Lección 1 *Llena los espacios en blanco con el término correcto.*

abuso de alcohol　　**fermentación**
depresivo　　　　　 **embriaguez**
etanol

Las bebidas que contienen (_1_) actúan como un (_2_) en el sistema nervioso central. Beber alcohol puede ocasionar la reducción del control físico y mental que se llama (_3_). El (_4_) pone en riesgo de negligencia, abuso físico y dificultad económica a los miembros de la familia.

Lección 2 *Une cada definición con el término correcto.*

concentración de alcohol　　**metabolismo**
**　en la sangre**　　　　　　　 **intoxicación por alcohol**
beber sin control

5. El proceso mediante el cual el cuerpo descompone las sustancias.

6. Beber cinco o más bebidas alcohólicas de una sentada.

7. La cantidad de alcohol en la sangre de una persona expresada en porcentaje.

8. La reacción física grave y potencialmente fatal a una sobredosis de alcohol.

Lección 3 *Llena los espacios en blanco con el término correcto.*

alcoholismo　　　　 **alcohólico**
desintoxicación　　　**síndrome de alcoholismo fetal**
sobriedad　　　　　　**recuperación**

9. El/La _____ es una afección en la cual el feto ha sido afectado mental y físicamente por el consumo de alcohol de la madre durante el embarazo.

10. Un _____ tiene una adicción al alcohol.

11. El/La _____ es el proceso mediante el cual el cuerpo se adapta a funcionar sin alcohol.

▶ ¿LO RECUERDAS? *Usa oraciones completas para contestar las siguientes preguntas.*

1. Escribe tres factores que influyen en el consumo de alcohol.

2. ¿Cuáles son algunos de los riesgos del consumo de alcohol?

3. Escribe los efectos del alcohol en el cuerpo.

4. ¿Qué efecto puede tener el consumo de alcohol en la educación y en las metas universitarias de los adolescentes?

5. Describe una interacción típica entre el alcohol y las drogas.

6. ¿Cuáles son algunos de los factores que afectan la reacción a corto plazo de un individuo al alcohol?

7. ¿Cuáles son algunas de las consecuencias físicas, mentales, sociales y legales de conducir embriagado o bajo la influencia?

8. Explica cómo la intoxicación por alcohol puede causar que la concentración de alcohol en la sangre de una persona continúe elevándose después de que ella deja de consumir alcohol.

9. ¿Cuáles son algunas metas específicas de *Gente Saludable 2010* para reducir las formas en que el alcohol afecta a la familia y a la sociedad?

10. ¿Qué cantidad de alcohol puede beber una madre durante el embarazo?

11. Describe los síntomas que puede mostrar un alcohólico.

12. Describe dos programas que ofrezcan ayuda a los alcohólicos y a sus familias. Explica los servicios que proveen.

▶RAZONAMIENTO CRÍTICO

1. **Analizar.** ¿Cuáles son algunas de las estrategias que las compañías de bebidas alcohólicas utilizan en sus anuncios para atraer a los adolescentes?

2. **Sintetizar.** Considera los efectos a corto plazo del alcohol en los principales sistemas del cuerpo. ¿Cómo podrían los órganos en los aparatos digestivo y respiratorio dañarse por el consumo de alcohol durante un largo periodo de tiempo?

3. **Analizar.** Describe una estrategia efectiva para localizar la ayuda apropiada y los recursos disponibles para un alcohólico y los miembros de su familia.

Práctica para la prueba estandarizada

 Lee el siguiente párrafo y luego contesta las preguntas.

Las autoridades policiales usan un medidor especial en el que las personas respiran para determinar el nivel de alcohol en la sangre de la persona a la que se le está administrando la prueba. ¿Cómo puede el aliento de una persona mostrar la cantidad de alcohol que su sangre contiene? El alcohol es absorbido de muchas partes del cuerpo directamente hacia el torrente sanguíneo. Cuando la sangre pasa a través de los pulmones, una cierta cantidad de alcohol se mueve de la sangre a los pulmones y es espirada. La cantidad de alcohol espirada depende de la concentración de alcohol en la sangre. La relación entre el alcohol en el aliento y el alcohol en la sangre bajo una temperatura del cuerpo y composición celular de la sangre normales se muestra en la gráfica del medidor.

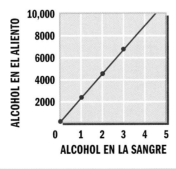

1. ¿Qué tipo de función se muestra en la gráfica?
   A exponencial
   B de grado más alto
   C lineal
   D cuadrática

2. Marianne respira en el medidor y espira 3150 mL de aire. ¿Cuántos mililitros de sangre son equivalentes a este volumen de aire?
   A 1 mL
   B 1.5 mL
   C 3 mL
   D 2100 mL

3. Un aumento de la temperatura del cuerpo de 1.8° F resulta en un aumento de un 7 por ciento en los resultados de la prueba del medidor. Si una gráfica similar a la que se muestra se dibujara para una persona con una temperatura de 100.6 °F, ¿sería mayor o menor la inclinación que la inclinación de esta gráfica? Explica.

Capítulo 23

Medicinas y drogas

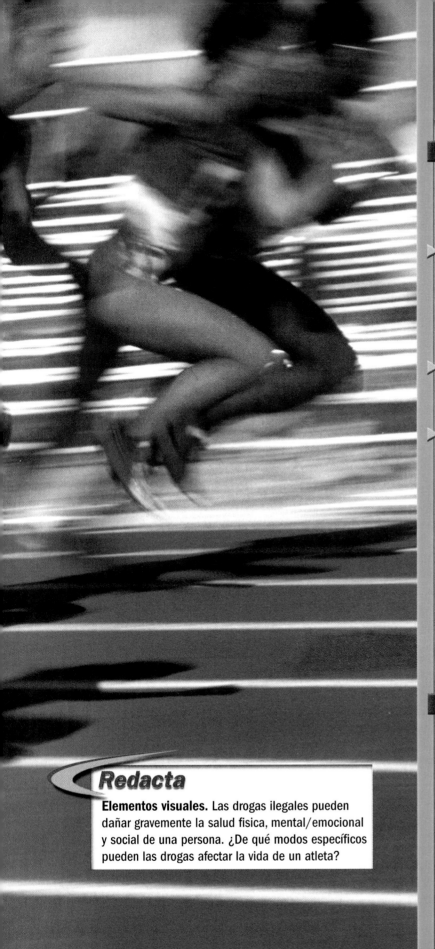

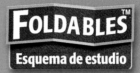

FOLDABLES™
Esquema de estudio

Antes de leer

Haz este *Foldable* para organizar lo que aprendas sobre la función de las medicinas. Comienza con una hoja de papel blanco de 11″ x 17″.

Paso 1

Dobla los lados cortos del papel hacia el centro de modo que se encuentren como en un cierre.

Paso 2

Dobla la hoja plegada por la mitad.

Paso 3

Desdóblala. Corta por las líneas del pliegue interior en ambos lados para formar cuatro solapas. Rotúlalas tal como se indica.

Medicinas que previenen las enfermedades	Medicinas que combaten patógenos
Medicinas que alivian el dolor	Medicinas que fomentan la salud

Mientras lees

Mientras lees y conversas sobre el material de este capítulo, usa tu *Foldable* para tomar notas y hacer una lista de ejemplos bajo la solapa apropiada.

Redacta

Elementos visuales. Las drogas ilegales pueden dañar gravemente la salud física, mental/emocional y social de una persona. ¿De qué modos específicos pueden las drogas afectar la vida de un atleta?

La función de las medicinas

VOCABULARIO

medicinas
drogas
vacuna
analgésicos
efectos colaterales
interacción aditiva
efecto sinérgico
interacción antagonista

APRENDERÁS A

- Analizar la relación entre las medicinas, la promoción de la salud y la prevención de enfermedades.

- Describir la diferencia entre las medicinas con receta y sin receta.

- Analizar la influencia de las leyes, políticas y prácticas relacionadas con los problemas de la salud incluso aquéllos relacionados con el uso seguro de medicinas a fin de prevenir enfermedades.

COMIENZA AHORA ¿Qué precauciones tomas cuando vas a usar una medicina? En una hoja de papel aparte, escribe tres tipos de medicina con las que estés familiarizado, di para qué es cada una y explica lo que sabes sobre el uso correcto de esa medicina.

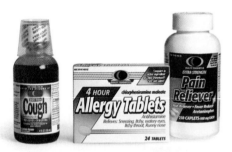

Las medicinas se toman por muchas razones diferentes. Una persona puede lesionarse mientras juega un deporte o quizás desarrolle un catarro en el pecho acompañado de una tos constante. Para ayudar a promover la salud y a prevenir o a tratar la enfermedad, con frecuencia las personas toman medicinas.

Las medicinas se toman para combatir las enfermedades, promover la salud, prevenir enfermedades y reducir el dolor. *¿Cuándo fue la última vez que tuviste que usar algún tipo de medicina?*

Clasificación de las medicinas

Hay un sinnúmero de medicinas que tratan una amplia variedad de problemas de la salud. Las **medicinas** son *drogas que se usan para tratar o prevenir enfermedades u otras afecciones.* Las **drogas** son *sustancias, aparte de los alimentos, que cambian la estructura o función del cuerpo o de la mente.* Todas las medicinas son drogas, pero no todas las drogas son medicinas. Las medicinas pueden clasificarse en cuatro categorías generales: las medicinas que

▶ ayudan a prevenir enfermedades.
▶ combaten los patógenos, o agentes infecciosos que causan enfermedades.
▶ alivian el dolor.
▶ ayudan a mantener o restaurar la salud y regular los aparatos y sistemas del cuerpo.

Medicinas que previenen enfermedades

Un propósito principal de las medicinas es promover la salud para prevenir las enfermedades antes de que ocurran. Existen dos tipos principales de medicinas preventivas:

▶ **Vacunas.** Una **vacuna** es *una preparación que se introduce en el cuerpo para estimular una respuesta inmune.* Estas medicinas contienen patógenos debilitados o muertos que estimulan a tu cuerpo a producir **anticuerpos** específicos en contra de esos patógenos. Una vez que se producen los anticuerpos, éstos le dan a tu cuerpo una protección duradera contra esos patógenos específicos.

▶ **Antitoxinas.** Estos extractos de fluidos de la sangre contienen anticuerpos y actúan más rápido que las vacunas. Se producen al inocular animales como ovejas, caballos o conejos, con toxinas específicas que estimulan el sistema inmunológico de los animales a producir anticuerpos. En los humanos, la inyección de antitoxinas neutraliza los efectos de toxinas como aquéllas que causan el tétanos y la difteria.

vínculo

anticuerpos Para obtener mayor información sobre los anticuerpos y las vacunas, ver el Capítulo 24, página 633.

Medicinas que combatenlos patógenos

Los antibióticos son una clase de agentes químicos que destruyen a los microorganismos que causan enfermedades sin dañar al paciente. Los antibióticos funcionan ya sea destruyendo una bacteria dañina en el cuerpo o evitando que la bacteria se reproduzca. La composición química de cada antibiótico es eficaz contra una serie de bacterias en particular.

En los últimos años, ha emergido una clase de bacteria que es resistente a la penicilina y a otros antibióticos. Esta resistencia a la droga ocurre cuando una clase bacterial sufre un cambio en su estructura genética como resultado de la sobreexposición a un antibiótico que la hace inmune a la medicina. Por ejemplo, una bacteria llamada *neumococos* que causa infecciones al oído, sinusitis y pulmonía es ahora resistente a la penicilina. El uso excesivo de antibióticos y el no terminar de tomar una medicina recetada son dos razones por las cuales la bacteria desarrolla la resistencia. Se ha producido una nueva generación de antibióticos de amplio espectro que destruye una gran variedad de bacterias, incluso algunas clases resistentes a la penicilina.

ANTIVIRALES Y FUNGICIDAS

Los antibióticos no tienen efecto en los virus. Sin embargo, un nuevo grupo de drogas llamadas antivirales se ha desarrollado para el tratamiento de algunas enfermedades virales. A menudo, las medicinas antivirales sólo suprimen el virus; no lo destruyen. Los fungicidas pueden curar o suprimir infecciones como el pie de atleta y la tiña.

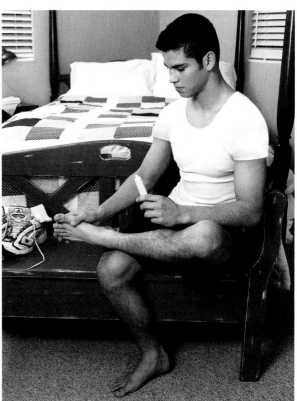

Ⓥ **El pie de atleta se puede controlar con medicinas fungicidas. *¿Por qué es importante usar la medicación correcta para cada tratamiento en particular?***

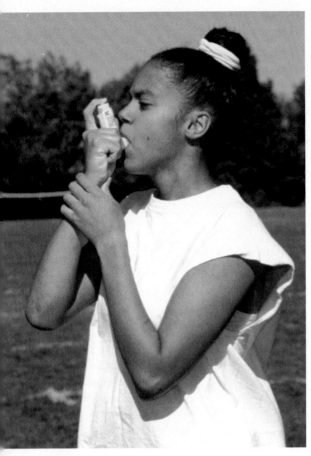

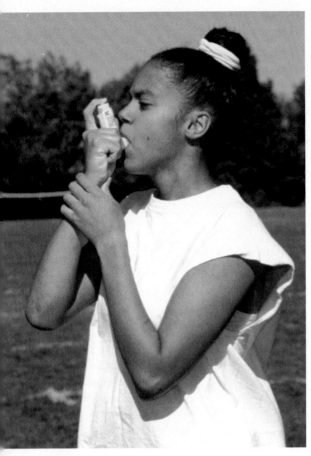 Las medicinas ayudan a muchas personas con asma y diabetes a llevar una vida activa normal. *¿Cómo se controlan estas enfermedades?*

Medicinas que alivian el dolor

Probablemente las medicinas más comunes son los **analgésicos** o *calmantes del dolor*. Los analgésicos varían desde medicinas comparativamente leves como la aspirina hasta narcóticos fuertes como la morfina y la codeína extraídas del opio. La aspirina contiene ácido acetilsalicílico. La aspirina se usa para aliviar el dolor, reducir la fiebre y tratar la artritis.

Debido a su amplio uso, muchas personas no se dan cuenta de que la aspirina puede ser peligrosa. Incluso cantidades pequeñas pueden irritar el estómago, especialmente cuando está vacío. La aspirina puede causar mareos y zumbido en los oídos. Los niños que toman aspirina corren el riesgo de desarrollar el síndrome de Reye, una enfermedad del cerebro y el hígado que puede ser mortal. La aspirina, por lo tanto, no se le debe dar a nadie menor de 20 años a menos que sea recetada por un profesional de la salud. Algunas personas que son sensibles a la aspirina toman acetaminofén o ibuprofén. El acetaminofén es el analgésico que se recomienda para los niños.

Medicinas que promueven la salud

Las medicinas que mantienen o renuevan la salud hacen posible que las personas con enfermedades crónicas funcionen a un mejor nivel de bienestar general. Estas medicinas incluyen:

▶ **Medicinas para alergias.** Muchos individuos dependen de antihistamínicos y otras medicinas para reducir los estornudos, el malestar en los ojos y la nariz que gotea, condiciones que acompañan a las alergias.

▶ **Medicinas que regulan el cuerpo.** Algunas medicinas mantienen la salud al regular la química del cuerpo. La insulina se usa para tratar la diabetes. Los que padecen de asma usan inhalantes para aliviar la inflamación en los conductos bronquiales. Las medicinas cardiovasculares se toman para regular la presión arterial, normalizar los latidos irregulares del corazón o regular otras funciones del aparato cardiovascular.

▶ **Medicinas antidepresivas y antisicóticas.** Estas medicinas ayudan a normalizar la química del cerebro. Por ejemplo, los estabilizadores se usan frecuentemente en el tratamiento de trastornos del humor, la depresión y la esquizofrenia. La medicina correcta puede ayudar a las personas con estos problemas a vivir una vida saludable y productiva.

▶ **Medicinas para el tratamiento del cáncer.** Estas medicinas reducen el rápido crecimiento celular y ayudan a detener la propagación de células cancerosas. Por ejemplo, la quimioterapia se usa para destruir células cancerosas de rápido crecimiento. Esta medicina, ya sea aplicada a la piel o inyectada, resulta en graves efectos colaterales que, por lo general, desaparecen después de terminar el tratamiento.

Las medicinas y el cuerpo

Las medicinas pueden tener una variedad de efectos en los individuos o pueden causar reacciones diferentes. La reacción de una persona a una medicina depende de cómo la medicina se mezcle con las sustancias químicas en su cuerpo. La mayoría de las medicinas causa **efectos colaterales**, *reacciones a la medicina que no son las que se procura lograr.* Es importante que reconozcas tus reacciones a las medicinas e informes a tu doctor. Los pacientes deberían decirle siempre a su doctor sobre cualquier medicina que ya estén tomando cuando se les receta una medicina nueva.

Cuando se toman varias medicinas al mismo tiempo o cuando se toman en combinación con ciertos alimentos, pueden producirse diferentes efectos. En algunos casos, los médicos utilizan la interacción para aumentar la eficacia del tratamiento. Otras interacciones pueden ser perjudiciales.

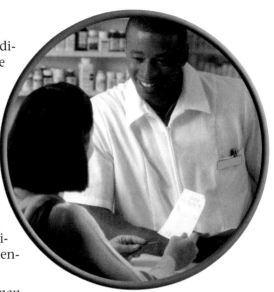

▶ La **interacción aditiva** ocurre cuando *las medicinas funcionan juntas de una manera positiva.* Por ejemplo, tanto un antiinflamatorio como un relajante muscular se pueden recetar para tratar un dolor en las articulaciones.

▶ El **efecto sinérgico** es *una interacción de dos o más medicinas que produce un mayor efecto que cuando las medicinas se toman solas,* o sea que una medicina aumenta la potencia de la otra. Por ejemplo, una medicina puede aumentar el ritmo de la digestión permitiendo que la segunda medicina se absorba más rápido.

▶ La **interacción antagonista** ocurre cuando *el efecto de una medicina se cancela o se reduce cuando se toma con otra medicina.* Por ejemplo, alguien que recibe un transplante de órgano debe tomar medicinas antirrechazo. Si la persona es diabética y toma insulina, es posible que la medicina antirrechazo disminuya la eficacia de la insulina.

Además de los proveedores de atención de salud, tu farmacéutico es otra persona que puede responder a preguntas sobre las medicinas. *¿Qué preguntas deberías hacerle al farmacéutico antes de tomar medicinas nuevas?*

Otros problemas

Una persona puede experimentar otros problemas cuando toma medicinas:

▶ La **tolerancia** es una afección por la cual el cuerpo se acostumbra al efecto de la medicina. El cuerpo entonces requiere una dosis mayor de la medicina para producir el mismo efecto. Algunas veces la persona experimentará "tolerancia invertida". En esta forma de la afección, el cuerpo requiere menos de la sustancia para producir el efecto deseado.

▶ El **síndrome de abstinencia** ocurre cuando una persona deja de usar una medicina de la cual depende químicamente. Por ejemplo, las medicinas que contienen codeína pueden llevar a la dependencia. Los síntomas del síndrome de abstinencia, que incluyen nerviosismo, insomnio, terribles dolores de cabeza, vómitos, escalofríos y calambres, se reducen gradualmente con el tiempo. A veces, el síndrome de abstinencia requiere intervención médica.

Seguridad de las medicinas

Para minimizar los riesgos al público, el gobierno federal ha establecido leyes y normativas para examinar y aprobar nuevas medicinas. En Estados Unidos todas las medicinas deben satisfacer los estándares establecidos por la Administración de Alimentos y Drogas (*FDA*, por sus siglas en inglés) antes de ser aprobadas y puestas a la venta. La FDA les requiere a los fabricantes que provean información sobre la composición química de la medicina, su uso, los efectos y posibles efectos colaterales. Una norma de la FDA es determinar cómo la medicina se debe dispensar al público.

▶ **Medicinas con receta.** La FDA ha dispuesto que ciertas medicinas no pueden usarse sin la aprobación escrita de un doctor licenciado. Estas medicinas con receta están disponibles sólo mediante las instrucciones escritas de un doctor y pueden ser dispensadas sólo por un farmacéutico licenciado. La **Figura 23.1** muestra la información que debe aparecer en la etiqueta de cada medicina con receta.

▶ **Medicinas de venta libre.** Este grupo incluye una amplia variedad de medicinas que puedes comprar sin una receta médica. Aunque la FDA considera que es seguro usar estas medicinas sin supervisión médica, cualquier droga puede ser perjudicial si no se usa correctamente.

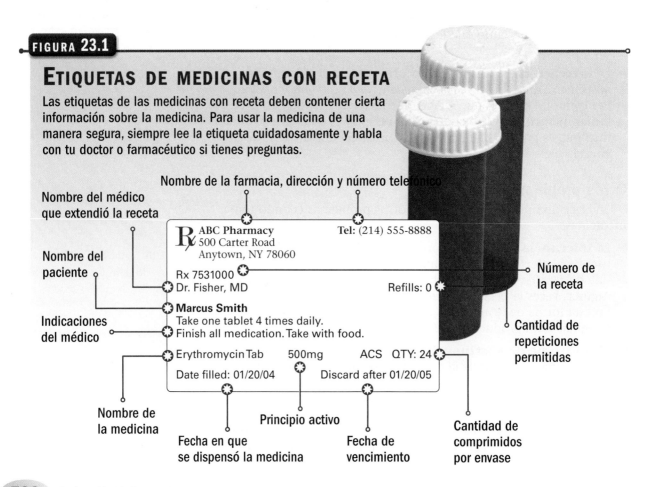

FIGURA 23.1

ETIQUETAS DE MEDICINAS CON RECETA

Las etiquetas de las medicinas con receta deben contener cierta información sobre la medicina. Para usar la medicina de una manera segura, siempre lee la etiqueta cuidadosamente y habla con tu doctor o farmacéutico si tienes preguntas.

Nombre de la farmacia, dirección y número telefónico

Nombre del médico que extendió la receta

Nombre del paciente

Indicaciones del médico

Nombre de la medicina

Fecha en que se dispensó la medicina

Principio activo

Fecha de vencimiento

Cantidad de comprimidos por envase

Número de la receta

Cantidad de repeticiones permitidas

ABC Pharmacy
500 Carter Road
Anytown, NY 78060
Tel: (214) 555-8888
Rx 7531000
Dr. Fisher, MD
Refills: 0
Marcus Smith
Take one tablet 4 times daily.
Finish all medication. Take with food.
Erythromycin Tab 500mg ACS QTY: 24
Date filled: 01/20/04 Discard after 01/20/05

Cuando la FDA aprueba una medicina, significa que esa medicina es segura cuando se usa según las indicaciones. La aprobación de la FDA también implica que una medicina es eficaz en el tratamiento de la afección para la cual se receta.

Uso indebido de las medicinas

Las medicinas pueden promover la salud y prevenir enfermedades, pero es la responsabilidad de individuos y familias usar medicinas y suplementos según la receta o uso prescrito por la ley, normativa o practica comúnmente aceptada. Todas las medicinas están envasadas con instrucciones para su uso. No seguir estas instrucciones puede tener serias consecuencias para la salud. Otros tipos de indebido uso médico incluyen:

▶ darle una medicina con receta a una persona a la que no se le recetó o tomar la medicina de otra persona.

▶ tomar demasiado o muy poco de una medicina o tomar una medicina por más o por menos tiempo del prescrito.

▶ descontinuar el uso de una medicina sin informar al profesional de la salud.

▶ mezclar medicinas.

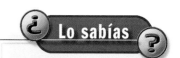
▶ Lección 1 *Repaso*

Repaso de información y vocabulario

1. ¿Cuáles son las cuatro categorías generales de las medicinas?

2. ¿Qué organismo del gobierno examina y aprueba todas las medicinas nuevas?

3. Haz una lista de ejemplos específicos del indebido uso de las medicinas.

Razonamiento crítico

4. **Sintetizar.** Analiza la influencia de leyes, normativas y prácticas en la puesta en circulación de medicinas al público en Estados Unidos.

5. **Evaluar.** Analiza la relación y uso de las medicinas que promueven la salud y aquéllas que previenen enfermedades. Da dos ejemplos.

Destrezas de salud aplicadas

Acceder a la información. Usando fuentes confiables, investiga sobre los beneficios y riesgos conocidos de la aspirina. Integra la información que has encontrado en un cartel sobre el uso seguro de la aspirina. Asegúrate de que tu cartel explique por qué las dosis varían para lactantes, niños, adultos y personas de avanzada edad.

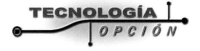

TECNOLOGÍA OPCIÓN

HOJAS DE CÁLCULO   Usa una hoja de cálculo para organizar la información para tu cartel. Ve a **health.glencoe.com** para encontrar sugerencias sobre cómo usar hojas de cálculo.

El consumo de drogas: Conducta de alto riesgo

VOCABULARIO

abuso de sustancias
drogas ilegales
consumo ilícito de drogas
sobredosis
dependencia psicológica
dependencia fisiológica
adicción

APRENDERÁS A

• Definir el abuso de sustancias y reconocer los riesgos de salud implicados.

• Analizar los efectos dañinos de las drogas en el feto.

• Analizar los efectos dañinos de las drogas, como las consecuencias físicas, mentales, sociales y legales.

COMIENZA AHORA El abuso de sustancias tiene efectos en los individuos y en la sociedad. Haz una lista de tantos efectos peligrosos como puedas pensar que afecten al consumidor, a la familia y amigos del consumidor y al resto de la sociedad.

El abuso de sustancias daña la concentración y la coordinación. No puedes rendir al máximo si tu cuerpo y tu mente no funcionan bien. *¿Cómo puedes proteger tu salud y evitar el abuso de sustancias?*

Nadie empieza a consumir drogas con la intención de causarse un daño provocado por drogas o de enviciarse. El abuso de sustancias es una conducta de alto riesgo. Reconocer la diferencia entre el uso indebido de drogas y el abuso de sustancias te ayudará a evitar los riesgos asociados con estas sustancias potencialmente peligrosas.

¿Qué es el abuso de sustancias?

Como aprendiste en la Lección 1, el indebido uso de las medicinas ocurre cuando se usan las medicinas sin cuidado o de una manera inapropiada. Sin embargo, algunas personas hacen uso indebido de las medicinas intencionalmente para "volarse". Esto es **abuso de sustancias**, *cualquier uso innecesario o inadecuado de sustancias químicas para propósitos no médicos*. El abuso de sustancias incluye el uso excesivo o múltiple de una droga, el consumo de una droga ilegal y el uso de una droga en combinación con el alcohol u otras drogas.

No todas las sustancias que se abusan son medicinas. Muchas son **drogas ilegales**, drogas de la calle, *sustancias químicas que personas de cualquier edad fabrican, poseen, compran o venden ilegalmente*. Las personas que usan drogas ilegales son culpables de un delito llamado **consumo ilícito de drogas**, *el consumo o venta de cualquier sustancia que es ilegal o no está permitida*. Esto incluye la venta callejera de medicinas con receta.

Influencias en las decisiones sobre las drogas

Todos los adolescentes enfrentan opciones sobre el abuso de drogas. Muchos factores influyen en la respuesta de un adolescente a las oportunidades para experimentar con drogas, entre los cuales se incluyen:

▶ La **presión de pares** es la influencia que las personas de tu edad podrían tener en ti. Los adolescentes cuyos amigos y compañeros evitan el consumo de drogas pueden decir no a las drogas más fácilmente que los adolescentes cuyos amigos aceptan y hasta incitan el consumo de drogas.

La vida real
APLICACIÓN

Analizar tendencias: Programas para la prevención del consumo de drogas

Según los resultados de una Encuesta Nacional de Viviendas sobre el Abuso de las Drogas, un número creciente de adolescentes están participando en programas de prevención de drogas. ¿Qué efecto crees que esto tiene en los adolescentes que toman la decisión de evitar el consumo de drogas?

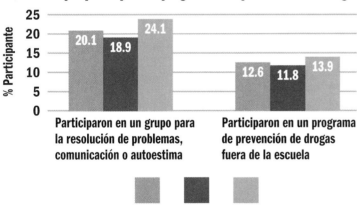

Jóvenes que participan en programas de prevención de drogas

% Participante

| | 20.1 | 18.9 | 24.1 | | 12.6 | 11.8 | 13.9 |

Participaron en un grupo para la resolución de problemas, comunicación o autoestima

Participaron en un programa de prevención de drogas fuera de la escuela

1999   2000   2001

Fuente: Administración de programas de prevención del abuso de sustancias y servicios de la salud mental: NHSDA, Encuesta 2001

ACTIVIDAD Escribe un artículo periodístico que describa los factores que influyen en las opciones de los adolescentes sobre el consumo de drogas. Incluye influencias internas y externas. ¿Cómo pueden los adolescentes beneficiarse de participar en un programa de prevención de consumo drogas e influir sobre los demás de un modo positivo y sano?

- En 2001, el 24.1 por ciento de los jóvenes de la encuesta participó en un grupo de solución de problemas, comunicación o de autoestima. El porcentaje de los estudiantes que habían participado en programas de prevención de drogas fuera de la escuela fue de un 13.9 por ciento.

- De acuerdo con los resultados de esta encuesta, los adolescentes que mostraron un aumento en el consumo ilícito de drogas no participaron en esos programas. ¿Qué indica esto sobre la influencia de los programas de prevención de drogas en la decisión de los adolescentes de evitar las drogas?

- Los resultados de la encuesta también mostraron que un 55.9 por ciento de los jóvenes entre 12 y 17 años habían hablado con los padres en el último año sobre los peligros del alcohol y el consumo de drogas. ¿Qué efecto crees que el apoyo de los padres tiene en la participación de adolescentes en los programas de prevención de drogas?

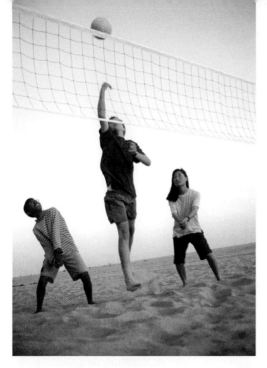

▶ Los **miembros de familia** pueden ayudar a los adolescentes a resistir las drogas. Los padres y otros adultos que evitan el consumo de drogas y que disuaden a sus hijos adolescentes de que experimenten con drogas, los influyen a abstenerse del consumo de drogas.

▶ Los **modelos de conducta** son personas que admiras y quieres imitar. Los adolescentes que admiran a entrenadores, atletas, actores y profesionales que evitan y desaprueban el consumo de drogas tienen una ventaja para resistir las drogas.

▶ Los **mensajes de los medios de difusión** pueden influir en tu opinión sobre el uso de drogas. Por ejemplo, los mensajes de la televisión, los medios de difusión digitales, las películas y la música pueden ser engañosos en cuanto a los efectos dañinos de las drogas.

▶ Las **percepciones** sobre las conductas de la sociedad con respecto a las drogas son frecuentemente erróneas. Según la Encuesta del Comportamiento Arriesgado de los Jóvenes llevada a cabo el 2001, casi el 70 por ciento de los estudiantes de secundaria no consume drogas.

Un sistema de apoyo sólido entre la familia y los amigos puede ayudar a un adolescente a tomar decisiones sanas para evitar las drogas. ¿Qué otros factores pueden ayudarte a permanecer libre de drogas?

vínculo

hepatitis B y **VIH** Para obtener mayor información sobre la hepatitis B y el VIH, ver los Capítulos 24 y 25, páginas 638 y 662.

El consumo de drogas y sus consecuencias para la salud

Las drogas ilegales tienen efectos colaterales perjudiciales que pueden ir desde menores hasta mortales. Al contrario de las medicinas, estas sustancias no se controlan para probar su calidad, pureza o potencia. Los efectos de dichas drogas son impredecibles. El abuso de drogas afecta a todos los lados del triángulo de la salud.

▶ **Consecuencias físicas.** Una vez que la droga entra en el torrente sanguíneo, puede perjudicar el cerebro, el corazón, los pulmones y otros órganos vitales. Un serio peligro del abuso de drogas es el riesgo de una sobredosis. Una **sobredosis** es *una reacción fuerte, y algunas veces fatal, a ingerir grandes cantidades de una droga*. El consumo de algunas drogas requiere inyectarse sustancias con una jeringuilla, la cual puede aumentar el riesgo de contraer enfermedades como la **hepatitis B** y el **VIH**.

▶ **Consecuencias mentales/emocionales.** Las drogas empañan el razonamiento y el pensamiento, y los consumidores pierden el control de su conducta. Como se indica en la **Figura 23.2** de la página 595, la droga éxtasis altera la estructura y función del cerebro. Las personas que experimentan con drogas a menudo pierden la noción de sus valores. Mientras están bajo la influencia de drogas, los adolescentes no recuerdan las creencias, valores e ideales positivos que han usado para guiar su propia conducta.

▶ **Consecuencias sociales.** Hasta las personas que "sólo experimentan" con drogas hacen y dicen cosas de las que se arrepienten después. El abuso de sustancias puede tener un efecto negativo en las relaciones con amigos y familiares. A un adolescente le puede significar la expulsión de la escuela o de un equipo escolar y a menudo este abuso tiene consecuencias legales. El abuso de sustancias es un factor principal en muchos delitos, suicidios y lesiones involuntarias.

FIGURA 23.2

EL CONSUMO DE DROGAS Y EL CEREBRO

El éxtasis, una droga estimulante que acelera el sistema nervioso, afecta las partes del cerebro que controlan el pensamiento, la memoria, el estado de ánimo y la percepción.

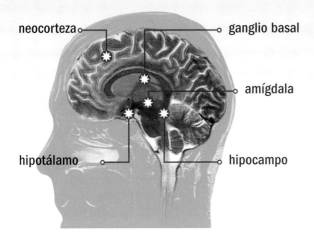

neocorteza — ganglio basal

amígdala

hipotálamo — hipocampo

Comprender el ciclo de la adicción

Los adolescentes que experimentan con drogas sufrirán efectos colaterales o reacciones indeseadas. Los efectos colaterales pueden ir desde náusea y dolores de cabeza hasta perder el conocimiento y quizás la muerte, y pueden ocurrir con el primer consumo de una droga. Lo que puede empezar como un pasatiempo aparentemente inofensivo puede resultar en serias consecuencias, entre ellas:

▶ **Tolerancia.** El cuerpo de alguien que abusa de sustancias necesita cada vez más de la droga para obtener el mismo efecto.

▶ **Dependencia psicológica.** *Una afección por la cual una persona cree que necesita la droga para sentirse bien o para funcionar normalmente*, la **dependencia psicológica** se desarrolla con el tiempo. El consumidor tiene un deseo continuo de tomar la droga por su efecto.

▶ **Dependencia fisiológica.** Una persona que experimenta los graves efectos del síndrome de abstinencia cuando deja de tomar una droga tiene una **dependencia fisiológica**, *una afección en la que el consumidor tiene una necesidad química de la droga*. Los síntomas del síndrome de abstinencia pueden incluir nerviosismo, insomnio, náusea grave, dolores de cabeza, vómitos, escalofríos y calambres. En algunos casos, puede resultar en la muerte de la persona.

▶ **Adicción.** Cualquiera que toma drogas corre el riesgo de uno de los más temidos efectos colaterales: la **adicción**, *una dependencia psicológica y fisiológica de una droga*. La adicción causa el consumo persistente y compulsivo de una sustancia que el consumidor sabe que es perjudicial. Las personas adictas a una sustancia tienen gran dificultad para dejar de consumirla sin intervención profesional.

vínculo

adicción Para obtener mayor información sobre las adicciones, ver el Capítulo 22, página 578.

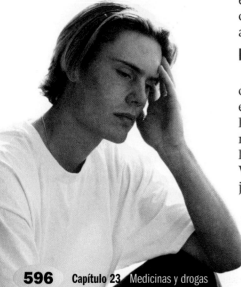

Una sola experiencia con una droga puede rápidamente llevarte a una adicción nociva y dañina. *¿Qué consecuencias del consumo de drogas afectan a la familia y los amigos?*

Otras consecuencias del consumo de drogas

Además de los riesgos a la salud de una persona, el abuso de sustancias puede dañar el desempeño escolar y deportivo de un adolescente, y también sus relaciones con amigos y familiares. El abuso de drogas le añade presión y estrés a un periodo de la vida que ya está colmado de ambos.

Las consecuencias para el individuo

El abuso de drogas afecta todos los aspectos de la salud de una persona. La salud mental y física sufren a medida que se desarrollan la tolerancia, la dependencia y la adicción. Los efectos del consumo de drogas también influyen en la salud emocional. Las personas que experimentan con drogas tienden a perder el control más rápido que los que no las consumen. Esta tendencia puede llevar a la violencia. El abuso de sustancias es también un factor principal en los delitos violentos, los suicidios y en las muertes tanto deliberadas como involuntarias. El consumo de drogas puede llevar a un relajamiento de inhibiciones. Como resultado, los consumidores de drogas corren el riesgo de participar en actividades sexuales, que pueden llevar a un embarazo inesperado y a la exposición a **ETS.**

CONSECUENCIAS LEGALES

Los adolescentes que poseen, consumen, elaboran o venden drogas cometen el delito de consumo ilícito de drogas. Ser arrestado lleva a gastos judiciales y legales. Algunos estados suspenden los privilegios de conducir a menores convictos por un delito de drogas. La suspensión escolar, el encarcelamiento y la libertad condicional son también consecuencias del arresto y la condena.

Las consecuencias para la familia y amigos

Algunas personas creen que su decisión sobre el consumo de drogas es su problema y que no implica a nadie más. Eso no es cierto. Cuando alguien decide abusar de las drogas, la decisión afecta a todos en la vida del consumidor. Los adolescentes que participan en el consumo de drogas pierden el interés en las actividades saludables y les brindan muy poco tiempo a los amigos que valoran el estilo de vida libre de drogas. Los familiares tienen la responsabilidad de saber reconocer las señales del consumo de drogas y animar al individuo a buscar ayuda profesional.

Las consecuencias para bebés y niños

El abuso de sustancias puede causar un daño considerable a fetos en desarrollo, lactantes e hijos de consumidores de drogas. Una mujer embarazada que consume drogas le pasa la droga a su hijo a través de la placenta. Es posible que el bebé sea abortado espontáneamente o nazca con defectos, problemas de conducta o una adicción. Si uno de los padres usa drogas inyectables, es posible que el bebé nazca con el VIH que uno de ellos o ambos hayan contraído por compartir jeringuillas infectadas. Una madre que amamanta y consume drogas le pasa las sustancias a su hijo a través de la leche materna. Los bebés que nacen de madres que usan antidepresivos u otras drogas durante el embarazo pueden depender físicamente de drogas y mostrar síntomas graves del síndrome de abstinencia al nacer.

Con frecuencia, los hijos de consumidores de drogas sufren desatención y abuso porque los padres adictos no pueden darles el cuidado adecuado. Estos niños pueden sufrir toda una vida de problemas físicos y emocionales y podrían necesitar ayuda profesional más adelante en la vida.

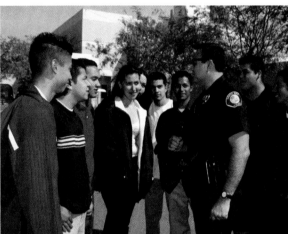

Estos adolescentes reconocen que el consumo de drogas ilegales tiene como resultado la suspensión o expulsión de la escuela y también consecuencias legales. *¿Cómo pueden interferir estas consecuencias con las metas de un adolescente?*

Los costos a la sociedad

El abuso de drogas tiene consecuencias más allá del individuo y la familia. Una de las cargas más grandes en la sociedad es el aumento de delitos y violencia relacionados con las drogas porque el consumo de drogas disminuye las inhibiciones, aumenta la agresividad y empaña el juicio. Conducir bajo la influencia de una sustancia ilegal puede resultar en un choque automovilístico y causar un sinnúmero de lesiones y muertes.

El abuso de drogas también afecta a la economía de la nación. Según un estudio reciente de la Oficina de la Política Nacional de Control de Drogas, las drogas ilegales le cuestan a la economía estadounidense $160 mil millones anuales. El costo resulta por la pérdida de horas de trabajo y productividad causada por enfermedades relacionadas con las drogas, tiempo en la cárcel, accidentes y muertes; los costos de la salud y servicios legales que resultan del consumo de drogas ilegales, y los costos de la ley y seguros por daños relacionados con las drogas, lesiones y muertes.

Las consecuencias del abuso de drogas —físicas, mentales/emocionales, sociales y legales— se pueden evitar en un 100 por ciento. Al elegir un estilo de vida libre de drogas, evitas estas consecuencias.

Lección 2 *Repaso*

Repaso de información y vocabulario

1. ¿Qué son el *abuso de sustancias* y las *drogas ilegales*?

2. ¿Cuáles son los factores que influyen en la decisión de un adolescente sobre el abuso de sustancias?

3. Analiza y explica los efectos dañinos de las drogas en el feto.

Razonamiento crítico

4. **Sintetizar.** Haz una lista de tres costos del consumo de drogas para la sociedad y da ejemplos de cómo te puede afectar cada uno de estos costos.

5. **Evaluar.** ¿Cuáles son algunas de las razones por las que alguien que abusa de sustancias podría tener dificultad para alcanzar metas a largo plazo?

Destrezas de salud aplicadas

Promoción. Con algunos compañeros de clase, analiza las consecuencias físicas, mentales/emocionales, sociales y legales del consumo de drogas. Pon tus ideas en forma de vídeo o anuncio de servicio público para promover un estilo de vida libre de drogas.

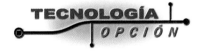

TECNOLOGÍA | **OPCIÓN**

PROGRAMA PARA PRESENTACIONES

Un programa para presentaciones podría ayudarte a darle a tu mensaje contra las drogas una apariencia profesional. Busca ayuda para usar un programa para presentaciones en **health.glencoe.com**.

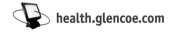 **health.glencoe.com**

La marihuana, los inhalantes y los esteroides

VOCABULARIO

marihuana
paranoia
inhalantes
esteroides
  anabólicos-
  androgénicos

APRENDERÁS A

- Analizar los efectos dañinos de la marihuana, los inhalantes, los esteroides y otras sustancias, como consecuencias físicas, mentales, sociales y legales.
- Analizar y aplicar las estrategias para evitar el consumo de marihuana, inhalantes y esteroides.
- Explicar la relación entre el alcohol y otras drogas y sustancias que usan los adolescentes.

⟶ COMIENZA AHORA Conocer los riesgos del abuso de sustancias te puede ayudar a mantenerte libre de drogas. Escribe tres razones para decir no a las drogas. Luego modifica estas razones en enunciados de negación eficaces que podrías usar si alguien te ofreciera drogas.

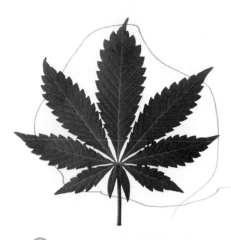

La marihuana es una droga ilegal. Afecta tu memoria, concentración, coordinación y tiempo de reacción. ¿Qué estrategias tienes para evitar el consumo de marihuana?

Supón que alguien te desafía a que vayas al laboratorio de química de la escuela y te tragues una mezcla de químicos desconocidos. Pensarías que la idea es bastante loca, ¿verdad? Pero eso es exactamente lo que hacen las personas cuando experimentan con drogas ilegales y otras sustancias. Ningún organismo gubernamental inspecciona estas sustancias, como se hace con las medicinas, para asegurarse de que son seguras y puras. Quienes toman drogas ilegales están arriesgando su vida.

Marihuana

La **marihuana**, el nombre común para el cáñamo índico, es *una planta cuyas hojas, botones y flores se fuman por sus efectos intoxicantes*. Es una de las drogas ilegales de mayor consumo y se la conoce también como pasto, moto y yerba. Por lo general, es la primera droga con la cual los adolescentes experimentan después del alcohol. El hachís es una variedad más fuerte de la marihuana. Los estudios han indicado que alguien que usa marihuana tiene 17 veces más probabilidades de consumir cocaína que alguien que nunca ha consumido marihuana. Al contrario de la opinión popular, esta droga no es inofensiva. Todas las formas de marihuana alteran la mente y pueden perjudicar la salud del consumidor. Cuando se combina con otras drogas y sustancias, como el alcohol, la marihuana puede ser mortal.

La marihuana y la adicción

Al igual que otras drogas que alteran el estado de ánimo, la marihuana aumenta los niveles de una sustancia química del cerebro llamada dopamina. Esta sustancia produce una sensación placentera. En algunos consumidores, la droga provoca la liberación de tanta dopamina que se alcanza un sentimiento de bienestar intenso o elación. Sin embargo, cuando pasan sus efectos, la sensación de placer se acaba, a menudo drásticamente. A esta baja abrupta se le llama un choque. La marihuana contiene *más* agentes químicos que causan cáncer que el humo del tabaco y tiene los mismos riesgos para la salud que fumar tabaco. La marihuana también interfiere con el sistema inmunológico, por lo que el consumidor se vuelve más propenso a infecciones. La **Figura 23.3** ofrece un resumen de los numerosos efectos físicos del consumo de la marihuana.

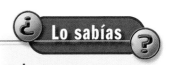

Lo sabías

► La marihuana contiene 421 sustancias químicas diferentes, entre ellas, d-alfa-tetrahidrocanibinol (THC), el principal ingrediente psicoactivo de la marihuana. El THC se almacena en el tejido adiposo del cuerpo y se puede encontrar rastros en la sangre por un periodo de hasta un mes. Tiene un efecto duradero en el cerebro. Esto significa que cuando a un consumidor de marihuana se le somete a una prueba de drogas el resultado puede ser positivo varias semanas después de haber consumido la droga.

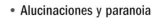

FIGURA 23.3

LA MARIHUANA Y LOS RIESGOS PARA LA SALUD

Los efectos de la marihuana varían de persona a persona y están influidos por el estado de ánimo y el entorno del individuo. Sin embargo, en todos los casos, la marihuana presenta serios riesgos para la salud.

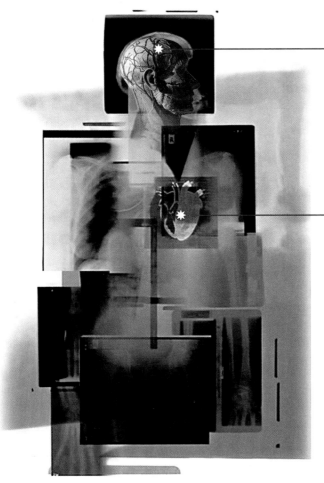

- Alucinaciones y paranoia
- Alteración de la memoria a corto plazo, el tiempo de reacción, la concentración y la coordinación
- Distorsión del sentido del tiempo, la vista, el tacto y la audición
- Disminución de la iniciativa y la ambición
- Irritación de los ojos
- Sequedad en la boca

- Irritación de los pulmones, tos
- Daño al corazón y los pulmones
- Aumento del riesgo de cáncer al pulmón.
- Debilitamiento del sistema inmunológico, aumento de la susceptibilidad hacia los resfriados, la influenza y las infecciones virales

- Aumento del apetito, lo cual provoca un aumento de peso
- En mujeres embarazadas, aumento del riesgo de mortinatos y defectos de nacimiento
- Cambio en el nivel de las hormonas, lo cual afecta el desarrollo normal en los adolescentes
- En las mujeres, aumento de los niveles de testosterona y el riesgo de esterilidad
- En los hombres, disminuación de la cantidad de esperma y los niveles de testosterona

Consecuencias para la salud mental/emocional

Los consumidores de marihuana experimentan reflejos mentales lentos y es posible que sufran de repentinos sentimientos de ansiedad y **paranoia**, *una sospecha o desconfianza irracional hacia los demás.* El consumidor puede sentirse mareado, tener problemas para caminar y dificultad para recordar sucesos que acaban de pasar. Puesto que la memoria a corto plazo se ve adversamente afectada, es posible que ocurran problemas en la escuela y en el trabajo. A menudo, los consumidores experimentan una percepción distorsionada, falta de coordinación y problemas con el razonamiento y la resolución de problemas.

Consecuencias físicas

Para los adolescentes, la marihuana presenta riesgos físicos a los **órganos reproductores.** En los hombres, el consumo regular interfiere con la producción de semen y disminuye los niveles de testosterona, la hormona responsable del desarrollo de las características masculinas como el cambio de voz, crecimiento de vellos corporales y ensanche de los hombros. Las mujeres experimentan un efecto opuesto: un aumento en los niveles de testosterona. Esto puede resultar en vellos faciales y puede llevar a la esterilidad.

Riesgos y consecuencias de conducir intoxicado

Conducir bajo la influencia de la marihuana puede ser tan peligroso como conducir bajo la influencia del alcohol porque la marihuana interfiere con la percepción de la profundidad, la capacidad de juzgar y retrasa los reflejos. Las penas y consecuencias legales de conducir bajo la influencia de cualquier droga, incluida la marihuana, son estrictas. Esto incluye la suspensión de la licencia de conducir, una multa y, a menudo, ser encarcelado. Las primas de los seguros aumentan cuando a la persona se le restituye la licencia de conducir. Si resultaran lesiones o muerte debido a un accidente relacionado con las drogas, el conductor afectado por las drogas puede enfrentarse a un serio juicio legal.

vínculo

órganos reproductores Para obtener mayor información sobre cómo mantener los órganos reproductores saludables, ver el Capítulo 18, páginas 470 y 475.

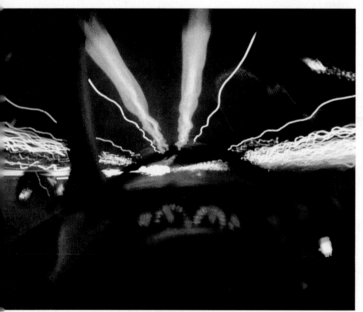

Conducir bajo la influencia de la marihuana puede ser peligroso. *¿Qué efectos de la marihuana deterioran la capacidad de una persona para conducir con seguridad?*

Inhalantes

Los **inhalantes** son *sustancias cuyas emanaciones se aspiran a fin de alcanzar un efecto de alteración de la mente.* La mayoría de los inhalantes van inmediatamente al cerebro, causando daño y destruyendo células cerebrales que nunca serán reemplazadas. Los inhalantes incluyen disolventes y aerosoles así como pegamentos, pinturas, gasolina y barnices. También incluyen nitratos y óxidos nitrosos que tienen usos médicos. Todos los inhalantes son extremadamente peligrosos y muchos están clasificados como venenos. Estas sustancias no se elaboraron para ser introducidas en el cuerpo y pueden causar daños permanentes al sistema nervioso y al cerebro.

La mayoría de los inhalantes deprimen el sistema nervioso central y producen efectos que incluyen una mirada vidriosa, un habla indistinta y disminuación de la capacidad de juicio. El consumo de inhalantes o el resoplar, o sea, inhalar los gases de latas de aerosol, puede causar una muerte repentina debido al aumento del ritmo cardiaco, resultando en un paro cardiaco, o puede causar la muerte por asfixia.

Esteroides anabólicos-androgénicos

Los **esteroides anabólicos-androgénicos** son *sustancias sintéticas similares a la hormona masculina testosterona. Anabólico* se refiere al desarrollo muscular y *androgénico* se refiere al aumento de las características masculinas. Cuando se usan bajo la supervisión de un doctor, estas sustancias ayudan a desarrollar músculos en pacientes con enfermedades crónicas. El uso de esteroides puede causar cambios

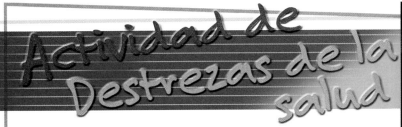

Destrezas de negación: ¡No es no!

En una competencia reciente de lucha libre, Chris perdió contra un adversario al que le había ganado varias veces.

Luego, su compañero de equipo, Josh, lo apartó y le dijo: —Mira, a ese muchacho lo han ayudado para que desarrolle sus músculos. Tú necesitas esteroides para ir a las estatales.

Josh sacó una píldora. Chris sacudió la cabeza. —¡De ninguna manera!

—Definitivamente te llevarás el título si te tomas unas cuantas de estas píldoras —dijo Josh.

Chris repitió: —Dije que no y es no.

Josh insistió, —Si no lo haces, no llegarás a las estatales.

—El título no es tan importante como para arriesgar mi salud —razonó Chris.

—Será sólo por esta temporada —continuó Josh.

Chris cambió el tema, —Mira, le toca a Jason. Voy a ir a verlo—. Entonces Chris se alejó.

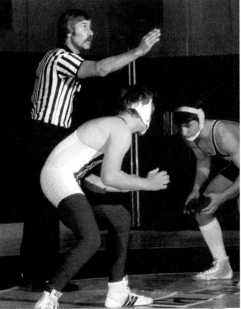

¿Qué harías tú?

Escribe tu propio diálogo para esta situación. Analiza y aplica cuatro estrategias de negación para evitar las drogas.

Técnicas de negación que funcionan:
1. **Di que no con voz firme.**
2. **Explica por qué te niegas.**
3. **Propón alternativas.**
4. **Apoya lo que dices con lenguaje corporal.**
5. **Márchate si es necesario.**

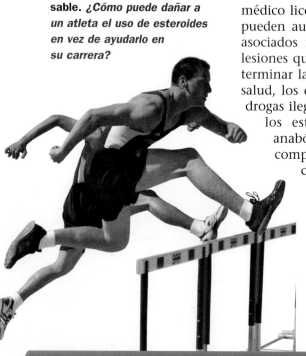

Mejorar el desempeño atlético por medio del esfuerzo y la práctica, muestra que eres una persona saludable y responsable. *¿Cómo puede dañar a un atleta el uso de esteroides en vez de ayudarlo en su carrera?*

en el estado de ánimo, La disminución de la capacidad de juzgar debido a sentimientos de invencibilidad y paranoia.

Consecuencias legales y sociales del uso de esteroides

Todos los esteroides que se consumen sin ser recetados por un médico licenciado son ilegales y peligrosos. Aunque los esteroides pueden aumentar la fuerza muscular, los tendones y ligamentos asociados no se fortalecen. Esta discrepancia puede resultar en lesiones que pueden demorar mucho tiempo en curarse y pueden terminar la carrera de un atleta. Además de causar problemas a la salud, los consumidores de esteroides a menudo recurren a otras drogas ilegales y adictivas para combatir los efectos colaterales de los esteroides. Los abusadores podrían tomar esteroides anabólicos en píldoras o por inyección. Si las jeringuillas se comparten o contaminan, los consumidores de esteroides corren el riesgo de exponerse a bacterias y virus que causan enfermedades, incluido el VIH.

Los serios riesgos a la salud no son las únicas consecuencias del consumo de esteroides. Según la Ley para el Control de los Esteroides Anabólicos de 1990, el uso no médico de esteroides es ilegal para las personas de todas las edades en Estados Unidos. La práctica de someter a los atletas a análisis para determinar la presencia de esteroides va en aumento y los atletas que no pasan la prueba pueden ser expulsados de un evento o del equipo, recibir multas y ser encarcelados.

▶ Lección 3 *Repaso*

Repaso de información y vocabulario

1. Explica la relación entre el consumo de la marihuana, el alcohol y otras drogas y sustancias.

2. ¿Cómo interfiere la marihuana con la capacidad de conducir?

3. Analiza y examina los efectos dañinos de los inhalantes y esteroides en los aparatos y sistemas del cuerpo.

Razonamiento crítico

4. **Analizar.** Analiza los efectos dañinos de la marihuana y otras sustancias, así como las consecuencias físicas, mentales, sociales y legales de consumir marihuana.

5. **Sintetizar.** ¿Por qué los estudiantes más jóvenes, en especial, están expuestos al riesgo de consumir inhalantes? ¿Qué puedes hacer para ayudar a prevenir que los estudiantes más jóvenes prueben los inhalantes?

Destrezas de salud aplicadas

Practicar conductas saludables. Escribe un cuento corto en el cual a un joven se le presiona a que consuma una de las drogas estudiadas en esta lección. Tu cuento debe mostrar cómo un joven analiza y aplica eficazmente las estrategias para evitar los peligros asociados con el consumo de drogas.

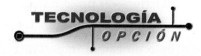

PROGRAMA PARA PRESENTACIONES

Puedes usar un programa para presentaciones para incorporar el arte y gráficas apropiadas para ilustrar tu cuento. Busca ayuda para usar un programa para presentaciones en health.glencoe.com.

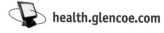 health.glencoe.com

Drogas psicoactivas

VOCABULARIO

drogas psicoactivas
estimulantes
euforia
depresivos
narcóticos
alucinógenos
drogas de diseño

APRENDERÁS A

- Examinar los efectos dañinos de las drogas psicoactivas en los aparatos y sistemas del cuerpo.

- Explicar la función que las drogas psicoactivas y otras sustancias tienen en situaciones peligrosas como el VIH, las ETS, los embarazos inesperados y los accidentes automovilísticos.

- Analizar la importancia de las alternativas al consumo de drogas y sustancias.

- Analizar y aplicar las estrategias para evitar las drogas.

COMIENZA AHORA Los adolescentes tienen la oportunidad de vivir una vida saludable al alcanzar un nivel de salud óptimo. El mejor modo de sacar provecho a esta oportunidad es tomar decisiones sabias que tengan un efecto positivo en tu salud. En una hoja de papel, escribe tres modos en que puedas proteger a tu salud y evitar los efectos dañinos del consumo de drogas.

El sistema nervioso central (SNC), el cual incluye el cerebro y la espina dorsal, es una parte asombrosamente compleja del cuerpo. Cada actividad, desde doblar un dedo hasta resolver problemas abstractos, incluye el sistema nervioso central. Las **drogas psicoactivas**, *sustancias químicas que afectan el sistema nervioso central y alteran la actividad en el cerebro*, cambian el funcionamiento del SNC.

Clasificación de las drogas psicoactivas

Existen cuatro grupos principales de drogas psicoactivas: estimulantes, depresivos, narcóticos y alucinógenos. Algunas de estas drogas tienen un valor médico cuando se usan adecuadamente. Sin embargo, aun bajo supervisión médica, ellas presentan riesgos. Cuando se usan indebidamente o se abusan, afectan la salud de una persona y el funcionamiento apropiado de todos los aparatos y sistemas del cuerpo. La **Figura 23.4** en la página 604 muestra los riesgos a la salud que presentan estas drogas para los aparatos y sistemas del cuerpo. Los efectos en el cerebro y el cuerpo en desarrollo de un adolescente pueden ser especialmente perjudiciales.

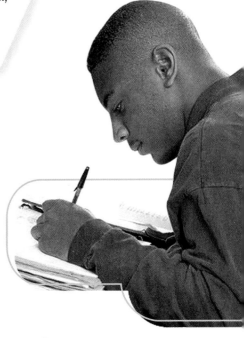

Tu decisión de permanecer saludable y libre de drogas te ayudará a ser un buen estudiante.

FIGURA 23.4

EL CONSUMO DE DROGAS PSICOACTIVAS Y LOS RIESGOS PARA LA SALUD

Tipos de droga	Consecuencias para tu salud
ESTIMULANTES	
Cocaína	• Náusea, dolores abdominales, desnutrición • Dolor en el pecho, dificultad para respirar • Dolor de cabeza, apoplejía, ataque convulsivo, infarto, muerte • Exposición al VIH por medio de jeringuillas contaminadas, adicción
Crack	• Extrema adicción, con los mismos efectos que la cocaína pura • Un rápido aumento del ritmo cardiaco y de la presión arterial pueden causar la muerte
Anfetaminas	• Disminuye el apetito, pérdida de peso, desnutrición • Presión arterial alta, acelera los latidos del corazón, fallos cardiacos, muerte • Pérdida de la coordinación muscular, delirio, pánico • Agresividad, aumenta la tolerancia, crea adicción
Metanfetaminas	• Pérdida de la memoria, daños en el corazón y los nervios • Aumenta la tolerancia, crea adicción
DEPRESIVOS	
Barbitúricos	• Reducen el ritmo cardiaco y la presión arterial • Fatiga, confusión, disminuye la coordinación muscular • Disminuye la memoria, pérdida del juicio • Reduce la función respiratoria, falla respiratoria, muerte
Tranquilizantes	• Depresión, excitación insólita, fiebre, irritabilidad • Pérdida del juicio, mareos
Rohypnol	• Confusión, incapacidad para recordar qué sucedió • Baja presión arterial, somnolencia, molestar gastrointestinal
GHB	• Mareo, náusea, vómito, pérdida del conocimiento • Respiración irregular, coma, muerte
NARCÓTICOS	
Opio	• Náusea, estreñimiento
Morfina	• Desarrollo rápido de tolerancia, adicción
Heroína	• Confusión, sedación, inconsciencia, coma
Codeína	• Reduce la función respiratoria, falla respiratoria, muerte • Exposición al VIH por medio de jeringuillas contaminadas
ALUCINÓGENOS	
PCP	• Pérdida de apetito, depresión • Pánico, agresión, actos violentos • Aumenta las funciones respiratorias y del corazón
LSD	• Delirios, ilusiones, alucinaciones, recuerdos del pasado, convulsiones, coma, muerte
Éxtasis (MDMA)	• Confusión, depresión, paranoia, incapacidad muscular
Ketamina	• Fallas en el aparato cardiovascular y los riñones, muerte • Pérdida de memoria, insensibidad, disminuación de la función motora • Náusea, presión arterial alta, reacción respiratoria fatal

Los estimulantes y los riesgos para la salud

Los **estimulantes** son *drogas que aceleran el sistema nervioso central*. Algunos alimentos, como el café, el té y la cola, contienen pequeñas cantidades de un estimulante llamado cafeína. La **nicotina** en los productos de tabaco es también un estimulante. Algunas veces, se recetan los estimulantes para afecciones específicas de la salud como, por ejemplo, la medicina que se usa para tratar la hiperactividad. Aunque algunos estimulantes tienen usos médicos, muchas de estas sustancias son usadas ilegalmente. La cocaína, las anfetaminas y la metanfetamina son los estimulantes ilegales más peligrosos.

Cocaína

La cocaína es un estimulante de rápido efecto, poderoso y muy adictivo que interrumpe el funcionamiento normal del sistema nervioso central. La compra y posesión de cocaína es ilegal en todo Estados Unidos. La cocaína es un polvo blanco extraído de las hojas de la planta de la coca. Los consumidores de cocaína pueden experimentar un impulso de confianza en sí mismos y **euforia**, *un sentimiento de un bienestar intenso o elación*. Los efectos de la cocaína pueden durar entre 20 minutos y varias horas.

El sentimiento de confianza en sí mismo inducido por la cocaína es seguido por un decaimiento emocional. El consumo regular puede llevar a la depresión, fatiga, paranoia y dependencia psicológica. La cocaína puede causar desnutrición y, especialmente entre los adolescentes, problemas cardiacos. Cuando se inhala la cocaína, ésta contrae los pequeños vasos sanguíneos en la nariz. El consumo repetido puede llevar a un colapso del tabique nasal, la pared que divide las dos mitades de la nariz. Cuando los consumidores se inyectan la cocaína, corren el riesgo de contraer el VIH o la hepatitis B de jeringuillas infectadas. Una sobredosis puede resultar en un paro cardiaco, falla respiratoria, convulsiones y la muerte.

Crack

Una forma de cocaína más peligrosa aún es el crack. También conocido como cocaína crack o roca, el crack es una de las drogas más mortales disponibles a la población. Es una forma muy pura de cocaína que llega al cerebro en segundos después de haberse fumado o inyectado. Una vez en la sangre, causa que el ritmo cardiaco y la presión arterial se eleven a niveles peligrosos. La muerte puede resultar debido a un fallo cardiaco o respiratorio. Mezclar cocaína y alcohol es extremadamente peligroso. Estas sustancias se combinan en el hígado aumentando así el riesgo de muerte por un fallo hepático.

vínculo

nicotina Para obtener mayor información sobre la nicotina y el tabaco, ver el Capítulo 21, página 540.

La cocaína crack es una forma concentrada de cocaína que puede causar la muerte. ¿Cuáles son los peligros de mezclar la cocaína con otras drogas como el alcohol?

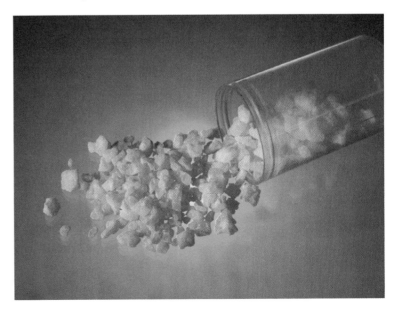

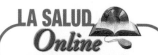

LA SALUD Online

TEMA Drogas peligrosas

Ve a **health.glencoe.com** para obtener más información sobre el peligro de consumir drogas.

ACTIVIDAD Usa la información que ofrecen estos vínculos para crear un esquema haciendo una lista con las drogas identificadas en esos sitios y tres datos sobre cada droga.

Anfetaminas

Las anfetaminas son estimulantes usados en recetas médicas para reducir la fatiga y la somnolencia y para suprimir el apetito. Sin embargo, algunos individuos usan las anfetaminas ilegalmente para mantenerse despiertos y alertas para mejorar su desempeño atlético y para perder peso. El desarrollo fácil de tolerancia hacia las anfetaminas causa que el consumidor ingiera una mayor cantidad de la sustancia. El consumo regular de las anfetaminas puede resultar en espasmos, latidos irregulares del corazón, paranoia y daños al corazón y vasos sanguíneos.

Metanfetaminas

La metanfetamina, o meta, es un estimulante usado en el tratamiento de ciertas enfermedades, incluidas la enfermedad de Parkinson y la obesidad. Es un polvo blanco, inodoro que se disuelve fácilmente en el agua o en el alcohol. Como se elabora en laboratorios provisionales, la droga se consigue fácilmente, pero su calidad es incierta. En años recientes, esta droga ha sido identificada como una de las tantas sustancias peligrosas e ilegales del grupo llamado drogas de club, drogas asociadas con conciertos y fiestas que duran toda la noche llamadas *raves* (fiestas multitudinarias). La meta puede proveer un senti-miento de euforia de corta dura-ción. A menudo, el consumo de esta droga resulta en depresión, paranoia, daño al sistema nervioso central, aumento en el ritmo cardiaco y la presión arterial y daño a las células cerebrales. También puede causar la muerte.

Fuente: Instituto Nacional sobre el Abuso de Drogas

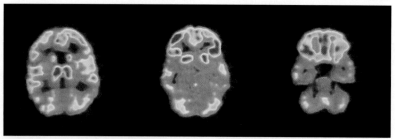

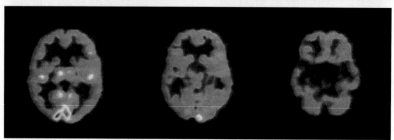

Las áreas rojas en el escán de un cerebro normal (arriba) muestran la memoria y el control de las destrezas motrices. El escán de abajo, tomado un mes después de que el sujeto consumiera metanfetamina, indica la pérdida de memoria y control motriz.

Los depresivos y los riesgos para la salud

Los **depresivos**, o sedantes, son *drogas que tienden a desacelerar el sistema nervioso central*. Las drogas depresivas relajan los músculos, alivian los sentimientos de tensión y preocupación y causan somnolencia. Pueden ser peligrosos porque desaceleran el ritmo cardiaco, bajan la presión arterial a niveles peligrosos e interrumpen el ritmo normal de la respiración. Uno de los depresivos de mayor consumo es el alcohol. Dos tipos de medicina sedativa son los barbitúricos y los tranquilizantes. Otros depresivos ampliamente usados incluyen el rohypnol y GHB. Combinar depresivos, aun en pequeñas cantidades, produce un efecto *sinérgico*. Por ejemplo, un consumidor que combine el alcohol y tranquilizantes puede sufrir una sobredosis, causando una respiración baja, pulso débil y rápido, coma y hasta la muerte.

Barbitúricos

Los barbitúricos pertenecen a la familia de las drogas sedativo-hipnóticas, o drogas que inducen al sueño. El consumo de barbitúricos puede resultar en cambios de humor, dormir más de lo normal y un coma. Rara vez se usan barbitúricos con propósitos médicos. Se usan ilegalmente para producir una sensación de intoxicación y para contrarrestar los efectos de estimulantes. Combinar los barbitúricos con el alcohol puede ser fatal.

Tranquilizantes

Los tranquilizantes son depresivos que reducen la actividad muscular, la coordinación y la atención. Los tranquilizantes se recetan para aliviar la ansiedad, los espasmos musculares, la falta de sueño y el nerviosismo. Sin embargo, cuando los tranquilizantes se usan en exceso, ocurre una dependencia fisiológica y psicológica. El síndrome de abstinencia de los tranquilizantes causa serias agitaciones. En casos extremos, puede resultar en un coma o la muerte.

La salud en la práctica ACTIVIDAD

Rechaza las drogas

Aprender a decir no a las drogas es un factor importante para mantener una vida libre de drogas. Practicar las destrezas de negación facilitará tu compromiso de vivir libre de sustancias. En esta actividad, practicarás modos efectivos de decir no a las drogas.

Lo que necesitarás

- lápiz y papel
- un compañero de clase

Lo que harás

1. Divide una hoja de papel en dos columnas. En la columna de la izquierda, haz una lista de cinco frases de presión que te diría alguien que quiere persuadirte para consumir drogas.

2. Intercambia tu papel con un compañero de clase. Lee la lista de tu pareja. En la columna de la derecha, escribe un enunciado de negación eficaz para responder a cada frase de presión. Por ejemplo: "No gracias, yo no consumo drogas", "Tomo medicinas" o "Eso me da asco".

3. Junto con tu compañero, repasen sus listas y dramaticen algunas de las situaciones más realistas. Túrnense para practicar las destrezas de negación.

4. ¿Cuál enunciado de negación encontraste más eficaz? Recuérdalos y practícalos para estar preparado cuando alguien te ofrezca drogas.

Aplica y concluye

Con tu compañero, planifica un anuncio de servicio público que enfatice la importancia de las destrezas de negación. Tu anuncio debería demostrar cómo decir no a las drogas eficazmente.

Rohypnol

El rohypnol es una droga de club ampliamente popular. Este depresivo, el cual es diez veces más fuerte que los tranquilizantes, es mejor conocido como la droga para violar en una cita, usado en delitos de violencia en citas. El rohypnol se obtiene en forma de tableta y parece una aspirina común y corriente. La apariencia inofensiva de esta droga la ha convertido en una droga peligrosamente efectiva en los **delitos de violación en citas.** Las víctimas pueden tomar las tabletas sin saberlo. El rohypnol se disuelve en las bebidas gaseosas y puede mezclarse fácilmente en un refresco. La víctima se despierta mucho más tarde sin acordarse de lo que haya pasado durante varias horas. De estas situaciones peligrosas pueden resultar embarazos inesperados y la exposición al VIH y las ETS.

GHB

Otra droga de club es el ácido gammahidroxibutirato (GHB). Al igual que el rohypnol, se ha usado en delitos de violación en citas. El GHB se consigue en forma de líquido claro, polvo blanco y una variedad de tabletas y cápsulas. Una persona puede sufrir una sobredosis fácilmente. La droga deja la sangre rápidamente por lo que al personal de la sala de emergencia le resulta difícil determinar que ha ocurrido una sobredosis.

Narcóticos

Los **narcóticos** son *drogas específicas derivadas de la planta de opio que se obtienen sólo con receta médica y se usan para aliviar el dolor.* La morfina, el oxycontin y la codeína son ejemplos de narcóticos. La morfina es recetada en ocasiones por profesionales médicos y la codeína es un ingrediente de algunas medicinas para la tos. Estas drogas alivian el dolor al obstruir los mensajeros de dolor en el cerebro. El consumo de narcóticos puede causar euforia, somnolencia, estreñimiento, pupilas fijas, respiración lenta y poco profunda, convulsiones, coma y la muerte. El abuso de narcóticos puede causar adicción. Ya que los narcóticos son tan adictivos, los farmacéuticos tienen que llevar un registro de todas las ventas de estas drogas.

Heroína

La heroína, un narcótico muy adictivo, es una forma procesada de morfina que se inyecta, inhala o fuma. La heroína deprime el sistema nervioso central y desacelera la respiración y el pulso. El abuso de heroína puede causar infección del tejido y válvulas del corazón, como también enfermedades en el hígado. Las enfermedades infecciosas como la pulmonía, el VIH y hepatitis B pueden resultar por el uso de jeringuillas infectadas. Las dosis mayores pueden resultar en un coma o en la muerte. Los consumidores desarrollan fácilmente una tolerancia y así van aumentando el consumo. El síndrome de abstinencia puede ser muy doloroso. Si la mujer está embarazada puede ocurrir la muerte del feto.

vínculo

delitos de violación en citas

Para obtener mayor información sobre cómo protegerte de una violación en una cita, ver el Capítulo 13, página 350.

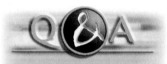

¿Qué es OxyContin?

Oxycontin es una droga con receta que contiene oxydocone, un narcótico potente. Cuando se usa bajo la supervisión de un médico, alivia dolores crónicos de moderados a severos. Sin embargo, cuando OxyContin se usa ilegalmente y se combina con alcohol u otros depresivos puede ser mortal. Un efecto colateral de esta droga es la supresión del aparato respiratorio, lo cual puede causar la muerte por falla respiratoria.

Alucinógenos

Los **alucinógenos** son *drogas que alteran el estado de ánimo, los pensamientos y sentidos de percepción, entre ellos, la visión, la audición, el olfato y el tacto.* Estas drogas no tienen uso médico. La fenciclidina (PCP), la dietilamida del ácido lisérgico (LSD), la ketamina y el éxtasis son ejemplos de estos poderosos y peligrosos alucinógenos. Estas drogas sobrecargan los controles sensoriales en el cerebro. El cerebro confunde e intensifica las sensaciones y alucina. Los alucinógenos también deterioran el juicio y el razonamiento y aumentan los ritmos cardiaco y respiratorio. Los estados mentales alterados causados por los alucinógenos pueden durar por varias horas o días. Los efectos son extremadamente impredecibles y, a veces, los consumidores se provocan daños físicos o demuestran otros comportamientos violentos.

PCP

La PCP se considera una de las drogas más peligrosas de todas y sus efectos varían grandemente de un consumidor a otro. Los consumidores dicen experimentar una sensación de distorsión del tiempo y el espacio, un aumento en la fuerza muscular y la incapacidad de sentir dolor. Una sobredosis de PCP puede causar la muerte, pero la mayoría de las muertes relacionadas con la PCP se deben al comportamiento destructivo que produce esta droga. Los consumidores de PCP han muerto en incendios porque se desorientan y no sienten el dolor de las quemaduras. Los recuerdos del pasado pueden venir a la memoria en cualquier momento causando pánico, confusión y falta de control.

LSD

El LSD es un alucinógeno sumamente fuerte. Incluso una minúscula cantidad puede causar alucinaciones y graves percepciones distorsionadas de sonido y color. Dosis mayores aumentan el riesgo de convulsiones, coma, fallo cardiaco y pulmonar y muerte. Como el LSD afecta el centro emocional del cerebro y distorsiona la realidad, los consumidores pueden experimentar emociones desde una euforia extrema hasta pánico y hasta una depresión profunda. Los recuerdos del pasado pueden incluir una aterrorizante gama de emociones mucho después de haber usado la droga.

Ketamina

La ketamina es un analgésico que se usa con propósitos médicos, la mayoría para tratar animales. Usada indebidamente como una droga de club, la ketamina se vende por lo general como un polvo blanco para inhalar, como la cocaína, o en forma de inyección. La droga también se fuma con marihuana o tabaco. La ketamina causa alucinaciones y estados irreales. Su consumo puede resultar en la muerte debido a una falla respiratoria. El uso indebido de la ketamina y el consumo de otros alucinógenos es ilegal.

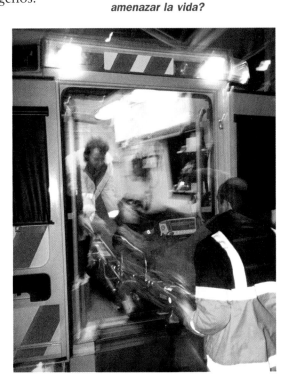

Las drogas ilegales pueden afectar el cuerpo humano de modos impredecibles. *¿Cuáles son algunos efectos de los alucinógenos que pueden amenazar la vida?*

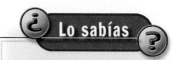

¿ Lo sabías ?

➤ El uso del éxtasis entre los adolescentes parece aumentar, probablemente porque a los adolescentes se les hace creer que no hay riesgos significativos con el consumo de esta droga. Sin embargo, el éxtasis es sumamente peligroso. En un año se dieron a conocer más de 4,500 visitas a salas de emergencia por incidentes relacionados con la droga éxtasis.

Esta droga puede causar cambios alarmantes en la temperatura del cuerpo y conducir al colapso muscular, insuficiencia renal y daños al aparato cardiovascular.

Éxtasis y otras drogas peligrosas

Las **drogas de diseño** son *sustancias sintéticas hechas para imitar los efectos de alucinógenos y otras drogas peligrosas*. Las drogas de diseño varían grandemente en potencia e intensidad y pueden ser cientos de veces más potentes que las drogas que intentan imitar. Una de las drogas de diseño más reconocida es el *éxtasis*, o MDMA. Una combinación de estimulante y alucinógeno, el éxtasis puede producir una sensación de euforia durante un corto tiempo, pero a menudo causa confusión, depresión, paranoia, psicosis y hasta daño a la células cerebrales a largo plazo. Las sobredosis son comunes. El consumo también puede resultar en temblores incontrolables, parálisis y daño cerebral irreversible.

Las consecuencias del consumo de drogas

Las drogas ilegales y otras sustancias juegan un papel en situaciones peligrosas y consecuencias negativas, entre ellas, problemas de la salud, adicción y dificultades en la escuela. Además, el consumo de drogas a menudo lleva a la falta de juicio lo que podría poner a los jóvenes en riesgo de lesiones involuntarias, accidentes automovilísticos, violencia, ETS, embarazos inesperados y suicidio. El mejor modo de evitar estas consecuencias es rechazar el consumo de drogas y evitar los lugares donde se usan. Si te encontraras en una situación donde estén presentes las drogas, márchate. Elegir una vida libre de drogas es una de las decisiones más importantes que puedes tomar para proteger tu salud.

 Lección 4 *Repaso*

Repaso de información y vocabulario

1. Examina e identifica los aparatos y sistemas del cuerpo más afectados por las drogas psicoactivas y de diseño.

2. Examina y explica los efectos dañinos de estimulantes y alucinógenos en el sistema nervioso central.

3. ¿Cuáles son los riesgos de la salud por el abuso de narcóticos?

Razonamiento crítico

4. **Sintetizar.** Analiza la importancia de las alternativas al consumo de drogas y sustancias. Desarrolla y explica tu estrategia para prevenir el consumo de sustancias adictivas y para evitar las drogas psicoactivas.

5. **Analizar.** Explica la función de las drogas psicoactivas y otras sustancias en situaciones peligrosas como el VIH, las ETS, los embarazos inesperados y los accidentes automovilísticos.

Destrezas de salud aplicadas

Acceder a la información. Elige una de las drogas sobre las que has aprendido en esta lección. Investiga para evaluar sus usos médicos (si los tiene), posibles efectos colaterales y daños a los aparatos y sistemas del cuerpo. Organiza tus resultados en una tabla parecida a la Figura 23.4. Comparte tu tabla con tu clase.

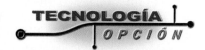

TECNOLOGÍA *OPCIÓN*

RECURSOS DE INTERNET Puedes usar Internet para tu investigación. Asegúrate de usar fuentes confiables cuando accedas a la información de la Web. Ve a **health.glencoe.com** para encontrar más recursos en Internet.

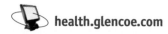 **health.glencoe.com**

Una vida libre de drogas

VOCABULARIO

zonas escolares libres de drogas
rondas contra las drogas

APRENDERÁS A

- Analizar y desarrollar las estrategias para prevenir el consumo de drogas y otras sustancias adictivas.

- Examinar los esfuerzos de las escuelas y la comunidad para restringir el consumo de drogas.

- Identificar y evaluar los servicios de salud en la comunidad que se relacionan con la prevención de enfermedades, en particular la adicción y el abuso de drogas.

- Analizar la importancia de las alternativas al consumo de drogas y sustancias.

COMIENZA AHORA   Forma una red de palabras con enunciados que puedas usar para rechazar las drogas. Escribe y haz un círculo alrededor de las palabras "Destrezas de negación" en el medio de una hoja de papel. Luego escribe los enunciados de negación alrededor del círculo y conéctalos a él con líneas.

La opinión pública y las encuestas nacionales indican claramente que la mayoría de los estadounidenses —niños, adolescentes y adultos— se han pronunciado en contra de las drogas. Al aunar esfuerzos, tú y tu familia, los pares y la comunidad pueden detener los efectos del abuso de drogas. Tu predisposición y decisiones sobre las drogas y cómo vives tu vida dan un ejemplo a los demás. Al decidir no consumir drogas, promueves tu propia salud e influyes en los demás a hacer lo mismo.

Comparte con los demás tus razones para vivir una vida libre de drogas. ¿Qué puedes hacer para compartir tu opinión con los demás?

Resistir la presión de las drogas

La presión de los pares puede ser intensa durante la adolescencia, en particular en ocasiones en que el alcohol y otras drogas parecen ser la norma. Quizás te digan que "todos lo hacen", pero lo cierto es que las drogas ilegales nunca forman parte en la vida de la mayoría de los adolescentes. En este país, casi el 58 por ciento de los estudiantes de secundaria nunca han probado la marihuana y más de un 90 por ciento nunca ha probado la cocaína. Así que cuando dicen que "todos lo hacen", sencillamente no es cierto.

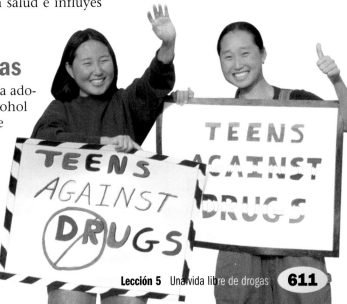

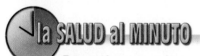

Compromiso a estar libre de drogas

El primer paso para mantenerte libre de drogas es tomar una decisión firme y deliberada. La única forma de evitar las dificultades y peligros del abuso de sustancias es comprometerte de lleno a rechazarlas antes de que te las ofrezcan. En muchos casos, también significa evitar a personas que consumen drogas y lugares donde posiblemente se consuman o se ofrezcan. Los factores de protección presentes en la vida de un adolescente pueden proveer el apoyo que necesitas para vivir una libre de drogas.

El comprometerte a no consumir drogas es una decisión que mejora la vida. Esto no significa que no tendrás amistades o diversión. Por el contrario, estar libre de drogas significa ser capaz de disfrutar la vida y enfrentar los desafíos y problemas de manera sana. También demuestra la fortaleza de tus valores y el buen carácter y respeto hacia ti mismo y los demás.

DESTREZAS DE NEGACIÓN

Para honrar tu compromiso de vivir libre de drogas, puedes practicar las destrezas de negación. Éstas son técnicas que puedes usar para decir no a las drogas cuando otros te presionen a consumirlas. Considera todos los efectos dañinos del consumo de drogas y todos los beneficios de un estilo de vida libre de drogas. Si lo haces, te ayudará a ser firme en tus creencias sin disculparte ni comprometer tus convicciones.

Estrategias para prevenir el consumo de drogas

Las personas son sólo parte de la clave para restringir el abuso de sustancias. Las escuelas y las comunidades aúnan esfuerzos para desarrollar estrategias a fin de prevenir el consumo de drogas y otras sustancias adictivas.

Los esfuerzos de la escuela

En todo Estados Unidos, se han establecido **zonas escolares libres de drogas.** Estas son *áreas dentro de 1000 pies de distancia de las escuelas e indicadas con señales, en donde las personas que vendan drogas recibirán penas severas.* Los esfuerzos en la escuela y en sus alrededores para disminuir el consumo de drogas incluyen las clases educacionales, reglas de cero tolerancia y expulsión de estudiantes que se encuentren consumiendo drogas. En algunas áreas, hay policías asignados para patrullar en los terrenos. Los guardias de seguridad y la inspección de las taquillas también ayudan a proteger a los jóvenes de los peligros del abuso de drogas.

Los esfuerzos de la comunidad

Las comunidades en toda la nación han tomado medidas positivas para detener el abuso de drogas. Las **rondas contra las drogas** son los *esfuerzos organizados de la comunidad realizados por los residentes de los vecindarios para patrullar, vigilar, dar parte y tratar de detener el tráfico y el abuso de drogas.* Participar en los programas contra las drogas en tu comunidad es un buen modo de proteger a tu familia y amigos de los peligros y la violencia asociados con el abuso de drogas.

La importancia de las alternativas al consumo de drogas y sustancias

Hay formas más saludables de salir adelante con los problemas diarios que acudir a las drogas. Puedes encontrar muchas formas de sentirte bien sobre ti mismo sin depender de sustancias dañinas. La participación en las actividades de la escuela o de la comunidad y la selección de amigos que valoren una vida libre de drogas les puede dar a los adolescentes el enfoque que necesitan para seguir el compromiso de vivir una vida saludable.

Llegar a estar libre de drogas

Para aquellos adolescentes que tienen problemas con las drogas, nunca es demasiado tarde para recibir ayuda. Admitir que hay un problema es el primer paso, y recibir ayuda es el próximo paso esencial para superar ese problema. Los adolescentes pueden acudir a una consejería individual, grupos de apoyo o centros de tratamientos de drogas en busca de ayuda. El apoyo de padres, tutores, consejeros escolares y médicos de cabecera puede guiar a los adolescentes a recibir ayuda. La **Figura 23.5** ofrece una lista de algunas de las señales de advertencia del abuso de drogas. Si conoces a alguien que muestre estas señales, anímalo a buscar ayuda. Los siguientes pasos pueden guiarte para ofrecerle ayuda a un amigo o miembro de la familia que esté consumiendo alcohol u otras drogas.

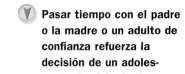

Pasar tiempo con el padre o la madre o un adulto de confianza refuerza la decisión de un adolescente de vivir sin drogas.

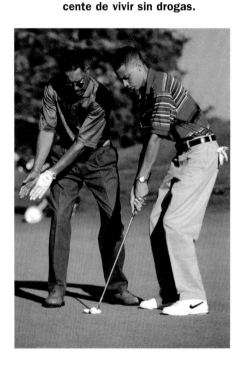

▶ Identifica las fuentes específicas de ayuda en tu comunidad, consejeros, centros de tratamiento y grupos de apoyo.

▶ Habla con la persona cuando esté sobria. Expresa tu afecto y preocupación hacia la persona y describe su comportamiento sin juzgar.

▶ Escucha la respuesta de la persona. Prepárate para el enfado y la negación.

▶ Conversa sobre las fuentes de ayuda que has encontrado. Ofrécete a acompañar a tu amigo o familiar a un consejero o grupo de apoyo.

FIGURA 23.5

SEÑALES DE ADVERTENCIA DEL CONSUMO DE DROGAS

Fíjate en estas señales que indican que una persona puede tener un problema de drogas.

- Se emborracha o "se vuela" con frecuencia, a menudo tiene resacas
- Miente sobre las drogas que consume, habla sobre drogas constantemente
- Deja de participar en actividades que en un tiempo fueron importantes en su vida
- Cambia sus hábitos de comer o de dormir, pierde peso con rapidez
- Se arriesga innecesariamente, participa en conductas peligrosas

- Se mete en problemas con las autoridades como, por ejemplo, los administradores escolares y la policía
- Se ve apartado de los demás, deprimido, cansado y no le importa su higiene personal ni su apariencia física
- Tiene ojos enrojecidos y le gotea la nariz sin tener un resfriado o alergias
- Sufre de "ausencias" y no se acuerda de lo que hizo cuando está bajo la influencia de las drogas
- Le es difícil concentrarse

Obtener ayuda

El abuso de drogas es una afección curable. Hay grupos de apoyo, servicios de consejería y centros de tratamiento en la mayoría de las comunidades. Para los adolescentes, el primer paso para recibir ayuda es hablar con uno de sus padres, un maestro, consejero de la escuela, proveedor de la salud u otro adulto de confianza. Si un adulto no puede recomendar una opción de tratamiento, los adolescentes pueden llamar a una línea gratis o a un centro de tratamiento de drogas.

Los centros de tratamiento

Para las adicciones más serias, los consumidores de drogas asisten a centros de tratamientos que proveen supervisión médica mientras la persona pasa por el síndrome de abstinencia y desintoxicación, o la eliminación de drogas del cuerpo del consumidor. Un gran número de estos centros provee medicinas para ayudar con los efectos físicos y psicológicos del síndrome de abstinencia.

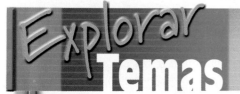

Prueba de drogas: ¿Sí o no?

Se estima que el abuso de sustancias les cuesta a los empleadores $60 mil millones al año por la falta de productividad, por el ausentismo y las lesiones involuntarias. Por el interés en la salud, la seguridad y la economía, muchas compañías examinan a sus empleados para verificar si existe consumo ilícito de drogas. Esto ha provocado un debate sobre si las personas deberían ser examinadas, quién hará la prueba y si los resultados serán confiables.

Punto de vista 1: Walker J., 16 años

La prueba de la droga nos protege a todos. Yo no quisiera que un bombero o un policía que consume drogas me ayude en un caso de emergencia. Y no es sólo el personal de emergencias. No me gustaría tener a un drogadicto como mecánico, abogado, doctor ni nada. El trabajo de uno afecta a los demás.

Punto de vista 2: Mackenzie, 17 años

Yo pienso que la prueba de la droga debería ser restringida a las personas que tienen trabajos que implican la seguridad del público, como pilotos o choferes, o en casos donde haya una razón para sospechar del abuso de sustancias, así como un accidente en el lugar de trabajo.

ACTIVIDAD

1. De haberlo, ¿quién crees que deba ser examinado contra las drogas en el lugar de trabajo? ¿Por qué? ¿En qué situaciones?

2. Cuando la prueba de la droga es positiva, ¿qué se debería hacer? ¿Por qué?

Los tipos de centros para el tratamiento de drogas incluyen:

▶ **Tratamiento ambulatorio para estar libre de drogas.** Estos programas por lo general no incluyen medicinas y, a menudo, consisten en consejería individual o grupal.

▶ **Tratamiento a corto plazo.** Estos centros pueden incluir terapias a domicilio, de medicinas y ambulatorias.

▶ **Terapia de mantenimiento.** Para los adictos a la heroína, este tratamiento por lo general incluye una terapia de medicinas.

▶ **Comunidades terapéuticas.** Éstas son residencias para personas con un historial de abuso de drogas. Los centros incluyen programas sumamente estructurados que por lo general duran de 6 a 12 meses.

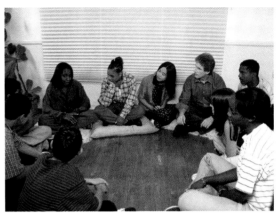

La consejería y tratamiento contra las drogas pueden ayudar a un consumidor de drogas a romper el ciclo de adicción. *Identifica servicios de salud de tu comunidad que se relacionan con la prevención y tratamiento de la adicción.*

Por lo general, la consejería sobre drogas se recomienda a las personas que tienen adicciones menos serias, o para aquéllas que han sido dadas de alta de un centro de tratamiento. Ya sea en grupo o en privado, los consejeros de drogas ayudan a las personas a ajustarse a vivir sin drogas. Junto con este asesoramiento, muchos consumidores de drogas en recuperación asisten a grupos de apoyo. Éstos son reuniones de personas que comparten un problema en común y que aúnan esfuerzos para ayudarse con la recuperación y ajuste. Los grupos de apoyo son confidenciales y, por lo general, gratuitos. Los grupos de apoyo son una estrategia popular para tratar la adicción porque ofrecen el apoyo moral a largo plazo que necesitan los consumidores de drogas que se esfuerzan para mantenerse libres de drogas.

 Lección 5 *Repaso*

Repaso de información y vocabulario

1. Identifica algunas estrategias que hayan tomado las escuelas y las comunidades para disminuir la disponibilidad de drogas.

2. Haz una lista de cinco señales de abuso de sustancias.

3. ¿Cómo ayudan los grupos de apoyo a los que abusan de sustancias?

Razonamiento crítico

4. **Analizar.** Analiza la importancia de alternativas saludables al consumo de drogas y sustancias.

5. **Sintetizar.** Desarrolla una lista de estrategias para prevenir el consumo de sustancias adictivas en tu escuela. Escríbelas en una lista formal y preséntalas ante el director de tu escuela o la junta escolar.

Destrezas de salud aplicadas

Destrezas de negación. Analiza y desarrolla estrategias para prevenir el consumo de drogas. Prepara un boletín sobre las estrategias de negación a las drogas para el periódico de tu escuela. Explica los peligros del abuso de drogas e incluye ejemplos de las destrezas de negación apropiadas y eficaces para evitar las situaciones peligrosas.

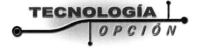

PROCESADOR DE TEXTOS El uso de un procesador de textos puede ayudarte a darle a tu trabajo una apariencia profesional. Ve a **health.glencoe.com** para encontrar sugerencias sobre procesadores de textos.

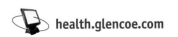 **health.glencoe.com**

VACUNA:
La batalla interior

Para elaborar mejores vacunas, los científicos deben estudiar la compleja red de guardianes celulares del sistema inmunológico.

1. Los linfocitos B buscan patógenos específicos.

Patógeno

Identifica patógeno a combatir.

Se expone el patógeno.

A la búsqueda de los microbios malos...

1. Avistar al enemigo
Formados en la médula ósea, los linfocitos B son las únicas células inmunes que pueden producir anticuerpos; la primera línea de la defensa inmunológica. Los anticuerpos son proteínas que detectan y se unen a patógenos en la sangre para neutralizarlos.

2. Exponer a los villanos
A menudo, los patógenos se enmascaran contra la detección de los anticuerpos con proteínas llamadas antígenos. Las células que presentan antígenos (CPA) desmenuzan las proteínas. Esto expone a los patógenos para su destrucción.

3. Activar la alarma
Las células T ayudantes reconocen y se unen a los microbios expuestos por las CPA. Una vez activadas, las células T ayudantes segregan hormonas llamadas citocinas. Esto le indica al sistema inmunológico que envíe más macrófagos, células B y T para destruir a los invasores, como también más células blancas que contengan enzimas que digieran los antígenos.

2. Célula que presenta antígenos revela los patógenos.

3. La célula T ayudante activa la alarma.

...para luego destruirlos

4. Construir las bombas
Después del encuentro con los antígenos en la sangre, algunas células B regresan a los nódulos linfáticos, donde se convierten en células plasmáticas y producen los anticuerpos que pueden unirse a los antígenos.

5. Atacar y destruir
Las células T asesinas deben reconocer a los antígenos. Entonces maduran rápidamente para desempeñar su segunda función, la de destruir patógenos. Las células T asesinas se pegan a un patógeno y le dan una dosis de una toxina letal. Luego se despegan y van a destruir de nuevo, dejando morir a la célula infectada.

6. Usar armas poderosas
Las células asesinas por naturaleza no son luchadoras especializadas. Ellas llenan a las células infectadas de toxinas y enzimas destructivas, pero no necesitan tener los antígenos expuestos por las CPA.

Se expone el patógeno.

4. Célula plasmática de linfocito B libera anticuerpos elaborados para destruir patógenos específicos.

5. Célula T asesina se une al patógeno que tiene en mira y lo destruye.

6. Célula asesina por naturaleza destruye todo microbio que se le atravisesa.

TIME PIENSA... Sobre las vacunas

Todos los años, casi 2 millones de niños en todo el mundo mueren de enfermedades que podrían haberse evitado con vacunas. Usa Internet o el centro de recursos de tu escuela para enterarte sobre qué enfermedades provocan el mayor número de muertes entre los niños no vacunados. ¿Por qué no se vacuna a estos niños? Informa sobre tus resultados a la clase.

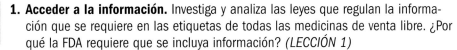

Destrezas de salud aplicadas

1. Acceder a la información. Investiga y analiza las leyes que regulan la información que se requiere en las etiquetas de todas las medicinas de venta libre. ¿Por qué la FDA requiere que se incluya información? *(LECCIÓN 1)*

2. Destrezas de comunicación. Escribe una escena en donde un joven exprese su preocupación sobre el problema de drogas que tiene su amigo. El joven debe ser eficaz en las destrezas de comunicación para conversar sobre los peligros del consumo de drogas y para animar a su amigo a que busque ayuda. *(LECCIÓN 2)*

3. Destrezas de negación. Imagina que estás en una fiesta y alguien que conoces te ofrece marihuana. Analiza y explica las estrategias de negación que podrías aplicar. *(LECCIÓN 3)*

4. Controlar el estrés. Derek, quien ha estado bajo mucho estrés, te confía que quiere tomar depresivos para relajarse. ¿Qué le dirías a fin de persuadirlo que no lo haga? ¿Qué alternativas saludables para controlar el estrés le recomendarías? *(LECCIÓN 4)*

5. Fijarse metas. Fíjate la meta de vivir libre de drogas. Usa los pasos de fijarse metas para desarrollar un plan de acción para cumplir con tu compromiso. *(LECCIÓN 5)*

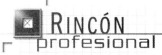

RINCÓN profesional

Técnico de historiales clínicos

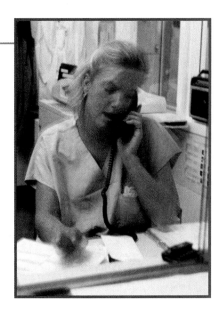

¿Disfrutas de organizar información? ¿Tienes buenas destrezas de comunicación y buen ojo para el detalle? Si puedes llevar un buen control de una variedad de información importante, considera la profesión de técnico de historiales clínicos. Estos profesionales mantienen los registros médicos de pacientes en los hospitales, clínicas y oficinas de doctores. Ellos se mantienen informados de las medicinas con receta y otras informaciones de la salud para asegurarse de que los pacientes reciban los tratamientos y medicinas correctos.

A los técnicos de historiales clínicos se les requiere un grado asociado en administración de información de una universidad comunitaria o un colegio técnico/vocacional. Aprende más sobre ésta y otras profesiones de la salud en el Rincón profesional de **health.glencoe.com.**

Después de leer

Usa las notas que has tomado en tu *Foldable* para repasar lo que has aprendido. En la parte de atrás de tu *Foldable*, escribe un párrafo descriptivo sobre los efectos de las medicinas en el cuerpo humano.

FOLDABLES
Esquema de estudio

▶ **TERMINOLOGÍA DE LA SALUD** *Contesta las siguientes preguntas en una hoja de papel.*

Lección 1 *Une cada definición con el término correcto.*

analgésicos	interacción antagonista
interacción aditiva	vacuna
efectos colaterales	efecto sinérgico
drogas	medicinas

1. Las drogas que se usan para tratar o prevenir enfermedades u otras afecciones.

2. Calmantes de dolores.

3. Reacciones a las medicinas aparte de la que se procura.

4. Una interacción de dos o más medicinas que resulta en un mejor efecto que cuando cada medicina se toma por separado.

Lección 2 *Llena los espacios en blanco con el término correcto.*

abuso de sustancias	drogas ilegales
consumo ilícito de drogas	sobredosis
dependencia psicológica	adicción
dependencia fisiológica	

Cuando una persona consume (_5_), comete un delito de (_6_). Además de los problemas legales, el consumo de drogas tiene el riesgo de (_7_), lo que puede ser fatal. La (_8_), una afección en la que el cuerpo desarrolla una necesidad química de una droga, es otro riesgo del consumo de drogas.

Lección 3 *Une cada definición con el término correcto.*

esteroides anabólicos-androgénicos	paranoia
marihuana	inhalantes

9. Una sospecha o desconfianza irracional hacia los demás.

10. Las sustancias cuyas emanaciones se aspiran para lograr un efecto de alteración mental.

11. Sustancias sintéticas que son parecidas a las hormonas sexuales masculinas.

Lección 4 *Relaciona cada definición con el término correcto.*

euforia	drogas de diseño
estimulantes	narcóticos
alucinógenos	drogas psicoactivas
depresivos	

12. Drogas que alivian el dolor derivadas de la planta del opio y obtenidas legalmente sólo con receta.

13. Drogas que alteran el estado de ánimo, los pensamientos y los sentidos de percepción incluidos la vista, la audición, el olfato y el tacto.

14. Sustancias sintéticas elaboradas para imitar los efectos de los alucinógenos y otras sustancias peligrosas.

Lección 5 *Identifica cada enunciado como Cierto o Falso. Si es falso, reemplaza el término subrayado con el correcto.*

zonas escolares libres de drogas
rondas contra las drogas

15. Las zonas escolares libres de drogas son los esfuerzos organizados de la comunidad efectuados por los residentes de los vecindarios para patrullar, vigilar, dar parte y tratar de detener el tráfico y el abuso de drogas.

16. Las rondas contra las drogas son las áreas designadas alrededor las escuelas en donde las personas que vendan drogas recibirán penas severas.

▶ **¿LO RECUERDAS?** *Usa oraciones completas para contestar las siguientes preguntas.*

1. Analiza y describe dos tipos de medicinas que combatan enfermedades.

2. ¿Cuál es la diferencia entre la interacción aditiva y la interacción antagonista?

3. Compara y contrasta las medicinas de venta libre y las medicinas con receta.

4. ¿Por qué son peligrosas para el consumidor las drogas ilegales?

5. Haz una lista de tres consecuencias legales del consumo de drogas de los adolescentes.

6. Analiza y explica los efectos dañinos de las drogas en un feto.

7. La marihuana aumenta los niveles de dopamina en el cerebro. ¿Qué efecto tiene esto en el cuerpo?

8. Examina y describe las consecuencias físicas del consumo de inhalantes.

9. ¿Qué puede ocurrir si un atleta usa esteroides?

10. ¿Cómo afecta un estimulante al sistema nervioso central?

11. ¿Cuáles son los síntomas de una sobredosis de alucinógenos?

12. Haz una lista de cinco efectos dañinos de las drogas de club.

13. Haz una lista y analiza tres estrategias que puedas aplicar para evitar las drogas.

14. ¿Cómo ayudan las comunidades a promover la salud?

15. Haz una lista de tres tipos de centros en los que se puede tratar a los consumidores de drogas.

➤ RAZONAMIENTO CRÍTICO

1. Evaluar. La FDA regula lo que los fabricantes pueden decir en los anuncios comerciales para medicinas con y sin receta. ¿Crees que esa regulación es necesaria? Apoya tu respuesta.

2. Analizar. ¿Cuál es la relación entre el consumo de drogas y las situaciones perjudiciales como delitos violentos, el VIH y las ETS, los embarazos inesperados y los accidentes automovilísticos?

3. Evaluar. El consumo de la marihuana baja los niveles de testosterona en los hombres. ¿Cómo puede afectar esto el desarrollo de un adolescente varón?

4. Sintetizar. ¿En qué se diferencian los estimulantes y los depresivos? ¿En qué son semejantes?

5. Resumir. El compromiso de estar libre de drogas puede ayudar a alcanzar las metas personales. Haz una lista de tus metas personales. Analiza la importancia de las alternativas al consumo de drogas para ayudarte a alcanzar tus metas.

Práctica para la prueba estandarizada

 Lee el siguiente párrafo, observa la tabla y luego contesta las preguntas.

El uso que no sea médico del tipo de esteroide conocido como *esteroide anabólico* es abuso de sustancias. La siguiente tabla muestra el abuso de esteroides anabólicos en un estudio de más de 45,000 estudiantes de escuelas privadas y públicas.

Grado	8°	10°	12°
Nunca	3.0%	3.5%	2.5%
El año pasado	1.7%	2.2%	1.7%
El mes pasado	0.8%	1.0%	0.8%

1. Si 14,000 de los estudiantes estaban en su último año de secundaria, ¿cuántos de ellos no usaron los esteroides anabólicos el mes pasado?

A 13,888   **C** 1350
B 1238   **D** 11.120

2. Si 16,000 de los estudiantes estaban en octavo grado, ¿cuántos de ellos nunca han usado esteroides anabólicos?

A 15,520   **C** 10,352
B 13,272   **D** 480

3. Observa las entradas de la tabla para los estudiantes de octavo y duodécimo grado. "El año pasado" indica el mismo por ciento para ambos grados, pero un porcentaje más alto de los de octavo grado, en alguna ocasión, los han usado. ¿Qué indica esta información sobre el reciente aumento en el uso por parte de estudiantes de octavo grado en comparación con el uso por estudiantes de 12° grado?

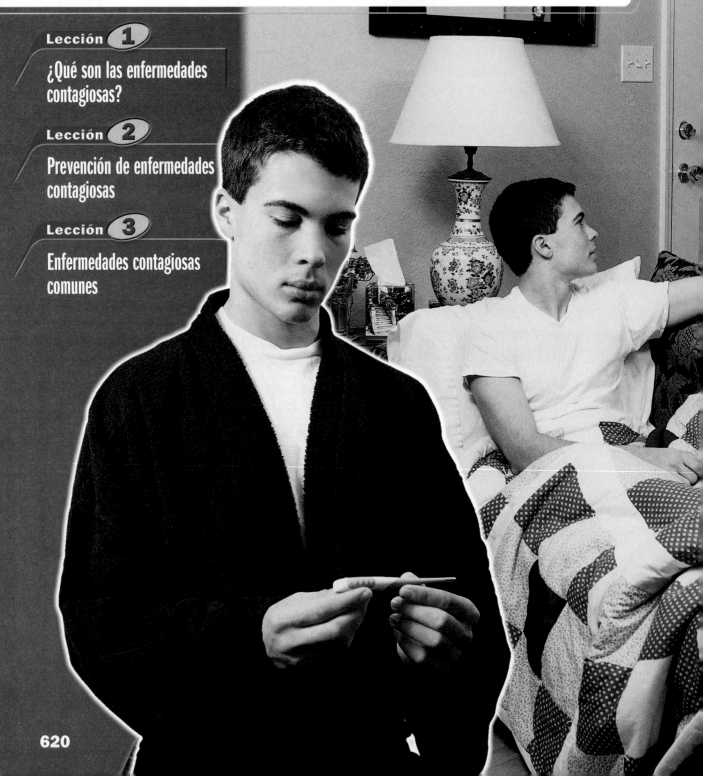

Enfermedades contagiosas

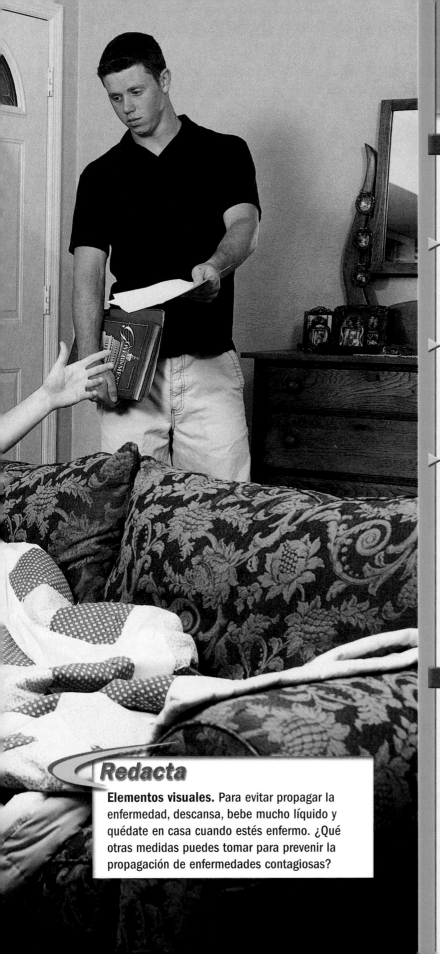

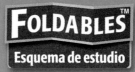
Antes de leer

Haz este *Foldable* para ayudarte a organizar lo que aprendas sobre las enfermedades contagiosas. Comienza con dos hojas de papel de 8½″ x 11″.

▶ **Paso 1**

Sobrepón dos hojas de papel con los ejes menores a 1½″ de distancia.

▶ **Paso 2**

Enrolla los bordes inferiores del papel hasta que queden a 1½″ de distancia de los bordes superiores.

▶ **Paso 3**

Dobla y engrapa las solapas para asegurarlas en su lugar. Rotúlalas tal como se indica.

> Enfermedades contagiosas
>
> Causas de las enfermedades contagiosas
> Cómo se transmiten las enfermedades contagiosas
> Cómo prevenir la propagación de enfermedades

Mientras lees

Mientras lees y conversas sobre el material del capítulo, usa tu *Foldable* para anotar información de apoyo bajo las solapas correspondientes.

Redacta

Elementos visuales. Para evitar propagar la enfermedad, descansa, bebe mucho líquido y quédate en casa cuando estés enfermo. ¿Qué otras medidas puedes tomar para prevenir la propagación de enfermedades contagiosas?

¿Qué son las enfermedades contagiosas?

VOCABULARIO

enfermedad contagiosa
agente patógeno
infección
virus
bacteria
toxina
vector

APRENDERÁS A

• Identificar los tipos de agentes patógenos que causan las enfermedades contagiosas.

• Analizar la relación entre las conductas sanas y las formas en que se transmiten las enfermedades contagiosas.

• Desarrollar y analizar estrategias relacionadas con la prevención de enfermedades contagiosas.

➜COMIENZA
AHORA   **Escribe sobre la última vez que tuviste un resfriado. Incluye una lista de los síntomas que tuviste. Explica cómo crees que te enfermaste y lo que hiciste para curarte.**

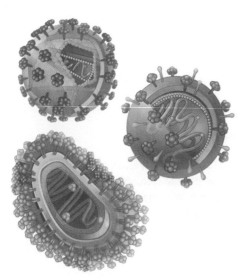

La mayoría de nosotros no pierde mucho tiempo pensando en los microorganismos, pero éstos a menudo tienen un impacto en nuestra vida. Aunque la mayoría de los microorganismos —seres vivos demasiado pequeños para ser vistos sin microscopio— son inofensivos, algunos, como los virus que se muestran en esta página, pueden causar enfermedades contagiosas. Una **enfermedad contagiosa** es *una enfermedad que se transmite de un ser vivo a otro o a través del medio ambiente.* Saber cómo se transmiten las enfermedades contagiosas puede ayudarte a seleccionar conductas que reduzcan tu riesgo de contagio.

Causas de las enfermedades contagiosas

A un organismo que causa una enfermedad se le llama **agente patógeno**. Entre los agentes patógenos comunes se encuentran ciertos virus, bacterias, hongos, protozoos y rickettsias. La **Figura 24.1** enumera algunas de las enfermedades causadas por agentes patógenos. Una **infección** es *una afección que ocurre cuando agentes patógenos entran en el cuerpo, se multiplican y dañan las células del cuerpo.* Si el cuerpo no es capaz de combatir la infección, se desarrolla una enfermedad.

El virus VIH (arriba), el virus de la neumonía y el virus del resfriado (abajo) son agentes patógenos.

Virus

Ya estás familiarizado con dos enfermedades causadas por virus: el resfriado común y la influenza o gripe. Los **virus** son *fragmentos de material genético cubiertos de una capa proteica*. Por sí solos son inactivos, necesitan de células vivas para reproducirse. Los virus invaden todas las formas de vida conocidas, los mamíferos, aves, reptiles, insectos, plantas y hasta las bacterias.

Después de que un virus penetra en una célula, llamada célula huésped, el virus toma control de la célula para producir más virus. Los nuevos virus escapan de la célula, generalmente destruyéndola, y se apoderan de otras células. Al igual que otros agentes patógenos, los virus por lo general siguen su curso y eventualmente son destruidos por el sistema inmunológico. Los antibióticos no destruyen los virus.

Bacterias

Las **bacterias** son *microorganismos unicelulares* que viven en casi todas partes de la tierra. La mayoría de las bacterias son inofensivas y muchos tipos son esenciales para la vida. Por ejemplo, las bacterias en tu aparato digestivo ayudan a digerir los alimentos y forman algunas de las vitaminas que necesitas. Cuando las bacterias entran en tu cuerpo, se multiplican a través de la división celular. Algunos agentes patógenos bacterianos, como los que causan el tétanos, producen una **toxina**, *sustancia que destruye las células o interfiere en sus funciones*. Al igual que casi todos los microorganismos que entran en el cuerpo de un individuo saludable, las bacterias por lo general son destruidas por el sistema inmunológico. La mayoría de las enfermedades bacterianas pueden ser tratadas con **antibióticos.**

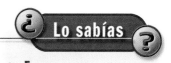

FIGURA 24.1

ENFERMEDADES CLASIFICADAS SEGÚN LOS AGENTES PATÓGENOS

Virus	Bacterias	Hongos	Protozoos	Rickettsias
• resfriado común • gripe • neumonía viral • hepatitis viral • polio • mononucleosis • sarampión • SIDA • meningitis viral • varicela • herpes • rabia • viruela	• enfermedades provocadas por bacterias en los alimentos • inflamación séptica de la garganta • tuberculosis • difteria • gonorrea • enfermedad de Lyme • conjuntivitis bacteriana • neumonía bacteriana • meningitis bacteriana	• pie de atleta • tiña • infección vaginal	• malaria • disentería amibiana • enfermedad del sueño	• tifus • fiebre de las Montañas Rocosas

Otros tipos de agentes patógenos

Otros tipos de organismos también pueden causar enfermedades contagiosas.

▶ Los **hongos** son organismos parecidos a las plantas, tales como el moho y la levadura. Algunos tipos pueden causar enfermedades de la piel como el pie de atleta, enfermedades de las membranas mucosas o enfermedades pulmonares.

▶ Los **protozoos** son organismos unicelulares más grandes y más complejos que las bacterias. La mayoría son inofensivos, pero algunos pueden causar enfermedades, especialmente en las personas que tienen un sistema inmunológico debilitado.

▶ Las **rickettsias** son agentes patógenos parecidos a las bacterias. Al igual que los virus, se multiplican invadiendo a las células de otros organismos vivos. Estos organismos con frecuencia entran en los humanos a través de las picaduras de insectos como pulgas o piojos. La fiebre de las Montañas Rocosas es la enfermedad transmitida por rickettsias que se reporta con más frecuencia.

Transmisión de enfermedades contagiosas

Existen muchos modos de transmisión o propagación de agentes patógenos. La transmisión puede ocurrir a través del contacto directo o indirecto y a través de la respiración de aire contaminado. Algunas enfermedades pueden ser transmitidas en más de una forma. Si sabes cómo se propagan puedes tomar precauciones y evitar la infección.

Contacto directo

Muchos agentes patógenos son transmitidos por contacto directo con una persona o animal infectado o con algo en el medio ambiente. El contacto directo incluye, tocar, morder, besar y el contacto sexual. Estornudar y toser puede esparcir gotas de saliva o mucosidad infecciosas a los ojos, nariz o boca de una persona que está cerca. Una mujer embarazada también puede transmitirle una infección a su hijo que aún no ha nacido a través de la placenta. Una persona puede contraer el tétanos por el pinchazo de un clavo oxidado.

Contacto indirecto

Algunas enfermedades contagiosas pueden ser transmitidas indirectamente, sin estar cerca de una persona infectada. Las siguientes son formas en que las enfermedades se pueden transmitir a través del contacto indirecto:

▶ **Objetos contaminados.** Los objetos inanimados pueden llegar a estar contaminados de flujos o secreciones infecciosas. Imagínate que una persona con un resfriado estornuda en una mesa, o en sus manos, y luego toca la mesa. Te puedes contagiar con los virus del resfriado si tocas la mesa y luego te tocas la nariz o los ojos. Usa las técnicas adecuadas del lavado de manos para evitar la transmisión de infecciones.

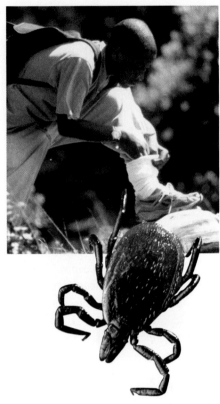

Trata de reducir tu riesgo de infección cuando participas en actividades al aire libre donde hay vectores. *¿Cómo se protege este joven de las garrapatas?*

TU CARÁCTER

Respeto. Una acción simple puede demostrar tu respeto hacia tu propia salud y la salud de los demás. Cada vez que te lavas las manos adecuadamente, reduces el riesgo de propagar agentes patógenos potenciales, especialmente cuando preparas comida o cuando tocas objetos que otros puedan ponerse en la boca. **¿Qué otros hábitos de seguridad puedes practicar al manipular alimentos?**

▶ **Vectores.** Un *organismo, generalmente un artrópodo como la garrapata, que porta y transmite agentes patógenos a los humanos u otros animales* se conoce como **vector**. Por ejemplo, un mosquito puede contraer los agentes patógenos cuando se alimenta de una persona infectada. El mosquito luego inyecta algunos de estos agentes patógenos en la próxima persona que pica y así propaga la enfermedad. Entre los vectores comunes están las moscas, mosquitos y garrapatas. La enfermedad de Lyme y el paludismo son propagadas por vectores.

▶ **Agua y alimentos.** La manipulación y almacenamiento descuidado de los alimentos son fuentes principales de contaminación y enfermedad. Por ejemplo, la bacteria salmonela en la carne de ave que no está bien cocinada puede causar intoxicación por alimentos. Los abastecimientos de agua que se contaminan con excremento humano o animal pueden causar enfermedades como la hepatitis A.

Transmisión por aire

Los agentes patógenos de un estornudo o tos pueden flotar en el aire por largo tiempo y viajar grandes distancias. La transmisión por aire es diferente del contacto directo porque los agentes patógenos no se asientan rápidamente en las superficies. No necesitas estar cerca de una persona infectada para inhalar los agentes patógenos. Entre las enfermedades que se transmiten de este modo están la varicela, la tuberculosis y la influenza. Una persona puede inhalar ántrax por aspiración de polvo que contenga la bacteria.

Estrategias para prevenir las enfermedades contagiosas

Reducir tu riesgo de contraer enfermedades contagiosas no es complicado. Practicar conductas sanas es una estrategia para prevenir las enfermedades contagiosas.

Lavarse las manos

Lavarse las manos es la estrategia más efectiva para prevenir la transmisión de enfermedades. Lávate las manos antes de preparar los alimentos, antes de comer y después de usar el baño. Límpiate bien las manos antes de ponerte lentes de contacto o maquillaje. Adopta el hábito de lavarte las manos después de tocar animales, en particular los reptiles, o excremento de animales. Cuando alguien en tu casa esté enfermo, mantén tus manos limpias para prevenir la propagación de agentes patógenos.

Manipular los alimentos adecuadamente

Las **enfermedades transmitidas por los alimentos** ocurren en lugares donde los alimentos se manipulan inadecuadamente. Siempre lávate las manos antes de manipular los alimentos. Usa toallas de papel, no paños ni esponjas, para mantener limpias las superficies y los enseres de cocina. Separa las carnes crudas de otros alimentos. Cocina los alimentos a su temperatura adecuada. Guarda rápidamente en el refrigerador los sobrantes de comida y los alimentos fríos.

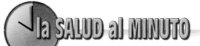

la SALUD al MINUTO

Estrategias para evitar las enfermedades transmitidas por vectores

Usa estas estrategias donde haya mosquitos o garrapatas:

▶ Usa camisas de manga larga, pantalones largos, calcetines y sombrero.

▶ Ajusta la camisa a la cintura y mete el pantalón en los calcetines.

▶ Usa botas, no sandalias.

▶ Aplica repelente a la ropa, botas, calcetines y toda la piel expuesta.

▶ Revísate a ti mismo y a tu ropa frecuentemente. Llevar ropa de colores claros puede ayudar a detectar las garrapatas y los mosquitos.

vínculo

enfermedades transmitidas por los alimentos Para mayor información sobre las enfermedades transmitidas por los alimentos y la preparación apropiada de la comida, ver el Capítulo 5, página 134.

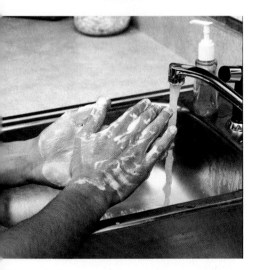

El lavado de manos es importante porque las manos recogen y transfieren bacterias con facilidad. *Enumera otras estrategias que puedas usar para evitar la propagación de enfermedades.*

Otras estrategias de prevención

Las siguientes son otras estrategias que te ayudarán a reducir tu riesgo de contagio o transmisión de enfermedades contagiosas.

▶ Come una dieta balanceada. Realiza actividad física regularmente. Evita el consumo de tabaco, alcohol y otras drogas.

▶ Evita compartir los utensilios de comer, maquillaje, peines, cepillos y otros artículos personales.

▶ Prepara y almacena los alimentos correctamente. Mantén calientes los alimentos calientes y refrigerados o en hielo los alimentos fríos.

▶ Evita el contacto innecesario con personas que estén enfermas.

▶ Cuídate cuando estés enfermo. Cubre tu boca cuando tosas o estornudes. Lávate las manos después de usar un pañuelo de papel.

▶ Asegúrate de estar vacunado contra ciertas enfermedades según lo recomiende tu médico.

▶ Practica la abstinencia de relaciones sexuales.

▶ Aprende a controlar el estrés. El estrés te hace vulnerable a las enfermedades si no encuentras las formas de controlarlo efectivamente.

▶ Lección 1 *Repaso*

Repaso de información y vocabulario

1. Enumera cinco tipos de agentes patógenos comunes e identifica una enfermedad causada por cada tipo.

2. Describe tres modos en que los agentes patógenos se propagan y tres conductas sanas para evitar la propagación.

3. ¿Cuáles son cinco maneras en que puedes reducir tu riesgo de contraer una enfermedad contagiosa?

Razonamiento crítico

4. **Aplicar.** El hongo que causa el pie de atleta vive en lugares cálidos y húmedos. ¿Qué puedes hacer para prevenir contagiarte con este agente patógeno cuando usas el gimnasio u otras duchas públicas?

5. **Analizar.** Te despiertas una mañana con dolor de cabeza, dolor en el cuerpo y fiebre. Piensas que vas a caer enfermo. Analiza la relación entre las conductas sanas que puedes practicar y los modos en que se propagan las enfermedades contagiosas. ¿Qué debes hacer?

Destrezas de salud aplicadas

Practicar conductas saludables. Trabaja con un miembro de tu familia para identificar formas con las que puedas reducir tu riesgo de contraer una enfermedad de transmisión por aire en la casa. Desarrolla y analiza las estrategias relacionadas con la prevención de intoxicación por alimentos.

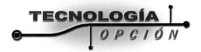

PROGRAMA PARA PRESENTACIONES

Probablemente has oído el dicho "una imagen vale más que mil palabras". Usando un programa para presentaciones puedes mostrar tu plan para reducir la propagación de enfermedades de transmisión por aire. Para obtener consejos en el uso de programas para presentaciones ve a **health.glencoe.com**.

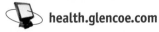 **health.glencoe.com**

Prevención de enfermedades contagiosas

VOCABULARIO

sistema inmunológico
reacción inflamatoria
fagocito
antígeno
inmunidad
linfocito
anticuerpo
vacuna

APRENDERÁS A

- Examinar el modo en que el cuerpo se protege contra los agentes patógenos invasores.

- Aplicar estrategias para el cuidado de tu sistema inmunológico y para prevenir enfermedades.

- Explicar cómo la tecnología ha impactado en el estado de la salud de los individuos, familias, comunidades y el mundo en la prevención de enfermedades contagiosas.

- Identificar los servicios de la salud disponibles en la comunidad que proveen vacunas e información relacionada con la prevención de enfermedades.

COMIENZA AHORA ¿Alguna vez has tenido un corte pequeño u otra lesión que se haya vuelto roja, dolorosa o que haya producido pus? Escribe algunos párrafos en los que describas cómo lucía el área en el curso de varios días.

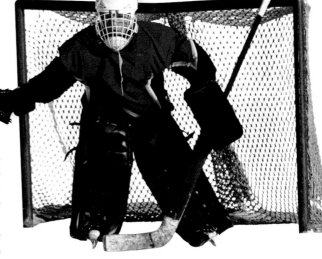

Tú no lo puedes ver, pero el joven de la ilustración está librando una batalla. La batalla no es en contra de los otros jugadores que están tratando de anotar puntos. Es una batalla para combatir a los agentes patógenos que constantemente atacan su cuerpo. Todos los días, durante 24 horas, tu cuerpo está expuesto a millones de agentes patógenos. La mayoría de las veces tu cuerpo está libre de infecciones debido a tu sistema inmunológico. El **sistema inmunológico** es *una red de células, tejidos, órganos y sustancias químicas que combaten a los agentes patógenos.*

Barreras físicas y químicas

Las barreras físicas y químicas componen la primera línea de defensa de tu cuerpo, como se indica en la **Figura 24.2** de la página 628. Ellas protegen contra una amplia variedad de invasores. Las

Compara el equipo protector de este guardameta con las barreras físicas y químicas de tu cuerpo. *¿De qué modo los hábitos como llevar equipos de seguridad apropiados pueden protegerte de los agentes patógenos?*

barreras físicas, como la piel y las membranas mucosas, bloquean la invasión de agentes patógenos a tu cuerpo. Las barreras químicas, como las enzimas en las lágrimas, destruyen a los agentes patógenos.

El sistema inmunológico

El sistema inmunológico tiene dos estrategias de defensa principales. La reacción inflamatoria es general, o inespecífica; funciona en contra de todo tipo de agente patógeno. Las defensas específicas funcionan en contra de determinados patógenos. Estas defensas trabajan juntas para prevenir las enfermedades.

La reacción inflamatoria

La **reacción inflamatoria** es *una reacción del tejido dañado causada por una lesión o infección*. Su propósito es prevenir más lesiones en los tejidos y detener a los agentes patógenos invasores. Supón que se mete una astilla en tu dedo. Tu cuerpo reacciona inmediatamente al daño causado por la astilla y a cualquier agente patógeno en la astilla. Si en alguna ocasión, el área alrededor de una herida se te ha puesto caliente, hinchada, roja y dolorida, has experimentado la reacción inflamatoria.

FIGURA 24.2

BARRERAS FÍSICAS Y QUÍMICAS: LA PRIMERA LÍNEA DE DEFENSA DEL CUERPO

Estos elementos trabajan en conjunto como la primera línea de defensa de tu cuerpo para prevenir que los agentes patógenos entren y causen enfermedades.

La **piel** es la primera línea de defensa en contra de muchos patógenos. Pocos agentes patógenos pueden traspasar la resistente capa de células muertas que rodea al cuerpo.

Las **lágrimas** y la **saliva** contienen enzimas que destruyen o inhabilitan muchos agentes patógenos.

Las **membranas mucosas** revisten muchas partes del cuerpo incluyendo la boca, nariz, y conductos bronquiales. Las células de estas membranas producen *mucosidad*, una sustancia pegajosa que atrapa agentes patógenos. La mucosidad atrapa y lleva a los patógenos a otras áreas del cuerpo para eliminarlos.

Los **cilios**, expansiones similares a vellos que revisten partes del aparato respiratorio, barren la mucosidad y los patógenos a la garganta, donde pueden ser tragados o tosidos hacia fuera.

El **jugo gástrico** en el estómago destruye muchos patógenos que entran al cuerpo por medio de la nariz y la boca.

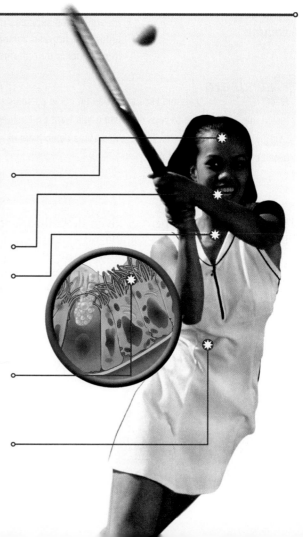

En respuesta a la invasión de microorganismos y al daño del tejido, los vasos sanguíneos cerca del lugar de la lesión se expanden para permitir que más sangre circule hacia el área. Al expandirse los vasos sanguíneos, los fluidos y células del torrente sanguíneo se filtran en el área. La acumulación de fluidos y de glóbulos blancos causan hinchazón y dolor por la presión en las terminaciones nerviosas. Un tipo de célula que responde en una lesión es llamada **fagocito**, *un tipo de glóbulo blanco que ataca a los agentes patógenos invasores.* Los fagocitos absorben a los agentes patógenos y luego los destruyen con sustancias químicas. El pus, acumulación de glóbulos blancos muertos y tejido lesionado, puede acumularse en el lugar de la inflamación como reacción a la bacteria. Después de que los agentes patógenos son destruidos y los tejidos dañados están bajo control, puede comenzar la regeneración del tejido. No obstante, si los agentes patógenos sobreviven la reacción inflamatoria, se activan defensas específicas. Esta activación es un esfuerzo por prevenir que la misma infección ocurra otra vez.

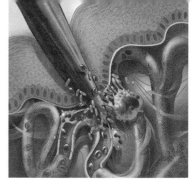

La lesión e infección causada por esta astilla puede desencadenar una reacción inflamatoria.
¿Qué sucede en el cuerpo como respuesta inmediata a una lesión?

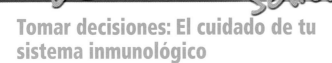

Actividad de Destrezas de la salud

Tomar decisiones: El cuidado de tu sistema inmunológico

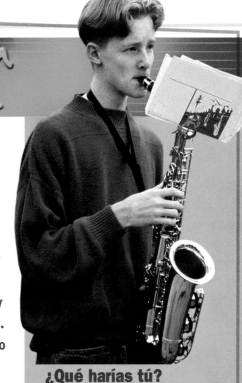

Aarón ha estado teniendo muchos resfriados últimamente. Hoy se despertó con mucho dolor de garganta. Aarón sabe que se debe quedar en casa y descansar, por su propia salud y para evitar contagiar a otros en la escuela. Sin embargo, Aarón es el saxofonista principal de la banda de su escuela, y hoy es la última práctica de la banda antes del gran juego. Esta práctica será un ensayo con el uniforme completo para asegurarse de que todo irá bien en la presentación durante el intermedio.

El juego del sábado será un partido decisivo y todos están seguros de que la escuela ganará. Aarón cree que defraudará a la banda si no va. Además, él no quiere admitir que se está enfermando porque entonces no estará allí el sábado cuando el equipo gane.

Aarón se pregunta qué debe hacer.

¿Qué harías tú?
Aplica los seis pasos de toma de decisiones a la situación de Aarón.
1. Evalúa la situación.
2. Enumera las opciones.
3. Mide los resultados posibles.
4. Considera los valores.
5. Toma una decisión y actúa.
6. Evalúa la decisión.

Defensas específicas

Las defensas específicas reaccionan a la invasión como resultado de la capacidad del cuerpo de reconocer ciertos agentes patógenos y destruirlos. El proceso mediante el cual esto ocurre, la reacción inmunológica, se describe en la **Figura 24.3**. Durante la reacción inmunológica, determinados tipos de glóbulos blancos reaccionan ante los antígenos. Un **antígeno** es *una sustancia capaz de activar la reacción inmunológica*. Los antígenos se encuentran en las superficies de los agentes patógenos y en las toxinas. Los macrófagos son un tipo de fagocito que destruye a los agentes patógenos al hacer que los antígenos sean reconocibles por los glóbulos blancos. El resultado de la reacción inmunológica es la **inmunidad**, *la condición de estar protegido contra una enfermedad en particular*.

Los linfocitos

Un **linfocito** es *un glóbulo blanco especializado que coordina y realiza muchas de las funciones de la inmunidad específica*. Hay dos tipos de linfocitos: células T y células B.

CÉLULAS T Y CÉLULAS B

Hay diferentes tipos de células T con diferentes funciones. Todas trabajan juntas para proteger contra las infecciones.

▶ *Las células T ayudantes* activan la producción de células B y de células T asesinas.

▶ *Las células T asesinas* atacan y destruyen las células del cuerpo infectadas. Las células T asesinas no atacan a los agentes patógenos mismos, sólo a las células infectadas.

FIGURA 24.3

LA REACCIÓN INMUNOLÓGICA

La reacción inmunológica es una compleja interacción entre tu cuerpo y un patógeno invasor. Puede dividirse en ocho etapas bien diferenciadas.

1. Los patógenos invaden el cuerpo.
2. Los macrófagos rodean a los patógenos.
3. Los macrófagos digieren los patógenos y las células T reconocen a los antígenos de los patógenos como invasores.
4. Las células T se enlazan a los antígenos.
5. Las células B se enlazan a los antígenos y a las células T ayudantes.
6. Las células B se dividen para producir células plasmáticas.
7. Las células plasmáticas liberan anticuerpos dentro del torrente sanguíneo.
8. Los anticuerpos sujetan a los antígenos para ayudar a otras células a identificar y destruir a los patógenos.

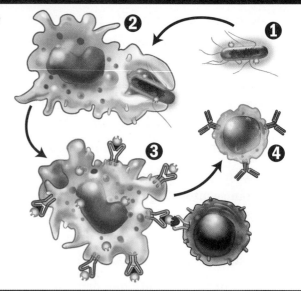

▶ *Las células T supresoras* coordinan las actividades de las otras células T. Ellas "apagan" o suprimen las células T ayudantes cuando la infección se ha eliminado.

En conjunto con la función de las células T, los linfocitos llamados células B producen anticuerpos. Un **anticuerpo** es *una proteína que actúa en contra de un antígeno específico*. Cada célula B está programada para producir un tipo de anticuerpo específico para un agente patógeno en particular. Algunos anticuerpos se adhieren a los antígenos extraños y los marcan para su destrucción. Algunos destruyen a los agentes patógenos invasores. Otros bloquean a los virus para que no entren en las células del cuerpo.

La función de los linfocitos con memoria

Tu sistema inmunológico tiene realmente una "memoria". Algunas células T y células B que han sido activadas por los antígenos se convierten en *células con memoria*. Estas células con memoria circulan por tu torrente sanguíneo y a través del sistema linfático, como se indica en la **Figura 24.4** de la página 632. Cuando las células con memoria reconocen a un invasor anterior, el sistema inmunológico usa los anticuerpos y las células T asesinas en defensa rápida para detenerlo. Por ejemplo, si has tenido sarampión o te has inmunizado contra el sarampión, tu sistema inmunológico recuerda a los antígenos del virus del sarampión. Si entra en tu cuerpo otra vez, los anticuerpos atacarán al virus inmediatamente, protegiéndote para que no te enfermes.

Inmunidad activa

La inmunidad que tu cuerpo desarrolla, que te protege del sarampión y de otras enfermedades, se llama *inmunidad activa*. La inmunidad activa adquirida se desarrolla naturalmente cuando tu cuerpo se expone a los antígenos de los agentes patógenos invasores. La inmunidad activa adquirida artificialmente se desarrolla como reacción a una **vacuna**, *una preparación de agentes patógenos muertos o debilitados que son introducidos en el cuerpo para estimular una reacción inmunológica*. De esta manera, las vacunas hacen que tu cuerpo produzca anticuerpos sin causar realmente la enfermedad. Hoy en día, más de 20 enfermedades humanas graves pueden ser prevenidas mediante la vacunación. La inmunidad activa para muchas enfermedades puede durar toda una vida, pero algunas inmunizaciones necesitan repetirse para mantener la inmunidad.

Inmunidad pasiva

En la inmunidad activa tu cuerpo produce sus propios anticuerpos. También puedes estar protegido de los agentes patógenos mediante la *inmunidad pasiva*, lo cual implica recibir anticuerpos de otra persona o animal. Esta inmunidad es de corto plazo, por lo general dura sólo semanas o meses. La inmunidad pasiva natural ocurre cuando los anticuerpos pasan de madre a hijo durante el embarazo o la lactancia. La inmunidad pasiva artificial es el resultado de la inyección de anticuerpos producidos por un animal o ser humano que es inmune a la enfermedad.

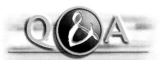

¿Hay una vacuna para prevenir los resfríos?
Desarrollar una vacuna para prevenir resfríos es difícil. Más de 200 virus diferentes pueden causar el resfrío común. Esto significa que se tendrían que desarrollar más de 200 vacunas diferentes para prevenir esta enfermedad.

FIGURA 24.4

LA INMUNIDAD Y EL SISTEMA LINFÁTICO

El sistema linfático circula anticuerpos para darte protección contra muchas enfermedades. Esta protección puede durar toda tu vida.

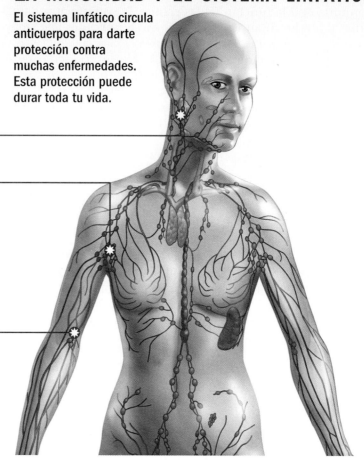

El **sistema linfático** es parte de tu sistema inmunológico. Incluye las amígdalas, los nudos linfáticos y una red de vasos, similares a los vasos sanguíneos, que transportan fluido linfático o fluido en los tejidos.

Los **ganglios linfáticos** pueden agrandarse cuando tu cuerpo está combatiendo una infección, por el incremento en el número de linfocitos. Si la hinchazón dura más de tres días, consulta con un profesional del cuidado de la salud.

Los **linfocitos** son producidos por los ganglios linfáticos. Estos ganglios se presentan en grupos y se encuentran concentrados en la cabeza y el cuello, coyunturas, pecho, abdomen e ingle.

El cuidado del sistema inmunológico

Tus conductas de salud pueden reducir considerablemente tu posibilidad de contraer una enfermedad o infección. Cuando mantienes tu cuerpo fuerte y saludable, tu sistema inmunológico está mejor capacitado para combatir a los agentes patógenos. Tomar pasos positivos en cada área de tu salud te dará el impulso que necesitas para reducir tu posibilidad de enfermedad.

▶ Sigue un plan alimenticio sensato para conservar tu salud general y mantener tu sistema inmunológico fuerte. Incluye cereales integrales y alimentos ricos en nutrientes, como las frutas y los vegetales, y reduce el consumo de grasas, azúcares y sal. Bebe de seis a ocho vasos de 8 onzas de agua diariamente.

▶ Descansa mucho. La fatiga reduce la efectividad del sistema inmunológico. Para funcionar al máximo, los adolescentes deben dormir un promedio de nueve horas todas las noches.

- Haz una hora de actividad física todos los días. Esto es importante en especial para liberar el estrés.

- Evita compartir artículos personales como toallas, cepillos de dientes, cepillos del cabello y maquillaje.

- Evita el tabaco, el alcohol y otras drogas.

- Evita las relaciones sexuales. Algunas **ETS** como el VIH, destruyen el sistema inmunológico.

- Mantén al día tus inmunizaciones.

ETS Para obtener mayor información sobre las enfermedades de transmisión sexual, ver el Capítulo 25, página 646.

Vacunas para ayudar a las defensas del cuerpo

Cuando surge una nueva enfermedad o una conocida se convierte en una amenaza para la salud mayor que en el pasado, los trabajadores de la salud comienzan a buscar formas de prevenir la enfermedad. Las investigaciones y los avances de la tecnología médica les han permitido a los científicos desarrollar vacunas. Hoy, las vacunas previenen enfermedades que una vez cobraron millones de vidas en todo el mundo. Las vacunas pueden ser de cuatro tipos.

- Las **vacunas de virus vivo** están compuestas por agentes patógenos que se desarrollan bajo condiciones especiales en laboratorio para hacer que pierdan la mayoría de sus propiedades causantes de la enfermedad. Aunque debilitado, el organismo puede estimular la producción de anticuerpos. Las vacunas contra el sarampión, paperas, rubéola (SPR) y contra la varicela, se producen de esta manera.

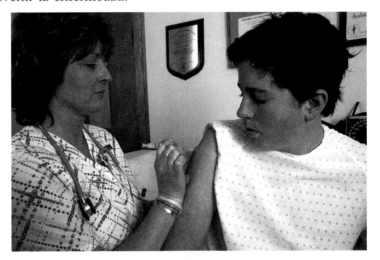

- Las **vacunas de virus muerto** son agentes patógenos desactivados. A pesar de que están muertos, el organismo estimula una reacción inmunológica y se producen anticuerpos. Las vacunas contra la gripe, la vacuna Salk contra la polio, y las vacunas contra la hepatitis A, la rabia, el cólera y la peste son vacunas de virus muerto.

- Los **toxoides** son toxinas inactivadas de agentes patógenos. Ellas se usan para estimular la producción de anticuerpos. Aunque muchos agentes patógenos no son dañinos por sí mismos, las toxinas que producen causan enfermedad. Los toxoides se pueden usar para proteger al cuerpo contra tales enfermedades. Las inmunizaciones contra el tétanos y la difteria son toxoides.

- Las **vacunas nuevas y de segunda generación** están siendo desarrolladas por científicos mediante el uso de nuevas tecnologías. Un ejemplo es la vacuna contra la hepatitis B, la cual se hace de células de levadura genéticamente alteradas.

Éstas y muchas otras enfermedades comunes se pueden prevenir con vacunas:
- Varicela
- Hepatitis B
- Sarampión
- Paperas
- Tos convulsa
- Tétanos
- Difteria
- Polio
- Rubeola

Habla con tus padres o tu médico para averiguar contra cuáles de estas enfermedades te han vacunado.

Inmunización para todos

Las vacunas tienen efecto en más personas que sólo en aquellas que las reciben. Si estás vacunado contra una enfermedad, no puedes transmitir la enfermedad a otros. De esta manera, la vacunación no sólo te protege a ti, sino que también ayuda a proteger la salud de los que te rodean, incluyendo a otros individuos, tu familia y tu comunidad. Una excepción es el tétanos, el cual se transmite por el medio ambiente. La vacuna contra el tétanos sólo protege a la persona que la recibe.

Debes tener tus vacunas al día, incluso aquellas contra el tétanos, la difteria, el sarampión, las paperas, la rubéola y la hepatitis B. La vacunación contra la varicela se recomienda sólo si no has padecido la enfermedad. Algunas vacunas requieren más de una dosis con el tiempo o "inyecciones de refuerzo". Tu médico de familia o tu departamento de salud local te puede informar sobre las vacunas que necesitas y puede proveértelas. La mayoría de las escuelas secundarias y universidades requieren que los estudiantes presenten comprobante de que sus vacunas están al día antes de ser admitidos. Cada estado tiene sus propias leyes de control de la inmunización y de asistencia escolar. Algunas escuelas pueden tener requisitos adicionales.

Lección 2 *Repaso*

Repaso de información y vocabulario

1. Nombra tres barreras físicas y químicas con que se encuentran los agentes patógenos cuando tratan de entrar en el cuerpo humano.

2. ¿Cuál es la diferencia entre la inmunidad activa y la inmunidad pasiva?

3. ¿Adónde puedes ir para saber qué inmunizaciones necesitas?

Razonamiento crítico

4. **Analizar.** ¿Cómo crees que las vacunas han influido en el estado de salud de los individuos, familias, comunidades y el mundo?

5. **Evaluar.** ¿Qué le dirías a alguien que dice que se cuida de nunca tener contacto con agentes patógenos y por eso no se enfermará?

Destrezas de salud aplicadas

Acceder a la información. Investiga aquellas vacunas sugeridas para alguien de tu edad y haz una tabla con esta información. Trabaja con uno de tus padres o tutores para determinar cuáles de tus inmunizaciones están al día y completa la tabla con la información. Planifica darte las vacunas que te faltan. Usa esta tabla para llevar un registro de cuándo debes actualizar tus vacunas.

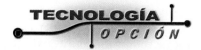

HOJAS DE CÁLCULO Usa un programa de hojas de cálculo para crear una tabla que muestre las vacunas sugeridas para diferentes grupos de edades. También podrías incluir una columna para listar los locales que ofrecen esas vacunas en el área. Ve a **health.glencoe.com** para buscar información sobre cómo crear una tabla.

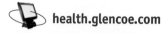

Enfermedades contagiosas comunes

VOCABULARIO

neumonía
ictericia
brote de infección

APRENDERÁS A

- Identificar las causas, transmisión, síntomas y tratamiento de varias enfermedades contagiosas.

- Analizar las estrategias para reducir el riesgo de contraer algunas enfermedades contagiosas.

- Explicar cómo la tecnología tiene efecto en el estado de la salud mundial.

COMIENZA AHORA Haz una tabla de dos columnas. En la primera columna, lista las enfermedades contagiosas con las que estás familiarizado y escribe un dato sobre cada una de ellas. En la segunda columna, lista las enfermedades contagiosas de las que hayas oído hablar, pero que conoces muy poco.

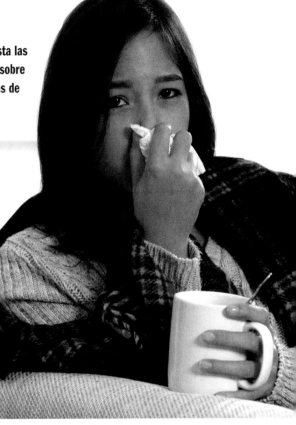

Probablemente hayas tenido fiebre o la nariz congestionada por un resfriado. En esta lección aprenderás sobre algunas enfermedades contagiosas comunes, sus síntomas y cómo se atienden. Más importante aún, aprenderás formas de reducir tu riesgo de contraer estas enfermedades.

Infecciones respiratorias

Las enfermedades contagiosas más comunes son las del tracto respiratorio. Estas infecciones pueden ocurrir en cualquier lugar desde la nariz hasta los alvéolos de los pulmones. La mayoría son causadas por virus o bacterias. Tú puedes reducir tu riesgo de contraer la mayoría de las enfermedades respiratorias evitando el contacto cercano con personas que están infectadas, lavándote las manos con frecuencia, manteniendo tus manos lejos de tus ojos o nariz y manteniendo saludable tu sistema inmunológico. Fumar puede contribuir a la enfermedad ya que daña los cilios e irrita los pasajes respiratorios. Además, los síntomas de estas enfermedades pueden ser más severos en los fumadores. También se ha mostrado que fumar inhibe al sistema inmunológico.

Cuando tienes un resfrío, lo mejor que puedes hacer es descansar, comer comidas nutritivas y beber mucho líquido como agua y jugo de fruta. *¿Cómo podrían estas estrategias ayudar a tu cuerpo a combatir los virus del resfriado?*

Resfriado común

El resfriado común es una infección viral que causa inflamación de las membranas mucosas en la nariz y la garganta. Entre sus síntomas están la secreción de la nariz, el estornudo y el dolor de garganta. El modo más común de contraer un resfriado es restregándote los ojos o la nariz después de recoger el virus directamente del contacto mano a mano o indirectamente al manipular un objeto contaminado.

No existe cura para el resfriado común. El tratamiento es para aliviar los síntomas. La mayoría de los resfriados desaparecen en más o menos una semana. A menudo, el tratamiento incluye el uso de **analgésicos.** Es importante aclarar que las personas menores de 20 años deben evitar el uso de medicinas que contienen acetilsalicílico, como la aspirina. Su uso está vinculado con el síndrome de Reye, una afección que puede ser fatal. Evita estos productos independientemente de la enfermedad que puedas tener. Usa acetaminofén o iboprufén en su lugar.

Influenza

La influenza o gripe es una infección viral del tracto respiratorio. Se transmite con mayor frecuencia a través del aire, pero también se puede transmitir por medio del contacto directo o indirecto. Los síntomas de la gripe incluyen fiebre alta, fatiga, dolor de cabeza, dolores musculares y tos. La gripe puede provocar la **neumonía**, *una infección de los pulmones por la cual las bolsas de aire se llenan de pus y otros líquidos*. Ésta es una enfermedad grave que tiene más probabilidades de ocurrir en las personas de avanzada edad y en personas con problemas de los pulmones y del corazón.

Existen medicinas antivirales para el tratamiento de la gripe, pero tienen que ser administradas tan pronto como comienza la enfermedad. Las personas con gripe deben tener una nutrición adecuada, tomar muchos líquidos y reposar mucho. Los adultos mayores y las personas de cualquier edad con problemas crónicos de salud deben vacunarse contra la gripe todos los años. No obstante, cualquiera que quiera evitar la gripe puede recibir la vacuna.

Neumonía

Junto con la influenza, la neumonía es una de las diez causas principales de muerte en Estados Unidos. La neumonía viral es relativamente de corta duración y produce síntomas similares a los de la influenza. En algunos casos se usan medicinas antivirales. La neumonía bacteriana se puede tratar con antibióticos si se diagnostica temprano. Las bacterias que causan la neumonía con frecuencia están presentes en gargantas saludables. Cuando las defensas del cuerpo se debilitan de alguna manera, las bacterias pueden pasar a los pulmones y multiplicarse. Por ejemplo, si una persona es de edad avanzada o tiene influenza, puede tener más riesgo de complicaciones que terminen en neumonía.

vínculo

analgésicos Para mayor información sobre los analgésicos, ver el Capítulo 23, página 588.

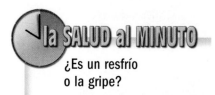

la SALUD al MINUTO

¿Es un resfrío o la gripe?

Los síntomas del resfrío incluyen:

► Congestión o secreción nasal
► Estornudos
► Dolor de garganta
► Dolor de cabeza

Los síntomas de la gripe incluyen:

► Fiebre alta
► Escalofríos
► Tos seca
► Dolor muscular y de las articulaciones
► Secreción nasal
► Dolor de garganta
► Fatiga extrema

Inflamación séptica de la garganta

La inflamación séptica de la garganta es una infección bacteriana transmitida por contacto directo, a menudo a través de gotitas que se tosen o estornudan al aire. Los síntomas de la inflamación séptica incluyen dolor de garganta, fiebre y agrandamiento de los ganglios linfáticos del cuello. Si no se trata, la inflamación séptica de la garganta puede provocar complicaciones serias como inflamación de los riñones y fiebre reumática, la cual puede causarle daño permanente al corazón. Esta enfermedad puede ser curada con antibióticos. El doctor no siempre puede diagnosticar la inflamación séptica con un examen médico. Si la inflamación séptica dura más de tres días, se realiza un cultivo para identificar la bacteria.

Tuberculosis

La tuberculosis o TB es una enfermedad bacteriana que generalmente ataca a los pulmones. La TB se propaga a través del aire cuando una persona con la enfermedad tose o estornuda. La mayoría de las personas infectadas llevan la bacteria en sus pulmones, pero nunca desarrollan la enfermedad porque las defensas del cuerpo evitan que las bacterias se multipliquen y se transmitan a los demás. Las personas con un sistema inmunológico debilitado tienen más probabilidades de desarrollar la enfermedad activa con síntomas que incluyen fatiga, tos (en ocasiones tos con sangre), fiebre, sudores nocturnos y pérdida de peso. Las personas con la enfermedad activa pueden propagar la TB. Para infectarse se requiere de una exposición prolongada o repetida. Algunos tipos de infección han desarrollado resistencia a los antibióticos. Es posible que los médicos tengan que recetar varios antibióticos a la vez hasta que se realicen las pruebas que determinarán cuáles son efectivos para una persona en particular.

Hepatitis

La hepatitis es la inflamación del hígado y puede ser causada por sustancias químicas como las drogas y el alcohol, y por varios patógenos diferentes. Los virus de la hepatitis A, B y C son algunas de las causas más comunes de este tipo de enfermedad del hígado y no tienen cura. Sin embargo, existen vacunas contra la hepatitis A y B.

Hepatitis A

La hepatitis A es otra de las diez enfermedades contagiosas principales reportadas en Estados Unidos. Cerca de 1.5 millón de personas a nivel mundial se infectan por primera vez cada año. El virus de la hepatitis A se propaga de forma más común a través del contacto con los excrementos de una persona infectada. Las personas infectadas que no se lavan bien las manos pueden contaminar objetos inanimados o alimentos, o transmitir el virus a través del contacto directo.

Muchos empleadores en la industria del cuidado de la salud requieren que los solicitantes muestren un comprobante de análisis de TB negativo. *¿Por qué pueden los pacientes en hospitales o dispensarios tener un riesgo mayor de contraer la tuberculosis?*

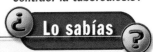

¿ Lo sabías ?

Muchas personas erróneamente creen que la tuberculosis ya no es un problema, pero los expertos estiman que cerca de 10 millones de personas en Estados Unidos están infectadas con la bacteria TB y que cerca del diez por ciento de esas personas desarrollarán la enfermedad.

La TB es un problema mundial creciente. En 1999, se le atribuyeron dos millones de muertes a la TB; 100,000 de esas muertes fueron de niños. Los CDC estiman que para el año 2020 cerca de mil millones de personas en todo el mundo se infectarán con la tuberculosis.

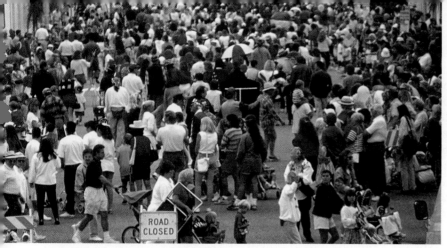

Los síntomas de la hepatitis A por lo general son leves y pueden incluir fiebre, náuseas, vómitos, fatiga, dolor abdominal e **ictericia**, *coloración amarilla de la piel y los ojos*. Casi todos los individuos infectados se recuperan completamente. Es rara la infección crónica o de larga duración. El mejor modo de reducir tu riesgo de contraer la hepatitis A es lavándote bien las manos y evitando el contacto cercano con personas infectadas.

Entre el 30 y 40 por ciento de las personas con hepatitis B no saben cómo contrajeron la infección. *¿Cómo puedes protegerte de estar expuesto a la hepatitis B?*

Hepatitis B

La hepatitis B es una enfermedad más grave que la hepatitis A. El virus de la hepatitis B (VHB) se encuentra en la mayoría de los fluidos del cuerpo de una persona infectada, especialmente en la sangre. Se transmite con más frecuencia a través del contacto sexual. También se puede transmitir a través del intercambio de agujas infectadas entre los que usan drogas. A pesar de que la mayoría de las personas infectadas nunca sienten síntomas, con frecuencia el virus de la hepatitis B causa daño severo al hígado, incluyendo insuficiencia hepática y cirrosis, o herida del hígado. La hepatitis B podría ser responsable de hasta un 80 por ciento de todos los casos de cáncer del hígado a nivel mundial. Más de 2 mil millones de personas en todo el mundo han sido infectadas con el VHB. Cerca de 1.25 millón en Estados Unidos padecen de infección crónica del VHB.

Tú puedes reducir tu riesgo de contraer hepatitis B practicando la abstinencia de relaciones sexuales y del consumo ilícito de drogas. No compartas artículos personales, como cepillos de dientes y afeitadoras, porque pueden tener rastros de saliva o sangre. La perforación en el cuerpo y los tatuajes que se hacen con agujas contaminadas pueden propagar la enfermedad. Los CDC recomiendan que todos los niños y jóvenes reciban la vacuna contra la hepatitis B.

Hepatitis C

La hepatitis C es la infección crónica de la sangre más común en Estados Unidos; cerca de 4 millones de estadounidenses están infectados. Se transmite con mayor frecuencia por el contacto directo con la sangre infectada en las agujas contaminadas que comparten las personas que usan drogas. La hepatitis C puede llevar a la enfermedad crónica del hígado, al cáncer del hígado y a la insuficiencia hepática. Es la razón principal de los transplantes de hígado en Estados Unidos. Hasta el 90 por ciento de los infectados con el virus de la hepatitis C (VHC) no saben que tienen la enfermedad hasta años después cuando los exámenes de rutina muestran el deterioro del hígado. Tú puedes reducir tu riesgo de contraer hepatitis C practicando la abstinencia del consumo ilícito de drogas. Además, no compartas artículos de cuidado personal como las afeitadoras y los cepillos de dientes. Al igual que otras infecciones virales, no existe cura para la hepatitis. El tratamiento incluye reposo, nutrición adecuada y beber mucho líquido.

Otras enfermedades

Otras enfermedades contagiosas son comunes entre los adolescentes y los adultos jóvenes. La **Figura 24.5** en la página 640 provee un resumen de estas enfermedades.

Brotes de infecciones

Algunas enfermedades han sido controladas de manera efectiva con ayuda de la tecnología moderna, como los antibióticos y las vacunas. Aun así, algunas enfermedades, como el SIDA y la enfermedad de Lyme, están apareciendo constantemente. Otras, como el paludismo y la tuberculosis ocurren en formas que son resistentes a los

La vida real APLICACIÓN

Cómo reducir el riesgo de contraer la enfermedad de Lyme

En 1982, se reportaron menos de 1,000 casos de enfermedad de Lyme en Estados Unidos. Hoy, se reportan más de 16,000 casos al año. La enfermedad de Lyme es transmitida a los humanos a través de la picadura de una garrapata de venado infectada. Un ambiente húmedo y sombrío, como los bosques, es favorable para las garrapatas. Las garrapatas costeras habitan en áreas de abundante precipitación. Las garrapatas son más activas en la primavera y en el verano. Estudia la gráfica para analizar los factores ambientales y geográficos que influyen en la distribución y propagación de la enfermedad en Estados Unidos. Usa la información para desarrollar un plan con el fin de reducir tu riesgo.

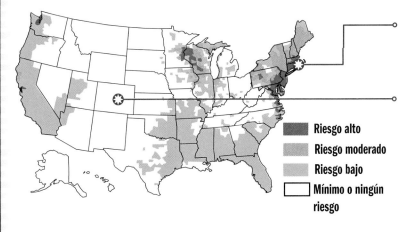

Riesgo alto

Riesgo moderado

Riesgo bajo

Mínimo o ningún riesgo

¿Qué te dice la concentración de casos aquí sobre el medio ambiente donde viven las garrapatas?

¿Qué es diferente en esta parte del país que podría explicar la baja incidencia de la enfermedad de Lyme?

¿Qué actividades humanas (de placer e industrial) pudieron haber influido en el aumento de casos desde 1982 hasta el presente?

ACTIVIDAD

Trabaja con un grupo pequeño de estudiantes. Juntos analicen la gráfica y discutan las preguntas. Usen lo que han aprendido y desarrollen un plan de acción para disminuir su riesgo de contraer la enfermedad de Lyme. Incluyan pasos específicos para protegerse. Tengan en consideración la ropa, los repelentes de insectos, el lugar donde viven o viajan y la época del año.

FIGURA 24.5

OTRAS ENFERMEDADES CONTAGIOSAS COMUNES

Enfermedad	Causa/Transmisión	Síntomas	Tratamiento/prevención
Mononucleosis	El virus ataca los linfocitos, propagándose a través del contacto directo, incluyendo el compartir los mismos cubiertos y los besos	Escalofríos, fiebre, dolor de garganta, fatiga e hinchazón de los ganglios linfáticos	Descanso si estás cansado
Sarampión	El virus se propaga cuando la persona infectada tose, estornuda o habla; es altamente contagioso	Fiebre alta, ojos enrojecidos, secreción nasal, tos, erupciones rojas que usualmente comienzan en la cabeza o cara	No hay un tratamiento definido; vacunar para prevenir
Encefalitis	El virus es transmitido usualmente por mosquitos; causa inflamación del cerebro	Dolor de cabeza, fiebre, alucinaciones, confusión, parálisis y disturbios del habla, memoria, comportamiento y movimiento de los ojos	Si es causada por el virus del herpes simple, tomar medicina antiviral; si es causado por otro virus; no hay tratamiento conocido
Meningitis	El virus o bacteria causa inflamación de las membranas que cubren el cerebro	Fiebre, severos dolores de cabeza, náusea, vómitos, fotosensibilidad, rigidez del cuello	Para la meningitis viral: medicina antiviral si es muy fuerte; para la meningitis bacterial: antibiótico; hay vacuna

tratamientos con medicinas. Estas enfermedades se conocen como "brotes" de infección. Un **brote de infección** es *una enfermedad contagiosa cuya incidencia en los humanos ha aumentado durante las dos últimas décadas o amenaza con aumentar en un futuro cercano.* Muchos factores contribuyen al desarrollo de los brotes de infecciones:

▶ **Transporte por las fronteras.** Personas y animales infectados transportan agentes patógenos de una región a otra, a menudo a lugares donde estos patógenos anteriormente no eran un problema. Dos ejemplos son la aparición de la fiebre del dengue y de la encefalitis del Nilo Occidental, ésta última causada por el virus del Nilo Occidental. La fiebre del dengue se encuentra mayormente en Sur y Centroamérica y en partes de Asia y ha aparecido en el suroeste de Estados Unidos. La encefalitis del Nilo Occidental aparece en Asia, África y Europa y ahora se está expandiendo en todo el Hemisferio Occidental, incluyendo partes de Estados Unidos. Ambas enfermedades son transmitidas por los mosquitos.

▶ **Movimiento de la población.** Un factor en el aumento de la enfermedad de Lyme es el movimiento de las personas hacia zonas boscosas donde predominan las garrapatas. Entre sus síntomas están la erupción, fatiga, fiebre, dolor de cabeza, rigidez del cuello, dolor en los músculos y en las articulaciones. La enfermedad de Lyme puede ser tratada con antibióticos.

- **Resistencia a los antibióticos.** El uso excesivo de antibióticos ha traído como resultado que los patógenos se vuelvan resistentes. Los patógenos que causan la tuberculosis, la gonorrea (una enfermedad de transmisión sexual) y un tipo de neumonía han desarrollado resistencia a uno o más antibióticos.

- **Cambios en la tecnología de los alimentos.** La producción y distribución masiva de alimentos aumenta la posibilidad de que alimentos contaminados infecten a un gran número de personas. La *E. coli* es responsable de brotes que afectan a miles de personas.

- **Agentes del bioterrorismo.** Debido a la facilidad y frecuencia con que se viaja, un agente bioterrorista contagioso, como la viruela, se puede propagar rápidamente de un país a otro.

Los oficiales de la salud pública en Estados Unidos están atendiendo enfermedades infecciosas en otros lugares del mundo porque los patógenos pueden aparecer en una región y propagarse. La información sobre brotes de enfermedades está ampliamente difundida en Internet, libros, revistas y en las noticias. Con la información de la salud a la mano, las personas pueden tomar la iniciativa y la responsabilidad para reducir sus riesgos de contraer enfermedades contagiosas, incluyendo las de brotes de infecciones recientes.

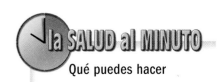

la SALUD al MINUTO
Qué puedes hacer

Precauciones para evitar brotes de infección o infecciones recurrentes:

- Toma todos los antibióticos recetados por tu doctor.
- Come huevos totalmente cocinados.
- Evita tragar agua en los parques de diversión con actividades acuáticas.
- Toma precauciones para prevenir las picaduras de vectores como garrapatas y mosquitos.

 Lección 3 *Repaso*

Repaso de información y vocabulario

1. Compara y contrasta el resfriado común y la gripe.
2. ¿Cuáles son las tres maneras en que puedes reducir tu riesgo de contraer la influenza?
3. ¿Qué son los brotes de infecciones?

Razonamiento crítico

4. **Sintetizar.** ¿Qué conductas sanas pueden practicar los estudiantes en tu clase para reducir los riesgos de todas las personas de una infección respiratoria?
5. **Analizar.** ¿Por qué los brotes de infecciones podrían ser un área importante para recibir fondos para la investigación? ¿Cómo puede tener efecto la tecnología en la reducción de enfermedades a nivel mundial?

Destrezas de salud aplicadas

Promoción. Selecciona un brote de infección para tu investigación. Prepara un guión para un anuncio de los servicios públicos que describa esta enfermedad. Asegúrate de incluir información sobre cómo se transmite la enfermedad y cuáles son sus síntomas. Convence a las personas que sospechan que podrían estar infectadas para que procuren atención médica inmediata. Muéstrale el guión a la clase.

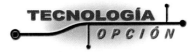

PROGRAMA PARA PRESENTACIONES

Usa un programa para presentaciones para mostrar la información que hallaste sobre la enfermedad que decidiste investigar. Busca ayuda sobre cómo usar un programa para presentaciones en health.glencoe.com.

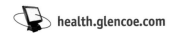

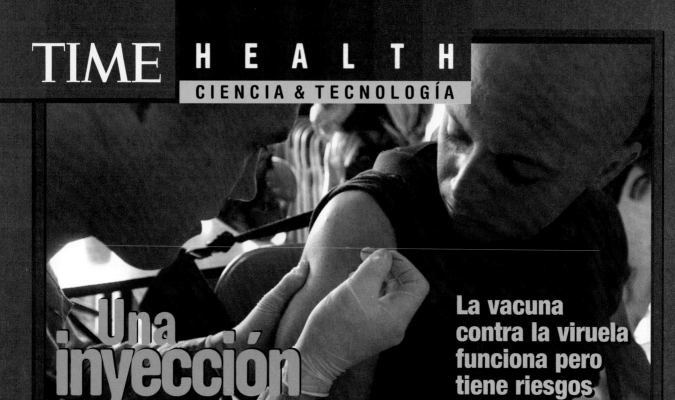

Una inyección contra la viruela

La vacuna contra la viruela funciona pero tiene riesgos reales. ¿Quién debe vacunarse?

Aparte del personal militar ¿quién debe vacunarse para protegerse contra la viruela? Es una pregunta complicada porque esta vacuna en particular es una de las medicinas más peligrosas. A la mayoría de las personas sólo les sale una ampolla en el lugar de la inyección y quizás se les inflame un poco el brazo. Cerca de un tercio se sentirá enfermo como para no ir al trabajo o a la escuela. De 1 millón de personas, entre 15 y 60 desarrollarán complicaciones serias como la encefalitis (inflamación del cerebro). Si toda la población de Estados Unidos se vacunara, probablemente morirían entre 250 y 500 estadounidenses.

Afortunadamente, en ocasiones los doctores pueden decir con anterioridad quiénes corren más riesgo. Las mujeres embarazadas y los niños pequeños, por ejemplo, son particularmente vulnerables. Como también cualquiera que tenga un sistema inmunológico débil. Con todo lo dicho, a 60 millones de estadounidenses probablemente se les aconsejaría no vacunarse.

¿Vale la pena el riesgo?

Según una encuesta, dos de cada tres estadounidenses están dispuestos a arriesgar su salud para protegerse de una enfermedad que en realidad no existe. No ha habido un brote de viruela en 25 años, gracias en gran parte al Dr. D. A. Henderson. Él dirige el programa para la erradicación de la viruela de la Organización Mundial de la Salud y ha sido el asesor para asuntos de la viruela del gobierno federal. Henderson cree que un brote de viruela en Estados Unidos sería "muy controlable". La estrategia que él usó en los años 60 y 70 fue la de vacunar solamente a los pacientes infectados y a las personas en contacto con esos pacientes, moviéndose geográficamente hacia el exterior en círculos concéntricos hasta que el virus dejó de propagarse. Para aquellos que no se ponen la vacuna preventiva, la vacuna de la viruela aún protege en contra de la enfermedad si se administra en los primeros dos o tres días de contraer la infección. ∎

TIME PIENSA...
Sobre la prevención de una infección

Conversa con la clase sobre:
1. ¿Cuáles son los pro y los contra de la vacuna contra la viruela?
2. ¿Cuál fue el plan de prevención masiva que usó el Dr. Henderson para controlar los brotes de viruela en los años 60 y 70? Según ese plan, si hubiera un brote en EE.UU., ¿se vacunaría a toda la población? ¿Por qué sí, o por qué no?

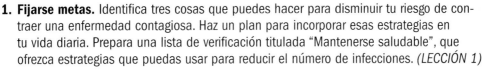

FIJARSE METAS

1. **Fijarse metas.** Identifica tres cosas que puedes hacer para disminuir tu riesgo de contraer una enfermedad contagiosa. Haz un plan para incorporar esas estrategias en tu vida diaria. Prepara una lista de verificación titulada "Mantenerse saludable", que ofrezca estrategias que puedas usar para reducir el número de infecciones. *(LECCIÓN 1)*

PROMOCIÓN

2. **Promoción.** Averigua con los gobiernos estatales y locales qué inmunizaciones se requieren para matricularse en las escuelas en varios niveles desde preescolar hasta la universidad. Usa esta información para crear un folleto de servicio público que identifique y describa los servicios de la salud disponibles en la comunidad y que se relacionan con la prevención de enfermedades y la promoción de la salud. *(LECCIÓN 2)*

ACCEDER A LA INFORMACIÓN

3. **Acceder a la información.** Visita **health.glencoe.com** para conectarte con una página dedicada a las enfermedades contagiosas. Selecciona una de las enfermedades para su investigación y crea un cartel de la enfermedad seleccionada. Incluye información sobre los síntomas que acompañan a la enfermedad, cómo se transmite, qué efectos duraderos puede tener en el cuerpo, cuáles son sus tendencias, quién corre más riesgo, si existe una cura o un tratamiento efectivo y si una vacuna para esta enfermedad está en desarrollo. *(LECCIÓN 3)*

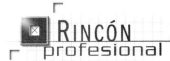
RINCÓN profesional

Epidemiólogo

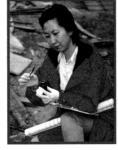

¿Alguna vez te preguntaste por qué y cómo se trasladan las enfermedades de la forma que lo hacen? ¿Por qué aumenta de repente la incidencia de una enfermedad en particular? Si estas preguntas te interesan, considera una profesión como epidemiólogo.

La epidemiología es una rama de la ciencia médica que estudia la incidencia, distribución y control de enfermedades. Los epidemiólogos completan un mínimo de seis años en la universidad estudiando ciencia, conducta humana y bioestadística. Las personas que quieren ser epidemiólogos deben ser lógicos, pacientes, organizados y curiosos. Averigua más sobre la epidemiología y otras carreras en el campo de la salud visitando el Rincón Profesional en **health.glencoe.com.**

Más allá *del* salón de clases

Participación de los padres

Promoción. Muchas enfermedades y brotes de infecciones son transmitidos por vectores. Ponte en contacto con un departamento de salud local o estatal para determinar qué enfermedades transmitidas por vectores ocurren con más frecuencia en el estado donde vives. Selecciona una de esas enfermedades y entrevista a un oficial de la salud pública local sobre las precauciones que se pueden tomar para evitar la infección. Asegúrate de preguntar qué tratamientos hay para una persona infectada. Prepara una hoja de datos con esta información e incluye una ilustración del vector.

La escuela y la comunidad

Clínicas de vacunación. Recopila información sobre clínicas y otros lugares públicos que ofrecen vacunas gratis o de bajo costo contra la gripe. Prepara un volante donde expliques la necesidad de esta vacuna. Incluye fechas, horarios y lugares para estas oportunidades de vacunación.

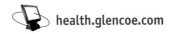

Después de leer

Usa las notas que has tomado en tu *Foldable* para repasar lo que has aprendido. Al reverso de tu *Foldable*, describe una experiencia que hayas tenido con una enfermedad contagiosa y sugiere formas en que podrías prevenir casos futuros.

FOLDABLES™
Esquema de estudio

▶ TERMINOLOGÍA DE LA SALUD *Contesta las siguientes preguntas en una hoja de papel.*

Lección 1 *Une cada definición con el término correcto.*

enfermedad contagiosa   agente patógeno
toxina   vector
virus   bacteria

1. Organismo microscópico que causa una enfermedad.

2. Sustancia que destruye las células o interfiere en sus funciones.

3. Organismo que porta y transmite agentes patógenos a los seres humanos y otros animales.

Lección 2 *Llena los espacios en blanco con el término correcto.*

anticuerpo   antígeno
sistema inmunológico   inmunidad
reacción inflamatoria   linfocito
fagocito   vacuna

4. La inflamación y el dolor que acompañan a una lesión como la causada por una astilla son partes de la _____ .

5. Un glóbulo blanco que ataca a los patógenos invasores es un _____ .

6. La condición de estar protegido contra una enfermedad en particular es la _____ .

Lección 3 *Identifica cada enunciado como Cierto o Falso. Si es falso, reemplaza el término subrayado con el término correcto.*

brote de infección   ictericia
neumonía

7. La ictericia puede ser una complicación de la gripe.

8. Una persona con neumonía tendrá la piel y los ojos de color amarillento.

9. Un brote de infección es una enfermedad infecciosa que se ha vuelto más común en las dos últimas décadas o que amenaza con aumentar en un futuro cercano.

▶ ¿LO RECUERDAS? *Usa oraciones completas para contestar las siguientes preguntas.*

1. ¿Cuál es una de las maneras en que algunas bacterias son beneficiosas para el cuerpo humano? ¿Cómo dañan al cuerpo algunas bacterias?

2. ¿Cómo se propagan los agentes patógenos cuando una persona estornuda?

3. Analiza cómo el lavado de las manos puede ayudar a prevenir la transmisión de enfermedades contagiosas.

4. ¿Cómo ayudan las membranas mucosas a combatir los agentes patógenos?

5. ¿Cómo están relacionados los anticuerpos y los antígenos?

6. Describe cómo funcionan las vacunas y evalúa su efecto en la prevención de enfermedades.

7. Explica cómo la tecnología, tal como el desarrollo de vacunas, ha tenido efecto en el estado de la salud de los individuos, familias, comunidades y el mundo en la prevención de enfermedades contagiosas.

8. ¿De qué se llenan las bolsas de aire de los pulmones de una persona infectada con neumonía?

9. ¿Qué conductas sanas reducirán el riesgo de contraer hepatitis A, B y C?

10. Identifica tres brotes de infecciones.

►RAZONAMIENTO CRÍTICO

1. Aplicar. Imagina que eres un patógeno que vive en los pulmones de una persona infectada. Escribe un cuento sobre tu viaje al salir de tu huésped en un estornudo. Di qué les sucede a ti y a tus compañeros patógenos mientras viajan por el aire y aterrizan en otro individuo.

2. Analizar. Compara y contrasta la función de los fagocitos en la reacción inflamatoria con la función de los linfocitos específicos en la reacción inmunológica.

3. Sintetizar. Supón que varias personas en una comunidad tienen una enfermedad que se está propagando rápidamente. Si tú fueras un trabajador de la salud pública a quien se le ha asignado la tarea de descubrir cómo se está transmitiendo la enfermedad, ¿qué podrías hacer para descubrir la causa?

Práctica para la prueba estandarizada

Lee el siguiente párrafo y luego contesta las preguntas.

Las bacterias, incluyendo a los agentes patógenos, se reproducen por fisión binaria o división simple. Bajo condiciones ideales, el tiempo promedio en que ocurre la división bacterial es de aproximadamente 15 minutos. Sin embargo, el tiempo varía entre 10 minutos a 24 horas. Partiendo de una sola bacteria ¿cómo puedes saber cuántas bacterias existen después de cierto periodo de tiempo? No es una multiplicación simple porque cada vez más bacterias están pasando por la fisión continuamente. De la bacteria inicial se formaron dos. De estas dos se formaron cuatro. ¿Cómo describes este patrón? Después de un ciclo reproductor tienes dos bacterias, o 2^1. Después de dos ciclos tienes cuatro, o 2^2. Puedes resumir este patrón con la fórmula $B = 2^n$, donde B es el número de bacterias y n es el número de ciclos reproductores.

1. ¿Cuántas bacterias existen después de seis ciclos reproductores?

- **A** 12
- **B** 32
- **C** 64
- **D** Depende de la duración del ciclo reproductor.

2. Una bacteria tiene un ciclo reproductor de 20 minutos. ¿Cuántas bacterias habrá al cabo de tres horas?

- **A** 9
- **B** 60
- **C** 512
- **D** 600

3. ¿Qué forma tendría la gráfica si el periodo de duración se marcara en el eje *x* y el número de bacterias se marcara en el eje *y*. ¿Dónde es más empinada la inclinación de la línea?

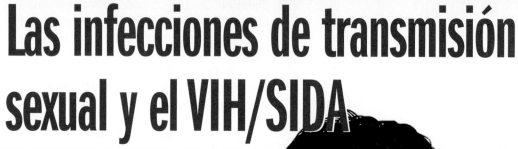

Capítulo **25**

Las infecciones de transmisión sexual y el VIH/SIDA

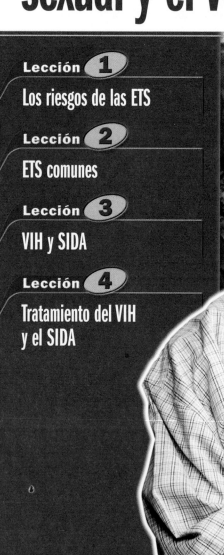

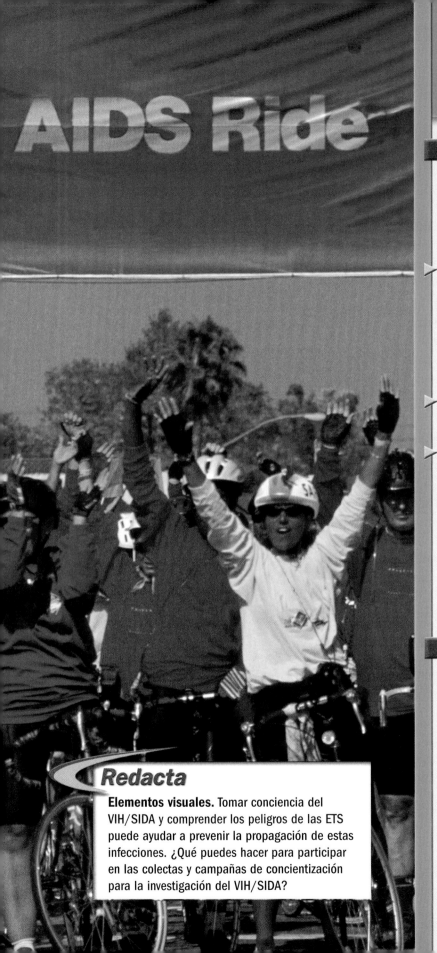

AIDS Ride

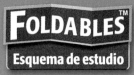

FOLDABLES™

Esquema de estudio

Antes de leer

Haz este *Foldable* para ayudarte a organizar lo que aprendas sobre los riesgos de las enfermedades de transmisión sexual. Comienza con una hoja de papel de 8½″ x 11″.

Paso 1

Dobla una hoja de papel a lo largo del eje mayor de modo que la parte de abajo quede a 2″ de la parte de arriba.

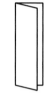

Paso 2

Dobla en tercios.

Paso 3

Desdobla y recorta por las líneas de doblez interiores. Rotula tal como se indica.

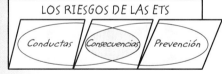

LOS RIESGOS DE LAS ETS

Conductas   Consecuencias   Prevención

Mientras lees

Mientras lees y conversas sobre el material de este capítulo, usa tu *Foldable* para definir términos y registrar lo que aprendas.

Redacta

Elementos visuales. Tomar conciencia del VIH/SIDA y comprender los peligros de las ETS puede ayudar a prevenir la propagación de estas infecciones. ¿Qué puedes hacer para participar en las colectas y campañas de concientización para la investigación del VIH/SIDA?

Los riesgos de las ETS

APRENDERÁS A

• Explicar la relación entre el alcohol y otras drogas consumidas por los adolescentes y la función que juegan estas sustancias en situaciones inseguras como VIH/ETS.

• Analizar la importancia y los beneficios de la abstinencia en relación a la prevención de las ETS.

• Analizar la eficacia e ineficacia de la barrera de protección, incluyendo la prevención de las ETS, teniendo en cuenta la eficacia de mantenerse abstinente hasta el matrimonio.

• Conversar sobre la abstinencia de relaciones sexuales como el único método que es 100 por ciento efectivo en la prevención de ETS.

• Desarrollar y analizar estrategias relacionadas a la prevención de las enfermedades contagiosas como las ETS.

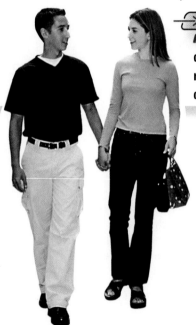

→ COMIENZA AHORA Tu salud se ve afectada por las decisiones que tomas en cuanto a conductas de riesgo. ¿Qué estrategias usas para ayudarte a tomar decisiones responsables?

Algunas de las enfermedades contagiosas como el resfriado o la gripe, pueden transmitirse por acciones tan simples como un apretón de manos. Otras enfermedades contagiosas no se propagan tan fácilmente. Las **enfermedades de transmisión sexual (ETS)**, también llamadas **infecciones de transmisión sexual (ITS)**, son *enfermedades infecciosas que se propagan de persona a persona mediante el contacto sexual*. Una persona puede tener una infección y pasar la infección a otros sin necesariamente tener la enfermedad.

ETS: La epidemia escondida

En el curso de la historia las personas han enfrentado **epidemias**, *ocurrencias de enfermedades en las que muchas personas en un mismo lugar a la misma vez son afectadas*. Hoy en día en Estados Unidos, enfrentamos otra epidemia, una epidemia de ETS. Se estima que 65 millones de personas en Estados Unidos viven con una ETS incurable. Muchos de esos casos no están diagnosticados ni bajo tratamiento. ¿Por qué?

Las ETS son las enfermedades contagiosas más comunes en Estados Unidos. ¿Por qué crees que a esto se le llama la epidemia escondida?

- Muchas personas con ETS son asintomáticas, es decir que no presentan síntomas. No buscan tratamiento médico porque no saben que están infectadas. Los individuos que no saben que están infectados pueden continuar transmitiendo las ETS. Algunas personas que sospechan tener una ETS podrían estar muy avergonzadas para buscar tratamiento.

- Aún cuando se diagnostican las ETS, puede ser que no se reporten al departamento de salud los contactos para poder notificarles y tratarles. Estos contactos pueden continuar transmitiendo la enfermedad a otros sin saberlo.

Conducta de alto riesgo y las ETS

En Estados Unidos los jóvenes forman un cuarto de un total que se estima en 15 millones de casos nuevos de ETS cada año. Eso es más de 10,000 jóvenes infectados cada día. ¿Por qué los jóvenes son particularmente propensos a las infecciones de ETS? Los jóvenes que están activos sexualmente tienen más probabilidad de participar en una o más de las siguientes conductas de alto riesgo:

- **Estar sexualmente activo con más de una persona.** Esto incluye tener una serie de relaciones sexuales con una persona a la vez. Sin embargo, estar sexualmente activo con tan sólo un individuo pone a una persona en riesgo. La mayoría de los jóvenes no conocen la conducta pasada de un compañero y si él o ella ya tiene una ETS.

- **Participar en sexo sin protección.** Una barrera de protección no es 100 por ciento efectiva en prevenir la transmisión de las ETS y no es efectiva en absoluto contra el PVH, el papilomavirus humano. La abstinencia de relaciones sexuales es el único método 100 por ciento efectivo para prevenir las ETS.

- **Seleccionar compañeros de alto riesgo.** Estos compañeros incluyen aquellos con una historia de actividad sexual con más de una persona y aquellos que se inyectan drogas ilegales.

- **Consumir alcohol y otras drogas.** El consumo de alcohol puede disminuir las inhibiciones. En una encuesta reciente, más del 25 por ciento de los jóvenes que tuvieron relaciones sexuales había estado bajo la influencia del alcohol o del consumo de drogas.

Ⓨ Evita conductas de alto riesgo haciendo amistades con personas que compartan tu compromiso de abstinencia. *Desarrolla y analiza otras estrategias relacionadas con la prevención de enfermedades contagiosas como las ETS.*

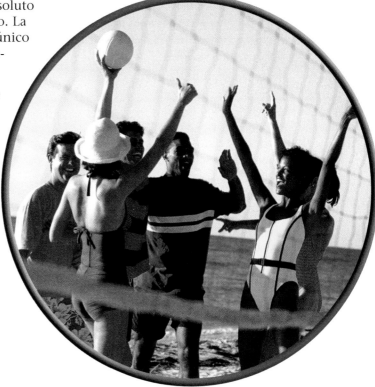

Las consecuencias de las ETS

La mayoría de las personas, inclusive los jóvenes, no están completamente informados de las consecuencias de las ETS. Éstas son infecciones serias que pueden cambiar dramáticamente el curso de la vida de una persona.

▶ **Algunas ETS son incurables.** Los agentes patógenos que causan estas ETS no pueden ser eliminados del cuerpo con tratamiento médico como los antibióticos. Los virus que causan el herpes genital y el SIDA (el síndrome de inmunodeficiencia adquirida), por ejemplo, permanecen en el cuerpo de por vida.

▶ **Algunas ETS causan cáncer.** El virus de la hepatitis B puede causar cáncer del hígado. El papilomavirus humano (PVH) puede causar cáncer en el cuello del útero. Estas ETS tampoco pueden curarse y podrían durar toda una vida.

La salud en la práctica   ACTIVIDAD

Los beneficios de la abstinencia

Practicar la abstinencia de relaciones sexuales puede beneficiarte de muchas maneras. Al aconsejarles a tus amigos que se abstengan, puedes ser una influencia positiva en su salud y bienestar.

Lo que necesitarás

- papel y lápiz
- un dado (uno para cada grupo)
- vaso de cartón (uno para cada grupo)
- papel de manualidades
- marcadores

Lo que harás

1. Tira el dado del vaso sobre tu escritorio cinco veces y anota cada número. Completa los siguientes pasos con la instrucción de tu maestro.

2. Ponte de pie si sacaste un 5. Imagina que acabas de enterarte de que tienes una ETS. Di cómo esto afectará tu vida ahora y en el futuro.

3. Ponte de pie si sacaste 5 más de una vez. Di lo que piensas y cómo te sientes al tener más de una ETS.

4. En clase, piensen en razones para practicar la abstinencia.

5. Trabaja en grupos pequeños para recortar una hoja de papel de manualidades según te indique tu maestro.

6. Escribe una razón diferente para practicar la abstinencia en cada uno de los seis lados del papel. Dirige el mensaje a los jóvenes y sé persuasivo.

7. Dobla y pega el papel para formar un cubo. Luego cuélgalo del techo.

Aplica y concluye

Imagina cómo quieres que sea tu vida en cinco años. Escríbelo. Sé específico. Añade cómo el practicar la abstinencia ahora puede ayudarte a alcanzar la vida que deseas.

▶ **Algunas ETS pueden causar complicaciones que afectan la habilidad de reproducirse.** Las mujeres pueden desarrollar la enfermedad de inflamación pélvica (EIP) la cual deteriora los órganos reproductores y puede causar esterilidad.

▶ **Algunas ETS pueden transmitirse de una mujer embaraza a su hijo antes, durante o después de nacer.** Las ETS pueden deteriorar los huesos, el sistema nervioso y el cerebro de un feto. Puede ocurrir un nacimiento prematuro y los bebés infectados con las ETS en el parto podrían quedar ciegos o desarrollar neumonía y algunos podrían morir.

La importancia y beneficios de la abstinencia

Puede ser que hayas experimentado cómo una acción que tiene un resultado demuestra una relación de causa y efecto. Tocar una estufa caliente, por ejemplo, es la *causa* de una quemadura, lo que es el *resultado.*

Existe una relación clara de causa y efecto entre las relaciones sexuales de cualquier forma y la infección transmitida sexualmente. Si tienes contacto sexual con una persona infectada, te expones al riesgo de infectarte con una ETS. La actividad sexual es la causa y una ETS es el efecto.

Prevén la exposición a las ETS al practicar la **abstinencia**, *la decisión deliberada de evitar conductas dañinas, que incluyen la actividad sexual antes del matrimonio y el consumo de tabaco, alcohol y otras drogas.* Usa las destrezas de negación para evitar situaciones en las que puedas correr riesgos. Elige amistades que sean abstinentes y que apoyen tu decisión de abstinencia.

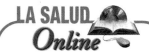

LA SALUD Online

TEMA Hepatitis B

Ve a **health.glencoe.com** a Health Updates para buscar información actualizada sobre la hepatitis B.

ACTIVIDAD Usa la información en estos artículos para encontrar los datos sobre el aumento de infección de la hepatitis B. Comparte tus hallazgos con la clase.

vínculo

abstinencia Para mayor información sobre la abstinencia, ver el Capítulo 12, página 318.

Lección 1 *Repaso*

Repaso de información y vocabulario

1. Identifica tres razones por las que los jóvenes están en alto riesgo de contraer una ETS.

2. Explica la relación entre el alcohol y otras drogas y sustancias que consumen los adolescentes y la función de estas sustancias en situaciones inseguras como el VIH/SIDA.

3. ¿Qué relación hay entre las destrezas de negación y la prevención de las ETS?

Razonamiento crítico

4. **Analizar.** Analiza, conversa y comunica la importancia y beneficios de la abstinencia en relación con la prevención de las ETS.

5. **Evaluar.** Explica y conversa sobre por qué la abstinencia de actividad sexual es el único método que es 100 por ciento efectivo para prevenir las ETS.

Destrezas de salud aplicadas

Promoción. Escribe un artículo para el periódico de tu escuela que informe a los estudiantes sobre la epidemia de las ETS. Incluye las consecuencias negativas que puedan afectar la vida de una persona, así como las estrategias relacionadas con la prevención de las ETS que hayas desarrollado y analizado.

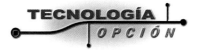

TECNOLOGÍA *OPCIÓN*

SITIOS WEB Usa el artículo que escribiste como base para una página de Internet. Ve a **health.glencoe.com** a fin de obtener ayuda para planificar y construir tu propio sitio Web.

ETS comunes

VOCABULARIO

papilomavirus humano (PVH)
clamidia
herpes genital
gonorrea
tricomoniasis
sífilis

APRENDERÁS A

- Identificar los síntomas y tratamientos para algunas ETS comunes.
- Identificar los servicios de salud de la comunidad para recibir ayuda con la prevención y tratamiento de las ETS.
- Analizar e identificar las normativas y prácticas de la salud pública en la prevención y tratamiento de las ETS.
- Analizar los efectos dañinos de las ETS en un feto en desarrollo.

COMIENZA AHORA Supón que recibes una carta de una amiga diciéndote que quizás tenga una enfermedad de transmisión sexual. Tu amiga te pide que le aconsejes si debe decírselo a su novio. Escribe una respuesta breve a la carta.

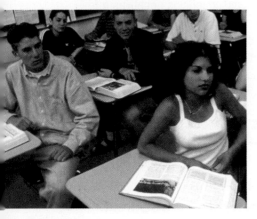

Aprender sobre las ETS puede ayudarte a evitar conductas que conducen a la infección. *Además de tener información exacta, ¿qué más deberías saber o hacer para evitar la infección de ETS?*

Has aprendido por qué a las ETS se les conoce como la epidemia escondida de Estados Unidos, que tiene los porcentajes más altos de ETS en el mundo industrializado. Los Centros para el Control y la Prevención de Enfermedades (CDC) informan que las ETS son la causa de más del 85 por ciento de las enfermedades contagiosas más comunes en Estados Unidos. La incidencia y prevalencia estimadas de las ETS se muestran en la **Figura 25.1.** El hecho más importante a recordar es éste: el medio principal de transmisión de ETS es la acivi- dad sexual. Los jóvenes que practican la abstinencia de relaciones sexuales reducen considerablemente su riesgo de contraer ETS.

El papilomavirus humano

El **papilomavirus humano**, o PVH, es *un virus que puede causar verrugas genitales o infección asintomática.* EL PVH se considera la ETS más común en Estados Unidos. Los CDC estiman que entre un 50 y 75 por ciento de los hombres y las mujeres que tienen relaciones sexuales adquieren la infección del PVH en algún momento de su vida. Aproximadamente 30 tipos diferentes de PVH pueden infec- tar el área genital.

La mayoría de las infecciones del PVH son asintomáticas. Una **prueba de Papanicolaou** y otros exámenes médicos podrían detectar los cambios asociados con el PVH. No hay tratamiento. Sin embargo, la mayoría de las infecciones asintomáticas del PVH parecen ser temporales y posiblemente curadas por el sistema inmunológico. La mayoría de los casos de cáncer cervical son causados por ciertos tipos de PVH. El PVH también puede producir cáncer del pene y del ano.

Verrugas genitales

Las verrugas genitales son verrugas rosadas o coloradas con la parte de arriba en forma de coliflor que aparecen en los genitales, la vagina o el cuello del útero de uno a tres meses después de infectarse con PVH. Las verrugas genitales son altamente contagiosas y se propagan con cualquier tipo de contacto sexual con una persona infectada. Puede tomar hasta tres meses para que aparezcan las verrugas, pero por lo general desaparecen, aun sin tratamiento. El diagnóstico lo determina un profesional de la salud que examine las verrugas. Si una persona sospecha que ha sido infectada el examen y tratamiento son esenciales ya que una vez infectada la persona tendrá el virus por el resto de su vida. Los tratamientos pueden eliminar las verrugas del cuerpo, pero no el virus. Las complicaciones del PVH y de las verrugas genitales pueden resultar en cáncer cervical y cáncer del pene. Los bebés que nacen de mujeres infectadas con el PVH podrían desarrollar verrugas en sus gargantas, obstruyendo así los pasajes de la respiración, lo cual puede ser mortal.

prueba de Papanicolaou
Para mayor información sobre la prueba de Papanicolaou y la salud de los aparatos reproductores, ver el Capítulo 18, página 477.

ver el Capítulo 18, página 477.

FIGURA 25.1

INCIDENCIA Y PREVALENCIA ESTIMADAS DE LAS ETS EN ESTADOS UNIDOS

ETS	Incidencia (Número estimado de casos nuevos cada año)	Prevalencia (Número estimado de personas actualmente infectadas)
Papilomavirus humano (PVH)	5.5 millones	20 millones
Clamidia	3 millones	2 millones
Herpes genital	1 millón	45 millones
Gonorrea	650,000	No disponible
Tricomoniasis	5 millones	No disponible
Sífilis	70,000	No disponible
Hepatitis B	120,000	417,000

Fuente: CDC, Investigación sobre las epidemias escondidas. Tendencias de las ETS en Estados Unidos, 2000

Clamidia

La **clamidia** es *una infección bacteriana que afecta los órganos reproductores de mujeres y hombres*. El cuarenta por ciento de los casos se reportan para adolescentes de 15 a 19 años de edad. La clamidia es asintomática, lo que significa que no hay síntomas visibles, en el 75 por ciento de las mujeres infectadas y en el 50 por ciento de los hombres infectados. Cuando los síntomas están presentes, los hombres pueden tener un flujo del pene y ardor al orinar. Las mujeres pueden tener un flujo vaginal, ardor al orinar o dolor abdominal. La clamidia se diagnostica con exámenes de laboratorio de la secreción del cuello del útero en las mujeres y de la **uretra** en los hombres. Se puede tratar con antibióticos, pero no se desarrolla inmunidad, así que la persona puede infectarse de nuevo.

Ya que la clamidia es por lo general asintomática, a menudo no se detecta hasta que ocurren serias complicaciones. En las mujeres que no son tratadas, la infección puede causar la enfermedad de inflamación pélvica (EIP) y llevar a dolores pélvicos crónicos (de larga duración) o a la infertilidad. La clamidia que no se trata también puede causar infertilidad en los hombres. La clamidia puede causar parto prematuro y los bebés que nacen de mujeres infectadas podrían desarrollar enfermedades de los ojos o neumonía.

Herpes genital

El **herpes genital** es *una ETS causada por el virus de herpes simple (VHS)*. Hay dos tipos de VHS:

▶ El tipo 1 por lo general causa llagas labiales.

▶ El tipo 2 por lo general causa llagas genitales.

Sin embargo, ambos tipos pueden infectar la boca y los genitales. En toda la nación, aproximadamente el 20 por ciento de toda la población de adolescentes está infectada con el virus. El herpes genital es dos veces más común en los adultos de 20 a 29 años de edad hoy de lo que fue hace 20 años atrás.

La mayoría de los individuos que tiene herpes genital son asintomáticos y no saben que están infectados. Aquellos que sí presentan los síntomas por lo general tienen ampollas en el área genital que aparecen periódicamente. No es cierto que el virus sólo puede transmitirse cuando las ampollas están presentes; el virus puede propagarse en la ausencia de síntomas. El diagnóstico se hace mediante pruebas de laboratorio con fluido de las ampollas. Las medicinas pueden aliviar los síntomas, pero no pueden curar la infección del herpes. Una vez contraído, el virus permanece en el cuerpo de por vida.

El virus de herpes es potencialmente fatal en los infantes que contraen el virus de su madre al momento del parto. El virus también contribuye considerablamnete a la propagación del VIH al hacer que las personas con herpes sean más capaces de transmitir o adquirir el VIH.

vínculo

uretra Para mayor información sobre el aparato reproductor masculino, ver el Capítulo 18, página 470.

Las madres tienen la responsabilidad de proteger a sus infantes de la exposición a las ETS durante el embarazo y la lactancia. ¿Cuáles ETS pueden transmitirse de la madre al bebé durante el embarazo y al nacer?

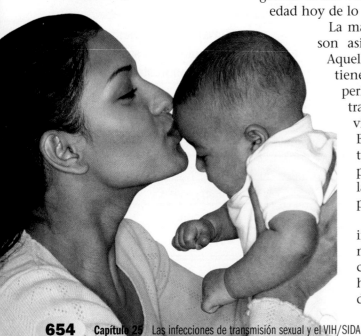

Gonorrea

La **gonorrea** es *una ETS bacteriana que usualmente afecta a las membranas mucosas.* Los porcentajes más altos de infección de gonorrea corresponden a mujeres de 15 a 19 años de edad y a hombres de 20 a 24 años de edad. Los síntomas en los hombres incluyen flujo del pene y dolor al orinar. El diagnóstico en los hombres se hace manchando y examinando el flujo bajo un microscopio. Aproximadamente el 50 por ciento de las mujeres con gonorrea no tiene síntomas. Aquellas que sí los tienen pueden experimentar flujo vaginal y dolor o ardor al orinar. El diagnóstico en las mujeres se hace extrayendo una muestra del cuello del útero y cultivando los organismos en un laboratorio. La gonorrea puede tratarse con antibióticos. Sin embargo, la resistencia a los antibióticos puede complicar el tratamiento. Una persona puede reinfectarse si se vuelve a exponer a la bacteria. Si no se trata, la gonorrea puede causar infertilidad en hombres y mujeres. La bacteria también puede propagarse al torrente sanguíneo y causar daños permanentes a las articulaciones. Las mujeres pueden pasar la infección a sus bebés durante el parto. Los infantes que nacen de madres con gonorrea pueden contraer infecciones en los ojos que pueden causar ceguera.

Tricomoniasis

La **tricomoniasis** es *una ETS causada por un protozoo microscópico que causa infecciones de la vagina, uretra y vejiga.* Se estima que alrededor de 5 millones de casos nuevos de esta enfermedad ocurren cada año en Estados Unidos. Las mujeres podrían no tener síntomas; sin embargo, la enfermedad podría resultar en **vaginitis,** una inflamación de la vagina caracterizada por flujo, olor, irritación y picor. En las mujeres, la tricomoniasis se diagnostica con una examinación microscópica del flujo. Los organismos algunas veces se pueden ver en una prueba de Papanicolaou. Los hombres generalmente no presentan síntomas. Cuando hay síntomas en los hombres, incluyen picor leve en la uretra o flujo y ardor después de orinar. Como la enfermedad es difícil de diagnosticar en los hombres, generalmente se les trata sin pruebas de laboratorio si su pareja está infectada.

Sífilis

La **sífilis** es *una ETS que ataca muchas partes del cuerpo y es causada por una bacteria pequeña llamada espiroqueta.* La primera señal de infección es una llaga roja que no duele llamada chancro, ubicada en el lugar de infección. La llaga se cura sola, pero si la infección no se trata, se propaga a través de la sangre a otras partes del cuerpo. Eventualmente, la enfermedad puede deteriorar los órganos internos como el corazón, hígado, sistema nervioso y riñones. Si no se trata, la persona está en riesgo de sufrir parálisis, convulsiones, ceguera y enfermedades del corazón. La sífilis puede transmitirse de una mujer embarazada a su feto. Un bebé infectado con sífilis puede tener un sistema nervioso deteriorado y morir a causa de los efectos.

vín**cu**lo

vaginitis Para mayor información sobre las enfermedades del aparato reproductor femenino, ver el Capítulo 18, página 479.

 Las causas de las ETS son las bacterias, los virus y otros agentes patógenos. Este protozoario unicelular causa la tricomoniasis. *¿Por qué es importante que las personas se hagan un examen si piensan que pueden tener una ETS?*

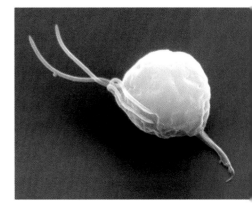

FIGURA 25.2

OTRAS ETS COMUNES

Enfermedad (causa)	Síntomas	Tratamiento	Qué puede suceder
Chancro (bacteria)	Dolores o inflamación en los genitales	Antibióticos	Infección de las glándulas linfáticas en el área de la ingle, llagas
Vaginitis bacteriana (bacteria)	Flujo vaginal anormal, olor, dolor, picazón o ardor al orinar	Antibióticos	En muchos de los casos no hay complicaciones; puede conducir a EIP y parto prematuro, riesgo de VIH y ETS
Hepatitis B (virus)	El 90% de las victimas son asintomáticas; náusea, vómito, ictericia, pérdida del apetito	Medicina antiviral en algunos casos, pero no tiene cura	Infección crónica, cirrosis hepática, cáncer del hígado
Hepatitis C (infección en la sangre)	Frecuentemente asintomática	Medicina antiviral, pero no tiene cura	Daño en el hígado, enfermedades del hígado
Piojos púbicos (pequeños insectos)	Picazón, presencia de piojos y huevos en el vello público	Jabones medicinales; lavar las sábanas, fundas, ropa y toallas	No tiene efectos duraderos

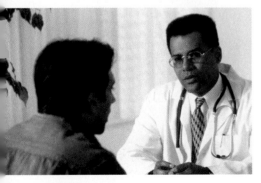

La detección temprana de las ETS es importante para evitar enfermedades graves y futura propagación de la enfermedad. *¿Por qué es importante que las personas no traten de curarse las ETS solas?*

Buscar tratamiento

La prevención de las ETS es una responsabilidad individual. El tratamiento es también una responsabilidad personal importante. La **Figura 25.2** lista otras ETS comunes, sus síntomas y el tratamiento que por lo general se le da a cada una. Como has leído, las ETS pueden causar problemas severos y de larga duración para la salud. Estar avergonzado no debe detener a la persona que piensa que puede haber estado expuesta a una ETS, de visitar a un doctor privado o a una clínica de salud pública. Por ley, la información sobre estas enfermedades es confidencial. Sólo un médico puede recetar el tratamiento correcto, incluyendo antibióticos, para algunas ETS.

Los individuos también tienen una obligación social de prevenir la propagación de la infección. Las clínicas de salud pública a veces ayudan a contactar a parejas actuales o pasadas para asegurarse de que ellos reciban el tratamiento que necesiten. Sin embargo, es la responsabilidad de cualquier persona infectada con una ETS notificar a todo aquel con quien haya tenido contacto sexual. Informarle a otro sobre la posibilidad de tener una ETS podría salvarle la vida.

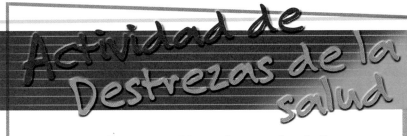

Actividad de Destrezas de la salud

Destrezas de negación: Líneas de defensa

Juliana ha estado saliendo con Kyle durante varios meses. Ella ya le ha explicado a Kyle que quiere mantenerse abstinente y hasta ahora él ha respetado su decisión.

Kyle dice, "Oye Jules, no vayamos al cine esta noche, mejor vamos a la fiesta en la casa de mi amigo. Sus padres no están y oí que habrá una banda".

Juliana le responde, "Suena divertido, pero no conozco a tu amigo y es bastante lejos".

"No hay problema, ¡yo te defenderé!", se ríe Kyle. "En realidad, por fin tendremos una oportunidad de pasar tiempo solos".

Juliana se preocupa sobre lo que podría pasar.

¿Qué harías tú?

Aplica las siguientes destrezas de negación para escribir una respuesta para Kyle. Usa cada destreza de negación.

1. **Di no con voz firme.**
2. **Explica por qué te rehúsas.**
3. **Sugiere alternativas a la actividad que se propone.**
4. **Apoya tus palabras con lenguaje corporal.**
5. **Vete si es necesario.**

▶ Lección 2 *Repaso*

Repaso de información y vocabulario

1. ¿Cuáles ETS podrían no presentar síntomas visibles?
2. Analiza y explica los efectos dañinos de dos ETS comunes en fetos e infantes.
3. ¿Adónde puede ir una persona a fin de obtener tratamiento para una ETS?

Razonamiento crítico

4. **Comparar y contrastar.** Describe los síntomas de gonorrea y herpes genital en los hombres y en las mujeres.
5. **Analizar.** Las normativas públicas les permiten a los oficiales de la salud localizar y contactar a las parejas sexuales de personas que han sido diagnosticadas con una ETS. ¿Cómo ayudan estas normativas en la prevención y tratamiento de las ETS?

Destrezas de salud aplicadas

Destrezas de negación. Construye una tabla parecida a la de la página 656. Usa esta tabla para listar las razones para decir no a la presión a participar en relaciones sexuales.

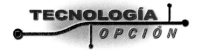

HOJAS DE CÁLCULO Usando un programa de hojas de cálculo, crea un gráfico para organizar el material de tu tabla. Ve a **health.glencoe.com** para obtener información sobre cómo usar una hoja de cálculo.

VIH y SIDA

VOCABULARIO

síndrome de inmunodeficiencia adquirida (SIDA)

virus de la inmunodeficiencia humana (VIH)

infecciones oportunistas

APRENDERÁS A

• Explicar cómo el VIH afecta y destruye al sistema inmunológico.

• Identificar las conductas que se sabe que transmiten el VIH.

• Analizar la relación entre las conductas inseguras, las destrezas de negación y el riesgo del VIH.

COMIENZA AHORA El SIDA es una enfermedad que ataca al sistema inmunológico. Escribe dos formas en que tu sistema inmunológico protege a tu cuerpo de enfermedades.

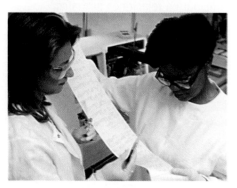

Los trabajadores de la salud usan lentes y guantes desechables siempre que pueden entrar en contacto con los fluidos del cuerpo. *¿Por qué se toman estas precauciones con todos los pacientes y no solamente con los que ya se sabe que están infectados con el VIH?*

En julio de 1981 se reportó un brote de una forma rara de cáncer en la piel conocido como sarcoma de Kaposi. Al mismo tiempo, los doctores comenzaron a ver infecciones inusuales en personas saludables. Cerca de un año más tarde, los CDC rotularon la enfermedad **síndrome de inmunodeficiencia adquirida**, o **SIDA**, *una enfermedad en la que el sistema inmunológico de un paciente se debilita.* Ese año se reportaron más de 1,600 casos y casi 700 muertes resultaron de la enfermedad que acababa de identificarse. En 1983, el **virus de la inmunodeficiencia humana,** o **VIH**, *un virus que ataca al sistema inmunológico*, se confirmó como la causa. En el 2000, el SIDA fue la quinta causa principal de muerte entre los adultos de 25 a 44 años de edad.

Los jóvenes en riesgo

En Estados Unidos el porcentaje general de nuevos casos de infección del VIH ha caído un poco desde 1985 y una nueva terapia de medicinas ayuda al paciente con SIDA a vivir más tiempo. Como resultado, algunas personas tienen la falsa sensación de que el SIDA ya no es el problema que fue una vez. Sin embargo, los datos indican que aunque los nuevos casos de SIDA están disminuyendo entre la población total, no ha habido un descenso en el número diagnosticado de infecciones del VIH entre jóvenes de 13 a 24 años de edad. De hecho, los jóvenes tienen la tasa más elevada de crecimiento de infección del VIH. Muchos adultos jóvenes que actualmente están muriendo de SIDA fueron infectados en su adolescencia.

FIGURA 25.3

CÓMO EL **VIH** ATACA LAS CÉLULAS

1. El VIH se adhiere a la superficie de la célula.
2. El núcleo del virus entra en la célula y va hacia su núcleo.
3. El virus hace una copia de su material genético.
4. El nuevo virus se une a la superficie de la célula.
5. El nuevo virus se separa de la célula huésped.

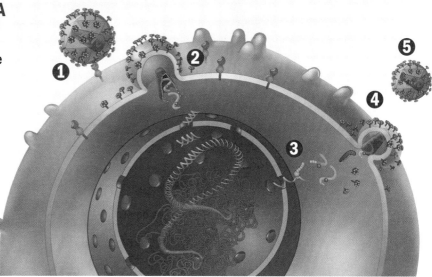

La infección del VIH puede prevenirse. Los jóvenes que eligen abstenerse de la actividad sexual y de inyectarse drogas reducen considerablemente el riesgo de la infección del VIH. Tomar decisiones responsables sobre las conductas personales es la herramienta más valiosa que puedes usar para protegerte contra la infección del VIH.

El VIH no sobrevive bien fuera del cuerpo humano. *¿Qué efecto tiene esta característica del VIH en su transmisión?*

El VIH y el cuerpo humano

Quizás recuerdes que los linfocitos son glóbulos blancos que ayudan a tu cuerpo a combatir los agentes patógenos. Tu cuerpo contiene miles de millones de linfocitos, los cuales se producen en la médula ósea y se encuentran en la sangre, nódulos linfáticos, apéndice, amígdalas y adenoides. Cuando el VIH entra en la sangre, invade ciertas células del sistema inmunológico incluyendo las células T que ayudan a otros linfocitos a identificar y destruir a los agentes patógenos. Los virus se apoderan de las células y causan la producción de nuevas copias de ellos mismos. Los nuevos virus producidos salen de las células y las destruyen. Los nuevos virus infectan a otras células y entonces el proceso se repite, como se muestra en la **Figura 25.3.**

Al aumentar el número de virus y disminuir el número de células T, el sistema inmunológico es menos capaz de prevenir infecciones y cáncer. El cuerpo se vuelve más susceptible a infecciones comunes y a las **infecciones oportunistas**, *infecciones que ocurren en individuos que no tienen sistemas inmunológicos saludables.* Estas infecciones son difíciles de tratar. Con un sistema inmunológico debilitado, el individuo infectado sufre una enfermedad tras otra.

La infección del VIH es progresiva; es decir, destruye las células del sistema inmunológico durante muchos meses o años. Estar infectado por el VIH no necesariamente significa que la persona tiene SIDA. El SIDA es una etapa avanzada de la infección del VIH.

El VIH en los jóvenes

Por lo menos la mitad de todas las nuevas infecciones del VIH en Estados Unidos ocurre en personas menores de 25 años de edad. Aunque más y más jóvenes se están protegiendo contra el SIDA al abstenerse de la actividad sexual, este grupo todavía tiene cientos de nuevos casos de infección del VIH cada año.

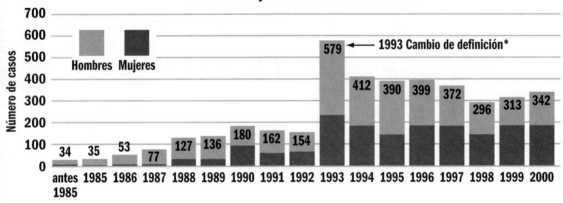

El SIDA en jóvenes de 13 a 19 años

Fuente: CDC, VIH/SIDA vigilancia en adolescentes, 2001

*En 1993 los CDC comenzaron a usar criterios de difusión más amplios, lo cual incrementó el número de casos reportados.

ACTIVIDAD

Trabaja con un grupo pequeño. Piensen en razones por las que los jóvenes continúan infectándose con el VIH. Para cada razón, identifica una solución potencial. Por ejemplo, si tu grupo cree que consumir drogas es una razón, entonces podrías identificar más clases de educación de la salud como una solución potencial. Comparte tus ideas con el resto de la clase. Haz un cartel que muestre un mensaje que promueva la salud originado en la discusión en clase. Tu cartel debe persuadir a los jóvenes a practicar la abstinencia y enfatizar que la abstinencia es la mejor forma de prevenir la infección del VIH.

Cómo se transmite el VIH

El organismo VIH vive dentro de las células y los fluidos del cuerpo. Sin embargo, no sobrevive bien en el aire o en superficies como asientos de inodoros o teléfonos. No se puede transmitir por la comida. Una persona no corre el riesgo de infectarse del VIH trabajando al lado o en el mismo salón de clases de una persona infectada ni por sólo tocar a la persona infectada.

El VIH puede transmitirse de una persona infectada a una que no está infectada sólo de ciertas maneras, a través de la sangre, semen, secreciones vaginales y leche materna. Puedes reducir tus probabilidades de la infección del VIH enormemente al abstenerte de tener relaciones sexuales y evitar el uso de drogas inyectadas.

► **Relaciones sexuales.** El VIH puede transmitirse durante cualquier forma de relación sexual. Durante el sexo, las secreciones que contienen el VIH pueden entrar en la sangre de la pareja a través de cortaduras pequeñas en el cuerpo. Los riesgos de infección del VIH aumentan con el número de personas con las que una persona tiene o ha tenido relaciones sexuales. Tener una ETS que causa llagas, inclusive la clamidia, herpes genital, gonorrea o sífilis, aumenta el riesgo del VIH.

► **Compartir agujas.** Las personas que se inyectan drogas y comparten agujas tienen un alto riesgo de contraer y propagar el VIH. Si una persona que está infectada con el VIH se inyecta drogas, la aguja o jeringuilla puede contaminarse con la sangre de la persona. Cualquiera que use esa misma aguja o jeringuilla puede inyectar el VIH directamente en su torrente sanguíneo. Las inyecciones debajo de la piel o en el músculo también pueden propagar el VIH.

► **De madre a bebé.** Una mujer embarazada que esté infectada con el VIH puede pasarle el virus a su bebé. El VIH en la sangre de la madre puede transmitirse a través del cordón umbilical y durante el parto. Como la leche materna puede contener VIH, un bebé puede recibir el VIH mientras lacta.

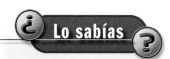

¿ Lo sabías ?

El modo en que se transmite el VIH ha sido claramente identificado por medio de investigaciones científicas. Pero todavía existe mucha información falsa. NO se ha demostrado que el VIH se contagie por medio de
- picaduras de insectos.
- sudor.
- estornudos.
- contacto físico casual, como darse la mano o abrazarse.

▶ Lección 3 *Repaso*

Repaso de información y vocabulario

1. Describe la epidemia del VIH/SIDA en la población de jóvenes.
2. ¿Cómo ataca el VIH al sistema inmunológico?
3. ¿Cómo se transmite el VIH?

Razonamiento crítico

4. **Sintetizar.** Los jóvenes tienen una tasa elevada de contraer el VIH, pero más adultos entre las edades de 25 a 44 años mueren de SIDA. ¿Qué característica del VIH/SIDA causa esta discrepancia?
5. **Analizar.** Analiza la relación entre las conductas inseguras, las destrezas de negación y el riesgo del VIH.

Destrezas de salud aplicadas

Promoción. Prepara un libreto para un anuncio de servicio público sobre la epidemia del VIH/SIDA. Incluye estadísticas de números de personas infectadas, diagnósticos y tratamiento. Asegúrate de incluir información sobre cómo las personas pueden protegerse del VIH/SIDA.

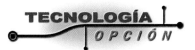

TECNOLOGÍA OPCIÓN

PROCESADOR DE TEXTOS Usa un programa procesador de textos para que te ayude a organizar la información que quieres incluir en tu libreto. Ve a **health.glencoe.com** para obtener sugerencias sobre cómo aprovechar al máximo tu programa procesador de textos.

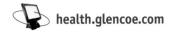

Tratamiento del VIH y el SIDA

VOCABULARIO

etapa asintomática
etapa sintomática
EIA
Western blot
pandemia

APRENDERÁS A

- Explicar cómo las tecnologías como nuevos tratamientos de drogas han impactado el estado de la salud de los individuos con el VIH.

- Analizar el impacto de la disponibilidad de servicios de la salud en la comunidad y en el mundo para las personas que viven con el VIH/SIDA.

- Analizar la relación entre el uso de las destrezas de negación y el evitar situaciones peligrosas que podrían impedir la práctica de la abstinencia sexual.

 COMIENZA AHORA ¿Qué le dirías a un amigo que tiene miedo de contraer el VIH de un compañero de clase que ha sido diagnosticado con VIH positivo? Anota tus ideas.

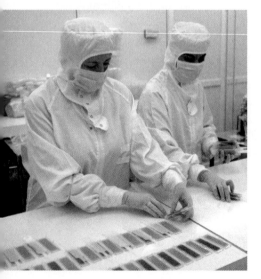

 Aunque las medicinas pueden retardar el progreso de la infección del VIH, todavía no hay una vacuna que prevenga la enfermedad.

Así como muchas ETS no muestran síntomas y muchos individuos infectados no buscan tratamiento, lo mismo sucede con el VIH. La infección puede ignorarse o no verse por varios años, pero durante ese periodo el virus todavía puede transmitirse.

Las etapas de infección del VIH

La infección del VIH se desarrolla en etapas durante el curso de varios años. Una persona se considera infecciosa inmediatamente después de contraer el virus. Aproximadamente la mitad de todas las personas desarrollan síntomas entre tres y seis semanas después de infectarse con el VIH. Estos síntomas pueden incluir fiebre, salpullido, dolor de cabeza, dolores en el cuerpo y ganglios inflamados. En general, estos síntomas desaparecen entre una semana y un mes después y a menudo se confunden con otra infección viral, como la gripe. Después de que esos síntomas parecidos a la gripe desaparecen, la persona entra a un **etapa asintomática**, *un periodo de tiempo en el que una persona infectada con el VIH no tiene síntomas.* Una persona podría no mostrar señales de la enfermedad en un lapso de 6 meses a 10 años o más. Sin embargo, los virus continúan creciendo y la persona infectada aún puede transmitirles el virus a otros.

La infección sintomática del VIH

Durante la etapa asintomática, el sistema inmunológico sigue el paso de la infección del VIH produciendo miles de millones de células nuevas. Eventualmente, el número de células del sistema inmunológico declina hasta el punto donde otras infecciones empiezan a aparecer. Esto marca la **etapa sintomática**, *la etapa en la cual una persona infectada con el VIH tiene síntomas como resultado de una disminución severa de las células inmunológicas.* Los síntomas pueden incluir ganglios inflamados, pérdida de peso e infecciones por hongos.

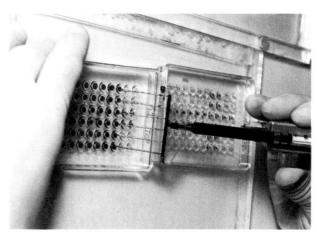

SIDA

Durante esta última etapa de infección del VIH, aparecen síntomas más graves hasta que la infección llega a su definición oficial de SIDA. Esto incluye la presencia de la infección del VIH, un daño severo al sistema inmunológico determinado por el número de las células T ayudantes y la aparición de una o más infecciones o enfermedades oportunistas. Para cuando se desarrolla el SIDA, el VIH ya ha atacado las células del cerebro causando dificultad para pensar y recordar.

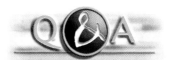

La prueba EIA es el primer paso para determinar si una persona es VIH positivo. Cualquier persona dada a conductas de riesgo debería hacerse analizar para ver si tiene VIH. *¿Por qué es importante que los individuos que puedan haber tenido contacto con el VIH se hagan analizar aunque no tengan síntomas?*

Detección del VIH

Los individuos que piensan que puedan haber estado expuestos al VIH deben hacerse la prueba con un profesional de la salud inmediatamente. La prueba para determinar la presencia del virus se puede hacer con un doctor privado o en un hospital, clínica de la salud o un departamento de salud local. La mayoría de los estados tiene leyes para proteger la confidencialidad de los resultados de la prueba.

Prueba EIA

La primera prueba que por lo general se hace es la ELISA, o **EIA**, *una prueba que busca la presencia de anticuerpos VIH en la sangre.* La EIA reacciona aun con pequeños números de anticuerpos VIH. Sin embargo, la EIA puede dar resultados inexactos. Hay dos razones para esto.

▶ **Desarrollar anticuerpos toma tiempo,** semanas o aun meses después de la infección inicial. Antes de que se desarrollen los anticuerpos, EIA podría dar un resultado negativo falso. Esto significa que la prueba es negativa, pero la persona es positiva; no hay suficientes anticuerpos para que la prueba los detecte. La prueba de la mayoría de las personas infectadas dará positivo en un periodo de tres a cuatro semanas, pero en otras personas infectadas pueden pasar hasta seis meses antes de que el resultado sea positivo.

▶ **Ciertas afecciones de la salud,** como la hemofilia y hepatitis, o un embarazo, pueden causar que la EIA dé un resultado positivo falso. Esto significa que aunque la prueba dé positivo, la persona realmente no tiene la infección.

¿Cómo atacan las enfermedades oportunistas?

Cuando el sistema inmunológico está debilitado por la infección del VIH, las enfermedades encuentran la *oportunidad* de atacar al sistema dañado. Hay más de 30 enfermedades oportunistas comunes incluyendo el sarcoma de Kaposi y la neumonía carinii neumocistis (PCP), que es una forma rara de neumonía.

La prueba *Western Blot*

Si la prueba EIA es positiva, se puede repetir para asegurarse de que los resultados sean precisos. Si la segunda prueba también es positiva, se realizará otra prueba de confirmación. La **Western blot**, o *WB*, es *la prueba de confirmación más común para el VIH en Estados Unidos*. Si se hace correctamente, esta prueba es 100 por ciento precisa. Si los resultados de estas tres pruebas son positivos, se determina que una persona tiene el VIH. A menudo a estos individuos se les llama VIH-positivo.

El impacto de la disponibilidad de servicios de la salud

Cuando apenas se identificó el VIH a principios de los años 80, no existían tratamientos para el VIH y había pocos tratamientos para las infecciones oportunistas asociadas con el virus. Desde entonces, se han desarrollado varias medicinas para tratar el VIH y para tratar y prevenir las complicaciones de las infecciones oportunistas. Más drogas y vacunas se hallan en proceso de investigación. Para muchas personas estos tratamientos nuevos han extendido y mejorado la calidad de vida. Ninguna de las drogas, sin embargo, cura el VIH/SIDA. Una razón por la cual es tan difícil encontrar la cura es que el VIH infecta las células mismas que regulan la respuesta inmunológica. Además, varios tipos nuevos del virus han surgido desde que se descubrió el primero, dificultando aún más el desarrollo de un tratamiento efectivo. Muchos tratamientos tienen efectos colaterales tan severos que algunas personas dejan el tratamiento o toman medicinas sólo de vez en cuando. Esto puede llevar al desarrollo de nuevos tipos de virus resistentes a drogas. Además

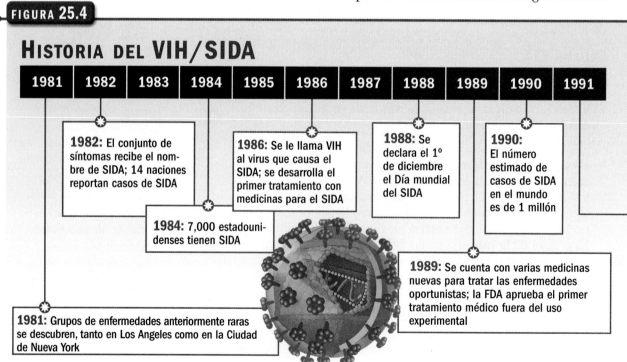

FIGURA 25.4

HISTORIA DEL VIH/SIDA

1981	1982	1983	1984	1985	1986	1987	1988	1989	1990	1991

1982: El conjunto de síntomas recibe el nombre de SIDA; 14 naciones reportan casos de SIDA

1986: Se le llama VIH al virus que causa el SIDA; se desarrolla el primer tratamiento con medicinas para el SIDA

1988: Se declara el 1º de diciembre el Día mundial del SIDA

1990: El número estimado de casos de SIDA en el mundo es de 1 millón

1984: 7,000 estadounidenses tienen SIDA

1989: Se cuenta con varias medicinas nuevas para tratar las enfermedades oportunistas; la FDA aprueba el primer tratamiento médico fuera del uso experimental

1981: Grupos de enfermedades anteriormente raras se descubren, tanto en Los Angeles como en la Ciudad de Nueva York

el tratamiento puede ser costoso, excediendo $1,000 al mes. En todo el mundo, muchas personas infectadas no tienen acceso al tratamiento por su alto costo y falta de disponibilidad. La línea cronológica que se muestra en la **Figura 25.4** resume algunos de los avances en la investigación y el tratamiento del VIH/SIDA.

VIH/SIDA: Un problema continuo

El número de nuevo casos de SIDA reportados en el mundo industrializado ha disminuido. Gran parte de esta disminución en casos de SIDA se debe al éxito de las mezclas de drogas que disminuyen el progreso de la infección del VIH. Este éxito ha generado una actitud displicente en cuanto a la necesidad de la prevención del VIH. Sin embargo, ésta es una sensación de seguridad falsa. Los estudios han identificado nuevos tipos de VIH resistentes a drogas. Estos tipos no responden a las mezclas de drogas que se usan actualmente en la lucha contra el SIDA. La combinación de resistencia a drogas y las conductas de alto riesgo pueden resultar en tipos de VIH que son transmitidos y propagados aún más ampliamente. A pesar del progreso logrado en el desarrollo de opciones de tratamiento, el VIH/SIDA sigue siendo una enfermedad mortal para la cual no hay cura.

VIH/SIDA: PERSPECTIVA GLOBAL

Al final de 2002, se estimó que cerca de 40 millones de personas en todo el mundo estaban infectadas con el VIH/SIDA. Esta estadística significa que el VIH es ahora una **pandemia**, *un brote mundial de una enfermedad infecciosa.* El número de personas que viven con el VIH crece. Se estima que solamente en 2002, 5 millones de personas se infectaron con VIH/SIDA en todo el mundo.

TU CARÁCTER

Responsabilidad. Cada individuo puede jugar un papel en la disminución de la diseminación del VIH manteniéndose informado y difundiendo los datos sobre la enfermedad. **Lee artículos sobre el VIH/SIDA. Comparte la información con tu familia y amigos sobre los avances recientes en el tratamiento y la investigación para hallar una cura.**

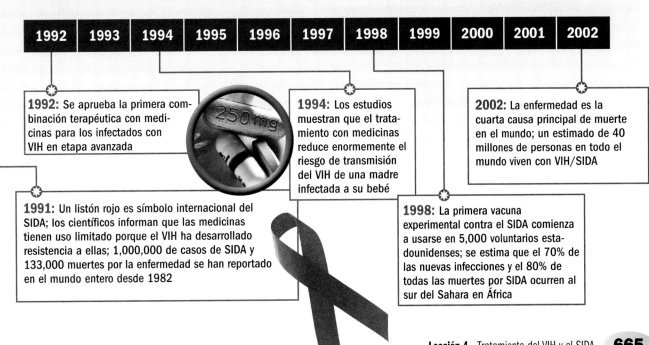

1992 | 1993 | 1994 | 1995 | 1996 | 1997 | 1998 | 1999 | 2000 | 2001 | 2002

1992: Se aprueba la primera combinación terapéutica con medicinas para los infectados con VIH en etapa avanzada

1994: Los estudios muestran que el tratamiento con medicinas reduce enormemente el riesgo de transmisión del VIH de una madre infectada a su bebé

2002: La enfermedad es la cuarta causa principal de muerte en el mundo; un estimado de 40 millones de personas en todo el mundo viven con VIH/SIDA

1991: Un listón rojo es símbolo internacional del SIDA; los científicos informan que las medicinas tienen uso limitado porque el VIH ha desarrollado resistencia a ellas; 1,000,000 de casos de SIDA y 133,000 muertes por la enfermedad se han reportado en el mundo entero desde 1982

1998: La primera vacuna experimental contra el SIDA comienza a usarse en 5,000 voluntarios estadounidenses; se estima que el 70% de las nuevas infecciones y el 80% de todas las muertes por SIDA ocurren al sur del Sahara en África

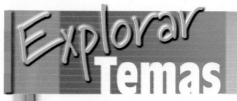

¿Se debe gastar más dinero en estudios y tratamientos del SIDA?

En 1996 los Institutos Nacionales de Salud (NIH) gastaron un promedio de $1,160 en investigaciones por cada muerte de enfermedad del corazón, $4,700 en investigación por cada muerte de cáncer y $43,000 en investigación por cada muerte de SIDA. ¿Piensas que se debe gastar más dinero en investigación y tratamiento para el SIDA? He aquí dos puntos de vista.

Punto de vista 1: Parker T., 17 años

No tengo ningún problema con el nivel actual de gastos que el NIH emplea para la investigación sobre el SIDA; yo sé que es una enfermedad grave. Sólo deseo que se use más dinero para investigaciones sobre enfermedades del corazón, cáncer y otras afecciones que afligen a más personas. Por ejemplo, en los últimos 20 años, 14 millones de estadounidenses murieron de enfermedades del corazón. Eso es 30 veces más que el número que murió de SIDA en el mismo periodo.

Punto de vista 2: Carmen S., 16 años

Estoy de acuerdo con que las enfermedades del corazón, cáncer y otras enfermedades deberían tener más fondos para investigación. Desgraciadamente, sin embargo, el SIDA es una enfermedad fatal que afecta a personas de todas las edades. No se puede mirar sólo al número de muertes. La cantidad de años de vida perdidos por el SIDA es casi la misma que la del cáncer porque muchas personas que mueren de SIDA son jóvenes. Además, el SIDA es contagioso y mucho del dinero que se gasta es para prevenir la transmisión. Las medidas preventivas del SIDA también previenen otras ETS por lo que la mayor parte del dinero de la investigación se usa en varias enfermedades y no sólo en el SIDA.

ACTIVIDAD Adopta la posición de Parker o Carmen e investiga cada argumento de apoyo. Reúne información adicional para apoyar tu punto de vista usando fuentes electrónicas o impresas y presenta tu punto de vista a la clase.

MANTENERSE INFORMADO SOBRE EL VIH/SIDA

Como no existe una cura para el SIDA o una vacuna efectiva contra el VIH, el conocimiento es la primera defensa contra la infección. Se pueden encontrar nuevas investigaciones en periódicos y revistas y en la televisión, la radio e Internet. Los CDC, los departamentos de salud del estado y los servicios de salud de la comunidad son fuentes de información excelentes. Los maestros, consejeros escolares y médicos pueden guiarte para encontrar la información. Al evitar conductas de alto riesgo y mantenerte informado puedes protegerte y proteger a los demás de la infección.

La abstinencia y el VIH/SIDA

Durante tu adolescencia puedes sentir la presión de experimentar nuevas conductas, como mantener relaciones sexuales o consumir drogas. Considera que tus acciones de hoy pueden cambiar el curso completo de tu vida. Elegir mantenerse abstinente muestra que estás tomando un papel activo en el cuidado de tu propia salud y que estás actuando de manera responsable al no poner en riesgo el bienestar de otros. El uso de estas destrezas de negación te ayudará a evitar la presión a mantener relaciones sexuales y consumir drogas.

► Evita situaciones y eventos donde podría existir la probabilidad de consumo de drogas o la presión para tener relaciones sexuales. Si estás en una fiesta donde las cosas se están saliendo de control, márchate inmediatamente.

► Practica las destrezas de negación. Sé firme cuando te rehúses a tomar parte en el consumo de drogas o en actividad sexual. Usa el lenguaje corporal así como palabras para expresar tu mensaje eficazmente.

► Elige tus relaciones cuidadosamente. Evita formar una relación amorosa con alguien que sabes que es sexualmente activo. Evita a los consumidores de drogas conocidos o a las personas que aprueban el consumo de drogas.

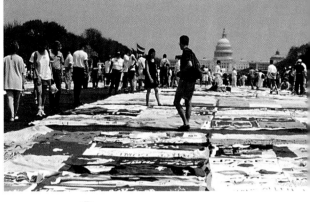

Cada uno de los 44,000 paneles coloridos en el Acolchado Conmemorativo del las Víctimas del SIDA conmemora la vida de una persona que murió de SIDA. Cuando el acolchado completo estuvo en Washington D.C. cubrió la zona del *National Mall*. *¿Cómo ayuda el Acolchado para las víctimas del SIDA a educar al público sobre el VIH/SIDA?*

Lección 4 *Repaso*

Repaso de información y vocabulario

1. ¿Qué es la infección asintomática del VIH?
2. ¿Cuándo se realiza la prueba de *Western Blot*?
3. Explica cómo las tecnologías como los nuevos tratamientos de drogas han tenido impacto en el estado de la salud de individuos con la infección del VIH así como en las actitudes de las personas en relación con la epidemia del SIDA.

Razonamiento crítico

4. **Evaluar.** ¿Por qué las personas en Estados Unidos podrían tener un mejor acceso al tratamiento del SIDA que las personas en las naciones en desarrollo?
5. **Analizar.** ¿Cuál es la relación entre el uso de las destrezas de negación como la abstinencia sexual y la prevención de situaciones inseguras ?

Destrezas de salud aplicadas

Acceder a la información. Investiga las nuevas vacunas contra el VIH/SIDA que se están desarrollando. Usa varias fuentes de información en tu búsqueda, como sitios Web, libros y artículos de periódicos y revistas. Evalúa la validez de tus fuentes para asegurarte de que sean confiables y precisas. Luego prepara una presentación donde analices el impacto de la disponibilidad de estos servicios de la salud en la comunidad y en el mundo.

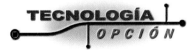

TECNOLOGÍA | OPCIÓN

PROGRAMA PARA PRESENTACIONES

Usa un programa para presentaciones para mostrarle a tu clase uno de los tratamientos que investigaste. Busca ayuda para usar el programa para presentaciones en **health.glencoe.com.**

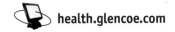

health.glencoe.com

TIME H E A L T H

Para cambiar al mundo

Conoce a un joven que sabe que puede hacer una diferencia.

Te presentamos a Nile Sandeen de 17 años. La misión de Nile en la vida es educar a otros sobre las realidades del VIH/SIDA. TIME se reunió con Nile en su pueblo natal, Milwaukee, para averiguar más sobre este joven maravilloso.

TIME: ¿Cuándo supiste que tenías SIDA y cómo educas a las personas sobre el VIH?

NILE: Yo nací con el VIH y me diagnosticaron el SIDA cuando tenía cinco años. Yo soy consejero en el campamento Heartland, un campamento de verano para niños con VIH/SIDA. También hablo en las escuelas a nivel nacional sobre lo que es vivir con la enfermedad.

TIME: ¿Te trataban diferente los otros niños en la escuela?

NILE: Cuando estaba en kindergarten se corrió la voz de que tenía SIDA. Las personas se espantaron. Fue muy doloroso. Los padres no querían que sus hijos ni siquiera se sentaran cerca de mí.

TIME: ¿Qué hizo que te dieras cuenta de que no estabas solo?

NILE: Neile Willenson, un activista de 22 años, se enteró del maltrato que otros niños y yo recibíamos y fundó el campamento Heartland en Willow River, Minnesotta. Fui allí por diez años, y sirve como grupo de apoyo. Todos nosotros tenemos días en que

pensamos: "Yo ni siquiera sé cuánto tiempo más de vida tendré".

TIME: A parte de educar a otros sobre el VIH ¿Qué más haces?

NILE: Yo soy más que la enfermedad que tengo. En la escuela estoy en el equipo de ajedrez, en el equipo de debate, soy lanzador del equipo de béisbol y sí, frecuentemente tengo citas amorosas.

TIME: ¿Cómo cambiarías al mundo?

NILE: Yo sé que si converso con más y más personas, menos se perjudicarán otros por la enfermedad. Las personas verán que no somos tan diferentes. Quizás no veamos una cura en nuestra vida, pero mientras continuemos enseñando a las personas a mantenerse seguras, veremos menos SIDA.

TIME PIENSA... Sobre el VIH

Nile nació con el VIH. Junto con la clase aporta ideas sobre todas las formas posibles de contraer el VIH. Escríbelas en el pizarrón. Luego determina si cada una está basada en un hecho o en ficción. Usa el centro de recursos de tu escuela para investigar aquellas sobre las que no estás seguro.

1. **Promoción.** Investiga grupos que promueven la abstinencia sexual en los jóvenes. Averigua los servicios que estos grupos ofrecen y cómo puedes ofrecerte de voluntario para ayudarlos. *(LECCIÓN 1)*

2. **Acceder a la información.** Identifica servicios de salud en la comunidad que ayuden con la prevención y tratamiento de las ETS. Descubre qué tipo de material educativo tienen para educar a los jóvenes acerca de los riesgos de las ETS. Comparte tus hallazgos con la clase. *(LECCIÓN 2)*

3. **Promoción.** Desarrolla un programa de prevención de VIH dirigido a jóvenes que vayan a entrar en la escuela secundaria. Enfatiza la relación entre conductas inseguras, como las de contacto sexual y consumo de drogas, y los riesgos de infectarse con VIH. *(LECCIÓN 3)*

4. **Destrezas de negación.** Nombra dos sugerencias para practicar abstinencia cuando te veas presionado a participar en relaciones sexuales o a consumir drogas. *(LECCIÓN 4)*.

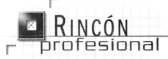

RINCÓN profesional

Promotor de la salud

¿Te gusta trabajar con las personas? ¿Puedes sintetizar información de una serie de fuentes y terminar con una solución innovadora a problemas complejos? Si es así te puede interesar la carrera de promotor de la salud.

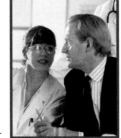

Los promotores de la salud trabajan en una amplia gama de ambientes, pero todos los promotores de la salud trabajan hacia una meta: encontrar vías innovadoras para mejorar el suministro de servicios de la salud.

Los promotores de la salud tienen varios niveles de certificación. En algunos institutos universitarios se ofrecen cursos de dos años. Otros llegan a ser promotores de la salud a través de un programa de Maestría en Artes después de terminar sus estudios universitarios. Averigua más acerca de ésta y otras carreras de la salud en el Rincón profesional en **health.glencoe.com.**

Más allá *del* salón de clases

Participación de los padres

Promoción. Con tus padres, averigua las formas en que los padres pueden ayudar a sus hijos a evitar conductas arriesgadas que puedan llevarlos a contraer ETS. Trabaja junto con tus padres o tutores para organizar tu investigación y crear guías de ayuda para otros padres. Si tienes acceso a Internet, publica las guías de ayuda en un sitio Web.

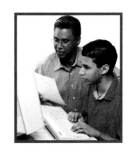

La escuela y la comunidad

Encontrar fondos. Investiga los nombres de las organizaciones en tu comunidad que ayuda a personas infectadas con VIH/SIDA. Haz una lista de esas organizaciones y describe los servicios de cada una. Crea un folleto que contenga la información que has reunido. Entrega tu folleto en la oficina de salud de la escuela para que esté disponible a los demás.

Después de leer

Usa las notas que has tomado en tu *Foldable* para repasar lo que has aprendido. Usa Internet o el centro de recursos de tu escuela para buscar investigaciones y estadísticas actuales sobre los jóvenes y las ETS. Informa sobre tus descubrimientos en la parte de atrás de tu *Foldable*.

FOLDABLES
Esquema de estudio

►TERMINOLOGÍA DE LA SALUD *Contesta las siguientes preguntas en una hoja de papel.*

Lección 1 *Llena los espacios en blanco con el término correcto.*

abstinencia   **enfermedad de transmisión**
epidemia   **sexual (ETS)**
infección de transmisión sexual (ITS)

1. Una infección que se propaga de persona a persona mediante el contacto sexual se llama una _____ o _____ .

2. Cuando una comunidad tiene un mayor número de casos de una enfermedad infecciosa de lo que generalmente se podría esperar, la comunidad está pasando por una _____ .

3. La única forma 100 por ciento efectiva de evitar una ETS es practicar la _____ .

Lección 2 *Reemplaza las palabras subrayadas con el término correcto.*

clamidia   **sífilis**
herpes genital   **tricomoniasis**
gonorrea   **papilomavirus humano (PVH)**

4. La <u>gonorrea</u> puede causar dolor pélvico e infertilidad.

5. El <u>PVH</u> es una ETS causada por el virus de herpes simple.

6. Una ETS bacterial que por lo general afecta a las membranas mucosas es la <u>clamidia</u>.

7. La primera señal de una infección de <u>tricomoniasis</u> es un chancro en el lugar de la infección.

Lección 3 *Identifica cada enunciado como Cierto o Falso. Si es falso, reemplaza el término subrayado con el correcto.*

VIH   **SIDA**
infecciones oportunistas

8. El <u>SIDA</u> es un virus que ataca al sistema inmunológico.

9. Estar infectado con el <u>SIDA</u> no significa necesariamente que una persona tiene el <u>VIH</u>.

10. Las <u>infecciones oportunistas</u> son raras en una persona con un sistema inmunológico normal, pero invaden fácilmente el cuerpo de una persona con un sistema inmunológico debilitado.

Lección 4 *Une cada definición con el término correcto.*

EIA   **etapa asintomática**
Western blot   **etapa sintomática**
pandemia

11. Un periodo de tiempo en el que una persona infectada con el VIH no tiene síntomas.

12. La primera prueba que por lo general se hace para buscar anticuerpos del VIH en la sangre.

13. La prueba de confirmación más común del VIH en Estados Unidos.

►¿LO RECUERDAS? *Usa oraciones completas para contestar las siguientes preguntas.*

1. ¿Por qué en Estados Unidos las ETS se consideran una epidemia escondida?

2. Explica la relación entre el alcohol y otras drogas usadas por los jóvenes y la función de estas sustancias en las ETS.

3. ¿Cuál es el único método que es 100 por ciento efectivo en prevenir ETS?

4. ¿Cuál ETS se queda en el cuerpo de por vida?

5. ¿Por qué el tratamiento temprano de una ETS es importante?

6. Explica por qué un individuo diagnosticado con una ETS debería notificarles a sus contactos.

7. ¿Por qué el riesgo de la infección del VIH es bajo para una persona cuyo compañero de trabajo es VIH positivo?

8. ¿Por qué tener múltiples relaciones sexuales aumenta el riesgo de la infección del VIH?

9. Haz una lista y describe las etapas de la infección del VIH.

10. Explica la importancia de las pruebas para detectar el VIH y por qué es importante detectarlo temprano.

▶RAZONAMIENTO CRÍTICO

1. **Analizar.** Supón que un amigo te dice que está considerando tener relaciones sexuales con una novia o novio. Escríbele una carta a tu amigo explicando los beneficios de la abstinencia en relación con la prevención de las ETS.

2. **Evaluar.** Algunos estados tienen leyes que requieren que las parejas que van a casarse se hagan la prueba para algunas ETS. Analiza la influencia de esta norma de la salud pública en la prevención y tratamiento de las ETS.

3. **Sintetizar.** Expresa los hechos que apoyan este enunciado: Luchar contra la infección del VIH es responsabilidad de todos.

4. **Analizar.** ¿Qué hace que las enfermedades oportunistas sean más peligrosas para los individuos que están infectados con el VIH que para aquellos que no están infectados?

Práctica para la prueba estandarizada

Lee el párrafo siguiente, observa la tabla y luego contesta las preguntas.

Según los Centros de Control de Enfermedades, el número de casos de SIDA reportados fue de más de 800,000 personas para diciembre de 2001. Las estadísticas provistas por los CDC están indicadas de varias formas diferentes. Los casos pueden agruparse por edad, lugar, raza o etnia, o fuente de exposición.

Estado/ Territorio	Número total de casos de SIDA
New York	149,341
California	123,819
Florida	85,324
Texas	56,730
New Jersey	43,824
Pennsylvania	26,369
Illinois	26,319
Puerto Rico	26,119
Georgia	24,559
Maryland	23,537

Esta tabla muestra los diez estados o territorios que han reportado los números más altos de casos de SIDA, según todos los datos recibidos hasta diciembre de 2001.

1. ¿Cuál es la mediana de la información numérica de la tabla?

A 26,369
B 35,097
C 43,824
D 58,594

2. ¿Cuál es la media de los datos numéricos de la tabla?

A aproximadamente 26,000
B 35,097
C 58,594
D 125,804

3. Basándote en la población del estado o territorio, el hecho de que esos nueve estados y un territorio tengan los números más altos de casos de SIDA, ¿significa que tienen el porcentaje más alto de casos de SIDA? Explica tu respuesta.

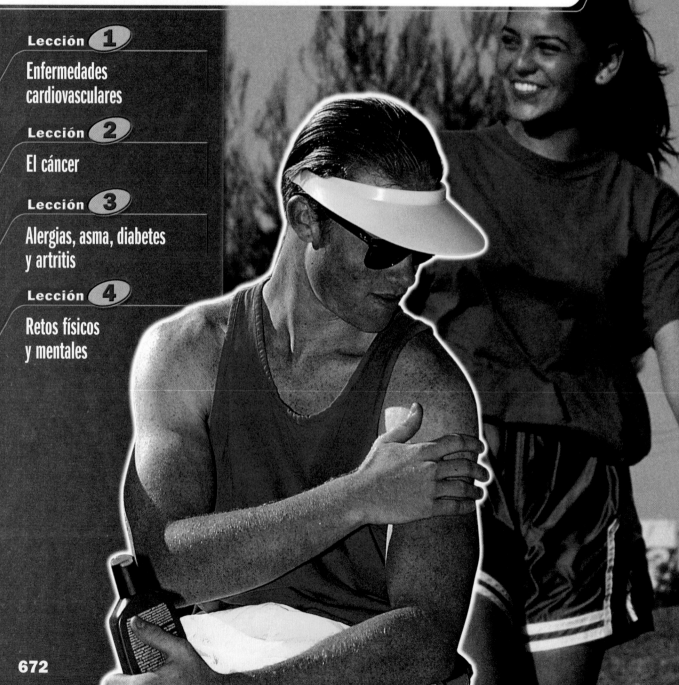

Capítulo 26

Enfermedades no contagiosas y discapacidades

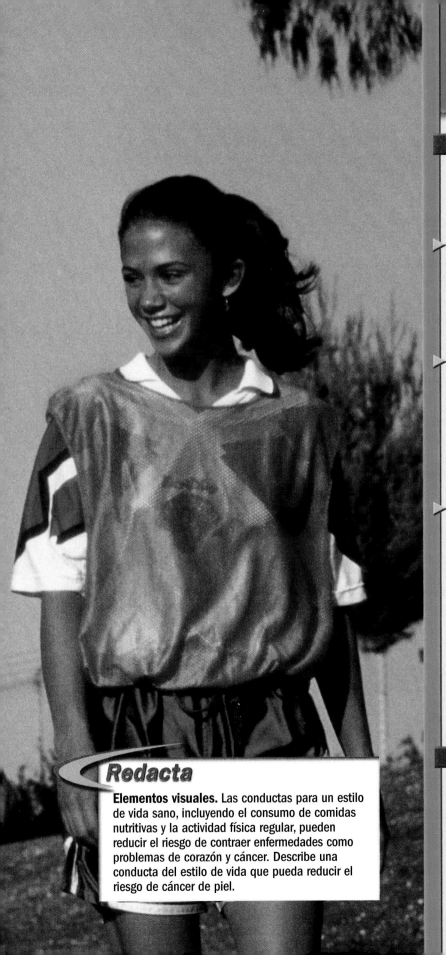

Redacta

Elementos visuales. Las conductas para un estilo de vida sano, incluyendo el consumo de comidas nutritivas y la actividad física regular, pueden reducir el riesgo de contraer enfermedades como problemas de corazón y cáncer. Describe una conducta del estilo de vida que pueda reducir el riesgo de cáncer de piel.

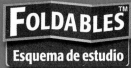

Antes de leer

Haz este *Foldable* para organizar lo que aprendas sobre las enfermedades cardiovasculares. Comienza con una hoja de papel de cuaderno.

Paso 1

Dobla una hoja de papel de cuaderno por la mitad a lo largo del eje mayor.

Paso 2

En la mitad superior, corta cada tres líneas desde el borde exterior hasta la línea central de doblez para formar diez solapas.

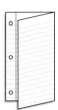

Paso 3

Rotula las solapas tal como se indica.

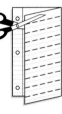

Aparato circulatorio
ECV
Hipertensión
Arteriosclerosis
Angina de pecho
Arritmias
Ataque cardiaco
Insuficiencia Cardiaca Congestiva
Apoplejía
Factores de riesgo

Mientras lees

Mientras lees y conversas sobre el material del capítulo, usa tu *Foldable* para definir términos, tomar notas, hacer listas de estadísticas y escribir descripciones relacionadas con el vocabulario del capítulo.

673

Enfermedades cardiovasculares

APRENDERÁS A

- Examinar los diferentes tipos de enfermedades cardiovasculares.

- Reconocer la importancia de una detección temprana y de las señales de advertencia que impulsan a individuos de todas las edades a buscar atención médica.

- Identificar las conductas y factores de riesgo de las enfermedades cardiovasculares.

- Desarrollar, analizar y aplicar estrategias relacionadas con la prevención de enfermedades no contagiosas como la enfermedad cardiovascular.

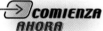

COMIENZA AHORA Elabora una lista de ideas de hábitos saludables para el corazón. Explica brevemente cómo crees que cada hábito beneficia a tu corazón.

Cada día tu corazón bombea sangre por las arterias a todas las células de tu cuerpo. ¿Por qué deberías establecer y mantener hábitos sanos para cuidar a tu corazón?

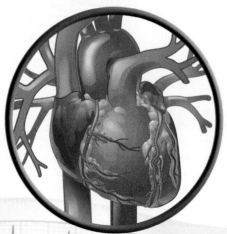

Hace un siglo, las enfermedades contagiosas eran la causa principal de muerte en Estados Unidos. Desde entonces, el promedio de duración de vida de los estadounidenses casi se ha duplicado, fundamentalmente debido a los esfuerzos de la salud pública y a nuevas tecnologías. Sin embargo, hoy en día las causas principales de muerte, como la enfermedad del corazón y el cáncer, provienen de un tipo de enfermedad diferente. Una **enfermedad no contagiosa** es *una enfermedad que no se transmite por otra persona, un vector o el medio ambiente*. La ciencia médica ha identificado ciertos hábitos y conductas que aumentan o disminuyen el riesgo de muchas de estas enfermedades.

Enfermedades cardiovasculares

Tu sistema cardiovascular transporta la sangre hacia todas las partes de tu cuerpo. Sin el oxígeno y otras materias que la sangre transporta, tus células morirían. Algunas veces, las enfermedades interfieren en la función del corazón de bombear la sangre o del movimiento de la sangre por los vasos sanguíneos. Una **enfermedad cardiovascular (ECV)** es *una enfermedad que afecta el corazón o los vasos sanguíneos*. Aproximadamente 61 millones de estadounidenses padecen alguna forma de la enfermedad. Las ECV son responsables de más del 40 por ciento de todas las muertes en Estados Unidos, provocando la muerte de casi un millón de estadounidenses todos los años.

Tipos de enfermedades cardiovasculares

El corazón, la sangre y los vasos sanguíneos son las partes principales del aparato circulatorio. Cuando estas partes funcionan adecuadamente en conjunto, el aparato cardiovascular funciona eficazmente. Cuando un problema afecta una parte, el aparato completo se ve amenazado. Mientras lees la descripción de cada tipo de ECV, ten en cuenta que puedes reducir tu riesgo evitando el tabaco, realizando mucha actividad física, manteniendo un peso sano y siguiendo un plan alimenticio bajo en grasas saturadas, colesterol y sodio.

Hipertensión

La presión arterial es la fuerza de la sangre creada por las contracciones del corazón y la resistencia de las paredes de los vasos. La presión arterial normal varía con la edad, altura, peso y otros factores. La **hipertensión** es *la presión arterial alta,* o sea, presión que continuamente está sobre lo normal en una persona en particular. Si la presión arterial alta continúa durante un largo periodo, esto puede resultar en daños al corazón, los vasos sanguíneos y otros órganos del cuerpo. La hipertensión es un factor principal de riesgo en otros tipos de ECV. La hipertensión puede ocurrir a cualquier edad, pero es más común entre las personas mayores de 35 años. De los estadounidenses de 20 a 74 años, el 23 por ciento padece de hipertensión. La ECV, considerada el "asesino silencioso", con frecuencia no tiene síntomas en sus etapas iniciales, por lo que es importante verificar la presión arterial con regularidad. Se puede reducir la presión arterial alta con medicinas, control del peso, actividad física adecuada y nutrición apropiada.

Aterosclerosis

Al nacer, las paredes de los vasos sanguíneos son lisas y elásticas. Con el tiempo, factores como el consumo de tabaco, la presión arterial alta y niveles de colesterol elevados pueden lesionar las paredes interiores de las arterias. Las sustancias adiposas en la sangre, llamadas plaquetas, pueden acumularse en las paredes arteriales, lo cual causa el endurecimiento de las arterias y la pérdida de su elasticidad. *El proceso mediante el cual las plaquetas se acumulan en las paredes de las arterias* se llama **aterosclerosis**. Esta acumulación se debe principalmente a las selecciones de alimentos, específicamente, al alto consumo de grasas saturadas y colesterol. En ocasiones, se forma un coágulo sanguíneo en el área de las plaquetas. El coágulo crece hasta que bloquea la arteria. Si la arteria afectada alimenta al corazón o al cerebro, puede ocurrir un ataque al corazón o una apoplejía.

La arteria a la izquierda es saludable. La que está a la derecha muestra evidencia de aterosclerosis. *¿Qué efectos pueden tener las conductas relacionadas con la salud en los aparatos y sistemas del cuerpo?*

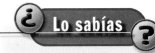
¿ Lo sabías ?

► La presión arterial se expresa con dos números. El primer número es la *sistólica*, que representa la presión cuando el corazón está latiendo. El segundo número es la *diastólica*, que representa la presión cuando el corazón está descansando entre latidos. Por ejemplo, 122/76 representa una presión sistólica de 122 y una presión diastólica de 76. La presión arterial alta en los adultos se define como 140/90 o mayor.

vínculo

corazón Para obtener mayor información sobre la estructura del corazón y el aparato cardio-vascular, ver el Capítulo 16, página 417.

Enfermedades del corazón

Tu **corazón** bombea alrededor de 100,000 veces al día *todos* los días para llevar la sangre hacia todas las partes de tu cuerpo. Como cualquier otro órgano, tu corazón necesita del oxígeno de la sangre para funcionar. Cuando el suministro de sangre al corazón es insuficiente y no provee la cantidad necesaria de oxígeno, el resultado puede ser dolor, daño al músculo cardiaco o incluso la muerte súbita. La **Figura 26.1** resume los métodos para diagnosticar y dar tratamiento a las enfermedades del corazón y a otras ECV.

FIGURA 26.1

HERRAMIENTAS DE DIAGNÓSTICO

EKG	MRI	Formación de imágenes por radionúclidos	Angiografía
Un electrocardiograma (EKG) produce una gráfica de la actividad eléctrica del corazón. Ayuda a detectar la naturaleza del infarto y muestra la función del corazón.	Las imágenes de resonancia magnética (MRI) utilizan poderosos imanes para producir imágenes de los órganos internos del cuerpo. Las imágenes se usan para identificar daños en el corazón y defectos del corazón.	Los radionúclidos que se inyectan en la sangre pueden observarse en la pantalla de una computadora a medida que atraviesan el corazón. Se usa este procedimiento para evaluar el suministro de sangre y mostrar la función del corazón.	Se guía un tubo delgado y flexible por las venas hacia el corazón. Se inyecta un tinte y se toman rayos X en movimiento para detectar obstrucciones en el corazón.

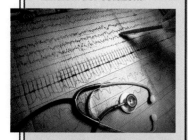 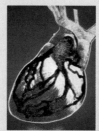 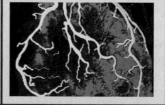 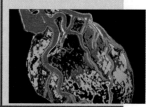

OPCIONES DE TRATAMIENTO

Bypass coronario	Angioplastía	Medicinas	Marcapasos
A menudo, se extrae una vena saludable de una pierna o del pecho y se coloca en otro lugar para crear un desvío alrededor de una arteria obstruida.	Se inserta un tubo con un globo dentro de una arteria obstruida. Se infla el globo contra las paredes de la arteria. Después se desinfla y se extrae. Una estructura metálica puede permanecer para mantener abierta la arteria.	Se usan diferentes medicinas para tratar las ECV. Esto incluye diuréticos para ayudar con el balance de los fluidos del cuerpo, drogas para bajar el colesterol, y drogas que aminoran el mecanismo de coagulación de la sangre a fin de reducir el riesgo de una apoplejía.	Los marcapasos se usan para tratar los latidos irregulares del corazón. El pequeño dispositivo envía impulsos eléctricos de manera constante al corazón para hacer que palpite regularmente.

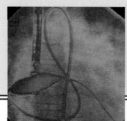

ANGINA DE PECHO

La **angina de pecho** es *el dolor en el pecho que ocurre cuando el corazón no recibe suficiente oxígeno*. Este dolor, que generalmente dura desde unos segundos hasta unos minutos, es una señal de advertencia de que, momentáneamente, el corazón no está recibiendo suficiente sangre. La causa más común de angina es la aterosclerosis. Raras veces, la angina le causa daño permanente al corazón y a veces puede ser tratada con medicinas.

ARRITMIAS

La arritmia es un cambio en los latidos regulares del corazón. El corazón parece omitir un latido o latir con irregularidad, muy rápido o muy lento. Las **arritmias**, o *latidos irregulares del corazón*, son comunes. Ocurren en millones de personas que no han tenido una enfermedad del corazón y por lo general no causan problemas. Sin embargo, ciertos tipos de arritmia son graves. En un tipo de arritmia llamada *fibrilación ventricular*, los impulsos eléctricos que regulan el ritmo del corazón se vuelven rápidos o irregulares. Ésta es la causa más común del paro cardiaco súbito, por el cual el corazón deja de latir sin advertencia. Si no se obtiene ayuda de urgencia inmediata, la muerte ocurre en minutos.

ATAQUE AL CORAZÓN

Todos los años en Estados Unidos ocurre más de un millón de casos de ataques al corazón y más del 40 por ciento de los afectados mueren. Un ataque al corazón es una lesión al músculo cardiaco causada por la reducción u obstrucción del suministro de sangre, por lo general debido a la aterosclerosis. Con frecuencia, la fibrilación ventricular ocurre dentro de segundos, horas o incluso días después del ataque al corazón y puede ocasionar la muerte súbita.

Muchos ataques al corazón son repentinos y causan un dolor intenso en el pecho, pero uno de cada cuatro no produce síntomas y solamente se detecta cuando más tarde se realizan exámenes de rutina. La mayoría de los ataques al corazón comienzan lentamente, con dolor o malestar leve, y con frecuencia se confunden con una indigestión. A menudo, la detección temprana y la respuesta inmediata a las señales de advertencia pueden significar la diferencia entre la vida y la muerte.

INSUFICIENCIA CARDIACA CONGESTIVA

Un ataque al corazón es una respuesta inmediata al estrés del corazón. No obstante, algunas veces el corazón se va debilitando paulatinamente hasta llegar al punto en que no puede mantener su ritmo y fuerza regular de bombeo. El resultado es una afección llamada insuficiencia cardiaca congestiva. Esta afección puede ser el resultado de presión arterial alta, aterosclerosis, un defecto en una válvula del corazón u otros factores. El consumo ilícito de drogas también puede significar consecuencias a esta afección porque aumenta el ritmo cardiaco. Las estrategias para controlar la insuficiencia cardiaca congestiva incluyen medicinas y el establecimiento de conductas para un estilo de vida saludable como la buena nutrición y la actividad física adecuada.

la SALUD al MINUTO

Advertencias de ataque al corazón

Estas señales de advertencia indican que puede estar ocurriendo un ataque al corazón y se necesita conseguir atención médica inmediata.

Las señales de advertencia de un ataque al corazón:

▶ Presión, llenura, opresión o dolor en el área del pecho

▶ Molestia irradiándose hacia los brazos, cuello, maxilar inferior, abdomen superior y espalda

▶ Molestia en el pecho con falta de aire, mareo, sudor, náuseas y vómitos

En muchos casos se puede revertir un paro cardiaco repentino si se aplica resucitación cardiopulmonar o choque eléctrico usando un desfibrilador. *¿Por qué es importante contar con un desfibrilador en muchos lugares públicos?*

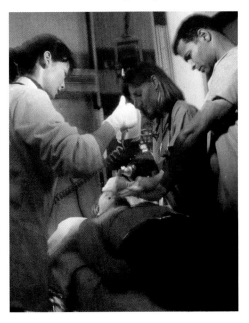

Comienza un hábito saludable

La incorporación de las estrategias de prevención a tu vida diaria es la mejor manera de reducir tu riesgo de enfermedades cardiovasculares. Responde al cuestionario y luego completa la actividad.

Lo que necesitarás

• bolígrafo o lápiz   • papel

Lo que harás

Enumera una hoja de papel del 1 al 10. Lee cada enunciado y escribe "siempre", "mayoría de las veces", "a veces" o "nunca" para cada uno.

1. Evito los productos del tabaco y el humo secundario.
2. Realizo actividades físicas durante 60 minutos, cinco o más veces por semana.
3. Realizo como mínimo 30 minutos de ejercicios aeróbicos moderados o 20 minutos de ejercicios aeróbicos vigorosos al menos tres veces por semana.
4. Como muchas frutas, vegetales y alimentos de grano entero.
5. Limito los alimentos que son altos en grasa y colesterol.
6. Limito mi consumo de sal y sodio.
7. Elijo bocadillos nutritivos.
8. Me mantengo en un peso sano.
9. Practico las destrezas para controlar el enojo.
10. Practico las destrezas para controlar el estrés.

Elige dos hábitos que necesites mejorar. En grupos pequeños, aporten ideas para escribir una lista de acciones específicas que los ayuden a practicar estos hábitos. Desarrollen estrategias que incorporen al menos tres hábitos saludables en su rutina. Escribe un párrafo donde describas tu plan. Después de dos semanas, evalúa los obstáculos que tuviste que enfrentar e identifica lo que estás haciendo para mejorar.

Aplica y concluye

En grupo, informen sobre sus triunfos en el mejoramiento de sus conductas de estilo de vida. Expliquen por qué estas conductas son sanas.

Apoplejía

Cuando una obstrucción arterial interrumpe el fluido de sangre hacia el cerebro, puede ocurrir una apoplejía. La apoplejía puede afectar diferentes partes del cuerpo, dependiendo de la parte del cerebro que esté privada de oxígeno. La apoplejía también puede ocurrir como resultado de una *hemorragia cerebral*, afección por la cual un vaso sanguíneo en el cerebro revienta causando que la sangre se derrame hacia el tejido cerebral que lo rodea.

Por qué corren peligro los adolescentes

Las conductas que fijas durante tu etapa de adolescencia y en los inicios de tu adultez determinan en gran parte tu riesgo de desarrollar una ECV. A pesar de que los síntomas de las ECV no aparecen hasta la adultez, la enfermedad en sí comienza a desarrollarse en la niñez, según la Asociación Americana del Corazón. Los resultados de autopsias practicadas en adolescentes que murieron de otras causas y no de ECV, revelan que en uno de cada seis ya había indicaciones de ECV. Aquéllos con un historial de factores de riesgo conocidos, como fumar y la diabetes, tenían mayor propensión a sufrir un daño de los vasos sanguíneos. Las conductas de salud que practicas *ahora* afectan tu aparato cardiovascular.

Factores de riesgo de la enfermedad cardiovascular

La Asociación Americana del Corazón ha identificado varios factores, como los que se indican en la **Figura 26.2,** que aumentan el riesgo de una enfermedad cardiovascular. Cuantos más factores de riesgo tengas, mayores posibilidades tendrás de desarrollar una enfermedad cardiovascular.

FIGURA 26.2

FACTORES DE RIESGO DE ECV QUE PUEDES CONTROLAR

Aunque no puedes controlar todos los factores de riesgo, los que se mencionan a continuación son el resultado de las decisiones que tomas a diario sobre tu salud y hábitos de salud.

Consumo de tabaco	• **Evitar el consumo de tabaco.** Cerca del 20 por ciento de las muertes por enfermedades cardiovasculares están relacionadas con fumar. El consumo de tabaco es el mayor factor de riesgo para los jóvenes. • **Evitar el humo secundario.** La constante exposición al humo de otras personas aumenta el riesgo de enfermedades cardiovasculares aún para los no fumadores. Cerca de 40,000 no fumadores expuestos al humo de tabaco ambiental mueren de ECV cada año.
Presión arterial alta	• **Revisar periódicamente tu presión arterial.** Mantén la presión arterial normal mediante una dieta sana, ejercicio regular y peso apropiado. Si tu presión arterial está por encima de lo normal, sigue los consejos de tu médico para bajarla.
Colesterol alto	• **Comer menos alimentos altos en grasa.** Por lo general, un nivel alto de colesterol en la sangre se puede controlar con medicinas y la práctica de conductas de vida sanas. Sigue una dieta baja en colesterol y grasas saturadas, y haz algún tipo de actividad física regularmente. Estas conductas ayudarán a evitar que se acumulen las plaquetas en tus arterias.
Inactividad física	• **Hacer suficiente actividad física.** La inactividad física puede ser un factor de riesgo aun cuando no tengas sobrepeso. Haz al menos de 30 a 60 minutos de ejercicio cada día. La actividad física regular fortalece tu corazón y te ayuda a mantener un peso saludable.
Sobrepeso	• **Mantener un peso saludable.** El exceso de peso aumenta la tensión sobre tu corazón. También eleva la presión arterial y los niveles de colesterol en la sangre.
Estrés	• **Reducir el estrés.** El estrés constante puede elevar la presión arterial. Practica técnicas para controlar el estrés.
Consumo de drogas y alcohol	• **Evitar el consumo de alcohol y otras drogas.** Beber demasiado alcohol puede elevar la presión arterial y causar fallas cardiacas o arritmias. Algunas drogas ilegales aumentan el ritmo cardiaco y la presión arterial y pueden provocar una muerte repentina por falla cardiaca.

FACTORES DE RIESGO QUE NO SE PUEDEN CONTROLAR

Algunos factores de riesgo de las enfermedades cardiovasculares se hallan fuera de tu control, pero debes conocerlos y saber cómo influyen en tu salud. Estos factores incluyen:

herencia Para obtener mayor información sobre la herencia y la genética, ver el Capítulo 19, página 498.

▶ La **herencia.** Los niños cuyos padres padecen de enfermedades cardiovasculares son más propensos a desarrollar ECV.

▶ El **sexo.** Los hombres tienen un riesgo mayor que las mujeres de desarrollar enfermedades cardiovasculares en las primeras etapas de la vida y de tener un ataque al corazón. Sin embargo, las investigaciones indican que las mujeres mayores tienen menos probabilidades de sobrevivir a un ataque al corazón que los hombres de la misma edad.

▶ La **edad.** A medida que las personas envejecen, existen mayores probabilidades de desarrollar ECV porque el riesgo aumenta con la edad. Alrededor de un 80 por ciento de las personas que mueren de una enfermedad cardiovascular son mayores de 65 años.

Conocer los factores de riesgo que no puedes controlar, te ayudará a tomar decisiones sanas que protegerán tu aparato cardiovascular. Por ejemplo, si tienes un historial familiar de hipertensión, debes tener siempre presente hacerte los exámenes médicos adecuados y practicar estrategias preventivas como mantener un peso sano.

▶ Lección 1 *Repaso*

Repaso de información y vocabulario

1. ¿Qué es la *aterosclerosis*? ¿Cómo contribuye a los ataques al corazón?

2. Define *enfermedad cardiovascular*. ¿Cómo ayuda la actividad física regular a prevenir la ECV?

3. ¿Cuáles son cinco factores de riesgo de ECV que puedes controlar?

Razonamiento crítico

4. **Evaluar.** ¿Cuál de los tratamientos de la Figura 26.1 es más probable que se use para tratar la aterosclerosis?

5. **Sintetizar.** ¿Cómo puede ayudarte ahora la práctica de conductas de estilo de vida saludable a evitar enfermedades cardiovasculares en el futuro?

Destrezas de salud aplicadas

Practicar conductas saludables. En una hoja de papel, crea una tabla que incluya cinco de tus bocadillos favoritos y averigua cuáles son saludables para el corazón. Para el resto de los bocadillos, piensa en alternativas más saludables que te gustarían. Escribe las alternativas en tu tabla.

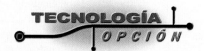

TECNOLOGÍA *OPCIÓN*

HOJAS DE CÁLCULO El uso de un programa de hojas de cálculo para crear tu tabla, te ayudará a organizar y a mostrar tus ideas. Ve a **health.glencoe.com** para obtener sugerencias sobre cómo usar al máximo tu programa de hojas de cálculo.

El cáncer

VOCABULARIO

cáncer
tumor
benignos
malignos
metástasis
carcinógeno
biopsia
remisión

APRENDERÁS A

- Examinar las causas y tipos de cáncer y los tratamientos para el cáncer.

- Relacionar la importancia de la detección temprana y de las señales de advertencia que impulsan a los individuos de todas las edades a buscar atención médica.

- Examinar los efectos de las conductas de la salud que te ponen en riesgo de desarrollar cáncer.

- Desarrollar, analizar y aplicar estrategias relacionadas con la prevención de enfermedades no contagiosas como el cáncer.

➤ *COMIENZA AHORA* **Haz una lista de todos los factores o conductas que conozcas que pueden poner a una persona en riesgo de desarrollar cáncer.**

Las células del cuerpo están en constante crecimiento y división. La mayoría de las células nuevas son normales, pero otras no lo son. Algunas veces, estas células anormales se reproducen rápida e incontrolablemente, formando masas de células anormales dentro de tejido normal. Este *crecimiento incontrolable de células anormales* se llama **cáncer**.

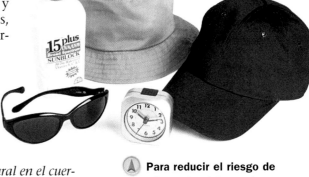

Cómo el cáncer daña el cuerpo

La masa de tejido anormal que no cumple una función natural en el cuerpo se llama **tumor**. Algunos tumores son **benignos** o *no cancerosos*. Los tumores benignos crecen lentamente y están rodeados de membranas que evitan la propagación desde su sitio original. Aunque los tumores no cancerosos no se propagan, pueden ser peligrosos si interfieren en las funciones normales del cuerpo. Por ejemplo, un tumor benigno en el cerebro puede obstruir el abastecimiento de sangre del cerebro.

Los tumores que son **malignos** o *cancerosos* se propagan hacia los tejidos circundantes y por la sangre o linfa hacia otras partes del cuerpo. *La propagación del cáncer desde el lugar donde se originó hacia otras partes del cuerpo* se llama **metástasis**. Cuando las células cancerosas se propagan por todo el cuerpo, se dividen y forman nuevos tumores.

🔺 **Para reducir el riesgo de cáncer de piel, protégete de los rayos ultravioleta del sol (UV) y reduce la cantidad de tiempo que pasas al sol. *¿Cómo te protege cada artículo en la foto de los rayos UV?***

Muchos tipos de cáncer dañan el cuerpo porque destruyen las células normales cuando éstas compiten con ellos por nutrientes. Los tumores presionan los tejidos y órganos que los rodean, interfiriendo en las funciones corporales. También pueden obstruir las arterias, las venas y otros conductos del cuerpo.

Tipos de cáncer

El cáncer se puede desarrollar en casi todas las partes del cuerpo y en diferentes tejidos de cada parte. La **Figura 26.3** indica algunos tipos de cáncer agrupados de acuerdo con los órganos del cuerpo donde se desarrollaron por primera vez. Los diversos tipos de cáncer también pueden ser clasificados según los tejidos que afectan.

▶ Los *linfomas* son cánceres del **sistema inmunológico.**

▶ Las *leucemias* son cánceres de los órganos que componen la sangre.

▶ Los *carcinomas* son cánceres de las glándulas y de los revestimientos del cuerpo, inclusive la piel y las paredes del tracto digestivo y de los pulmones.

▶ Los *sarcomas* son cánceres del tejido conjuntivo, inclusive los huesos, los ligamentos y los músculos.

Factores de riesgo del cáncer

Las células anormales que tienen el potencial de convertirse en células cancerosas se producen todos los días y el sistema inmunológico las destruye en su mayoría. Si el sistema inmunológico, se debilita o el número de células cancerosas aumenta de manera abrumadora, se puede desarrollar el cáncer. En algunos casos, las células normales cambian por sí solas. En otros, es posible que se haya heredado un gen defectuoso; entre el 5 y 10 por ciento de los cánceres son hereditarios.

La mayoría de los cánceres son causados por la exposición a ciertos factores que aumentan el riesgo de daño celular. Un factor es un **carcinógeno**, *sustancia que causa el cáncer*. Ejemplos de carcinógenos son el humo del cigarrillo y los rayos ultravioleta. Varios factores principales de riesgo de cáncer están asociados con las conductas del estilo de vida. Se estima que alrededor de un 60 por ciento de todos los cánceres se pueden evitar si la persona opta por estilos de vida saludable.

Consumo de tabaco

El **consumo de tabaco** es la causa principal de muertes por cáncer en Estados Unidos y la más evitable. Estudios recientes atribuyen casi una de cada cinco muertes al hábito de fumar o a la exposición al **humo secundario.** Aproximadamente un 87 por ciento de las muertes por cáncer al pulmón se deben al hábito de fumar. Un 25 por ciento adicional de las mujeres que fuman morirán de otras enfermedades relacionadas con el hábito de fumar. El consumo de tabaco también aumenta el riesgo de cáncer a la vesícula, al páncreas y a los riñones. Se han identificado, por lo menos, 43 carcinógenos diferentes en el tabaco y en el humo del tabaco.

vínculo

sistema inmunológico Para obtener mayor información sobre el sistema inmunológico, ver el Capítulo 24, página 628.

vínculo

consumo de tabaco Para obtener mayor información sobre los efectos perjudiciales del tabaco y el **humo secundario**, ver el Capítulo 21, página 538.

FIGURA 26.3

TIPOS DE CÁNCER

Órgano afectado (casos nuevos/año)	Algunos factores de riesgo	Síntomas	Exámenes generales y métodos tempranos de detección
Piel (1 millón) El tipo de cáncer más común en Estados Unidos	Exposición a los rayos ultravioleta del sol, camas bronceadoras, lámparas solares y otras fuentes	Cambios en la piel, especialmente nuevos crecimientos, lunares o pecas que cambian, o una llaga que no se cura	examen físico, biopsia
Senos (205,000) Segunda causa principal de muerte por cáncer en las mujeres	Factores genéticos, obesidad, consumo de alcohol, inactividad física	Bulto inusual; el pezón se engruesa y su forma cambia, se forman hoyuelos, o sufre secreciones	autoexamen, mamografía
Próstata (189,000) En su mayor parte, en hombres mayores de 55 años	Posible vínculo hereditario, posible vínculo con una dieta alta en grasa	Mayor frecuencia de la orina, dolor, incapacidad para orinar, flujo de la orina débil o que se interrumpe; sangre en la orina o semen, dolor en el área lumbar, cadera, o en la parte superior de los muslos	análisis de sangre
Pulmón (169,400) Principal causa de muerte por cáncer en Estados Unidos	Exposición al humo del cigarrillo, radón o asbesto	No hay síntomas iniciales; después los síntomas incluyen tos, falta de aire al respirar, resuellos, tos acompañada de sangre, ronquera	rayos X del pecho
Colon/Recto (148,000) La segunda causa principal de muerte por cáncer en Estados Unidos	El riesgo aumenta con la edad; estrecha relación con el cáncer colorrectal	Normalmente no hay síntomas al inicio; después, sangre en las heces; dolor frecuente, calambres en el estómago; cambio en los hábitos intestinales; pérdida de peso	examen de heces para detectar sangre, sigmoidoscopia, colonoscopia
Boca (30,000) Ocurre mayormente en personas mayores de 40 años	Consumo de tabaco, masticar tabaco, o alcohol	Llaga o bulto en la boca que no sana, sangrado inusual; entumecimiento en los labios, boca, lengua o garganta; sensación molesta en la garganta; dolor al masticar o tragar; cambio de voz	examen oral y dental
Cervical o del cuello uterino (15,000)	Historial de infección con el papilomavirus humano (VPH)	Por lo general, los síntomas no se presentan en las primeras etapas; después hay un sangrado vaginal anormal, aumento del flujo vaginal	Papanicolaou
Testicular (7,000) El cáncer más común entre los hombres de 15 a 34 años	Testículo no descendido; antecedentes familiares de cáncer testicular	Bultos dolorosos pequeños y duros en el testículo, repentina acumulación de líquido en el escroto; dolor en la región entre el escroto y el ano	autoexamen

El consumo de tabaco que no se fuma es uno de los principales factores de riesgo en el desarrollo del cáncer oral que afecta los labios, la boca y la garganta. El cáncer oral mata aproximadamente a una persona cada una hora. Puedes reducir considerablemente tu riesgo de contraer cáncer al evitar todas las formas del tabaco como también el humo secundario.

Enfermedades de transmisión sexual

Algunos virus, como el papilomavirus humano **(PVH)** y el virus de la **hepatitis B,** causan cáncer cervical y hepático respectivamente. El riesgo de adquirir estos agentes patógenos se puede reducir por medio de la abstinencia de actividad sexual y de inyectarse drogas con jeringuillas infectadas.

Factores dietéticos

Aproximadamente un 30 por ciento de todas las muertes de cáncer son causadas por factores de riesgo dietéticos. A menudo, una dieta que es alta en grasa y baja en fibra se asocia con el cáncer. Las grasas hacen que las células del colon sean más susceptibles a los carcinógenos. Las células del colon se dividen más rápido si la dieta es alta en grasa, aumentando la posibilidad de formar células anormales. Elegir alimentos bajos en grasa y altos en fibra reduce el riesgo de cáncer al colon, a los senos y a la próstata. Las fibras dietéticas aceleran el movimiento de los desechos a través de los intestinos, por lo que los carcinógenos tienen menos tiempo de actuar sobre las células.

vínculo

PVH y **hepatitis B** Para obtener mayor información sobre las ETS que pueden causar cáncer, ver el Capítulo 25, página 648.

cáncer de la piel Para obtener mayor información sobre las señales de advertencia del cáncer de la piel, ver el Capítulo 14, página 358.

Radiación

La radiación ultravioleta (UV) del sol es la causa principal de **cáncer de la piel.** Las camas de bronceado y las lámparas de rayos ultravioleta también emiten radiación UV, la cual es tan dañina como los rayos solares. Un "bronceado" es la respuesta del cuerpo a ser dañado por los rayos UV.

Se puede evitar cerca del 80 por ciento de los cánceres a la piel. Reduce tu exposición a la luz UV evitando las camas de bronceado y las lámparas de rayos ultravioleta. Limita tu tiempo al sol, especialmente entre las 10 A.M. y las 4 P.M. Cuando tengas que estar al sol, ponte ropa protectora y usa una pantalla solar que tenga un FPS (factor de protección solar) de por lo menos 15 y que bloquee todos los tipos de radiaciones UV. Presta atención a los cambios de los lunares en tu piel, una de las siete señales de advertencia de cáncer que aparecen en la lista de la **Figura 26.4.**

FIGURA 26.4

UNA PALABRA DE PRECAUCIÓN SOBRE EL CÁNCER

La Sociedad Americana del Cáncer recomienda que todo individuo esté alerta a las siete señales de advertencia del cáncer. Cuando las primeras letras de la primera palabra en cada síntoma se combinan, se forma la palabra inglesa *caution* (precaución, en español).

C *Change* Cambio en tus hábitos intestinales (heces sueltas o estreñimiento)

A *A sore* Una llaga que no sana

U *Unusual* Sangrado o secreciones inusuales (como del útero, vejiga, intestinos, pezón o al toser)

T *Thickening* Engrosamiento o bultos en los senos o en algún otro lado (Tu proveedor de atención de salud puede decirte qué clase de bultos son)

I *Indigestion* Indigestión o dificultad al tragar

O *Obvious* Cambios evidentes en verrugas o lunares

N *Nagging* Tos o ronquera persistente

Otros síntomas incluyen fatiga y una inexplicable pérdida de peso. La presencia de estas señales no significa necesariamente que la persona tenga cáncer. Si sufres cualquiera de estos síntomas, acude a un profesional de atención de la salud.

Cómo reducir tu riesgo

Tú no puedes controlar algunos factores de riesgo de cáncer como la herencia, pero puedes reducir tu riesgo practicando las conductas sanas que se indican en la **Figura 26.5**.

FIGURA 26.5

CÓMO PUEDES REDUCIR EL RIESGO DE CONTRAER CÁNCER

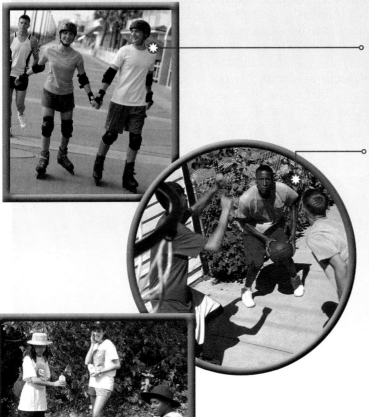

Practicar la abstinencia de la actividad sexual reduce el riesgo de contraer enfermedades de transmisión sexual. La hepatitis B puede causar cáncer en el hígado, y el PVH puede causar cáncer en los órganos reproductores.

Manténte físicamente activo.

Mantén un peso saludable.

Consume alimentos nutritivos. Incluye de 2 a 4 porciones de fruta y 3 a 5 porciones de verduras todos los días. Estos alimentos son una buena fuente de fibra, y algunos contienen compuestos que actúan contra los carcinógenos.

Sigue un plan alimenticio que sea bajo en grasas saturadas y rico en fibra.

Protege tu piel de los rayos ultravioleta.

Evita el tabaco y el alcohol. El tabaco es la principal causa de muertes por cáncer en Estados Unidos. El exceso de alcohol aumenta el riesgo de muchos tipos de cáncer, inclusive el de la boca y la garganta.

Reconoce las señales de advertencia del cáncer. Hazte autoexámenes regularmente para detectar el cáncer en su etapa inicial.

Detectar y tratar el cáncer

Se han hecho muchos avances en la detección temprana y trata-miento del cáncer, y un mayor número de personas viven satisfac-toriamente con la enfermedad como nunca antes. El promedio de supervivencia para los que tienen cáncer depende del tipo de cáncer y de su temprana detección.

La detección temprana es el factor más crítico en el tratamiento exitoso del cáncer. Muchos tipos de cáncer se pueden detectar por medio del autoexamen de los **senos, testículos** y de la piel.

El examen del cáncer es un análisis o chequeo para detectar señales tempranas de cáncer aunque la persona no tenga síntomas. Los exámenes médicos pueden resultar en la detección temprana de aproximadamente la mitad de todos los casos nuevos de cáncer anuales. El índice actual de cinco años de supervivencia con detec-ción temprana es de un 80 por ciento aproximadamente. Con exámenes regulares, el índice podría aumentar a un 95 por ciento.

Si existe la posibilidad de cáncer, se puede realizar una **biopsia**, la *extirpación de una muestra pequeña de tejido para su análisis.* Por lo

Vínculo

testículos y **senos** Para obtener mayor información sobre el autoexamen testicular y de senos, ver el Capítulo 18, páginas 472 y 477.

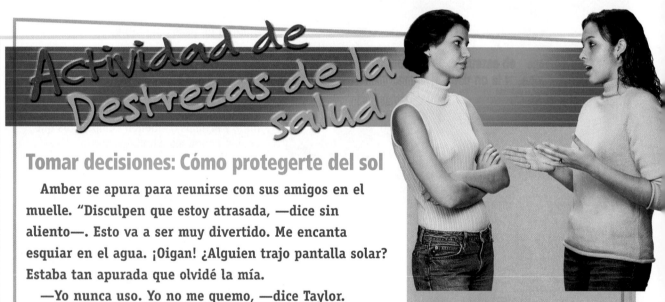

Actividad de Destrezas de la salud

Tomar decisiones: Cómo protegerte del sol

Amber se apura para reunirse con sus amigos en el muelle. "Disculpen que estoy atrasada, —dice sin aliento—. Esto va a ser muy divertido. Me encanta esquiar en el agua. ¡Oigan! ¿Alguien trajo pantalla solar? Estaba tan apurada que olvidé la mía.

—Yo nunca uso. Yo no me quemo, —dice Taylor.

—Yo tampoco uso. Me gusta lucir bronceada y saludable, —opina Denise.

Amber sabe que la piel bronceada no es saludable, está dañada. —Yo siempre uso pantalla solar, —dice con firmeza—. Voy corriendo hasta la tiendita de la esquina para comprar una.

—Amber, la lancha ya está en el agua. Estamos listos para irnos, —protesta Denise.

¿Qué debe hacer Amber?

¿Qué harías tú?

Aplica los seis pasos del proceso para tomar decisiones para ayudar a Amber a tomar una decisión que favorezca su salud.

1. Plantea la situación.
2. Haz una lista de las opciones.
3. Mide los resultados posibles.
4. Considera los valores.
5. Toma una decisión y actúa.
6. Evalúa la decisión.

general, una biopsia es necesaria para determinar la presencia de cáncer. Los rayos X y otras técnicas de imagen ayudan a determinar la localización y el tamaño de un tumor.

Tratamientos del cáncer

Los métodos que se usan para tratar el cáncer dependen de varios factores como el tipo de cáncer, si el tumor se ha propagado y la edad y salud de la persona. El tratamiento podría incluir uno o más de los siguientes métodos:

▶ La **cirugía** elimina algunas o todas las masas cancerosas del cuerpo.

▶ La **radioterapia** dirige rayos de sustancias radioactivas hacia las células cancerosas. La radiación destruye las células y disminuye el tamaño de la masa cancerosa.

▶ La **quimioterapia** utiliza sustancias químicas para destruir las células cancerosas.

▶ La **inmunoterapia** activa el sistema inmunológico de la persona para que reconozca cánceres específicos y los destruya.

▶ La **terapia hormonal** utiliza medicinas que interfieren en la producción de hormonas. Estos tratamientos destruyen las células cancerosas o aminoran su crecimiento.

Se dice que el cáncer que responde al tratamiento o está bajo control está en **remisión**, *el periodo de tiempo en que desaparecen los síntomas.* El cáncer en remisión no siempre está curado; puede recurrir, a veces años más tarde.

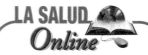

LA SALUD Online

TEMA Investigación sobre el cáncer

Ve a **health.glencoe.com** y entra al vínculo de la Sociedad Americana del Cáncer.

ACTIVIDAD Usanda este vínculo, haz una lista de cinco descubrimientos recientes en la investigación sobre el cáncer.

▶ Lección 2 *Repaso*

Repaso de información y vocabulario

1. Define el término *cáncer*. Escribe cuatro factores de riesgo del cáncer.

2. ¿Qué diferencia hay entre un tumor benigno y uno maligno?

3. ¿Cuáles son dos medios importantes de detección temprana del cáncer?

Razonamiento crítico

4. **Analizar.** El médico de un miembro adulto de una familia ha sugerido que la persona se realice cierto procedimiento de detección del cáncer como parte de un examen rutinario. El miembro de la familia tiene temor de someterse a ese procedimiento. ¿Qué le dirías a esa persona?

5. **Evaluar.** ¿Por qué piensas que el cáncer de la piel es el cáncer más común en Estados Unidos?

Destrezas de salud aplicadas

Promoción. Elabora un folleto para el conocimiento del cáncer que analice estrategias sanas para reducir los riesgos del cáncer y alentar a las personas a desarrollar esos hábitos. Incluye información sobre la tecnología y los nuevos tratamientos que influyen en el estado de salud de las personas con cáncer.

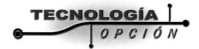

TECNOLOGÍA OPCIÓN

PROCESADOR DE TEXTOS Usa un programa procesador de textos para crear tu folleto. Usa formatos, bordes y arte especiales. Ve a **health.glencoe.com** para buscar ayuda sobre cómo usar un programa procesador de textos.

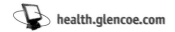

Alergias, asma, diabetes y artritis

VOCABULARIO

alergia
histaminas
asma
diabetes
**enfermedad
autoinmunológica**
artritis
osteoartritis
artritis reumatoide

APRENDERÁS A

• Explicar las características, síntomas, causas y tratamientos de las enfermedades no contagiosas.

• Describir la importancia de asumir la responsabilidad de establecer e implementar el mantenimiento de la salud con el objetivo de prevenir o controlar las enfermedades no contagiosas de los individuos y miembros de las familias de todas las edades.

• Desarrollar y analizar las estrategias relacionadas con la prevención y control de enfermedades no contagiosas.

COMIENZA AHORA Piensa en un miembro de la familia o en alguien que conozcas que tenga una de las enfermedades que se presentan en esta lección. ¿Qué hace esta persona para controlar la enfermedad o sus síntomas?

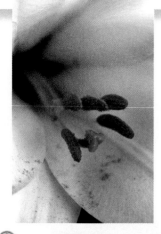

La alergia al polen, denominada fiebre del heno, es una de las enfermedades crónicas más comunes en Estados Unidos. Los expertos estiman que 35 millones de personas sufren de fiebre del heno.

Las enfermedades cardiovasculares y el cáncer son dos de las enfermedades no contagiosas que más muertes causan. Otras enfermedades no contagiosas son crónicas, o sea, que continuamente están presentes o recurren con frecuencia durante un largo periodo de tiempo. Las alergias, el asma, la diabetes y la artritis son enfermedades crónicas que afectan a millones de personas. Algunas, como las alergias, el asma y ciertos tipos de diabetes son causadas por una respuesta del sistema inmunológico. Otras, como la osteoartritis, causan la desintegración de células y tejidos del cuerpo.

Las alergias

El estornudo y la nariz que gotea asociados frecuentemente con un resfriado son, en ocasiones, una respuesta a sustancias presentes en el aire. Una **alergia** es *una reacción específica del sistema inmunológico a una sustancia extraña y frecuentemente inofensiva.* Las alergias son una de las causas más comunes de enfermedad y discapacidad en Estados Unidos, y afectan entre 40 y 50 millones de personas.

El polen, los alimentos, el polvo, las esporas mohosas, las sustancias químicas, el veneno de insectos y las medicinas son algunos de los *alérgenos* más comunes, los cuales son sustancias que causan las alergias. El cuerpo trata estos alérgenos como invasores extraños. Los antígenos en la superficie de los alérgenos se unen a células especiales inmunes en las paredes de los conductos nasales. Estas células liberan **histaminas**, *sustancias químicas que pueden estimular la producción de mucosidad y fluidos en un área.*

Las histaminas producen el estornudo, la picazón en los ojos, la secreción de la nariz y otros síntomas que incomodan a una persona con alergia. Algunas personas tienen una reacción alérgica que produce urticaria, erupciones de la piel que producen picazón. Otras tienen reacciones más serias a los alérgenos que en ocasiones pueden amenazar la vida. Entre los síntomas serios están la urticaria, la picazón o inflamación en el área de una picadura o de la boca y dificultad para respirar o tragar. Otros síntomas serios pueden ser la voz irritada, la inflamación de la lengua y un descenso brusco de la presión arterial que puede causar mareos.

Si alguien que conoces siente uno de estos síntomas después de comer alimentos como el cacahuate o los mariscos, o después de haber sido picado por una abeja o una avispa, busca atención médica de inmediato.

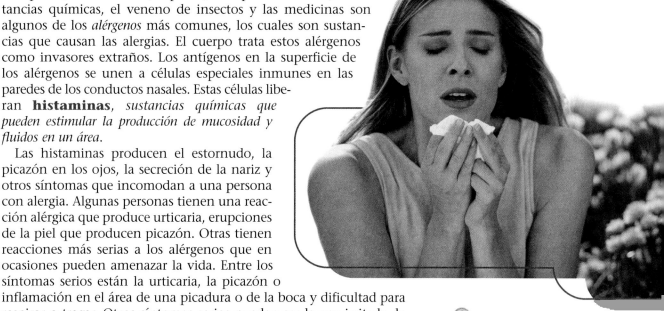

La respuesta del cuerpo a los alérgenos puede causar una variedad de síntomas. *¿Qué deberías hacer si tú o un familiar experimenta las reacciones alérgicas más graves?*

Diagnosticar las alergias

Hay veces que tú puedes diagnosticar una alergia. Podrías notar que estornudas cuando estás cerca de ciertas clases de plantas o que comer ciertos alimentos te provoca una erupción. En algunos casos, se requieren pruebas para determinar la causa. Se utilizan tres métodos comunes para determinar la causa de una reacción alérgica: el análisis de sangre, una dieta de eliminación de alimentos y una prueba cutánea. Durante esta última, la piel se raspa y se le aplican pequeñas cantidades de alérgenos posibles. Si la persona es alérgica a algunos de estos alérgenos, la piel en el área raspada se inflama y se enrojece debido a la **respuesta inflamatoria**.

Tratar las alergias

En ocasiones, el tratamiento de la alergia puede ser tan sencillo como evitar el alérgeno. Éste es el mejor tratamiento para las alergias graves a los alimentos y a las picaduras de insectos. Cuando son inevitables, se puede recomendar medicinas, entre ellas, las *antihistaminas* que ayudan a controlar los síntomas activados por las histaminas. Las personas con alergias graves o de larga duración deben buscar atención médica. Las alergias pueden irritar el tracto respiratorio y conducir a otros problemas de salud, como el asma. Las personas con alergias graves pueden recibir *inmunoterapia*, una serie de inyecciones que contienen pequeñas cantidades del alérgeno al que la persona es sensible. Las inyecciones causan que el sistema inmunológico se vuelva menos sensible a los alérgenos.

respuesta inflamatoria Para obtener mayor información sobre la respuesta inflamatoria, ver el Capítulo 24, página 628.

Si experimentas una reacción desagradable a algo que comes, eso no necesariamente significa que seas alérgico al alimento. Por ejemplo, la intolerancia a la lactosa no es una alergia. Como los síntomas son similares, éste es un error muy generalizado. En realidad, sólo un porcentaje muy pequeño de personas tiene alergias a alimentos comprobadas. Para estas personas, el método principal de tratamiento es evitar el alimento que causa la reacción alérgica. Por lo general, esto requiere de una lectura cuidadosa de las listas de ingredientes.

El asma

Algunas reacciones alérgicas pueden conducir al **asma**, *afección inflamatoria en que las pequeñas vías respiratorias de los pulmones se estrechan causando dificultad para respirar*. Más de 17 millones de personas en Estados Unidos padecen de asma y cada año, más de 5,000 estadounidenses mueren a consecuencia de esta enfermedad. El asma se puede desarrollar a cualquier edad; sin embargo, cerca de un tercio de los que padecen de asma son menores de 18 años.

Los bronquios de las personas con asma son sensibles a ciertas sustancias llamadas *activadores*. Los activadores comunes del asma incluyen la contaminación del aire, la caspa de los animales y el humo del tabaco, así como también el moho, el polen y las partículas del polvo microscópicas que se muestran en esta página. Durante un ataque de asma, los activadores del asma causan el estrechamiento de los músculos de las paredes bronquiales lo cual produce un exceso de mucosidad. Las vías respiratorias se estrechan. El resultado puede variar desde un resuello menor (respirar con silbido) hasta una seria dificultad para respirar. En algunos casos, la afección se vuelve una amenaza para la vida.

Controlar el asma

Aunque el asma no tiene cura, la mayoría de las personas con la afección puede llevar una vida normal con cambios de conductas y el uso apropiado de las medicinas. Las personas con asma pueden llevar una vida normal y activa con un control adecuado que incluya las siguientes estrategias:

▶ **Vigila la afección.** Reconoce las señales de advertencia de un ataque: falta de aire, dolor o estrechez del pecho, tos y estornudo. Tratar estos síntomas rápidamente puede ayudar a prevenir los ataques o a controlarlos para que no empeoren.

▶ **Controla el medio ambiente.** Reduce los activadores del asma en el medio ambiente. Evita la exposición al humo del tabaco, elimina las alfombras si te es posible y lava la ropa de cama con frecuencia.

▶ **Controla el estrés.** El estrés puede desencadenar un ataque de asma. Las técnicas de relajación y de control del estrés pueden ser beneficiosas.

▶ **Toma medicinas.** Las medicinas se pueden usar para aliviar los síntomas, evitar los ataques repentinos y hacer que las vías respiratorias sean menos sensibles a los activadores del asma. Un *broncodilatador*, un tipo de medicina que se toma con un inhalador, relaja y ensancha las vías respiratorias.

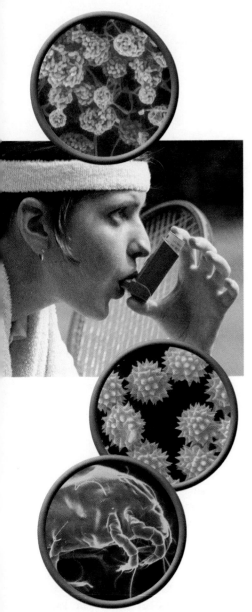

Ⓐ **Las personas que sufren de asma pueden tener una vida activa a cualquier edad si controlan la enfermedad y toman las precauciones debidas.** *¿Por qué es importante que las personas con asma de todas las edades se hagan responsables de establecer e implementar un sistema de mantenimiento para su salud?*

La diabetes

La **diabetes** es *una enfermedad crónica que afecta el modo en que las células del cuerpo convierten los alimentos en energía*. Alrededor de 1 millón de nuevos casos se diagnostican todos los años. No existe cura para la diabetes.

En un diabético, el páncreas produce muy poca o ninguna cantidad de insulina, la hormona que ayuda a la glucosa a entrar en las células del cuerpo. En algunos diabéticos se produce la insulina adecuada, pero las células no responden de manera normal a ella. Para que funcionen las células en el cuerpo, éstas necesitan una fuente constante de energía (glucosa) de los alimentos. Si la glucosa no se convierte en energía, se acumula en la sangre y las células no obtienen la glucosa que necesitan para funcionar. La única forma de diagnosticar la diabetes es por medio de un análisis de sangre. La detección temprana de la diabetes puede prevenir serios efectos secundarios como la ceguera. La diabetes es la causa principal de insuficiencia renal, de amputación de extremidades y de ceguera en los adultos, así como también una causa principal de enfermedad del corazón y apoplejía. Sin embargo, estos efectos no son inevitables. Si se diagnostica la enfermedad, se puede controlar con éxito mediante medicinas, una dieta sana y el ejercicio regular moderado. En muchos casos, la diabetes es evitable.

Diabetes de tipo 1

La diabetes de tipo 1, responsable de entre un 5 y 10 por ciento de todos los casos de diabetes, aparece súbitamente y progresa con rapidez. El cuerpo no produce insulina y la glucosa se acumula en la sangre, privando a las células de la energía que necesitan. Con el tiempo, los altos niveles de azúcar pueden causarles daño a los ojos, los riñones, los nervios y al corazón.

La causa de la diabetes de tipo 1 no está clara. Algunos científicos sospechan de un activador ambiental, quizás un virus aún no identificado, que estimula la reacción inmunológica, destruyendo las células del páncreas que producen insulina en algunos individuos. Por esta razón, la diabetes de tipo 1 se conoce como la **enfermedad autoinmunológica**, *afección por la cual el sistema inmunológico se ataca a sí mismo equivocadamente, combatiendo las células, tejidos y órganos del cuerpo de la propia persona*. Las personas con diabetes de tipo 1 deben tomar dosis diarias de insulina, ya sea mediante inyecciones o a través de una bomba especial que va pegada al cuerpo por medio de un tubo o que se implanta quirúrgicamente. Hoy en día, debido a los métodos avanzados de tratamiento, muchos diabéticos pueden llevar una vida casi normal.

Diabetes de tipo 2

La diabetes de tipo 2 representa entre el 90 y el 95 por ciento de todos los casos de esta enfermedad. Aparece con más frecuencia después de los 40 años. Sin embargo, la diabetes de tipo 2 se está detectando ahora en personas de menor edad y hasta se está diagnosticando entre los niños y adolescentes. En este tipo de diabetes, el cuerpo no es capaz de producir suficiente insulina o de usar la insulina correctamente. La acumulación de glucosa en la sangre causa muchos de los síntomas de la diabetes de tipo 1.

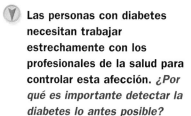

Las personas con diabetes necesitan trabajar estrechamente con los profesionales de la salud para controlar esta afección. *¿Por qué es importante detectar la diabetes lo antes posible?*

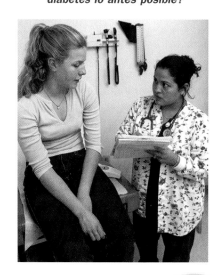

La diabetes de tipo 2 está alcanzando proporciones epidémicas en Estados Unidos debido al número elevado de personas de edad avanzada en la población y a una mayor frecuencia de obesidad y de estilos de vida inactivos. Una dieta alta en grasa, calorías y colesterol aumentan el riesgo de diabetes. De este modo, elegir alternativas bajas en grasa y calorías puede ayudar a reducir el riesgo de esta enfermedad. El aumento de la actividad física también reduce el riesgo porque ayuda a controlar el peso y a bajar los niveles de colesterol en la sangre.

El tratamiento de la diabetes de tipo 2 incluye el control del peso y la actividad física regular. Las personas con esta enfermedad deben

La vida real
APLICACIÓN

Los adolescentes deben informarse sobre la diabetes

En la última década, la diabetes y la obesidad han aumentado drásticamente tanto en los adultos como en los adolescentes. Examina la gráfica y contesta las preguntas. Luego usa esta información para crear un mensaje de promoción que aliente a los demás a practicar conductas sanas para controlar su peso y reducir su riesgo de diabetes.

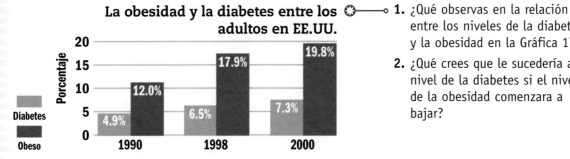

La obesidad y la diabetes entre los adultos en EE.UU.

1. ¿Qué observas en la relación entre los niveles de la diabetes y la obesidad en la Gráfica 1?

2. ¿Qué crees que le sucedería al nivel de la diabetes si el nivel de la obesidad comenzara a bajar?

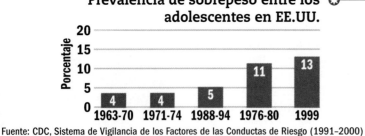

Prevalencia de sobrepeso entre los adolescentes en EE.UU.

Fuente: CDC, Sistema de Vigilancia de los Factores de las Conductas de Riesgo (1991–2000)

3. Observa la Gráfica 2. ¿Qué puedes inferir sobre los niveles de la diabetes en los adolescentes?

4. ¿Cuáles son los hábitos de alimentación sanos y las conductas del estilo de vida que integra la actividad física que reducen el riesgo de la diabetes?

ACTIVIDAD

En grupos pequeños, creen una lista de conductas del estilo de vida que las personas puedan practicar para mantener un peso sano y reducir su riesgo de diabetes. Creen un anuncio del servicio público de 60 minutos para persuadir a los adolescentes a que comiencen desde temprano a practicar buenos hábitos de salud. Incluye por lo menos un dato sobre la diabetes y una conducta del estilo de vida que pueda reducir el riesgo de diabetes.

vigilar cuidadosamente su dieta con el fin de controlar sus niveles de azúcar en la sangre. En algunos casos, se requiere de medicinas orales o inyecciones de insulina para controlar la enfermedad.

La artritis

La **artritis** en *un grupo de más de 100 enfermedades diferentes que causan dolor y pérdida del movimiento de las articulaciones.* Es uno de los problemas médicos más comunes en el mundo y la causa número uno de discapacidad en Estados Unidos: más de una en cada seis personas padecen de la enfermedad. La artritis es más común en las personas mayores, pero puede afectar a cualquiera, incluso a niños y adolescentes. De hecho, 8.4 millones de personas entre 18 y 44 años padecen de artritis y millones más corren el riesgo de padecerla.

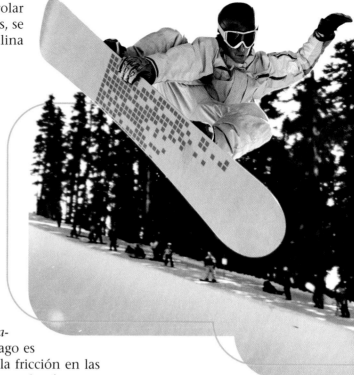

La osteoartritis

La **osteoartritis** es *una enfermedad de las articulaciones por la cual los cartílagos se deterioran.* El cartílago es el tejido fuerte y flexible que absorbe la presión y la fricción en las articulaciones. Con esta enfermedad, el cartílago se vuelve áspero y se desgasta. Con el tiempo, puede llegar a desgastarse completamente a tal grado que los huesos se rozan entre sí. Aunque la osteoartritis afecta básicamente las articulaciones de las rodillas y las caderas que cargan el peso del cuerpo, puede afectar cualquier articulación, como las de los dedos, el área lumbar y los pies, causando dolor y molestia especialmente cuando se mueven.

La osteoartritis es uno de los tipos más comunes de artritis; de hecho, representa la mitad de todos los casos de artritis. Afecta a cerca de 20 millones de personas en Estados Unidos y es más común entre las mujeres y las personas mayores de 45 años. Muchas personas piensan que la artritis es una parte inevitable del envejecimiento. Sin embargo, varias estrategias reducen el riesgo de la osteoartritis:

► **Controlar el peso.** Mantener un peso adecuado reduce el estrés en las articulaciones al disminuir el desgaste y desgarramiento del cartílago.

► **Prevenir lesiones deportivas.** Efectuar un precalentamiento antes del ejercicio, incorporar entrenamiento de resistencia a tus actividades físicas y usar equipos apropiados (entre ellos, muñequeras y rodilleras cuando sea necesario) ayudan a evitar lesiones en las articulaciones y el daño de los ligamentos y cartílago, disminuyendo así el riesgo de osteoartritis. Debes permitir que las lesiones se curen completamente antes de volver a jugar.

► **Protegerse de la enfermedad de Lyme.** La enfermedad de Lyme (la cual se transmite por la picadura de la garrapata del venado) puede ocasionar una forma rara de osteoartritis si no se atiende. El uso de repelentes de insectos, usar camisas de manga larga y pantalones al caminar al aire libre o por zonas boscosas y saber reconocer y remover la garrapata puede ayudar a reducir este factor de riesgo.

Según la Fundación de lucha contra la artritis, puede haber una epidemia de artritis como resultado de la gran cantidad de personas que participan en deportes de aventura. *¿Qué puedes hacer para reducir los riesgos de llegar a tener osteoartritis?*

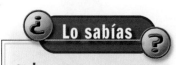
Artritis reumatoide

La artritis reumatoide afecta a alrededor de 2.5 millones de personas en Estados Unidos. Es tres veces más común en las mujeres que en los hombres. Por lo general, sus síntomas aparecen primero entre los 20 y 50 años, pero la enfermedad también puede afectar a los niños pequeños. La artritis reumatoide juvenil es la forma más común de artritis en los niños.

La **artritis reumatoide** es *una enfermedad caracterizada por la destrucción debilitante de las articulaciones debido a una inflamación.* Al igual que la diabetes de tipo 1, este tipo de artritis es causada por una enfermedad autoinmunológica para la cual no existe una cura. Los que la padecen tienen probabilidades de sentir dolor de las articulaciones, inflamación, hinchazón y rigidez. Con el tiempo, las articulaciones se deforman y dejan de funcionar normalmente. La artritis reumatoide afecta principalmente las articulaciones de las manos, pies, codos, hombros, cuello, rodillas, caderas y tobillos. Otros efectos incluyen fiebre, fatiga e inflamación de los ganglios. Los efectos de esta enfermedad por lo general son simétricos: ambos lados del cuerpo desarrollan los mismos síntomas a la misma vez y con el mismo patrón.

El diagnóstico temprano de la artritis reumatoide es crucial. Con el uso de medicinas, en muchos casos se pueden controlar los efectos de la enfermedad. Los métodos de tratamiento se enfocan en el alivio del dolor, la reducción de la inflamación y la hinchazón y en mantener en lo posible el movimiento normal de las articulaciones. Una combinación de ejercicio, reposo, protección de la articulación y terapia física y ocupacional también puede ayudar a controlar la enfermedad.

 Lección 3 *Repaso*

Repaso de información y vocabulario

1. ¿Qué son las *histaminas* y que función desempeñan en las alergias?

2. Define el término *asma*. ¿Cuáles son dos estrategias para controlar esta afección?

3. ¿Qué es la *osteoartritis*? Escribe dos formas de reducir el riesgo de la osteoartritis.

Razonamiento crítico

4. **Sintetizar.** ¿Por qué es difícil evitar muchos alérgenos?

5. **Analizar.** ¿Por qué es importante para los individuos y los miembros de la familia con diabetes asumir la responsabilidad de establecer e implementar el mantenimiento de la salud?

Destrezas de salud aplicadas

Practicar conductas saludables. Haz una tabla. En la primera columna escribe los nombres de las enfermedades no contagiosas de esta lección. En la segunda columna identifica los factores de riesgo de cada enfermedad. En la tercera columna describe y analiza estrategias para conductas de un estilo de vida sano que reduzcan tu riesgo de la enfermedad.

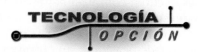

HOJAS DE CÁLCULO Usar un programa de hojas de cálculo puede ayudarte a organizar y editar tu tabla. Para buscar ayuda sobre cómo usar hojas de cálculo, ve a **health.glencoe.com**.

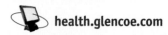 **health.glencoe.com**

Retos físicos y mentales

VOCABULARIO
discapacidad
sordera profunda
retraso mental
Ley de los americanos
  con discapacidades

APRENDERÁS A

• Identificar y reconocer los retos de los individuos con discapacidades.

• Analizar la influencia de las leyes, políticas y prácticas de los asuntos relacionados con la salud, inclusive aquéllos relacionados con los discapacitados.

COMIENZA AHORA   Haz una red de palabras con la palabra *discapacidad* en el centro. Escribe a su alrededor los tipos de discapacidades que conoces. Añade palabras a tu red mientras estudias la lección.

¿Tiene tu escuela rampas y baños especiales adaptados a las necesidades de las personas en sillas de ruedas? ¿Existen teléfonos para las personas con impedimentos auditivos y visuales? ¿Alguna vez has visto un programa de televisión con subtítulos? Estos dispositivos están diseñados para compensar una **discapacidad**, *todo impedimento físico o mental que limita las actividades normales, incluidas la vista, la audición, el movimiento o el habla.* Según las últimas estadísticas de la Oficina del Censo de EE.UU., casi el 20 por ciento de la población adulta tiene algún tipo de discapacidad. Las personas con discapacidades a veces tienen dificultad para hacer las cosas que otras dan por sentadas. El reto puede ser físico, como subir las escaleras, ver un cartel, oír una conversación o sostener un paquete, o puede ser mental, como entender instrucciones.

Retos físicos

Los tipos de retos físicos más comunes afectan los sentidos de una persona o la capacidad de trasladarse y moverse con facilidad. La mayoría de los retos físicos se pueden clasificar en discapacidad visual, discapacidad auditiva o discapacidad motora.

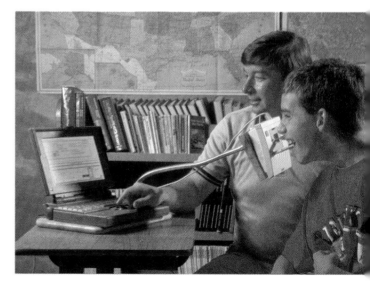

Las computadoras son uno de varios dispositivos que las personas con discapacidades pueden usar para hacer frente a los desafíos físicos. *Explica el modo en que la tecnología ha impactado el estado de la salud de los individuos.*

Impedimentos de la vista

Al igual que otras discapacidades, un impedimento visual puede ser moderado, como el de los más de 5 millones de estadounidenses que tienen impedimentos visuales, o puede ser grave, como el del 1.3 millón de personas que son ciegas. Además, se estima que alrededor de 1.8 millón de personas en Estados Unidos son incapaces de ver las palabras y las letras en un texto impreso común, aun cuando usan gafas o lentes de contacto. Aunque el impedimento visual es más común entre los adultos, casi 1 de cada 1,000 niños tiene pérdida parcial de la vista o es ciego.

La causa principal de ceguera es el resultado de complicaciones de la diabetes. Otras tres causas comunes de la ceguera son:

▶ la **degeneración macular,** enfermedad de degeneración de la retina. Es la causa principal de ceguera en las personas mayores de 55 años.

▶ el **glaucoma,** enfermedad que daña el nervio óptico del ojo.

▶ las **cataratas,** opacidad en el cristalino del ojo.

Los exámenes regulares de la vista son importantes para las personas de todas las edades. El diagnóstico temprano de muchas afecciones puede ayudar a prevenir la ceguera o a retardar su progreso.

Impedimentos auditivos

Cerca de 20 millones de adultos en Estados Unidos tienen discapacidades que afectan su capacidad de oír, y hasta 2 de cada 1,000 niños tienen un impedimento auditivo significativo en ambos oídos. Al igual que los impedimentos visuales, los problemas de audición pueden variar entre menores y graves. La **sordera profunda** es *una pérdida de la audición tan grave que la persona afectada no puede beneficiarse de la amplificación mecánica, como las prótesis auditivas.*

Una causa de la sordera es la herencia. Otras causas son las lesiones, enfermedades y obstrucciones que pueden evitar que las ondas sonoras viajen al oído interno. Las obstrucciones pueden ser causadas por la acumulación de cerumen, el bloqueo de un hueso o algo atascado en el oído. Algunos individuos nacen con un crecimiento anormal hereditario de un hueso en el oído interno que puede causar una obstrucción. La obstrucción afecta por lo general a un solo oído. La cirugía puede curar muchos de estos casos.

Con frecuencia, los impedimentos auditivos causados por el daño del nervio ocurren con la edad, pero también pueden ser el resultado de la exposición repetida a sonidos fuertes como los estéreos, el tráfico, los videojuegos y algunas máquinas. Ir a un concierto musical ruidoso o en ocasiones escuchar el estéreo a un volumen muy alto no dañará tus oídos, pero la exposición prolongada a la música alta puede causar pérdida de la audición. De hecho, hay expertos que piensan que la pérdida de la audición está ocurriendo a una edad mucho más temprana que hace 30 años, posiblemente por el aumento del ruido en el medio ambiente. Este tipo de impedimento auditivo puede ser paulatino, por lo que si has notado que tu audición ha cambiado, puede ser el momento de visitar a un especialista en problemas de la audición.

TU CARÁCTER

Interés. Aprender el lenguaje de señas te permite comunicarte con las personas con impedimentos auditivos. También es una manera de demostrar que te importan las necesidades de los demás.

Investiga para encontrar organizaciones en tu área que ofrezcan clases de lenguaje de señas. Aprende algunas señas sencillas para que puedas comunicarte con personas con impedimentos auditivos.

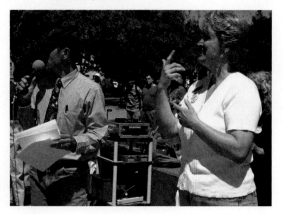

El lenguaje de señas hace que muchos individuos con impedimentos auditivos puedan disfrutar conciertos, obras de teatro y otros eventos públicos.

Impedimentos motores

Aquellas tareas que son sencillas para la mayoría de las personas como, por ejemplo, acordonarse los zapatos, subir las escaleras, abrir un frasco, levantar un vaso, pueden ser un reto para alguien con un impedimento motor. Los impedimentos motores surgen cuando el arco de movimiento y la coordinación del cuerpo se ven afectadas por una lesión al cerebro o un trastorno del sistema nervioso.

La fisioterapia se usa con frecuencia para ayudar a las personas con impedimentos motores. Con la fisioterapia, las articulaciones se mantienen flexibles y los músculos se estiran, mejorando la capacidad del individuo de moverse de un lado o otro. Los fisioterapeutas pueden enseñar a las personas a usar dispositivos auxiliares. Por ejemplo, a las personas con amputaciones de miembros se les pueden implantar *prótesis,* o miembros artificiales. Las sillas de ruedas motorizadas les permiten a muchas personas con impedimentos motores trasladarse sin asistencia. Las computadoras se pueden adaptar de muchas maneras, como con dispositivos en la boca y en la cabeza para los que no pueden usar las manos y los brazos.

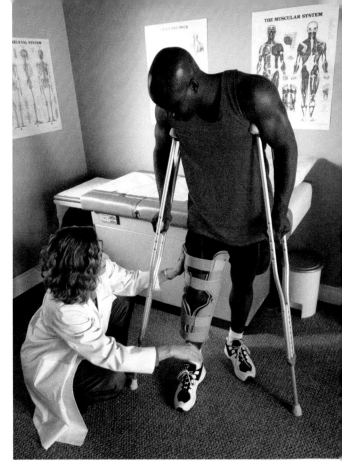

Retos mentales

Algunos retos afectan la capacidad de una persona de vivir en la sociedad de manera independiente. Uno de estos retos es el **retraso mental**, *la capacidad intelectual inferior a lo normal que se presenta en el nacimiento o en la primera infancia y que está asociada con las dificultades del aprendizaje y la adaptación social.* Esta discapacidad afecta aproximadamente a un 3 por ciento de la población, pero un gran número de aquéllos con este impedimento sólo sufen una ligera afección. Estos individuos que conforman el 75 por ciento de la población con retraso mental no se pueden diferenciar a simple vista de las personas sin retraso.

Se han encontrado varios factores que causan el retraso mental, como las lesiones, enfermedades y anomalías del cerebro. Algunos factores están relacionados con **trastornos genéticos** como el síndrome de Down, la enfermedad FCU (fenilcetonuria), la enfermedad de Tay-Sachs y el síndrome del cromosoma X frágil, la causa más común de discapacidad genética evolutiva hereditaria. Las conductas durante el embarazo son otro factor importante. Las mujeres embarazadas que consumen alcohol u otras drogas aumentan considerablemente el riesgo de que sus bebés nazcan con retraso mental, bajo peso o con el **síndrome de alcoholismo fetal.** Otro factor de riesgo evitable durante el embarazo es la infección de rubéola. La inmunización en contra de esta enfermedad, ya sea durante la infancia o en los tres primeros meses del embarazo, reduce su riesgo. Una cantidad de oxígeno limitada durante el nacimiento puede causar retraso mental. En los niños mayores puede ser ocasionado por una lesión en la cabeza, una apoplejía y ciertas infecciones como la meningitis.

Los avances de la tecnología han beneficiado a personas que usan dispositivos auxiliares para realizar actividades diarias. *Nombra una manera en la cual tu comunidad está mejorando el acceso y servicios para los individuos con discapacidades.*

vínculo

trastornos genéticos
Aprende más sobre los trastornos genéticos en el Capítulo 19, página 500.
síndrome de alcoholismo fetal Aprende más sobre los efectos del uso del alcohol durante el embarazo en el Capítulo 22, página 576.

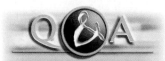
Allanar las diferencias

Las personas con retos físicos y mentales tienen las mismas necesidades e intereses que el resto de la población. También poseen muchas de las mismas aptitudes. Históricamente, se ha considerado a las personas con discapacidades como una población separada. Por fortuna, en las décadas recientes se han puesto en vigor prácticas y políticas para ayudar a eliminar las barreras del estereotipo y los prejuicios. Las recientes tendencias son el resultado de los esfuerzos de promoción de individuos con discapacidades físicas y mentales y sus defensores, quienes han trabajado para establecer los siguientes principios importantes:

► La sociedad debe hacer ciertos cambios, como requerir el acceso de sillas de ruedas al transporte público y a las entradas de los edificios, para permitir que las personas con discapacidades físicas y mentales participen con más facilidad en las actividades empresariales y sociales.

► Las personas deben ser evaluadas en base al mérito individual y no a suposiciones derivadas de estereotipos sobre las discapacidades.

► En el grado de capacidad de cada una, las personas con discapacidades deben tener las mismas oportunidades que las personas que no enfrenten retos físicos o mentales.

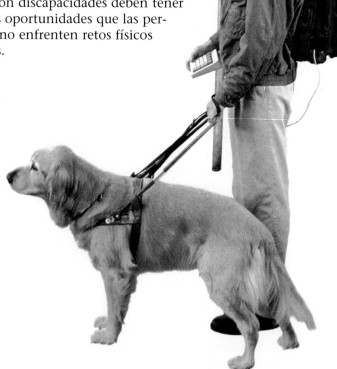

Los perros guía reciben entrenamiento para asistir a las personas con impedimentos visuales al llevarlas con seguridad alrededor de obstáculos como el borde de la acera. *¿Por qué debes evitar tocar o llamar a un perro guía?*

Una acción muy importante para lograr estas metas fue la aprobación en el Congreso en 1999 de la **Ley de los americanos con discapacidades**, *una ley que prohíbe la discriminación en contra de las personas con discapacidades físicas o mentales en el lugar de trabajo, en el transporte, en el servicio público y en las telecomunicaciones.* Algunas estipulaciones de esta ley requieren que:

▶ los empleadores con más de 15 empleados les provean a los individuos calificados con discapacidades una oportunidad igual de beneficiarse de las oportunidades laborales disponibles para los demás.

▶ los gobiernos estatales y locales sigan ciertas normas específicas de arquitectura en las construcciones nuevas y en las modificaciones en sus edificios. También deben proveer acceso a edificios antiguos inaccesibles y la comunicación efectiva con las personas que tienen discapacidades auditivas, visuales y del habla.

▶ las compañías telefónicas establezcan servicios de retransmisión de telecomunicaciones que les permitan a los usuarios con discapacidades auditivas y del habla comunicarse por medio de la asistencia de terceros.

Además, la Ley de inversión en la fuerza laboral *(Workforce Investment Act)* de 1998 se asegura de que toda información anunciada por una agencia del gobierno en un sitio Web cumpla ciertas normas de acceso a los discapacitados.

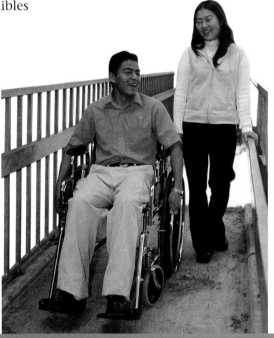

Esta rampa es una de las tantas adaptaciones requeridas por el gobierno federal para las personas discapacitadas. *¿Qué otras adaptaciones existen para ayudar a las personas con discapacidades?*

 Lección 4 *Repaso*

Repaso de información y vocabulario

1. ¿Qué es una *discapacidad*?
2. Haz una lista tres causas comunes de la ceguera.
3. Conversa sobre temas de la salud y enumera dos leyes que ayudan a los discapacitados a integrarse en la sociedad.

Razonamiento crítico

4. **Analizar.** Identifica varias maneras diferentes en que usas los sentidos de la vista y de la audición todos los días. Para cada uno, identifica los retos que podrían estar asociados con cada tarea para alguien con un impedimento.
5. **Evaluar.** ¿A qué ruidos fuertes estás expuesto todos los días? ¿Qué podrías hacer para reducir tu exposición al ruido?

Destrezas de salud aplicadas

Acceder a la información. Ve a **health.glencoe.com** para buscar un vínculo al sitio Web de la Ley de los americanos con discapacidades. Prepara una exposición donde analices la influencia de esta ley en temas relacionados con la salud.

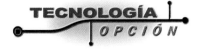

PROGRAMA PARA PRESENTACIONES

Usa un programa para presentaciones para que tu exposición luzca profesional. Ve a **health.glencoe.com** para buscar ayuda con los programas para presentaciones.

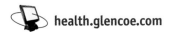

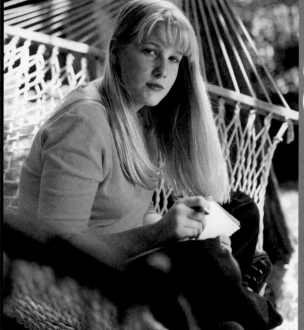

Aprender a aprender

¿Crees que los niños con discapacidades de aprendizaje no son inteligentes? La verdad es que muchos son más inteligentes de lo normal. Te presentamos a una adolescente que triunfó sobre las dificultades en sus clases.

Vanessa Flatley tiene 15 años y es de New Jersey. Ella descubrió que padecía de dislexia cuando estaba en segundo grado. La dislexia es una discapacidad del aprendizaje que se relaciona con una falla en el centro asociativo del cerebro, el cual es el área que les permite a las personas reconocer y comprender el texto escrito. —Con la dislexia te imaginas las cosas diferentes en tu cerebro, —dice Vanessa—. Se te confunden las letras porque no puedes diferenciarlas.

Vanessa sabía que ella era inteligente (la mayoría de los niños con discapacidades del aprendizaje lo son) pero ella no podía copiar las palabras escritas en el pizarrón y también tenía problemas para reconocer y recordar patrones. Esto hacía casi imposible que aprendiera el alfabeto y las tablas de multiplicar.

Una nueva forma de aprendizaje

Vanessa dejó la escuela pública en tercer grado para asistir al Estudio del Aprendizaje, una escuela privada de un solo salón de clases con dos maestros. —Me sentía más cómoda porque los demás niños eran como yo, —dice—. No todos tenían dislexia, pero todos tenían una discapacidad del aprendizaje. Es más, dice Vanessa que ella no se sentía tonta. De gran ayuda también fue que los maestros sabían que ella y sus compañeros necesitaban hacer llegar la información al cerebro de formas diferentes. Vanessa logró dominar el alfabeto, por ejemplo, tocando las letras cubiertas con papel de lija.

El logro más satisfactorio de Vanessa fue aprenderse finalmente las tablas de multiplicar. —Yo no podía aprenderlas, aun cuando no tengo problemas con el álgebra, —dice—. Finalmente mi maestro particular pudo ayudarme a ver los patrones.

¿Qué le espera a Vanessa? —Me iré integrando poco a poco las clases normales, —explica ella—. Estoy muy nerviosa, pero si necesito ayuda extra la pediré. Más importante aún, después de años de sentirse la niña más tonta de la clase, Vanessa se siente fuerte y confiada. ■

TIME PIENSA... Sobre las discapacidades del aprendizaje

¿Sabías que la lista de celebridades con dislexia incluye a Walt Disney, Tomás Edison, Whoopi Goldberg y Tom Cruise? Selecciona a una de estas personas y busca información sobre su vida. Concéntrate en cómo esa persona le hizo frente a la dislexia y cómo se las arregló para realizar sus sueños. Informa de tus resultados a la clase.

Destrezas de salud aplicadas

1. **Practicar conductas saludables.** Pregúntales a tus padres sobre el historial de enfermedades cardiovasculares en sus familias. Usa esta información para identificar algún riesgo potencial que puedas tener de desarrollar una enfermedad cardiovascular. ¿Qué pasos puedes tomar para reducir tu riesgo? *(LECCIÓN 1)*

2. **Analizar influencias.** Observa los anuncios de productos en varias revistas. Identifica las ilustraciones que muestran a personas que practican conductas que aumentan el riesgo de desarrollar cáncer. Describe cómo cada una de estas conductas pone a una persona en riesgo de desarrollar cáncer. Resume tus resultados y repórtalos a la clase. *(LECCIÓN 2)*

3. **Acceder a la información.** Investiga sobre los alérgenos del polen más comunes en tu comunidad. Reúne información sobre cuándo es que son más frecuentes y dónde puedes obtener información sobre los niveles diarios de polen. Exhibe la información en tu salón de clases. *(LECCIÓN 3)*

4. **Promoción.** Realiza una encuesta en una empresa local para ver cómo ésta se podría hacer más accesible a los individuos con discapacidades. Escribe una carta al dueño de la empresa con sugerencias para su mejoramiento. *(LECCIÓN 4)*

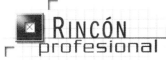

RINCÓN profesional

Oncólogo

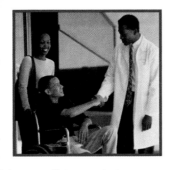

¿Te interesa ayudar a las personas con cáncer? Si es así, podrías considerar una carrera como oncólogo, un médico que estudia, diagnostica y trata el cáncer. Una persona que quiera ser oncólogo debe estar lista para tratar con los retos emocionales y psicológicos asociados con los pacientes que pueden tener una enfermedad terminal. Hacerse oncólogo toma varios años de capacitación formal: un título universitario de cuatro años, un título médico, una pasantía de un año, cuatro años de residencia y una beca en oncología. Averigua sobre ésta y otras carreras en el Rincón profesional en **health.glencoe.com**.

Más allá *del* salón de clases

Participación de los padres

Promoción. Averigua sobre las ferias de la salud y otros eventos en tu comunidad que apoyan la educación sobre el cáncer. Comunícate con sedes locales de la Sociedad Americana del Cáncer para ver cómo tú y tus padres pueden participar en ella.

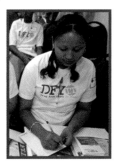

La escuela y la comunidad

Clases de CPR. Localiza organizaciones en tu comunidad que enseñen la resucitación cardiopulmonar (*CPR*, por sus siglas en inglés). Haz arreglos para que alguien de la agencia enseñe CPR en tu escuela. Ayuda a organizar el evento y prepara carteles o volantes para informar a los estudiantes.

Después de leer

Usa las notas que hayas tomado en tu *Foldable* como guía de estudio. Repasa términos importantes, recuerda lo que sabes sobre esos términos y verifica tus respuestas comprobando en cada solapa.

FOLDABLES™
Esquema de estudio

▶ TERMINOLOGÍA DE LA SALUD *Contesta las siguientes preguntas en una hoja de papel.*

Lección 1 *Une cada definición con el término correcto.*

angina de pecho   enfermedad cardiovascular
aterosclerosis   hipertensión
arritmias   enfermedad no contagiosa

1. Dolor de pecho que ocurre cuando el corazón no recibe suficiente oxígeno.
2. Enfermedad que no se transmite por otra persona, un vector o el medio ambiente.
3. Presión arterial alta.
4. Latidos irregulares del corazón.

Lección 2 *Llena los espacios en blanco con el término correcto.*

benignos   malignos
biopsia   metástasis
cáncer   remisión
carcinógeno   tumor

5. La masa de tejido anormal que no cumple una función natural en el cuerpo se llama ————.
6. La propagación del cáncer desde el lugar donde se originó se llama ————.
7. El humo del cigarrillo y los rayos ultravioleta son ejemplos de un ————.
8. El análisis de laboratorio de una muestra de tejido tomada de un lugar donde se sospecha el crecimiento de células anormales se llama ————.

Lección 3 *Une cada definición con el término correcto.*

alergia   diabetes
enfermedad autoinmunológica   histaminas
artritis   osteoartritis
asma   artritis reumatoide

9. La reacción específica del sistema inmunológico a una sustancia extraña y frecuentemente inofensiva.
10. Enfermedad crónica que afecta el modo en que las células del cuerpo convierten los alimentos en energía.
11. Enfermedad caracterizada por la destrucción debilitante de las articulaciones debido a una inflamación.

Lección 4 *Reemplaza las palabras subrayadas con el término correcto.*

Ley de los americanos con discapacidades
discapacidad
retraso mental
sordera profunda

12. La <u>discapacidad</u> es la pérdida tan grave de la audición que una prótesis auditiva no es beneficiosa.
13. La <u>sordera profunda</u> es la capacidad intelectual inferior a lo normal que se presenta en el nacimiento o en la primera infancia.
14. El <u>retraso mental</u> es una ley que prohíbe la discriminación en contra de las personas con discapacidades físicas o mentales.

▶ ¿LO RECUERDAS? *Usa oraciones completas para contestar las siguientes preguntas.*

1. ¿Por qué se considera a la hipertensión un "asesino silencioso"?
2. ¿Cómo afecta la placa a las arterias?
3. ¿Cuáles son las señales de advertencia de un ataque al corazón?
4. ¿Cómo aumenta el riesgo del cáncer una dieta alta en grasas?
5. ¿Por qué las personas con alergias prolongadas o graves deben buscar atención médica?
6. ¿Cuales son dos medidas fundamentales que las personas pueden tomar para reducir el riesgo de la diabetes de tipo 2?

7. ¿Cómo daña al cuerpo una enfermedad autoinmunológica?

8. ¿Cuales son dos de las estipulaciones de la Ley de los americanos con discapacidades?

➤ RAZONAMIENTO CRÍTICO

1. Evaluar. ¿Qué efectos tiene la actividad física en el aparato cardiovascular? ¿Cómo afecta esta información las metas que te fijas para mantener tu salud?

2. Sintetizar. ¿Qué le dirías a un amigo que quiere estar bronceado porque "las personas bronceadas lucen más saludables"?

3. Resumir. Escribe una carta dirigida a los padres de niños menores que explique cómo los padres pueden ayudar a sus hijos a evitar el desarrollo de la diabetes de tipo 2.

4. Analizar. En el pasado, muchas personas tenían conceptos erróneos sobre los discapacitados. ¿Qué factores crees que contribuyeron a esas actitudes negativas?

Práctica para la prueba estandarizada

 Lee el siguiente pasaje y luego contesta las preguntas.

(1) Hoy en día, en Estados Unidos y Canadá los derechos de los discapacitados están protegidos por leyes que prohíben la discriminación y proveen educación y acceso. (2) Pero las cosas no siempre fueron así.

(3) En los tiempos antiguos, la supervivencia de un grupo dependía de la capacidad de todos sus miembros de luchar y buscar alimentos. (4) Los miembros que no podían cumplir con esta responsabilidad se convertían en una amenaza para el grupo y con frecuencia se les expulsaba o se les dejaba morir. (5) Más adelante, las personas comenzaron a creer que espíritus malignos causaban lesiones y enfermedad, por lo que le temían a alguien con una discapacidad. (6) Las cosas no mejoraron durante la Edad Media; las personas a quienes se consideraba diferentes o menos hábiles eran ridiculizadas o tratadas con sospecha.

(7) No fue sino hasta el siglo XIX, que las cosas comenzaron a cambiar. (8) Las personas con discapacidades eran tratadas con cierto cuidado, a pesar de que a veces eran escondidas en hogares o instituciones. (9) En la última mitad del siglo XX, el Congreso finalmente puso en vigor tres leyes importantes que ahora protegen los derechos de los discapacitados. (10) Hacia mediados del siglo XX, se había logrado un progreso significativo en la prevención y el tratamiento de discapacidades. (11) Poco después se establecieron centros de rehabilitación y hospitales para todas las personas discapacitadas.

1. ¿Qué cambio, si fuera necesario, se debe hacer en la oración 5?

A Cambiar *emfermedad* a **enfermedad.**
B Cambiar *consideraba* a **consideraba.**
C Poner una coma después de **ridiculizadas.**
D Ningún cambio.

2. ¿Cuál es la manera más eficaz de mejorar la organización del último párrafo?

A Escribir la palabra **Finalmente** al comienzo del párrafo.
B Eliminar la oración 9.
C Mover la oración 9 hacia el final del párrafo.
D Eliminar la oración 11.

3. Escribe un párrafo que describa cómo tu comunidad ofrece accesibilidad a los discapacitados físicos. ¿Qué otras mejorías se pueden hacer?

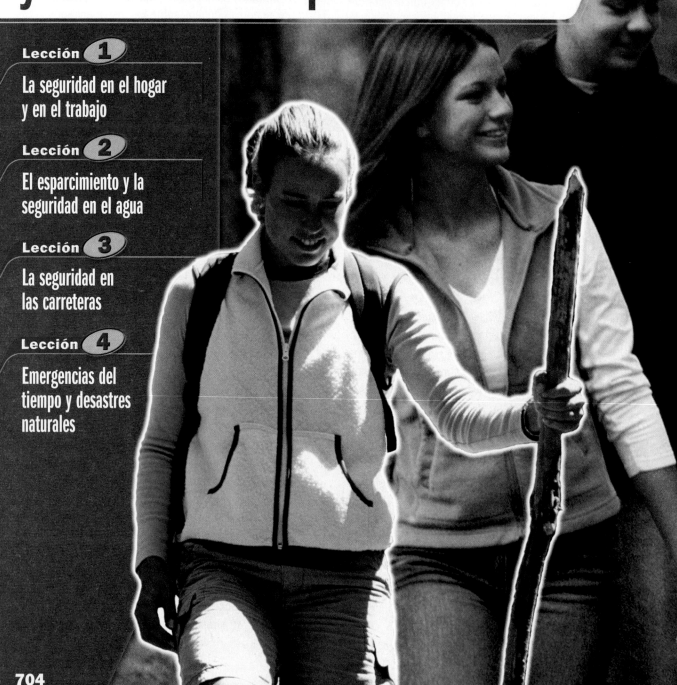

Capítulo 27

La prevención de lesiones y las conductas prudentes

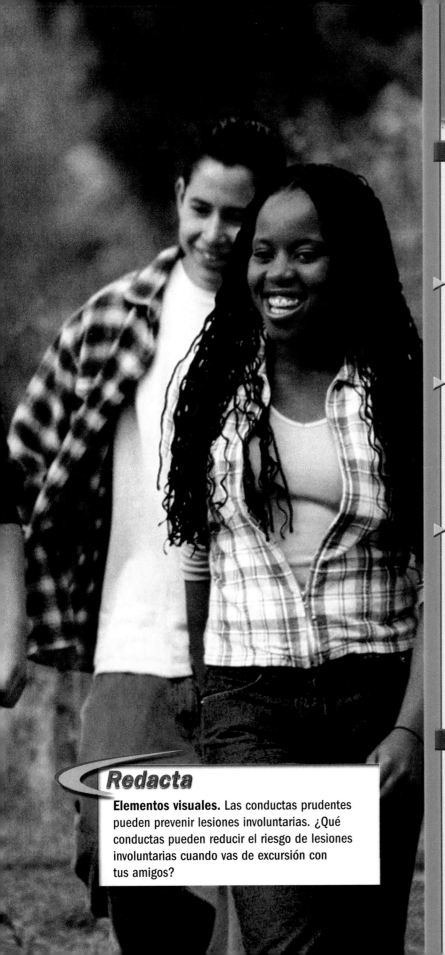

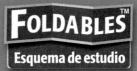

FOLDABLES™
Esquema de estudio

Antes de leer

Haz esta tabla *Foldable* para ayudarte a organizar lo que aprendes acerca de la seguridad en el hogar y en el trabajo. Empieza con una hoja de papel de 8½" x 11" o una hoja de papel de cuaderno.

▶ **Paso 1**

Dobla la hoja de papel por la mitad por la parte más larga.

▶ **Paso 2**

Abre la hoja de papel. Dobla ½" desde la parte superior de la hoja. Dobla nuevamente 1" desde la parte superior de la hoja.

▶ **Paso 3**

Desdobla. Traza unas líneas a lo largo de las líneas de los dobleces y rotula tal como se indica.

Seguridad	
Hogar	Trabajo

Mientras lees

Mientras lees y conversas sobre el material del capítulo, utiliza tu *Foldable* para definir los términos, anotar sugerencias generales de seguridad y registrar las ideas principales.

La seguridad en el hogar y en el trabajo

VOCABULARIO

lesión involuntaria
cadena del accidente
alarma contra incendios
extintor de incendios
Administración de
 Seguridad y Salud
 Laborales (OSHA)

APRENDERÁS A

* Analizar las estrategias para prevenir lesiones accidentales.

* Explicar cómo un entrenamiento adecuado en el trabajo puede prevenir lesiones accidentales.

* Demostrar conocimiento de las estrategias para prevenir lesiones accidentales en el hogar y en el trabajo.

COMIENZA AHORA Haz una lista de cinco precauciones de seguridad que pueden ayudar a reducir el riesgo de lesiones involuntarias en el hogar.

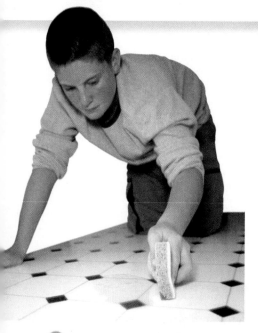

Se puede prevenir muchas lesiones accidentales tomando precauciones como limpiar derrames. *¿Cómo ayuda esta conducta a prevenir una lesión accidental?*

Cada año, miles de personas se lesionan por accidentes en el hogar. En efecto, el Consejo Nacional de Seguridad *(National Safety Council)* informa que cada 18 minutos ocurre un accidente fatal en un hogar, y cada 4 segundos ocurre uno que deja a una persona discapacitada. Una de las metas de *Gente Saludable 2010* es reducir el número de muertes causadas por lesiones involuntarias o accidentales.

Lesiones accidentales

Existen dos tipos de lesiones: las intencionales y las involuntarias o accidentales. Una lesión intencional es el resultado de un intento deliberado de causar daño. Una **lesión involuntaria** es *una lesión causada por un suceso inesperado o accidente.* Existen muchas medidas que puedes tomar para prevenir este tipo de lesiones.

Estrategias para prevenir lesiones accidentales

Aunque las lesiones accidentales a menudo parecen ser sucesos al azar, los expertos han observado que existe una **cadena del accidente**, o *una secuencia de sucesos que dan lugar a una lesión involuntaria.* La mayoría de las lesiones accidentales incluyen cinco pasos que están conectados, de forma similar a los eslabones de una cadena. **La Figura 27.1** muestra estos pasos.

FIGURA 27.1

PREVENIR ACCIDENTES Y LESIONES INVOLUNTARIAS: LA CADENA DEL ACCIDENTE

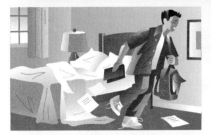

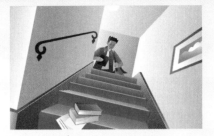

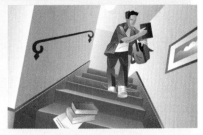

1. La situación. Mark se quedó dormido y tiene que apresurarse para ir a la escuela.

2. El hábito imprudente. Mark suele dejar sus libros en las escaleras.

3. La acción imprudente. Mark no se fija por dónde va al bajar las escaleras a la carrera.

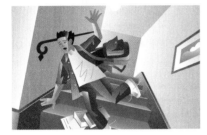

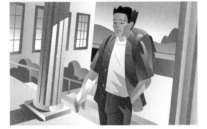

4. El accidente. Mark se tropieza con sus libros y se cae por las escaleras.

5. El resultado. Cuando cae, Mark se tuerce la muñcca. Y también llega tarde a la escuela.

La seguridad en el hogar

Tomar precauciones y planear con anticipación son estrategias que ayudan a prevenir lesiones provocadas por el fuego, caídas, choques eléctricos y envenenamientos.

La prevención de incendios

La mayoría de los incendios domésticos son causados por equipo de calefacción, enseres domésticos, cableado eléctrico y fumar. Para que ocurra un incendio se requiere de la presencia de tres elementos: combustible, calor y oxígeno. El combustible puede ser trapos, madera, gasolina o papel que se han guardado descuidadamente. Una fuente de calor puede ser una cerilla encendida, un cable de electricidad en mal estado, un cigarrillo que arde o una llama piloto. El oxígeno en el aire alimenta y aviva las llamas. Eliminar uno de estos elementos, evitará que se inicie un incendio. Para evitar lesiones involuntarias por fuego:

▶ Nunca descuides una vela encendida.

▶ Mantén las cerillas y encendedores fuera del alcance de los niños.

▶ No dejes que una persona que esté fumando se quede dormida.

▶ Mantén las estufas y hornos limpios.

▶ Reemplaza los cordones eléctricos en mal estado.

Crear un plan de seguridad para casos de incendio

En esta actividad, crearás un plan de seguridad para casos de incendio en el hogar y un póster que muestre las vías de escape.

Lo que necesitarás

- una regla (opcional)
- papel para póster y artículos de arte

Lo que harás

1. Dibuja un plano de tu casa en un papel para póster. Incluye las puertas, los pasillos, las ventanas y las escaleras.

2. Utiliza flechas para señalar la vía de escape más rápida de cada habitación.

3. Identifica una vía de escape alternativa de cada habitación en caso de que la primera vía esté bloqueada por llamas o humo.

4. Indica el lugar donde se encuentran las alarmas y los extintores de incendios.

5. Designa un lugar para que tu familia se reúna fuera de la casa y márcalo en el plan de escape.

6. Al pie de tu plan, escribe
   - Al evacuar tu casa, mantén tu cuerpo al nivel del suelo.
   - Llama al 911 o a los bomberos.
   - Nunca vuelvas a entrar para recoger algo.

Aplica y concluye

Comparte el plan con tu familia y colócalo en un lugar prominente en tu casa. Planifica un simulacro de incendio por lo menos una vez al mes junto con toda tu familia.

EQUIPO CONTRA INCENDIOS

Para aumentar tus posibilidades de sobrevivir en caso de un incendio, he aquí dos artefactos salvadores de vidas que deben estar presentes en todos los hogares.

▶ Una **alarma contra incendios** es *una alarma que se activa con la presencia de humo.* Los expertos en seguridad recomiendan que se coloque una alarma contra incendios en cada uno de los pisos de la casa, preferentemente fuera de un dormitorio y cerca de la cocina. También recomiendan probar la alarma una vez al mes y reemplazar las baterías por lo menos una vez al año.

▶ Un **extintor de incendios** es *un artefacto portátil que apaga pequeños incendios por medio de la expulsión de sustancias químicas que extinguen el fuego.* Si tu casa cuenta con un extintor de incendios, revisa la válvula de presión en el equipo periódicamente para asegurarte de que tenga suficiente presión para funcionar adecuadamente en una emergencia. Cuando utilices un extintor, manténte alejado de las llamas; apunta hacia la fuente del fuego, no a las llamas y mueve el rociador de un lado hacia el otro. Si no estás seguro de tu capacidad para apagar incendios, olvida el extintor, sal de casa y llama al cuerpo de bomberos.

Prevenir las caídas

Según el Consejo Nacional de Seguridad, una de cada cinco lesiones que requieren atención médica en una sala de emergencia es provocada por una caída. Unas cuantas precauciones sencillas pueden ayudar a reducir los riesgos de lesiones por caídas:

▶ Mantén las escaleras bien iluminadas, en buen estado de mantenimiento, libres de obstrucciones y equipadas con barandales firmes y con tiras antideslizantes para escalones.

▶ Mantén el piso limpio. Limpia de inmediato todo derrame.

▶ Usa alfombras antideslizantes o coloca tapetes antideslizantes debajo de las alfombras.

▶ Asegúrate de que las tinas y las duchas de los baños tengan barandales de seguridad y alfombras antideslizantes.

▶ No pongas cables eléctricos o líneas telefónicas en las áreas donde pasan las personas.

▶ Si hay niños pequeños en la casa, instala picaportes ajustables de seguridad en las ventanas para que se abran solamente unas pulgadas. Esto es especialmente importante para las ventanas de pisos superiores. Asegúrate de que las ventanas se puedan abrir por completo en caso de incendio u otra emergencia.

▶ Utiliza un banco con escalones firmes para alcanzar artículos en lugares altos.

Prevenir un choque eléctrico

La electricidad puede ser peligrosa si no se utiliza correctamente. El uso o mantenimiento inapropiado de aparatos eléctricos, cableado y enchufes puede causar un serio choque eléctrico. Sigue estas precauciones de seguridad cuando utilices aparatos eléctricos para reducir los riesgos de lesiones:

▶ Desconecta un aparato eléctrico inmediatamente si te parece que algo anda mal. Siempre desconéctalo del enchufe, no del cable.

▶ Inspecciona los cables periódicamente para buscar señales de aislamientos dañados. Si el cable está raído, cámbialo inmediatamente.

▶ No pases cables por debajo de alfombras o tapetes; se pueden dañar al pisarlos.

▶ Nunca utilices un aparato eléctrico o herramienta mecánica si tu cuerpo, ropa o el piso está mojado.

▶ Verifica las conexiones y extensiones para asegurarte de que no están sobrecargadas.

▶ En las casas con niños pequeños, cubre los enchufes que no están en uso con protectores plásticos.

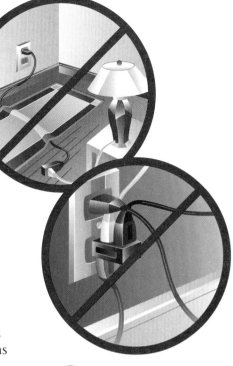

Para prevenir un choque eléctrico hay que usar los cables de extensión y los enchufes del modo correcto. *¿Por qué puede haber problemas con un enchufe sobrecargado?*

TU CARÁCTER

Ciudadanía. Mantén los ojos abiertos para detectar situaciones de peligro en la escuela. Fíjate si hay cables pelados, tomacorrientes sobrecargados o cables de extensión en áreas de paso. **Contribuye a que tu escuela sea un medio ambiente seguro. Informa a un maestro o conserje sobre cualquier situación peligrosa.**

Prevenir los envenenamientos

Según los Centros para la Prevención y Control de Enfermedades, cerca de 900,000 visitas a las salas de emergencia cada año están relacionadas con envenenamientos. Alrededor del 90 por ciento de los envenenamientos ocurren en los hogares, y más de la mitad ocurren en niños menores de seis años de edad. La mayoría de los productos potencialmente venenosos —detergentes, desinfectantes, pinturas, barnices e insecticidas— se hallan por lo general en las cocinas, baños, clósets de herramientas, sótanos y garajes. He aquí algunas pautas para prevenir los envenenamientos:

▶ Mantén las medicinas y otras sustancias potencialmente venenosas en recipientes a prueba de niños. Manténlos fuera de su alcance. Desecha toda medicina que haya vencido.

▶ Guarda todos los químicos de uso doméstico en sus envases originales. Nunca los guardes en recipientes de comida o bebida.

▶ Nunca mezcles los químicos de uso doméstico. Muchos limpiadores domésticos contienen amoníaco o lejía, los cuales emiten gases tóxicos cuando se combinan.

▶ Utiliza productos que liberan gases tóxicos, como el amoníaco, la lejía, los productos de petróleo y las pinturas solamente en áreas bien ventiladas.

▶ Asegúrate de que exista la ventilación adecuada cuando utilices aparatos que queman combustible. Estos aparatos liberan gases que contienen monóxido de carbono cuando se usan. Inhalar estos gases venenosos puede dañar los tejidos del cuerpo y causar la muerte por falta de oxígeno.

La **Figura 27.2** resume las estrategias para mantenerte seguro dentro y fuera de tu casa. Si pones en práctica estas estrategias, disminuirás las posibilidades de lesiones involuntarias.

La seguridad con las armas de fuego

Alrededor del 40 por ciento de los hogares en Estados Unidos tienen armas de fuego. Las lesiones causadas por armas de fuego son una de las diez causas principales de muerte en Estados Unidos y el número de lesiones no mortales por arma de fuego es considerable: más de 200,000 por año. Si sigues estas recomendaciones, podrás reducir el riesgo de lesiones por armas de fuego:

▶ Nunca apuntes un arma de fuego a nadie por ninguna razón.

▶ Trata todas las armas de fuego como si estuvieran cargadas. Si encuentras un arma de fuego, abandona el área e informa a un adulto.

▶ Guarda las armas de fuego descargadas y guarda las municiones por separado. Ambas deben estar guardadas bajo llave en armarios que estén fuera del alcance de los niños.

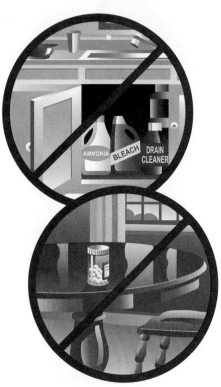

Usa precauciones de seguridad adecuadas para almacenar productos domésticos y medicinas, especialmente si hay niños pequeños en el hogar. *¿Cómo se deben guardar las medicinas?*

FIGURA 27.2

LA SEGURIDAD EN EL HOGAR

Practica estas estrategias de seguridad para ayudar a prevenir lesiones en casa.

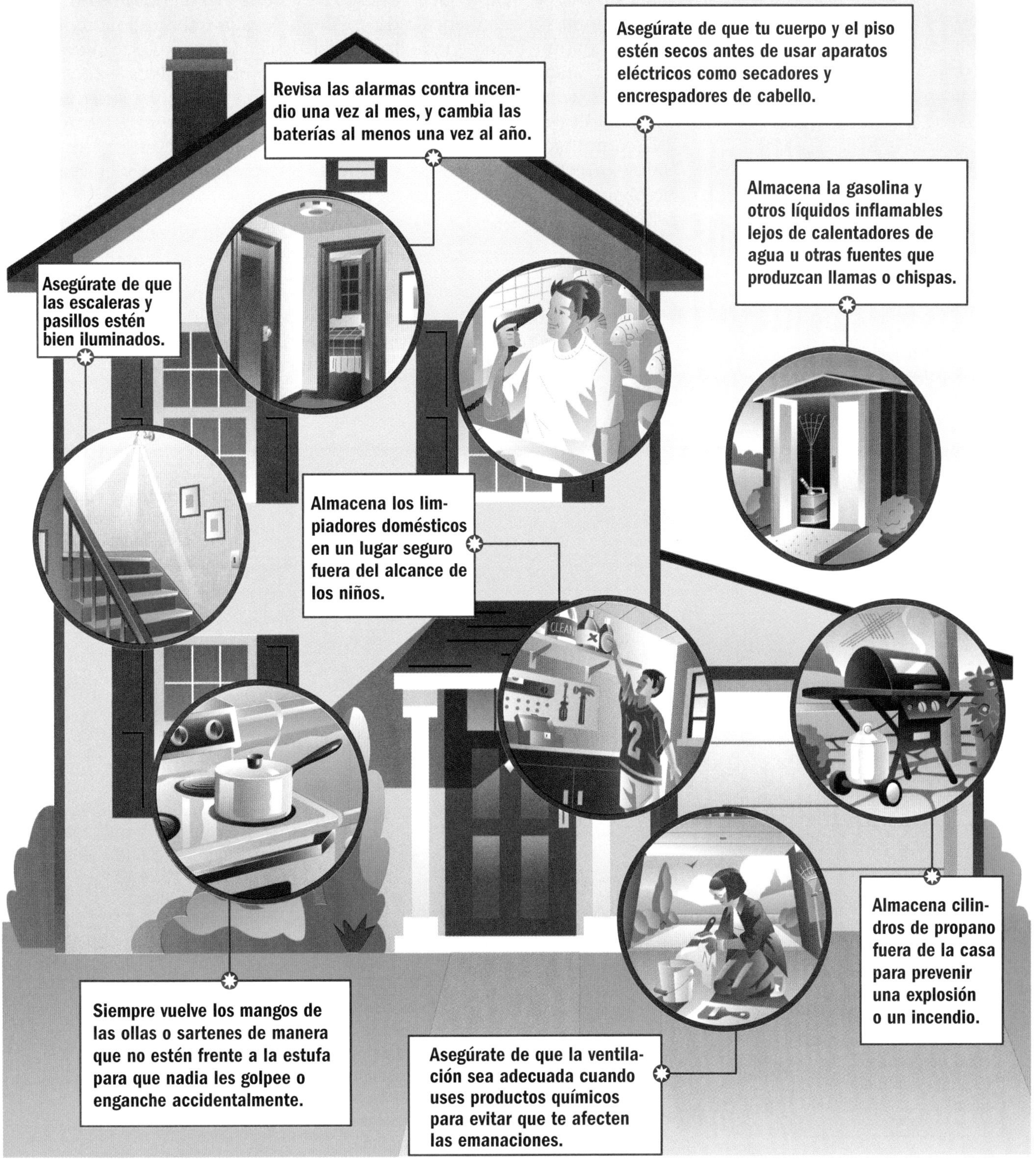

Asegúrate de que tu cuerpo y el piso estén secos antes de usar aparatos eléctricos como secadores y encrespadores de cabello.

Revisa las alarmas contra incendio una vez al mes, y cambia las baterías al menos una vez al año.

Almacena la gasolina y otros líquidos inflamables lejos de calentadores de agua u otras fuentes que produzcan llamas o chispas.

Asegúrate de que las escaleras y pasillos estén bien iluminados.

Almacena los limpiadores domésticos en un lugar seguro fuera del alcance de los niños.

Almacena cilindros de propano fuera de la casa para prevenir una explosión o un incendio.

Siempre vuelve los mangos de las ollas o sartenes de manera que no estén frente a la estufa para que nadie les golpee o enganche accidentalmente.

Asegúrate de que la ventilación sea adecuada cuando uses productos químicos para evitar que te afecten las emanaciones.

La acción prolongada de escribir en el teclado de la computadora y hacer clic con el ratón puede causar lesiones por movimiento repetitivo (LMR). Las LMR comienzan cuando se realiza el mismo trabajo en forma repetida, causando fatiga en los tejidos del área afectada. Si los tejidos no tienen la oportunidad de sanar, el daño aumenta. Los síntomas incluyen dolor y hormigueo. Para prevenir las LMR hay que hacer pausas frecuentes y adoptar una postura adecuada frente a la computadora.

La seguridad en las computadoras y los videojuegos

Las tareas en computadoras frecuentemente requieren que te sientes en un lugar por largos periodos de tiempo y ejecutes movimientos repetitivos mientras fijas la vista en la pantalla. Esto puede causar fatiga visual y músculos adoloridos y podría causar lesiones de muñecas, manos o brazos. Para reducir el riesgo de lesiones, toma un descanso de 10 minutos más o menos cada una hora. Si estás trabajando intensamente por un largo periodo de tiempo, descansa tus ojos ocasionalmente mirando hacia arriba y enfocando tu mirada en objetos lejanos.

Tu área de trabajo debe ser un lugar cómodo y saludable para trabajar. La **Figura 27.3** muestra la forma correcta de sentarse frente a la computadora. Determina si tu computadora y silla están ajustadas correctamente. He aquí otras cosas que hay que considerar al preparar un área de trabajo:

▶ **Iluminación.** La iluminación para una computadora debe ser indirecta y no muy intensa. Evita crear un reflejo en la pantalla de tu computadora.

▶ **Comodidad.** Las sillas, la pantalla de la computadora y el escritorio u otras superficies de trabajo deben ser ajustables para la comodidad de cada usuario. Esto es especialmente importante si personas de diferentes estaturas utilizan la misma área de trabajo.

FIGURA 27.3

DISEÑO DEL ÁREA DE TRABAJO EN COMPUTADORA

Si tu área de trabajo es cómoda, reducirás la fatiga, la irritación en los ojos, la visión borrosa, los dolores de cabeza y los calambres en la espalda, el cuello y los brazos.

Usa luz indirecta para evitar el reflejo. Arregla la posición de la computadora de modo que quede en ángulo recto con respecto a las ventanas u otras fuentes de luz.

Ajusta tu silla para mantener tu espalda derecha. Esto ayudará mantener tu cuerpo alineado, lo que reduce la tensión muscular.

Ajusta la altura y el ángulo de la pantalla de manera que esté un poco mas abajo de la altura de los ojos. La distancia entre tus ojos y la pantalla debe ser de entre 18 y 30 pulgadas.

Ajusta la silla para que tus pies puedan descansar extendidos en el piso. Usa un reposapiés si la silla no es ajustable. Tus antebrazos, muñecas y manos deben estar derechos cuando uses el ratón o el teclado.

Ajusta la altura de la mesa de la computadora de manera que el teclado sea cómodo, normalmente un poco más alto que el nivel de la cintura. Tus antebrazos deben estar paralelos al piso cuando estés usando el teclado.

Seguridad en el trabajo

Muchos jóvenes tienen trabajos de tiempo parcial o completo. En efecto, en Estados Unidos, el Departamento del Trabajo afirma que más de 3 millones de jóvenes tienen un salario solamente durante las vacaciones de verano, otros trabajan tiempo parcial durante el año escolar. Desafortunadamente, aproximadamente 500 de estos trabajadores sufren lesiones cada año. Muchas de esas lesiones accidentales podrían haberse evitado si se les hubiera capacitado antes de que usaran las maquinarias y el equipo. A los jóvenes se les permite realizar ciertas labores en el trabajo, pero se les prohíbe realizar otras. El Departamento del Trabajo prohíbe que todo menor de 18 realice ciertos trabajos, incluidos el trabajo en techados y en la construcción, demoliciones, manejar un elevador de carga o cualquier otro vehículo, operar maquinaria de motor o manejar explosivos y materiales radiactivos.

Tanto los empleados como los empleadores deben seguir las reglas de seguridad impuestas por la **Administración de Seguridad y Salud Laborales (OSHA)**, *la agencia del gobierno federal responsable de fomentar la seguridad y las condiciones sanas en el lugar de trabajo.* Debido a que muchas personas pasan una tercera parte del día en el trabajo, es responsabilidad de todos tomar medidas que aseguren un lugar de trabajo sano y libre de lesiones.

 El Departamento del Trabajo de EE.UU. regula los tipos de tareas que los adolescentes pueden ejecutar en un empleo. *Escribe dos tipos de empleos que el Departamento del Trabajo prohíbe a los menores de 18 años.*

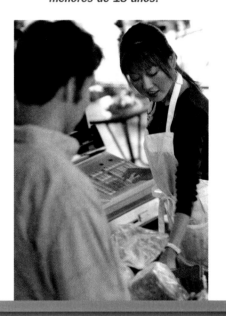

 ## Lección 1 *Repaso*

Repaso de información y vocabulario

1. ¿Cuáles son los cinco pasos en la cadena del accidente?
2. ¿Cuáles son los tres elementos que deben estar presentes para que ocurra un incendio?
3. Define el término *alarma contra incendios*.

Razonamiento crítico

4. **Analizar.** ¿Por qué un arma de fuego se debe tratar siempre como si estuviera cargada?
5. **Resumir.** Piensa en un trabajo específico que un joven podría tener. Analiza las estrategias para evitar lesiones accidentales en el trabajo y elabora una lista que destaque estas estrategias.

Destrezas de salud aplicadas

Analizar influencias. Haz un póster que motive a los miembros de una familia a practicar hábitos de seguridad. Tu póster debe incluir medidas específicas de precaución que los miembros de la familia puedan tomar para estar seguros en casa. Despliega tu póster en tu casa, y conversa con tu familia sobre toda medida que podría tomarse para mejorar la seguridad.

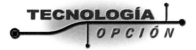

PROGRAMA PARA PRESENTACIONES

Usa un programa para presentaciones a fin de ilustrar gráficamente las precauciones de seguridad descritas en tu póster. Busca ayuda para usar el programa para presentaciones en **health.glencoe.com.**

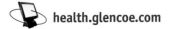

El esparcimiento y la seguridad en el agua

VOCABULARIO
insolación
hipotermia

APRENDERÁS A
- Analizar estrategias para prevenir lesiones accidentales que ocurren durante las actividades recreativas.
- Asociar el exponerse a riesgos durante las actividades recreativas con consecuencias tales como lesiones accidentales.

COMIENZA AHORA　Si planificaras un día en la playa o el lago, ¿qué provisiones necesitarías para disfrutar de un paseo seguro y saludable? Enumera cinco artículos específicos que llevarías.

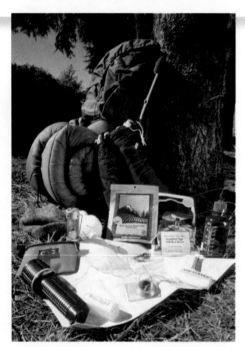

Empacar las provisiones adecuadas ayuda a garantizar que las actividades al aire libre sean seguras y divertidas. *¿Qué consecuencias pueden haber si participas en una actividad al aire libre sin llevar las provisiones adecuadas?*

Las actividades recreativas son divertidas, pero pueden estar acompañadas por lo inesperado. El sentido común y la precaución pueden minimizar el riesgo de lesiones accidentales durante las actividades recreativas.

Seguridad durante el esparcimiento

Las actividades al aire libre son agradables y te pueden ayudar a estar en forma. Para tu salud y seguridad durante estas actividades:

▶ **Conoce tus límites.** Realiza sólo actividades que coincidan con tu nivel de habilidad. Por ejemplo, hasta que adquieras más experiencia como esquiador, permanece en la ladera para principiantes.

▶ **Lleva víveres.** Lleva suficiente agua potable contigo. Nunca tomes agua de un lago, río o arroyo porque estas masas de agua pueden contener patógenos causantes de enfermedades. Planea comidas sencillas y lleva lo necesario para guardar la comida de modo que no se estropee, como hieleras con bastante hielo.

▶ **Ponte ropa protectora.** La ropa apropiada puede protegerte contra el clima y las plantas e insectos venenosos.

▶ **Diles a otros cuáles son tus planes.** Avísales adónde vas y cuándo piensas regresar. Si es posible, lleva un teléfono celular para utilizarlo en caso de emergencia.

▶ **Ten en cuenta el estado del tiempo.** Los días calurosos pueden convertirse en noches frías y las tormentas pueden ocurrir súbitamente. Para evitar una insolación, mantente en la sombra cuando hace calor y bebe mucha agua. La **insolación** es *un sobrecalentamiento del cuerpo que causa el enfriamiento y humedecimiento de la piel y síntomas de conmoción*. Usa pantalla solar para proteger tu piel de los rayos UV.

Seguridad mientras acampas y vas de excursión

Para prevenir lesiones cuando acampas y vas de excursión:

▶ Permanece en los campamentos designados y sal a caminar sólo en las áreas aprobadas. Nunca camines ni acampes solo.

▶ Infórmate sobre las plantas venenosas, insectos y víboras. Si estás en áreas cubiertas de hierba, viste calcetines y pantalones largos metidos en tus calcetines o botas para ayudar a protegerte de las garrapatas y los mosquitos.

▶ Ten cuidado con los animales salvajes. No dejes comida en tu tienda. Guarda los alimentos donde los animales no puedan alcanzarlos, como en tu vehículo o en una rama alta de un árbol.

▶ Ten cuidado alrededor de las fogatas y observa las reglas de seguridad sobre el fuego. Si tienes cabello largo, recógelo y sujeta bien tu ropa. Nunca cocines dentro de la tienda. Apaga las fogatas con tierra y agua.

▶ Nunca tomes agua de lagos, ríos o arroyos; pueden contener patógenos causantes de enfermedades.

Seguridad en deportes invernales

Cuando esquíes, practiques *snowboarding* o participes en otros deportes de invierno, ponte varias capas de ropa. El aire que queda atrapado entre las capas de ropa, te aísla del frío. Esto puede evitar la **hipotermia**, *una afección en la cual la temperatura del cuerpo desciende a un nivel peligroso*. Asegúrate de que la capa exterior de ropa sea impermeable y cúbre-te la cabeza. No olvides la pantalla solar, especialmente en las elevaciones más altas. Siempre usa el equipo de seguridad apropiado y asegúrate de que esté en buen estado y que sea de tu talla.

víncul⊙

insolación Para obtener mayor información sobre la insolación, ver el Capítulo 4, página 99.

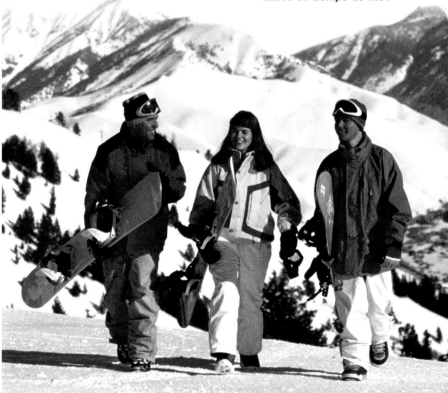

La participación sin riesgos en los deportes de invierno requiere de vestimenta y equipo apropiados. *¿De qué manera vestirte en capas ayuda a protegerte durante actividades en tiempo de frío?*

La vida real
APLICACIÓN

Cómo romper la cadena del accidente

Adolescente herido en accidente al realizar un clavado

Un joven de Summitville se halla en situación crítica después de ser rescatado del fondo de una piscina el sábado por la noche. Jon Franklin estaba en la fiesta de un amigo donde había más de 30 personas presentes. Lo encontraron en aproximadente seis pies de agua. La piscina no tenía indicadores de profundidad y la iluminación del área era deficiente. Ninguno de los presentes tenía entrenamiento en seguridad acuática. Los testigos dicen que el alcohol pudo haber sido un factor en el accidente. Un vocero del hospital confirmó que Franklin sufrió una grave lesión de la médula espinal y que su prognosis es incierta.

Los accidentes que ocurren al practicar clavados causan más de 850 lesiones de la médula espinal cada año. Muchas de estas lesiones tienen como resultado la parálisis de las cuatro extremidades. Lee el artículo y contesta las siguientes preguntas para que comprendas mejor la manera en que los "eslabones" de la cadena del accidente resultan en lesiones:

- ¿Cuál fue la situación?
- ¿Cuáles fueron los hábitos peligrosos que contribuyeron a este accidente?
- ¿Cuál fue la acción peligrosa?
- ¿Qué tipo de accidente fue?
- ¿Cuál fue el resultado?

ACTIVIDAD En clase, conversen sobre las respuestas a las preguntas. Individualmente, lleva un recorte de periódico sobre un accidente ocurrido en una actividad recreativa. En pequeños grupos, identifica la situación, las acciones y los hábitos peligrosos, el accidente en sí y el resultado. Escribe un párrafo en el cual describas cómo se podría haber roto la cadena del accidente. Muestra tus recortes y párrafos en el tablero de anuncios.

La seguridad en el agua

La natación, los paseos en bote y otros deportes acuáticos son excelentes actividades de verano. Sin embargo, el ahogamiento es la segunda causa principal de muerte relacionada con lesiones. Las cuatro principales causas de ahogamiento son: no utilizar un chaleco salvavidas, el consumo de alcohol, no saber nadar y la hipotermia. Sigue estas precauciones para las actividades relacionadas con el agua:

NADAR

▶ Aprende a nadar, sé consciente de tu habilidad y siempre nada con un amigo.

▶ Nada solamente en áreas designadas donde haya un salvavidas.

▶ Si tienes un calambre muscular, relájate, flota, presiona y aprieta el músculo hasta que éste se relaje.

CLAVADOS

▶ Aprende la técnica de clavados apropiada. Siempre verifica la profundidad del agua antes de lanzarte. La Cruz Roja Americana recomienda una profundidad mínima de nueve pies.

▶ Nunca te lances en áreas que no te sean familiares ni en aguas obscuras o poco profundas. Asegúrate de que el agua esté limpia de objetos flotantes y no haya otros nadadores.

PASEOS EN BOTE Y LAS MOTOS ACUÁTICAS PERSONALES

▶ Aprende a manejar un bote o una moto acuática personal y familiarízate con las leyes que reglamentan su uso.

▶ Siempre usa aparatos flotantes personales tanto en botes como en motos acuáticas personales.

▶ A la primera indicación de mal tiempo, regresa a la orilla.

▶ Nunca viajes en un bote o en una moto acuática personal con un operador que ha ingerido bebidas alcohólicas u otras drogas.

La **Figura 27.4** muestra las técnicas de supervivencia que puedes utilizar si caes en aguas profundas.

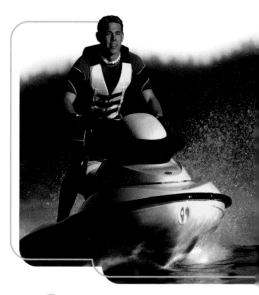

Siempre usa aparatos flotantes personales aprobados por el guardacostas cuando paseas en botes o usas motos acuáticas personales.

FIGURA 27.4

PREVENIR EL AHOGAMIENTO

Si caes dentro de agua fría mientras paseas en bote, adopta una de estas posiciones. Te pueden ayudar a mantenerte a flote y a reducir el riesgo de hipotermia mientras llega el socorro.

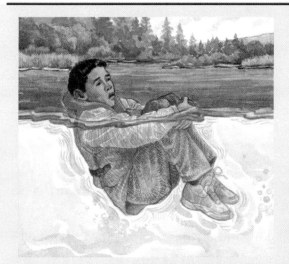

A. Disminuye la pérdida de calor atrayendo las rodillas hacia el pecho y mantén la parte superior de los brazos cerca de los costados del cuerpo. Pierdes mucho calor a través de la cabeza, así que trata de mantenerla fuera del agua.

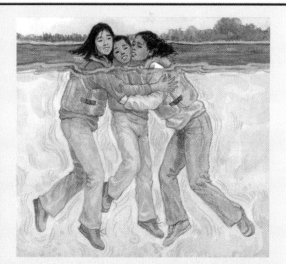

B. Si estás con una o más personas, acurrúquense formando un círculo para conservar el calor del cuerpo. Un niño o una persona más pequeña que pierde el calor más rápido debe colocarse en el centro del círculo.

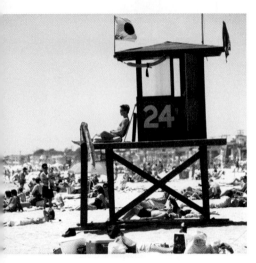

Siempre permanece dentro de las áreas designadas para nadar que están bajo la supervisión de un salvavidas.

La seguridad en lagos, ríos y océanos

Nadar en lagos, ríos y océanos presenta inquietudes de seguridad extra. Ten estas precauciones en mente:

▶ **Nada solamente en áreas supervisadas.** Selecciona un área que esté limpia y bien cuidada.

▶ **Mete los pies primero.** Objetos escondidos, bajadas inesperadas y vida acuática pueden ser amenazas debajo de la superficie.

▶ **Observa las advertencias marinas.** Verifica si la bandera de advertencia está izada o pregúntale al salvavidas si el agua es segura para nadar. Si estás en el océano, verifica las condiciones de la marea antes de entrar al agua. No entres al agua si ves un cartel de "Se prohíbe nadar".

▶ **Presta atención a tu entorno.** Asegúrate de que las balsas y muelles se encuentren en buen estado. Aléjate de los muelles, pilotes, y plataforma de clavados cuando estés en el agua. Nunca nades debajo de una balsa o de un muelle.

▶ **Piensa por adelantado.** Siempre asegúrate de que tengas suficiente energía para nadar de regreso a la orilla. Si las corrientes rápidas o contracorrientes te arrastran mar adentro, nada poco a poco fuera de la corriente desplazándote a través de ella, paralelamente a la orilla.

▶ Lección 2 Repaso

Repaso de información y vocabulario

1. ¿Por qué es arriesgado beber de lagos, ríos y arroyos?
2. Analiza e identifica tres estrategias para prevenir lesiones accidentales cuando acampas o vas de excursión.
3. Define el término *hipotermia*.

Razonamiento crítico

4. **Sintetizar.** Tú y tu familia pasean en bote en el lago una tarde. ¿Qué provisiones y equipo de seguridad debes llevar contigo?
5. **Analizar.** Tú y tu amigo Jake están esquiando. Él sugiere que tomes la ladera para avanzados, aunque ustedes dos son principiantes. ¿Qué consecuencias negativas están asociadas con esta acción de riesgo?

Destrezas de salud aplicadas

Practicar conductas saludables. Escoge un deporte que te gustaría aprender y haz una lista del equipo apropiado y las precauciones de seguridad asociadas con ese deporte. Revisa tu lista antes de participar. Asegúrate de incorporar todas las precauciones de seguridad, usar la ropa apropiada y utilizar el equipo de seguridad.

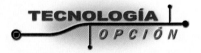

TECNOLOGÍA OPCIÓN

PROCESADOR DE TEXTOS Utiliza un programa procesador de textos para hacer tu lista del equipo apropiado y las precauciones de seguridad para el deporte que hayas escogido. Ve a **health.glencoe.com** para encontrar información sobre cómo utilizar el procesador de textos.

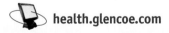

La seguridad en las carreteras

VOCABULARIO

seguridad vehicular
licencia de conducir gradual
agresividad al conducir
conductor a la defensiva

APRENDERÁS A

- Analizar las estrategias para prevenir lesiones accidentales al conducir o viajar en un automóvil u otro tipo de vehículo.

- Asociar las consecuencias y los riesgos que se toman al conducir un auto u otro tipo de vehículo cuando has bebido y tienes un accidente.

COMIENZA AHORA Haz una lista de las estrategias para prevenir una lesión involuntaria mientras operas un vehículo. Incluye todas las medidas de seguridad que piensas que se puedan aplicar.

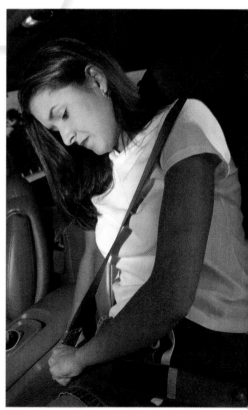

La seguridad en el automóvil comienza aún antes de ponerlo en marcha. ¡Usa el cinturón de seguridad!

Según los CDC, los accidentes en vehículos motorizados son la causa principal de muertes juveniles, más de 5,700 adolescentes murieron en las carreteras en 2001. La tasa de mortalidad de los conductores adolescentes es alrededor de cuatro veces mayor que la tasa de conductores de entre 25 y 65 años de edad. El número de conductores adolescentes involucrados en accidentes automovilísticos fatales va en descenso. Sin embargo, los porcentajes aún son desconcertantes:

▶ el 14 por ciento de *todos* los conductores implicados en choques mortales tenían entre 15 y 20 años de edad.

▶ el 21 por ciento de esos conductores había bebido y conducido.

▶ el 80 por ciento de esos conductores no llevaban puesto el cinturón de seguridad.

La seguridad en el automóvil

Cuando a los adolescentes se les permite conducir un vehículo, tienen una responsabilidad hacia ellos mismos, su familia, sus pasajeros y las personas en otros vehículos. Esa responsabilidad es comportarse de una manera que reduzca los riesgos de lesiones y muerte. Comportarse responsablemente significa practicar la **seguridad vehicular**, es decir, *obedecer las reglas viales, así como practicar el sentido común y el buen juicio.* Obedecer las reglas significa conducir dentro del límite de velocidad, ceder el paso cuando se indica y observar los reglamentos de tráfico locales.

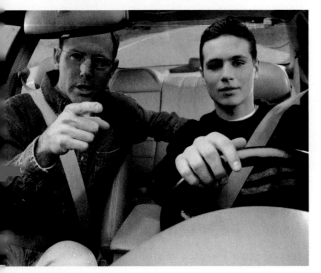

¿Lo sabías?

Casi el 80 por ciento de los estudiantes de escuela secundaria informan que usan el cinturón de seguridad cuando viajan en un automóvil con alguien. Es más probable que las estudiantes mujeres usen cinturón de seguridad que los estudiantes varones.

La supervisión de un conductor experto puede ayudar a un adolescente a mejorar sus destrezas para conducir. *¿Cuáles son tres reglas de sentido común para la seguridad vehicular?*

Para practicar el sentido común y buen juicio como conductor:

▶ **Presta atención a tu vehículo.** Antes de poner el automóvil en marcha, ajusta los espejos y el asiento a las posiciones que sean mejores para ti. Abróchate el cinturón de seguridad. Ajusta elementos como la radio, la calefacción y el aire acondicionado antes de que el automóvil empiece a moverse.

▶ **Presta atención a otros conductores.** Un popular anuncio del servicio público en la TV patrocinado por el Consejo de Seguridad Nacional, advierte a los conductores "cuídate de los demás". Este consejo aún es bueno. En la noche o cuando las inclemencias del tiempo reducen la visibilidad, enciende tus faros delanteros para que otros conductores te puedan ver. En general, conduce como si el otro conductor fuese a actuar irresponsablemente. Si lo haces, siempre estarás preparado para lo inesperado.

▶ **Presta atención a las condiciones del camino.** Esto incluye reducir tu velocidad cuando el camino está congelado o mojado, cuando un carril se estrecha y cuando hay construcción o congestionamiento.

▶ **Presta atención a tu estado físico.** No conduzcas cuando estés somnoliento. Si estás cansado, haz algo para refrescarte, como bajar la ventana o encender la radio. Si estás extremadamente cansado, detente en la zona de descanso más cercana y llama a casa.

▶ **Presta atención a tu estado emocional.** Si estás enojado, o sientes alguna otra emoción fuerte, no conduzcas. Tu estado mental puede afectar tu juicio y tiempo de reacción tanto como tu estado físico.

La seguridad de los adolescentes al conducir

El Centro Nacional de Estadísticas y Análisis informa que 8,155 conductores de entre 15 y 20 años de edad murieron en accidentes automovilísticos en el año 2000. De acuerdo con los CDC, los conductores adolescentes tienen una mayor tendencia a conducir a alta velocidad, pasarse los semáforos en rojo, hacer giros ilegales, viajar con conductores embriagados y conducir después de haber consumido alcohol o drogas que los adultos. Los adolescentes también tienden a menospreciar los riesgos en situaciones peligrosas y tienen menos experiencia para ajustarse a estas situaciones que los adultos. Con el fin de reducir el número de jóvenes que mueren en accidentes automovilísticos, algunos estados han adoptado un programa de licencias de conducir graduales. Una **licencia de conducir gradual (GDL),** es *un programa concedente de licencias que aumenta gradualmente los privilegios de los nuevos conductores, a medida que adquieren experiencia y destreza.* Este sistema permite a los nuevos conductores aumentar su habilidad para conducir mientras están bajo la supervisión de un conductor mayor. Con el paso del tiempo, un conductor joven adquiere mayor destreza y se eliminan las restricciones para conducir.

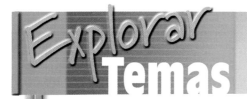

¿Se debe adoptar el programa de licencia de conducir gradual para conductores jóvenes en todos los estados?

Algunos estados han adoptado un sistema de licencia de conducir gradual para adolescentes (GDL). Este sistema se basa en la idea de que un joven con una licencia de conducir nueva necesita tiempo y guía para adquirir experiencia y habilidad al conducir en situaciones de menor riesgo. Más de la mitad de los estados tiene leyes de GDL. ¿Deben los demás estados adoptar leyes del sistema de GDL para nuevos conductores? He aquí dos puntos de vista:

Punto de vista 1: Ryan D., 17 años,

Los estudios han demostrado que los estados con leyes de GDL han experimentado reducciones en choques e infracciones a las reglas de tráfico. Pienso que todos los estados deberían de adoptar estas leyes. Cuando estás detrás del volante, eres responsable de ti mismo y de los demás.

Punto de vista 2: Sandra L., 16 años.

Entiendo el punto de vista de Ryan, pero no estoy segura de que todos los estados necesiten adoptar este sistema. Pienso que el privilegio de conducir debe basarse en la habilidad, no en la edad, especialmente en los estados que no tienen altas tasas de choques que involucren a adolescentes.

ACTIVIDAD

1. ¿Son las leyes de licencia de conducir gradual una buena idea para todos los estados?

2. ¿Piensas que estas leyes marcan o marcarían una diferencia en tu estado en términos de menos vidas perdidas y reducción del número de infracciones de las reglas de tráfico? Explica.

Ser un conductor responsable

Mientras aprendes a conducir y tomar decisiones detrás del volante, sé considerado. Otros conductores intentan anticipar tu próximo movimiento, al igual que tú intentas anticipar el suyo. Sigue estos consejos de seguridad:

► Siempre señala cuando estés a punto de doblar o cambiar de carril. Apaga la señal cuando hayas completado la maniobra.

► Obedece todas las señales y señas del tráfico, incluso el límite de velocidad.

► No te pegues a otro vehículo. El seguir demasiado cerca puede causar un accidente. Otros conductores pueden percibirlo como un acto hostil.

► Deja que otros conductores se unan al tráfico de manera segura. Obstruirles el paso o no permitir que se unan no es seguro para ti ni para otros.

Consejos para evitar
hostilidades en la
carretera

Siempre:

► Presume que los errores de otros conductores no son para hacerte enojar a ti personalmente.

► Sé cortés aunque los otros conductores no lo sean.

► Evita conflictos si es posible.

Nunca:

► Bloquees el carril para doblar a la derecha.

► Uses luces altas cuando no sea necesario.

► Intercambies gestos o palabras hostiles con otros conductores.

Cuando te encuentres atascado en tráfico, disminuye la velocidad y deja que los otros conductores entren en la carretera. Estas acciones disminuyen los riesgos de agresividad al conducir. *Identifica tres acciones más que puedan ayudar a disipar la agresividad al conducir.*

LA AGRESIVIDAD AL CONDUCIR

A veces una persona que normalmente es estable desde el punto de vista emocional, se enfurece al conducir en ciertas condiciones de tráfico. La **agresividad al conducir** es *una práctica de poner en peligro a conductores utilizando un vehículo como si fuera un arma.* Puede darse por una variedad de actos incluso disputas por un espacio de estacionamiento, gestos obscenos, música a todo volumen, uso excesivo de la bocina y lentitud al conducir. Un conductor consumido por este tipo de ira puede pasarse semáforos en rojo, conducir muy cerca de otro vehículo, o rebasar por el costado de la carretera. Se sabe que algunos conductores enfurecidos han utilizado pistolas u otras armas. Si ves que alguien es realmente un peligro en el camino, mantén tu distancia, anota el número de placa y da cuenta de inmediato a la policía.

Otras estrategias preventivas

Los cinturones de seguridad salvan vidas. Sin embargo, según las estadísticas de los CDC acerca de conductores adolescentes, uno de cada 5 estudiantes de secundaria informa que rara vez o nunca utilizan los cinturones de seguridad cuando van con alguien más. Los conductores y pasajeros que no utilizan el cinturón de seguridad están más propensos a ser lanzados fuera del vehículo en un choque. Asegúrate de que todos en el automóvil tengan puesto el cinturón de seguridad y toma estas precauciones:

► Nunca participes en conductas de alto riesgo como conducir a alta velocidad, jugar a las carreras o hacer acrobacias atrevidas.

► El alcohol y otras drogas reducen el juicio, la coordinación y el tiempo de reacción. *Nunca* consumas estas sustancias y conduzcas porque las consecuencias pueden ser fatales.

► No dejes que distracciones como comer o ajustar la radio o el CD te distraigan del camino. No utilices teléfonos celulares mientras conduces.

► Ten en cuenta que tú no tienes control sobre lo que otros conductores están haciendo, por tu seguridad, conduce a la defensiva. Un **conductor a la defensiva** es *un conductor que está atento a peligros potenciales y reacciona para evitarlos.* Un conductor a la defensiva adquiere destrezas y conocimiento sobre la conducción de vehículos para mantenerse seguro en el camino.

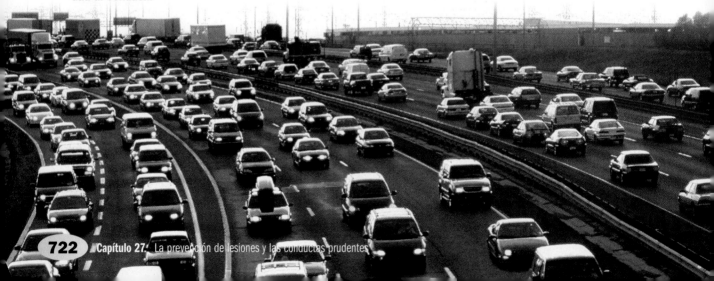

La seguridad sobre ruedas

Es muy importante usar equipo de seguridad apropiado y sentido común cuando andes en bicicleta, patineta o en monopatín;
o cuando operes una motocicleta, un vehículo fuera del camino
o un ciclomotor. Casi la mitad de los motociclistas que
murieron en el año 2000, no llevaban cascos. Muchos de
estos conductores habrían sobrevivido si hubieran
utilizado cascos.

SEGURIDAD EN BICICLETA

Las bicicletas son una de las principales formas de
transporte en muchos países del mundo. Su popu-
laridad en Estados Unidos ha crecido espectacular-
mente en los últimos años, porque andar en bicicleta
es una buena manera de mantenerse en forma. Para
practicar el ciclismo de manera segura:

▶ Siempre utiliza un casco duro de protección aprobado
que se ajuste bien.

▶ Sigue la circulación del tráfico. Siempre cede el paso, no
le ganarás a un automóvil o a un camión.

▶ Presta atención a los vehículos que ingresan en el tráfico y
a las puertas de los vehículos que se abran repentinamente en tu trayectoria.

▶ Obedece las mismas reglas de los conductores, como
hacer una señal antes de doblar y parar con el semá-
foro en rojo y ante las señales de alto.

▶ Aprende a utilizar las señales de mano para doblar
y parar.

▶ Con excepción de cuando señalas, mantén ambas manos en el
manubrio.

▶ Asegúrate de que tu bicicleta tenga un faro brillante, una luz
roja y un reflector nocturno en la parte trasera.

▶ Ponte ropa brillante o por lo menos de colores claros cuando
salgas al amanecer, atardecer, anochecer o con lluvia.

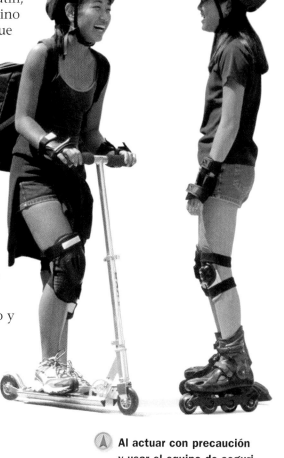

Al actuar con precaución
y usar el equipo de seguridad apropiado, puedes
evitar lesiones al usar un
monopatín, una patineta o
al patinar en línea.

SEGURIDAD AL PATINAR

La patineta y los patines en línea pueden ser muy divertidos.
Sigue estos consejos para realizar estas actividades de forma segura:

▶ Utiliza equipo protector: muñequeras, coderas y rodilleras, y un
casco duro de protección aprobado.

▶ Presta atención a los peatones y mantén tu velocidad bajo
control.

▶ Si comienzas a caerte, hazte una bolita y sigue rodando,
manteniéndote flojo.

▶ No cargues nada en la mano, como una radio portátil. Esto no
te permitiría caer apropiadamente.

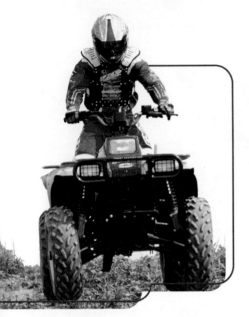

MOTOCICLETAS Y VEHÍCULOS TODO TERRENO

Las motocicletas y los ciclomotores están sujetos a las mismas leyes de tráfico que los automóviles. Los vehículos todo terreno (ATV) se conducen fuera del camino. No se requiere una licencia de conducir para operar un ATV, pero los conductores necesitan utilizar el sentido común y saber las reglas del camino. Los ciclistas y los operadores de un ATV pueden reducir la probabilidad de una lesión siguiendo estos consejos de seguridad:

▶ Sé consciente de los peligros potenciales, como la puerta de un automóvil que se abre o la presencia de los peatones.

▶ Usa un casco y ropa apropiada, incluso la protección para los ojos.

▶ Sé precavido cuando esté lloviendo porque la tracción de las llantas es irregular.

▶ No lleves a un pasajero adicional a menos que tengas un segundo asiento y equipo de seguridad extra, incluso un casco.

▶ No te agarres de objetos u otros vehículos mientras estés en movimiento.

▶ No uses un ATV en caminos o calles pavimentados. Conduce sólo ATV de cuatro llantas porque están menos propensos a darse vuelta que los de tres.

 Cuando conduzcas un ATV en lugares desconocidos, manténte alerta para ver si hay cables, cercos o árboles caídos que puedan causar accidentes graves.

▶ Lección 3 *Repaso*

Repaso de información y vocabulario

1. Define el término *seguridad vehicular*.
2. Analiza e identifica tres estrategias para prevenir lesiones accidentales durante la conducción de un vehículo.
3. ¿Qué es un *conductor a la defensiva*?

Razonamiento crítico

4. **Evaluar.** Qué significa el dicho "Vale más estar vivo que tener la razón", cuando se trata de la seguridad vehicular?
5. **Sintetizar.** Beber y conducir pueden acarrear serias consecuencias. Relaciona esa práctica arriesgada con tres consecuencias.

Aplicar destrezas de salud

Acceder a la información. Escoge un tipo de vehículo del que hayas aprendido en esta lección. Piensa en las formas de enseñar a adolescentes las reglas de seguridad y el equipo que una persona debe usar para operar ese vehículo de una forma segura. Crea un vídeo, un anuncio de servicio público o un libro de tiras cómicas con tus compañeros de clase para animar a los jóvenes a mantenerse seguros siguiendo los consejos de tu presentación.

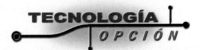

SITIOS WEB Utiliza tu vídeo, tu anuncio de servicio público o tu libro de tiras cómicas, como parte de una página Web donde demuestres los consejos para el vehículo que elegiste. Ve a **health.glencoe.com** para encontrar ayuda en la planificación y construcción de tu propio sitio Web.

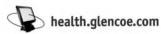 **health.glencoe.com**

Emergencias del tiempo y desastres naturales

VOCABULARIO

tiempo inclemente
**equipo de
  supervivencia
  para emergencias**
huracán
**inundación
  repentina**
tornado
ventisca
terremoto

APRENDERÁS A

- Analizar estrategias para prevenir lesiones accidentales durante tiempo inclemente y desastres naturales.

- Explicar cómo la tecnología ha influido en el estado de la salud de las comunidades al aumentar la tasa de supervivencia durante un periodo de tiempo inclemente.

- Demostrar la capacidad para comunicar las normas de seguridad que deben seguirse durante un periodo de tiempo inclemente o de un desastre natural.

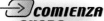
COMIENZA AHORA Identifica un desastre natural que sea común en tu región del país y haz una lista de las precauciones de seguridad que debas seguir durante esa emergencia.

El cielo se vuelve obscuro y un siniestro embudo aparece en el horizonte. Conduces de regreso a casa cuando una tormenta repentina se desata y la visibilidad se reduce drásticamente. Situaciones como ésta pueden ocurrir sin previo aviso. Sin embargo, una planificación y preparación cuidadosas pueden ayudarte a sobrevivir emergencias causadas por tiempo inclemente y desastres naturales.

Tiempo inclemente

Familiarízate con los tipos de tiempo inclemente que ocurren en tu área. El **tiempo inclemente** se refiere a *condiciones climatológicas peligrosas o difíciles*. Algunos tipos de tiempo inclemente, como tornados, huracanes y ventiscas, ocurren, por lo general, en ciertas regiones y en ciertas temporadas del año. Cuando el estado del tiempo se vuelve una amenaza, el Servicio Meteorológico Nacional (*NWS*, por sus siglas en inglés) utiliza los medios de difusión para emitir comunicados sobre las condiciones del tiempo. Una *señal de alerta* significa que las condiciones climatológicas son propicias para el desarrollo de un evento climatológico específico. Una *advertencia* significa que se han avistado malas condiciones meteorológicas y que éstas se dirigen hacia tu área.

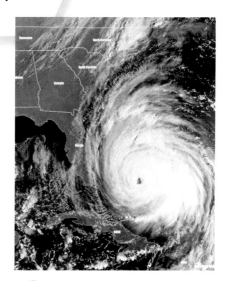
La televisión y la radio emiten advertencias de tiempo inclemente. *¿Qué otros avances tecnológicos han mejorado la capacidad de las comunidades de permanecer seguras durante tiempo inclemente?*

Preparación para sobrevivir emergencias

Habla con tu familia sobre dónde ir en caso de emergencia, dónde encontrarse si un miembro de la familia se separa y a quién llamar si se necesita ayuda. Prepara un **equipo de supervivencia para emergencias**, el cual es *un conjunto de artículos que se pueden utilizar por un corto tiempo hasta que se haya estabilizado la situación de emergencia*. Algunas cosas que se deben reunir antes de que ocurra un algún desastre:

▶ **Agua y comida.** Piensa en un galón de agua por día por persona. Guarda comida enlatada y lista para comerse, y un abrelatas.

▶ **Teléfono, radio, linterna y cobertores.** Un teléfono celular cargado es útil cuando se interrumpe el servicio telefónico. Mantén a la mano una radio a baterías, linternas y pilas extras para cada una. Los cobertores pueden usarse para calentarse y para protegerse.

▶ **Otros artículos.** Artículos como medicinas y dinero se pueden agregar a tu equipo en el último minuto.

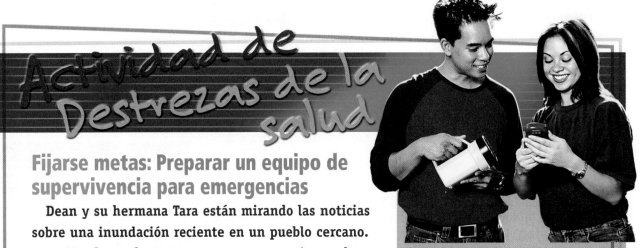

Actividad de Destrezas de la salud

Fijarse metas: Preparar un equipo de supervivencia para emergencias

Dean y su hermana Tara están mirando las noticias sobre una inundación reciente en un pueblo cercano.

—¡Me alegro de que no seamos nosotros! —exclama Tara—. Odiaría tener mi casa llena de lodo. Arruinaría mis CD.

—Eso sería nuestra preocupación, —dice Dean—. No sería seguro beber agua del grifo, no tendríamos comida, luz, ni lugar donde dormir.

Tara responde, —No había pensado en eso, ni siquiera sé el número telefónico del trabajo de mamá sin buscarlo en la agenda. ¿Tú te lo sabes? —pregunta Tara.

—No estamos muy preparados, ¿verdad? Pienso que necesitamos hacer un equipo de supervivencia para emergencias, —dice Dean.

¿Qué harías tú?
Aplica los cinco pasos para fijarse metas a la situación de Dean y Tara.
1. Identifica una meta específica y escríbela.
2. Haz una lista de los pasos que tomarías para alcanzar tu meta.
3. Identifica problemas potenciales y formas de obtener ayuda y apoyo de los demás.
4. Establece una lista de control para evaluar tu progreso.
5. Prémiate a ti mismo cuando alcances tu meta.

Huracanes

Un **huracán** es *una tormenta poderosa que se origina en el mar, caracterizada por vientos de por lo menos 74 millas por hora, fuertes lluvias, inundaciones y algunas veces tornados.* Los huracanes llegan principalmente por las costas del este y del sur de Estados Unidos y generalmente ocurren de junio a noviembre. Los meses de mayor intensidad son agosto y septiembre. El NWS rastrea los huracanes y emite advertencias cuando éstos se acercan. Si se emite un alerta de huracán, asegura tu propiedad. Mete en tu casa todo lo que los intensos vientos se puedan llevar, como muebles de jardín, juguetes de niños, bicicletas y botes de basura. Bloquea las ventanas y las puertas con tablas y cubre con cinta adhesiva cualquier vidrio que no hayas podido cubrir. Si se emite una advertencia de huracán, busca refugio. Evacua si el NWS te instruye a hacerlo. Mientras más te alejes de la costa, más a salvo estarás.

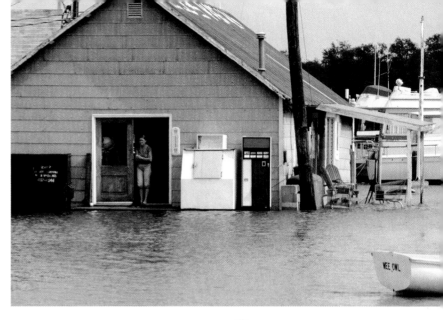

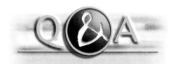 **Las inundaciones son un tipo de desastre natural.** *¿Por qué debes beber únicamente agua embotellada cuando hay inundaciones?*

Inundaciones

Las inundaciones ocurren en todo Estados Unidos y pueden ocurrir en cualquier época del año. Las inundaciones a menudo son el resultado de intensas lluvias que acompañan a los huracanes. Si es muy probable que ocurra una inundación, mueve tus objetos de valor y muebles a un lugar seguro o a un lugar más alto. Escucha los boletines de la radio a la vez que te mantienes atento al nivel del agua y prepárate para evacuar. Antes de irte, cierra las llaves de agua, gas y desconecta la electricidad en tu casa. Nunca camines, nades, utilices una bicicleta ni conduzcas un automóvil en una inundación porque te arriesgarías a ahogarte o electrocutarte. Bebe solamente agua embotellada porque la inundación puede contaminar los suministros de agua. Aprende las condiciones en las que debes abandonar tu casa y cuándo es más seguro mantenerte en tu lugar hasta que llegue la ayuda.

INUNDACIONES REPENTINAS

Una **inundación repentina** es *una inundación de gran volumen y de corta duración, comúnmente causada por intensas lluvias.* Si estás en un área que se halla bajo advertencia de inundación repentina, aléjate de las áreas bajas inmediatamente. No intentes conducir en una inundación o cruzar las barricadas policiales. Aléjate de corrientes, arroyos, drenajes y zanjas de irrigación, los cuales se convierten en lugares peligrosos durante las inundaciones repentinas.

TORMENTAS ELÉCTRICAS SEVERAS

Las tormentas eléctricas pueden ocurrir en cualquier parte de Estados Unidos. La mayoría de las tormentas eléctricas incluyen

¿Pueden los rayos caer dos veces en el mismo sitio?

¡Sí! El dicho en inglés "El rayo no suele caer dos veces en el mismo sitio" es un mito. Los edificios altos reciben impactos repetidos en tormentas sucesivas. Aún el mismo rayo puede caer en el mismo lugar varias veces. El efecto titilante que se ve en el rayo es en realidad una serie de relámpagos que siguen el mismo camino.

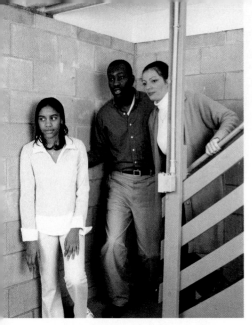

Si se emite una advertencia de tornado, busca refugio de inmediato. *¿Cuál es el mejor lugar en tu comunidad para buscar refugio si hay una advertencia de tornado?*

lluvias intensas, fuertes vientos, rayos y algunas veces granizo. Las nubes de la tormenta y los cielos obscurecidos indican que se aproxima una tormenta eléctrica. Si estás en el agua, regresa a la costa. Si estás afuera, entra. Si no tienes adónde entrar, busca protección para evitar que te caiga un rayo. Sin embargo, aléjate de estructuras altas y árboles porque los rayos son atraídos hacia objetos altos. Como precaución de seguridad no uses computadoras, teléfonos ni mires televisión durante una tormenta eléctrica.

Tornados

Los tornados han ocurrido en todos los estados y pueden ocurrir en cualquier época del año. Los meses de mayor intensidad para los tornados son de marzo a agosto. Un **tornado** es *una tormenta de viento arremolinada y en forma de embudo que cae del cielo al suelo y produce una trayectoria estrecha de destrucción en la tierra.* A menudo, los tornados están asociados con tormentas eléctricas severas. Los vientos de un tornado pueden alcanzar velocidades de hasta 200 millas por hora, destruyendo todo lo que se encuentra en su camino. Si un tornado se acerca, toma estas precauciones:

▶ Si estás afuera o en un vehículo, busca refugio dentro de un edificio firme, no en una tienda de campaña o en una casa rodante. Si no puedes encontrar un refugio, échate dentro de una zanja o un área baja. Cúbrete con ropa pesada o un cobertor. Protege tu cabeza con tus manos.

▶ Si estás dentro de un edificio, aléjate de las ventanas. Un refugio de tormentas, un sótano, o un espacio angosto son los lugares más seguros. Si no cuentas con ninguna de esas opciones, ve a una habitación interna como un baño, un pasillo o un clóset. Cúbrete y protege tu cabeza con un colchón o un cobertor. Como último recurso, métete debajo de un mueble pesado y aférrate a él.

Tormentas invernales

Una tormenta invernal severa llamada **ventisca** es *una tormenta de nieve con vientos de por lo menos 35 millas por hora,* es común en las regiones del norte de Estados Unidos. Para protegerte durante ventiscas y otras tormentas invernales, sigue estos pasos:

▶ **Quédate adentro.** El lugar más seguro para resguardarse durante una ventisca es adentro.

▶ **Ponte ropa protectora.** Si tienes que salir, prepárate para las temperaturas extremadamente bajas y la nieve que el viento sopla. Ponte varias capas de ropa suelta y ligera. Escoge una prenda que sea resistente al agua y al viento para cubrirte. Usa una bufanda para protegerte la boca y el cuello. Utiliza una gorra y mitones o guantes para proteger las manos y dedos. Usa botas impermeables aislantes del frío para mantener los pies secos y tibios.

▶ **Evita perderte.** Guíate por puntos de referencia para encontrar el camino o quédate donde estás hasta que llegue ayuda.

LA SALUD Online

TEMA Desastres naturales

Ve a **health.glencoe.com** para encontrar el vínculo al sitio Web de la Cruz Roja Americana.

ACTIVIDAD Usa la información de ese sitio y haz una lista de maneras de prepararse para desastres naturales y otras formas de mantenerse a salvo durante los mismos. ¿Qué artículos en común tienen ambas listas?

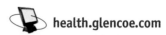

Terremotos

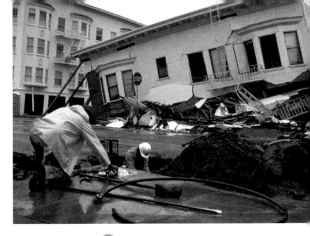

Un **terremoto** es *un movimiento violento que sacude la superficie terrestre.* Los terremotos pueden ocurrir en cualquier parte de Estados Unidos, pero son más comunes al oeste de las montañas Rocosas. California por sí sola tiene un promedio de 5,000 movimientos sísmicos débiles pero que se pueden detectar cada año. La mayoría de las muertes durante un terremoto son causadas por objetos que caen o las estructuras que colapsan. Si tú vives en un área propensa a terremotos, asegúrate de que los libreros y otros muebles altos o pesados estén sujetos a la pared. Sigue estos procedimientos de seguridad en el caso de un terremoto:

▶ Si estás dentro de un edificio, párate o acuclíllate debajo del marco de una puerta sólida, agazápate en una esquina interior del edificio o métete debajo de un mueble pesado. Cubre tu cabeza con tus brazos o una almohada.

▶ Si estás afuera cuando empieza el terremoto, aléjate de edificios, árboles y cables eléctricos.

▶ Sé precavido después de que hayan cesado los temblores. Manténte afuera de los edificios dañados. Sé consciente de que las líneas de gas o electricidad pueden estar dañadas y son peligrosas. Prepárate para las réplicas, las cuales son sacudidas menores, posteriores al terremoto principal.

 Los peligros de un terremoto continúan después de que paran las sacudidas. *Indentifica las medidas establecidas en tu comunidad para prepararse para los desastres.*

▶ Lección 4 *Repaso*

Repaso de información y vocabulario

1 Define *tiempo inclemente* y menciona tres ejemplos.

2. ¿Qué es un *equipo de supervivencia para emergencias*?

3. ¿En qué se diferencia un huracán de un tornado?

Razonamiento crítico

4. **Analizar.** Imagina que un tornado se aproxima a tu casa. ¿Qué estrategias pueden ayudar a prevenir lesiones accidentales durante este evento meteorológico inclemente?

5. **Evaluar.** Explica cómo han influido la tecnología y los medios de difusión en el estado de la salud de las comunidades al mejorar las oportunidades de sobrevivir eventos meteorológicos inclementes. ¿Qué sugerencias podrías hacer para mejorar aún más su capacidad para comunicarse con un número mayor de la población?

Destrezas de salud aplicadas

Acceder a la información. Utiliza recursos en línea o impresos para obtener una lista de artículos recomendados que deberían incluirse en un equipo para emergencias durante un terremoto. Escribe un ASP detallando los artículos. Exhibe la información en un tablero de anuncios públicos.

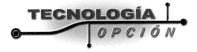

TECNOLOGÍA *OPCIÓN*

SITIOS WEB Anuncia la lista de artículos que se deben incluir en un equipo para emergencias durante un terremoto en un sitio Web. Haz una lista de las normas de seguridad a seguir en el caso de un terremoto. Ve a **health.glencoe.com** para ayudarte a planificar y construir tu propio sitio Web.

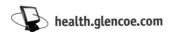

Programador de VELOCIDAD

Nuevas restricciones para conductores adolescentes ponen a los padres en la ventanilla trasera del auto.

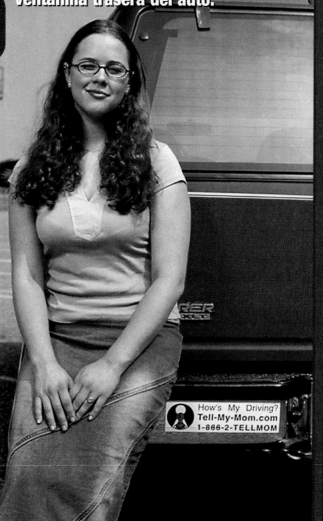

A Anne Rekerdres le gusta llamarlo "el castigo perpetuo". Cuando la estudiante de secundaria de 17 años, del norte de Dallas llegó a casa con una multa por exceso de velocidad, su papá, Randy, pegó una calcomanía en la defensa trasera del querido auto de Anne que decía: "¿Cómo manejo? 1-866-2-TELL-MOM (DILE A MI MAMÁ). —Fue humillante, —dice Anne. Sin embargo, no había nada que ella pudiera hacer. Randy recuerda que le dijo: "Si quitas la calcomanía, te quedas sin llaves".

Estas delatadores calcomanías que anuncian dónde llamar para notificar a los padres de malos conductores es una tendencia que no terminará pronto. Además del sitio Web donde el padre de Anne obtuvo la calcomanía, otros dos servicios, uno llamado *Dad's Eyes* (877-DADS-EYES) con sede en San Diego, y el otro 800-4-MYTEEN de Arlington, Texas, también permiten que extraños informen sobre conductores adolescentes. Las calcomanías hasta se han vuelto populares en el sistema de cortes municipales de Texas, donde varios jueces regularmente sentencian a jóvenes que manejan rápido a llevar consigo las vergonzosas calcomanías durante seis meses.

¿Sirven estas calcomanías para que los jóvenes conduzcan con más cautela? Stephanie Collins, de 16 años, de Green Bay, Wisconsin, así lo piensa. "Siempre pienso en la calcomanía cuando conduzco. Cuando otros conductores hacen algo estúpido a veces siento que les quiero cerrar el paso, pero entonces me acuerdo que mi calcomanía esta ahí y me tranquilizo."

El papá de Anne está de acuerdo. —Mientras ella perciba que puede ser acusada, funciona. Su actitud no hace feliz a Anne, pero está aprendiendo a aceptar su castigo.

De Mesquite, Texas, Amanda Holmes, de 16 años, ofrece su consejo a otros jóvenes que puedan estar pensando en conducir sin cuidado: —No recomendaría conducir rápido si esta calcomanía es el castigo. Hacen destacar tu automóvil porque son anaranjadas brillantes, como la que tengo yo. ∎

TIME PIENSA...
Sobre las infracciones de tránsito

La calcomanía descrita en el artículo es una manera de disuadir a los jóvenes de manejar a altas velocidades o quebrantar otras leyes de tráfico. Con tu grupo, piensa en otras formas que podrían ser efectivas. Diseña anuncios de servicios públicos promoviendo una de tus ideas. Incluye titulares atractivos y crea ilustraciones para que tus anuncios sean efectistas.

1. **Promoción.** Escribe una carta que recalque la importancia del entrenamiento dentro del trabajo para los adolescentes que trabajan en tu comunidad. Investiga las leyes locales y estatales e inclúyelas en tu carta. Entrega tu carta al periódico escolar o local para su publicación. *(LECCIÓN 1)*

2. **Destrezas de negación.** Mary está emocionada porque recibió una invitación para pasear en bote y practicar la natación y el esquí acuático. Sin embargo, cuando llega al bote, Mary se da cuenta de que el conductor de la embarcación ha estado consumiendo alcohol. ¿Qué debe hacer Mary? *(LECCIÓN 2)*

3. **Tomar decisiones.** Imagina que fuiste a una fiesta que duró más de lo que habías pensado. Como tienes una licencia de conducir gradual, no se te permite conducir a esa hora de la noche. Utiliza los pasos para tomar decisiones a fin de determinar qué hacer. *(LECCIÓN 3)*

4. **Practicar conductas saludables.** Crea un póster informativo sobre cómo mantenerse seguro durante tiempo inclemente. Haz tu póster accesible a otros jóvenes en tu escuela. *(LECCIÓN 4)*

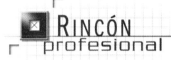

RINCÓN profesional

Paramédico

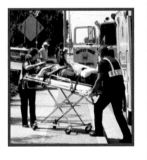

¿Te interesa ayudar a otras personas en situaciones de emergencia? Los paramédicos están entrenados para brindar cuidado inmediato y experto a las personas en todo tipo de emergencias médicas. Estas emergencias varían entre accidentes automovilísticos, ataques al corazón, ahogamientos y ayuda en partos. Las vidas dependen del cuidado rápido y competente que los paramédicos proveen mientras dan asistencia y transportan a las personas enfermas o lesionadas.

¿Te gustaría estudiar para ser paramédico? Para entrar a esta profesión, necesitarás entrenamiento médico de emergencia. Para encontrar más información sobre ésta y otras carreras relacionadas con la salud, haz clic en el Rincón profesional en **health.glencoe.com.**

Más allá *del* salón de clases

La participación de los padres

Acceder a la información.
Aprender a nadar puede salvar tu vida. Investiga sobre programas recreativos y de seguridad en el

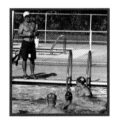

agua en tu comunidad. Con tus padres, averigua cómo tu familia puede participar en estos programas educativos. Si los programas aún no existen en tu comunidad, busca la manera de llevarlos a tu comunidad.

La escuela y la comunidad

La Cruz Roja Americana. La Cruz Roja Americana ayuda a las comunidades durante e inmediatamente después de una emergencia en tiempo inclemente o un desastre natural. También ofrece primeros auxilios, esparcimiento y clases educativas de seguridad en el agua. Ponte en contacto con este organismo y averigua qué puestos hay para voluntarios. Comparte tus hallazgos con el resto de la clase.

► TERMINOLOGÍA DE LA SALUD *Contesta las siguientes preguntas en una hoja de papel.*

Lección 1 *Une cada definición con el término correcto.*

lesión involuntaria	**Administración de**
alarma contra incendios	**Seguridad y Salud**
extintor de incendios	**Laborales**
cadena del accidente	**(OSHA)**

1. Una secuencia de sucesos que dan lugar a una lesión involuntaria.

2. Un aparato portátil que apaga pequeños incendios al lanzar sustancias químicas que extinguen el fuego.

3. Una lesión causada por un suceso inesperado o accidente.

4. Organismo del gobierno federal responsable de promover la seguridad y las condiciones sanas en el lugar de trabajo.

Lección 2 *Identifica cada enunciado como Cierto o Falso. Si es falso, reemplaza el término subrayado con el término correcto.*

hipotermia	**insolación**

5. Un sobrecalentamiento en el cuerpo que da como resultado una piel fría y húmeda y síntomas de conmoción se conoce como <u>hipotermia</u>.

6. La <u>insolación</u> es una afección en la cual la temperatura del cuerpo desciende a un nivel peligroso.

Lección 3 *Une cada definición con el término correcto.*

seguridad vehicular	**conductor a la defensiva**
licencia de conducir	**agresividad al conducir**
gradual	

7. Un conductor que está atento a peligros potenciales y reacciona para evitarlos.

8. La práctica de poner en peligro a otros conductores utilizando un vehículo como si fuera un arma.

9. Un programa concedente de licencias que aumenta gradualmente los privilegios de los nuevos conductores a medida que adquieren experiencia y destreza.

Lección 4 *Reemplaza las palabras subrayadas con el término correcto.*

tiempo inclemente	**huracán**	**tornado**
terremoto	**inundación repentina**	**ventisca**
equipo de supervivencia para emergencias		

10. Una <u>inundación repentina</u> es un movimiento violento que sacude la superficie terrestre.

11. Un <u>huracán</u> es una inundación de gran volumen y de corta duración que es causada por lluvias intensas.

12. Un <u>tornado</u> es una tormenta de nieve con vientos de por lo menos 35 millas por hora.

► ¿LO RECUERDAS? *Usa oraciones completas para contestar las siguientes preguntas.*

1. Explica por qué el patrón de eventos que pueden llevar a una lesión involuntaria se conoce como la "cadena del accidente".

2. ¿Por qué todas las casas deberían estar equipadas con alarmas contra incendios y extintores?

3. ¿Por qué mezclar químicos de uso doméstico es un procedimiento inseguro?

4. ¿Por qué todos deberían aprender a nadar?

5. ¿Qué puedes hacer para protegerte de una insolación?

6. ¿Por qué algunos estados han aprobado el programa de licencia gradual de conducir?

7. ¿Por qué es importante estar consciente de tu estado emocional cuando conduces?

8. ¿Cuáles son dos conductas prudentes que pueden mantenerte a salvo en una patineta?

9. ¿Qué precauciones deberías tomar si se emite un alerta de huracán en tu área?

10. ¿Cuál es el mejor lugar para resguardarse durante una ventisca?

11. ¿En qué parte de Estados Unidos es donde ocurren los terremotos con mayor frecuencia?

➤ RAZONAMIENTO CRÍTICO

1. Aplicar. Alicia pasa mucho tiempo trabajando en la computadora. Últimamente, le han empezado a doler su cuello y espalda y a menudo sus ojos se sienten cansados. ¿Qué consejo le darías?

2. Evaluar. Josie vive a la orilla de un lago y es una buena nadadora. El lunes llegó a casa antes que sus padres y decidió que quería ir a nadar un rato. ¿Por qué es esto arriesgado?

3. Resumir. Aunque no se requiere una licencia de conducir para operar un ATV, todos los operadores de ATV deberían utilizar su sentido común y conocer las reglas del camino. Escribe un párrafo que resuma las reglas de seguridad que todos los operadores de ATV deberían conocer.

4. Analizar. Los expertos sugieren que los dueños de casa en áreas propensas a terremotos sujeten a la pared artículos caseros pesados como los libreros. ¿Cómo es que esta estrategia podría prevenir lesiones accidentales?

Práctica para la prueba estandarizada

Lee el siguiente pasaje y luego contesta las preguntas

Relámpagos

(1) Los relámpagos son una chispa eléctrica que zigzaguea entre las nubes durante una tormenta eléctrica. (2) En algunas ocasiones, caen a tierra y pueden causar mucho daño, y cada año se da un cierto número de muertes y lesiones relacionadas con los relámpagos. (3) Aunque probablemente no te vayas a lastimar, puede pasar y deberías examinar los siguientes pasos.

(4) Si estás adentro durante una tormenta eléctrica, quédate ahí. (5) Desconecta los aparatos eléctricos; no uses el teléfono; y trata de mantenerte alejado de las puertas abiertas, ventanas y tuverías de metal. (6) Ducharse o darse un baño no es una buena idea durante una tormenta eléctrica. (7) Si estás afuera, intenta buscar refugio en un edificio, una cueva, un cañón o en un conjunto tupido de árboles. (8) Si no puedes encontrar refugio, quédate a una baja altura y aléjate de árboles aislados y cercos de metal. (9) Los nadadores deben salir del agua inmediatamente y las personas en pequeñas embarcaciones deben regresar a la costa tan pronto como les sea posible.

1. ¿Cuál es la manera más efectiva de volver a escribir la oración número 3?

(A) Aunque tal vez una tormenta no te sorprenda al aire libre, hay algunas medidas sencillas que puedes tomar.

(B) He aquí un número de cosas a recordar cuando te encuentres al aire libre durante una tormenta eléctrica.

(C) Aunque no es probable que resultes lesionado por un relámpago es buena idea tener cuidado de todos modos.

(D) Aunque las probabilidades de que resultes herido son mínimas, hay algunas medidas que puedes tomar para evitar ser lesionado por un relámpago.

2. ¿Qué cambio, de ser necesario, se debe hacer a la oración 5?

(A) Cambiar *eléctricos* a **electricidad**
(B) Quitar la coma después de *abiertas*
(C) Cambiar de *tuverías* a **tuberías**
(D) No hacer ningún cambio

3. Escribe los pasos que se deben tomar para responder a un incendio u otro desastre en tu escuela.

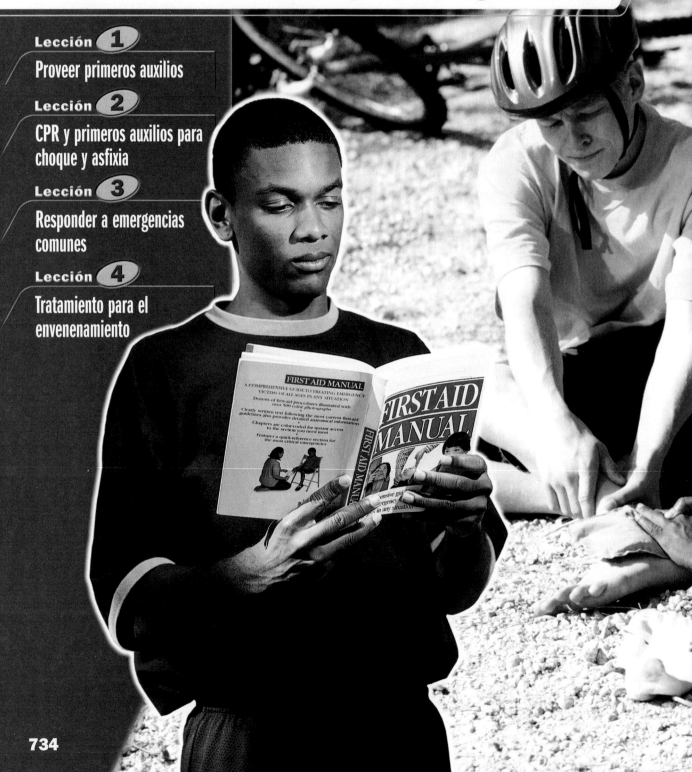

Primeros auxilios y emergencias

Proveer primeros auxilios

Lección 2
CPR y primeros auxilios para choque y asfixia

Lección 3
Responder a emergencias comunes

Lección 4
Tratamiento para el envenenamiento

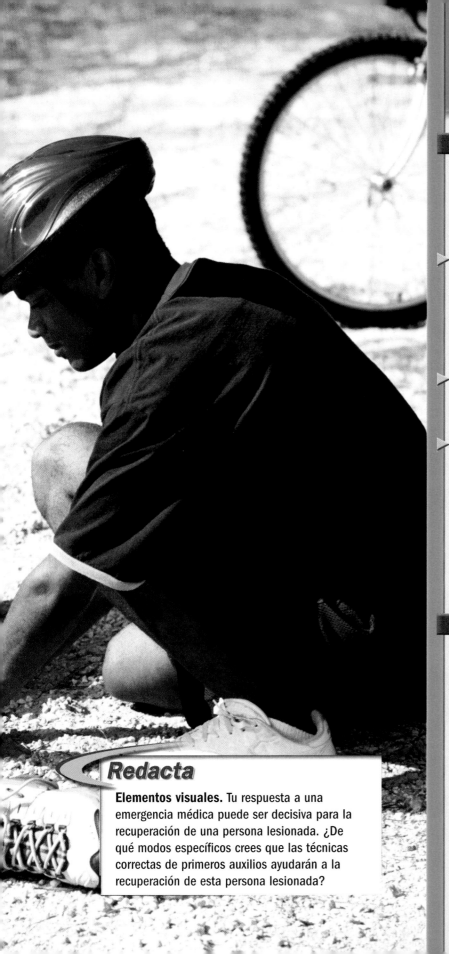

Antes de leer

Haz este *Foldable* para organizar lo que aprendas sobre cómo proveer primeros auxilios. Empieza con una hoja de papel de 8½″ x 11″ o una hoja de papel de cuaderno.

Paso 1

Dobla una hoja de papel por la mitad a lo largo del eje mayor.

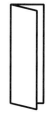

Paso 2

Dóblala en tercios.

Paso 3

Corta la parte superior a lo largo de ambos dobleces. Rotula tal como se indica.

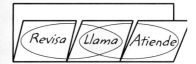

Revisa Llama Atiende

Mientras lees

Mientras lees y conversas sobre el material del capítulo, usa tu *Foldable* para registrar lo que aprendas sobre los primeros pasos a tomar en una situación de emergencia.

Redacta

Elementos visuales. Tu respuesta a una emergencia médica puede ser decisiva para la recuperación de una persona lesionada. ¿De qué modos específicos crees que las técnicas correctas de primeros auxilios ayudarán a la recuperación de esta persona lesionada?

Proveer primeros auxilios

VOCABULARIO

primeros auxilios
precauciones
  universales

APRENDERÁS A

• Establecer una relación entre las metas y objetivos nacionales y la salud individual, familiar y de la comunidad, así como las técnicas apropiadas de primeros auxilios.

• Entender la importancia de aprender primeros auxilios.

• Analizar estrategias para responder a las lesiones accidentales.

COMIENZA AHORA Escribe un párrafo que explique la importancia de aprender las técnicas de primeros auxilios.

Las precauciones universales protegen tanto a quien brinda la atención como a la víctima de entrar en contacto con sangre y otros fluidos corporales que puedan contener agentes patógenos.

Imagina que estás cuidando al hijo de tu vecino cuando de repente se cae de la bicicleta y se corta la rodilla. Supón que estás en la cafetería de la escuela y tu mejor amigo comienza a asfixiarse. ¿Sabes qué hacer en cualquiera de estas circunstancias? Tu respuesta a un accidente o emergencia puede minimizar el daño e incluso salvar una vida.

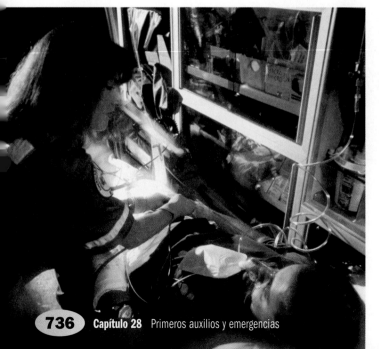

Primeros auxilios

Los **primeros auxilios** son *el cuidado inmediato y temporal dado a una persona enferma o lesionada hasta que se le proporcione ayuda médica profesional.* Los primeros auxilios se administran en los segundos y minutos que siguen a una emergencia en la cual alguien se enferma o se lesiona. Aprender las técnicas de primeros auxilios es un paso importante para alcanzar las metas y los objetivos de salud nacionales para los individuos, la familia y las comunidades descritas en *Gente Saludable 2010*. Al utilizar las técnicas adecuadas de primeros auxilios, se puede reducir el número de personas que sufre un daño posterior, o muere por ausencia de un tratamiento inicial y eficaz.

Precauciones universales

Algunos agentes infecciosos, como el VIH y la hepatitis B, pueden transmitirse por el contacto con sangre y otros fluidos corporales. A causa de este riesgo, es importante que utilices precauciones universales cuando administres primeros auxilios. Las **precauciones universales** son *medidas que se toman para prevenir la propagación de enfermedades al tratar la sangre y otros fluidos corporales como si contuvieran patógenos.* Las precauciones universales incluyen estrategias como ponerse guantes protectores cuando hay alguna posibilidad de tocar sangre u otros fluidos corporales, utilizar una boquilla u otro instrumento de protección para emergencias respiratorias, y lavarte las manos antes y después de proveer los primeros auxilios.

Responder a una emergencia

Reconocer una emergencia es el primer paso para responder a ella. Los indicadores comunes de una emergencia incluyen imágenes, sonidos, olores y comportamientos desacostumbrados. Si te encuentras en el escenario de una emergencia, mantén la calma y sigue los pasos que se indican en la **Figura 28.1,** los cuales fueron desarrollados por la Cruz Roja Americana.

FIGURA 28.1

REVISA, LLAMA, ATIENDE

Éstos son los primeros pasos a seguir en una situación de emergencia.

1. Revisa el escenario y a la víctima.
Observa alrededor para asegurarte de que el lugar es seguro. Mantente alerta ante peligros como químicos derramados, tráfico, fuego, vapor que escapa, cables eléctricos caídos y humo. Determina el número de víctimas. Si no hay peligro inmediato evidente, no muevas a la víctima. Mueve a la víctima solamente si su vida está en peligro.

---

2. Llama para procurar ayuda.
Llama al número local de emergencia o al 911. Contesta todas las preguntas que te haga la operadora. No cuelgues hasta que la operadora lo haga. Si es posible, pídele a alguien que llame para que puedas quedarte con la víctima. Si tú eres el que llama pidiendo ayuda, termina la llamada tan pronto como te sea posible, y regresa donde se halla la víctima.

3. Atiende a la víctima.
Si te es posible, pide permiso a la víctima antes de proveerle los primeros auxilios. Siempre da prioridad a las emergencias que amenazan la vida de una persona. Atiende a quienes hayan perdido el conocimiento, no respiren o tengan problemas para respirar, a quienes parezcan no tener señales de circulación, como moverse o toser; o a quienes estén sangrando profusamente. Si no estás seguro de que la víctima esté consciente, da una palmada en su hombro y pregunta: "¿Se encuentra bien?"

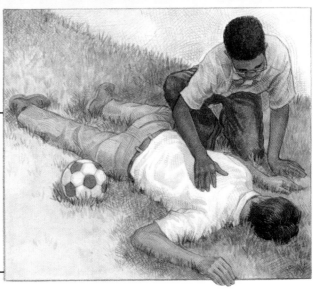

Tipos de lesiones

No todas las lesiones son emergencias. Por ejemplo, las astillas o los rasguños son heridas relativamente menores y el tratamiento de primeros auxilios para estas heridas es, por lo general, rápido y sencillo. Otras lesiones son lo suficientemente serias como para poner en peligro la vida o causar una lesión física grave.

Heridas abiertas

Las heridas abiertas son un tipo de lesión. El tratamiento depende de la seriedad y el tipo de la herida:

▶ **Abrasión.** Si la piel se raspa contra una superficie dura, se produce el rompimiento de minúsculos vasos sanguíneos en las capas externas de la piel, dando por resultado una abrasión. Por la forma en que ocurre la lesión, la suciedad y las bacterias pueden entrar fácilmente en el sitio. Por lo tanto, es especialmente importante limpiar la herida para prevenir infecciones y acelerar la cicatrización.

▶ **Laceración.** Una laceración es un corte causado por un objeto afilado, como un cuchillo o un vidrio roto, que atraviesa las capas de la piel. Por lo general, este tipo de laceración tiene bordes lisos. Un golpe fuerte de un instrumento desafilado o el desagarre de la piel pueden causar laceraciones con bordes dentados. Todas las laceraciones van acompañadas de sangrado. Las laceraciones profundas pueden tener un sangrado fuerte, así como producir daño a los nervios, vasos sanguíneos mayores y tejidos lisos. Puede ocurrir infección.

▶ **Punción.** Una punción es un orificio pequeño pero profundo causado por un alfiler, aguja, colmillo u otro objeto que perfora la piel. Las heridas por punciones normalmente no causan un sangrado externo profuso, pero pueden causar sangrado interno si el objeto que penetró ha dañado vasos sanguíneos principales u órganos internos. Las punciones conllevan un riesgo alto de infección, incluido el tétanos.

▶ **Avulsión.** Se produce una avulsión cuando un tejido es parcial o totalmente separado del cuerpo. Un pedazo de piel parcialmente separado puede quedar sujeto, pero colgando como una aleta. Es frecuente que haya un sangrado abundante. Algunas veces, una parte del cuerpo, como un dedo, puede cortarse. Con la tecnología médica actual, partes del cuerpo que hayan sido arrancadas pueden a veces reimplantarse mediante cirugía. Guarda la parte arrancada en hielo o agua con hielo, si es posible, para conservar el tejido. Pide asistencia médica profesional de inmediato.

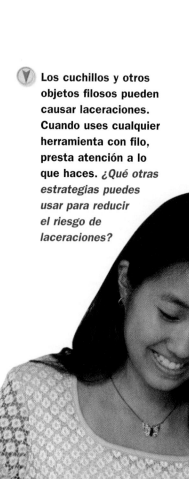

▼ Los cuchillos y otros objetos filosos pueden causar laceraciones. Cuando uses cualquier herramienta con filo, presta atención a lo que haces. *¿Qué otras estrategias puedes usar para reducir el riesgo de laceraciones?*

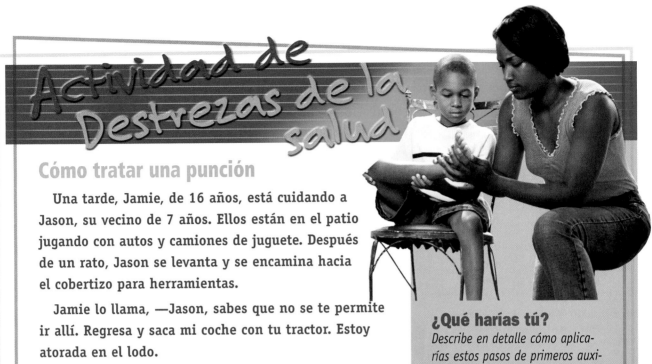

Actividad de Destrezas de la salud

Cómo tratar una punción

Una tarde, Jamie, de 16 años, está cuidando a Jason, su vecino de 7 años. Ellos están en el patio jugando con autos y camiones de juguete. Después de un rato, Jason se levanta y se encamina hacia el cobertizo para herramientas.

Jamie lo llama, —Jason, sabes que no se te permite ir allí. Regresa y saca mi coche con tu tractor. Estoy atorada en el lodo.

Jason se vuelve y de repente empieza a gritar sujetándose el pie.

¡Cielos!,—grita Jamie—. Le mira el pie a Jason.

Jason pisó un clavo que le perforó el pie. Jamie observa que la herida se ve profunda, pero no parece estar sangrando mucho.

¿Qué debe hacer Jamie?

¿Qué harías tú?

Describe en detalle cómo aplicarías estos pasos de primeros auxilios a la situación de Jamie.

1. **Protégete de infecciones que se propagan por el contacto con la sangre.**
2. **Controla el sangrado.**
3. **Limpia la herida.**
4. **Protege la herida.**
5. **Procura atención médica si es necesario.**

Primeros auxilios para el sangrado

Para detener el flujo de sangre de una herida abierta, primero ponte, si es posible, guantes protectores limpios. Lava una herida menor con jabón suave y agua para eliminar la suciedad y los restos de otros materiales. No trates de limpiar una lesión seria como una avulsión. Siempre lávate las manos antes y después de brindar cuidados, incluso si te pones guantes.

Para controlar el sangrado:

▶ Cubre la herida con una gasa esterilizada o una tela limpia y presiona firmemente.

▶ Si es posible, eleva la herida por encima de la altura del corazón.

▶ Cubre la gasa o la tela con una venda esterilizada.

▶ Si es necesario, cubre el vendaje con una venda de presión y/o usa un punto de presión para controlar el sangrado (ver página siguiente).

▶ Pide ayuda o solicita a alguien que pida ayuda.

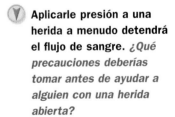

Aplicarle presión a una herida a menudo detendrá el flujo de sangre. ¿Qué precauciones deberías tomar antes de ayudar a alguien con una herida abierta?

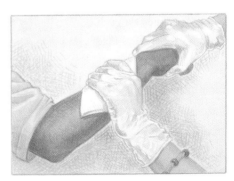

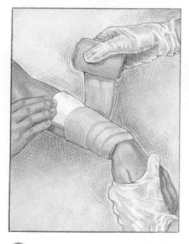

Cómo aplicar un venda de presión

Las vendas se pueden utilizar para mantener presión continua en una herida y controlar el sangrado. Una venda bien ajustada sobre el área afectada, mantendrá el vendaje en su lugar y facilitará la coagulación de la sangre. Para usar una venda en rollo:

▶ Pon un vendaje sobre la herida.

▶ Asegura la venda sobre el vendaje.

▶ Usando la venda en vueltas superpuestas, cubre completamente el vendaje como se indica en el diagrama de la izquierda.

▶ Asegura la venda en su lugar dividiendo su punta en dos tiras. Amarra firmemente las dos tiras de la venda dividida sobre la herida.

▶ Asegúrate de que la venda no esté tan apretada que corte la circulación. Debe estar sólo lo suficientemente ajustada como para mantener la presión en la herida.

Control del sangrado mediante puntos de presión

Si elevar la herida y aplicar una venda de presión no detienen el sangrado, se deberá usar el control del sangrado mediante puntos de presión. Mediante esta técnica se presiona la arteria principal contra el hueso para detener el flujo de sangre al área lesionada. Debido a que esta técnica detiene la circulación normal de la sangre, debe usarse solamente cuando sea absolutamente necesario.

El diagrama de la izquierda muestra la ubicación de los puntos donde se debe aplicar la presión cuando se utilice esta técnica.

Una persona a quien haya que tratar mediante la técnica de puntos de presión para controlar el sangrado, está seriamente lesionada y posiblemente en choque. Es necesario procurar la asistencia de profesional médico y consultar antes de aplicar este procedimiento.

Quemaduras

El calor, las radiaciones solares, algunos químicos y la electricidad pueden quemar la piel y los tejidos lisos del cuerpo. Las quemaduras causadas por el calor son las más comunes. Aquéllas causadas por químicos o electricidad requieren técnicas especiales de primeros auxilios. Para obtener información sobre el tratamiento de este tipo de quemaduras, comunícate con la Cruz Roja Americana.

Las quemaduras se clasifican según su profundidad: las quemaduras de primer grado son superficiales, y las de segundo y tercer grados son profundas. Las quemaduras menores pueden ser tratadas en casa. Sin embargo, las quemaduras graves requieren de cuidados médicos profesionales. La **Figura 28.2** muestra las tres clasificaciones de quemaduras y el tratamiento para cada una.

FIGURA 28.2

TIPOS DE QUEMADURAS Y TRATAMIENTOS

La gravedad de la quemadura determina el tipo de quemadura y su tratamiento.

Quemadura de primer grado	Quemadura de segundo grado	Quemadura de tercer grado
En una **quemadura de primer grado**, sólo se quema la capa exterior de la piel y ésta se enrojece. Enfría la quemadura poniendo la zona bajo un chorro de agua fría o sumergiéndola en agua fría (sin hielo) durante 10 minutos. Una toalla limpia, mojada y fría, ayudará a reducir el dolor. Seca el área con ligeros golpecitos de la toalla y cúbrela con una venda esterilizada.	Una **quemadura de segundo grado** es la que daña varias capas de la superficie de la piel. Aparecerán ampollas y la piel se verá manchada. Enfría la quemadura con agua fría (sin hielo) y eleva el área quemada. Envuelve ligeramente el área con un vendaje seco y esterilizado. No revientes las ampollas o despellejes la piel. Busca atención médica profesional.	Una **quemadura de tercer grado** es una quemadura grave en la que las capas profundas de la piel y posiblemente tejido adiposo, muscular, nervioso y huesos resulten dañados. Pide ayuda médica profesional inmediatamente. Enfría la quemadura con abundante agua fría (sin hielo). Cubre el área con un vendaje seco y esterilizado o una tela limpia.
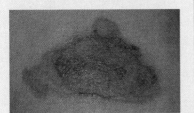	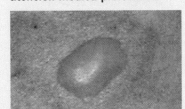	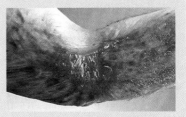

 Lección 1 *Repaso*

Repaso de información y vocabulario

1. Define *primeros auxilios*.
2. Establece una relación entre las metas y los objetivos de salud de la nación y la salud individual, familiar y comunitaria: Explica por qué el saber cómo administrar técnicas de primeros auxilios puede ayudar a alcanzar las metas de *Gente Saludable 2010*.
3. ¿Por qué es necesario usar precauciones universales al proveer primeros auxilios a una persona que está sangrando?

Razonamiento crítico

4. **Sintetizar.** Analiza y desarrolla una estrategia para responder a una lesión accidental como por ejemplo, una laceración menor.
5. **Analizar.** Describe una estrategia para responder a una lesión accidental como por ejemplo, una quemadura de segundo grado.

Destrezas de salud aplicadas

Destrezas de comunicación. ¿Qué le dirías a un adolescente que no está seguro de por qué debe aprender primeros auxilios? Escribe un diálogo en el cual utilices destrezas de comunicación eficaces para explicarle al adolescente la importancia de saber administrar primeros auxilios.

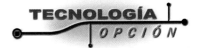

PROCESADOR DE TEXTOS Utiliza un programa procesador de palabras para escribir tu diálogo. Ve a **health.glencoe.com** para encontrar consejos sobre cómo utilizar este programa.

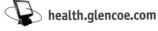

CPR y primeros auxilios para choque y asfixia

VOCABULARIO

cadena de supervivencia
desfibrilador
resucitación cardiopulmonar (CPR)
choque

APRENDERÁS A

- Identificar los pasos apropiados para responder a emergencias que amenazan la vida.
- Analizar estrategias para responder a una situación de emergencia que requiera de CPR.
- Analizar estrategias para responder ante una víctima en estado de choque o que se esté asfixiando.

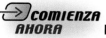
COMIENZA AHORA Escribe un párrafo que describa lo que sabes sobre el CPR.

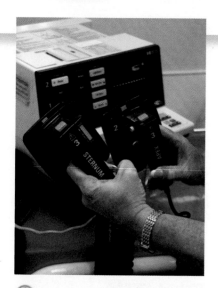
El aumento de disponibilidad de los AED ha mejorado las tasas de supervivencia de las víctimas de ataque al corazón.

En una emergencia, necesitas actuar rápidamente: los primeros minutos después de una crisis médica son generalmente los más críticos. La clave es saber qué hacer, permanecer tranquilo y tomar una decisión para actuar.

Emergencias que amenazan la vida

Si la víctima en una emergencia está inconsciente, debes comenzar inmediatamente la **cadena de supervivencia**, *una secuencia de medidas que maximizan las probabilidades de supervivencia de la persona*. Si la víctima es un adulto, puedes comenzar con los dos primeros eslabones de la cadena: llama al 911 y comienza el CPR. Los siguientes dos eslabones, una desfibrilación inicial y el traslado a un cuidado avanzado son, por lo general, la responsabilidad del personal médico de emergencia cuando llegan. Un **desfibrilador** es *un aparato que envía un choque eléctrico al corazón para restablecer su ritmo normal*. Un desfibrilador externo automatizado (*AED*, por sus siglas en inglés) es un aparato manual para el cual casi cualquier persona se puede entrenar para su uso. Los AED no han sido aprobados para utilizarse en niños menores de ocho años o que pesen menos de 55 libras.

CPR

La persona cuya respiración y latido del corazón se hayan detenido puede necesitar *CPR*. La **resucitación cardiopulmonar** (**CPR**, por sus siglas en inglés) es *una técnica de primeros auxilios para salvar la vida, la cual combina respiración de rescate con presiones en el pecho, dando oxígeno al cuerpo hasta que se reanuden las funciones normales del cuerpo.* Debes recibir capacitación de un profesional y obtener certificación antes de poder administrar CPR.

CPR para adultos

Los pasos del CPR se conocen como ABCs en inglés: *airway*, vía respiratoria, *breathing*, respiración y *circulation*, circulación. Si un adulto está inconsciente, dale una palmada o pregúntale en voz alta, "¿Se encuentra bien?" Si la víctima no responde, comienza la cadena de supervivencia. Primero llama al 911 o pide a alguien que lo haga. Después, arrodíllate junto a la víctima y sigue los pasos desarrollados por la Asociación Americana del Corazón, como se muestra en las **Figuras 28.3** y **28.4.**

FIGURA 28.3

EL ABC DEL CPR EN EL ADULTO

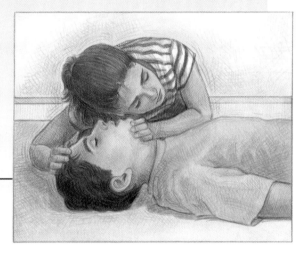

A Airway/Vía respiratoria. Mira dentro de la boca de la víctima. Quita lo que pueda estar obstruyendo la vía respiratoria. Si no hay sospecha de que haya una herida en la cabeza o el cuello, acuesta a la persona sobre una superficie firme. Suavemente inclina la cabeza hacia atrás levantando la barbilla con una mano, mientras empujas la frente hacia abajo con la otra. Si sospechas que existen heridas en la cabeza o en el cuello, no muevas a la víctima. Abre su vía respiratoria levantando la mandíbula.

B Breathing/Respiración. Observa, escucha y siente la respiración. *Observa* el movimiento del pecho. *Escucha* la respiración en la boca de la víctima. *Siente* si exhala aire en tu mejilla. Si la víctima no está respirando normalmente, comienza la respiración de rescate:

1. Mantén la cabeza de la víctima en la posición adecuada, tapa las fosas nasales.
2. Pon tu boca sobre la boca de la víctima de modo que quede sellada. Dale 2 respiraciones lentas, cada una debe durar aproximadamente 2 segundos. El pecho de la víctima debe levantarse con cada respiración.

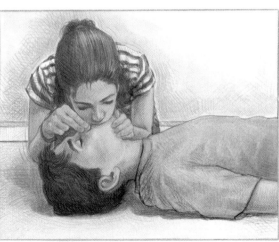

C Circulation/Circulación. Verifica los signos de circulación, como respirar, toser o movimiento. Si no hay señales de circulación, una persona capacitada en CPR deberá comenzar las compresiones en el pecho inmediatamente (ver **Figura 28.4**). Si la víctima responde (tose o se mueve, por ejemplo) pero continúa sin respirar normalmente, dale 1 respiración de rescate cada 5 segundos.

FIGURA 28.4

CICLOS DE CPR
EN ADULTOS

1 **Posiciona tus manos.** Para empezar las compresiones del pecho, encuentra un lugar en la mitad inferior del esternón, justo entre los pezones. Pon la palma de una mano en ese punto y entrelaza tus dedos con los dedos de la otra mano. No dejes que tus dedos se apoyen en las costillas de la víctima.

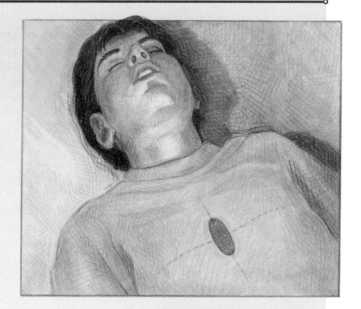

2 **Comienza las compresiones del pecho y la respiración de rescate.** Inclínate sobre la víctima de modo que tus hombros estén directamente encima de tus brazos y manos. Tensa tus codos y presiona hacia abajo rápida y firmemente, a razón de 100 compresiones por minuto. Deja que el pecho salte y vuelva a hincharse entre compresiones. Por cada 15 compresiones, da dos respiraciones de rescate. Completa cuatro ciclos continuos (un poco más de 1 minuto) de CPR y verifica las señales de circulación. Continúa el CPR verificando las señales de circulación cada pocos minutos. Si la víctima empieza a responder, detén las compresiones en el pecho. Si la víctima tose o se mueve pero aún no respira, dale una respiración de rescate cada 5 segundos hasta que llegue la ayuda. Si la víctima comienza a respirar normalmente, vuélvela hacia un lado y espera ayuda médica profesional.

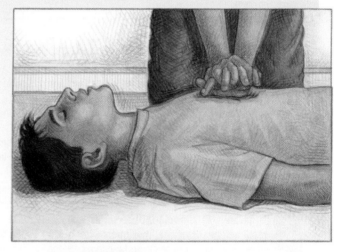

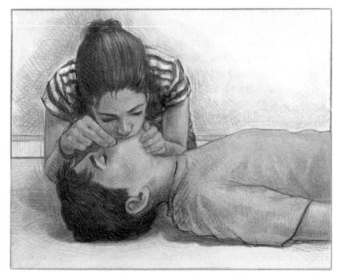

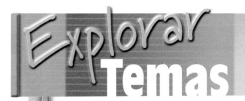

¿Deben las escuelas requerir que los adolescentes tomen un curso de CPR?

Los ataques al corazón son las emergencias médicas más comunes en Estados Unidos. Sin embargo, podrían evitarse muchas muertes si hubiera más personas capacitadas en CPR. En consecuencia organizaciones como la Asociación Americana del Corazón, y la Cruz Roja Americana, han certificado a miles de personas en CPR. Para aumentar el número de resucitadores capacitados, muchas personas piensan que la certificación en CPR debería ser un requisito para obtener el diploma de secundaria. Otros no están de acuerdo. He aquí dos puntos de vista.

Punto de vista 1: Michael P., 15 años

Yo no creo que a todos los estudiantes de secundaria se les deba exigir que tomen un curso de CPR. Debe ser una decisión personal. Los cursos de salud necesitan enfocarse más en las conductas arriesgadas que afectan a los adolescentes, como fumar, el alcohol y otras drogas. Los jóvenes que quieran capacitación para CPR pueden ir a la sede local de la Cruz Roja o la Asociación Americana del Corazón.

Punto de Vista 2: Sydney J., 15 años

Cada año en Estados Unidos, unas 350,000 personas mueren de ataques al corazón repentinos. Se podría haber salvado a muchas de estas personas si se les hubiera dado CPR. Es lógico que mientras más personas estén entrenadas para dar CPR, menos personas morirán. Muchos de estos cursos son impartidos por maestros que instruyen a los estudiantes en el uso de los AED, y en la administración de oxígeno. Ambas tecnologías aumentarían las tasas de supervivencia de las víctimas de ataques al corazón.

ACTIVIDAD

1. **¿Deben las escuelas secundarias requerir que los adolescentes tomen cursos de CPR? ¿Por qué sí o por qué no?**

2. **La capacitación en CPR "obliga" a las personas a utilizar sus destrezas cuando son testigos de una situación de emergencia. ¿Piensas que los adolescentes podrían encargarse bien de esta responsabilidad?**

CPR para lactantes y niños

A los lactantes y los niños que se hallan en una emergencia potencialmente mortal no se les trata exactamente igual que a los adultos. Por ejemplo, no debes utilizar un AED en un lactante o en un niño. Asimismo, no puedes utilizar la misma fuerza en las compresiones en el pecho. Las **Figuras 28.5** y **28.6** en la siguiente página muestran cómo administrar CPR a lactantes y niños. Estos pasos fueron desarrollados por la Asociación Americana del Corazón. Para un lactante o un niño, hay que dar aproximadamente un minuto de CPR *antes* de llamar al 911.

FIGURA 28.5

ABC DEL CPR EN LACTANTES Y NIÑOS

A **Airway/Vía respiratoria.** Mira dentro de la boca de la víctima. Quita lo que pueda estar obstruyendo la vía respiratoria. Si no hay sospecha de que haya una herida en la cabeza o el cuello, acuesta a la víctima sobre una superficie firme. Suavemente inclina la cabeza hacia atrás levantando la barbilla con una mano, mientras empujas la frente hacia abajo con la otra. Si sospechas que haya heridas en la cabeza o en el cuello, no muevas a la víctima. Abre su vía respiratoria levantando la mandíbula.

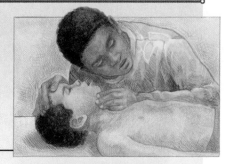

B **Breathing/Respiración.** Observa, escucha y siente la respiración. *Observa* el movimiento del pecho. *Escucha* la respiración en la boca de la víctima. *Siente* si exhala aire en tu mejilla. Si la víctima no está respirando, comienza la respiración de rescate:

Mantén la cabeza de la víctima en la posición adecuada. En el caso de un niño, tapa las fosas nasales y sella tu boca sobre su boca. En el caso de un lactante, sella tu boca sobre su nariz y boca. Dale dos respiraciones lentas, cada una debe durar entre 1 segundo y 1½ segundo aproximadamente. El pecho de la víctima debe levantarse con cada respiración.

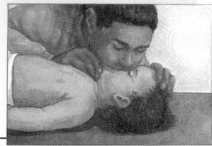

C **Circulation/Circulación.** Verifica las señales de circulación, como respirar, toser, o moverse. Si no hay señales de circulación, una persona capacitada en CPR deberá comenzar las compresiones en el pecho inmediatamente (ver **Figura 28.6**) Si la víctima responde (tose o se mueve, por ejemplo) pero continúa sin respirar normalmente, dale una respiración de rescate cada 3 segundos, tanto si se trata de un lactante como de un niño.

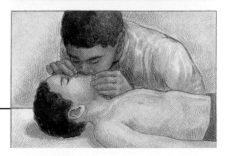

FIGURA 28.6

CICLOS DE CPR PARA LACTANTES Y NIÑOS

1 **Posiciona tus manos.** Con una mano, mantén la cabeza de la víctima inclinada a menos que sospeches que tenga alguna lesión en el cuello o la cabeza. En el caso de un niño, pon la palma de la otra mano en la mitad inferior del esternón, y pon tu hombro directamente sobre la mano y el brazo extendidos. En el caso de un lactante, traza una línea imaginaria entre los pezones y pon dos o tres dedos de tu mano en la mitad inferior del esternón, a una distancia del ancho de un dedo de la línea imaginaria entre los pezones.

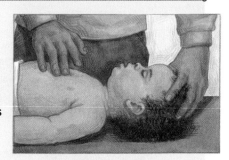

2 **Comienza las compresiones del pecho y la respiración de rescate.** Presiona el pecho de la víctima hacia abajo aproximadamente de un tercio a un medio de la profundidad del pecho a un ritmo de *alrededor* de 100 veces por minuto para niños, y *por lo menos* 100 veces por minuto en el caso de un lactante. Libera completamente la presión entre cada compresión. Después de cada cinco compresiones, dale una respiración de rescate (ver **Figura 28.5**). Completa 20 ciclos continuos (un poco más de 1 minuto) de CPR y verifica las señales de circulación. Continúa el CPR verificando las señales de circulación cada pocos minutos. Si la víctima comienza a dar señales de circulación, detén las compresiones en el pecho y continúa con la respiración de rescate si es necesario (una respiración de rescate cada 3 segundos).

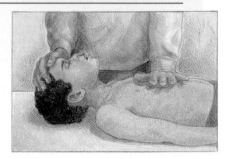

Primeros auxilios para estados de choque

Cuando sucede algo que reduce el flujo de la sangre en el cuerpo, limitando la cantidad de oxígeno que va a las células, puede ocurrir un choque. El **choque** es *una falla en el aparato cardiovascular que evita que éste mantenga las reservas adecuadas de sangre en circulación hacia los órganos vitales del cuerpo*. Esta emergencia potencialmente mortal, requiere de atención médica inmediata. Los síntomas comunes de choque incluyen inquietud o irritabilidad; conciencia alterada; náuseas; palidez o tono ceniciento; piel fría y húmeda y respiración y pulso rápidos.

Si sospechas de una lesión en la espina dorsal o en la cabeza, no muevas a la víctima. De lo contrario, acuesta a la víctima, si aún no lo han hecho. A menudo, esta posición minimiza el dolor y mantiene tranquila a la víctima. Además:

▶ llama al 911 o el número de emergencia local.

▶ controla todo sangrado externo.

▶ eleva las piernas aproximadamente 12 pulgadas, a menos que sospeches que haya alguna lesión en la cabeza o en la espalda o huesos rotos en las piernas o en las caderas. Si no estás seguro, deja a la víctima acostada. Esto ayuda a la sangre a regresar al corazón.

▶ no le des a la víctima comida ni bebida. Comer o beber puede causarle vómito.

▶ tranquiliza a la víctima.

Primeros auxilios para asfixia

La asfixia ocurre cuando un alimento u objeto obstruye las vías respiratorias de una persona. Si no se elimina la obstrucción, la víctima puede morir por falta de oxígeno en pocos minutos.

Para ayudar a alguien que se está asfixiando, primero debes reconocer las señales. Probablemente la persona se agarre la garganta con una o las dos manos, lo que es el signo universal de asfixia. Es probable que la víctima tosa débilmente, haga sonidos agudos o se ponga azul. Si alguien parece estar asfixiándose pero puede toser con fuerza o hablar, no intentes aplicarle primeros auxilios. Una tos fuerte puede expulsar el objeto de la vía respiratoria.

Si sospechas que alguien se está asfixiando pregúntale "¿Te estás asfixiando?" y observa si presenta las señales universales de asfixia. Después pregúntale, "¿Puedes hablar?" Si la persona no puede contestar, la vía respiratoria está completamente obstruida y la víctima necesita primeros auxilios inmediatamente.

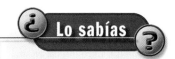
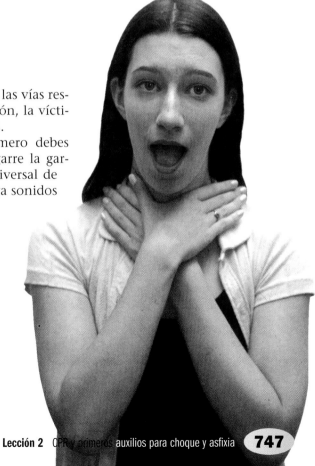
Debes estar alerta a la señal universal de asfixia.

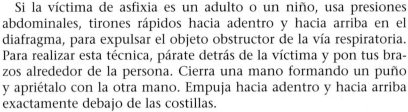

Usa las presiones abdominales en un adulto que se asfixia, pero nunca en un lactante que se asfixia. Para un lactante, alterna entre golpes en la espalda y presiones en el pecho. *¿Por qué crees que se usan métodos diferentes en adultos y lactantes?*

Si la víctima de asfixia es un adulto o un niño, usa presiones abdominales, tirones rápidos hacia adentro y hacia arriba en el diafragma, para expulsar el objeto obstructor de la vía respiratoria. Para realizar esta técnica, párate detrás de la víctima y pon tus brazos alrededor de la persona. Cierra una mano formando un puño y apriétalo con la otra mano. Empuja hacia adentro y hacia arriba exactamente debajo de las costillas.

Si comienzas a asfixiarte y estás solo, utiliza tu propio puño y mano para efectuar esta técnica en ti mismo. También puedes intentar presionar tu abdomen con fuerza contra el respaldo de una silla.

Si la víctima de asfixia es un lactante, coloca al bebé boca abajo sobre tu antebrazo. Detén la cabeza y el cuello del bebé con tu mano apuntando la cabeza hacia abajo de modo que quede más abajo del pecho. Con la palma de la mano, dale al bebé cinco golpes entre los omóplatos. Si el objeto no sale, da vuelta al bebé y realiza cinco presiones en el pecho como se describe en la sección de CPR. Alterna los cinco golpes entre los omóplatos con las cinco presiones en el pecho hasta que el objeto sea expulsado o el bebé comience a respirar o toser. Llama al 911 si el objeto no sale dentro de un lapso de un minuto. Si el bebé pierde el conocimiento, llama al 911 y comienza el CPR si es que estás capacitado y certificado para efectuar esta técnica.

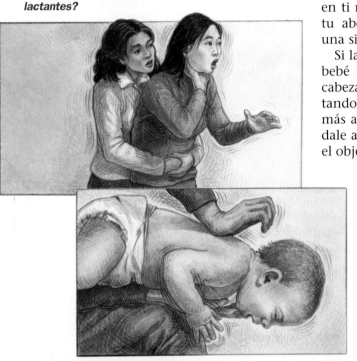

Lección 2 Repaso

Repaso de información y vocabulario

1. Define *resucitación cardiopulmonar*.
2. ¿Porqué nunca debes dar de comer o beber a una víctima en estado de choque?
3. ¿Cuál es la señal universal de asfixia?

Razonamiento Crítico

4. **Evaluar.** Explica por qué es importante verificar la vía respiratoria antes de comenzar con el CPR.
5. **Analizar.** Compara la estrategia de responder a la asfixia de un adulto con la estrategia de responder a la asfixia de un lactante.

Destrezas de salud aplicadas

Promoción. Haz un vídeo para animar a los adolescentes a que aprendan técnicas básicas de primeros auxilios para la asfixia y el estado de choque. Ten el vídeo disponible para tu clase.

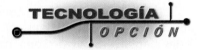

PROCESADOR DE TEXTOS Utiliza un programa procesador de textos para escribir el guión de tu vídeo. Ve a **health.glencoe.com** para recibir ayuda sobre cómo usar este programa.

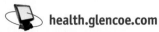

health.glencoe.com

Responder a emergencias comunes

VOCABULARIO

fractura
inconsciencia
concusión

APRENDERÁS A

- Analizar estrategias para responder a lesiones accidentales en músculos, articulaciones o huesos.

- Analizar estrategias para responder a lesiones accidentales que resulten en un estado de inconsciencia.

- Analizar estrategias para responder a lesiones accidentales como mordeduras de animales.

- Analizar estrategias para responder a una hemorragia nasal y objetos extraños en un ojo.

COMIENZA AHORA **Escribe tres situaciones que te vengan a la mente cuando oyes la palabra *emergencia*. Al lado de cada situación, describe cómo responderías a la emergencia.**

Supón que tú y un amigo están corriendo cuando tu amigo se cae y se tuerce un tobillo. ¿Cómo podrías estar seguro de que la lesión es una torcedura y no una fractura? ¿Sabrías qué hacer en ambos casos? Al igual que en casos de emergencias mayores, conocer las estrategias de respuesta adecuadas al enfrentarnos a emergencias comunes, puede ayudar a evitar que la lesión empeore o se presenten complicaciones.

Las lesiones en los huesos, músculos y articulaciones pueden ser graves, pero generalmente no son potencialmente mortales.

Lesiones en los músculos, articulaciones y huesos

Cuando se pone mucha tensión en un área del cuerpo, puede ocurrir una lesión. Estas lesiones varían en su grado de gravedad y pueden afectar los huesos, músculos, tendones o ligamentos. Por lo general, algunas lesiones, como un esguince muscular, mejoran en pocos días. Otras lesiones, como un hueso quebrado, pueden tomar muchas semanas para sanar y requieren de tratamiento médico profesional para que la recuperación sea completa.

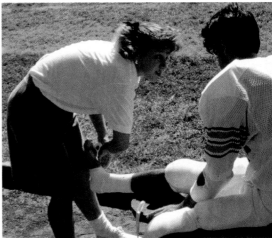

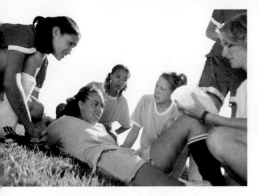

La aplicación de hielo sobre una torcedura reduce la hinchazón y alivia el dolor. *¿Por qué es una buena idea ver a un profesional de la salud si sospechas que tienes una torcedura?*

vínculo

R.I.C.E. Para obtener mayor información sobre la técnica R.IC.E., ver el Capítulo 4, página 102.

Calambres musculares

Un calambre muscular es la tensión dolorosa y repentina de un músculo. Un calambre muscular puede ocurrir cuando estás físicamente activo o mientras descansas. Algunas medicinas pueden también causarlos. Si un calambre muscular ocurre:

▶ Estira el músculo afectado para contrarrestar el calambre.

▶ Aplica un masaje firme al músculo acalambrado.

▶ Aplica calor húmedo en el área.

▶ Procura ayuda médica si el calambre persiste.

Distensiones y torceduras

Una distensión es una lesión en un músculo que, por lo general, es el resultado de usarlo demasiado. Los síntomas de una distensión incluyen dolor, hinchazón, contusiones y una pérdida de movimiento causado por pequeños desgarres en el músculo. Una torcedura es una lesión al ligamento. Las torceduras generalmente son el resultado de un giro fuerte y repentino. Las torceduras también causan dolor e hinchazón de los ligamentos estirados o desgarrados. A pesar de que las torceduras serias requieren atención médica profesional, las torceduras menores pueden tratarse con el procedimiento **R.I.C.E.:**

▶ **R**est/Reposo. Evitar todo movimiento y actividad que cause dolor, incluso usar el músculo o articulación afectada. Ayudar a la víctima a encontrar una posición cómoda.

▶ **I**ce/Hielo. El hielo reduce el dolor y la hinchazón. Pon cubos de hielo en una bolsa de plástico y envuélvela en una toalla o tela. Mantén la bolsa en el área afectada por 20 minutos, quítala por 20 minutos y vuélvela a poner. Repetir este proceso cada 3 horas en el curso de 72 horas.

▶ **C**ompression/Compresión. La presión suave de una envoltura o venda puede reducir la hinchazón. La venda debe ser firme pero no incómoda.

▶ **E**levation/Elevación. Elevar el miembro afectado por arriba del nivel del corazón ayuda a reducir el dolor y la hinchazón.

Fracturas y dislocaciones

Las fracturas y las dislocaciones son similares. Una **fractura** es *un rompimiento en el hueso*. Si una articulación se encuentra bajo demasiada presión, se puede dislocar o desconectar. Las técnicas de primeros auxilios son las mismas tanto para las fracturas como para las dislocaciones. Si es posible, mantén a la víctima quieta y llama al 911. Si hay que mover a la víctima, mantén el área de fractura inmovilizada asegurándola con una tablilla sujeta a la parte del cuerpo con tiras de tela limpias. Puedes crear una tablilla con cualquier material como, por ejemplo, rollos de hojas de periódico y cartón grueso. Busca ayuda médica profesional de inmediato.

Inconsciencia

La **inconsciencia** es *un estado en el cual una persona no está alerta y consciente de sus alrededores.* Existen diferentes niveles de inconsciencia, desde somnolencia hasta coma. Una víctima inconsciente puede morir por asfixia debido a su incapacidad para toser, aclararse la garganta o reaccionar ante una vía respiratoria obstruida. Cuando se provee ayuda a una persona inconsciente, la meta principal es la prevención de la asfixia hasta que personal profesional médico llegue al lugar. Si la víctima se encuentra inconsciente, colócala en la posición de recuperación que se muestra en la **Figura 28.7** y busca ayuda médica profesional inmediatamente.

Desmayos

El desmayo ocurre cuando el suministro de sangre al cerebro es temporalmente inadecuado. Por lo general, la pérdida del conocimiento es breve. Aunque el desmayo no siempre es un indicio de un problema médico, puede ser indicativo de un serio trastorno. Atiende los desmayos como una emergencia médica hasta que se alivien los síntomas y se sepa su causa.

Si sientes que te desmayas, siéntate o recuéstate y coloca la cabeza entre tus rodillas. Si alguien se desmaya, acuesta a la persona boca arriba con las piernas elevadas a 8 ó 12 pulgadas por encima del corazón, a menos que sospeches que haya lesiones en la espalda o en el cuello. No pongas una almohada debajo de la cabeza de la persona. Esto puede obstruir el flujo de aire. Afloja la ropa apretada. Usa una esponja con agua para refrescarle el rostro. No salpiques con agua la cara de la persona; esto podría causarle asfixia. Si la persona vomita, dala vuelta a la posición de recuperación como se muestra en la **Figura 28.7** para prevenir que se asfixie. Si la persona no revive rápidamente, busca ayuda médica.

FIGURA 28.7

LA POSICIÓN DE RECUPERACIÓN

La posición de recuperación es la posición más segura para una persona inconsciente porque así se protege la vía respiratoria. Coloca a la persona en la posición de recuperación solamente si no se sospecha de una lesión en la espina dorsal o en la cabeza.

Esta posición ayuda a una persona inconsciente a respirar y permite el drenaje de fluidos como la sangre y el vómito. No muevas a una persona si sospechas de lesiones en la espina dorsal o la cabeza. El movimiento puede empeorar las lesiones.

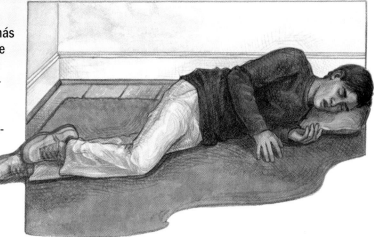

Concusión

Una **concusión** es *una lesión que sacude el cerebro y afecta sus funciones normales.* Aún cuando no haya señales externas de una lesión, el cerebro puede golpear la parte interna del cráneo y dañarse. Para evitar lesiones en la espina dorsal, no muevas a una víctima inconsciente si sospechas de lesiones en la cabeza o de una concusión. Verifica las vías respiratorias de la persona, su respiración y circulación y obtén ayuda médica profesional inmediatamente. Si sospechas que la persona tiene una concusión:

▶ Acuesta a la víctima si está consciente.

▶ Administra primeros auxilios si hay sangrado.

▶ Si la víctima está inconsciente y no sospechas de ninguna lesión en la cabeza o el cuello, acomódala en la posición de recuperación, como se muestra en la **Figura 28.7** de la página 751. Llama al 911 de inmediato.

Las mordidas de animales

Una de las posibles consecuencias más graves de la mordida de un animal es contraer la rabia, una enfermedad viral del sistema nervioso que si se deja sin tratar llega a causar parálisis y la muerte. No hay cura para la rabia después de que se hayan desarrollado los síntomas. Sin embargo, si una persona es vacunada rápidamente después de ser mordida, puede desarrollar inmunidad antes de que los síntomas aparezcan.

Cuando alguien haya sido mordido, da cuenta del incidente al departamento de salud de tu comunidad o al departamento de control de animales. Es importante determinar si es que el animal tiene rabia. Si encuentras el animal, no intentes capturarlo. Da su descripción y localización a las autoridades correspondientes o a la policía. El animal será capturado para hacerle pruebas y ponerlo en observación.

Las mordidas de animales también pueden causar infecciones, incluso el tétanos, una enfermedad que con frecuencia es mortal. Aunque existe tratamiento para el tétanos, el mismo puede ser largo, difícil y a menudo fracasa. Sin embargo, el tétanos puede prevenirse manteniendo tus vacunas al día. Las estrategias de primeros auxilios para las mordidas de animales incluyen lo siguiente:

▶ Lava el área mordida con jabón suave y agua tibia por cinco minutos para eliminar la saliva y cualquier otra materia externa.

▶ Utiliza presión directa o el control del sangrado mediante puntos de presión para detener el sangrado.

▶ Si la herida se inflama, aplica hielo envuelto en una toalla por 10 minutos.

▶ Cubre la herida con un vendaje o una venda limpios.

Nunca te acerques a un perro desconocido. Siempre pide permiso al dueño antes de acercarte o tocar a un perro que no conoces. *¿Cuáles son dos enfermedades que se asocian con las mordidas de animales?*

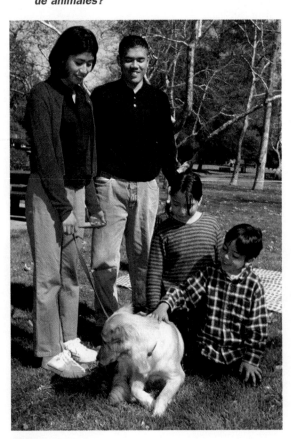

Hemorragia nasal

La hemorragia nasal a menudo ocurre si la nariz recibe un golpe o si las membranas de la mucosa nasal se secan por respirar aire seco. Busca ayuda profesional si tienes hemorragias nasales frecuentes.

Para tratar una hemorragia nasal, mantén a la persona callada. Caminar, hablar y sonarse la nariz pueden incrementar la hemorragia. Dile a la persona que respire por la boca. Sienta a la persona y haz que se incline hacia adelante. No inclines la cabeza de la persona hacia atrás: hacerlo puede causar que ésta se asfixie al correr la sangre por la garganta. Utilizando una barrera protectora, presiona en el orificio nasal que sangra. Mantén la presión por 15 minutos. Si la nariz de la persona sigue sangrando después de 15 minutos, repite la misma técnica. Si continúa la hemorragia, busca ayuda médica profesional.

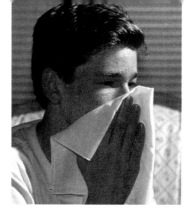

La aplicación de presión directa a una hemorragia nasal detiene, por lo general, la hemorragia. *¿Por qué puede el aire seco causar una hemorragia nasal?*

La salud en la práctica ACTIVIDAD

Puestos de primeros auxilios

En esta actividad, establecerás puestos de aprendizaje para emergencias comunes y alternarás entre ellos.

Lo que necesitarás

- un bolígrafo o un lápiz y papel de cuaderno
- cartulina gruesa y marcadores
- utilería (opcional)

Lo que harás

1. En grupos pequeños, investiga la siguiente información para la emergencia asignada por tu maestro:
   - cómo reconocerla
   - pasos apropiados a tomar en el orden correcto
   - qué hacer después de administrar los primeros auxilios
2. Decide una manera creativa de presentar tu material en un puesto de aprendizaje, como un póster, un juego de tablero, un show de preguntas, un rompecabezas, un reportaje, o una demostración con utilería como por ejemplo, vendas.
3. Cada grupo establecerá un puesto de aprendizaje. Una persona en cada grupo coordina las actividades en cada puesto de aprendizaje mientras que todos los demás estudiantes rotan de un puesto al otro. Los miembros del grupo se turnan para supervisar su puesto.

Aplica y concluye

Escribe un guión para una escena acerca de un adolescente o un grupo de adolescentes que se enfrentan a una emergencia médica. El guión debe mostrar a un joven víctima de la emergencia mientras los otros administran primeros auxilios apropiados.

Objeto en el ojo

Los objetos extraños como suciedad, arena y astillas de madera o metal que entran en el ojo son irritantes y pueden causar daños. No permitas que la víctima se frote el ojo, una acción que puede dañar la córnea, pero sí que parpadee varias veces. Si parpadear no expulsa el objeto, intenta encontrarlo en el ojo. Primero, lávate las manos. Suavemente mueve el párpado inferior hacia abajo mientras la persona alza la vista. Si no ves nada, sostiene el párpado superior manteniendo el ojo abierto, mientras la persona baja la vista. Si ves el objeto en la superficie del ojo, tócalo ligeramente con un aplicador de algodón húmedo o la punta de un paño limpio.

También puedes enjuagar el ojo con una solución salina esterilizada o agua del grifo. Si la persona usa lentes de contacto, no le saques los lentes antes de enjuagar el ojo. Para enjuagar el ojo, inclina la cabeza de la persona hacia un lado de manera que el ojo afectado esté más bajo que el otro. Mantén el ojo abierto cuidadosamente con una mano. Con la otra mano, vierte agua fría en un chorro continuo dentro del ojo, desde la esquina interior hacia la esquina exterior. El agua debe lavar la superficie del ojo. Busca ayuda médica profesional si no se puede sacar el objeto.

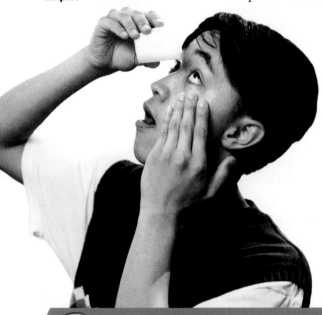

⚠ Para hacer un lavaje cuando hay un objeto en uno de tus ojos, vierte agua lentamente dentro del ojo con un recipiente limpio.

▶ Lección 3 *Repaso*

Repaso de información y vocabulario

1. ¿Qué es una *fractura*?
2. ¿Cuál es la meta principal cuando se administran primeros auxilios a una persona inconsciente?
3. ¿Cuáles son dos causas comunes de las hemorragias nasales?

Razonamiento Crítico

4. **Analizar.** Mientras una amiga va de excursión contigo, se tropieza con la raíz de un árbol y se cae. Cuando llegas a casa, su tobillo está muy hinchado y no puede caminar sin apoyarse en ti. Analiza y describe la estrategia que usarías para responder a esta lesión accidental.
5. **Evaluar.** ¿Por qué deberías buscar ayuda médica profesional si una torcedura o una distensión no mejora o si sospechas que la lesión puede ser una fractura?

Destrezas de salud aplicadas

Acceder a la información. Utiliza recursos impresos y en línea para encontrar información sobre la rabia. Con la información obtenida, escribe un artículo periodístico sobre cómo dar primeros auxilios a alguien que ha sido mordido por un animal, incluso cómo prevenir la rabia.

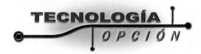

TECNOLOGÍA ⌐ *OPCIÓN*

SITIOS WEB Utiliza tu artículo periodístico como parte de un sitio Web que desarrollaste sobre la rabia. Ve a **health.glencoe.com** para ayudarte a planificar y desarrollar tu sitio Web.

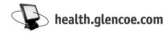

Tratamiento para el envenenamiento

VOCABULARIO

tóxico
veneno
**centro para el control
de envenenamiento**

APRENDERÁS A

- Analizar estrategias para responder a lesiones accidentales tales como el envenenamiento.

- Analizar estrategias para responder a lesiones accidentales tales como mordidas y picaduras.

- Analizar estrategias para prevenir y responder a lesiones accidentales como irritación de la piel causada por el contacto con plantas venenosas.

COMIENZA AHORA A menudo, los envenenamientos accidentales se asocian con niños que empiezan a caminar. ¿Cuáles son algunos procedimientos de seguridad que pueden ayudar a prevenir envenenamientos accidentales en una casa con niños pequeños? Haz una lista de por lo menos cinco sugerencias.

Saber cómo responder a una lesión accidental de envenenamiento es una parte importante de los primeros auxilios. Un **tóxico** es *cualquier substancia —sólida, líquida o gaseosa— que causa lesiones, enfermedades o la muerte cuando entra en el cuerpo.* Aproximadamente un 90 por ciento de los envenenamientos ocurren en el hogar y más de la mitad de estos envenenamientos incluyen a niños menores de seis años de edad.

Tipos de envenenamiento

Un envenenamiento ocurre cuando entran en el cuerpo sustancias que no deben hacerlo. La sustancia puede ser un químico que es tragado, un pesticida que es absorbido por medio de la piel, o un **veneno**, *una sustancia venenosa segregada por una serpiente, araña u otra criatura*, que se inyecta dentro del cuerpo a través de una picadura o mordida. Incluso hay plantas y alimentos que pueden ser tóxicos. Algunos gases o vapores también pueden ser tóxicos, como el monó-xido de carbono de calentadores de agua y calderas, gases de escape de automóviles y emanaciones de las estufas de gas o de aceite. El centro para el control de envenenamiento puede decirte cuál es el procedimiento correcto a seguir en el caso de envenenamiento. Un **centro para el control de envenenamiento** es *una línea directa de ayuda que provee consejos médicos de emergencia y tratamiento para víctimas de envenenamiento las 24 horas.*

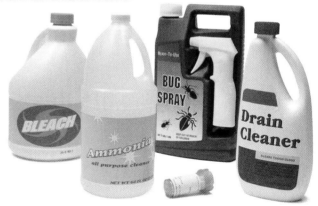

 Muchos productos para la limpieza del hogar pueden ser venenosos si se usan incorrectamente. *¿Dónde puedes encontrar información sobre la toxicidad de diversos productos químicos caseros?*

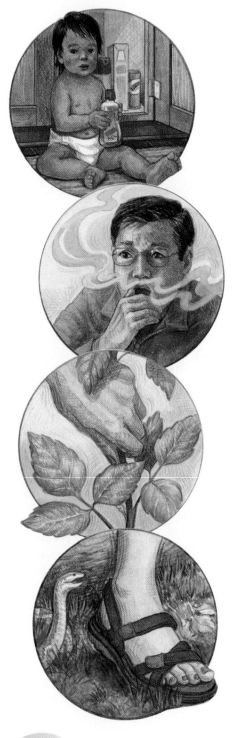

El tóxico puede entrar en el cuerpo de cuatro maneras: ingestión, inhalación, absorción e inyección. *¿Qué puedes hacer para prevenir envenenamientos accidentales?*

Primeros auxilios para el envenenamiento

El tratamiento adecuado para el envenenamiento requiere de guía profesional. El mejor recurso para tratar las emergencias para el envenenamiento es el centro para el control de envenenamiento local. Anota el número telefónico de ese centro y tenlo cerca de tu teléfono.

El tiempo es decisivo cuando ocurre un envenenamiento. Algunas situaciones de envenenamiento requieren de una acción rápida para minimizar la cantidad de daño a la víctima o para prevenir la muerte. Primero, llama al 911 para pedir ayuda. Luego, aplica estas estrategias de primeros auxilios para envenenamientos.

▶ Los **tóxicos que se tragan** se tratan de varias formas en lo que se refiere a primeros auxilios porque las sustancias que se pueden tragar afectan al cuerpo en diferentes formas. Rápidamente intenta determinar qué es lo que se tragó y llama al centro para el control de envenenamiento de tu localidad. Sigue las instrucciones que te den. Es importante que llames al centro primero. Posiblemente te darán instrucciones para darle a la víctima algo que diluya el tóxico, como leche o agua, o posiblemente te digan que induzcas al vómito. No intentes inducir al vómito a menos que se te haya indicado. Algunos tóxicos pueden ser aspirados dentro de los pulmones y causar aún más daño; otros pueden quemar el esófago si la víctima vomita.

▶ Los **tóxicos inhalados** son graves por el daño que pueden causar a los pulmones y otros órganos del aparato respiratorio. Rápidamente lleva a la persona a un lugar donde haya aire fresco. No respires las emanaciones. Si la víctima no respira, empieza la respiración de rescate.

▶ El **tóxico en la piel** tiene que ser eliminado tan rápido como sea posible para limitar la exposición del cuerpo. Quítale a la víctima la ropa contaminada. Enjuaga la piel continuamente con agua por 15 minutos. Luego enjuaga la piel con jabón suave y agua. Enjuaga nuevamente con agua fresca. Si es posible, haz que alguien llame al 911 mientras enjuagas la piel.

▶ El **tóxico en el ojo** se absorbe rápidamente. Empieza a enjuagar el ojo de inmediato con agua tibia y continúa por 15 minutos. Haz que la víctima parpadee tanto como pueda mientras inundas el ojo. No fuerces el ojo a permanecer abierto y no lo frotes. Haz que alguien llame al 911 mientras tú enjuagas el ojo.

Cuando llames al centro para el control de envenenamiento:

▶ Prepárate para dar tu nombre, ubicación y número telefónico.

▶ Proporciona el nombre de la sustancia, cuándo fue ingerida y la cantidad que se ingirió. Si es posible, proporciona la marca del producto y la lista de ingredientes.

▶ Describe el estado de la víctima así como su edad y peso.

▶ Prepárate para seguir indicaciones y contestar preguntas.

La vida real
APLICACIÓN

Llamar al Centro para el control de envenenamiento

Con frecuencia, los productos venenosos exhiben advertencias que proveen instrucciones sobre qué hacer si alguien traga o inhala el producto, o si la piel o los ojos entran en contacto con el producto. Para los casos de envenenamiento en que se conoce el producto, utiliza esa información cuando llames al centro para el control de envenamiento.

COMPLETO
Limpiador para inodoros

PELIGRO: MANTÉNGASE FUERA DEL ALCANCE DE LOS NIÑOS
CONTIENE: ÁCIDO HIDROCIACÉTICO ⊙

PRIMEROS AUXILIOS:
En los ojos: Mantener el ojo abierto y enjuagar con agua en forma lenta y cuidadosa durante 15-20 minutos.
Si la persona lleva puestos lentes de contacto, debe quitárselos al cabo de los primeros ⊙ cinco minutos y luego continuar enjuagando el ojo.
En la piel o la ropa: Quitarse la ropa contaminada. ⊙
Enjuagar la piel inmediatamente con bastante agua durante 15-30 minutos.
Si se traga: Hacer que la persona beba un vaso de agua de a sorbos, si puede tragar.
No se debe inducir el vómito a menos que lo haya indicado un centro de control de ⊙ envenenamiento.
No se le debe administrar nada por la boca a una persona que ha perdido el sentido. ⊙

¿Por qué es importante que un centro para el control de envenenamiento sepa las especificaciones del veneno?

¿Por qué se deben sacar los lentes de contacto si un químico ha entrado en contacto con el ojo?

¿Por qué se debe quitar de inmediato la ropa contaminada?

¿Qué es un centro para el control de envenenamiento? ¿Dónde está el más cercano a tu casa?

¿Por qué es peligroso darle a una persona inconsciente algo de beber?

ACTIVIDAD

Con un compañero, representa una escena que trate sobre una llamada a un centro para el control de envenenamiento cuando un niño ha ingerido el producto que se muestra arriba. Escribe tu diálogo y practícalo haciendo preguntas y dando información clara y tranquilamente. Uno de ustedes será el que llama; el otro será un profesional del centro para el control de envenenamiento, que preguntará por el nombre del que llama y el número de teléfono, así como hará preguntas sobre

- **la condición del niño, su edad y peso.**
- **el tóxico con el cual se sospecha que se envenenó y qué instrucciones/advertencias/ingredientes aparecen en la etiqueta.**
- **la hora en la cual el envenenamiento pudo haber ocurrido.**
- **la clase de primeros auxilios que puedan haberse administrado.**

Concluye tu representación con las instrucciones que piensas que un profesional de la salud podría darle a la persona que hace la llamada. Cambia papeles y repite el proceso.

FIGURA 28.8

PRIMEROS AUXILIOS PARA MORDIDAS DE VÍBORA

Usa los siguientes pasos para administrar primeros auxilios a una víctima de mordida de víbora:

- Lleva a la víctima a un hospital. Éste es el paso más importante. Mantén a la víctima calmada y en una posición reclinada si es posible. A mayor movimiento de la víctima mayor el riesgo de que el veneno circule a través del cuerpo.

- Mantén el área mordida al nivel del corazón o más abajo. Si el área mordida está en un miembro, inmovilízalo.

- Llama al 911, o pídele a alguien que lo haga. Sigue todas las instrucciónes que te den.

- No apliques hielo ni calor. El veneno se propagará con mayor rapidez si se aplica calor. Aplicar hielo causará daños a los tejidos. Además, no le des a la víctima aspirina ni otra medicina. Algunas sustancias pueden interactuar peligrosamente con el veneno o actuar como anticoagulantes, causando así que el veneno se desplace más rápidamente hacia los tejidos.

- Mantén la respiración y evita que la herida empeore. Si tú eres la víctima de la mordida de víbora y estás solo, camina lentamente y descansa periódicamente para ayudar a minimizar la circulación de la sangre.

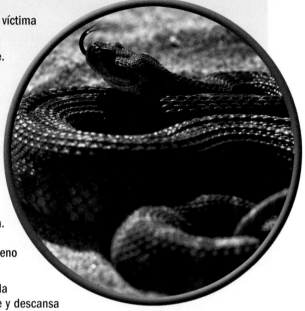

Primeros auxilios para mordidas y picaduras venenosas

Las picaduras y mordidas de insectos y animales se hallan entre las fuentes más comunes de envenenamiento inyectado. Una mordida o picadura venenosa puede venir de varias fuentes, entre ellas, insectos, arañas, garrapatas, escorpiones, víboras, fauna marina y otros animales.

Mordida de víbora

Existen cerca de 20 especies de víboras venenosas en Estados Unidos. La mayoría son víboras cascabel, víboras de cabeza de cobre, víboras de coral y mocasines de agua. Por lo general, la mordida de una víbora venenosa no es mortal. Sin embargo, una mordida puede causar dolor agudo, la pérdida de una función y en raras ocasiones, la pérdida de un miembro. Los procedimientos de primeros auxilios se encuentran en la **Figura 28.8.**

Mordidas y picaduras de insectos

Algunos insectos, como la abeja, el avispón, el abejorro, la avispa y la hormiga roja, causan picaduras dolorosas que pueden producir una fuerte reacción alérgica. Para las personas que son altamente alérgicas al veneno de estos insectos, aún una picadura puede causar una condición potencialmente mortal. Estas personas necesitan atención médica inmediata en caso de una picadura. Sin embargo, para la mayoría, las mordidas de insectos son incómodas, pero no fatales. Sigue estos procedimientos de primeros auxilios para mordidas y picaduras de insectos:

- Muévete a un área segura para evitar un mayor daño. Intenta extraer el aguijón rascándolo con un objeto firme de punta afilada como una tarjeta de crédito o una uña.

- Lava el área con jabón suave y agua para ayudar a prevenir una infección. Para reducir el dolor y la hinchazón, aplica una compresa fría. Aplica una crema de hidrocortisona, loción de calamina o pasta de bicarbonato de sodio directamente en el área afectada varias veces al día hasta que cese el dolor.

- Si la víctima fue mordida por una araña venenosa o un escorpión y empieza a tener problemas respiratorios o muestra otras señales de una seria reacción llama al 911 inmediatamente.

Primeros auxilios para plantas venenosas

Alrededor del 85 por ciento de los estadounidenses desarrollarán una reacción alérgica en la piel si son expuestos a la hiedra venenosa, al roble venenoso o al zumaque venenoso. Los síntomas incluyen, ampollas, inflamación, quemazón y comezón en el punto de contacto, y la persona puede desarrollar fiebre.

La primera defensa en contra de las plantas venenosas es reconocerlas y evitarlas. Si tienes contacto con una planta venenosa, quítate la ropa contaminada. Enjuaga las áreas afectadas con agua y lávalas abundantemente con agua y jabón. Algunas medicinas sin receta se pueden usar para lavar las áreas afectadas. Si se desarrolla un sarpullido, usa loción de calamina para aliviar la comezón. Para el dolor o una intensa molestia, busca ayuda médica.

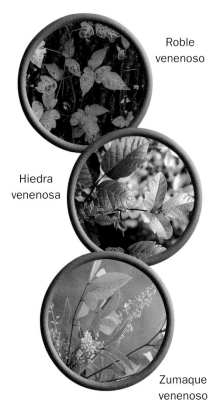

Éstas son plantas venenosas comunes.

Roble venenoso

Hiedra venenosa

Zumaque venenoso

▶ Lección 4 Repaso

Repaso de información y vocabulario

1. Define los términos *tóxico* y *veneno*.

2. ¿Qué tipo de información debes poseer cuando llamas a un centro para el control de envenenamiento?

3. Analiza y describe la estrategia para responder a lesiones accidentales como mordidas o picaduras de insectos.

Razonamiento crítico

4. **Analizar.** Analiza y describe la estrategia para prevenir una lesión accidental por envenenamiento en tu cocina.

5. **Sintetizar.** Desarrolla una lista de cosas que se necesitan para administrar primeros auxilios a una víctima de picadura de abeja que no es alérgica al veneno de la abeja.

Destrezas de salud aplicadas

Practicar conductas saludables. Prepara un folleto que muestre las técnicas de primeros auxilios para responder a envenenamientos. Incluye cada tipo de envenenamiento mencionado en esta lección. Asegúrate de que tu folleto esté disponible a otros estudiantes en tu escuela.

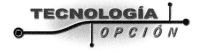

TECNOLOGÍA
O P C I Ó N

PROGRAMA PARA PRESENTACIONES

Utiliza el material de tu folleto y programas de computadora para diseñar una presentación. Ve a **health.glencoe.com** para obtener información sobre cómo diseñar una presentación.

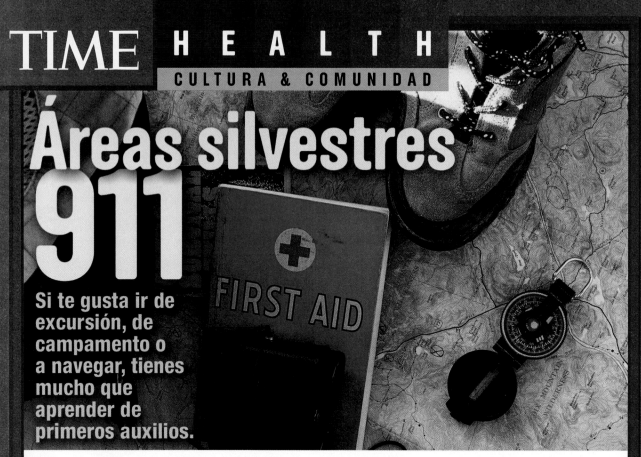

TIME HEALTH

CULTURA & COMUNIDAD

Áreas silvestres 911

Si te gusta ir de excursión, de campamento o a navegar, tienes mucho que aprender de primeros auxilios.

Para muchos jóvenes, acampar es una excelente manera de relajarse y divertirse con la familia y amigos. Si bien el parque estatal cercano no es como estar en el medio del campo, la ayuda médica no siempre está cerca. Así es que una rápida clase de primeros auxilios en áreas silvestres puede ser lo más indicado, especialmente cuando el hospital más cercano está a más de una hora de camino.

¿Por qué "una hora o más"? Los doctores han identificado una "hora de oro" justo después de los accidentes, ataques al corazón y otras emergencias en la cual pueden hacer lo imposible por salvar una vida.

Aprender las reglas

La práctica de primeros auxilios en las zonas deshabitadas te asegura que, por lo menos, no se pierdan algunos de los beneficios del tratamiento dentro de la hora de oro. Por ejemplo, los primeros auxilios urbanos te enseñan a entablillar una supuesta distensión, torcedura, o fractura tan cerca como puedas a la posición en que encontraste a la víctima. Bajo las condiciones en las zonas deshabitadas, necesitas estar alerta a la posibilidad de que los nervios o el flujo sanguíneo en el miembro afectado puedan haber sido cortados. Por esa razón, debes tirar muy suavemente y estirar el miembro

antes de entablillar para restaurar la circulación y la sensación. De otra forma, la víctima podría perder el uso del brazo o la pierna permanentemente. Como regla, si no estás seriamente herido, si sabes el camino de regreso y te puedes mover por cuenta propia, es mejor salir de la zona que esperar un rescate.

Una buena clase de primeros auxilios acentuará la prevención. Por ejemplo, asegúrate de llevar suficiente comida, agua y mudas de ropa, incluso cuando salgas solamente por una tarde. Un cambio repentino en el estado del tiempo o una pierna rota podrían cambiar tu paseo por una incómoda noche a la intemperie. Es por eso que debes llevar algo para aislarte del suelo y prevenir la hipotermia. ■

TIME PIENSA...

Sobre la seguridad en las áreas silvestres

El artículo menciona la afección de *hipotermia*. Diseña un folleto sobre primeros auxilios junto con tu clase el cual describa los síntomas, la prevención y el tratamiento de la hipotermia. Asegúrate de incluir información específica. ¿Te sentirías seguro de darle el folleto a un amigo que se va a acampar?

Destrezas de salud aplicadas

1. **Promoción.** Prepara un debate que anime a estudiantes más jóvenes en tu comunidad a aprender primeros auxilios. Recopila una lista de números telefónicos de emergencia para su distribución. *(LECCIÓN 1)*

2. **Analizar influencias.** Evalúa el efecto de la tecnología en los primeros auxilios. Por ejemplo, ¿qué técnicas y posibilidades están a disposición hoy en día que no estaban disponibles hace 50 años? *(LECCIÓN 2)*

3. **Acceder a la información.** Investiga para aprender si es que tu estado tiene una alta incidencia de rabia y qué medidas se han tomado para mantener la enfermedad bajo control. *(LECCIÓN 3)*

4. **Practicar conductas saludables.** Averigua qué plantas venenosas existen en tu área, cómo se pueden reconocer y qué hacer en caso de tener contacto con ellas. Utiliza lo que has aprendido para crear una herramienta de enseñanza, como un póster o un libro de tiras cómicas para niños de primaria. *(LECCIÓN 4)*

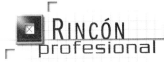

RINCÓN profesional

Médico de emergencias

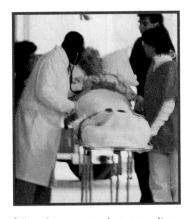

¿Puedes tomar decisiones rápidas y precisas? Como médico de emergencias, muy a menudo tienes que realizar diagnósticos rápidos bajo condiciones extremas. También tienes que ser capaz de comunicarte.

Para convertirte en médico de emergencias, necesitas una licenciatura y un título en medicina. Después de terminar la escuela de medicina, necesitarás un año de pasantía y dos o tres años de médico residente. Para averiguar más acerca de ésta y otras profesiones, haz clic en el Rincón profesional en **health.glencoe.com.**

Más allá *del* salón de clases

Participación de los padres

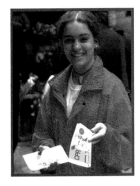

Acceder a la información. Aprende más sobre dónde pueden los miembros de tu comunidad recibir certificación en CPR. Con tus padres, averigua cómo puede participar tu familia para promover la certificación en CPR para todos. Si no hay clases en tu comunidad, averigua cómo invitar a alguien para que ofrezca las clases en tu comunidad.

La escuela y la comunidad

Certificación en CPR. Toma clases para obtener tu certificación en CPR. Investiga cómo puedes convertirte en voluntario para ayudar a enseñar a otras personas las técnicas salvavidas de CPR.

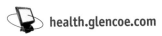

Usa las notas que has tomado en tu *Foldable* para repasar lo que has aprendido acerca de los tres primeros pasos a seguir en una emergencia. En la parte de atrás de tu *Foldable*, registra lo que hayas aprendido sobre diferentes tipos de lesiones.

FOLDABLES™
Esquema de estudio

▶ TERMINOLOGÍA DE LA SALUD *Contesta las siguientes preguntas en una hoja de papel.*

Lección 1 *Une cada definición con el término correcto.*

precauciones universales   primeros auxilios

1. El cuidado inmediato y temporal que se le administra a una persona herida o enferma hasta que se pueda administrar cuidado médico profesional.

2. Las medidas que se toman para prevenir la propagación de una enfermedad al tratar con sangre y otros fluidos corporales como si contuviesen patógenos.

Lección 2 *Une cada definición con el término correcto.*

desfibrilador   choque
cadena de supervivencia
resucitación cardiopulmonar

3. Una falla del aparato cardiovascular para mantener un adecuado suministro de sangre que circule hacia los órganos vitales del cuerpo.

4. Un aparato que hace llegar choques eléctricos al corazón para restaurar su ritmo normal.

5. Una secuencia de medidas que maximizan las posibilidades de supervivencia de una víctima.

Lección 3 *Llena los espacios en blanco con el término correcto.*

concusión   inconsciencia
fractura

Un golpe en la cabeza puede causar una (_6_), la cual es una lesión que sacude el cerebro, sin causar en realidad (_7_). Si el golpe es lo suficientemente fuerte, puede causar una (_8_) en el cráneo.

Lección 4 *Llena los espacios en blanco con el término correcto.*

veneno   tóxico
centro para el control de envenenamiento

Un (_9_) proporciona consejos médicos de emergencia para tratar a las víctimas de envenenamiento. El (_10_) de una víbora es un (_11_) cuando penetra el cuerpo humano.

▶ ¿LO RECUERDAS? *Usa oraciones completas para contestar las siguientes preguntas.*

1. ¿Cuáles son dos de las precauciones universales que una persona debe seguir cuando da primeros auxilios a otra persona?

2. ¿Cuáles son las primeras tres cosas que debes hacer al reconocer una situación de emergencia?

3. ¿Cuáles son los cuatro tipos de heridas abiertas?

4. ¿Cuál es la cadena de supervivencia para los adultos?

5. ¿Cuál es el ABC del CPR?

6. ¿Cuáles son los síntomas de choque?

7. ¿Cuál es el procedimiento de primeros auxilios para una persona que tiene un calambre muscular?

8. ¿Cuál es el procedimiento de primeros auxilios para una persona que ha sufrido un desmayo?

9. ¿Por qué la posición de recuperación es la más segura para una persona que se encuentra inconsciente?

10. ¿Cuál es el procedimiento de primeros auxilios para una persona que ha inhalado veneno?

11. ¿Cuál es la técnica de primeros auxilios para un tóxico en el ojo?

12. ¿Por qué es importante lavar una mordida o picadura venenosa con jabón suave y agua?

►RAZONAMIENTO CRÍTICO

1. **Aplicar.** Mientras corres por el pueblo con unos amigos, ves que un automóvil acaba de golpear a un ciclista. Analiza y describe una estrategia para responder a este tipo de lesión accidental.

2. **Sintetizar.** ¿Por qué las presiones abdominales rápidas pueden expulsar una obstrucción en la vía respiratoria?

3. **Analizar.** Explica por qué no deberías intentar capturar un animal que ha mordido a alguien.

4. **Evaluar.** ¿Cuál de las técnicas de primeros auxilios cubiertas en el capítulo sería especialmente importante que supiera un excursionista o una persona que acampa? Explica tus selecciones.

Práctica para la prueba estandarizada

 Lee el siguiente pasaje y luego contesta las preguntas

Un tornado azota una escuela

Ozden, Kansas – Un tornado destrozó las ventanas y voló las puertas de una escuela primaria, lesionando a un maestro. El tornado tocó tierra más tarde en un área a una milla de la escuela, causando daño a una tienda de comestibles, un pequeño aeropuerto y varias casas.

El torbellino tocó tierra primeramente cerca de la escuela primaria de Ozden e hirió a un maestro que estaba parado afuera del edificio en ese momento. Otros 30 niños bajo la supervisión de la instructora de educación física estaban también afuera en el área de juegos adyacente al edificio principal. Ya que el área de juegos se encuentra junto al edificio, la instructora pudo llevar a los niños rápidamente dentro del edificio tan pronto como se dio cuenta del

tornado que se aproximaba. Los maestros y el personal dentro de la escuela llevaron a los estudiantes a los pasillos en el centro del edificio antes de que llegara el tornado. La tormenta rompió la puerta principal de la escuela y la mayoría de las ventanas.

Estamos agradecidos de que ningún estudiante haya sufrido una lesión seria durante la tormenta —dijo la directora Kim Bruno—.

El maestro que se quedó afuera no tuvo tanta suerte. Según testigos, la tormenta lo levantó del suelo y lo volvió a soltar. Lo encontraron tirado en la tierra, cubierto de lodo y sangrando de un corte en la cabeza. Actualmente se encuentra en condiciones satisfactorias en el hospital del condado, señaló Bruno.

1. ¿De qué se trata la historia en general?
   A el daño que un tornado causó a una escuela
   B el valor de la instructora de educación física
   C las heridas de un maestro que estaba afuera
   D los daños que causan los tornados

2. ¿Qué palabra o frase ayuda a los lectores a entender el significado de la palabra *adyacente*?
   A afuera
   B junto al
   C se aproximaba
   D tocó tierra

3. Escribe un artículo periodístico que describa un suceso como un tornado o huracán que haya ocurrido en tu área.

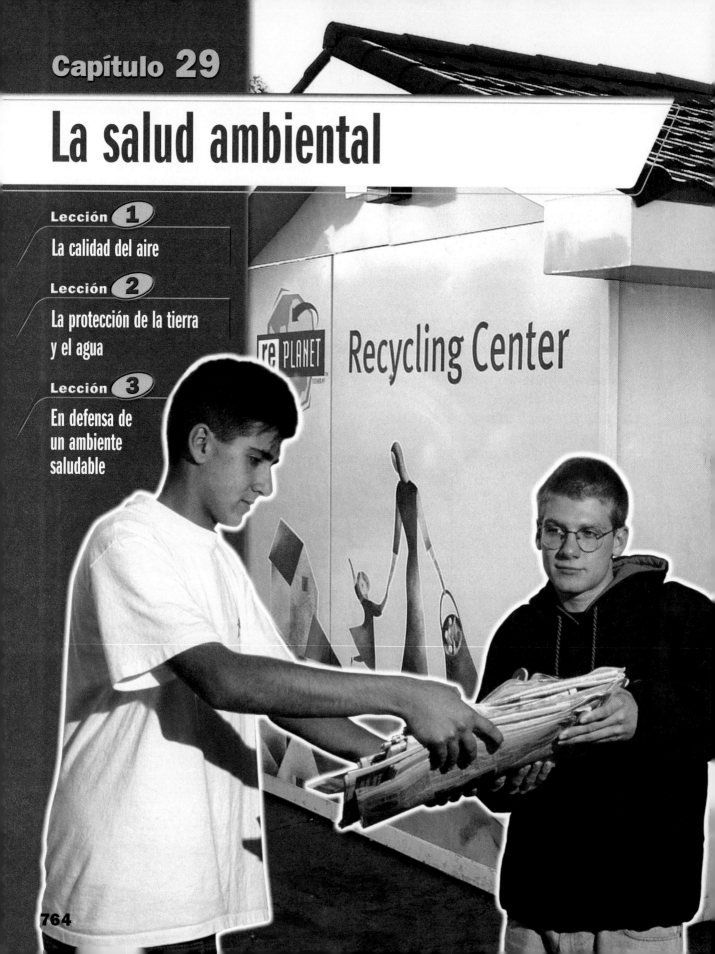

La salud ambiental

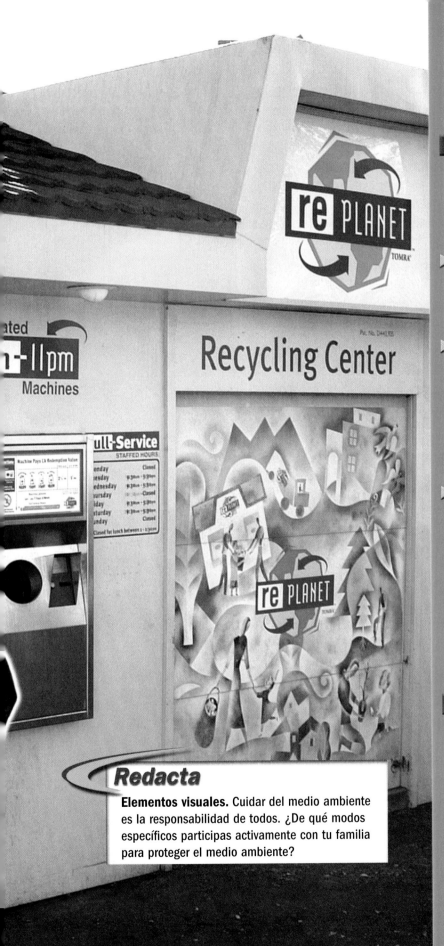

Redacta

Elementos visuales. Cuidar del medio ambiente es la responsabilidad de todos. ¿De qué modos específicos participas activamente con tu familia para proteger el medio ambiente?

Antes de leer

Haz este *Foldable* como una guía de estudios para registrar y reunir la información sobre la calidad del aire y los tipos de contaminación. Comienza con una hoja de papel de 11″ x 17″.

Paso 1

Dobla una hoja de papel en tres partes iguales.

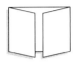

Paso 2

Desdóblala y haz un doblez de 2″ hacia arriba en la parte inferior de la hoja. Pega o engrapa los lados de los dobleces para formar bolsillos.

Paso 3

Rotúlalo tal como se indica. Coloca tarjetas de 3″ x 5″ o trozos de papel dentro de los bolsillos.

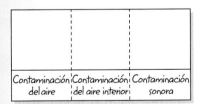

Contaminación del aire — Contaminación del aire interior — Contaminación sonora

Mientras lees

Mientras lees y conversas sobre el material de este capítulo, utiliza tu *Foldable* para anotar y definir términos, identificar y explicar cada tipo de contaminación y hacer una lista de las posibles causas y efectos.

La calidad del aire

VOCABULARIO

contaminación del aire
smog
**Índice de la Calidad
 del Aire (AQI)**
asbesto
radón
contaminación sonora
decibel

APRENDERÁS A

- Relacionar las metas y objetivos nacionales para la salud con la salud individual, de la familia y de la comunidad.

- Identificar las fuentes de contaminación del aire y las estrategias para reducirla.

- Idear estrategias para evaluar la información relacionada con varios temas vitales respecto a la salud ambiental.

**COMIENZA
AHORA** Respirar es algo que haces sin pensar. Escribe un párrafo explicando cómo crees que respirar aire contaminado podría afectar negativamente tu salud.

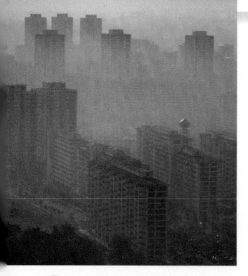

La calidad del aire afecta a todos los organismos vivientes, incluso a los seres humanos. ¿Por qué es importante alertar a la población cuando el nivel de contaminación del aire es extremadamente alto?

La tecnología moderna ha mejorado la vida de muchas personas en el mundo. Sin embargo la contaminación del aire, la tierra y el agua que a menudo causan los adelantos tecnológicos puede ser dañina para el ambiente y, por ende, para la salud individual.

Contaminación del aire

La contaminación del aire es un problema serio en esta nación. Está vinculado a un cálculo estimado que oscila entre 50,000 a 120,000 muertes prematuras todos los años. Los costos de la salud de Estados Unidos asociados con la contaminación del aire oscilan entre 40 a 50 mil millones de dólares anuales. Por dicha razón, a fin de promover la salud individual, familiar y comunitaria, una de las metas de *Gente Saludable 2010* es reducir la proporción de personas que sufren exposición al aire que no cumpla con los estándares de salud dispuestos por la Agencia para la Protección Ambiental de EE.UU. (*EPA*, por sus siglas en inglés), en cuanto a niveles de ozono, el cual está estrechamente relacionado con la contaminación del aire.

La **contaminación del aire** es *la contaminación de la atmósfera terrestre con sustancias que suponen una amenaza para la salud de los seres vivos*. La EPA controla la calidad del aire y fija los estándares para la calidad del aire en Estados Unidos. La agencia ha identificado cinco contaminantes principales del aire, cuyos niveles es necesario regular a fin de lograr más pureza en el aire de todo el país. Dichos contaminantes se describen en la **Figura 29.1.**

FIGURA 29.1

CINCO CONTAMINANTES COMUNES DEL AIRE

La EPA ha establecido estándares de calidad de aire para estos contaminantes.

Contaminantes del aire	Fuentes	Principales efectos en la salud
Ozono (O$_3$) Es un gas compuesto por 3 átomos de oxígeno. El nivel de ozono a ras de la Tierra es el mayor componente del *smog*, *una neblina de color marrón amarillento que se forma cuando la luz del sol reacciona con el aire contaminado.*	El O$_3$ se forma de una reacción química entre compuestos de óxido de nitrógeno y compuestos orgánicos volátiles (VOC). El escape de los vehículos de motor, emisiones industriales, el vapor de la gasolina y los solventes químicos son el principal origen del óxido de nitrógeno y VOC.	El O$_3$ puede irritar e inflamar las vías respiratorias en los pulmones. Está relacionado con el agravamiento del asma, reduce la capacidad pulmonar, e incrementa la susceptibilidad a padecimientos respiratorios como la neumonía y bronquitis.
Partículas de materia (PM) Es el término general para las partículas como el polvo, suciedad, humo, hollín moho y gotitas líquidas que se encuentran en el aire.	Las PM pueden ser emitidas directamente al aire de fuentes como el escape de los vehículos de motor y fábricas. Las PM también se pueden formar en el aire a través de reacciones químicas entre los gases.	Las PM están relacionadas con el agravamiento del asma, la bronquitis crónica, el deterioro en la función pulmonar y la muerte prematura.
Monóxido de carbono (CO) Es un gas incoloro, inodoro que contiene carbono y oxígeno. Se forma cuando el carbono en el combustible no se ha quemado por completo.	Las fuentes externas del CO incluyen el escape de los vehículos y procesos industriales. En el interior, las fuentes incluyen el gas de las estufas, el humo del cigarrillo, los calentadores de gas y queroseno sin ventilación.	El CO es venenoso. Impide que el cuerpo reciba el oxígeno que necesita. Afecta a las personas con enfermedades cardiacas y puede dañar el sistema nervioso central. En grandes cantidades es fatal.
Dióxido Sulfúrico (SO$_2$) Es un gas compuesto por azufre y oxígeno. Se disuelve en agua para formar un ácido y reacciona con otros gases en el aire para formar sulfatos y otras partículas dañinas.	SO$_2$ se forma cuando la gasolina que contiene azufre (como el petróleo y el carbón) es quemada, cuando la gasolina es extraída del petróleo y cuando los metales son extraídos de sus minerales.	El SO$_2$ contribuye al padecimiento de males respiratorios y agrava las enfermedades existentes del corazón y pulmones.
Óxido de nitrógeno (NO$_x$) Es el término general para un grupo de gases altamente reactivos que contienen variadas cantidades de nitrógeno y oxígeno.	Estas sustancias se forman cuando un combustible es quemado a altas temperaturas. Su origen principal incluye el motor de los vehículos y aparatos eléctricos.	Los óxidos de nitrógeno ayudan a formar ozono al nivel del suelo. Forman partículas que causan o provocan serios problemas respiratorios.

Reducción de la contaminación del aire

La Ley de Aire Limpio de 1990 regula los cinco contaminantes descritos en la Figura 29.1. Pero aun con tales leyes en vigor, la calidad del aire puede variar. El **Índice de Calidad del Aire (*AQI*)**, desarrollado por la EPA, es *un índice que informa diariamente sobre la calidad del aire*. Como se ve en la **Figura 29.2,** El AQI informa al público sobre la calidad del aire local y advierte si los niveles de contaminación del aire representan un riesgo para la salud.

Tú y tu familia pueden tomar las siguientes medidas para reducir la contaminación del aire.

▶ **Reducir el uso del automóvil.** Pueden trasladarse a pie o en bicicleta, usar el transporte público o viajar en grupo para llegar a destino.

▶ **Ahorrar energía.** Apaguen las luces cuando no estén usándolas. Ajusten el aire acondicionado a una temperatura más alta. Pónganse más ropa, en vez de subir la calefacción.

▶ **Utilizar maquinaria ecológica.** Los motores pequeños, como los que tienen las cortadoras de césped, las sierras eléctricas y las aspiradoras de hojas, emiten contaminantes. De ser posible, usen maquinaria manual.

FIGURA 29.2

ÍNDICE DE CALIDAD DEL AIRE (AQI)

El AQI alerta a las personas sobre los posibles efectos en la salud por respirar aire contaminado.

Niveles	Calidad del aire	Código de colores
0 a 50	**Bueno:** Hay poco o ningún riesgo a la salud.	Verde
51 a 100	**Moderado:** Algunos contaminantes pueden representar una preocupación a la salud en un número pequeño de individuos.	Amarillo
101 a 150	**Perjudicial para grupos sensibles:** A menos que una persona tenga padecimientos específicos de salud, los niveles de contaminación en este nivel no son como para causar problemas.	Naranja
151 a 200	**Perjudicial:** Todos los individuos pueden experimentar algunos efectos negativos menores.	Rojo
201 a 300	**Muy perjudicial:** Todos las personas podrían sentir efectos más graves.	Púrpura
301 a 500	**Peligroso:** La población entera está en riesgo.	Marrón

Contaminación del aire en interiores

La mayoría de las personas pasan hasta el 90 por ciento del tiempo en ambientes cerrados. Los estudios de la EPA indican que los niveles de ciertos contaminantes pueden ser de 2 a 5 veces mayores —y a veces hasta 100 veces mayores— en espacios cerrados que en el exterior. Algunas de las fuentes de contaminación interior son los materiales de construcción y amoblamiento, tales como alfombras y muebles hechos de ciertas maderas prensadas. Otra fuente es un tipo de material de aislamiento que se usaba en el pasado y que contiene **asbesto**, *un mineral fibroso que es muy resistente al calor*. Cuando los materiales que contienen asbesto se deterioran, se desprenden pequeñas fibras que quedan suspendidas en el aire. Los productos de limpieza del hogar y otras sustancias químicas también contribuyen a la contaminación del aire en los interiores. Otra fuente importante son las partículas y gases que se forman como resultado de la combustión. Las estufas de cocina, calderas de calefacción, chimeneas a leña, calefactores y el humo del tabaco pueden contaminar el aire interior. La ventilación inadecuada aumenta el problema; las casas que tienen sistemas de ahorro de energía pueden tener tan poco intercambio de aire, que los contaminantes se acumulan y llegan a niveles peligrosos.

La contaminación del aire en interiores y su implicancia en la salud

Los efectos de la contaminación del aire en interiores dependen del tipo de contaminante y la duración de la exposición al mismo. Algunos efectos inmediatos pueden ser irritación de los ojos, nariz y garganta, dolores de cabeza, mareos y fatiga. La exposición prolongada a ciertos contaminantes incluso puede causar asma. La exposición al plomo, especialmente en los niños, puede dañar los riñones, el hígado, el cerebro y los nervios. El asbesto se ha relacionado con el cáncer de pulmón, sobre todo en fumadores. Los altos niveles de monóxido de carbono pueden llegar a causar la muerte.

La EPA calcula que el **radón**, *un gas radiactivo e inodoro,* causa al menos 14,000 muertes al año por cáncer de pulmón. El radón se produce por la descomposición natural del uranio en el suelo, las rocas y el agua. Puede filtrarse al interior de una casa a través de grietas en los cimientos. El único modo de saber si hay radón en el hogar es mediante una prueba de detección. Las casas con altos niveles de radón requieren mayor ventilación. En algunos casos habrá que realizar cambios estructurales para disminuir los niveles de radón.

Control de la contaminación del aire en interiores

El control de la contaminación interior requiere que primero se identifiquen los contaminantes. A menudo el problema se resuelve reemplazando un objeto o aparato electrodoméstico, o mejorando la ventilación. Es necesario asegurarse de que los calentadores de agua y calderas de calefacción estén adecuadamente ventilados y funcionen en forma correcta para evitar que se acumule monóxido de carbono. Muchas familias han instalado detectores de monóxido de carbono para advertir su presencia. Existen detectores similares para el radón. Es importante que quienes descubran asbesto o plomo en sus hogares soliciten ayuda profesional para eliminar esos contaminantes.

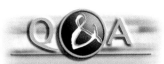

¿Qué es el síndrome de edificio enfermo?

La expresión *"síndrome de edificio enfermo"* (*SBS* por sus siglas en inglés) se refiere a una situación en la cual los ocupantes de un edificio experimentan problemas de salud que parecen estar ligados a la atmósfera dentro del edificio. Los síntomas del SBS incluyen dolor de cabeza; picazón e irritación de los ojos, garganta y nariz; mareos y náuseas; fatiga; incapacidad para concentrarse y sensibilidad a los olores. Las personas que sufren de SBS muchas veces dicen sentir alivio al salir del edificio.

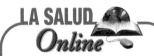

TEMA Contaminación del aire interior

Ve a **health.glencoe.com** y haz clic en *Web Links* para mayor información sobre las maneras de minimizar la contaminación del aire interior.

ACTIVIDAD Haz una lista de cinco maneras en que se puede ayudar a minimizar la contaminación del aire interior. Comparte tus hallazgos con la clase.

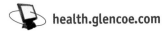

La vida real
APLICACIÓN

La contaminación del aire en interiores y el asma: Lo que tú puedes hacer

La incidencia del asma en personas de todas la edades es cada vez mayor. La contaminación interior ha sido identificada como una de las causas principales del incremento de esa enfermedad. Estudia la siguiente gráfica y responde a las preguntas de la columna derecha. Luego completa la actividad.

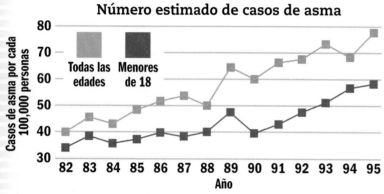

Número estimado de casos de asma

Fuente: Centro Nacional de Estadísticas de la Salud, Encuesta Nacional de Salud, 1982–1995

¿Qué se puede hacer para reducir los niveles de alérgenos domésticos, como el polvo y la caspa de las mascotas?

En la década de 1960 los niños y los adolescentes pasaban al menos tres horas por día al aire libre. En la actualidad lo hacen menos de dos horas diarias. ¿Qué relación podría haber entre este hecho y el aumento de casos de asma?

Los hogares modernos permiten menos circulación de aire. ¿Por qué podría ser éste uno de los causantes de asma? ¿Qué se puede hacer para mejorar la ventilación?

El humo del tabaco es uno de los principales causantes de ataques de asma. ¿Cómo se puede limitar o evitar la exposición al humo del tabaco?

ACTIVIDAD Trabaja con un grupo pequeño. Busca información en bibliotecas y recursos de Internet confiables acerca de algunas otras medidas que pudieran mejorar la calidad del aire de los interiores. Cita las fuentes de las que extraigas la información y explica por qué son confiables.

Contaminación sonora

El ruido del tráfico, la música alta y la maquinaria eléctrica, como las cortadoras de césped y las herramientas de construcción, son fuentes de contaminación sonora. La **contaminación sonora** es *un sonido indeseado y perjudicial de intensidad suficiente como para dañar la audición*. El deterioro de la capacidad auditiva que causa el ruido rara vez lleva a la sordera total, pero la pérdida de audición ocasionada es permanente y los dispositivos para mejorar la audición no compensan el daño.

Un **decibel** es *una unidad que se emplea para expresar la intensidad relativa de la potencia del sonido*. Los sonidos más débiles tienen niveles de 0 decibel. La conversación normal es de unos 65 decibeles. La exposición a niveles de ruido mayores de 85 decibeles puede ocasionar pérdida temporal de la audición, a menudo acompañada por zumbidos en los oídos. La capacidad auditiva normal generalmente se recupera, pero si la exposición al ruido es continua, la pérdida puede llegar a ser permanente. La **Figura 29.3** muestra los niveles de decibeles de diversos sonidos.

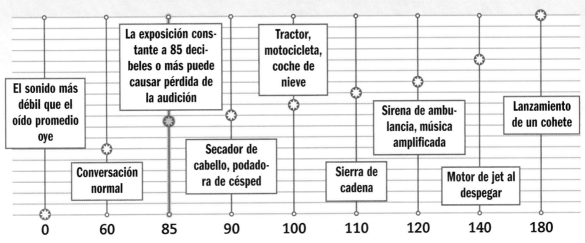

FIGURA 29.3

NIVELES DE DECIBELES DE SONIDOS COMUNES

El sonido más débil que el oído promedio oye

Conversación normal

La exposición constante a 85 decibeles o más puede causar pérdida de la audición

Secador de cabello, podadora de césped

Tractor, motocicleta, coche de nieve

Sierra de cadena

Sirena de ambulancia, música amplificada

Motor de jet al despegar

Lanzamiento de un cohete

| 0 | 60 | 85 | 90 | 100 | 110 | 120 | 140 | 180 |

Reducción de la contaminación sonora

Hay varias maneras de reducir la contaminación sonora en tu ambiente. Mantén bajo el volumen de estéreos, radios y televisores. Evita el uso innecesario de la bocina. En lo posible usa herramientas manuales en lugar de a motor o eléctricas.

▶ Lección 1 *Repaso*

Repaso de información y vocabulario

1. Define *contaminación del aire* y *contaminación sonora*.

2. Describe la función de la EPA en cuanto al control de la calidad del aire.

3. Cita dos medidas que puedes tomar para reducir la contaminación sonora.

Razonamiento crítico

4. **Evaluar.** Relaciona las metas y objetivos de la salud ambiental de la nación, según *Gente Saludable 2010,* con la salud de los individuos, la familia y la comunidad.

5. **Analizar.** Imagina que los medios han informado de un AQI de 175. Paul, quien sufre de asma, no puede decidir si salir a patinar o ir a jugar al basquetbol en un gimnasio con aire acondicionado. Determina qué sería lo más saludable para él y explica tu decisión.

Destrezas de salud aplicadas

Acceder a la información. Piensa en un problema de salud serio relacionado con la contaminación del aire. Busca información sobre el tema y desarrolla estrategias para evaluar esa información y la que se relacione con diversos problemas de salud importantes. Haz una lista de esas estrategias.

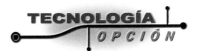

PROCESADOR DE TEXTOS Usa un procesador de textos para elaborar tu lista de estrategias. Ve a **health.glencoe.com** a fin obtener ayuda para usar el procesador de textos.

 health.glencoe.com

Capítulo 29 La calidad del aire **771**

La protección de la tierra y el agua

APRENDERÁS A

• Identificar las fuentes de contaminación de la tierra y el agua.

• Evaluar el impacto de la población sobre la salud de la comunidad y del mundo.

• Analizar la influencia de las leyes sobre los problemas ambientales relacionados con la salud.

• Examinar estrategias para reducir la contaminación de la tierra y el agua.

COMIENZA AHORA Escribe un breve anuncio de servicio público animando a las personas a mantener limpios los lagos, ríos y arroyos.

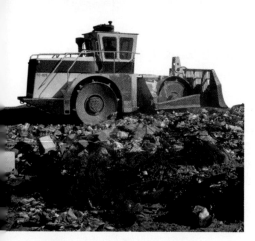

> La mayoría de los desperdicios se descartan en los vertederos de basura y se cubren con tierra para prevenir la diseminación de enfermedades por medio de insectos y roedores.

Los desechos que se producen debido a la actividad humana pueden contaminar tanto la tierra como el agua. Sin embargo, hay muchas cosas que se pueden hacer para reducir la contaminación y ayudar a preservar los recursos de la tierra y el agua.

Eliminación de los desechos

Muchos desechos son **biodegradables**, es decir que *tienen la capacidad de ser desintegrados mediante la acción de microorganismos presentes en el ambiente.* No obstante, cuando los materiales biodegradables se desechan en cantidades tan grandes que la naturaleza no puede procesarlos, cuando los materiales no son biodegradables se deben hallar otras soluciones.

Desechos sólidos

Muchos desechos sólidos van a parar a los vertederos. Un **vertedero** es *un lugar reservado para colocar los desechos, de tal modo que no contaminen las aguas subterráneas.* Los vertederos deben estar ubicados lejos de determinadas zonas a fin de proteger las aguas subterráneas (las aguas que se acumulan debajo de la superficie terrestre), y deben estar revestidos con materiales especiales para que no haya pérdidas. Los encargados de los vertederos deben realizar ciertos procedimientos para reducir los olores y controlar los insectos y roedores que propagan enfermedades.

FIGURA 29.4

DESECHOS PELIGROSOS

Fuentes/Actividades que generan desperdicio	Tipo de desperdicio que producen
Artes y oficios (pintar, construir modelos)	Solventes, pinturas, adhesivos
Tintorería	Solventes
Construcción	Aceites, solventes, pinturas
Mantenimiento de vehículos	Solventes, pinturas, desperdicios inflamables, aceite usado y baterías
Jardinería y trabajo de patio	Pesticidas, herbicidas y solventes
Tareas domésticas	Solventes, aceites, materiales de limpieza, pinturas y tiner

Desechos peligrosos

Los **desechos peligrosos** son *sustancias inflamables, corrosivas, altamente reactivas o tóxicas para los seres humanos y otras formas de vida*. Los procesos industriales generan algunos desechos peligrosos, y otros se producen como consecuencia de actividades comunes, como las que se describen en la **Figura 29.4.** Los productos de uso doméstico, como las baterías, también se consideran desechos peligrosos. Muchos de dichos residuos están prohibidos en los vertederos y se deben depositar en lugares donde no contaminen el ambiente.

Otro tipo de desechos peligrosos son los *residuos nucleares*, un conjunto de materiales radiactivos que presentan serias amenazas para los humanos y otras formas de vida. La exposición a la radiación puede aumentar el riesgo de cáncer. También puede alterar las células reproductoras de una persona, causando anomalías genéticas que se transmiten a los descendientes. Dado que algunos materiales radiactivos demoran mucho en desintegrarse, deben aislarse durante miles de años en lugares seguros.

Expansión y desarrollo

A través de la historia, el ritmo de crecimiento de la población ha ido en aumento. Fue necesario un periodo de medio millón de años para que la humanidad llegara a una población de mil millones de habitantes, pero los siguientes mil quinientos millones de habitantes nacieron en un periodo de tan sólo 80 años. Desde 1975 han nacido cerca de mil quinientos millones de personas más. En algunas comunidades de Estados Unidos y otras regiones del mundo, el aumento de la población genera un impacto que ocasiona diversos problemas, como mala calidad de vida y mucho sufrimiento humano. El acelerado crecimiento de la población también conduce al rápido deterioro de la tierra y a una severa disminución de los recursos naturales, como el agua.

El desarrollo urbano también tiene un grave impacto sobre la tierra. A medida que se construyen nuevas ciudades, se necesita mayor espacio lo que ha perjudicado seriamente las zonas vírgenes y selváticas.

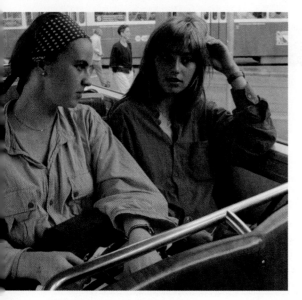

Deforestación

Las naciones en vías de desarrollo de América Central, África y del sudeste de Asia se encuentran en pleno proceso de expansión en la agricultura y la industria. Estas naciones han recurrido a la tala de bosques tropicales a escala masiva a fin de obtener combustible, zonas para el cultivo y espacio para establecimientos ganaderos. Esta **deforestación**, o *destrucción de los bosques*, ha alterado el frágil equilibrio de la naturaleza.

Además de ser el hábitat natural de incontables especies de plantas y animales, los grandes bosques del planeta son esenciales para controlar la erosión del suelo, las inundaciones y la acumulación de sedimentos en los ríos, lagos y represas. La deforestación interfiere en estos procesos. También puede cambiar los patrones regionales de lluvias al alterar los índices de evaporación, transpiración (emanación de vapor de las plantas) y la capacidad de absorción del suelo. Sin árboles, la precipitación disminuye y la región se torna más cálida y seca. Finalmente, las condiciones desérticas prevalecen donde alguna vez hubo ricas y fértiles tierras tropicales.

Expansión urbana

La propagación del desarrollo urbano (casas, centros comerciales, negocios, escuelas, etc.) hacia zonas rurales se llama **expansión urbana**. Este desarrollo en la periferia urbana a menudo ocasiona problemas ambientales. El suministro de agua potable puede contaminarse por filtraciones provenientes de estacionamientos y jardines fertilizados. La calidad del aire empeora con el aumento de la emisión de gases de automóviles y cortadoras de césped.

Para solucionar el problema de la expansión urbana, los urbanistas están reconsiderando la planificación de las zonas residenciales, de modo que se pueda reducir el empleo de los recursos naturales y disminuir la contaminación. En las comunidades de urbanización planificada, las escuelas y negocios están ubicados cerca de los hogares para poder ir caminando. Por esa razón se exige que haya aceras. Caminar cortas distancias desde la casa al trabajo, la escuela y negocios es un buen ejercicio físico para los peatones; protege los recursos y reduce la contaminación. El uso del transporte público eficiente en esas comunidades ayuda a reducir el número de personas que conducen para ir a trabajar. En consecuencia, hay menos vehículos en la rutas y se reduce tanto el nivel de contaminación como el número de heridos y muertos por accidentes de tránsito.

Suministro de agua y contaminación

La EPA requiere que las compañías de suministro de agua controlen y examinen el agua antes de que ingrese al sistema de abastecimiento municipal y comunitario. Si está contaminada, el proveedor debe clausurar el servicio y solucionar el problema. No hay ninguna agencia que controle la calidad del agua de pozos privados. El tratamiento que recibe y su pureza dependen de las medidas que tomen quienes usen los pozos.

Toda el agua potable corre peligro de contaminarse. Como llega desde grandes recursos, tales como ríos, lagos o acuíferos (capas de roca, arena o grava donde se almacena agua) que yacen debajo de diversos condados o estados, la fuente de contaminación puede hallarse muy lejos de donde se utiliza el agua.

Escurrimiento

Aproximadamente el 40 por ciento de los ríos, lagos y aguas costeras de la nación no son seguros para nadar o para practicar otro tipo de deportes acuáticos. La contaminación del agua a veces se genera debido al vertido ilegal de desechos químicos industriales, pero hay otro problema que provoca aun más contaminación, y que proviene de diversas fuentes. La mayor parte de la contaminación de las aguas superficiales es causada por el escurrimiento, agua de lluvia o del deshielo que corre sobre la superficie del suelo, arrastrando a su paso contaminantes como pesticidas, fertilizantes y desechos. El escurrimiento puede contaminar también las aguas subterráneas, que son la fuente principal de agua potable para millones de personas en Estados Unidos.

Aguas residuales

El **agua residual**, *el agua que ya se ha utilizado y que vuelve a salir de las casas, granjas y negocios*, es otra fuente de contaminación. Además de aguas cloacales, las aguas residuales incluyen el agua que vierten las empresas industriales, los corrales de engorde y muchas otras fuentes. Las aguas residuales contienen sustancias dañinas, como desechos humanos y animales, metales y patógenos. Parte de esta agua debe tratarse mediante enfriamiento a fin de evitar la contaminación termal, la cual se produce cuando la temperatura de agua vertida es mayor que la temperatura de la masa de agua en la cual desemboca. Debido a que esa agua más caliente puede alterar el equilibro de los ecosistemas acuíferos, se debe enfriar antes de que pase al medio ambiente. La EPA regula el tratamiento y vertido de aguas residuales mediante la Ley Sobre la Calidad del Agua. El agua tratada que se devuelve al medio ambiente debe ser segura para el consumo humano y de otros organismos vivos.

Otras fuentes de agua contaminada

El agua contaminada también puede provenir de:

▶ **Sedimento.** El sedimento causado por la erosión de la tierra puede destruir los ecosistemas acuíferos y obstruir los lagos, canales y puertos.

▶ **Petróleo.** Parte de la contaminación que ocasiona el petróleo se produce cuando se limpian los buques cisterna y se descarga petróleo de las plataformas de perforación submarina. También pueden ocurrir problemas cuando las personas vierten aceite usado de automóviles y productos químicos domésticos por las cañerías de las casas o las bocas de tormenta.

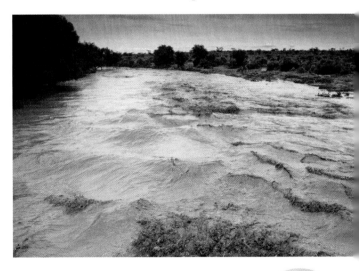

El escurrimiento es la fuente principal de contaminación del agua en Estados Unidos.

Cómo reducir los riesgos

Tú y tu familia pueden tomar medidas para mantener limpia la tierra y el agua.

▶ Recicla los materiales siempre que sea posible a fin de reducir la cantidad de desechos que van a los vertederos. Aprenderás más sobre la reducción de desechos sólidos en la Lección 3.

▶ Desecha todos los materiales de la forma correcta. No pongas en el bote de la basura pintura, disolventes ni baterías. No arrojes sustancias químicas ni aceite de motor por el drenaje de la casa, ni lo viertas en la tierra. En cambio, lleva éstos u otros materiales peligrosos a los centros de recolección correspondientes.

▶ Sigue las instrucciones al usar sustancias químicas, como productos de limpieza, fertilizantes y pesticidas y no uses cantidades excesivas.

▶ No uses agua en exceso. Repara los grifos que goteen. Sigue las recomendaciones sobre el riego de jardines para tu área. Al reducirse la cantidad de agua que se utiliza, disminuye la cantidad de agua que debe ser tratada.

TU CARÁCTER

Ciudadanía. Cuando te deshaces de materiales peligrosos en forma correcta, demuestras buena ciudadanía y respeto hacia el medio ambiente. **Haz el compromiso de descartar siempre los materiales peligrosos de un modo responsable. Comparte tus conocimientos sobre los riesgos de los materiales peligrosos y alienta a otros para que tomen decisiones responsables.**

▶ Lección 2 Repaso

Repaso de información y vocabulario

1. ¿Qué es un *vertedero*?
2. Evalúa el impacto de la población sobre la salud comunitaria y mundial.
3. ¿Por qué el escurrimiento contamina las fuentes de agua?

Razonamiento crítico

4. **Aplicar.** Analiza la influencia de las leyes como la Ley Sobre la Calidad del Agua en los temas relacionados con la salud.
5. **Analizar.** Probablemente hayas oído el dicho: "Hay agua por todos lados, pero ni una gota para beber". Explica esta afirmación en términos del agua potable que se halle disponible.

Destrezas de salud aplicadas

Promoción. Haz una historieta acerca de un superhéroe llamado Capitán Limpieza y sus aventuras en la lucha por eliminar la contaminación de la tierra y del agua. La historieta debe estar dirigida a niños de escuela primaria, y debe contener un mensaje de peso sobre lo que los jóvenes pueden hacer para reducir la contaminación de la tierra y del agua.

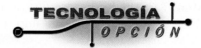

SITIOS WEB Usa tu historieta como parte de un sitio Web creado para promover la reducción de la contaminación. Ve a **health.glencoe.com** a fin de buscar ayuda para planificar y construir tu propio sitio Web.

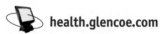

health.glencoe.com

En defensa de un ambiente saludable

VOCABULARIO

conservación
preciclaje
reciclaje

APRENDERÁS A

- Identificar estrategias para la conservación de los recursos naturales, el preciclaje y reciclaje.

- Desarrollar estrategias para proteger el medio ambiente.

- Describir diversos programas de protección del ambiente comunitario y mundial.

➔COMIENZA AHORA Haz una lista de los beneficios ambientales de participar en un programa de reciclaje.

Muchos de los problemas ambientales de la actualidad son el resultado de nuestro estilo de vida y de las opciones de consumo. En esta lección aprenderás algunas estrategias para proteger la salud del medio ambiente, tanto en tu comunidad como en todo el mundo.

Conservación de los recursos naturales

La mayoría de los recursos naturales no son infinitos. Por ejemplo, el carbón, el gas natural y el petróleo que usamos como combustible tardaron millones de años en formarse. Los árboles demoran unos veinte años en crecer lo suficiente como para usarse para fabricar papel. Estos ejemplos ilustran la necesidad de conservar nuestros recursos naturales. La **conservación** es *la protección y preservación del medio ambiente mediante el manejo adecuado de los recursos naturales, a fin de evitar el abuso, la destrucción y el descuido.* Las medidas que tomen tú y tu familia en tu hogar influyen en el medio ambiente. En la página siguiente se mencionan algunas medidas que puedes tomar para conservar los recursos naturales.

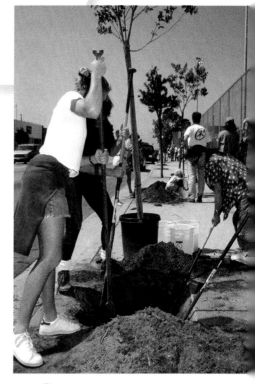

Plantar árboles ayuda a recuperar este recurso natural. *¿Cómo benefician los árboles al medio ambiente?*

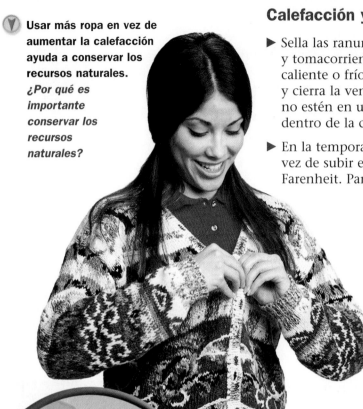

Usar más ropa en vez de aumentar la calefacción ayuda a conservar los recursos naturales. *¿Por qué es importante conservar los recursos naturales?*

Apagar las luces ahorra electricidad. *¿De qué otras maneras puedes ahorrar electricidad en tu hogar?*

Calefacción y refrigeración

▶ Sella las ranuras de los bordes de las puertas, ventanas y tomacorrientes, a fin de impedir el escape de aire caliente o frío. Mantén cerradas las puertas y ventanas, y cierra la ventilación de las chimeneas cuando éstas no estén en uso para conservar el aire frío o caliente dentro de la casa.

▶ En la temporada de la calefacción, ponte más ropa en vez de subir el termostato; manténlo en unos 68 grados Farenheit. Para ahorrar aún más energía, baja la temperatura al irte a dormir.

▶ Mantén el termostato a unos 78 grados Farenheit en la temporada del aire acondicionado. Utiliza un ventilador para mantener la circulación del aire; de ese modo sentirás más fresca el área donde estás.

Conservación del agua

▶ Lava la ropa en agua tibia o fría, no caliente. Aprovecha la capacidad del lavarropas acumulando suficientes prendas antes de hacer el lavado. Haz lo mismo con la vajilla.

▶ Repara los grifos que goteen, y nunca dejes correr el agua innecesariamente. Si cierras el grifo mientras te cepillas los dientes o te afeitas, puedes ahorrar hasta 4.5 galones de agua por minuto.

▶ Si el tanque de agua del inodoro tiene mucha capacidad, llena con agua botellas de plástico, ciérralas y colócalas dentro. Las botellas evitarán que el tanque se llene completamente y se ahorrará hasta un galón de agua cada vez que se usa.

Iluminación y aparatos electrodomésticos

▶ Reemplaza los focos de luz tradicionales por lámparas fluorescentes compactas, que consumen menos energía y duran más tiempo.

▶ Apaga las luces al salir de una habitación.

▶ Apaga los televisores, radios, computadoras y otros aparatos electrodomésticos cuando no estén en uso.

▶ Utiliza un microondas o un tostador en vez de un horno convencional cuando debas cocinar una porción pequeña de comida.

▶ No precalientes el horno convencional más de lo necesario. Evita abrir la puerta del horno innecesariamente mientras esté funcionando.

Programas de preciclaje y reciclaje

La forma más fácil y eficaz de preservar los recursos naturales es reducir la cantidad de desechos. El preciclaje y el reciclaje son dos maneras de lograr esta meta.

Preciclaje

El **preciclaje**, *reducir los residuos antes de que se generen,* significa comprar y usar los productos de forma sabia. ¿Cómo puedes preciclar? Reduce el consumo de productos que una vez que sean usados deben desecharse. Por ejemplo, trata de usar servilletas de tela en vez de las de papel; compra los productos al por mayor o en paquetes más grandes, según la necesidad, para desperdiciar menos material de empaque. Comprar productos como detergente o jugos de fruta concentrados también reduce la cantidad de envases. Escoge los artículos que puedan ser reciclados. Por ejemplo, fíjate en los códigos de los paquetes de plástico, y lleva los que contengan un 1, 2 ó 3, los cuales se reciclan más fácilmente.

El preciclaje también implica la reutilización de los materiales. Volver a usar las bolsas de plástico o papel de las compras o llevar la tuya propia de tela es una forma de preciclaje. También lo es el donar la ropa y los artículos domésticos que no se usen, en vez de desecharlos.

Reciclaje

El **reciclaje** es *un proceso al que se someten los materiales desechables para que puedan volver a utilizarse.* El reciclaje tiene varios beneficios:

▶ **El reciclaje preserva los recursos naturales.** Mediante el reciclaje se ahorra tanto la energía como las materias primas. Por ejemplo, para fabricar una lata de aluminio reciclado se utiliza sólo el 10 por ciento de la energía necesaria para hacer una nueva lata a partir de la materia prima.

▶ **El reciclaje reduce la necesidad de vertederos.** El espacio disponible para vertederos es limitado, y la demanda ya es excesiva. Por ello, es importante reducir la cantidad de residuos que se depositan en ellos.

▶ **El reciclaje protege la salud ambiental.** Algunos de los materiales que se reciclan podrían dañar el ambiente si se los arrojara en un vertedero. De modo que participar en el reciclaje contribuye a mantener un ambiente más limpio y sano.

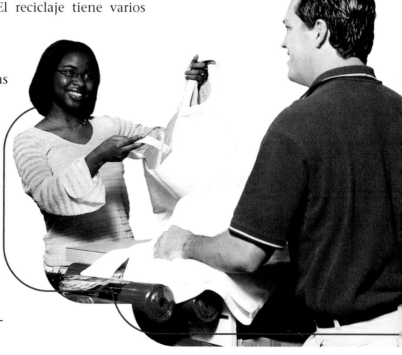

Llevar tus propias bolsas de tela en vez de usar las de papel o plástico es un modo de preciclar. *¿Qué otro ejemplo de preciclaje puedes dar?*

Un solo planeta: Tu función

En esta actividad harás una tabla que demuestre la necesidad de preservar los recursos naturales.

Lo que necesitarás

- bolígrafo o lápiz y una hoja de cuaderno
- cartulina o papel de construcción
- marcadores

Lo que harás

1. Divide una hoja de papel en tres columnas. En cada una escribe los títulos: "Artículos que arrojo a la basura todas las semanas", "Modos de preciclar o reciclar" y "Por qué importa".

2. Haz una lista de al menos cinco artículos en la primera columna, y completa las otras dos columnas para cada artículo.

3. Forma un pequeño grupo y reúne las mejores ideas para diseñar una tabla del tamaño de un póster similar al de tu hoja de papel que incluya varias maneras de preciclar o reciclar artículos de uso cotidiano. Utiliza lenguaje persuasivo e ilustra la tabla del grupo.

4. Presenta la tabla a la clase. Luego exhíbela en el salón de clases o en un pasillo de la escuela.

Aplica y concluye

Busca información estadística sobre cómo el preciclaje y el reciclaje contribuyen a reducir la cantidad de residuos y la contaminación. Asegúrate de establecer la relación entre los datos reunidos y las medidas descritas en tu póster.

SUGERENCIAS PARA RECICLAR Y REDUCIR LOS DESECHOS

Más del 80 por ciento de los residuos domésticos se pueden reciclar. A continuación se detallan algunas pautas para materiales reciclables específicos.

▶ **Aluminio.** Enjuaga las latas y otros objetos de aluminio, como recipientes para pasteles y bandejas para alimentos congelados. Comprímelos para que ocupen menos espacio.

▶ **Cartón.** Aplana las cajas de cartón y átalas en un fardo.

▶ **Vidrio.** Enjuaga todos los recipientes de vidrio. Recicla las tapas de metal aparte.

▶ **Plástico.** Busca el código del recipiente. La mayoría de los recicladores aceptan objetos de plástico marcados con un 1, 2 ó 3.

▶ **Periódicos.** Junta los periódicos y haz un atado con una cuerda o soga, o colócalos en bolsas de compras de papel para manipularlos mejor.

▶ **Papel satinado.** Llama a las empresas que ayudan a las personas a quitar su nombre de listas de correspondencia. Averigua si en tu comunidad hay algún centro que pueda utilizar revistas viejas. Lo que no puedas eliminar o redistribuir, recíclalo.

Los fabricantes ponen códigos en los envases de plástico para dar información a los consumidores sobre cómo reciclar.

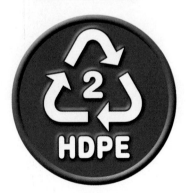

Protección del medio ambiente

Las siguientes son algunas sugerencias prácticas para participar en la protección del medio ambiente.

▶ **Sé un consumidor informado.** Evalúa los productos según su impacto en los recursos naturales. Ofrece a las empresas sugerencias sobre cómo pueden contribuir a proteger el medio ambiente.

▶ **Ponte en contacto con organizaciones que promuevan la preservación de los recursos naturales y ayuda a las personas a tomar conciencia de los problemas ambientales.** Pide sugerencias acerca de cómo preservar los recursos naturales. Considera la posibilidad de unirte a una organización ambiental. La mayoría de ellas pueden darte información acerca de los temas ambientales de actualidad. También pueden suge-rirte formas de promover la salud ambiental.

▶ **Actúa contra los que contaminan a tu alrededor.** Los problemas ambientales de tu comunidad afectan directamente tu salud. Identificar y denunciar a aquellos que contaminan el ambiente es un modo eficaz de proteger tu salud y la de tu familia y vecinos. Únete a otros para informar a los funcionarios electos acerca de tus inquietudes.

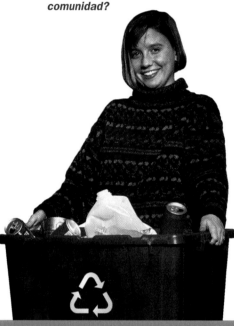

Se pueden reciclar muchos de los desperdicios generados en un hogar típico estadounidense. *¿Qué materiales se reciclan en tu comunidad?*

Lección 3 *Repaso*

Repaso de información y vocabulario

1. Define el término *conservación*.
2. ¿Qué diferencia hay entre *preciclaje* y *reciclaje*?
3. Menciona tres beneficios ambientales del reciclaje.

Razonamiento crítico

4. **Analizar.** ¿Por qué conservar los recursos naturales protege la salud ambiental?
5. **Aplicar.** Desarrolla estrategias para conservar los recursos naturales en tu hogar. Menciona tres estrategias, que no se incluyan en esta lección, que tu familia pueda implementar para conservar los recursos.

Destrezas de salud aplicadas

Acceder a la información. Haz una investigación sobre diversos programas de protección ambiental comunitarios e internacionales, y descríbelos. Crea una tabla para exhibir la información que reúnas. Incluye el nombre de la comunidad o país, el nombre del programa y una descripción breve de la misión de éste.

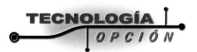

HOJAS DE CÁLCULO Utiliza un programa de hojas de cálculo para organizar la información y hacer la tabla. Ve a **health.glencoe.com** para obtener consejos sobre cómo usar una hoja de cálculo.

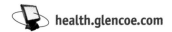

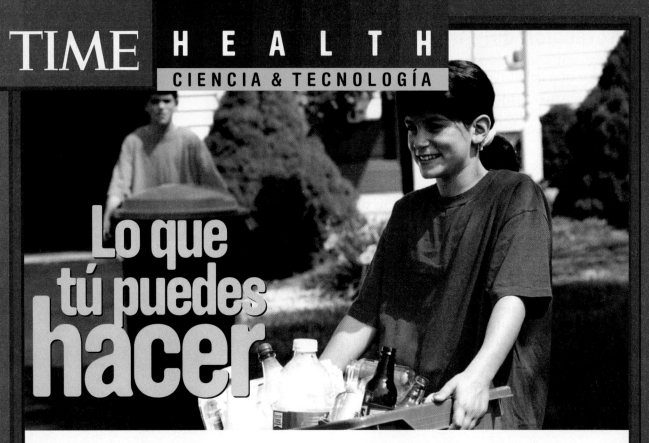

Lo que tú puedes hacer

Las personas en Estados Unidos generan un promedio de 20,000 libras de dióxido de carbono (CO_2) por año. Si se pudiera reducir esa cantidad, mejoraría nuestra salud (al limpiarse la atmósfera y disminuir el calentamiento global), y también tendríamos más dinero (al bajar las facturas de electricidad, combustibles para calefacción y gasolina). Para reducir la cantidad de CO_2 en el aire, sigue las siguientes recomendaciones del Fondo de Defensa del Medio Ambiente y del Fondo Mundial para la Naturaleza.

1. ¡Esmérate!

No calientes ni enfríes demasiado las habitaciones. Pon el termostato más bajo de lo acostumbrado en el invierno y más alto en el verano.

El promedio de reducción anual de CO_2 es de unas 500 libras por cada ajuste de 2°F.

2. Haz tu parte

Reduce la cantidad de residuos y promueve el ahorro de energía en tu escuela. Ofrécete para ayudar a establecer programas de reciclaje comunitarios.

El promedio de reducción de CO_2 es de 4 libras por cada libra de papel de oficina reciclado.

3. Demuestra tu inteligencia en el día del lavado

Lava la ropa en agua tibia o fría, no caliente.

El promedio de reducción anual de CO_2 es de hasta 500 libras por cada dos lavados semanales.

4. Mejora tu hogar

Planta árboles junto a tu casa y píntala de un color claro si vives en una región cálida, y de color oscuro para los climas fríos.

El promedio de reducción anual de CO_2 es de unas 5,000 libras.

5. No los embolses

Compra los productos que tengan el menor embalaje posible, y adquiere artículos que puedan volver a utilizarse. Recicla.

El promedio de reducción anual de CO_2 es de 1,000 libras por cada 25 por ciento menos de basura.

TIME PIENSA... Sobre el CO_2

Los consejos anteriores describen excelentes formas de reducir el CO_2. ¿Qué es el CO_2? Crea un organigrama con tu clase en que se muestre cómo el CO_2 contribuye al calentamiento global. ¿Hay algo que puedas hacer diariamente para cumplir la parte que te corresponde en el organigrama?

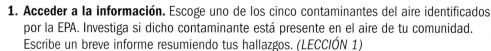

Destrezas de salud aplicadas

ACCEDER A LA INFORMACIÓN

1. Acceder a la información. Escoge uno de los cinco contaminantes del aire identificados por la EPA. Investiga si dicho contaminante está presente en el aire de tu comunidad. Escribe un breve informe resumiendo tus hallazgos. *(LECCIÓN 1)*

PROMOCIÓN

2. Promoción. El escurrimiento de aguas contaminadas puede ocurrir debido a fuertes lluvias que arrastran fertilizantes y pesticidas de los jardines. Escribe un anuncio de servicio público instando a las personas a seguir cuidadosamente las instrucciones de aplicación de estos productos. *(LECCIÓN 2)*

FIJARSE METAS

3. Fijarse metas. Habla con tu familia acerca de maneras de conservar los recursos naturales. Luego pon en práctica los pasos de fijarse metas a fin de elegir y trabajar en familia en pos de una meta de preservación. Como parte de este proceso, pide a cada miembro de tu familia que ponga por escrito y firme una promesa de hacer su parte en la conservación de los recursos. *(LECCIÓN 3)*

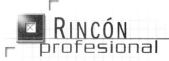

RINCÓN profesional

Auxiliar de ingeniería ambiental

¿Te gustaría mejorar la calidad del medio ambiente? Si es así, tal vez podrías seguir la carrera de auxiliar de ingeniería ambiental.

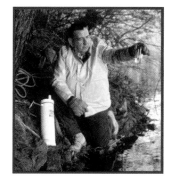

Los auxiliares de ingeniería ambiental trabajan en estrecha asociación con los ingenieros ambientales desarrollando métodos y aparatos para el control y corrección de los peligros ambientales.

Para ser un auxiliar de ingeniería ambiental necesitarás cursar dos años de universidad o contar con mucha experiencia laboral en el tema. Averigua más sobre ésta y otras profesiones de la salud en el Rincón profesional de **health.glencoe.com.**

Más allá *del* salón de clases

Participación de los padres

Acceder a la información.
Averigua qué materiales se reciclan en tu comunidad. Con uno de tus padres u otro miembro adulto de tu familia, entrevista a gerentes de varios centros de reciclaje o lugares dedicados a la recolección de desechos peligrosos. Elabora un panfleto informativo que describa los servicios

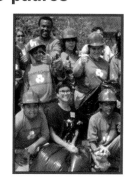

locales de control de residuos y reciclaje. Comparte el panfleto con otras familias de tu vecindario.

La escuela y la comunidad

Oportunidades de servir como voluntario. Busca un centro de reciclaje o una organización de caridad en tu comunidad que recolecte artículos donados para revenderlos. Comunícate con el centro para averiguar qué trabajos voluntarios podrías realizar. Comparte con tus compañeros de clase lo que hayas aprendido.

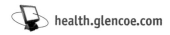

Después de leer

Utiliza las notas que hayas tomado en tu *Foldable* para repasar lo que has aprendido acerca de la calidad del aire y los tipos de contaminación.

FOLDABLES™
Esquema de estudio

▶ TERMINOLOGÍA DE LA SALUD   *Contesta las siguientes preguntas en una hoja de papel.*

Lección 1   *Une cada definición con el término correcto.*

contaminación del aire	**contaminación sonora**
asbesto	**radón**
decibel	***smog***
Índice de la Calidad del Aire (*AQI*)	

1. Una neblina de color marrón amarillento que se forma cuando la luz solar reacciona ante la contaminación del aire.

2. Un índice que informa sobre los niveles diarios de calidad del aire.

3. Un mineral fibroso que es muy resistente al calor.

4. Un gas radiactivo inodoro que puede causar cáncer.

5. Una unidad de medida que indica la intensidad relativa del volumen del sonido.

Lección 2   *Llena los espacios en blanco con el término correcto.*

vertedero	**biodegradables**
deforestación	**expansión urbana**
desecho peligroso	**agua residual**

6. Los desechos ———— pueden desintegrarse mediante la acción de microorganismos presentes en el ambiente.

7. Una sustancia inflamable, corrosiva, altamente reactiva o tóxica para los humanos y otras formas de vida que se conoce como ————.

8. La destrucción de los bosques se denomina ————.

9. La propagación del desarrollo de una ciudad hacia zonas rurales se llama ————.

10. El ———— es agua que ya se ha utilizado, proveniente de casas, granjas y negocios.

Lección 3   *Reemplaza las palabras subrayadas por el término correcto.*

preciclaje	**conservación**
reciclaje	

11. El <u>reciclaje</u> es la protección y preservación del medio ambiente a través del manejo adecuado de los recursos naturales.

12. La <u>conservación</u> implica tomar decisiones acerca de los productos *antes* de comprarlos para reducir la cantidad de residuos.

13. El proceso mediante el cual los materiales pueden volver a utilizarse de alguna forma es el <u>preciclaje</u>.

▶ ¿LO RECUERDAS?   *Contesta las siguientes preguntas con oraciones completas.*

1. Nombra cinco contaminantes del aire comunes.

2. Cita dos estrategias para el control de la contaminación del aire en interiores.

3. Una persona puede perder temporalmente la audición si se expone a niveles de ruido ¿de más de cuántos decibeles?

4. Si muchos residuos son biodegradables, ¿por qué son necesarios los vertederos?

5. ¿Qué son los desechos nucleares?

6. Menciona tres fuentes de contaminación del agua y dos formas de reducir ese tipo de contaminación.

7. Menciona tres modos de preservar los recursos naturales.

8. Haz una lista con tres estrategias de preciclaje.

9. ¿De qué tres formas prácticas puedes participar en la protección del medio ambiente?

➤ RAZONAMIENTO CRÍTICO

1. **Evaluar.** Explica por qué mantener en buenas condiciones el motor de tu automóvil puede reducir la contaminación del aire.

2. **Analizar.** Antes de que se crearan los vertederos modernos, la basura se arrojaba en pozos y basureros abiertos. Explica de qué formas los vertederos de la actualidad son mejores que la estrategia para la eliminación de desechos anterior.

3. **Aplica.** Menciona tres artículos de la tienda de comestibles que generen demasiados residuos. Sugiere una alternativa para cada artículo.

Práctica para la prueba estandarizada

 Lee el siguiente pasaje y luego contesta a las preguntas.

Editorial: En apoyo al reciclaje

(1) ¿Sabías que la familia tipo Estadounidense arroja más de 1,200 libras de basura por año? (2) ¿Y que cerca del 80 por ciento de dicha basura va a parar a vertederos? (3) Esos vertederos se llenarán pronto, y ya no habrá lugares para poner otros. (4) ¿Cómo podemos reducir esas montañas de basura? (5) Podemos hacerlo mediante el reciclaje. (6) Algunas personas objetan al reciclaje porque creen que cuesta demasiado, pero en realidad ahorra dinero ya que supone menos eliminación de desechos sólidos.

(7) Otros dicen que a las personas les da demasiada pereza separar la basura y lavar las latas y botellas (8) Eso no es cierto. (9) Por todo el país, las personas han demostrado su voluntad de hacer su parte y reciclar.

(10) Lo mejor de reciclar es que es algo que cada uno de nosotros puede hacer a favor de la Tierra. (11) Independientemente de nuestra edad, tamaño, nivel educacional o situación financiera, todos podemos participar. (12) La Tierra es el lugar donde vivimos todos, de modo que debería importarnos.

1. ¿Que cambio, de ser necesario, se debe hacer a la oración 1?

  A Cambiar *arroja* por **arroga**.

  B Cambiar el signo de interrogación por un punto.

  C Cambiar *Estadounidense* por **estadounidense**.

  D No hacer ningún cambio.

2. ¿Cuál sería la mejor forma de volver a escribir la última oración?

  A Aunque no viviremos por siempre en la Tierra, igual debería importarnos.

  B La Tierra es donde todos vivimos, y debemos recordar limpiarla.

  C La Tierra es nuestro hogar, y es nuestra responsabilidad que sea segura y saludable.

  D Todos vivimos aquí, y debemos tratar de mejorar nuestro planeta.

3. Escribe un párrafo que contenga técnicas persuasivas para instar a las personas a reciclar los periódicos o las botellas y latas.

Apéndices: Tabla de contenidos

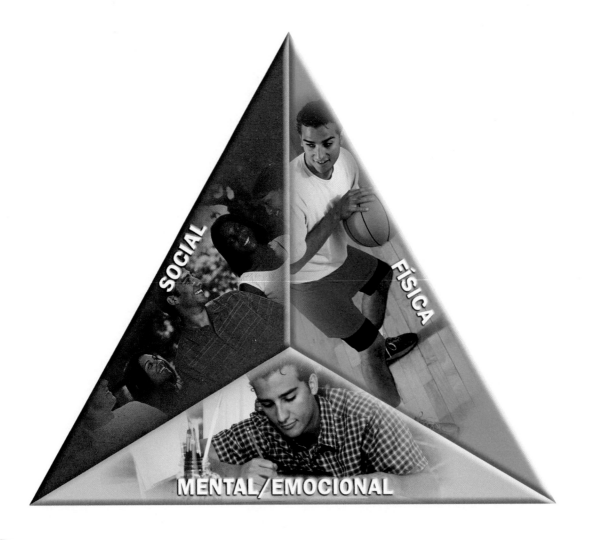

	Destrezas de salud	NORMAS NACIONALES DE LA EDUCACIÓN PARA LA SALUD
	Comprender conceptos	Los estudiantes comprenderán conceptos relacionados con la promoción de la salud y la prevención de enfermedades.
ACCEDER A LA INFORMACIÓN	Acceder a la información	Los estudiantes demostrarán la capacidad de acceder a información válida sobre la salud y a productos y servicios que promueven la salud.
PRACTICAR CONDUCTAS SALUDABLES CONTROLAR EL ESTÉS	Practicar conductas saludables Controlar el estrés	Los estudiantes demostrarán la capacidad de practicar conductas que mejoren la salud y de reducir los riesgos para la salud.
ANALIZAR INFLUENCIAS	Analizar influencias	Los estudiantes analizarán la influencia que ejercen la cultura, los medios de difusión, la tecnología y otros factores sobre la salud.
DESTREZAS DE COMUNICACIÓN RESOLUCIÓN DE CONFLICTOS DESTREZAS DE NEGACIÓN	Destrezas de comunicación Resolución de conflictos Destrezas de negación	Los estudiantes demostrarán la capacidad de usar destrezas de comunicación interpersonal con el fin de mejorar la salud.
TOMAR DECISIONES FIJARSE METAS	Tomar decisiones Fijarse metas	Los estudiantes demostrarán la capacidad de usar destrezas de fijarse metas y de tomar decisiones con el fin de mejorar la salud.
PROMOCIÓN	Promoción	Los estudiantes demostrarán la capacidad de promover la salud personal, familiar y de la comunidad.

Gente Saludable 2010

Gente Saludable 2010 es una serie de 28 objetivos para la salud, establecidos para su logro en este país en el correr de la primera década del nuevo siglo. Los objetivos, que se destacan en estas páginas, fueron creados después de que el Informe de la Dirección General de Salud Pública del año 2000 identificara metas específicas para la Promoción de la salud nacional y la Prevención de enfermedades. Los capítulos y lecciones de *Glencoe La salud* brindan estrategias para enfocar los diversos objetivos de *Gente Saludable 2010*.

1. Acceso a servicios de salud de calidad Mejorar el nivel de acceso a servicios para el cuidado de la salud completos y de calidad.

2. Artritis, Osteoporosis y Afecciones crónicas de la espalda Prevenir enfermedades y discapacidades relacionadas con la artritis y otras afecciones reumatoides, osteoporosis y afecciones crónicas de la espalda.

3. Cáncer Reducir la cantidad de casos nuevos de cáncer así como las enfermedades, discapacidades y muertes causadas por el cáncer.

4. Enfermedades crónicas de los riñones Reducir la cantidad de casos nuevos de enfermedades de los riñones y sus complicaciones, discapacidad, muerte y costo económico.

5. Diabetes Por medio de programas preventivos, reducir la enfermedad y la carga económica de la diabetes y mejorar la calidad de vida de todas las personas que padecen de diabetes o se hallan en riesgo de contraerla.

6. Discapacidades y afecciones secundarias Promover la salud de las personas con discapacidades, prevenir afecciones secundarias y eliminar las disparidades entre las personas con y sin discapacidades en la población de EE.UU.

7. Programas educacionales y comunitarios Aumentar la calidad, la disponibilidad y la eficacia de programas educacionales y comunitarios diseñados para prevenir las enfermedades y mejorar la calidad de vida.

8. Salud ambiental Promover la salud para todos a través de un ambiente saludable.

9. Planificación familiar Incluye la prevención de embarazos inesperados.

10. Seguridad de los alimentos Reducir las enfermedades transmitidas por los alimentos.

11. Comunicación para la salud Usar la comunicación de manera estratégica para mejorar la salud.

12. Enfermedades del corazón y apoplejías Mejorar la salud cardiovascular y la calidad de vida mediante la prevención, detección y tratamiento de factores de riesgo; la identificación y tratamiento tempranos de ataques al corazón y de apoplejía; y la prevención de episodios cardiovasculares recurrentes.

13. VIH Prevenir la infección del virus de inmunodeficiencia humana (VIH) y las enfermedades y muertes relacionadas con él.

14. Vacunación y las enfermedades infecciosas Prevenir las enfermedades, las discapacidades y la muerte a causa de enfermedades infecciosas, incluso las enfermedades que se pueden prevenir con vacunas.

15. Prevención de lesiones y violencia Reducir las lesiones, discapacidad y muertes debidas a lesiones accidentales y violencia.

16. Salud materna, de bebés y de niños Mejorar la salud y el bienestar de las mujeres, bebés, niños y familias.

17. Seguridad de productos médicos Garantizar la seguridad y el uso eficaz de productos médicos.

18. Salud mental y trastornos mentales Mejorar la salud mental y garantizar el acceso a servicios del cuidado de la salud mental adecuados y de calidad.

19. Nutrición y sobrepeso Promover la salud y reducir las enfermedades crónicas asociadas con la dieta y el peso.

20. Seguridad y salud laborales Promover la salud y la seguridad de las personas en el trabajo mediante la prevención y la intervención temprana.

21. Salud bucal Prevenir y controlar las enfermedades, afecciones y lesiones bucales y craneofaciales y mejorar el acceso a servicios relacionados.

22. Actividad física y buen estado físico Mejorar la salud, el estado físico y la calidad de vida mediante actividad física diaria.

23. Infraestructura de la salud pública Garantizar que las dependencias de la salud federales, tribales, estatales y locales cuenten con la infraestructura para brindar servicios de salud pública esenciales de manera eficaz.

24. Enfermedades respiratorias Promover la salud respiratoria mediante una mejor prevención, detección, tratamiento y educación.

25. Enfermedades de transmisión sexual Promover conductas sexuales responsables, fortalecer la capacidad de la comunidad e incrementar el acceso a servicios de calidad a fin de prevenir las enfermedades de transmisión sexual (ETS) y sus complicaciones.

26. Abuso de sustancias Reducir el abuso de sustancias para proteger la salud, seguridad y calidad de vida de todos, especialmente los niños.

27. Tabaco Reducir las enfermedades, discapacidades y muertes relacionadas con el consumo del tabaco y la exposición al humo secundario.

28. Vista y audición Mejorar la salud visual y auditiva de todo el país mediante la prevención, detección temprana, tratamiento y rehabilitación.

40 ventajas para el desarrollo

El Search Institute ha identificado los siguientes elementos básicos para un desarrollo saludable mediante los cuales los jóvenes pueden crecer de manera saludable, compasiva y responsable.

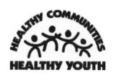

Ventajas externas

Apoyo

1. **Apoyo familiar:** La familia ofrece un alto nivel de cariño y apoyo.
2. **Comunicación familiar positiva:** El joven y sus padres se comunican de manera positiva y el joven está dispuesto a recibir consejo y asesoría de sus padres.
3. **Relaciones con otros adultos:** El joven recibe apoyo de tres o más adultos aparte de sus padres.
4. **Vecindario compasivo:** El joven tiene vecinos compasivos.
5. **Atmósfera escolar compasiva:** La escuela ofrece un ambiente compasivo y estimulante.
6. **Participación de los padres en el proceso educativo:** Los padres participan activamente en el proceso de aprendizaje para que el joven tenga éxito en sus estudios.

Fortalecimiento

7. **La comunidad valora a los jóvenes:** El joven se da cuenta de que la comunidad valora a la juventud.
8. **La juventud como un recurso:** Los jóvenes tienen un papel útil en la comunidad.
9. **Servicio comunitario:** El joven trabaja para la comunidad una o más horas a la semana.
10. **Seguridad:** El joven se siente seguro en el hogar, la escuela y en su vecindario.

Límites y expectativas

11. **Límites familiares:** La familia posee reglas y consecuencias claras y vigila el paradero del joven.
12. **Límites escolares:** La escuela proporciona reglas y consecuencias claras.
13. **Límites del vecindario:** Los vecinos asumen responsabilidad del control de la conducta de los jóvenes.
14. **Los adultos como modelos de conducta:** Los padres y otros adultos demuestran una conducta positiva y responsable.
15. **Influencia positiva de los pares:** Los mejores amigos del joven demuestran conductas responsables.
16. **Grandes expectativas:** Tanto los padres como los maestros animan al joven a tener éxito.

Uso constructivo del tiempo

17. **Actividades creativas:** El joven pasa tres o más horas a la semana en clases o práctica de música, teatro u otras artes.
18. **Programas juveniles:** El joven pasa tres o más horas a la semana practicando deportes, en clubes u organizaciones de la escuela y/o de la comunidad.
19. **Comunidad religiosa:** El joven pasa una o más horas a la semana en actividades efectuadas en una institución religiosa.
20. **Tiempo en el hogar:** El joven sale con amigos "sin tener nada en especial que hacer" dos o menos noches a la semana.

Ventajas internas

Compromiso por aprender

21. **Motivación para el progreso académico:** El joven se siente motivado a tener éxito en sus estudios.
22. **Participación escolar:** El joven participa activamente en el proceso de aprendizaje.
23. **Tareas:** El joven informa que dedica por lo menos una hora a hacer las tareas durante cada día escolar.
24. **Vínculos escolares:** El joven se preocupa de su escuela.
25. **Lecturas placenteras:** El joven lee por placer tres o más horas a la semana.

Valores positivos

26. **Interés por los demás:** El joven valora altamente el ayudar a los demás.
27. **Igualdad y justicia social:** El joven valora altamente el fomento de la igualdad y la disminución de la pobreza y el hambre.
28. **Integridad:** El joven se guía por sus convicciones y defiende sus creencias.
29. **Honradez:** El joven "dice la verdad aun cuando es difícil hacerlo".
30. **Responsabilidad:** El joven acepta y asume responsabilidades personales.
31. **Restricción:** El joven cree que es importante no ser activo sexualmente ni consumir alcohol u otras drogas.

Aptitudes sociales

32. **Planificación y toma de decisiones:** El joven sabe planificar por adelantado y tomar decisiones.
33. **Aptitud interpersonal:** El joven posee destrezas de empatía, sensibilidad y amistad.
34. **Aptitud cultural:** El joven está familiarizado y se siente cómodo con personas de diferentes orígenes culturales, raciales y étnicos.
35. **Destrezas de resistencia:** El joven es capaz de resistir la presión de los pares y las situaciones peligrosas.
36. **Resolución pacífica de conflictos:** El joven se esfuerza por encontrar soluciones pacíficas.

Identidad positiva

37. **Poder personal:** El joven siente que tiene control sobre las "cosas que me suceden".
38. **Autoestima:** El joven declara que posee una autoestima alta.
39. **Sentido de propósito:** El joven declara que "mi vida tiene un propósito".
40. **Visión positiva del futuro personal:** El joven se siente optimista sobre su futuro personal.

PAUTAS PARA LA ACTIVIDAD FÍSICA Y EL BUEN ESTADO FÍSICO

El informe de la Dirección General de Salud Pública sobre la actividad física y la salud, junto con el Consejo presidencial sobre el estado físico y deportes identificaron el estado físico como una grave inquietud en la salud pública. A continuación, se presentan los objetivos para el buen estado físico de Gente Saludable 2010 para niños y adolescentes.

La actividad física en los niños y adolescentes

- Aumentar la proporción de adolescentes que realizan actividad física moderada durante por lo menos 30 minutos en los 5 días, o más, de los 7 días previos.
- Aumentar la proporción de adolescentes que realizan actividad física vigorosa, que fomenta el buen estado cardiorrespiratorio, 3 o más días por semana, durante 20 minutos o más por vez.
- Aumentar la proporción de las escuelas públicas y privadas del país que requieran clases de educación física diarias para todos los alumnos.

- Aumentar la proporción de adolescentes que participan en educación física escolar a diario.
- Aumentar la proporción de adolescentes que se mantienen físicamente activos durante por lo menos el 50 por ciento del tiempo de la clase de educación física de la escuela.
- Aumentar la proporción de adolescentes que miran televisión 2 o menos horas en un día de clases.

PAUTAS PARA EL BUEN ESTADO FÍSICO

La actividad física regular que se realiza a diario reduce el riesgo de contraer dolencias y enfermedades. La actividad física moderada puede lograrse de diversas maneras y, por esa razón, los Centros para la Prevención y el Control de Enfermedades han elaborado esta lista de ejemplos que muestra cantidades moderadas de actividad que pueden contribuir a la salud del individuo.

Actividades físicas listadas según el nivel de energía y el tiempo

- Lavar y encerar un automóvil durante 45 a 60 minutos
- Lavar ventanas o pisos durante 45 a 60 minutos
- Jugar al vóleibol durante 45 minutos
- Jugar *touch football* durante 30 a 45 minutos
- Trabajar en el jardín durante 30 a 45 minutos
- Impulsarse a sí mismo en la silla de ruedas durante 30 a 40 minutos
- Caminar 1 $\frac{3}{4}$ millas en 35 minutos (20 min/milla)
- Basquetbol (tirar al aro) durante 30 minutos
- Andar en bicicleta 5 millas en 30 minutos
- Bailar rápidamente (social) durante 30 minutos
- Empujar un cochecito 1 $\frac{1}{2}$ millas en 30 minutos

- Rastrillar hojas durante 30 minutos
- Caminar 2 millas en 30 minutos (15 min/milla)
- Aeróbicos acuáticos durante 30 minutos
- Natación en piscina durante 20 minutos
- Basquetbol en silla de ruedas durante 20 minutos
- Basquetbol (jugar un partido) durante 15 a 20 minutos
- Andar en bicicleta 4 millas en 15 minutos
- Saltar la cuerda durante 15 minutos
- Correr 1 $\frac{1}{2}$ millas en 15 minutos (10 min/milla)
- Palear nieve durante 15 minutos
- Subir y bajar escaleras durante 15 minutos

Fuente: CDC, La actividad física y la salud, un informe de la Dirección General de Salud Pública

A

Aborto espontáneo La expulsión espontánea del feto que se produce antes de la semana número veinte del embarazo (Cap. 19, 496)

Absorción El pasaje de los alimentos digeridos desde el tracto digestivo al sistema cardiovascular (Cap. 17, 442)

Abstinencia La decisión deliberada de evitar conductas dañinas, que incluyen la actividad sexual antes del matrimonio y el consumo de tabaco, alcohol y otras drogas (Cap. 1, 20; Cap. 12, 318; Cap. 25, 651)

Abuso El maltrato físico, mental, emocional o sexual de una persona hacia otra (Cap. 13, 348)

Abuso conyugal La violencia doméstica dirigida a un cónyuge (Cap. 11, 287)

Abuso de alcohol Consumo excesivo de alcohol (Cap. 22, 565)

Abuso de sustancias Cualquier uso innecesario o inadecuado de sustancias químicas para propósitos no médicos (Cap. 23, 592)

Abuso emocional Un patrón de conducta que ataca el desarrollo emocional y el sentido de valía de un individuo (Cap. 11, 287)

Abuso físico La acción de maltratar o causar daño físico a otra persona de forma intencional (Cap. 11, 287; Cap. 13, 349)

Abuso infantil Abuso doméstico dirigido a un niño (Cap. 11, 288)

Abuso sexual Cualquier contacto sexual que sea forzado sobre una persona en contra de su voluntad (Cap. 11, 287)

Abuso verbal El uso de palabras para maltratar o herir los sentimientos de otra persona (Cap. 13, 349)

Acidez Una sensación de ardor en el centro del pecho que se extiende desde la parte más baja, o apéndice, del esternón hasta la garganta (Cap. 17, 448)

Acoso sexual Una conducta sexual hacia otra persona sin su consentimiento (Cap. 13, 336)

Actividad física Cualquier forma de movimiento que causa que tu cuerpo use energía (Cap. 4, 74)

Acuerdo Un método para resolver problemas que implica que cada participante ceda algo de su posición a fin de alcanzar una solución que satisfaga a todos (Cap. 10, 251)

Acúfeno Una afección en la cual se escucha un tintineo, zumbido, silbido, rugido, un sonido sibilante u otro sonido en el oído en ausencia de sonidos externos (Cap. 14, 379)

Adaptabilidad marital La capacidad de una persona para adaptarse al matrimonio y a su cónyuge (Cap. 20, 525)

Adicción Una dependencia psicológica y fisiológica de una droga (Cap. 23, 595)

Aditivos en los alimentos Sustancias agregadas intencionalmente a los alimentos con el fin de producir un efecto deseado (Cap. 5, 131)

Administración de Seguridad y Salud Laborales (OSHA) La agencia del gobierno federal responsable de fomentar la seguridad y las condiciones sanas en el lugar de trabajo (Cap. 27, 713)

ADN La unidad química que conforma los cromosomas (Cap. 19, 499)

Adolescencia El periodo entre la infancia y la adultez (Cap. 20, 514)

Adopción El proceso legal de acoger a un niño de otros padres como propio (Cap. 20, 527)

Afecto Un sentimiento de cariño o ternura por alguien (Cap. 12, 313)

Afirmación Una opinión positiva que ayuda a otros a sentirse apreciados y apoyados (Cap. 11, 278)

Aflicción Pena causada por la pérdida de alguien querido (Cap. 11, 282)

Agente patógeno Un organismo que causa una enfermedad (Cap. 24, 622)

Agresión Un ataque ilícito a una persona con la intención de lastimarla o matarla (Cap. 13, 344)

Agresividad al conducir Una práctica de poner en peligro a conductores utilizando un vehículo como si fuera un arma (Cap. 27, 722)

Agresor Una persona que comete un acto violento contra otra (Cap. 13, 341)

Agresivo Excesivamente fuerte, presionante, hostil o ataca de otra manera en su acercamiento (Cap. 12, 312)

Agua residual El agua que ya se ha utilizado y que vuelve a salir de las casas, granjas y negocios (Cap. 29, 775)

Alarma contra incendios Una alarma que se activa con la presencia de humo (Cap. 27, 708)

Alcohólico Un adicto dependiente del alcohol (Cap. 22, 576)

Alcoholismo Enfermedad por la que una persona tiene una dependencia física o psicológica de bebidas que contienen alcohol (Cap. 22, 576)

Alergia Una reacción específica del sistema inmunológico a una sustancia extraña y frecuentemente inofensiva (Cap. 26, 688)

Alergia a los alimentos Una afección en la cual el sistema inmunológico del cuerpo reacciona ante las sustancias en algunos alimentos (Cap. 5, 133)

Alimentos densos en nutrientes Alimentos altos en nutrientes en comparación con su contenido de calorías (Cap. 6, 148)

Alquitrán Un fluido grueso, pegajoso y oscuro producido cuando el tabaco se quema (Cap. 21, 541)

Alucinógenos Drogas que alteran el estado de ánimo, los pensamientos y sentidos de percepción, entre ellos, la visión, la audición, el olfato y el tacto (Cap. 23, 609)

Amistad Una relación significativa que existe entre dos personas y que se basa en el cuidado, la confianza y la consideración (Cap. 10, 249; Cap. 12, 303)

Amistad platónica Aquella amistad con un miembro del sexo opuesto en donde hay afecto pero las dos personas no se consideran una pareja (Cap. 12, 303)

Amniocentesis Un procedimiento en el cual se inserta una jeringa a través de la pared abdominal de la mujer embarazada para llegar al líquido amniótico que rodea al feto en desarrollo (Cap. 19, 501)

Amor incondicional La clase de amor que se da sin límites ni condiciones (Cap. 20, 528)

Analgésicos Calmantes del dolor (Cap. 23, 588)

Análisis de vellosidades coriónicas Un procedimiento en el cual se extrae un pequeño trozo de membrana del corion, una capa de tejido que se desarrolla dentro de la placenta (Cap. 19, 501)

Anemia Una afección por la cual se reduce la capacidad de la sangre de transportar oxígeno (Cap. 16, 426)

Angina de pecho El dolor en el pecho que ocurre cuando el corazón no recibe suficiente oxígeno (Cap. 26, 677)

Anorexia nerviosa Un trastorno en el cual el miedo irracional de estar obeso resulta en una pérdida severa de peso debido al hambre que la persona se obliga a pasar (Cap. 6, 154)

Ansiedad La afección que genera inquietud o preocupación sobre lo que podría suceder (Cap. 8, 210)

Anticuerpo Una proteína que actúa en contra de un antígeno específico (Cap. 24, 631)

Antígeno Una sustancia capaz de activar la reacción inmunológica (Cap. 24, 630)

Aparato reproductor El sistema de órganos responsable de la procreación (Cap. 18, 468)

Apendicitis La inflamación del apéndice (Cap. 17, 450)

Apetito Más un deseo que una necesidad de comer (Cap. 5, 111)

Arritmias Latidos irregulares del corazón (Cap. 26, 677)

Arterias Vasos sanguíneos que transportan la sangre desde el corazón (Cap. 16, 419)

Artritis Un grupo de más de 100 enfermedades diferentes que causan dolor y pérdida del movimiento de las articulaciones (Cap. 26, 693)

Artritis reumatoide Una enfermedad caracterizada por la destrucción debilitante de las articulaciones debido a una inflamación (Cap. 26, 694)

Asbesto Un mineral fibroso que es muy resistente al calor (Cap. 29, 769)

Asedio Cuando se persigue, acosa o amenaza a alguien constantemente para asustarlo o hacerle daño (Cap. 13, 349)

Asma Una afección inflamatoria en la que la tráquea, los bronquios y los bronquiolos se estrechan, causando dificultad para respirar (Cap. 16, 434; Cap. 26, 690)

Ataque sexual Cualquier ataque sexual intencional contra otra persona (Cap. 13, 346)

Atención preventiva Acciones que previenen el surgimiento de enfermedades o lesiones (Cap. 3, 55)

Aterosclerosis El proceso mediante el cual las plaquetas se acumulan en las paredes de las arterias (Cap. 26, 675)

Autocontrol La habilidad de una persona para usar la responsabilidad para dominar las emociones (Cap. 12, 319)

Autonomía La confianza de que una persona puede controlar su propio cuerpo, sus impulsos y su entorno (Cap. 19, 505)

Autosuperación Tu esfuerzo por lograr lo mejor de ti (Cap. 7, 174)

B

Bacterias Microorganismos unicelulares (Cap. 24, 623)

Bajo peso Un estado en el cual una persona está bajo el nivel estándar para su estatura (Cap. 6, 147)

Beber sin control Beber cinco o más bebidas alcohólicas de una sentada (Cap. 22, 571)

Benignos No cancerosos (Cap. 26, 681)

Bienestar general Estado completo del bienestar o salud total (Cap. 1, 5)

Bilis Un fluido amargo de color amarillo verdoso, que es importante en la descomposición y absorción de las grasas (Cap. 17, 445)

Biodegradables Tienen la capacidad de ser desintegrados mediante la acción de microorganismos presentes en el ambiente (Cap. 29, 772)

Biopsia Extirpación de una muestra pequeña de tejido para su análisis (Cap. 26, 686)

Bronquios Las vías respiratorias que conectan la tráquea con los pulmones (Cap. 16, 431)

Bronquitis Una inflamación de los bronquios causada por la infección o exposición a agentes irritantes, tales como el humo del tabaco (Cap. 16, 433)

Brote de infección Una enfermedad contagiosa cuya incidencia en los humanos ha aumentado durante las dos últimas décadas o amenaza con aumentar en un futuro cercano (Cap. 24, 640)

Buen estado físico La habilidad de realizar la rutina diaria fácilmente y tener suficientes reservas de energía para responder a situaciones inesperadas (Cap. 4, 74)

Bulimia nerviosa Un trastorno en el cual alguna forma para purgar o vaciar el aparato digestivo es seguida por ciclos de comer en exceso (Cap. 6, 154)

C

Cadena de supervivencia Una secuencia de medidas que maximizan las probabilidades de supervivencia de la persona (Cap. 28, 742)

Cadena del accidente Una secuencia de sucesos que dan lugar a una lesión involuntaria (Cap. 27, 706)

Calorías Las unidades calóricas que miden la energía usada por tu cuerpo y la energía que los alimentos le suministran al cuerpo (Cap. 5, 110)

Camarilla Un pequeño círculo de amigos, por lo general con orígenes o gustos similares, que excluye a personas que son percibidas como intrusos (Cap. 12, 304)

Cáncer Crecimiento incontrolable de células anormales (Cap. 26, 681)

Capacidad de recuperación La capacidad de adaptarse eficazmente y de recuperarse de una decepción, dificultad o crisis (Cap. 8, 214; Cap. 11, 285)

Capilares Pequeños vasos que transportan sangre entre las arteriolas y unos vasos llamados vénulas (Cap. 16, 419)

Carácter Las cualidades distintivas que describen cómo piensa, siente y se comporta una persona (Cap. 2, 37)

Características sexuales Los rasgos propios del sexo de una persona (Cap. 20, 515)

Carcinógeno Una sustancia que causa cáncer (Cap. 21, 541; Cap. 26, 682)

Cartílago Un tejido conjuntivo flexible y fuerte (Cap. 15, 387)

Caspa Una afección que puede producirse si el cuero cabelludo se reseca demasiado y se desprenden las células muertas bajo la forma de escamas blancas y pegajosas (Cap. 14, 365)

Centro de crisis Un servicio que maneja emergencias y proporciona referencias a un individuo que necesita ayuda (Cap. 11, 291)

Centro de nacimientos Un lugar en el cual las mujeres que tienen embarazos de bajo riesgo pueden dar a luz a sus bebés en un entorno más hogareño (Cap. 19, 492)

Centro para el control de envenenamiento Una línea directa de ayuda que provee consejos médicos de emergencia y tratamiento para víctimas de envenenamiento las 24 horas (Cap. 28, 755)

Cerebelo La segunda parte de mayor tamaño del encéfalo (Cap. 15, 403)

Cerebro La parte de mayor tamaño y más compleja del encéfalo (Cap. 15, 402)

Choque Una falla en el aparato cardiovascular que evita que éste mantenga las reservas adecuadas de sangre en circulación hacia los órganos vitales del cuerpo (Cap. 28, 747)

Ciclo de la violencia Patrón de violencia repetitiva o conductas abusivas de una generación a otra (Cap. 11, 289)

Ciclo de peso El patrón repetitivo de perder y ganar peso del cuerpo (Cap. 6, 152)

Cistitis Una inflamación de la vejiga (Cap. 17, 456)

Ciudadanía La forma en que te comportas como miembro de la comunidad (Cap. 10, 249)

Clamidia Una infección bacteriana que afecta los órganos reproductores de mujeres y hombres (Cap. 25, 654)

Cognición La capacidad de razonar y elaborar soluciones abstractas (Cap. 20, 516)

Comparación de compra Un método para juzgar los beneficios de diferentes productos comparando diversos factores, tales como la calidad, las características y el precio (Cap. 3, 50)

Composición corporal Es la relación entre la grasa corporal y los tejidos magros del cuerpo incluyendo los músculos, huesos, agua y tejidos conectivos como los ligamentos, cartílagos y tendones (Cap. 4, 81)

Compras electrónicas Implican el uso de Internet para comprar productos y servicios (Cap. 3, 52)

Compromiso Una promesa o juramento (Cap. 20, 524)

Comunicación Las formas en las que envías y recibes los mensajes (Cap. 10, 250)

Comunicación interpersonal Es el intercambio de pensamientos, sentimientos y creencias entre dos o más personas (Cap. 2, 28)

Concentración de alcohol en la sangre (BAC) La cantidad de alcohol en la sangre de una persona expresada en porcentaje (Cap. 22, 570)

Concusión Una lesión que sacude el cerebro y afecta sus funciones normales (Cap. 28, 752)

Conductas arriesgadas Acciones que pueden amenazar potencialmente tu salud o la salud de los demás (Cap. 1, 17)

Conducto auditivo externo Un conducto alrededor de una pulgada de largo que conduce a la porción remanente del oído externo, el tímpano (Cap. 14, 376)

Conductor a la defensiva Un conductor que está atento a peligros potenciales y reacciona para evitarlos (Cap. 27, 722)

Confidencialidad Respetar la privacidad de ambas partes y mantener los detalles en secreto (Cap. 10, 267)

Conflicto Cualquier desacuerdo, forcejeo o pelea (Cap. 10, 262)

Conflictos interpersonales Éstos son los desacuerdos entre grupos de cualquier tamaño, desde dos personas, hasta naciones enteras (Cap. 10, 262)

Congelación Una condición que ocurre cuando los tejidos corporales se congelan (Cap. 4, 100)

Congénita Una afección presente al nacer (Cap. 16, 425)

Conocimiento de la salud La capacidad de una persona de aprender y comprender información básica sobre la salud y los servicios, y usar estos recursos para fomentar su salud y bienestar general (Cap. 1, 8)

Consejería familiar Una terapia para restablecer las relaciones saludables en una familia (Cap. 11, 294)

Conservación La protección y preservación del medio ambiente mediante el manejo adecuado de los recursos naturales, a fin de evitar el abuso, la destrucción y el descuido (Cap. 29, 777)

Consumidor de la salud Toda persona que compra o usa productos o servicios de la salud (Cap. 3, 48)

Consumo ilícito de drogas El consumo o venta de culaquier sustancia que es ilegal o no está permitida (Cap. 23, 592)

Contaminación cruzada La transmisión de bacterias u otros organismos patógenos de un alimento a otro (Cap. 5, 136)

Contaminación del aire La contaminación de la atmósfera terrestre con sustancias que suponen una amenaza para la salud de los seres vivos (Cap. 29, 766)

Contaminación sonora Un sonido indeseado y perjudicial de intensidad suficiente como para dañar la audición (Cap. 29, 770)

Cooperación Trabajar juntos para el bien de todos (Cap. 10, 250)

Cordón umbilical Una estructura similar a una soga que conecta al embrión con la placenta materna (Cap. 19, 487)

Córnea Un tejido transparente que se dobla y enfoca la luz antes de que ingrese al cristalino (Cap. 14, 372)

Coroides Delgada estructura que reviste la parte interna de la esclerótica (Cap. 14, 372)

Criterio propio La capacidad de tomar decisiones correctas sobre su conducta cuando los adultos no están presentes para hacer que se respeten las reglas (Cap. 20, 528)

Crítica constructiva Comentarios no hostiles que señalen los problemas y te motiven al mejoramiento (Cap. 7, 183; Cap. 10, 260)

Cromosomas Estructuras con forma de hebra que se encuentran dentro del núcleo celular y contienen los códigos para los rasgos heredados (Cap. 19, 499)

Cuello del útero La abertura del útero (Cap. 18, 476)

Cuidado prenatal Medidas que una mujer embarazada puede adoptar para su propia salud y la salud de su bebé (Cap. 19, 492)

Cultura Las creencias, costumbres y conductas colectivas de un grupo (Cap. 1, 14)

Custodia Una decisión legal sobre quién tiene el derecho a tomar decisiones que afectarán a los niños de la familia y quién tiene la responsabilidad de cuidar físicamente de ellos (Cap. 11, 281)

D

Decibel Una unidad que se emplea para expresar la intensidad relativa de la potencia del sonido (Cap. 29, 770)

Defensa personal Cualquier estrategia para protegerse de daño (Cap. 13, 332)

Defensor del consumidor Personas o grupos cuyo único objetivo es encargarse de temas relacionados con el consumidor a nivel regional, nacional e incluso internacional (Cap. 13, 63)

Deforestación Destrucción de los bosques (Cap. 29, 774)

Dependencia fisiológica Una afección en la que el consumidor tiene una necesidad química de la droga (Cap. 23, 595)

Dependencia psicológica Una afección por la cual una persona cree que necesita la droga para sentirse bien o para funcionar normalmente (Cap. 23, 595)

Depresión Sentimiento prolongado de desamparo, desesperanza y tristeza (Cap. 8, 211)

Depresivos Drogas que tienden a desacelerar el sistema nervioso central (Cap. 22, 563; Cap. 23, 606)

Dermis La capa más gruesa de la piel que se encuentra debajo de la epidermis; está compuesta de tejido conjuntivo y contiene los vasos sanguíneos y los nervios (Cap. 14, 360)

Desechos peligrosos Sustancias inflamables, corrosivas, altamente reactivas o tóxicas para los seres humanos y otras formas de vida (Cap. 29, 773)

Desfibrilador Un aparato que envía un choque eléctrico al corazón para restablecer su ritmo normal (Cap. 28, 742)

Destrezas de la salud Herramientas específicas y estrategias que te ayudarán a mantener, proteger y mejorar todos los aspectos de tu salud (Cap. 2, 28)

Destrezas de negación Estrategias de comunicación que te pueden ayudar a decir "no" cuando alguien insiste en que participes en conductas que pueden causar daño o que van en contra de tus valores (Cap. 2, 30; Cap. 12, 310)

Destrezas de tomar decisiones Pasos que te permiten hacer una decisión sana (Cap. 2, 33)

Destrezas para controlar el estrés Destrezas que ayudan a un individuo a manejar el estrés de un modo sano y efectivo (Cap. 8, 208)

Diabetes Una enfermedad crónica que afecta el modo en que las células del cuerpo convierten los alimentos en energía (Cap. 26, 691)

Diafragma Es el músculo que separa el tórax de la cavidad abdominal (Cap. 16, 429)

Dietas de moda Programas para perder peso que son populares sólo por poco tiempo (Cap. 6, 151)

Digestión La descomposición química de los alimentos para ser utilizados por las células corporales (Cap. 17, 442)

Discapacidad Todo impedimento físico o mental que limita las actividades normales, incluidas la vista, la audición, el movimiento o el habla (Cap. 26, 695)

Distensión Una afección que resulta del daño de un músculo o tendón (Cap. 4, 102)

Droga adictiva Una sustancia que causa una dependencia fisiológica o psicológica (Cap. 21, 540)

Drogas Sustancias, aparte de los alimentos, que cambian la estructura o función del cuerpo o de la mente (Cap. 23, 586)

Drogas de diseño Sustancias sintéticas hechas para imitar los efectos de alucinógenos y otras drogas peligrosas (Cap. 23, 610)

Drogas ilegales Sustancias químicas que personas de cualquier edad fabrican, poseen, compran o venden ilegalmente (Cap. 23, 592)

Drogas psicoactivas Sustancias químicas que afectan el sistema nervioso central y alteran la actividad en el cerebro (Cap. 23, 603)

E

Educación sobre la salud El suministro de información precisa sobre la salud para ayudar a las personas a hacer selecciones saludables (Cap. 1, 7)

Efecto sinérgico Una interacción de dos o más medicinas que produce un mayor efecto que cuando las medicinas se toman solas (Cap. 23, 589)

Efectos colaterales Reacciones a la medicina que no son las que se procura lograr (Cap. 23, 589)

EIA Una prueba que busca la presencia de anticuerpos VIH en la sangre (Cap. 25, 663)

Ejercicio Una actividad física que tiene una meta en concreto y es planificada, estructurada y repetitiva y mejora o mantiene el buen estado físico (Cap. 4, 81)

Ejercicio aeróbico Cualquier actividad que usa los grupos musculares grandes; es de índole rítmica y se puede hacer continuamente por lo menos durante 10 minutos tres veces al día, o de 20 a 30 minutos continuos (Cap. 4, 83)

Ejercicio anaeróbico Cortos periodos de actividad intensa en los cuales los músculos trabajan con tal intensidad que producen energía sin usar oxígeno (Cap. 4, 84)

Ejercicio de entrenamiento La parte de un programa de ejercicios donde la actividad se realiza a su máxima potencia (Cap. 4, 90)

Electrolitos Minerales que ayudan a mantener el equilibrio de líquido del cuerpo (Cap. 6, 158)

Eliminación La expulsión de los alimentos sin digerir o desechos corporales (Cap. 17, 442)

Embriaguez El estado en que el cuerpo está envenenado por alcohol u otra sustancia, y el control físico y mental de una persona se reduce significativamente (Cap. 22, 563)

Embrión El grupo de células que se desarrolla entre la tercera y octava semanas del embarazo (Cap. 19, 486)

Emociones Señales que le dicen a tu mente y cuerpo de qué modo reaccionar (Cap. 7, 184)

Empatía La habilidad de imaginar y comprender cómo se siente otra persona (Cap. 7, 186)

Enajenación mental El sentirse aislado y separado de todos los demás (Cap. 9, 230)

Enamoramiento Sentimientos exagerados de pasión por otra persona (Cap. 12, 313)

Enfermedad autoinmunológica Afección por la cual el sistema inmunológico se ataca a sí mismo equivocadamente, combatiendo las células, tejidos y órganos del cuerpo de la propia persona (Cap. 26, 691)

Enfermedad cardiovascular (ECV) Una enfermedad que afecta el corazón o los vasos sanguíneos (Cap. 26, 674)

Enfermedad contagiosa Una enfermedad que se transmite de un ser vivo a otro o través del medio ambiente (Cap. 24, 622)

Enfermedad de Hodgkin Un tipo de cáncer que afecta el tejido linfático (Cap. 16, 427)

Enfermedad no contagiosa Una enfermedad que no se transmite por otra persona, un vector o el medio ambiente (Cap. 26, 674)

Enfermedades de transmisión sexual (ETS) Infecciones que se propagan de persona a persona a través del contacto sexual (Cap. 12, 318; Cap. 25, 648)

Enfermedades producidas por los alimentos Intoxicación (Cap. 5, 134)

Enfermedad periodontal Una inflamación de las estructuras periodontales (Cap. 14, 370)

Enfisema Una enfermedad que destruye progresivamente las paredes de los alvéolos (Cap. 16, 435)

Epidemias Ocurrencias de enfermedades en las que muchas personas en un mismo lugar a la misma vez son afectadas (Cap. 25, 648)

Epidemiología El estudio científico de los patrones de enfermedades en una población (Cap. 3, 65)

Epidermis La capa externa y más fina de la piel y está compuesta de células vivas y muertas (Cap. 14, 360)

Epilepsia Un trastorno del sistema nervioso caracterizado por ataques frecuentes, episodios súbitos de una actividad eléctrica descontrolada en el encéfalo (Cap. 15, 409)

Equipo de supervivencia para emergencias Un conjunto de artículos que se pueden utilizar por un corto tiempo hasta que se haya estabilizado la situación de emergencia (Cap. 27, 726)

Esclerótica La parte dura y blanca del ojo (Cap. 14, 372)

Escoliosis Una curvatura lateral, o de lado a lado, de la columna vertebral (Cap. 15, 391; Cap. 19, 507)

Escroto Un saco de piel externo (Cap. 18, 469)

Escuchar activamente Prestar cuidadosa atención a lo que otra persona está diciendo y comunicando (Cap. 10, 256)

Esfuerzo excesivo El trabajo excesivo del cuerpo (Cap. 4, 99)

Esguince muscular Una lesión al ligamento que rodea una articulación (Cap. 14, 102)

Espasmo muscular Una contracción o una tensión súbita de un músculo (Cap. 14, 102)

Espasmos inducidos por el calor Espasmos musculares causados por la pérdida de grandes cantidades de sal y agua a través del sudor (Cap. 14, 99)

Especialistas Doctor capacitado para tratar ciertos tipos de pacientes o afecciones de la salud (Cap. 3, 54)

Especificidad Ciertos ejercicios y actividades mejoran ciertas áreas relacionadas con el estado físico y la salud (Cap. 4, 90)

Espermatozoide La célula reproductora masculina (Cap. 18, 468)

Esqueleto apendicular 126 huesos de los miembros superiores e inferiores, hombros y caderas (Cap. 15, 387)

Esqueleto axial Los 80 huesos del cráneo, la espina dorsal, las costillas, las vértebras y el esternón (Cap. 15, 387)

Estereotipo Una creencia exagerada y simplista sobre la totalidad de un grupo de personas, como un grupo étnico o religioso o un género (Cap. 12, 305)

Esterilidad La incapacidad para reproducirse (Cap. 18, 472)

Esteroides anabólicos Sustancias sintéticas similares a la hormona masculina testosterona (Cap. 4, 94)

Esteroides anabólicos-androgénicos Sustancias sintéticas similares a la hormona masculina testosterona (Cap. 23, 601)

Estilo de vida sedentario Un modo de vida que incluye poca actividad física (Cap. 4, 77)

Estimulantes Una droga que aumenta la actividad del sistema nervioso central, el corazón y otros órganos (Cap. 21, 541; Cap. 23, 605)

Estrés La reacción del cuerpo y la mente hacia los retos y exigencias de todos los días (Cap. 8, 198)

Estrés crónico Estrés asociado con problemas de largo plazo que están más allá del control de una persona (Cap. 8, 204)

Etanol Tipo de alcohol en las bebidas alcohólicas (Cap. 22, 562)

Etapa asintomática Un periodo de tiempo en el que una persona infectada con el VIH no tiene síntomas (Cap. 25, 662)

Etapa sintomática La etapa en la cual una persona infectada con el VIH tiene síntomas como resultado de una disminución severa de las células inmunológicas (Cap. 25, 663)

Euforia Un sentimiento de un bienestar intenso o elación (Cap. 23, 605)

Examen médico Un estudio o verificación de enfermedades o trastornos de los que una persona no estaría enterada o no habría buscado ayuda médica para resolverlos si no se hubiera hecho el examen (Cap. 4, 95)

Expansión urbana La propagación del desarrollo urbano (casas, centros comerciales, negocios, escuelas, etc) hacia zonas rurales (Cap. 29, 774)

Extensor El músculo que abre una articulación (Cap. 15, 395)

Extintor de incendios Un aparato portátil que apaga pequeños incendios por medio de la expulsión de sustancias químicas que extinguen el fuego (Cap. 27, 708)

F

Factor estresante Algo que causa estrés (Cap. 8, 199)

Factores protectores Condiciones que protegen a los individuos de las consecuencias negativas producto de la exposición al riesgo (Cap. 8, 216)

Fagocito Un tipo de glóbulo blanco que ataca a los agentes patógenos invasores (Cap. 24, 629)

Familia La unidad básica de la sociedad (Cap. 11, 274)

Familia extensa Tu familia inmediata y otros parientes como abuelos, tías, tíos y primos (Cap. 11, 277)

Faringe Garganta (Cap. 16, 431)

Fecundación Unión del espermatozoide masculino con el óvulo femenino (Cap. 19, 486)

Fermentación La acción química de la levadura en los azúcares (Cap. 22, 562)

Feto Grupo de células en desarrollo (Cap. 19, 486)

Fibra Un hidrato de carbono complejo indigesto (Cap. 5, 115)

Firme Defender tus derechos de un modo afirmativo y positivo (Cap. 12, 310; Cap. 13, 332)

FITT Frecuencia, intensidad, tiempo de duración y tipo de actividad (Cap. 4, 90)

Flexibilidad Es la habilidad de mover una parte del cuerpo a través del arco completo de movimiento (Cap. 4, 81)

Flexor El músculo que cierra una articulación (Cap. 15, 395)

Folículo piloso Una estructura que rodea la raíz del cabello (Cap. 14, 365)

Fortaleza muscular Es la cantidad de fuerza que un músculo puede ejercer (Cap. 4, 80)

Fractura Un rompimiento en el hueso (Cap. 28, 750)

Fraude Un engaño o decepción intencional (Cap. 3, 61)

Fraude de productos de la salud La venta de productos inútiles o servicios que prometen la prevención de enfermedades o la cura de otros problemas de la salud (Cap. 3, 61)

G

Gametos Células reproductoras (Cap. 20, 515)

Garantía Un acuerdo escrito de la empresa o de la tienda para la reparación de un producto o para la devolución de tu dinero en el caso de que el producto no funcione debidamente (Cap. 3, 50)

Genes Las unidades básicas de la herencia (Cap. 19, 499)

Genoterapia El proceso por el cual se insertan genes normales dentro de las células humanas para corregir los trastornos genéticos (Cap. 19, 503)

Gente Saludable 2010 Es un programa de promoción de salud y prevención de enfermedades a nivel nacional diseñado como guía para el mejoramiento de la salud de todas las personas de Estados Unidos (Cap. 1, 7)

Glándula lagrimal La glándula que secreta lágrimas hacia los conductos que desembocan en el ojo (Cap. 14, 371)

Glándula pituitaria Regula y controla las actividades de todas las otras glándulas endocrinas (Cap. 18, 465)

Glándula tiroides Produce hormonas que regulan el metabolismo, la temperatura corporal y el crecimiento de los huesos (Cap. 18, 465)

Glándulas endocrinas Órganos sin conductos o tubos, o grupos de células que secretan hormonas directamente al flujo sanguíneo (Cap. 18, 464)

Glándulas paratiroideas Producen una hormona que regula el equilibrio de calcio y fósforo en el cuerpo (Cap. 18, 465)

Glándulas sebáceas Estructuras dentro de la piel que producen una secreción oleosa llamada sebo (Cap. 14, 361)

Glándulas sudoríparas Estructuras dentro de la dermis que secretan sudor a través de conductos hacia los poros en la superficie de la piel (Cap. 14, 361)

Glándulas suprarrenales Glándulas que ayudan al cuerpo a recuperarse del estrés y a responder ante una emergencia (Cap. 18, 466)

Gónadas Los ovarios y los testículos (Cap. 18, 466)

Gonorrea Una ETS bacteriana que usualmente afecta a las membranas mucosas (Cap. 25, 655)

Guardar luto El acto de mostrar pena o aflicción (Cap. 9, 240)

Guías alimenticias para los estadounidenses Un conjunto de recomendaciones para una alimentación sana y una vida activa (Cap. 5, 122)

H

Hambre Un instinto físico natural que te protege de la inanición (Cap. 5, 111)

Hemodiálisis Una técnica por la cual una máquina que actúa como un riñón artificial elimina los desechos de la sangre (Cap. 17, 457)

Hemoglobina La proteína que transporta el oxígeno en la sangre (Cap. 16, 418)

Herencia La transmisión de rasgos de padres a hijos (Cap. 1, 12; Cap. 19, 498)

Hermanos Hermano o hermana (Cap. 11, 278)

Hernia Cuando un órgano o tejido sobresale de una zona de músculo débil (Cap. 15, 398)

Hernia hiatal Una afección en la que parte del estómago pasa por un orificio del diafragma (Cap. 17, 448)

Herpes genital Una ETS causada por el virus de herpes simple (VHS) (Cap. 25, 654)

Hidratación Beber líquidos para que el cuerpo funcione debidamente (Cap. 4, 94)

Hidratos de carbono Los almidones y azúcares presentes en los alimentos (Cap. 5, 114)

Hipertensión La presión arterial alta (Cap. 26, 675)

Hipotermia Una afección en la cual la temperatura corporal llega a ser peligrosamente baja (Cap. 4, 101; Cap. 27, 715)

Histaminas Sustancias químicas que pueden estimular la producción de mucosidad y fluidos en un área (Cap. 26, 689)

Historial clínico Información completa y exhaustiva sobre tus inmunizaciones y cualquier problema de salud que hayas tenido hasta la fecha (Cap. 3, 58)

Hogar de cuidados Un arreglo temporal en el cual un niño pasa a vivir bajo la guía y supervisión de una familia o un adulto que no está relacionado con el niño de nacimiento (Cap. 11, 292)

Homicidio Cuando un ser humano mata a otro deliberadamente (Cap. 13, 344)

Horario límite Una hora preestablecida en la cual debes estar en casa a la noche (Cap. 12, 317)

Hormonas Sustancias químicas que se producen en las glándulas y que ayudan a regular muchas funciones de tu cuerpo (Cap. 7, 185; Cap. 18, 464; Cap. 20, 514)

Hostigamiento Molestar persistentemente a otros (Cap. 12, 308)

Hostilidad Uso intencional de una conducta no amigable u ofensiva (Cap. 7, 187)

Huesecillos auditivos Tres pequeños huesos unidos entre sí que conectan el tímpano al oído externo (Cap. 14, 377)

Humo de tabaco ambiental (HTA) Aire que está contaminado por el humo del tabaco (Cap. 21, 551)

Humo directo El humo exhalado por los pulmones del fumador (Cap. 21, 551)

Humo lateral El humo que sale de la punta del cigarrillo, pipa o cigarro encendido (Cap. 21, 551)

Huracán Una tormenta poderosa que se origina en el mar, caracterizada por vientos de por lo menos 74 millas por hora, fuertes lluvias, inundaciones y algunas veces tornados (Cap. 27, 727)

I

Ictericia Coloración amarilla de la piel y los ojos (Cap. 24, 638)

Identidad personal Sentir que eres un individuo único (Cap. 7, 178)

Imagen corporal El modo en que ves tu cuerpo (Cap. 6, 144)

Implantación El cigoto se adhiere a la parted uterina (Cap. 19, 486)

Inconsciencia Un estado en el cual una persona no está alerta y consciente de sus alrededores (Cap. 28, 751)

Índice de la Calidad del Aire (AQI) Un índice que informa diariamente sobre la calidad del aire (Cap. 29, 768)

Índice de masa corporal (IMC) La proporción que te permite evaluar el tamaño de tu cuerpo en relación con tu estatura y peso (Cap. 6, 145)

Indigestión Una sensación de incomodidad en la parte alta del abdomen (Cap. 17, 448)

Infección Una afección que ocurre cuando agentes patógenos entran en el cuerpo, se multiplican y dañan las células del cuerpo (Cap. 24, 622)

Infecciones de transmisión sexual (ITS) Enfermedades contagiosas que se propagan de persona a persona mediante el contacto sexual (Cap. 25, 648)

Infecciones oportunistas Infecciones que ocurren en individuos que no tienen sistemas inmunológicos saludables (Cap. 25, 659)

Inhalantes Sustancias cuyas emanaciones se aspiran a fin de alcanzar un efecto de alteración de la mente (Cap. 23, 600)

Inmunidad La condición de estar protegido contra una enfermedad en particular (Cap. 24, 630)

Insolación Una condición en la cual el cuerpo pierde la capacidad de eliminar el calor excesivo a través del sudor (Cap. 4, 99)

Insolación Un sobrecalentamiento del cuerpo que causa el enfriamiento y humedecimiento de la piel y síntomas de conmoción (Cap. 27, 715)

Integridad Firme adherencia a un código moral (Cap. 20, 532)

Interacción aditiva Las medicinas funcionan juntas de una manera positiva (Cap. 23, 589)

Interacción antagonista El efecto de una medicina se cancela o se reduce cuando se toma con otra medicina (Cap. 23, 589)

Intimidación La búsqueda de poder o atención mediante abuso psicológico, emocional o físico de otra persona (Cap. 13, 336)

Intimidad emocional La capacidad de experimentar una relación estrecha de amor y afecto con otra persona, con quien puedas compartir tus sentimientos más profundos (Cap. 20, 523)

Intolerancia a los alimentos Una reacción negativa a un alimento o parte del alimento causada por un problema metabólico como la incapacidad de digerir partes de ciertos alimentos o componentes de un alimento (Cap. 5, 134)

Intoxicación por alcohol Una reacción física grave y potencialmente fatal a una sobredosis de alcohol (Cap. 22, 571)

Inundación repentina Una inundación de gran volumen y de corta duración, comúnmente causada por intensas lluvias (Cap. 27, 727)

J

Jerarquía de necesidades Una lista clasificada de las necesidades esenciales para el crecimiento y desarrollo humano; se presentan en un orden ascendente, comenzando con las necesidades básicas y subiendo hacia la necesidad para alcanzar tu máximo potencial (Cap. 7, 172)

Jugos gástricos Secreciones del revestimiento del estómago que contienen ácido clorhídrico y pepsina, una enzima que digiere las proteínas (Cap. 17, 444)

---------------- **L** ----------------

Laberinto Oído interno (Cap. 14, 377)

Laringe Caja de resonancia (Cap. 16, 431)

Lenguaje corporal Comunicación no verbal a través de gestos, expresiones faciales, conducta y postura (Cap. 10, 258; Cap. 13, 332)

Lesión involuntaria Una lesión causada por un suceso inesperado o accidente (Cap. 27, 706)

Lesión por movimiento repetitivo Un daño que se produce en los tejidos como consecuencia de movimientos repetitivos y prolongados (Cap. 15, 393)

Leucemia Un tipo de cáncer en el que cualquiera de los diferentes tipos de glóbulos blancos se produce de manera excesiva y anormal (Cap. 16, 426)

Leucoplasia Manchas gruesas, blancas y de apariencia rugosa en la parte interior de la boca que pueden convertirse en un cáncer oral (Cap. 21, 542)

Ley de los americanos con discapacidades Una ley que prohíbe la discriminación en contra de las personas con discapacidades físicas o mentales en el lugar de trabajo, en el transporte, en el servicio público y en las telecomunicaciones (Cap. 26, 699)

Licencia de conducir gradual Un programa concedente de licencias que aumenta gradualmente los privilegios de los nuevos conductores, a medida que adquieren experiencia y destreza (Cap. 27, 720)

Ligamento Una banda de tejido conjuntivo fibroso y levemente elástico que fija un hueso con otro (Cap. 15, 389)

Linfa El fluido claro que llena los espacios entre las células del cuerpo (Cap. 16, 421)

Linfocitos Glóbulos blancos especializados que le proveen inmunidad al cuerpo (Cap. 16, 421; Cap. 24, 630)

Lípido Una sustancia grasosa insoluble en el agua (Cap. 5, 114)

---------------- **M** ----------------

Madurez emocional La fase en la cual las capacidades mental y emocional del individuo están desarrolladas plenamente (Cap. 20, 520)

Madurez física La fase en la cual el cuerpo físico y todos sus órganos se han desarrollado plenamente (Cap. 20, 520)

Malignos Cancerosos (Cap. 26, 681)

Manejo del estrés Las maneras de tratar o superar los efectos negativos del estrés (Cap. 2, 31)

Manipulación Una forma indirecta y deshonesta de controlar o influenciar a otros (Cap. 12, 308)

Marihuana Una planta cuyas hojas, botones y flores se fuman por sus efectos intoxicantes (Cap. 23, 598)

Masticación El proceso de mascar (Cap. 17, 443)

Mecanismo de defensa Procesos mentales que protegen a los individuos de las emociones y situaciones difíciles o que causan estrés (Cap. 7, 189)

Mediación Proceso en el cual personas con capacitación especial ayudan a otras a resolver sus conflictos de manera pacífica (Cap. 10, 267)

Mediación entre pares Un proceso mediante el cual estudiantes capacitados ayudan a otros a hallar maneras de resolver conflictos y superar sus diferencias (Cap. 13, 339)

Mediador Una persona que ayuda a otros a resolver problemas para la satisfacción de ambas partes (Cap. 11, 294)

Medicinas Drogas que se usan para tratar o prevenir enfermedades u otras afecciones (Cap. 23, 586)

Médicos de atención primaria Doctores que realizan exámenes médicos y proporcionan atención general (Cap. 3, 54)

Medio ambiente La suma de tus entornos (Cap. 1, 13)

Medios de difusión Los diversos métodos de comunicar información (Cap. 1, 15; Cap. 3, 49)

Megadosis Una cantidad muy grande de un suplemento dietético (Cap. 6, 161)

Melanina Un pigmento que le da color a la piel, al cabello y al iris del ojo (Cap. 14, 361)

Melanoma La forma más grave de cáncer de la piel (Cap. 14, 364)

Mensaje tipo "yo" Una declaración en la cual una persona describe cómo se siente usando el pronombre "yo" (Cap. 10, 256)

Menstruación Eliminación del revestimiento uterino (Cap. 18, 476)

Meta Algo que intentas conseguir y requiere trabajo y planeación (Cap. 2, 34)

Meta a corto plazo Una meta que puedes alcanzar dentro de un periodo corto de tiempo (Cap. 2, 35)

Meta a largo plazo Una meta que planeas alcanzar dentro de un periodo largo de tiempo (Cap. 2, 35)

Metabolismo Es el proceso mediante el cual tu cuerpo obtiene energía de la alimentación (Cap. 4, 78; Cap. 22, 569)

Metástasis La propagación del cáncer desde el lugar donde se originó hacia otras partes del cuerpo (Cap. 26, 681)

Minerales Sustancias que el cuerpo no puede elaborar, pero que se necesitan para formar huesos y dientes saludables y para regular muchos procesos vitales del cuerpo (Cap. 5, 120)

Modelar Observar y aprender de las conductas de quienes te rodean (Cap. 7, 175)

Modelo de conducta Alguien cuyo éxito o conducta sirve como ejemplo a los demás (Cap. 2, 40)

Monóxido de carbono Un gas incoloro, inodoro y venenoso (Cap. 21, 541)

Mortinato Un feto sin vida que se expele del cuerpo materno después de la semana veinte (Cap. 19, 496)

Músculo cardiaco Un tipo de músculo estriado que forma la pared del corazón (Cap. 15, 395)

Músculos esqueléticos Están pegados al hueso y causan los movimientos del cuerpo (Cap. 15, 395)

Músculos lisos Actúan en el revestimiento de los conductos y órganos internos (Cap. 15, 395)

Narcóticos Drogas específicas derivadas de la planta de opio que se obtienen sólo con receta médica y se usan para aliviar el dolor (Cap. 23, 608)

Nefronas Las unidades funcionales de los riñones (Cap. 17, 454)

Neglicencia Ineficiencia para satisfacer las necesidades físicas o emocionales de un niño (Cap. 11, 288)

Negligencia profesional Fallas de un profesional de la salud en el cumplimiento de los estándares aceptados (Cap. 3, 61)

Negociación El uso de la comunicación y el acuerdo para resolver una discordia (Cap. 10, 266)

Neumonía Una inflamación de los pulmones causada comúnmente por una infección bacteriana o viral (Cap. 16, 433; Cap. 24, 636)

Neuronas Células nerviosas (Cap. 15, 400)

Nicotina La droga adictiva que se encuentra en las hojas de tabaco (Cap. 21, 541)

Nutrición El proceso mediante el cual el cuerpo ingiere y usa los alimentos (Cap. 5, 110)

Nutrientes Sustancias en los alimentos que tu cuerpo necesita para crecer, para restablecerse y para proporcionarte energía (Cap. 5, 110)

Obesidad Tener una cantidad excesiva de grasa corporal (Cap. 6, 146)

Orina Material de desecho líquido (Cap. 17, 453)

Osificación El proceso por el cual se forma, se renueva y se repara el hueso (Cap. 15, 387)

Osteoartritis Una enfermedad de las articulaciones por la cual los cartílagos se deterioran (Cap. 26, 693)

Osteoporosis Una afección en la cual se produce una pérdida progresiva del tejido óseo (Cap. 4, 78; Cap. 15, 391)

Ovarios Las glándulas sexuales femeninas que almacenan los óvulos y producen hormonas sexuales femeninas (Cap. 18, 474)

Ovulación El proceso por el cual se libera un óvulo maduro todos los meses y se introduce en la trompa de Falopio (Cap. 18, 474)

Óvulos Células reproductoras femeninas (Cap. 18, 474)

Páncreas Una glándula que participa tanto en el aparato digestivo como en el sistema endocrino (Cap. 18, 465)

Pandemia Un brote mundial de una enfermedad infecciosa (Cap. 25, 665)

Pandilla Un grupo de personas que se unen para llevar a cabo actos criminales (Cap. 13, 337)

Papilomavirus humano (PVH) Un virus que puede causar verrugas genitales o infección asintomática (Cap. 25, 652)

Parálisis cerebral infantil Un grupo de trastornos neurológicos que no son progresivos y que resultan de daños en el encéfalo que ocurrieron antes, durante o justo después de nacer o en los primeros años de la niñez (Cap. 15, 409)

Paranoia Una sospecha o desconfianza irracional hacia los demás (Cap. 23, 600)

Pares Personas de la misma edad con las que compartes intereses similares (Cap. 1, 13; Cap. 12, 302)

Pares mediadores Estudiantes capacitados para ayudar a otros a encontrar una resolución justa a los conflictos y desacuerdos (Cap. 10, 267)

Parto La etapa final del embarazo en la cual el útero se contrae y empuja al bebé fuera del cuerpo de la madre (Cap. 19, 490)

Pasivo Tiene tendencia a ceder, consentir o retroceder sin defender sus propios derechos y necesidades (Cap. 12, 312)

Pasteurización El proceso en el cual se trata una sustancia con calor para destruir o disminuir el crecimiento de elementos patógenos (Cap. 5, 135)

Pene Un órgano de forma tubular que se extiende desde el tronco del cuerpo y por encima de los testículos (Cap. 18, 469)

Percepción Acto de estar consciente mediante los sentidos (Cap. 8, 198)

Periodonto El área que se encuentra inmediatamente alrededor del diente (Cap. 14, 367)

Peristalsis Una serie de contracciones involuntarias que impulsa el alimento por el tracto digestivo (Cap. 17, 443)

Personalidad Un conjunto completo de características que te hacen único (Cap. 7, 175)

Pirámide Nutricional Una guía para la selección diaria de alimentos sanos (Cap. 5, 123)

Placa bacteriana Una película incolora y pegajosa que actúa sobre el azúcar para formar los ácidos que destruyen el esmalte de los dientes e irritan las encías (Cap. 14, 368)

Placenta Un tejido grueso y rico en sangre que reviste las paredes del útero durante el embarazo y nutre al embrión (Cap. 19, 487)

Plaquetas Células que impiden la pérdida de sangre del cuerpo (Cap. 16, 420)

Plasma El fluido en el cual se encuentran suspendidos otros componentes de la sangre (Cap. 16, 418)

Pleuresía Una inflamación del recubrimiento de los pulmones y la cavidad torácica (Cap. 16, 433)

Precalentamiento La actividad que prepara los músculos para trabajar (Cap. 4, 90)

Precauciones universales Medidas que se toman para prevenir la propagación de enfermedades al tratar la sangre y otros fluidos corporales como si contuvieran patógenos (Cap. 28, 737)

Preciclaje Reducir los residuos antes de que se generen (Cap. 29, 779)

Prejuicio Una opinión o juicio injusto sobre un grupo particular de personas (Cap. 10, 260; Cap. 13, 342)

Presión arterial La medida de la cantidad de fuerza que ejerce la sangre sobre las paredes de los vasos sanguíneos, particularmente las arterias grandes, a medida que es bombeada a través del cuerpo (Cap. 16, 424)

Presión de pares La influencia que las personas de tu edad pueden tener sobre ti (Cap. 12, 307)

Prevención Practicar hábitos de salud y seguridad para mantenerte libre de enfermedades y lesiones (Cap. 1, 6)

Primeros auxilios El cuidado inmediato y temporal dado a una persona enferma o lesionada hasta que se le proporcione ayuda médica profesional (Cap. 28, 736)

Prioridades Aquellas metas, tareas y actividades que juzgas más importantes que otras (Cap. 12, 319)

Programa de entrenamiento Programa de preparación física formalizado para la participación en un deporte u otra actividad física (Cap. 4, 93)

Progresión El aumento gradual de la sobrecarga necesaria para lograr niveles altos de buen estado físico (Cap. 4, 90)

Proteínas Los nutrientes que ayudan a desarrollar y mantener las células y los tejidos del cuerpo (Cap. 5, 116)

Psicoterapia Un diálogo continuo entre un paciente y un profesional de la salud mental (Cap. 9, 237)

Pubertad El momento en el que una persona comienza a desarrollar ciertos rasgos característicos de los adultos de su mismo sexo (Cap. 20, 514)

Publicidad Un mensaje hablado o escrito de los medios de difusión, diseñado para interesar a los consumidores en comprar un producto o servicio (Cap.3, 49)

Pulpa El tejido que contiene los vasos sanguíneos y los nervios de un diente (Cap. 14, 368)

Q

Quimo Mezcla cremosa y líquida de alimentos y jugos gástricos (Cap. 17, 444)

R

Radón Un gas radiactivo e inodoro (Cap. 29, 769)

Reacción inflamatoria Una reacción del tejido dañado causada por una lesión o infección (Cap. 24, 628)

Reciclaje Un proceso al que se someten los materiales desechables para que puedan volver a utilizarse (Cap. 29, 779)

Recuperación Una actividad que prepara los músculos para volver a su estado de descanso (Cap. 4, 91)

Recuperación El proceso de aprender a vivir una vida libre de alcohol (Cap. 22, 578)

Reflejo Una respuesta espontánea del cuerpo a un estímulo (Cap. 15, 404)

Rehidratación La recuperación de líquidos perdidos (Cap. 6, 158)

Relación Un vínculo o conexión que tienes con otras personas (Cap. 10, 248)

Remisión El periodo de tiempo en que desaparecen los síntomas (Cap. 26, 687)

Resistencia cardiorrespiratoria Es la capacidad del corazón, pulmones y vasos sanguíneos para utilizar y enviar energía y oxígeno a los tejidos del cuerpo durante periodos largos de actividad moderada a rigurosa (Cap. 4, 80)

Resistencia muscular Es la capacidad de los músculos para hacer distintas tareas físicas durante un periodo de tiempo sin llegar a fatigarse (Cap. 4, 80)

Resolución de conflictos El proceso de terminar un conflicto mediante la cooperación y resolución de problemas (Cap. 2, 30; Cap. 10, 264)

Respiración El intercambio de gases entre el cuerpo y el medio ambiente (Cap. 16, 428)

Respuesta a la aflicción La respuesta total de un individuo a una pérdida mayor (Cap. 9, 239)

Respuesta de relajación Estado de calma que se puede alcanzar si se practican una o más técnicas de relajación con regularidad (Cap. 8, 209)

Respuesta psicosomática Una reacción física que resulta del estrés en lugar de una lesión o enfermedad (Cap. 8, 202)

Resucitación cardiopulmonar (*CPR*) Una técnica de primeros auxilios para salvar la vida, la cual combina respiración de rescate con presiones al pecho, dando oxígeno al cuerpo hasta que se reanuden las funciones normales del cuerpo (Cap. 28, 743)

Retina La membrana sensible a la luz sobre la cual la córnea proyecta las imágenes (Cap. 14, 372)

Retraso mental La capacidad intelectual inferior a lo normal que se presenta en el nacimiento o en la primera infancia y que está asociada con las dificultades del aprendizaje y la adaptación social (Cap. 26, 697)

Riesgo acumulativos Riesgos relacionados que aumentan en efecto con cada riesgo que se le adiciona (Cap. 1, 19)

Ritmo cardiaco en descanso El número de veces que tu corazón late en un minuto cuando no estás activo (Cap. 4, 92)

Rol La parte que desempeñas en una relación (Cap. 10, 250)

Rondas contra las drogas Esfuerzos organizados de la comunidad realizados por los residentes de los vecindarios para patrullar, vigilar, dar parte y tratar de detener el tráfico y el abuso de drogas (Cap. 23, 612)

S

Saco amniótico Una delgada membrana llena de líquido que rodea y protege el embrión en desarrollo (Cap. 19, 487)

Salud mental/emocional Habilidad de aceptarte a ti mismo y a los demás, de adaptar y controlar las emociones y afrontar las exigencias y retos que encuentres en la vida (Cap. 7, 170)

Salud pública Un esfuerzo de la comunidad para vigilar y promover el bienestar de la población (Cap. 3, 64)

Sarro La sustancia dura y similar a una costra que se forma cuando se endurece la placa bacteriana (Cap. 14, 370)

Seguridad vehicular Obedecer las reglas viales, así como practicar el sentido común y el buen juicio (Cap. 27, 719)

Seguro de salud Un plan en el cual las compañías privadas o los programas gubernamentales pagan parte o todos los gastos médicos de una persona (Cap. 3, 57)

Semen Un fluido viscoso que contiene espermatozoides y otras secreciones del aparato reproductor masculino (Cap. 18, 469)

Separación Una decisión entre los cónyuges de vivir aparte uno del otro (Cap. 11, 281)

Sífilis Una ETS que ataca muchas partes del cuerpo y es causada por una bacteria pequeña llamada espiroqueta (Cap. 25, 655)

Síndrome de abstinencia de nicotina El proceso que ocurre en el cuerpo cuando la nicotina, una droga adictiva, no se consume más (Cap. 21, 548)

Síndrome de alcoholismo fetal (SAF) Un grupo de defectos de nacimiento vinculados al alcohol que incluyen problemas físicos y mentales (Cap. 19, 494; Cap. 22, 576)

Síndrome de inmunodeficiencia adquirida (SIDA) Una enfermedad en la que el sistema inmunológico de un paciente se debilita (Cap. 25, 658)

Síndrome del nido vacío Los sentimientos de tristeza y soledad que ocurren cuando los hijos se marchan del hogar y se convierten en adultos (Cap. 20, 531)

Sinusitis Inflamación de los tejidos que recubren los senos del cráneo (Cap. 16, 435)

Sistema de atención médica Toda la atención médica disponible para las personas de una nación, la manera en que ellos reciben esa atención y el método de pago (Cap. 3, 54)

Sistema inmunológico Una red de células, tejidos, órganos y sustancias químicas que combaten a los agentes patógenos (Cap. 24, 627)

Sobredosis Una reacción fuerte, y algunas veces fatal, a ingerir grandes cantidades de una droga (Cap. 23, 594)

Sobrecarga Hacer trabajar al cuerpo más de lo acostumbrado (Cap. 4, 90)

Sobrellevar Lidiar de manera exitosa con los cambios difíciles en tu vida (Cap. 9, 239)

Sobrepeso Estado en el que una persona pesa más que el nivel de peso estándar para su estatura (Cap. 6, 146)

Sobriedad Vivir sin alcohol (Cap. 22, 578)

Sordera profunda Una pérdida de la audición tan grave que la persona afectada no puede beneficiarse de la amplificación mecánica, como las prótesis auditivas (Cap. 26, 696)

Suicidio Es el acto de quitarse la vida intencionalmente (Cap. 9, 230)

Suicidios en masa Una serie de suicidios que ocurren dentro de periodos cortos de tiempo e involucran a varias personas en la misma escuela o comunidad (Cap. 9, 233)

Suplemento dietético Una forma, no de alimento, de uno o más nutrientes (Cap. 6, 161)

Suplemento herbáceo Sustancia química de las plantas que podría venderse como un suplemento dietético (Cap. 6, 161)

Supresión Retenerse o contenerse (Cap. 7, 189)

Sustituto de nicotina Un producto que libera pequeñas cantidades al sistema del consumidor mientras él o ella trata de dejar el hábito del tabaco (Cap. 21, 549)

T

Tabaco que no se fuma Tabaco que se aspira por la nariz, se mantiene en la boca o se mastica (Cap. 21, 542)

Tareas del desarrollo Acontecimientos que deben ocurrir para que una persona continúe creciendo para convertirse en un adulto saludable y maduro (Cap. 19, 504)

Tendinitis La inflamación de un tendón (Cap. 15, 398)

Tendón Un cordón fibroso que fija el músculo al hueso (Cap. 15, 389)

Terapia biomédica El uso de ciertas medicinas para tratar o reducir los síntomas de un trastorno mental (Cap. 9, 237)

Terapia cognitiva Un método de tratamiento designado para identificar y corregir patrones de pensamiento distorsionado que pueden llevar a sentimientos y conductas problemáticas, derrotistas o autodestructivas (Cap. 9, 237)

Terapia de conducta Un proceso de tratamiento que se concentra en modificar conductas indeseadas, por medio de premios y refuerzos de actitudes (Cap. 9, 237)

Terapia de grupo Consiste en tratamientos a grupos de personas que tienen problemas similares y que se reúnen regularmente con un consejero capacitado (Cap. 9, 237)

Terremoto Un movimiento violento que sacude la superficie terrestre (Cap. 27, 729)

Testículos Dos glándulas pequeñas que producen espermatozoides (Cap. 18, 469)

Testosterona Hormona sexual masculina (Cap. 18, 469)

Tiempo inclemente Condiciones climatológicas peligrosas o difíciles (Cap. 27, 725)

Tolerancia La habilidad para aceptar las diferencias de otros y permitirles ser quienes son sin expresar tu desacuerdo (Cap. 23, 260)

Tono muscular La tensión natural de las fibras de un músculo (Cap. 15, 396)

Tornado Una tormenta de viento arremolinado y en forma de embudo que cae del cielo al suelo y produce una trayectoria estrecha de destrucción en la tierra (Cap. 27, 728)

Tóxico Cualquier sustancia —sólida, líquida o gaseosa— que causa lesiones, enfermedades o la muerte cuando entra en el cuerpo (Cap. 28, 755)

Toxina Sustancia que destruye las células o interfiere en sus funciones (Cap. 24, 623)

Transiciones Cambios decisivos que ocurren en todas las etapas de la vida (Cap. 20, 529)

Tráquea Garguero (Cap. 16, 431)

Trastorno de ansiedad Una afección en la cual el miedo ya sea imaginario o real es difícil de controlar (Cap. 9, 225)

Trastorno de conducta Un patrón de comportamientos en el cual los derechos de otros o las reglas básicas sociales son quebrantadas (Cap. 9, 228)

Trastorno de estrés postraumático Una afección que puede desarrollarse después de exponerse a un suceso aterrador que puso en peligro la vida o causó daño físico (Cap. 9, 226)

Trastorno de la alimentación Conducta extrema y perjudicial que puede causar enfermedades serias o hasta la muerte (Cap. 6, 153)

Trastorno de la alimentación compulsiva Un trastorno que se caracteriza por comer demasiado compulsivamente (Cap. 6, 155)

Trastorno del estado de ánimo Enfermedad, a menudo con una causa orgánica, que implica extremos en el humor que interfieren con la vida diaria (Cap. 9, 226)

Trastorno mental Una enfermedad de la mente que afecta los sentimientos y el comportamiento de una persona, impidiéndole que viva una vida feliz (Cap. 9, 224)

Trastornos genéticos Trastornos provocados parcial o totalmente por un defecto en los genes (Cap. 19, 500)

Tricomoniasis Una ETS causada por un protozoo microscópico que causa infecciones de la vagina, uretra y vejiga (Cap. 25, 655)

Trompas de Falopio Un par de trompas con proyecciones que se asemejan a los dedos, que atraen al óvulo (Cap. 18, 475)

Tronco encefálico Un tallo de tres pulgadas que contiene células nerviosas y fibras que conectan la médula espinal con el resto del encéfalo (Cap. 15, 403)

Tuberculosis Una infección bacteriana contagiosa que generalmente afecta los pulmones (Cap. 16, 435)

Tumor La masa de tejido anormal que no cumple una función natural en el cuerpo (Cap. 26, 681)

U

Úlcera péptica Una llaga en el revestimiento del tracto digestivo (Cap. 17, 451)

Uréteres Los conductos que conectan los riñones a la vejiga (Cap. 17, 454)

Uretra Un conducto que va desde la vejiga al exterior del cuerpo (Cap. 17, 455)

Uretritis La inflamación de la uretra (Cap. 17, 456)

Útero Órgano muscular hueco en forma de pera que se encuentra dentro del cuerpo de la mujer (Cap. 18, 474)

V

Vacuna Una preparación de agentes patógenos muertos o debilitados que son introducidos en el cuerpo para estimular una reacción inmunológica (Cap. 23, 587; Cap. 24, 631)

Vagina Un pasaje elástico, muscular que va desde el útero hacia el exterior del cuerpo (Cap. 18, 475)

Vector Organismo, generalmente un artrópodo como la garrapata, que porta y transmite agentes patógenos a los humanos u otros animales (Cap. 24, 625)

Vegano Vegetariano que sólo come alimentos de plantas (Cap. 6, 160)

Vegetariano Una persona que come la mayoría o sólo alimentos de origen vegetal (Cap. 6, 159)

Vejiga Un órgano muscular hueco que funciona como reservorio de orina (Cap. 17, 455)

Venas Vasos sanguíneos que llevan la sangre de regreso al corazón (Cap. 16, 419)

Veneno Una sustancia venenosa segregada por una serpiente, araña u otra criatura (Cap. 28, 755)

Ventajas para el desarrollo Elementos básicos para el desarrollo que ayudan a los jóvenes a crecer como individuos saludables, bondadosos y responsables (Cap. 7, 179)

Ventisca Una tormenta de nieve con vientos de por lo menos 35 millas por hora (Cap. 27, 728)

Vertedero Un lugar reservado para colocar los desechos, de tal modo que no contaminen las aguas subterráneas (Cap. 29, 772)

Violación Cualquier forma de relación sexual contra la voluntad de la otra persona (Cap. 13, 346)

Violación durante una cita Cuando dos personas salen juntas y una de ellas fuerza a la otra a tener relaciones sexuales (Cap. 13, 350)

Violencia Usar fuerza física o poder para lastimar a otra persona o dañar la propiedad o amenazar con hacerlo (Cap. 13, 335)

Violencia al azar Actos violentos que se cometen sin ninguna razón en particular (Cap. 13, 344)

Violencia doméstica Cualquier acto de violencia que involucra a los miembros de la familia (Cap. 11, 286)

Violencia sexual Cualquier tipo de conducta hacia un individuo sin su consentimiento, lo cual incluye acoso sexual, ataque sexual y violación (Cap. 13, 345)

Virus Fragmentos de material genético cubiertos de una capa proteica (Cap. 24, 623)

Virus de la inmunodeficiencia humana (VIH) Un virus que ataca el sistema inmunológico (Cap. 25, 658)

Vitaminas Compuestos que ayudan a regular muchos procesos vitales del cuerpo, entre ellos la digestión, la absorción y el metabolismo de otros nutrientes (Cap. 5, 119)

W

Western blot Es la prueba de confirmación más común para el VIH en Estados Unidos (Cap. 25, 664)

Z

Zonas escolares libres de drogas Áreas dentro de 1000 pies de distancia de las escuelas e indicadas con señales, en donde las personas que vendan drogas recibirán penas severas (Cap. 23, 612)

A

Aborto espontáneo/miscarriage The spontaneous expulsion of a fetus that occurs before the twentieth week of a pregnancy (Ch. 19, 496)

Absorción/absorption The passage of digested food from the digestive tract into the cardiovascular system (Ch. 17, 442)

Abstinencia/abstinence A deliberate decision to avoid harmful behaviors, including sexual activity before marriage and the use of tobacco, alcohol, and other drugs (Ch. 1, 20; Ch. 12, 318; Ch. 25, 649)

Abuso conyugal/spousal abuse Domestic violence directed at a spouse (Ch. 11, 287)

Abuso de alcohol/alcohol abuse The excessive use of alcohol (Ch. 22, 565)

Abuso de sustancias/substance abuse Any unnecessary or improper use of chemical substances for nonmedical purposes (Ch. 23, 592)

Abuso emocional/emotional abuse A pattern of behavior that attacks the emotional development and sense of worth of an individual (Ch. 11, 287)

Abuso físico/physical abuse The intentional infliction of bodily harm or injury on another person (Ch. 11, 287; Ch. 13, 349)

Abuso infantil/child abuse Domestic abuse directed at a child (Ch. 11, 288)

Abuso sexual/sexual abuse Any sexual contact that is forced upon a person against his or her will (Ch. 11, 287)

Abuso verbal/verbal abuse Using words to mistreat or injure another person (Ch. 13, 349)

Abuso/abuse Physical, mental/emotional, or sexual mistreatment of one person by another (Ch. 13, 348)

Acidez/heartburn A burning sensation in the center of the chest that may rise from the bottom, or tip, of the breastbone up to the throat (Ch. 17, 448)

Acoso sexual/sexual harassment Uninvited and unwelcome sexual conduct directed at another person (Ch. 13, 336)

Actividad física/physical activity Any form of movement that causes your body to use energy (Ch. 4, 74)

Acuerdo/compromise A problem-solving method that involves each participant's giving up something to reach a solution that satisfies everyone (Ch. 10, 251)

Acúfeno/tinnitus A condition in which a ringing, buzzing, whistling, roaring, hissing, or other sound is heard in the ear in the absence of external sound (Ch. 14, 379)

Adaptabilidad marital/marital adjustment How well a person adjusts to marriage and to his or her spouse (Ch. 20, 525)

Adicción/addiction A physiological or psychological dependence on a drug (Ch. 23, 595)

Aditivos en los alimentos/food additives Substances intentionally added to food to produce a desired effect (Ch. 5, 131)

Administración de Seguridad y Salud Laborales (OSHA)/Occupational Safety and Health Administration (OSHA) The agency in the federal government that is responsible for promoting safe and healthful conditions in the workplace (Ch. 27, 713)

ADN/DNA (deoxyribonucleic acid) The chemical unit that makes up chromosomes (Ch. 19, 499)

Adolescencia/adolescence The period from childhood to adulthood (Ch. 20, 514)

Adopción/adoption The legal process of taking a child of other parents as one's own (Ch. 20, 527)

Afecto/affection A feeling of fondness for someone (Ch. 12, 313)

Afirmación/affirmation Positive feedback that helps others feel appreciated and supported (Ch. 11, 278)

Aflicción/grief The sorrow caused by the loss of a loved one (Ch. 11, 282)

Agente patógeno/pathogen An organism that causes disease (Ch. 24, 622)

Agotamiento por calor/heat exhaustion An overheating of the body that results in cold, clammy skin and symptoms of shock (Ch. 27, 715)

Agresión/assault An unlawful attack on a person with the intent to harm or kill (Ch. 13, 344)

Agresivas/aggressive Overly forceful, pushy, hostile, or otherwise attacking in their approach (Ch. 12, 312)

Agresividad al conducir/road rage A practice of endangering drivers by using a vehicle as a weapon (Ch. 27, 722)

Agresor/assailant A person who commits a violent act against another (Ch. 13, 341)

Agua residual/wastewater Used water that comes from homes, communities, farms, and businesses (Ch. 29, 775)

Alarma contra incendios/smoke alarm An alarm that is triggered by the presence of smoke (Ch. 27, 708)

Alcohólico/alcoholic An addict who is dependent on alcohol (Ch. 22, 576)

Alcoholismo/alcoholism A disease in which a person has a physical or psychological dependence on drinks that contain alcohol (Ch. 22, 576)

Alergia a los alimentos/food allergy A condition in which the body's immune system reacts to substances in some foods (Ch. 5, 133)

Alergia/allergy A specific reaction of the immune system to a foreign and frequently harmless substance (Ch. 26, 688)

Alimentos densos en nutrientes/nutrient-dense foods Foods that are high in nutrients as compared with their calorie content (Ch. 6, 148)

Alquitrán/tar A thick, sticky, dark fluid produced when tobacco burns (Ch. 21, 541)

Alucinógenos/hallucinogens Drugs that alter moods, thoughts, and sense perceptions including vision, hearing, smell, and touch (Ch. 23, 609)

Amistad platónica/platonic friendship A friendship with a member of the opposite gender in which there is affection, but the two people are not considered a couple (Ch. 12, 303)

Amistad/friendship A significant relationship between two people that is based on caring, trust, and consideration (Ch. 10, 249; Ch. 12, 303)

Amniocentesis/amniocentesis A procedure in which a syringe is inserted through a pregnant female's abdominal wall into the amniotic fluid surrounding the developing fetus (Ch. 19, 501)

Amor incondicional/unconditional love Love without limitation or qualification (Ch. 20, 528)

Analgésicos/analgesics Pain relievers (Ch. 23, 588)

Análisis de vellosidades coriónicas/chorionic villi sampling (CVS) A procedure in which a small piece of membrane is removed from the chorion, a layer of tissue that develops into the placenta (Ch. 19, 501)

Anemia/anemia A condition in which the ability of the blood to carry oxygen is reduced (Ch. 16, 426)

Angina de pecho/angina pectoris Chest pain that results when the heart doesn't get enough oxygen (Ch. 26, 677)

Anorexia nerviosa/anorexia nervosa A disorder in which the irrational fear of becoming obese results in severe weight loss from self-imposed starvation (Ch. 6, 154)

Ansiedad/anxiety The condition of feeling uneasy or worried about what may happen (Ch. 8, 210)

Anticuerpo/antibody A protein that acts against a specific antigen (Ch. 24, 631)

Antígeno/antigen A substance that is capable of triggering an immune response (Ch. 24, 630)

Aparato reproductor/reproductive system The system of organs involved in producing offspring (Ch. 18, 468)

Apendicitis/appendicitis Inflammation of the appendix (Ch. 17, 450)

Apetito/appetite A desire, rather than a need, to eat (Ch. 5, 111)

Apoplejía/stroke A condition where an arterial blockage interrupts the flow of blood to the brain (Ch. 26, 678)

Arritmia/arrhythmia Irregular heartbeats (Ch. 26, 677)

Arterias/arteries Blood vessels that carry blood away from the heart (Ch. 16, 419)

Artritis/arthritis A group of more than 100 different diseases that cause pain and loss of movement in the joints (Ch. 26, 693)

Artritis reumatoide/rheumatoid arthritis A disease characterized by the debilitating destruction of the joints due to inflammation (Ch. 26, 694)

Asbesto/asbestos A fibrous mineral that has fireproof properties, once widely used as an insulator (Ch. 29, 769)

Asedio/stalking The repeated following, harassment, or threatening of an individual to frighten or cause him or her harm (Ch. 13, 349)

Asma/asthma An inflammatory condition in which the trachea, bronchi, and bronchioles become narrowed, causing difficulty in breathing (Ch. 16, 434; Ch. 26, 690)

Ataque sexual/sexual assault Any intentional sexual attack against another person (Ch. 13, 346)

Atención preventiva/preventive care Actions that prevent the onset of disease or injury (Ch. 3, 55)

Aterosclerosis/atherosclerosis The process in which plaques accumulate on artery walls (Ch. 26, 675)

Autocontrol/self-control A person's ability to use responsibility to override emotions (Ch. 12, 319)

Autonomía/autonomy The confidence that a person can control his or her own body, impulses, and environment (Ch. 19, 505)

Autosuperación/self-actualization The striving to become the best you can be (Ch. 7, 174)

B

Bacterias/bacteria Single-celled microorganisms (Ch. 24, 623)

Bajo peso/underweight A condition in which a person is less than the standard weight range for his or her height (Ch. 6, 147)

Beber sin control/binge drinking Drinking five or more alcoholic drinks at one sitting (Ch. 22, 571)

Benignos/benign Noncancerous (Ch. 26, 681)

Bienestar general/wellness An overall state of well-being, or total health (Ch. 1, 5)

Bilis/bile A yellow-green, bitter fluid important in the breakdown and absorption of fats (Ch. 17, 445)

Biodegradable/biodegradable Able to be broken down by microorganisms in the environment (Ch. 29, 772)

Biopsia/biopsy The removal of a small piece of tissue for examination (Ch. 26, 686)

Bronquios/bronchi The airways that connect the trachea and the lungs (Ch. 16, 431)

Bronquitis/bronchitis An inflammation of the bronchi caused by infection or exposure to irritants such as tobacco smoke or air pollution (Ch. 16, 433)

Brote de infección/emerging infection A communicable disease whose incidence in humans has increased within the past two decades or threatens to increase in the near future (Ch. 24, 640)

Buen estado físico/physical fitness The ability to carry out daily tasks easily and have enough reserve energy to respond to unexpected demands (Ch. 4, 74)

Bulimia nerviosa/bulimia nervosa A disorder in which some form of purging or clearing of the digestive tract follows cycles of overeating (Ch. 6, 154)

C

Cadena de supervivencia/chain of survival A sequence of actions that maximize the victim's chances of survival (Ch. 28, 742)

Cadena del accidente/accident chain A sequence of events that leads to an unintentional injury (Ch. 27, 706)

Calorías/calories Units of heat that measure the energy used by the body and the energy that foods supply to the body (Ch. 5, 110)

Camarilla/clique A small circle of friends, usually with similar backgrounds or tastes, who exclude people viewed as outsiders (Ch. 12, 304)

Cáncer/cancer Uncontrollable growth of abnormal cells (Ch. 26, 681)

Capacidad de recuperación/resiliency The ability to adapt effectively and recover from disappointment, difficulty, or crisis (Ch. 8, 214; Ch. 11, 285)

Capilares/capillaries Small vessels that carry blood between arterioles and small vessels called venules (Ch. 16, 419)

Carácter/character Those distinctive qualities that describe how a person thinks, feels, and behaves (Ch. 2, 37)

Características sexuales/sex characteristics The traits related to a person's gender (Ch. 20, 515)

Carcinógeno/carcinogen A cancer-causing substance (Ch. 21, 541; Ch. 26, 682)

Cartílago/cartilage A strong, flexible connective tissue (Ch. 15, 387)

Caspa/dandruff A condition that can occur if the scalp becomes too dry and dead skin cells are shed as sticky, white flakes (Ch. 14, 365)

Centro de crisis/crisis center A facility that handles emergencies and provides referrals to an individual needing help (Ch. 11, 291)

Centro de nacimientos/birthing center A facility in which females with low-risk pregnancies can deliver their babies in a homelike setting (Ch. 19, 492)

Centro para el control de envenenamiento/poison control center A 24-hour hot line that provides emergency medical advice on treating poisoning victims (Ch. 28, 755)

Cerebelo/cerebellum The second largest part of the brain (Ch. 15, 403)

Cerebro/cerebrum The largest and most complex part of the brain (Ch. 15, 402)

Choque/shock A failure of the cardiovascular system to keep an adequate supply of blood circulating to the vital organs of the body (Ch. 28, 747)

Ciclo de la violencia/cycle of violence Pattern of repeating violent or abusive behaviors from one generation to the next (Ch. 11, 289)

Ciclo de peso/weight cycling The repeated pattern of loss and regain of body weight (Ch. 6, 152)

Cistitis/cystitis An inflammation of the bladder (Ch. 17, 456)

Ciudadanía/citizenship The way you conduct yourself as a member of the community (Ch. 10, 249)

Clamidia/chlamydia A bacterial infection that affects the reproductive organs of both males and females (Ch. 25, 654)

Cognición/cognition The ability to reason and think out abstract solutions (Ch. 20, 516)

Comparación de compra/comparison shopping A method of judging the benefits of different products by comparing several factors, such as quality, features, and cost (Ch. 3, 50)

Composición corporal/body composition The ratio of body fat to lean body tissue, including muscle, bone, water, and connective tissue such as ligaments, cartilage, and tendons (Ch. 4, 81)

Compras electrónicas/online shopping Using the Internet to buy products and services (Ch. 3, 52)

Compromiso/commitment A promise or a pledge (Ch. 20, 524)

Comunicación interpersonal/interpersonal communication The exchange of thoughts, feelings, and beliefs between two or more people (Ch. 2, 28)

Comunicación/communication The ways in which you send messages to and receive messages from others (Ch. 10, 250)

Concentración de alcohol en la sangre (*BAC*)/blood alcohol concentration (BAC) The amount of alcohol in a person's blood expressed as a percentage (Ch. 22, 570)

Concusión/concussion A jarring injury to the brain that affects normal brain function (Ch. 28, 752)

Conductas arriesgadas/risk behaviors Actions that can potentially threaten your health or the health of others (Ch. 1, 17)

Conducto auditivo externo/external auditory canal A passageway about 1 inch long that leads to the remaining portion of the outer ear, the eardrum (Ch. 14, 376)

Conductor a la defensiva/defensive driver A driver who is aware of potential hazards and reacts to avoid them (Ch. 27, 722)

Confidencialidad/confidentiality Respecting the privacy of another and keeping details secret (Ch. 10, 267)

Conflicto/conflict Any disagreement, struggle, or fight (Ch. 10, 262)

Conflictos interpersonales/interpersonal conflict Disagreement between groups of any size, from two people to entire nations (Ch. 10, 262)

Congelación/frostbite A condition that results when body tissues become frozen (Ch. 4, 100)

Congénita/congenital A condition that is present at birth (Ch. 16, 425)

Conocimiento de la salud/health literacy A person's capacity to learn about and understand basic health information and services and use these resources to promote his or her health and wellness (Ch. 1, 8)

Consejería familiar/family counseling Therapy to restore healthy relationships in a family (Ch. 11, 294)

Conservación/conservation The protection and preservation of the environment by managing natural resources to prevent abuse, destruction, and neglect (Ch. 29, 777)

Consumidor de la salud/health consumer Anyone who purchases or uses health products or services (Ch. 3, 48)

Consumo ilícito de drogas/illicit drug use The use or sale of any substance that is illegal or otherwise not permitted (Ch. 23, 592)

Contaminación cruzada/cross-contamination The spreading of bacteria or other pathogens from one food to another (Ch. 5, 136)

Contaminación del aire/air pollution The contamination of the earth's atmosphere by substances that pose a health threat to living things (Ch. 29, 766)

Contaminación sonora/noise pollution Harmful and unwanted sound of sufficient intensity to damage hearing (Ch. 29, 770)

Cooperación/cooperation Working together for the good of all (Ch. 10, 250)

Cordón umbilical/umbilical cord A ropelike structure that connects the embryo and the mother's placenta (Ch. 19, 487)

Córnea/cornea A transparent tissue that bends and focuses light before it enters the lens (Ch. 14, 372)

Coroides/choroid A thin structure that lines the inside of the sclera (Ch. 14, 372)

Criterio propio/self-directed Able to make correct decisions about behavior when adults are not present to enforce rules (Ch. 20, 528)

Crítica constructiva/constructive criticism Nonhostile comments that point out problems and encourage improvement (Ch. 7, 183; Ch. 10, 260)

Cromosomas/chromosomes Threadlike structures found within the nucleus of a cell that carry the codes for inherited traits (Ch. 19, 499)

Cuello del útero/cervix The opening to the uterus (Ch. 18, 476)

Cuidado prenatal/prenatal care Steps that a pregnant female can take to provide for her own health and for the health of her baby (Ch. 19, 492)

Cultura/culture The collective beliefs, customs, and behaviors of a group (Ch. 1, 14)

Custodia/custody A legal decision about who has the right to make decisions affecting the children in a family and who has the responsibility of physically caring for them (Ch. 11, 281)

D

Decibel/decibel A unit used to express the relative intensity of loudness of sound (Ch. 29, 770)

Defensa personal/self-defense Any strategy for protecting oneself from harm (Ch. 13, 332)

Defensor del consumidor/consumer advocate People or groups whose sole purpose is to take on regional, national, and even international consumer issues (Ch. 3, 63)

Dependencia fisiológica/physiological dependence A condition in which the user has a chemical need for a drug (Ch. 23, 595)

Dependencia psicológica/psychological dependence Condition in which a person believes that a drug is needed in order to feel good or to function normally (Ch. 23, 595)

Depresión/depression A prolonged feeling of helplessness, hopelessness, and sadness (Ch. 8, 211)

Depresivos/depressants Drugs that tend to slow the central nervous system (Ch. 22, 563; Ch. 23, 606)

Dermis/dermis The thicker layer of the skin beneath the epidermis that is made up of connective tissue and contains blood vessels and nerves (Ch. 14, 360)

Desechos peligrosos/hazardous waste A substance that is explosive, corrosive, highly reactive, or toxic to humans or other life-forms (Ch. 29, 773)

Desfibrilador/defibrillator A device that delivers an electric shock to the heart to restore its normal rhythm (Ch. 28, 742)

Desforestación/deforestation Destruction of forests (Ch. 29, 774)

Desintoxicación/detoxification A process in which the body adjusts to functioning without alcohol (Ch. 22, 578)

Destrezas de la salud/health skills Specific tools and strategies that help you maintain, protect, and improve all aspects of your health (Ch. 2, 28)

Destrezas de negación/refusal skills Communication strategies that can help you say no when you are urged to take part in behaviors that are unsafe, unhealthful, or that go against your values (Ch. 2, 30; Ch. 12, 310)

Destrezas de tomar decisiones/decision-making skills Steps that enable you to make a healthful decision (Ch. 2, 33)

Destrezas para controlar el estrés/stress-management skills Skills that help an individual handle stress in a healthful, effective way (Ch. 8, 208)

Diabetes/diabetes A chronic disease that affects the way body cells convert food into energy (Ch. 26, 691)

Diafragma/diaphragm The muscle that separates the chest from the abdominal cavity (Ch. 16, 429)

Dietas de moda/fad diets Weight-loss plans that are popular for only a short time (Ch. 6, 151)

Digestión/digestion The mechanical and chemical breakdown of foods for use by the body's cells (Ch. 17, 442)

Discapacidad/disability Any physical or mental impairment that limits normal activities, including seeing, hearing, walking, or speaking (Ch. 26, 695)

Distensión/strain A condition resulting from damaging a muscle or tendon (Ch. 4, 102)

Divorcio/divorce A legal end to a marriage contract (Ch. 11, 281)

Droga adictiva/addictive drug A substance that causes physiological or psychological dependence (Ch. 21, 540)

Drogas/drugs Substances other than food that change the structure or function of the body or mind (Ch. 23, 586)

Drogas de club/club drugs Drugs associated with concerts, dance clubs, and all-night parties called raves (Ch. 23, 606)

Drogas de diseño/designer drugs Synthetic substances meant to imitate the effects of hallucinogens and other dangerous drugs (Ch. 23, 610)

Drogas ilegales/illegal drugs Chemical substances that people of any age may not lawfully manufacture, possess, buy, or sell (Ch. 23, 592)

Drogas psicoactivas/psychoactive drugs Chemicals that affect the central nervous system and alter activity in the brain (Ch. 23, 603)

E

Educación sobre la salud/health education The providing of accurate health information to help people make healthy choices (Ch. 1, 7)

Efecto sinérgico/synergistic effect Interaction of two or more medicines that results in a greater effect than when the medicines are taken alone (Ch. 23, 589)

Efectos colaterales/side effects Reactions to medicine other than the one intended (Ch. 23, 589)

EIA/EIA A test that screens for the presence of HIV antibodies in the blood (Ch. 25, 663)

Ejercicio aeróbico/aerobic exercise Any activity that uses large muscle groups, is rhythmic in nature, and can be maintained continuously for at least 10 minutes three times a day or for 20 to 30 minutes at one time (Ch. 4, 83)

Ejercicio anaeróbico/anaerobic exercise Intense short bursts of activity in which the muscles work so hard that they produce energy without using oxygen (Ch. 4, 84)

Ejercicio de entrenamiento/workout The part of an exercise program when the activity is performed at its highest peak (Ch. 4, 90)

Ejercicio/exercise Purposeful physical activity that is planned, structured, and repetitive and that improves or maintains personal fitness (Ch. 4, 81)

Electrolitos/electrolytes Minerals that help maintain the body's fluid balance (Ch. 6, 158)

Eliminación/elimination The expulsion of undigested food or body wastes (Ch. 17, 442)

Embriaguez/intoxication The state in which the body is poisoned by alcohol or another substance and the person's physical and mental control is significantly reduced (Ch. 22, 563)

Embrión/embryo The cluster of cells that develop between the third and eighth weeks of pregnancy (Ch. 19, 486)

Emociones/emotions Signals that tell your mind and body how to react (Ch. 7, 184)

Empatía/empathy The ability to imagine and understand how someone else feels (Ch. 7, 186)

Enajenación mental/alienation Feeling isolated and separated from everyone else (Ch. 9, 230)

Enamoramiento/infatuation Exaggerated feelings of passion for another person (Ch. 12, 313)

Enfermedad autoinmunológica/autoimmune disease A condition in which the immune system mistakenly attacks itself, targeting the cells, tissues, and organs of a person's own body (Ch. 26, 691)

Enfermedad cardiovascular (ECV)/cardiovascular disease (CVD) A disease that affects the heart or blood vessels (Ch. 26, 674)

Enfermedad contagiosa/communicable disease A disease that is spread from one living thing to another or through the environment (Ch. 24, 622)

Enfermedad de Hodgkin/Hodgkin's disease A type of cancer that affects the lymph tissue (Ch. 16, 427)

Enfermedad no contagiosa/noncommunicable disease A disease that is not transmitted by another person, a vector, or from the environment (Ch. 26, 674)

Enfermedad periodontal/periodontal disease An inflammation of the periodontal structures (Ch. 14, 370)

Enfermedad producida por los alimentos/foodborne illness Food poisoning (Ch. 5, 134)

Enfermedades de transmisión sexual (ETS)/sexually transmitted diseases (STDs) Infectious diseases spread from person to person through sexual contact (Ch. 12, 318; Ch. 25, 648)

Enfisema/emphysema A disease that progressively destroys the walls of the alveoli (Ch. 16, 435)

Epidemias/epidemics Occurrences of diseases in which many people in the same place at the same time are affected (Ch. 25, 648)

Epidemiología/epidemiology The scientific study of patterns of disease in a population (Ch. 3, 65)

Epidermis/epidermis The outer, thinner layer of the skin that is composed of living and dead cells (Ch. 14, 360)

Epilepsia/epilepsy A disorder of the nervous system that is characterized by recurrent seizures—sudden episodes of uncontrolled electrical activity in the brain (Ch. 15, 409)

Equipo de supervivencia para emergencias/emergency survival kit A group of items that can be used for a short time until an emergency situation has stabilized (Ch. 27, 726)

Esclerótica/sclera The white part of the eye (Ch. 14, 372)

Escoliosis/scoliosis An abnormal lateral, or side-to-side, curvature of the spine (Ch. 15, 391; Ch. 19, 507)

Escroto/scrotum An external skin sac that extends outside the body and contains the testes (Ch. 18, 469)

Escuchar activamente/active listening Paying close attention to what someone is saying and communicating (Ch. 10, 256)

Esfuerzo excesivo/overexertion Overworking the body (Ch. 4, 99)

Esguince muscular/sprain An injury to the ligament surrounding a joint (Ch. 4, 102)

Espasmo muscular/muscle cramp A spasm or sudden tightening of a muscle (Ch. 4, 102)

Espasmos inducidos por el calor/heat cramps Muscle spasms that result from a loss of large amounts of salt and water through perspiration (Ch. 4, 99)

Especialistas/specialist Medical doctor trained to handle particular kinds of patients or medical conditions (Ch. 3, 54)

Especificidad/specificity Particular exercises and activities that improve particular areas of health-related fitness (Ch. 4, 90)

Espermatozoides/sperm Male reproductive cells (Ch. 18, 468)

Esqueleto apendicular/appendicular skeleton The 126 bones of the upper and lower limbs, shoulders, and hips (Ch. 15, 387)

Esqueleto axial/axial skeleton The 80 bones of the skull, spine, ribs, vertebrae, and sternum, or breastbone (Ch. 15, 387)

Estereotipo/stereotype An exaggerated and over-simplified belief about an entire group of people, such as an ethnic or religious group, or a gender (Ch. 12, 305)

Esterilidad/sterility The inability to reproduce (Ch. 18, 472)

Esteroides anabólicos-androgénicos/anabolic-androgenic steroids Synthetic substances similar to the male hormone testosterone (Ch. 4, 94; Ch. 23, 601)

Estilo de vida sedentario/sedentary lifestyle A way of life that involves little physical activity (Ch. 4, 77)

Estimulantes/stimulant A drug that increases the action of the central nervous system, the heart, and other organs (Ch. 21, 541; Ch. 23, 605)

Estrés/stress The reaction of the body and mind to everyday challenges and demands (Ch. 8, 198)

Estrés crónico/chronic stress Stress associated with long-term problems that are beyond a person's control (Ch. 8, 204)

Etanol/ethanol The type of alcohol in alcoholic beverages (Ch. 22, 562)

Etapa asintomática/asymptomatic stage A period of time during which a person infected with HIV has no symptoms (Ch. 25, 662)

Etapa sintomática/symptomatic stage The stage in which a person infected with HIV has symptoms as a result of a severe drop in immune cells (Ch. 25, 663)

Euforia/euphoria A feeling of intense well-being or elation (Ch. 23, 605)

Exámen médico/health screening A search or check for diseases or disorders that an individual would otherwise not have knowledge of or seek help for (Ch. 4, 95)

Expansión urbana/urban sprawl The spreading of city development (houses, shopping centers, businesses, and schools) onto undeveloped land (Ch. 29, 774)

Extensor/extensor The muscle that opens a joint (Ch. 15, 395)

Extintor de incendios/fire extinguisher A portable device that puts out small fires by ejecting fire-extinguishing chemicals (Ch. 27, 708)

F

F.I.T.T./F.I.T.T. Frequency, intensity, time/duration, and type of activity (Ch. 4, 90)

Factor estresante/stressor Anything that causes stress (Ch. 8, 199)

Factores protectores/protective factors Conditions that shield individuals from the negative consequences of exposure to risk (Ch. 8, 216)

Fagocito/phagocyte A white blood cell that attacks invading pathogens (Ch. 24, 629)

Familia/family The basic unit of society (Ch. 11, 274)

Familia extensa/extended family Your immediate family and other relatives such as grandparents, aunts, uncles, and cousins (Ch. 11, 277)

Faringe/pharynx Throat (Ch. 16, 431)

Fecundación/fertilization Union of a male sperm cell and a female egg cell (Ch. 19, 486)

Fermentación/fermentation The chemical action of yeast on sugars (Ch. 22, 562)

Feto/fetus Developing embryo in the uterus (Ch. 19, 486)

Fibra/fiber An indigestible complex carbohydrate (Ch. 5, 115)

Firme/assertive Standing up for your rights and beliefs in firm but positive ways (Ch. 12, 310; Ch. 13, 332)

Flexibilidad/flexibility The ability to move a body part through a full range of motion (Ch. 4, 81)

Flexor/flexor The muscle that closes a joint (Ch. 15, 395)

Folículo piloso/hair follicle A structure that surrounds the root of a hair (Ch. 14, 365)

Fortaleza muscular/muscular strength The amount of force a muscle can exert (Ch. 4, 80)

Fractura/fracture A break in the bone (Ch. 28, 750)

Fraude/fraud Deliberate deceit or trickery (Ch. 3, 61)

Fraude de productos de la salud/health fraud Sale of worthless products or services claimed to prevent diseases or cure other health problems (Ch. 3, 61)

G

Gametos/gametes Reproductive cells (Ch. 20, 515)

Garantía/warranty A company's or a store's written agreement to repair a product or refund your money should the product not function properly (Ch. 3, 50)

Genes/genes The basic units of heredity (Ch. 19, 499)

Genoterapia/gene therapy The process of inserting normal genes into human cells to correct genetic disorders (Ch. 19, 503)

Gente Saludable 2010/Healthy People 2010 A nationwide health promotion and disease prevention plan designed to serve as a guide for improving the health of all people in the United States (Ch. 1, 7)

Glándula lagrimal/lacrimal gland The gland that secretes tears into ducts that empty into the eye (Ch. 14, 371)

Glándula pituitaria/pituitary gland Regulates and controls the activities of all other endocrine glands (Ch. 18, 465)

Glándula tiroides/thyroid gland Produces hormones that regulate metabolism, body heat, and bone growth (Ch. 18, 465)

Glándulas endocrinas/endocrine glands Ductless—or tubeless—organs or group of cells that secrete hormones directly into the bloodstream (Ch. 18, 464)

Glándulas paratiroideas/parathyroid glands Glands that produce a hormone that regulates the body's calcium and phosphorus balance (Ch. 18, 465)

Glándulas sebáceas/sebaceous glands Structures within the skin that produce an oily secretion called sebum (Ch. 14, 361)

Glándulas sudoríparas/sweat glands Structures within the dermis that secrete perspiration through ducts to pores on the skin's surface (Ch. 14, 361)

Glándulas suprarrenales/adrenal glands Glands that help the body recover from stress and respond to emergencies (Ch. 18, 466)

Gónadas/gonads The ovaries and testes (Ch. 18, 466)

Gonorrea/gonorrhea A bacterial STD that usually affects mucous membranes (Ch. 25, 655)

Guardar luto/mourning The act of showing sorrow or grief (Ch. 9, 240)

Guías alimenticias para los estadounidenses/ Dietary Guidelines for Americans A set of recommendations for healthful eating and active living (Ch. 5, 122)

—————————— **H** ——————————

Hambre/hunger A natural physical drive that protects you from starvation (Ch. 5, 111)

Hemodiálisis/hemodialysis A technique in which an artificial kidney machine removes waste products from the blood (Ch. 17, 457)

Hemoglobina/hemoglobin The oxygen-carrying protein in blood (Ch. 16, 418)

Herencia/heredity All the traits that are biologically passed from parents to their children (Ch. 1, 12; Ch. 19, 498)

Hermanos/sibling A brother or sister (Ch. 11, 278)

Hernia/hernia When an organ or tissue protrudes through an area of weak muscle (Ch. 15, 398)

Hernia hiatal/hiatal hernia A condition in which part of the stomach pushes through an opening in the diaphragm (Ch. 17, 448)

Herpes genital (VHS)/genital herpes An STD caused by the herpes simplex virus (HSV) (Ch. 25, 654)

Hidratación/hydration Taking in fluids so that the body functions properly (Ch. 4, 94)

Hidratos de carbono/carbohydrates The starches and sugars present in foods (Ch. 5, 114)

Hipertensión/hypertension High blood pressure (Ch. 26, 675)

Hipotermia/hypothermia A condition in which body temperature becomes dangerously low (Ch. 4, 101; Ch. 27, 715)

Histaminas/histamines Chemicals that can stimulate mucous and fluid production in an area (Ch. 26, 689)

Historial clínico/medical history Complete and comprehensive information about your immunizations and any health problems you have had to date (Ch. 3, 58)

Hogar de cuidados/foster care A temporary arrangement in which a child is placed under the guidance and supervision of a family or an adult who is not related to the child by birth (Ch. 11, 292)

Homicidio/homicide The willful killing of one human being by another (Ch. 13, 344)

Horario límite/curfew A set time at which you must be home at night (Ch. 12, 317)

Hormonas/hormones Chemical substances that are produced in glands and help regulate many of your body's functions (Ch. 7, 185; Ch. 18, 464; Ch. 20, 514)

Hostigamiento/harassment Persistently annoying others (Ch. 12, 308)

Hostilidad/hostility The intentional use of unfriendly or offensive behavior (Ch. 7, 187)

Huesecillos auditivos/auditory ossicles Three small bones linked together that connect the eardrum to the inner ear (Ch. 14, 377)

Humo de tabaco ambiental (HTA)/environmental tobacco smoke (ETS) Air that has been contaminated by tobacco smoke (Ch. 21, 551)

Humo directo/mainstream smoke The smoke exhaled from the lungs of a smoker (Ch. 21, 551)

Humo lateral/sidestream smoke The smoke from the burning end of a cigarette, pipe, or cigar (Ch. 21, 551)

Huracán/hurricane A powerful storm that originates at sea, characterized by winds of at least 74 miles per hour, heavy rains, flooding, and sometimes tornadoes (Ch. 27, 727)

—————————— **I** ——————————

Ictericia/jaundice A yellowing of the skin and eyes (Ch. 24, 638)

Identidad personal/personal identity Your sense of yourself as a unique individual (Ch. 7, 178)

Imagen corporal/body image The way you see your body (Ch. 6, 144)

Implantación/implantation The attachment of the zygote to the uterine wall (Ch. 19, 486)

Inconsciencia/unconsciousness A condition in which a person is not alert and aware of his or her surroundings (Ch. 28, 751)

Índice de la Calidad del Aire AQI)/Air Quality Index (AQI) An index for reporting daily air quality (Ch. 29, 768)

Índice de Masa Corporal (IMC)/Body Mass Index (BMI) A ratio that allows you to assess your body size in relation to your height and weight (Ch. 6, 145)

Indigestión/indigestion A feeling of discomfort in the upper abdomen (Ch. 17, 448)

Infección/infection A condition that occurs when pathogens enter the body, multiply, and damage body cells (Ch. 24, 622)

Infección oportunista/opportunistic infection An infection that occurs in an individual who does not have a healthy immune system (Ch. 25, 659)

Infecciones de transmisión sexual (ITS)/sexually transmitted infections (STIs) Infectious diseases spread from person to person through sexual contact (Ch. 25, 648)

Infecundidad/infertility The inability to conceive a child (Ch. 18, 478)

Inhalantes/inhalants Substances whose fumes are sniffed and inhaled to achieve a mind-altering effect (Ch. 23, 600)

Inmunidad/immunity The state of being protected against a particular disease (Ch. 24, 630)

Inmunidad activa/active immunity Immunity your body develops to protect you from disease (Ch. 24, 631)

Inmunidad pasiva/passive immunity Temporary immunity received from another person or from antibodies (Ch. 24, 631)

Insolación/heatstroke A condition in which the body loses the ability to rid itself of excessive heat through perspiration (Ch. 4, 99)

Integridad/integrity A firm adherence to a moral code (Ch. 20, 532)

Interacción aditiva/additive interaction Medicines working together in a positive way (Ch. 23, 589)

Interacción antagonista/antagonistic interaction Occurs when the effect of one medicine is canceled or reduced when taken with another medicine (Ch. 23, 589)

Intimidación/bullying The act of seeking power or attention through the psychological, emotional, or physical abuse of another person (Ch. 13, 336)

Intimidad emocional/emotional intimacy Ability to experience a caring, loving relationship with another person with whom you can share your innermost feelings (Ch. 20, 523)

Intolerancia a los alimentos/food intolerance A negative reaction to a food or part of food caused by a metabolic problem, such as the inability to digest parts of certain foods or food components (Ch. 5, 134)

Intoxicación por alcohol/alcohol poisoning A severe and potentially fatal physical reaction to an alcohol overdose (Ch. 22, 571)

Inundación repentina/flash flood A flood with great volume and of short duration that is usually caused by heavy rainfall (Ch. 27, 727)

J

Jerarquía de necesidades/hierarchy of needs A ranked list of those needs essential to human growth and development, presented in ascending order starting with basic needs and building toward the need for reaching your highest potential (Ch. 7, 172)

Jugos gástricos/gastric juices Secretions from the stomach lining that contain hydrochloric acid and pepsin, an enzyme that digests protein (Ch. 17, 444)

L

Laberinto/labyrinth The inner ear (Ch. 14, 377)

Laringe/larynx Voice box (Ch. 16, 431)

Lenguaje corporal/body language Nonverbal communication through gestures, facial expressions, behaviors, and posture (Ch. 10, 258; Ch. 13, 332)

Lesión involuntaria/unintentional injury An injury resulting from an unexpected event, or accident (Ch. 27, 706)

Lesión por movimiento repetitivo/repetitive motion injury Damage to tissues caused by prolonged, repeated movements (Ch. 15, 393)

Leucemia/leukemia A form of cancer in which any one of the different types of white blood cells is produced excessively and abnormally (Ch. 16, 426)

Leucoplasia/leukoplakia Thickened, white, leathery-looking spots on the inside of the mouth that can develop into oral cancer (Ch. 21, 542)

Ley de los americanos con discapacidades/ Americans with Disabilities Act A law prohibiting discrimination against people with physical or mental disabilities in the workplace, transportation, public accommodations, and telecommunications (Ch. 26, 699)

Licencia de conducir gradual/graduated driver's license A licensing program that gradually increases a new driver's driving privileges over time as experience and skill are gained (Ch. 27, 720)

Ligamento/ligament A band of fibrous, slightly elastic connective tissue that attaches bone to bone (Ch. 15, 389)

Linfa/lymph The clear fluid that fills the spaces around body cells (Ch. 16, 421)

Linfocitos/lymphocytes Specialized white blood cells that provide the body with immunity (Ch. 16, 421; Ch. 24, 630)

Lípido/lipid A fatty substance that does not dissolve in water (Ch. 5, 117)

M

Madurez emocional/emotional maturity State at which the mental and emotional capabilities of an individual are fully developed (Ch. 20, 520)

Madurez física/physical maturity State at which the physical body and all its organs are fully developed (Ch. 20, 520)

Malignos/malignant Cancerous (Ch. 26, 681)

Manejo del estrés/stress management Ways to deal with or overcome the negative effects of stress (Ch. 2, 31)

Manipulación/manipulation An indirect, dishonest way to control or influence others (Ch. 12, 308)

Marihuana/marijuana Plant whose leaves, buds, and flowers are usually smoked for their intoxicating effects (Ch. 23, 598)

Masticación/mastication The process of chewing (Ch. 17, 443)

Mecanismos de defensa/defense mechanisms
Mental processes that protect individuals from strong or stressful emotions and situations (Ch. 7, 189)

Mediación entre pares/peer mediation A process in which trained students help other students find fair ways to resolve conflict and settle their differences (Ch. 13, 339)

Mediación/mediation A process in which specially trained people help others resolve their conflicts peacefully (Ch. 10, 267)

Mediador/mediator A person who helps others resolve issues to the satisfaction of both parties (Ch. 11, 294)

Medicinas/medicines Drugs that are used to treat or prevent diseases or other conditions (Ch. 23, 586)

Medicinas con receta/prescription medicine Medicines that cannot be used without the written approval of a licensed physician (Ch. 23, 590)

Medicinas de venta libre/over-the-counter (OTC) medicines Medicines that you can buy without a prescription (Ch. 23, 590)

Médico de atención primaria/primary care physician Medical doctor who provides physical checkups and general care (Ch. 3, 54)

Medio ambiente/environment The sum of your surroundings (Ch. 1, 13)

Medios de difusión/media The various methods of communicating information (Ch. 1, 15; Ch. 3, 49)

Megadosis/megadose Very large amount of a dietary supplement (Ch. 6, 161)

Melanina/melanin A pigment that gives the skin, hair, and iris of the eyes their color (Ch. 14, 361)

Melanoma/melanoma The most serious form of skin cancer (Ch. 14, 364)

Menopausia/menopause The end of the reproductive years for a female (Ch. 18, 476)

Mensaje tipo "yo"/"I" message A statement in which a person describes how he or she feels by using the pronoun "I" (Ch.10, 256)

Menstruación/menstruation Shedding of the uterine lining (Ch. 18, 476)

Meta a corto plazo/short-term goal A goal that you can reach in a short length of time (Ch. 2, 35)

Meta a largo plazo/long-term goal A goal that you plan to reach over an extended period of time (Ch. 2, 35)

Meta/goal Something you aim for that takes planning and work (Ch. 2, 34)

Metabolismo/metabolism The process by which the body breaks down substances and gets energy from food (Ch. 4, 78; Ch. 22, 569)

Metástasis/metastasis Spread of cancer from the point where it originated to other parts of the body (Ch. 26, 681)

Minerales/minerals Substances that the body cannot manufacture but that are needed for forming healthy bones and teeth and for regulating many vital body processes (Ch. 5, 120)

Modelar/modeling Observing and learning from the behaviors of those around you (Ch. 7, 175)

Modelo de conducta/role model Someone whose success or behavior serves as an example for others (Ch. 2, 40)

Monóxido de carbono/carbon monoxide A colorless, odorless, and poisonous gas (Ch. 21, 541)

Mortinato/stillbirth A dead fetus expelled from the body after the twentieth week of pregnancy (Ch. 19, 496)

Músculo cardiaco/cardiac muscle A type of striated muscle that forms the wall of the heart (Ch. 15, 395)

Músculos esqueléticos/skeletal muscles Muscles that are attached to bone and cause body movements (Ch. 15, 395)

Músculos lisos/smooth muscles Muscles that act on the lining of passageways and internal organs (Ch. 15, 395)

N

Narcóticos/narcotics Specific drugs derived from the opium plant that are obtainable only by prescription and are used to relieve pain (Ch. 23, 608)

Nefronas/nephrons The functional units of the kidneys (Ch. 17, 454)

Negligencia/neglect Failure to provide for a child's physical or emotional needs (Ch. 11, 288)

Negligencia profesional/malpractice Failure by a health professional to meet accepted standards (Ch. 3, 61)

Negociación/negotiation The use of communication and often compromise to settle a disagreement (Ch. 10, 266)

Neumonía/pneumonia An inflammation of the lungs commonly caused by a bacterial or viral infection (Ch. 16, 433; Ch. 24, 636)

Neuronas/neurons Nerve cells (Ch. 15, 400)

Nicotina/nicotine The addictive drug found in tobacco leaves (Ch. 21, 541)

Nutrición/nutrition The process by which the body takes in and uses food (Ch. 5, 110)

Nutrientes/nutrients Substances in food that your body needs to grow, to repair itself, and to supply you with energy (Ch. 5, 110)

O

Obesidad/obesity Having an excess amount of body fat (Ch. 6, 146) or her health and wellness (Ch. 1, 8)

Orina/urine Liquid waste material (Ch. 17, 453)

Osificación/ossification The process by which bone is formed, renewed, and repaired (Ch. 15, 387)

Osteoartritis/osteoarthritis A disease of the joints in which cartilage breaks down (Ch. 26, 693)

Osteosporosis/osteoporosis A condition in which there is the progressive loss of bone tissue (Ch. 4, 78; Ch. 15, 391)

Ovarios/ovaries The female sex glands that store the ova and produce female sex hormones (Ch. 18, 474)

Ovulación/ovulation The process of releasing a mature ovum into the fallopian tube each month (Ch. 18, 474)

Óvulos/ova Female reproductive cells (Ch. 18, 474)

P

Páncreas/pancreas Gland that serves two systems—the digestive and the endocrine systems (Ch. 18, 465)

Pandemia/pandemic A global outbreak of infectious disease (Ch. 25, 665)

Pandilla/gang A group of people who associate with one another to take part in criminal activity (Ch. 13, 337)

Papilomavirus humano (PVH)/human papillomavirus (HPV) A virus that can cause genital warts or asymptomatic infection (Ch. 25, 652)

Parálisis cerebral infantil/cerebral palsy A group of nonprogressive neurological disorders that are the result of damage to the brain before, during, or just after birth or in early childhood (Ch. 15, 409)

Paranoia/paranoia Irrational suspiciousness or distrust of others (Ch. 23, 600)

Pares/peers People of similar age who share similar interests (Ch. 1, 13; Ch. 12, 302)

Pares mediadores/peer mediators Students trained to help other students find fair resolutions to conflicts and disagreements (Ch. 10, 267)

Parto/labor The final stage of pregnancy in which the uterus contracts and pushes the baby out of the mother's body (Ch. 19, 490)

Pasivo/passive A tendency to give up, give in, or back down without standing up for rights and needs (Ch. 12, 312)

Pasteurización/pasteurization The process of treating a substance with heat to destroy or slow the growth of pathogens (Ch. 5, 135)

Pene/penis A tube-shaped organ that extends from the trunk of the body just above the testes (Ch. 18, 469)

Percepción/perception The act of becoming aware through the senses (Ch. 8, 198)

Periodonto/periodontium The area immediately around the teeth (Ch. 14, 367)

Peristalsis/peristalsis A series of involuntary muscle contractions that move food through the digestive tract (Ch. 17, 443)

Personalidad/personality A complex set of characteristics that makes you unique (Ch. 7, 175)

Pirámide Nutricional/Food Guide Pyramid A guide for making healthful daily food choices (Ch. 5, 123)

Placa bacteriana/plaque A sticky, colorless film that acts on sugar to form acids that destroy tooth enamel and irritate gums (Ch. 14, 368)

Placenta/placenta A thick, blood-rich tissue that lines the walls of the uterus during pregnancy and nourishes the embryo (Ch. 19, 487)

Plan de acción/action plan A multistep strategy to identify and achieve your goals (Ch. 2, 36)

Plaquetas/platelets Cells that prevent the body's loss of blood (Ch. 16, 420)

Plasma/plasma The fluid in which other parts of the blood are suspended (Ch. 16, 418)

Pleuresía/pleurisy An inflammation of the lining of the lungs and chest cavity (Ch. 16, 433)

Precalentamiento/warm-up An activity that prepares the muscles for work (Ch. 4, 90)

Precauciones universales/universal precautions Actions taken to prevent the spread of disease by treating all blood and other body fluids as if they contained pathogens (Ch. 28, 737)

Preciclaje/precycling Reducing waste before it is generated (Ch. 29, 779)

Prejuicio/prejudice An unfair opinion or judgment of a particular group of people (Ch. 10, 260; Ch. 13, 342)

Presión arterial/blood pressure A measure of the amount of force that the blood places on the walls of blood vessels, particularly large arteries, as it is pumped through the body (Ch. 16, 424)

Presión de pares/peer pressure The influence that people your age may have on you (Ch. 12, 307)

Prevención/prevention Practicing health and safety habits to remain free of disease and injury (Ch. 1, 6)

Primeros auxilios/first aid The immediate, temporary care given to an ill or injured person until professional medical care can be provided (Ch. 28, 736)

Prioridades/priorities Those goals, tasks, and activities that you judge to be more important than others (Ch. 12, 319)

Programa de entrenamiento/training program A program of formalized physical preparation for involvement in a sport or another physical activity (Ch. 4, 93)

Progresión/progression The gradual increase in overload necessary to achieve higher levels of fitness (Ch. 4, 90)

Promoción/advocacy Taking action to influence others to address a health-related concern or to support a health-related belief (Ch. 2, 32)

Proteínas/proteins Nutrients that help build and maintain body cells and tissues (Ch. 5, 116)

Psicoterapia/psychotherapy An ongoing dialogue between a patient and a mental health professional (Ch. 9, 237)

Pubertad/puberty The time when a person begins to develop certain traits of adults of his or her own gender (Ch. 20, 514)

Publicidad/advertising A written or spoken media message designed to interest consumers in purchasing a product or service (Ch. 3, 49)

Pulpa/pulp The tissue that contains the blood vessels and nerves of a tooth (Ch. 14, 368)

Q

Quimo/chyme A creamy, fluid mixture of food and gastric juices (Ch. 17, 444)

R

Radón/radon An odorless, radioactive gas (Ch. 29, 769)

Reciclaje/recycling The processing of waste materials so that they can be used again in some form (Ch. 29, 779)

Recuperación/cool-down An activity that prepares the muscles to return to a resting state (Ch. 4, 91)

Recuperación/recovery The process of learning to live an alcohol-free life (Ch. 22, 578)

Reflejo/reflex A spontaneous response of the body to a stimulus (Ch. 15, 404)

Rehidratación/rehydration Restoring lost body fluids (Ch. 6, 158)

Relación/relationship A bond or connection you have with other people (Ch. 10, 248)

Remisión/remission A period of time when symptoms disappear (Ch. 26, 687)

Resistencia cardiorrespiratoria/cardiorespiratory endurance The ability of the heart, lungs, and blood vessels to use and send fuel and oxygen to the body's tissues during long periods of moderate-to-vigorous activity (Ch. 4, 80)

Resistencia muscular/muscular endurance The ability of the muscles to perform physical tasks over a period of time without becoming fatigued (Ch. 4, 80)

Resolución de conflictos/conflict resolution The process of ending a conflict through cooperation and problem solving (Ch. 2, 30; Ch. 10, 264)

Respiración celular/respiration The exchange of gases between the body and the environment (Ch. 16, 428)

Respuesta a la aflicción/grief response An individual's total response to a major loss (Ch. 9, 239)

Respuesta de relajación/relaxation response A state of calm that can be reached if one or more relaxation techniques are practiced regularly (Ch. 8, 209)

Respuesta inflamatoria/inflammatory response A reaction to tissue damage caused by injury or infection (Ch. 24, 628)

Respuesta psicosomática/psychosomatic response A physical reaction that results from stress rather than from an injury or illness (Ch. 8, 202)

Resucitación cardiopulmonar (*CPR*)/cardiopulmonary resuscitation (CPR) A life-saving first-aid procedure that combines rescue breaths with chest compressions, supplying oxygen to the body until normal body functions can resume (Ch. 28, 743)

Retina/retina The light-sensitive membrane on which images are cast by the cornea (Ch. 14, 372)

Retraso mental/mental retardation The below-average intellectual ability present from birth or early childhood and associated with difficulties in learning and social adaptation (Ch. 26, 697)

Riesgos acumulativos/cumulative risks Related risks that increase in effect with each added risk (Ch. 1, 19)

Ritmo cardiaco en descanso/resting heart rate The number of times your heart beats in one minute when you are not active (Ch. 4, 92)

Rol/role A part you play in a relationship (Ch. 10, 250)

Rondas contra las drogas/drug watches Organized community efforts by neighborhood residents to patrol, monitor, report, and otherwise try to stop drug deals and drug abuse (Ch. 23, 612)

S

Saco amniótico/amniotic sac A thin, fluid-filled membrane that surrounds and protects the developing embryo (Ch. 19, 487)

Salud/health The combination of physical, mental/emotional, and social well-being (Ch. 1, 4)

Salud mental/emocional/mental/emotional health The ability to accept yourself and others, adapt to and manage emotions, and deal with the demands and challenges you meet in life (Ch. 7, 170)

Salud pública/public health A community-wide effort to monitor and promote the welfare of the population (Ch. 3, 64)

Sarro/tartar The hard, crustlike substance formed when plaque hardens (Ch. 14, 370)

Seguridad vehicular/vehicular safety Obeying the rules of the road, as well as exercising common sense and good judgment (Ch. 27, 719)

Seguro de salud/health insurance A plan in which private companies or government programs pay for part or all of a person's medical costs (Ch. 3, 57)

Semen/semen A thick fluid containing sperm and other secretions from the male reproductive system (Ch. 18, 469)

Separación/separation A decision between married individuals to live apart from each other (Ch. 11, 281)

Sífilis/syphilis An STD that attacks many parts of the body and is caused by a small bacterium called a spirochete (Ch. 25, 655)

Síndrome de abstinencia/withdrawal A condition that occurs when a person stops using a medicine on which he or she has a chemical dependency (Ch 23. 589)

Síndrome de abstinencia de nicotina/nicotine withdrawal The process that occurs in the body when nicotine, an addictive drug, is no longer used (Ch. 21, 548)

Síndrome de alcoholismo fetal (SAF)/fetal alcohol syndrome (FAS) A group of alcohol-related birth defects that includes both physical and mental problems (Ch. 19, 494; Ch. 22, 576)

Síndrome de inmunodeficiencia adquirida (SIDA)/acquired immune deficiency syndrome (AIDS) A disease in which the immune system of the patient is weakened (Ch. 25, 658)

Síndrome del nido vacío/empty-nest syndrome Feelings of sadness or loneliness that accompany children's leaving home and entering adulthood (Ch. 20, 531)

Sinusitis/sinusitis Inflammation of the tissues that line the sinuses (Ch. 16, 435)

Sistema de atención médica/health care system All the medical care available to a nation's people, the way they receive care, and the method of payment (Ch. 3, 54)

Sistema inmunológico/immune system A network of cells, tissues, organs, and chemicals that fights pathogens (Ch. 24, 627)

Smog/smog A yellow-brown haze that forms when sunlight reacts with air pollution (Ch. 29, 767)

Sobrecarga/overload Working the body harder than it is normally worked (Ch. 4, 90)

Sobredosis/overdose A strong, sometimes fatal reaction to taking a large amount of a drug (Ch. 23, 594)

Sobrellevar/coping Dealing successfully with difficult changes in your life (Ch. 9, 239)

Sobrepeso/overweight A condition in which a person is heavier than the standard weight range for his or her height (Ch. 6, 146)

Sobriedad/sobriety Living without alcohol (Ch. 22, 578)

Sordera profunda/profound deafness A hearing loss so severe that a person affected cannot benefit from mechanical amplification, such as a hearing aid (Ch. 26, 696)

Suicidio/suicide The act of intentionally taking one's own life (Ch. 9, 230)

Suicidios en masa/cluster suicides A series of suicides occurring within a short period of time and involving several people in the same school or community (Ch. 9, 233)

Suplemento dietético/dietary supplement A non-food form of one or more nutrients (Ch. 6, 161)

Suplemento herbáceo/herbal supplement A chemical substance from plants that may be sold as a dietary supplement (Ch. 6, 161)

Supresión/suppression Holding back or restraining (Ch. 7, 189)

Sustituto de nicotina/nicotine substitute A product that delivers small amounts of nicotine into the user's system while he or she is trying to give up the tobacco habit (Ch. 21, 549)

T

Tabaco que no se fuma/smokeless tobacco Tobacco that is sniffed through the nose, held in the mouth, or chewed (Ch. 21, 542)

Tarea del desarrollo/developmental task An event that needs to happen in order for a person to continue growing toward becoming a healthy, mature adult (Ch. 19, 504)

Tendinitis/tendonitis The inflammation of a tendon (Ch. 15, 398)

Tendón/tendon A fibrous cord that attaches muscle to the bone (Ch. 15, 389)

Terapia biomédica/biomedical therapy The use of certain medications to treat or reduce the symptoms of a mental disorder (Ch. 9, 237)

Terapia cognitiva/cognitive therapy A treatment method designed to identify and correct distorted thinking patterns that can lead to feelings and behaviors that may be troublesome, self-defeating, or self-destructive (Ch. 9, 237)

Terapia de conducta/behavior therapy A treatment process that focuses on changing unwanted behaviors through rewards and reinforcements (Ch. 9, 237)

Terapia de grupo/group therapy Treating a group of people who have similar problems and who meet regularly with a trained counselor (Ch. 9, 237)

Terremoto/earthquake A violent shaking movement of the earth's surface (Ch. 27, 729)

Testículos/testes Two small glands that produce sperm (Ch. 19, 469)

Testosterona/testosterone Male sex hormone (Ch. 18, 469)

Tiempo inclemente/severe weather Harsh or dangerous weather conditions (Ch. 27, 725)

Tolerancia/tolerance A condition in which the body becomes used to the effects of a medicine (Ch. 23, 589)

Tolerancia/tolerance The ability to accept others' differences and allow them to be who they are without expressing disapproval (Ch. 10, 260)

Tono muscular/muscle tone The natural tension in the fibers of a muscle (Ch. 15, 396)

Tornado/tornado A whirling, funnel-shaped windstorm that drops from the sky to the ground and produces a narrow path of destruction on land (Ch. 27, 728)

Tóxico/poison Any substance—solid, liquid, or gas—that causes injury, illness, or death when introduced into the body (Ch. 28, 755)

Toxina/toxin A substance that kills cells or interferes with their functions (Ch. 24, 623)

Transiciones/transitions Critical changes that occur at all stages of life (Ch. 20, 529)

Tráquea/trachea Windpipe (Ch. 16, 431)

Trastorno de ansiedad/anxiety disorder A condition in which real or imagined fears are difficult to control (Ch. 9, 225)

Trastorno de conducta/conduct disorder A pattern of behavior in which the rights of others or basic social rules are violated (Ch. 9, 228)

Trastorno de estrés postraumático/post-traumatic stress disorder A condition that may develop after a person's exposure to a terrifying event that threatened or caused physical harm (Ch. 9, 226)

Trastorno de la alimentación/eating disorder An extreme, harmful eating behavior that can cause serious illness or even death (Ch. 6, 153)

Trastorno de la alimentación compulsiva/binge eating disorder A disorder characterized by compulsive overeating (Ch. 6, 155)

Trastorno del estado de ánimo/mood disorder An illness, often with an organic cause, that involves mood extremes that interfere with everyday living (Ch. 9, 226)

Trastorno genético/genetic disorder A disorder caused partly or completely by a defect in genes (Ch. 19, 500)

Trastorno mental/mental disorder An illness of the mind that can affect the thoughts, feelings, and behaviors of a person, preventing him or her from leading a happy, healthful, and productive life (Ch. 9, 224)

Tricomoniasis/trichomoniasis An STD caused by a microscopic protozoan that results in infections of the vagina, urethra, and bladder (Ch. 25, 655)

Trompas de Falopio/ Fallopian tubes A pair of tubes with fingerlike projections that draw in the ovum (Ch. 18, 475)

Tronco encefálico/brain stem A 3-inch-long stalk of nerve cells and fibers that connects the spinal cord to the rest of the brain (Ch. 15, 403)

Tuberculosis/tuberculosis A contagious bacterial infection that usually affects the lungs (Ch. 16, 435)

Tumor/tumor An abnormal mass of tissue that has no natural role in the body (Ch. 26, 681)

U

Úlcera péptica/peptic ulcer A sore in the lining of the digestive tract (Ch. 17, 451)

Uréteres/ureters Tubes that connect the kidneys to the bladder (Ch. 17, 454)

Uretra/urethra The tube that leads from the bladder to the outside of the body (Ch. 17, 455)

Uretritis/urethritis The inflammation of the urethra (Ch. 17, 456)

Útero/uterus A hollow, muscular, pear-shaped organ inside a female's body (Ch. 18, 474)

V

Vacuna/vaccine A preparation of dead or weakened pathogens that are introduced into the body to stimulate an immune response (Ch. 23, 587; Ch. 24, 631)

Vagina/vagina A muscular, elastic passageway that extends from the uterus to the outside of the body (Ch. 18, 475)

Valores/values The ideas, beliefs, and attitudes about what is important that help guide the way you live (Ch. 2, 34)

Vector/vector An organism, such as a tick, that carries and transmits pathogens to humans or other animals (Ch. 24, 625)

Vegano/vegan Vegetarians who eat only foods of plant origin (Ch. 6, 160)

Vegetariano/vegetarian A person who eats mostly or only foods that come from plant sources (Ch. 6, 159)

Vejiga/bladder A hollow muscular organ that acts as a reservoir for urine (Ch. 17, 455)

Venas/veins Blood vessels that return blood to the heart (Ch. 16, 419)

Veneno/venom A poisonous substance secreted by a snake, spider, or other creature (Ch. 28, 755)

Ventajas para el desarrollo/developmental assets Building blocks of development that help young people grow up as healthy, caring, and responsible individuals (Ch. 7, 179)

Ventisca/blizzard A snowstorm with winds of at least 35 miles per hour (Ch. 27, 728)

Vertedero/landfill An area that has been safeguarded to prevent disposed wastes from contaminating groundwater (Ch. 29, 772)

Violación durante la cita/date rape When one person in a dating relationship forces the other person to participate in sexual intercourse (Ch. 13, 350)

Violación/rape Any form of sexual intercourse that takes place against a person's will (Ch. 13, 346)

Violencia/violence Threatened or actual use of physical force or power to harm another person or to damage property (Ch. 13, 335)

Violencia al azar/random violence Violence committed for no particular reason (Ch. 13, 344)

Violencia doméstica/domestic violence Any act of violence involving family members (Ch. 11, 286)

Violencia sexual/sexual violence Any form of unwelcome sexual conduct directed at an individual, including sexual harassment, sexual assault, and rape (Ch. 13, 345)

Virus de la inmunodeficiencia humana (VIH)/ human immunodeficiency virus (HIV) A virus that attacks the immune system (Ch. 25, 658)

Virus/virus Pieces of genetic material surrounded by a protein coat (Ch. 24, 623)

Vitaminas/vitamins Compounds that help regulate many vital body processes, including the digestion, absorption, and metabolism of other nutrients (Ch. 5, 119)

W

Western blot (WB)/Western blot (WB) The most common confirmation test for HIV in the United States (Ch. 25, 664)

Z

Zonas escolares libres de drogas/drug-free school zone An area within 1,000 feet of a school and designated by signs, within which people caught selling drugs receive especially severe penalties (Ch. 23, 612)

Nota: los números de página en bastardilla se refieren a apartados o ilustraciones solamente.

FOTOGRAFÍAS/ILUSTRACIONES
Tapa:
Joe Michl/Workbookstock.com (superior)
Ed Bock/Corbis (inferior)

A.D.A.M., Inc. 741, Jack Affleck/Superstock 100, Age Fotostock 480, AFP/CORBIS 473, Jim Arbogast 354, AP Photo–Staff Sgt. Bill Lisbon, U.S. Marine Corps 642, Bill Aron/PhotoEdit 173, 435, Art Bank/Photonica 164, Bruce Ayres/Stone/Getty Images 294, Bill BSIP/Photo Researchers 656, Bachmann/ PhotoEdit 315, Jean Marc Barey/Vandystadt/Photo Researchers 147, Paul Barton/
CORBIS 251, 512, 531, 537, Scott Bauer/ARS/USDA 624, Lester V. Bergman/ CORBIS 741, Nathan Bilow/All Sport/Getty Images 93, Biophoto Associates/Photo Researchers 365, 500, 542, Ed Bock/CORBIS 295, Bohemian Nomad Picturemakers/CORBIS 5, John Boykin/PhotoEdit 305, Robert Brenner/PhotoEdit 27, 175, Michelle D. Bridwell/PhotoEdit 59, 92, 145, 275, 385, 581, 633, Dan Bridy/Wilkinson Studios 125, 125, 125, 125, 125, 159, 159, 159, 159, 564, 571, 571, 707, 707, 707, 707, 707, 709, 709, 710, 710, 711, 711, 711, 711, 711, 711, 711, 711, 711, 711, Keith Brofsky/Getty Images 461, Keith Brofsky/PhotoDisc/Getty Images 617, Gareth Brown/CORBIS 248, Rolf Bruderer/ CORBIS 306, 521, Cleve Bryant/PhotoEdit 136, David Buffington/Getty Images 237, Burke/Triolo/Brand X Pictures/PictureQuest 598, Mark C. Burnett/Photo Researchers 576, 667, Jason Burns/Dr. Ryder/Phototake 468, Gary Buss/Getty Images 782, William Thomas Cain/Getty Images 64, CC Studios/Science Photo Library/Photo Researchers 152, Guy Call/Stock Connection/PictureQuest 724, Jose Carillo/PhotoEdit 638, Carolina Biological Supply Company/PhotoTake 675, 675, Ken Cavanagh/Photo Researchers 162, Jonathan Cavendish/CORBIS 307, Ron Chapple/Taxi/ Getty Images 399, Cleo Photography/PhotoEdit 629, Anna Clopet/CORBIS 346, Stewart Cohen/Index Stock Imagery 337, Dean Conger/CORBIS 766, Paul Conklin/ PhotoEdit 183, Gary Conner/PhotoEdit 643, W. Perry Conway/Corbis 772, CORBIS/Royalty–free 158, 232, 255, 419, 717, Corbis Stock Market/CORBIS 246, 296, CORBIS/PictureQuest 590, Jim Cummins/CORBIS 476, 628, Anne Cusek/Los Angeles Times/Newscom, 68, Custom Medical Stock 55, 139, 414, 489, 677, 677, 690, 690, 747, Bob Daemerich/Stock, Boston/Picture-Quest 319, 585, Renee Daily/HK Portfolio 200, 712, 717, 717, 737, 739, 740, 743, 743, 744, 744, 746, 746, 746, 746, 746, 746, 748, 748, 751, 756, 756, 756, 756, Michael Kevin Daly/CORBIS 467, Mary Kate Denny/PhotoEdit 8, 14, 40, 182, 193, 216, 281, 335, 381, 517, 563, 614, Digital Vision/Getty Images 144, DiMaggio/Kalish/CORBIS 103, George DiSario/ CORBIS 371, Duomo/CORBIS 466, Laura Dwight/ CORBIS 511, Laura Dwight/PhotoEdit 221, 505, Dennis Dzielak 743, Rachel Epstein/PhotoEdit 568, Miles Ertman/MasterFile 328, Robert Essel NYC/ CORBIS 783, Amy Etra/PhotoEdit 349, 527, Brian Evans/Photo Researchers Inc. 436, EyeWire Collection/ Getty Images 719, David Falconer/Superstock 551, Myrleen Ferguson Cate/Index Stock Imagery 195, Myrleen Ferguson Cate/PhotoEdit 30, 172, 179, 198, 333, 350, 390, 436, 506, First Light/Image State 406, Todd France 700, Tony Freeman/PhotoEdit 17, 56, 151, 151, 275, 284, 328, 344, 347, 431, 440, 601, 602, 603, 605, 714, 718, 731, 753, Fotosearch.com 108, 233, 245, 669, GCA/Photo–Take 677, G.D.T./Stone/ Getty Images 188, Rob Gage/Getty Images 404, Edward Gajdel 22, Mark Garvin 408, Garry Gay/Image State 124, Getty Images 164, 380, 668, Keerle Georges De/ CORBIS 332, 332, Lowell Georgia/CORBIS 727, Patrik Giardino/CORBIS 38, Mark Giolas/Index Stock Imagery 439, Pascal Goetgheluck/Science Photo Library/Photo Researchers 606, Rick Gomez/CORBIS 36, 521, Carla R. Gonzalez/The Mazer Corporation 755, Stevie Grand/Photo Researchers 494, Stevie Grand/Science Photo Library/Photo Researchers 741, Spencer Grant/PhotoEdit 48, 58, 133, 179, 308, 597, 742, Spencer Grant/Stock Boston/PictureQuest 365, Jeff Greenberg/Index Stock Imagery 299, Jeff Greenberg/PhotoEdit 20, 45, 399, 464, 505, 703, Jeff Greenberg/Photo Researchers 172, 212, Jeff Greenberg/ Visuals Unlimited 215, 566, Annie Griffiths Belt/ CORBIS 496, David M. Grossman/PhotoTake 426, Klaus Guldbrandsen/Science Photo Library/Photo Researchers 663, HIRB/Index Stock Imagery 129, 763, Bruce Hands/Stone/Getty Images 540, Will Hart/ PhotoEdit 184, 342, 383, 652, Aaron Haupt/Stock, Boston/PictureQuest 576, Richard Heinzen/ Superstock 360, John Henley/CORBIS 18, 656, Jack Holtel/Photographik Company 238, 254, 541, 572, 586, 681, Brent Humphries 730, Richard Hutchings/ PhotoEdit 10, ISM/PhotoTake 134, Iconos Explorer/ Photo Researchers 175, ImageState/FotoSearch.com 262, Index Stock 242, 410, International Stock/Image State 74, 169, 275, 313, 411, 424, 484, 522, 547, 570, 577, 584, 592, 729, 736, R.W. Jones/CORBIS 530, Phil Jude/Science Photo Library/Photo Researchers 365, Zigy Kaluzny/Getty Images 218, Bonnie Kamin/Photo-Edit 25, 706, 758, Catherine Karnow/CORBIS 583, Michael Keller/CORBIS 54, 101, 535, 738, Michael Keller/Index Stock Imagery 689, David Kelly Crow/ PhotoEdit 685, Dan Kenyon/Getty Images 230, Anja Kroencke 104, Anders Krusberg 556, Dennis Kunkel/ PhotoTake 474, 690, John Lamb/Getty Images 654,

Lee White Photography 764, Lisette Le Bon/ SuperStock 137, 685, Rick Leckrone/Index Stock Imagery 781, Lester Lefkowitz/CORBIS 677, Joe Lertalan 508, Rob Lewine/CORBIS 552, Robert Llewellyn/CORBIS 351, Patti Longmire/WirePix/The Image Works 556, Bill Losh/Getty Images 635, Damien Lovegrove/Science Photo Library/Photo Researchers 596, Ken Lucas/Getty Images 225, Jeaneen Lund 442, LWA–Dann Tardiff/CORBIS 61, LWA–Stephen Welstead/ CORBIS 478, 697, Dennis MacDonald/PhotoEdit 38, 105, 733, Jeff Maloney/PhotoDisc/Getty Images 553, P. Marazzi/Science Photo Library/Photo Researchers 365, 365, John Marquette/Getty Images 693, Doug Martin/Photo Researchers 172, Phil Martin/PhotoEdit 41, Don Mason/CORBIS 164, 613, Matt Meadows Photography 43, 46, 47, 60, 81, 82, 82, 83, 85, 85, 85, 86, 91, 115, 116, 117, 118, 120, 127, 127, 128, 134, 155, 161, 201, 261, 283, 286, 358, 440, 457, 462, 538, 561, 685, 728, Matt Meadows Photography and Diyanni Homes, Reynoldsburg, OH 142, 316, 443, 451, 626, Buddy Mays/CORBIS 759, Maxmilian Stock Ltd./ Science Photo Library/Photo Researchers 114, Will and Deni McIntyre/Photo Researchers 12, 53, 165, 266, 437, 658, Carolyn A. McKeone/Photo Researchers 648, Eric McNatt 668, Ryan McVay/Getty Images 113, 720, Oliver Meckes/Photo Researchers 655, Warren Morgan/CORBIS 384, Roy Morsch/CORBIS 287, 515, 526, Nash Design and Color Vision Store 375, National Institute on Drug Abuse 606, Joseph Nettis/Photo Researchers 179, Alex Newhall 324, Michael Newman/ PhotoEdit 32, 99, 148, 167, 210, 213, 219, 250, 257, 330, 338, 355, 357, 358, 373, 409, 416, 459, 481, 504, 524, 560, 566, 699, 752, Dwayne Newton/PhotoEdit 624, Jonathan Nourok/PhotoEdit 171, 199, 205, 501, 647, NOVASTOCK/PhotoEdit 725, Richard T. Nowitz/ Photo Researchers 156, 156, Linda Nye 102, 361, 368, 372, 377, 387, 388, 388, 389, 395, 396, 396, 400, 401, 401, 402, 405,405, 405, 418, 418, 420, 429, 444, 445, 454, 454, 465, 465, 470, 470, 475, 475, 476, 476, 476, 476, 487, 491, 491, 491, 499, 516, 543, 575, 575, 603, 622, 622, 622, 623, 623, 628, 629, 630, 632, 659, 664, 674, 740, Richard T. Nowitz/PhotoTake 695, Roy Ooms/MasterFile 422, Charles Orrico/SuperStock 778, Lisa Peardon/Getty Images 268, Michael Pawlyk/Index Stock 760, Frank Pedrick/Index Stock Imagery 376, Lori Adamski Peek/Getty Images 192, Jose Luis Pelaaz, Inc./CORBIS 109, 589, Kevin Peterson/Getty Images 520, Petit Format/Nestle/Photo Researchers 488, Petit Format/Nestle/Science Source/Photo Researchers 489, David M. Phillips/Photo Researchers 486, PhotoDisc/ Getty Images 500, PhotoTake 456, Javier Pierini/Getty Images 148, Charlene Potts 571, 571, Tom Prettyman/ PhotoEdit 673, Steven Puetzer/Photonica 405,

Punchstock 534, Kevin Radford/SuperStock 277, A. Ramey/PhotoEdit 662, Donovan Reese/PhotoDisc/ Getty Images 226, Reuters NewMedia Inc./CORBIS 544, Mark Richards/PhotoEdit 519, 698, Jon Riley/ Stone/Getty Images 557, John A. Rizzo/PhotoDisc/ Getty Images 44, Robert Essel NYC/CORBIS 783, ROB & SAS/CORBIS 509, Rommel/MasterFile 600, Elena Rooraid/PhotoEdit 696, Tom Rosenthal/ Superstock 485, Martin M. Rotker/Photo Researchers 574, Nicolas Russell/The Image Bank/Getty Images 214, Salisbury District Hospital/Photo Researchers 490, Pete Saloutos/CORBIS 197, 573, 676, Chuck Savage/ CORBIS 168, 174, Lawrence M. Sawyer/PhotoDisc/ Getty Images 448, Norbert Schaefer/CORBIS 385, 458, Phil Schermeister/CORBIS 414, Mark Scott/Getty Images 172, Lazslo Selly/FoodPix 138, James Shaffer/ PhotoEdit 327, Francis Sheehan/Photo Researchers 665, George Shelley/CORBIS 528, Rhoda Sidney/ PhotoEdit 353, Rhoda Sidney/Stock, Boston/Picture Quest 285, Frank Simonetti/Index Stock Imagery 320, Frank Siteman/Stock, Boston/PictureQuest 325, SIU/ Photo Researchers 542, 574, Ariel Skelley/CORBIS 301, 492, 649, 761, Steve Skjold/PhotoEdit 749, Don Smetzer/PhotoEdit 685, Adam Smith/Superstock 33, Howard Sochurek/CORBIS 423, 677, 677, Joseph Sohm, Chromosohm Inc./CORBIS 785, Mary Steinbacher/PhotoEdit 588, Tom Stewart/CORBIS 23, 189, 302, 750, Barbara Stitzer/PhotoEdit 31, 322, StockImage/ImageState 163, David Stoecklein/CORBIS 627, 715, Stone/Getty Images 4, 57, 243, 609, 672, 775, Superstock 318, 341, 391, Nicola Sutton/Life File/ PhotoDisc/Getty Images 303, SW Production/Index Stock Imagery 94, SW Productions/PhotoDisc/Getty Images 170, 177, 185, 186, 209, 520, 704, Jacob Taposchaner/Getty Images 89, Taxi/Getty Images 701, The Image Bank/Getty Images 713, Courtesy Texans Standing Tall 580, ThinkStock/Superstock 704, Arthur Tilley/Getty Images 505, Derek Trask/CORBIS 722, David Turnley/CORBIS 774, Lon Tweeten 616, U.S. Department of Health and Human Services 7, 579, Susan Van Etten/PhotoEdit 202, VCL/Stone/Getty Images 645, Merritt Vincent/PhotoEdit 204, Rudi Von Briel/PhotoEdit 75, Cath Wadforth/Science Photo Library/Photo Researchers 656, Karl Weatherly/Getty Images 72, David Weintraub/Photo Researchers 759, 759, Dana White/PhotoEdit 764, Jim Whitmer/Visuals Unlimited 178, Terry Whittaker/Photo Researchers 97, Dusty Wilson/Image State 505, Paul Windsor/Getty Images 690, Wolf/Jerrican/Photo Researchers 172, Brad Wrobleski/MasterFile 394, Mel Yates/Taxi/Getty Images 196, David Young–Wolff/PhotoEdit 6, 9, 21, 34, 65, 71, 79, 80, 87, 98, 102, 135, 141, 142, 150, 154, 157, 181, 241, 260, 276, 279, 280, 331, 340, 366, 452, 493, 512, 514, 521, 523, 545, 559, 562, 594, 611, 688,